Infections nosocomiales Prévention

Gestion d'une épidémie hospitalière
Stérilisation hospitalière : de la connaissance à la maîtrise de la qualité
Infections nosocomiales à S. epidermidis
Utilité des protocoles de soins dans un programme de prévention des infections nosocomiales
Dispensation des antibiotiques à l'hôpital
Évolution des prescriptions en antibioprophylaxie

Chez le même éditeur

« La stérilisation », F. Galtier, 1996

« Prévention des infections nosocomiales en chirurgie », J. Grosset, 1995

« Principes de réanimation chirurgicale », J.-L. Pourriat, 1995

« L'infection acquise en réanimation », R. Thomas, 1995

« Antiseptiques et désinfectants », A. Dauphin, 1994

« Prévention des infections nososomiales », M. Kitzis, 1994

« Infections nosocomiales – Prévention », M. Kitzis, 1996

M. KITZIS N. LAMBERT M. SINÈGRE

Infections nosocomiales Prévention

Gestion d'une épidémie hospitalière
Stérilisation hospitalière : de la connaissance à la maîtrise de la qualité
Infections nosocomiales à S. epidermidis
Utilité des protocoles de soins dans un programme de prévention des infections nosocomiales
Dispensation des antibiotiques à l'hôpital
Évolution des prescriptions en antibioprophylaxie

VIIIes Journées de Prévention des Infections Nosocomiales

Arnette

Arnette S.A.
224, boulevard Saint-Germain
75007 Paris
France

ISBN: 2-7184-0920-7

Liste des auteurs

P. BERRY
Service de Microbiologie. Hôpital Beaujon, Clichy.

F. BERT
Service de Microbiologie. Hôpital Beaujon, Clichy.

H. BOTTO
Service d'Urologie. Hôpital Foch, Suresnes.

C. BRANGER
Laboratoire de Microbiologie. Hôpital Beaujon, Clichy.

B. BRUNEAU
Service de Microbiologie. Hôpital Beaujon, Clichy.

S. CALLAERT
Service Pharmacie-Stérilisation. Centre Hospitalier Intercommunal, Créteil.

M. CANONNE
Pharmacie Dispositifs médicaux stériles. Centre Hospitalier, Lens.

R. CAUSSE
Service Pharmacie-Stérilisation. Centre Hospitalier Intercommunal, Créteil.

O. CERCEAU
Service de Chirurgie thoracique et vasculaire. Hôpital Beaujon, Clichy.

L. CHICHE
Service de Chirurgie thoracique et vasculaire. Hôpital Beaujon, Clichy.

E. DAILLY
Service Pharmacie-Stérilisation. Centre Hospitalier Intercommunal, Créteil.

J.C. DARBORD
Pharmacie centrale des hôpitaux. Laboratoire des Contrôles Biologiques, Paris.

N. DESPLACES
Service de Microbiologie. Hôpital de la Croix-Saint-Simon, Paris.

J.-O. GALDBART
Service de Microbiologie. Hôpital Beaujon, Clichy.

C. GARDIN
Service d'Hématologie clinique. Hôpital Beaujon, Clichy.

N. GERONDEAU
Service Pharmacie-Stérilisation. Hôpital Beaujon, Clichy.

C. GIBERT
Service de Réanimation médicale. Hôpital Bichat, Paris.

D. GOULLET
Hôpital Édouard-Herriot, Lyon.

M. KITZIS
Service de Chirurgie thoracique et vasculaire. Hôpital Beaujon, Clichy.

A.-M. KORINEK
Département d'Anesthésie-Réanimation. Groupe Hospitalier de la Pitié-Salpêtrière, Paris.

M.-J. LAISNE
Département d'Anesthésie-Réanimation. Hôpital Lariboisière, Paris.

N. LAMBERT-ZECHOVSKY
Service de Microbiologie. Hôpital Beaujon, Clichy.

J.-C. LUCET
Unité d'Hygiène et de Lutte contre l'Infection nosocomiale. Groupe Hospitalier Bichat Claude-Bernard, Paris.

A. MACREZ
Direction du Service central de Soins infirmiers – AP-HP, Paris.

E. MAUBEC
Département d'Anesthésie-Réanimation. Hôpital Beaujon, Clichy.

M.H. NICOLAS-CHANOINE
Service de Microbiologie et d'Hygiène. Hôpital Ambroise-Paré, Boulogne.

T. PALOMBI
Service de Chirurgie thoracique et vasculaire. Hôpital Beaujon, Clichy.

M.-D. PETIT
Service de Chirurgie thoracique et vasculaire. Hôpital Beaujon, Clichy.

J.-L. POURRIAT
Département d'Anesthésie-Réanimation. Hôpital Jean-Verdier, Bondy.

E. RIGAULT
Service Pharmacie-Stérilisation. Centre Hospitalier Intercommunal, Créteil.

M. SINÈGRE
Service Pharmacie-Stérilisation. Hôpital Beaujon, Clichy.

A. THEBAULT
Service Pharmacie-Stérilisation. Centre Hospitalier Intercommunal, Créteil.

J.-L. TROUILLET
Service de Réanimation médicale. Hôpital Bichat, Paris.

Sommaire

I GESTION D'UNE ÉPIDÉMIE HOSPITALIÈRE

Méthodes d'isolement – Observance des mesures

J.-C. Lucet

Introduction

Les mesures d'isolement septique des patients ont été l'objet de nombreux débats et actualisations depuis quelques années. Ce renouveau est dû à l'émergence de nouvelles maladies infectieuses (tuberculose multirésistante, infections à bactéries pyogènes multirésistantes, infection à VIH, hépatite C, fièvre africaine hémorragique) ou à la résurgence d'autres, comme la tuberculose. Ce mouvement a probablement été amplifié pour deux raisons : d'une part la prise de conscience que les antibiotiques ne permettaient plus de régler toutes les situations, et que les mesures d'hygiène, parfois oubliées, restaient les mesures préventives de base des infections nosocomiales. D'autre part, l'existence d'un risque de transmission d'agents infectieux, non seulement entre patients, mais aussi au personnel soignant (tuberculose, infection à VIH, fièvres hémorragiques), peut expliquer sa mobilisation contre un risque personnel.

Les recommandations d'isolement septique sont maintenant nombreuses, et heureusement homogènes : elles ont été synthétisées et simplifiées ces deux dernières années. Cependant, l'isolement septique ne forme qu'une partie des mesures de contrôle des épidémies : il s'applique aux situations où le réservoir est un patient. La bonne application des techniques de soins, les méthodes de nettoyage, de désinfection et de stérilisation, le contrôle des réservoirs de l'environnement sont autant de mesures qui trouvent leur place dans le contrôle d'autres épidémies hospitalières.

Réservoirs et modes de transmission des micro-organismes hospitaliers

L'épidémiologie des infections nosocomiales répond aux grands principes de l'épidémiologie des maladies transmissibles : pour qu'une infection survienne, il est nécessaire qu'existent un réservoir et/ou une source de micro-organismes, un mode de transmission et des conditions favorables au développement de l'infection chez un patient récepteur (hôte).

Unité d'Hygiène et de Lutte contre l'Infection nosocomiale, Groupe Hospitalier Bichat – Claude-Bernard, 46, rue Henri-Huchard, 75877 Paris.

Réservoirs

Le réservoir d'un micro-organisme est défini comme le lieu habituel et permanent où il persiste et se multiplie. La source est le support du micro-organisme permettant sa transmission à l'hôte. Dans les situations endémiques, situations les plus fréquentes pour les infections nosocomiales, la source est souvent identique au réservoir. Dans les situations épidémiques, elle peut être distincte du réservoir, comme au cours des toxi-infections alimentaires, où l'aliment consommé représente la source de l'infection alors que le réservoir se trouve en amont avant la préparation de l'aliment (cuisinier, animal, environnement).

Les micro-organismes responsables d'infections nosocomiales ont un réservoir beaucoup plus souvent d'origine humaine qu'environnementale : flores digestives, respiratoires, cutanées et vaginales des patients. Ce réservoir est habituellement endogène, c'est-à-dire que le patient s'infecte avec sa propre flore. Cette flore peut être la flore d'origine, dite primaire (que le patient porte à son arrivée à l'hôpital) ou la flore modifiée, dite secondaire, acquise lors du séjour à l'hôpital. Dans ce cas, une colonisation par la flore hospitalière précède très généralement l'infection.

Les infections nosocomiales d'origine exogène sont beaucoup plus rares. Dans ce cas, l'infection survient souvent d'emblée, sans phase de colonisation préalable et le plus souvent sur un mode épidémique. Les réservoirs de ces infections sont situés dans l'environnement de proximité du malade ou dans l'environnement général de l'hôpital (eau, air). Les infections liées à l'environnement de proximité du malade sont souvent dues à des bactéries à Gram négatif aérobies strictes, saprophytes de l'environnement (*Pseudomonas sp., Acinetobacter sp.*), contaminant un matériel imparfaitement désinfecté ou stérilisé. Dans l'environnement général hospitalier, l'eau joue un rôle comme réservoir de micro-organismes, en particulier pour les légionnelles. L'air joue un rôle important comme vecteur d'infection nosocomiale de patient à patient (tuberculose, infections des voies respiratoires,...), mais son rôle semble limité comme réservoir d'infection, sauf pour le cas particulier de l'aspergillose chez les patients immunodéprimés.

Transmission croisée

La transmission des micro-organismes de personne à personne (soignant ou sujet hospitalisé) s'effectue par contact, direct ou indirect, ou par voie aérienne.

Transmission par contact

Le mode de transmission essentiel des agents infectieux à l'hôpital est le contact direct, entre les mains contaminées des soignants et l'hôte. Le terme de contact direct est discutable, puisque les mains du personnel soignant ne constituent pas habituellement un réservoir stable mais plutôt une source : le portage cutané de micro-organismes sur les mains est transitoire, même en l'absence de lavage de mains. Ce n'est que dans les rares cas où le personnel est porteur chronique d'un micro-organisme que ce mode de transmission devrait être évoqué (cas du portage chronique nasal, souvent associé au portage cutané, des staphylocoques dorés). Cependant, nous utiliserons la définition du contact direct au sens large, incluant le portage transitoire, en opposition avec le contact indirect par l'intermédiaire d'un matériel contaminé.

On estime que la transmission par contact direct, le plus souvent par manuportage, rend compte de plus de 90 % des transmissions des agents infectieux à l'hôpital. De multiples études s'intéressant à la transmission des bactéries hospitalières, parmi lesquelles les bactéries multirésistantes aux antibiotiques, ont montré que les mains des personnels soignants étaient souvent contaminées par les souches épidémiques. À l'inverse, les mesures tendant à limiter la contamination des mains par l'amélioration du lavage des mains, ou le port de gants, ont permis de diminuer le risque de transmission croisée.

La transmission par contact indirect est plus rare, et c'est alors par l'intermédiaire d'un matériel contaminé que s'effectue la transmission. La preuve de la transmission indirecte est souvent difficile à faire dans les situations d'épidémie installée, impliquant de nombreux cas (situation endémo-épidémique), où il est difficile de faire la part des transmissions directe et indirecte. Il a cependant été possible de mettre en évidence le rôle de certains matériels partagés entre patients (brassards à tension, thermomètres,...). D'autres matériels réutilisables imparfaitement désinfectés ou stérilisés ont aussi été impliqués dans plusieurs épidémies : matériel de prise de pression vasculaire ou capteurs de température contaminés, par exemple. La transmission indirecte suppose que l'agent infectieux puisse survivre longtemps sur des surfaces inertes : c'est le cas des bacilles à Gram négatif aérobie strict (*Pseudomonas sp., Alcaligenes, Flavobacterium,...*), et parfois *S. aureus, Acinetobacter sp.*, les entérocoques ou *C. difficile*.

Transmission par voie aérienne

La transmission par voie aérienne peut survenir de deux façons : par l'intermédiaire de particules de petite taille < 5 μ (aérosol) ou de grande taille > 5 μ (gouttelettes), produites par un sujet colonisé ou infecté.

La transmission par aérosol concerne les infections d'origine respiratoire basse, en premier lieu la tuberculose, mais aussi certaines infections virales. Ces agents infectieux sont portés par des particules qui restent longtemps en suspension dans l'air, peuvent se propager à distance du patient source par les flux d'air et être inhalées par un sujet hôte.

La transmission par gouttelettes survient essentiellement par projection de micro-particules dans l'air après toux, ou mouchage, mais se déposant rapidement dans l'environnement immédiat du patient source. Elles peuvent alors se déposer sur les muqueuses d'un sujet hôte, ou sur du matériel inerte et provoquer une infection. De nombreuses infections respiratoires ou ORL entrent dans cette catégorie.

Mesures d'isolement

Il existe deux types d'isolement : l'isolement protecteur et les isolements septiques. L'isolement protecteur vise à protéger un patient d'une contamination extérieure, et s'applique aux patients à haut risque de développer une infection, en particulier les patients en agranulocytose ou les greffés d'organes. Les isolements septiques ont pour but de protéger les autres patients ou le personnel de soins d'un patient contaminant. Ces mesures étaient encore tout récemment déclinées en fonction des réservoirs des agents pathogènes : isolements sanguin, respiratoire, entérique, cutané, et absolu.

Il y a plus de 10 ans, d'autres recommandations ont été éditées pour définir les précautions visant à protéger le personnel soignant des contaminations par les virus portés par le sang : virus des hépatites B et C, VIH : ce sont les précautions universelles. La coexistence de ces deux modes d'isolement, isolements septiques et précautions universelles, et la description d'une troisième technique d'isolement, la *body substance isolation* ont conduit à des ambiguïtés et des discordances dans les mesures d'isolement, en particulier sur le lavage des mains et le port de gants. Par exemple, une des mesures recommandées par les précautions universelles est le port de gants non stériles pour tout contact avec le sang ou les liquides biologiques, que le patient soit porteur connu ou non de virus sanguin. Il n'y est pas recommandé de changer de gants entre chaque patient, ni de se laver les mains après ablation des gants, qui sont pourtant des mesures d'hygiène essentielles. De plus, des précautions d'isolement respiratoire des patients porteurs d'une tuberculose bacillifère ont aussi été précisées ces dernières années.

C'est pourquoi de nouvelles recommandations d'isolement ont été récemment proposées par les *Centers for Disease Control*, reprises, dans une forme encore provisoire, par la Société Française d'Hygiène Hospitalière et le CTIN. Elles synthétisent les divers documents parus depuis 10 ans. Ces recommandations sont logiquement basées sur les modes de transmission des micro-organismes et non plus sur leurs réservoirs.

Les précautions standard s'adressent à tous les patients. Elles sont complétées par trois types de précautions, en fonction des micro-organismes en cause : précautions aériennes, type gouttelettes, et de contact. Dans l'attente du document définitif du CTIN/SFHH, ce sont les recommandations des CDC qui sont présentées ici (Tabl. 1).

Les précautions standard comprennent le port de gants et le lavage simple des mains avec un savon doux (après retrait des gants) après contact avec des liquides biologiques, les muqueuses, la peau non intacte ou du matériel contaminé, et parfois entre chaque geste chez un même patient. Les gants non stériles doivent être changés entre chaque patient, et entre chaque tâche. Le port d'un masque, d'une protection oculaire (lunettes ou visière) et d'une surblouse est nécessaire si le geste est susceptible de provoquer des projections. Les précautions concernant l'environnement, le linge et l'équipement souillés sont précisées. Les précautions prévenant les accidents exposant au sang comprennent, en complément du port de gants, l'élimination des

TABLEAU 1
Précautions d'isolements septiques

Précautions standard

1 - Les précautions standard doivent être appliquées pour tous les patients.

2 - Porter des gants non stériles pour tout contact avec le sang, les liquides biologiques, le matériel contaminé, les muqueuses et la peau non intacte. Changer les gants entre chaque patient, et éventuellement entre deux tâches chez un même patient.

3 - Un lavage des mains simple, non antiseptique, doit être effectué après ablation des gants.

4 - Porter un masque et des lunettes de protection s'il existe un risque de projections. Porter une surblouse s'il existe un risque de souillures.

5 - S'assurer que le matériel réutilisable est correctement nettoyé avant usage chez un autre patient. Manipuler le linge et le matériel souillés pour éviter une transmission de micro-organismes entre patients.

6 - Prendre des précautions pour empêcher les blessures avec les objets piquants ou tranchants :
- ne jamais recapuchonner les aiguilles,
- préférer l'utilisation de matériel de sécurité,
- utiliser des conteneurs adaptés pour l'évacuation des objets piquants et tranchants.

Précautions infections aéroportées

1 - Ces précautions sont complémentaires des précautions standard, et s'appliquent aux patients à risque de transmettre une infection par voie aérienne.

2 - Placer le patient en chambre individuelle (ou en chambre double avec un autre patient porteur du même micro-organisme), assurant une pression d'air négative et un renouvellement de 6 volumes par heure avec une évacuation extérieure.

3 - Garder la porte fermée et maintenir le patient dans la chambre.

4 - Porter un masque adapté en entrant dans la chambre d'un patient suspect ou infecté par une tuberculose bacillifère. Limiter les visites à ce patient.

5 - Limiter les transports du patient hors de sa chambre. En cas de transport, lui faire porter un masque chirurgical.

6 - Prohiber les procédures à risque d'aérosols (fibroscopie bronchique, aérosolisation de médicaments,...).

Précautions de contact

1 - Ces précautions sont complémentaires des précautions standard, et s'appliquent aux patients à risque de transmettre une infection par contact.

2 - Placer le patient en chambre individuelle (ou en chambre double avec un autre patient porteur du même micro-organisme).

3 - Porter des gants non stériles dès l'entrée dans la chambre. Changer ces gants après contact avec un matériel infectant. Enlever les gants avant de quitter l'environnement du patient, et se laver les mains avec un savon antiseptique ou une solution antiseptique hydro-alcoolique.

4 - Porter une surblouse en entrant dans la chambre si un contact est attendu avec le patient, son environnement ou du matériel possiblement contaminé, ou si le patient est incontinent.

5 - Limiter le transport du patient hors de sa chambre ; dans ce cas, s'assurer que les précautions sont prises.

6 - Utiliser un matériel individuel pour éviter un partage entre patients. Si ce matériel est partagé, le nettoyer et désinfecter avant utilisation pour un autre patient.

instruments piquants et tranchants contaminés dans des conteneurs, l'absence de recapuchonnage et l'utilisation de matériels de sécurité.

Les autres précautions d'isolement septique complètent les précautions standard. Toutes supposent l'utilisation d'une chambre individuelle ou le regroupement dans une même chambre de deux patients porteurs de la même espèce bactérienne. Les précautions aériennes s'appliquent aux infections transmises par les particules en suspension de moins de 5 µ, principalement la tuberculose. La chambre doit être mise en pression négative, avec au moins 6 renouvellements d'air par heure et une évacuation adaptée de l'air. La porte de la chambre doit rester fermée, et le port d'un masque adapté est nécessaire pour toute personne entrant dans la chambre, ou quand le patient en sort, aussi rarement que possible. Pour les maladies susceptibles de mettre en suspension des particules de plus de 5 µ, habituellement d'origine oropharyngée, ce sont les précautions type gouttelettes qui s'appliquent : port d'un masque chirurgical à proximité immédiate du patient, limitation de ses mouvements hors de sa chambre, auquel cas le port du masque est recommandé.

Les précautions de contact s'appliquent aux infections transmises par contact direct avec un patient contaminé ou son environnement immédiat. Elles comprennent le port de gants dès l'entrée dans la chambre, changés aussi souvent que nécessaire, et un lavage de mains antiseptique ou une antisepsie des mains après ablation des gants. La surblouse est portée chaque fois qu'un contact direct avec le patient ou son environnement direct est attendu. Les sorties du patient hors de la chambre sont limitées, et le petit matériel est individualisé pour chaque patient.

Les précautions de contact s'appliquent aux infections transmises par contact direct ou indirect entre patients : infections à bactéries multirésistantes, et certaines infections digestives (hépatite A, infections à *C. difficile, Shigella*,...), cutanées ou virales. Ces précautions s'inspirent des multiples recommandations déjà existantes sur le contrôle de la diffusion des bactéries multirésistantes, staphylocoque doré résistant à la méticilline, entérobactéries productrices de β-lactamase à spectre étendu, ou entérocoques résistants à la vancomycine.

Enfin, les recommandations des CDC rappellent en quelques lignes les mesures essentielles à une bonne efficacité des mesures d'isolement : il faut s'assurer de la bonne formation et information du personnel, des patients et des visiteurs, et évaluer périodiquement l'application des recommandations.

Quel niveau de précautions ?

Les diverses recommandations parues depuis 10 ans concernant les précautions de contact ou les précautions « infections aéroportées » sont remarquablement similaires. Cependant, et malgré un noyau de recommandations identique, des incertitudes demeurent quant au niveau de précautions nécessaire. Ces incertitudes tiennent d'abord aux difficultés à montrer l'efficacité individuelle d'une mesure parmi une stratégie globale. Par exemple, l'intérêt d'un savon antiseptique plutôt qu'un savon doux pour les précautions de contact n'a jamais été démontré en situation clinique, et cette recommandation repose sur des données expérimentales concordantes. D'autres questions se posent pour la stratégie de contrôle de la diffusion des bactéries multirésistantes, parmi lesquelles l'intérêt du port de la surblouse ou du masque, la place des solutions antiseptiques hydro-alcooliques à côté des savons, le rôle de l'environnement ou du personnel comme réservoir de certaines BMR, l'utilité de regrouper les porteurs dans des unités dédiées, l'intérêt de la décontamination des porteurs, etc. En ce qui concerne l'isolement respiratoire des patients porteurs d'une tuberculose bacillifère, la mise en place des mesures dès la suspicion d'un tuberculose bacillifère, le port d'un masque adapté ont fait la preuve de leur efficacité. Des incertitudes demeurent, par exemple sur la nécessité d'utiliser des chambres en pression négative, et sur le type de masque à utiliser.

La mise en œuvre effective des mesures est un second facteur rendant incertain le niveau nécessaire de précautions. Elle dépend en effet de la motivation des équipes soignantes : des mesures d'isolement maximalistes n'auront pas d'efficacité si le personnel n'est pas convaincu du bien-fondé ou de l'utilité des mesures qu'on lui demande d'appliquer. À l'inverse, des mesures d'isolement simples, limitées aux aspects essentiels de la stratégie, pourront être efficaces si elles sont scrupuleusement respectées par l'ensemble du personnel. Ainsi, la formation, l'information initiale puis régulière sur l'évolution de l'épidémie, l'appropriation de la stratégie par les équipes soignantes, le soutien de la hiérarchie, sont des clés indispensables à la réussite d'une intervention.

Observance des mesures d'isolement

Comme il a été dit plus haut, c'est l'observance des mesures d'isolement qui conditionne l'efficacité des mesures de contrôle. Cependant, avant d'incriminer une mauvaise observance des mesures devant l'échec d'une stratégie de contrôle d'une épidémie nosocomiale, il faut que les investigations aient identifié les réservoirs et les voies de transmission des micro-organismes. Pour la majorité des situations épidémiques hospitalières, et en particulier pour les bactéries multirésistantes, la description de l'épidémie, l'analyse de la courbe épidémique, l'analyse de la littérature existante, parfois une étude des facteurs de risques, permettent de cerner rapidement les mécanismes de l'épidémie, et de proposer des mesures d'isolement adaptées, quand un réservoir humain et une transmission directe (ou par les mains du personnel), de patient à patient, sont avérés.

Cette analyse épidémiologique est indispensable pour identifier des réservoirs, sources ou modes de transmission différents, qui nécessiteraient alors d'autres mesures de contrôles. Certaines épidémies dues à des bacilles à Gram négatif aérobie stricte (*Pseudomonas sp.,...*) ont par exemple souvent un réservoir ou une source dans l'environnement, que seules des mesures de décontamination ou de nettoyage de l'environnement pourront contrôler. Les épidémies à bactéries multirésistantes en sont un autre exemple. Les études ont montré que les patients porteurs de SDMR circulaient entre hôpitaux ou entre services, et étaient donc parfois admis porteurs d'emblée dans le service de premier isolement : les interventions doivent alors aussi se situer en amont de ce service.

Si la situation épidémique n'est pas contrôlée malgré la mise en place de mesures d'isolement adaptées, la question se pose quant à l'observance des mesures recommandées. La réalisation d'un audit des pratiques d'isolement permet d'en préciser la fréquence. L'audit joue un rôle mobilisateur important. En effet, il permet d'identifier les causes d'échec des mesures d'isolement, dans un service qui vit souvent difficilement cette situation, en entraînant une démotivation, une lassitude, voire un rejet de mesures parfois difficiles à appliquer, et qui augmentent la charge de travail. La participation du personnel de service à l'élaboration de la grille d'audit, à sa réalisation et à son exploitation (audit interne) lui permet de mieux en accepter des résultats défavorables, d'identifier et valoriser les points positifs, et de motiver l'équipe soignante. Quelles que soient les modalités de l'audit, interne ou externe, ses résultats doivent être présentés et discutés par l'ensemble du service.

Nous ne disposons pas de données sur l'observance des mesures d'isolement des patients porteurs d'une tuberculose bacillifère. En revanche, de nombreuses données sont disponibles sur l'observance des mesures d'hygiène de base et celle de l'isolement des porteurs de bactéries multirésistantes.

De nombreuses études ont évalué l'observance du lavage simple des mains : sa fréquence varie entre 20 % et au mieux 70 % des situations où il est indiqué, selon le type de contact avec le patient, le personnel observé – les infirmières se lavent plus souvent les mains que les autres personnels soignants – et le service d'observation : l'observance est meilleure dans les services de pédiatrie qu'en réanimation ou dans les autres secteurs de soins. Les enquêtes par questionnaire, pourtant, indiquent que le personnel soignant considère que le lavage des mains est la mesure essentielle pour le contrôle des infections, seulement 30 à 40 % d'entre eux ont le sentiment que l'observance du lavage des mains pose problème, et plus de 90 % pensent qu'ils se lavent correctement les mains. Pour préciser les différences entre l'observance ressentie et l'observance réelle, une étude a couplé une enquête par questionnaire avec une observation du lavage des mains : 70 à 100 % des personnes interrogées estimaient se laver correctement les mains, alors que l'observance était en réalité inférieure à 30 %. Il existe donc chez les soignants une méconnaissance fréquente de leur propres pratiques : les audits permettent d'identifier ces situations.

Le projet « Hôpital propre II », effectué en France durant l'année 1995, visait à mesurer la fréquence des bactéries multirésistantes et connaître les problèmes rencontrés dans la mise en place des mesures d'isolement. Un premier volet évaluait les moyens disponibles pour l'isolement. Trois jours après le retour du résultat microbiologique, trois quarts du personnel était informé de la présence d'une bactérie multirésistante, et le matériel d'isolement était disponible dans plus de 50 % (blouses, gants) ou 70 % (savon, essuie-mains) des cas. Une enquête par questionnaire a aussi été réalisée auprès des personnels participant à la stratégie : comme dans les études précédentes, les soignants disaient se laver les mains avant tout pour prévenir l'infection ; le principal et presque unique obstacle cité au respect des mesures d'isolement était la nécessité de réaliser un geste urgent, empêchant le lavage des mains. Enfin, un audit de l'observance des mesures d'isolement des patients porteurs de bactérie multirésistante a été réalisé. Si la technique du lavage des mains n'était pas toujours bien respectée, en particulier la durée recommandée de une minute, la fréquence du lavage des mains après contact était élevée, supérieure à deux tiers des cas. Cependant, les observations confirmaient les résultats des questionnaires : seulement 10 % des personnels observaient correctement les mesures en cas d'interruption de soins (retrait des gants, lavage des mains avant et après interruption). L'ensemble de ces résultats plutôt favorables doit être tempéré : tous les services participant au projet « Hôpital propre II » étaient volontaires, et donc probablement plus motivés et mieux informés ; de plus, la pratique d'audits ouverts pouvait inciter le personnel à mieux observer les mesures d'isolement.

Il existe dans la littérature médicale de nombreux rapports d'interventions pour améliorer le lavage des mains : les campagnes d'information et d'éducation ont eu un effet faible, si elles n'étaient pas accompagnées d'observation des pratiques. La mise à disposition d'équipements adaptés n'était pas non plus efficace, quand ces mesures étaient isolées. Les audits de pratique de lavage des mains ont eu un impact sur l'observance, d'autant plus que ces audits étaient ouverts et s'accompagnaient d'une rétro-information des résultats ; cet impact était cependant transitoire. En revanche, c'est l'association d'une formation-information, d'observations des pratiques, et d'une réflexion sur les résultats qui a eu les effets les plus nets sur l'augmentation de fréquence du lavage des mains.

À partir de ces constatations, des modèles ont été proposés pour améliorer l'observance du lavage des mains. Trois éléments combinés doivent exister. Il faut d'abord disposer de moyens : bien sûr des équipements adéquats (lavabos à proximité, savon, essuie-mains, manches courtes, gants, ...), mais aussi des moyens pour former le personnel au lavage de mains, et un personnel en nombre suffisant. Ces moyens sont un prérequis aux autres actions. Le second aspect est l'information et la formation du personnel soignant. Les recommandations, et les publications montrant leur efficacité, doivent être rappelées et servir à l'élaboration de protocoles internes adaptés aux pratiques de chaque service. Enfin, la mise en place de protocoles doit s'accompagner d'actions pour soutenir la sensibilisation : soutien et participation active de la hiérarchie (chefs de service, médecins, cadres soignants) aux actions, réalisations d'audits qui permettent d'informer le personnel de ses pratiques et d'indiquer quels sont les points positifs et ceux à améliorer, information régulière des taux ciblés de surveillance (bactéries multirésistantes, taux d'infections nosocomiales).

Bibliographie

[1] Conseil Supérieur d'Hygiène Publique de France. 100 recommandations pour la surveillance et la prévention des infections nosocomiales. Les mesures d'isolement et protection concernant le personnel. *Bulletin Épidémiologique Hebdomadaire* 1993; n° spécial.

[2] Réanis. *Guide pour la Prévention des Infections Nosocomiales en Réanimation*. Paris : Arnette 1994.

[3] The Hospital Infection Control Practicies Advisory Committee. Centers for Disease Control and Prevention. Guideline for isolation precautions in hospitals. *Am J Inf Control* 1996: **24**: 32-52.

[4] Groupe de travail du CLIN central de l'AP-HP. *Contrôle des infections nosocomiales à germes multirésistants*. Documentation du Service Hygiène et Prévention de l'AP-HP, 1992.

[5] Société Française d'Hygiène Hospitalière. Comité Technique des Infections Nosocomiales. Recommandations d'isolement septique à l'hôpital. *HygièneS*, hors série n° 1, 1996.

[6] Larson E, Kretzer EK. Compliance with handwashing and barrier précautions. *J Hosp Infect* 1995; **30** (supplément): 88-106.

[7] Hôpital propre II. *Stratégie pour la prévention des infections à bactéries multirésistantes*, Paris, Forum Hôpital propre II, rapport d'études, 1996.

Épidémie à bacilles à Gram négatif

M.H. Nicolas-Chanoine

La gestion d'une épidémie à bacilles à Gram négatif ne diffère pas globalement de celle d'une épidémie à bacilles ou à cocci à Gram positif. De fait, quel que soit le type d'agent infectant, gérer une épidémie sous-entend qu'on en ait décortiqué le processus, c'est-à-dire qu'on ait :

– trouvé le réservoir de l'agent épidémique,

– défini le chemin que cet agent emprunte pour se propager, soit d'un malade à un autre, soit d'un ou plusieurs réservoirs à différents patients,

– défini les facteurs de risque qui font que dans une population exposée, seulement certains patients acquièrent l'agent (infection et/ou colonisation).

Supprimer le réservoir, empêcher la transmission, diminuer, voire éradiquer les facteurs de risque sont autant d'interventions qui peuvent aider, voire permettre le contrôle d'une épidémie.

Du réservoir à l'infection

Les réservoirs hospitaliers potentiels des bacilles à Gram négatif sont multiples et comprennent pour le moins :

– le tube digestif, en particulier celui des patients [1, 2],

– les fluides et les produits humides. Les entérobactéries saprophytes et les bacilles aérobie stricte sont particulièrement à « l'aise » dans ce type de réservoir [3-5].

Compte tenu que ces réservoirs sont à la fois multiples et permanents à l'hôpital, se pose la question du rythme de leur analyse microbiologique. Faut-il ne les analyser que lorsqu'il y a une épidémie, ou faut-il en faire une surveillance microbiologique régulière ?

Quel est le coût/bénéfice d'une surveillance régulière des réservoirs potentiels de bacilles à Gram négatif possiblement à l'origine d'épidémies ?

Service de Microbiologie et d'Hygiène, Hôpital Ambroise-Paré, 9, avenue Charles-de-Gaulle, 92104 Boulogne cedex.

Surveillance systématique du tube digestif et infections à *Klebsiella sp.* multirésistantes

Dans notre expérience, la surveillance hebdomadaire du portage digestif de *Klebsiella sp.* multirésistantes chez les malades hospitalisés en réanimation chirurgicale s'est accompagnée de la totale disparition des infections épidémiques dues à ces bactéries [6].

Comme l'indique la figure 1, nous avions eu entre février et octobre 1993, huit patients infectés par des souches de *Klebsiella pneumoniae* multirésistantes. Ces patients étaient hospitalisés dans quatre services différents : chirurgie digestive, urologie, réanimation chirurgicale et orthopédie. Aux trois cas infectés de juin et aux deux de juillet, se sont ajoutés trois cas porteurs au niveau du tube digestif qui n'étaient autres que des voisins des cas infectés et auxquels nous avions fait un écouvillonnage rectal (Fig. 1).

L'analyse épidémique des cas infectés et porteurs nous a permis de découvrir qu'ils avaient tous fait, préalablement à l'isolement de la souche, un séjour en réanimation chirurgicale avec de plus des séjours se chevauchant. Cette découverte nous a amenés à faire, en novembre et décembre 1993, une surveillance systématique par écouvillonnage rectal du tube digestif des malades hospitalisés en réanimation chirurgicale. Cette surveillance a mis en évidence un portage digestif chez quatre patients (Fig. 1). Le typage moléculaire des souches faisant appel au *Random amplified polymorphic* DNA (RAPD) [7] a permis de son côté de montrer la relation clonale de la majorité des isolats obtenus entre février et décembre 1993.

Depuis janvier 1994, la surveillance du tube digestif est devenue systématique (une fois par semaine) et a permis de démontrer le portage digestif de ces souches

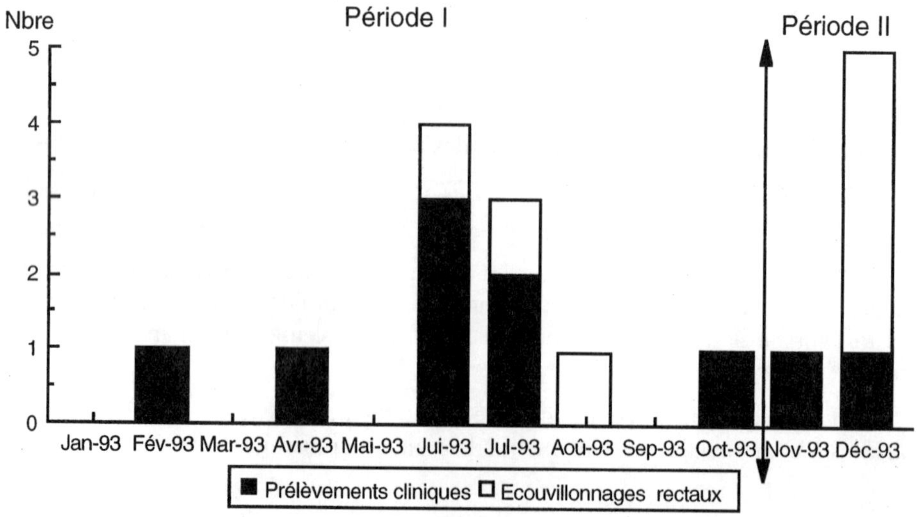

Figure 1
Distribution des souches de *K. pneumoniae* multirésistantes entre janvier et décembre 1993.

clonales de *Klebsiella pneumoniae* multirésistantes chez six patients hospitalisés en réanimation chirurgicale en 1994, ainsi que l'installation dans le tube digestif de onze autres malades d'une souche de *Klebsiella oxytoca* multirésistante.

Deux points sont à noter. Le premier est que la surveillance du portage digestif de *Klebsiella sp.* multirésistantes s'est accompagnée dès janvier 1994 d'une politique d'isolement des patients détectés porteurs digestifs par l'analyse d'un écouvillonnage rectal hebdomadaire. Le deuxième point est que, ni les malades porteurs de *Klebsiella sp.* multirésistantes au niveau du tube digestif, ni les non-porteurs ont développé une infection à *Klebsiella sp.* multirésistantes en 1994. Enfin, les souches de *K. pneumoniae* et de *K. oxytoca* multirésistantes détectées en réanimation chirurgicale n'ont pas diffusé dans les autres services de l'hôpital.

La surveillance faite les années suivantes, 1995, 1996 et 1997, nous a permis de constater que les patients de réanimation chirurgicale porteurs digestifs de *Klebsiella sp.* multirésistantes étaient devenus de plus en plus rares, et que ces rares cas portaient des souches sans relation clonale.

La surveillance systématique du « tube digestif » comme réservoir des *Klebsiella sp.* multirésistantes avait été développée dans un contexte où l'incidence des infections à *Klebsiella sp.* multirésistantes était élevée, et ce, dans beaucoup d'hôpitaux en France.

Nous sommes maintenant à la croisée des chemins. Faut-il ou non arrêter cette surveillance systématique compte tenu qu'il ne semble plus y avoir de réservoir actif de *Klebsiella sp.* multirésistantes dans la réanimation chirurgicale et que l'incidence des infections à *Klebsiella sp.* multirésistantes a significativement diminué dans tous les hôpitaux, du moins dans ceux de l'Assistance publique de Paris ? Ne faudrait-il pas limiter l'écouvillonnage rectal aux patients qui sont transférés d'un centre médicalisé (hôpital d'aigus, long séjour, maison de retraite médicalisée, etc.) dans un service à haut risque de transmission croisée ? On peut toutefois légitimement se demander si cette limitation de surveillance ne va pas affaiblir la vigilance et la mobilisation de l'équipe médicale et paramédicale de la réanimation chirurgicale vis-à-vis de la lutte contre les infections nosocomiales et en particulier vis-à-vis des protocoles d'isolement des patients.

À la lumière de l'expérience décrite ci-dessus, on pourrait assez facilement penser que l'existence permanente d'un réservoir contenant des bactéries multirésistantes (tube digestif de certains patients) n'est pas une cause suffisante pour qu'il y ait des infections avec ces bactéries, tant chez les porteurs du réservoir que chez les non-porteurs. Le point clé dans l'advenue de l'infection semblerait plutôt être le transfert de l'agent depuis le réservoir jusqu'au site de l'infection. Est-ce que la politique d'isolement des patients a en soi suffi à éviter le transfert des *Klebsiella sp.* multirésistantes du tube digestif à d'autres sites ?

Surveillance des réservoirs à la demande

En l'absence d'une forte incidence d'infections à telle ou telle espèce ou tel sous-type bactérien épidémique, il ne semble pas justifier de faire une surveillance microbiologique systématique des réservoirs potentiels des bactéries dites épidémiques.

Ainsi, l'apparition de x cas d'infections à bactéries rarement isolées dicte qu'il faut chercher le réservoir pour la circonstance et non au long cours. De telles recherches ponctuelles et souvent efficaces concernant tout particulièrement des réservoirs de l'environnement ont bien été décrites pour les épidémies à bacilles à Gram négatif aérobie stricte tels que *Pseudomonas aeruginosa et Legionella* [8-11]. On pourrait faire remarquer que dans un grand nombre de ce type de bouffées épidémiques, le réservoir est souvent directement la source de l'infection, c'est-à-dire que le réservoir déverse directement l'agent infectant chez le patient (aérosol, nébuliseur et désinfectant contaminés, etc.). Dans une telle situation, éliminer le réservoir revient aussi à éliminer la transmission de l'agent. En un mot, découvrir le réservoir est primordial.

Surveillance régulière de réservoirs environnementaux pour des raisons d'hygiène. Quel intérêt pour l'analyse épidémiologique des infections ?

Comme l'indique la figure 2, il y a eu en février et mars 1997 dans la réanimation médicale de notre hôpital, un nombre non négligeable de patients infectés et/ou colonisés à *P. aeruginosa*. Sur la base du sérotype des isolats, on ne pouvait exclure l'existence de petites épidémies (février, mars, quatre isolats sérotype 011, deux isolats sérotype 012, deux isolats sérotype 016) à côté de quelques cas sporadiques.

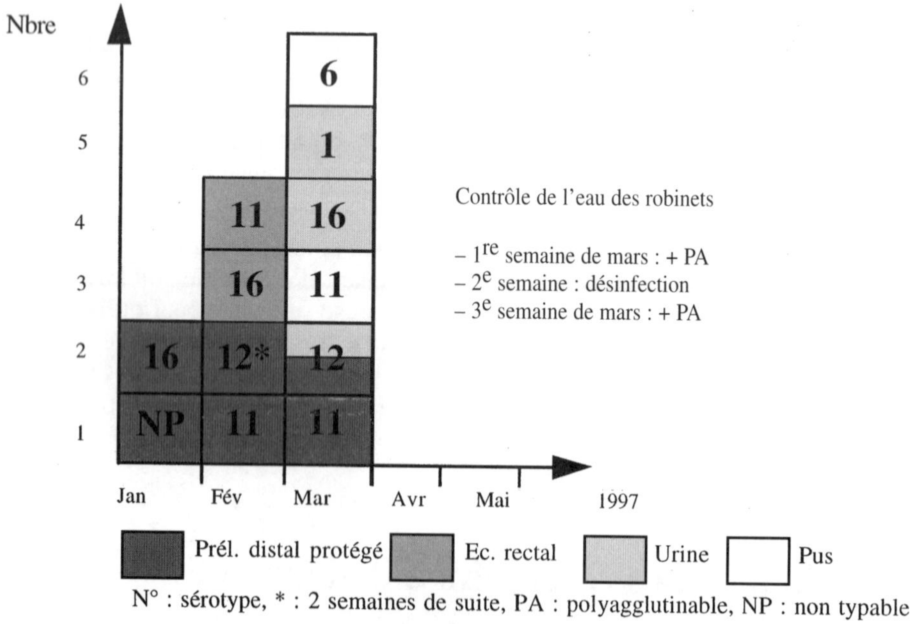

Figure 2

Patients infectés et/ou colonisés à *Pseudomonas aeruginosa* et contrôle de l'eau des robinets (Réanimation Médicale : 12 lits).

L'analyse microbiologique de l'eau des robinets faite périodiquement dans le service pour de simples mesures d'hygiène a montré que des prélèvements faits début mars étaient contaminés par des souches de *P. aeruginosa* polyagglutinables. Après une désinfection de l'eau la deuxième semaine de mars, les prélèvements de contrôle faits la troisième semaine de mars montraient qu'il y avait toujours des souches de *P. aeruginosa* polyagglutinables. Compte tenu de la faiblesse décrite par certains auteurs du pouvoir discriminant du sérotypage pour *P. aeruginosa* [12, 13] et de la non-typabilité des isolats de l'eau, tous les isolats (cliniques et environnementaux) ont été analysés par RAPD. Cette analyse a permis de mettre en évidence que chaque patient était porteur d'une souche spécifique, que les souches de l'eau avaient des profils RAPD très différents de ceux des souches des patients, mais que persistaient, même après désinfection, les mêmes clones dans l'eau des robinets.

Compte tenu de l'absence totale d'un lien de clonalité entre les souches persistantes dans l'eau des robinets et les isolats cliniques qui sont par ailleurs entre eux sans relation clonale, on peut se demander s'il ne faut pas arrêter l'analyse microbiologique périodique de l'eau des robinets dans la réanimation médicale. Est-ce qu'un tel arrêt n'aurait pas un effet négatif sur le niveau de conscience que l'on demande au personnel d'avoir vis-à-vis de l'hygiène et de la lutte contre les infections nosocomiales ?

Pour la circonstance, découvrir qu'il n'y avait pas de transmission croisée de *P. aeruginosa* entre les patients et, entre les patients et l'eau des robinets, nous (cliniciens et microbiologistes) avons été amenés à entreprendre un nouveau type d'enquête afin de comprendre pourquoi l'incidence des infections nosocomiales à *P. aeruginosa*, qui n'est pas liée à une ou des souches épidémiques, est de façon permanente aussi importante dans cette réanimation médicale. Il nous faut, pour comprendre, trouver le(s) réservoir(s).

Conclusion

Trouver les réservoirs et les supprimer, c'est comme déminer un champ de bataille.

Bibliographie

[1] Chow AW, Taylor PR, Yoshikawa TT, Guze LB. A nosocomial outbreak of infections due to multiply resistant. *Proteus mirabilis*: role of intestinal colonization as a major reservoir. *J Infect Dis* 1979; **139**: 621-627.

[2] Selden R, Lee S, Lan Lou Wang W, Benett JV, Eickhoff TC. Nosocomial *Klebsiella* infections: intestinal colonization as a reservoir. *Ann Intern Med* 1971; **74**: 657-664.

[3] Whitby JL, Rampling A. *Pseudomonas aeruginosa* contamination in domestic and hospital environment. *Lancet* 1972; **1**: 15-17.

[4] Favero MS, Carson LA, Bond WW, Petersen NJ. *Pseudomonas aeruginosa*: growth in distilled water from hospitals. *Science* 1971; **173**: 836-838.

[5] Burden DW, Whitby JL. Contamination of hospital desinfectants with *Pseudomonas* species. *Br Med J* 1967; **2**: 153-155.

[6] Schwarczer Anne. *Surveillance et contrôle de la diffusion de* Klebsiella sp. *productrice de β-lactamase à spectre élargi dans un hôpital de 450 lits*. Thèse pour le Diplôme d'État de Docteur en Médecine. Faculté de Médecine Necker-Enfants malades, octobre 1996.

[7] Gori A, Espinasse F, Deplano A *et al.* Comparison of pulsed-field gel electrophoresis and randomly amplified DNA polymorphism analysis for typing extended-spectrum-β-lactamase-producing *Klebsiella pneumoniae*. *J Clin Microbiol* 1996; **34**: 2448-2453.

[8] Garland SM, Mackay S, Tabrizi S, Jacobs S. *Pseudomonas aeruginosa* outbreak associated with a contamined blood-gas analyser in a neonatal intensive care unit. *J Hosp Infect* 1996; **33**: 145-151.

[9] Cobben NAM, Drent M, Jonkers M *et al.* Outbreak of severe *Pseudomonas aeruginosa* respiratory infections due to contaminated nebulizers. *J Hosp Infect* 1996; **33**: 63-70.

[10] Grundmann H, Kropec A, Hartung D, Berner R, Daschner F. *Pseudomonas aeruginosa* in a neonatal intensive care unit: reservoirs and ecology of the nosocomial pathogen. *J Infect Dis* 1993; **168**: 943-947.

[11] Tram C, Simonet M, Nicolas MH *et al.* Molecular typing of nosocomial isolates of *Legionella pneumophila* serogroup 3. *J Clin Microbiol* 1990; **28**: 242-245.

[12] Goullet P, Picard B. *Pseudomonas aeruginosa* isolate typing by esterase electrophoresis. *FEMS Microbiol Lett* 1991; **78**: 195-200.

[13] Poh CL, Yeo CC, Tay L. Genome fingerprinting by pulsed-field gel electrophoresis and ribotyping to differentiate *Pseudomonas aeruginosa* serotype 011 strains. *Eur J Clin Microbiol Infect Dis* 1992; **11**: 817-822.

Épidémie due à une souche multirésistante de *Pseudomonas aeruginosa* en réanimation neurochirurgicale

F. Bert*, E. Maubec**, B. Bruneau*, P. Berry*, N. Lambert-Zechovsky*

Introduction

Pseudomonas aeruginosa est l'un des micro-organismes les plus fréquemment isolés dans les infections nosocomiales. Des épidémies hospitalières dues à cette bactérie ont été rapportées avec une fréquence accrue au cours de ces dernières années, en particulier dans des services de réanimation et des services de brûlés [1-8]. Plusieurs modes de transmission sont possibles : transmission horizontale d'un patient à l'autre par l'intermédiaire des mains du personnel soignant [1, 6] ou contamination de différents patients par la même souche à partir d'un réservoir de l'environnement, en particulier un réservoir hydrique [7, 8]. En effet, *P. aeruginosa* est capable de persister et de se multiplier dans l'environnement hospitalier, notamment au niveau des siphons de lavabo ou même de solutions antiseptiques [9, 10]. Au cours d'une épidémie, la mise en évidence de la souche incriminée dans l'eau est d'interprétation délicate : le réservoir hydrique peut être considéré comme la cause directe de l'épidémie ou, à l'inverse, une simple conséquence sans rôle direct dans la contamination des patients.

De juillet 1995 à novembre 1996, 36 patients ont été infectés ou colonisés par une souche multirésistante de *P. aeruginosa* de sérotype O11 dans le service de neurochirurgie de l'hôpital Beaujon.

Identification de l'épidémie

À la fin de l'année 1995 et au début de 1996, une augmentation de la fréquence du sérotype O11 a été observée parmi les souches de *P. aeruginosa* isolées dans l'an-

* Service de Microbiologie,
** Département d'Anesthésie-Réanimation, Hôpital Beaujon, 100, boulevard du Général-Leclerc, 92110 Clichy.

tenne de réanimation du service de neurochirurgie, ainsi qu'une augmentation de la résistance à la plupart des antibiotiques de cette espèce. Ainsi, la fréquence du sérotype O11, qui était de 12 % au premier semestre 1995, atteignait 50 % au premier semestre 1996. Une analyse plus fine des résultats a révélé que cette tendance était due à l'isolement chez plusieurs patients d'une souche de sérotype O11 présentant un profil caractéristique de multirésistance aux antibiotiques, qui n'avait jamais été observé au préalable dans cette unité : résistance ou sensibilité intermédiaire à l'ensemble des β-lactamines (ticarcilline, pipéracilline, ceftazidime, imipénème), à la plupart des aminosides (gentamicine, tobramycine, nétilmicine), aux fluoroquinolones et à la fosfomycine, et sensibilité à l'amikacine. Cette souche a été isolée pour la première fois en juillet 1995 chez une patiente de 73 ans atteinte d'une pneumopathie nosocomiale à *P. aeruginosa* initialement sensible. Cette patiente a été traitée par pipéracilline-tazobactam-amikacine, puis par ciprofloxacine-amikacine, aboutissant à l'émergence successive d'un variant résistant aux β-lactamines puis résistant également aux fluoroquinolones.

La détection de l'épidémie a suscité la mise en place d'une enquête visant à affirmer la réalité de l'épidémie, en déterminer l'origine et proposer des mesures de prévention.

Patients

La souche épidémique a été isolée chez 36 patients hospitalisés dans l'antenne de réanimation entre juin 1995 et novembre 1996 (Fig. 1). L'âge moyen était 52 ans (15-75 ans) et le ratio hommes/femmes était 22/14. Les causes d'hospitalisation étaient : hémorragie méningée (n = 11), traumatisme crânien (n = 5), anévrisme (n = 4), hématome intracérébral (n = 4), tumeur cérébrale (n = 3), hématome sous-dural (n = 1), méningiome (n = 1), neurinome (n = 1), mélanome intramédullaire (n = 1), adénome hypophysaire (n = 1), épidurite (n = 1), hémorragie intraventriculaire (n = 1), hydrocéphalie (n = 1). La durée moyenne du séjour en réanimation avant l'isolement de la souche épidémique était de 20 jours (extrêmes 2-64 jours). Les prélèvements ayant permis la culture de P. *aeruginosa* étaient les urines (n = 20), les prélèvements bronchopulmonaires (n = 16), les selles et écouvillonnages rectaux (n = 14), les sinus (n = 4), les cathéters (n = 4) et les plaies (n = 2). La souche a été isolée de plusieurs sites distincts chez 14 patients. Parmi les 36 patients, neuf étaient seulement colonisés et 27 étaient infectés : infection urinaire (n = 15), pneumopathie (n = 7), sinusite (n = 1), infection urinaire et pneumopathie (n = 1), infection urinaire et sinusite (n = 1), pneumopathie et sinusite (n = 2). Trois patients (numéros 1, 23 et 26) ont été infectés par une souche de *P. aeruginosa* O11 sensible aux antibiotiques avant l'isolement de la souche résistante. Vingt-cinq des 36 patients (69,4 %) avaient reçu une antibiothérapie curative avant l'isolement de la souche épidémique. La plupart des patients infectés ont été traités par une association d'amikacine et d'un autre antibiotique (ceftazidime, céfépime, aztréonam, imipénème ou ciprofloxacine). Cinq patients sont décédés pendant leur séjour en réanimation, mais un seul décès était en relation avec une infection à *P. aeruginosa.*

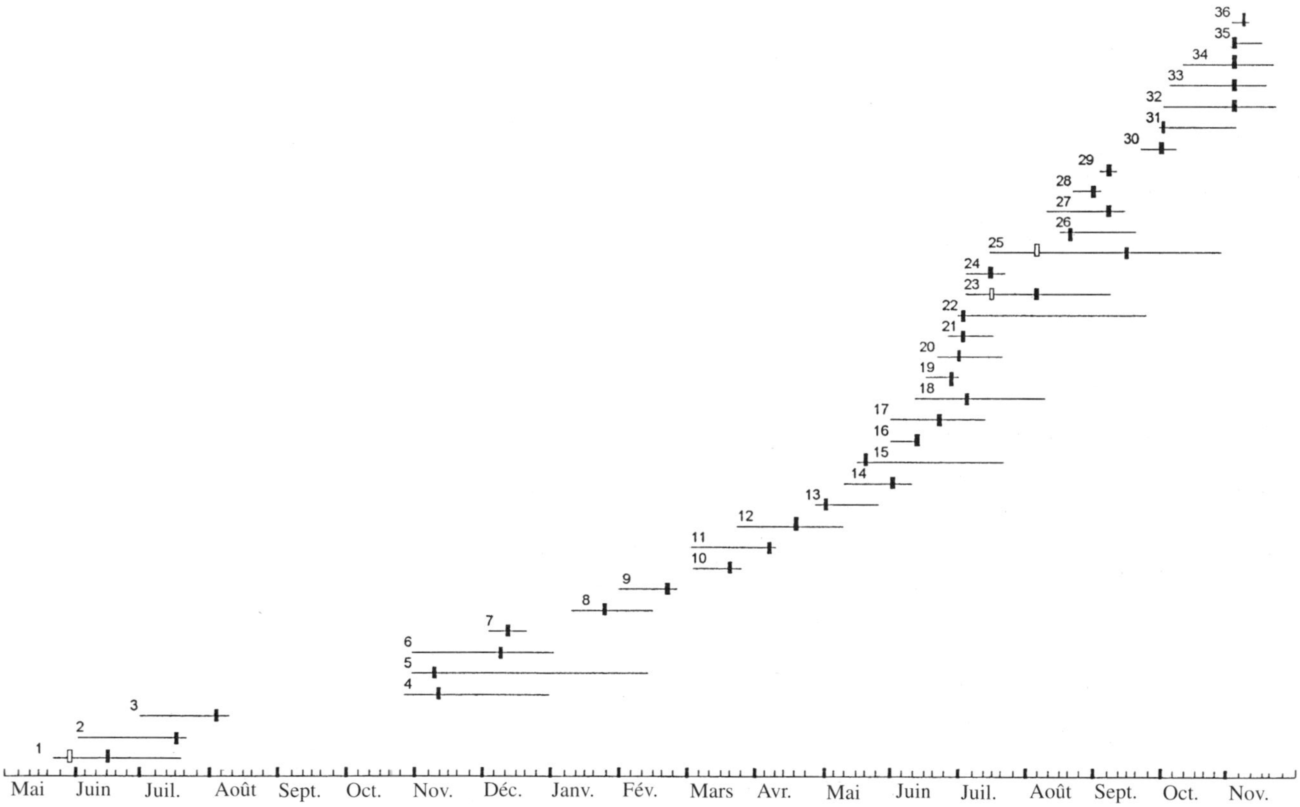

(–), séjour du patient en réanimation ;(▮), premier isolement de la souche multirésistante de *P. aeruginosa* O11 ; (▯), isolement d'une souche sensible de *P. aeruginosa* O11.

Figure 1
Courbe épidémique.

Enquête microbiologique

L'antenne de réanimation du service de neurochirurgie de l'hôpital Beaujon comporte 13 lits répartis en quatre chambres. Chacune de ces chambres, ainsi que le poste de soins, est équipée d'un lavabo. Les différents robinets sont alimentés en eau par une même colonne provenant d'un distributeur situé en sous-sol du bâtiment. En raison du mauvais état des lavabos et canalisations dans le service, et de l'absence de protocole de désinfection régulière des siphons, un rôle possible de l'eau dans la transmission de la souche épidémique a été suspecté.

Des prélèvements de l'eau du robinet et des siphons des différents lavabos de l'antenne ont été réalisés à partir du mois de juin 1996. Une souche de *P. aeruginosa* O11 présentant le même profil de résistance que la souche épidémique a été isolée de manière répétée à partir de l'eau provenant des lavabos des chambres 2 et 3, et du siphon du lavabo du poste de soins. À l'inverse, l'analyse de l'eau du robinet du service d'orthopédie, situé dans le même bâtiment et alimenté en eau par la même colonne que le service de neurochirurgie, s'est révélée négative.

En août 1996, un rôle éventuel du mode de nutrition entérale dans la propagation de la souche épidémique a été suspecté. Les solutés de nutrition étaient administrés en 24 heures par des nutripompes à partir de récipients placés dans des enceintes réfrigérées de type « Alaska ». Les récipients étaient rincés avec de l'eau du robinet entre chaque patient. La mise en culture des solutés de nutrition prélevés en fin d'administration pour deux patients infectés par la souche épidémique (numéros 22 et 26) a révélé la présence de *P. aeruginosa* O11 multirésistant.

Typage moléculaire

Le typage des différents isolats de *P. aeruginosa* a été réalisé par analyse du profil de macrorestriction de l'ADN total après digestion par l'endonucléase *Xba* I et séparation des fragments de restriction par électrophorèse en champ pulsé (ECP) [4]. Deux pulsotypes distincts ont été obtenus : le type 1 a été observé pour la quasi-totalité des isolats résistants des 36 patients (à l'exception de trois isolats des patients 12, 22 et 35), la souche sensible initiale du cas-index, les isolats de l'eau de la chambre 2 et du poste de soins, et les deux isolats des solutés de nutrition entérale ; le type 2 a été observé pour trois isolats résistants des patients 12, 22 et 35, les deux isolats sensibles des patients 23 et 25, et l'isolat de l'eau de la chambre 3.

Mesures de contrôle de l'épidémie

Lorsque l'épidémie a été identifiée, des recommandations verbales concernant le lavage des mains et les mesures d'hygiène générale ont été faites au personnel soignant. Des écouvillonnages rectaux ont été régulièrement réalisés chez les patients hospitalisés dans l'antenne afin d'identifier les porteurs. Les patients porteurs de la souche épidémique ont été regroupés dans un même chambre et isolés géographiquement des patients non porteurs. En juillet 1996, les plombiers sont intervenus afin de détartrer les robinets, colmater une fuite sous le lavabo du poste de soins et retirer au niveau des canalisations des « bras morts » pouvant favoriser la pullulation microbienne. Le mode de nutrition entérale a été modifié au mois d'août dès que son rôle dans la contamination des patients a été reconnu. Les solutés ont été administrés dès lors sur un laps de temps plus court (2 à 3 heures) à partir de récipients à usage unique. Ces mesures n'ont eu aucun effet apparent sur la courbe épidémique dans les semaines suivant leur mise en application. Après réunion du CLIN, la réalisation de travaux de plomberie avec changement de tous les lavabos et des canalisations, nécessitant la fermeture provisoire de l'antenne, a été décidée. Depuis la réouverture de l'antenne en janvier 1997, la souche épidémique a été isolée chez trois patients en mars et avril. Un protocole de désinfection des siphons (action de l'eau de Javel pendant 15 minutes trois fois par jour) a été mis en place, et des prélèvements d'eau sont réalisés chaque mois afin de vérifier l'absence de *P. aeruginosa.*

Discussion

Chez *P. aeruginosa*, le sérotype O11 a été fréquemment associé avec la survenue d'épidémies hospitalières [7, 11] et la multirésistance aux antibiotiques [12]. En raison de la variation possible des caractères phénotypiques des isolats successifs d'une même souche dans le temps, en particulier du profil de résistance aux antibiotiques, l'utilisation de méthodes de typage moléculaire est indispensable pour une enquête épidémiologique. Au cours de ce travail, le typage par ECP a permis d'établir la réalité de l'épidémie en démontrant la similitude des souches isolées successivement chez les 36 patients. Parmi ces patients, cinq ont été colonisés par une seconde souche de *P. aeruginosa* O11 présentant un pulsotype distinct. Cette seconde épidémie n'avait pas été suspectée puisque cette souche présentait le même sérotype que la souche épidémique principale et un profil de résistance variable (deux isolats sensibles et trois isolats résistants). Le cas index de l'épidémie a pu être clairement identifié, l'ECP permettant de prouver que la souche multirésistante isolée chez le premier patient était un variant de la souche sensible initiale sélectionnée sous traitement antibiotique. À l'inverse, chez les deux autres patients ayant présenté successivement une souche sensible et une souche résistante, les deux souches se sont avérées distinctes.

En raison de l'affinité de *P. aeruginosa* pour l'eau et les surfaces humides, la réalisation de prélèvements d'eau de l'environnement hospitalier en cas d'épidémie constitue un élément essentiel de l'enquête épidémiologique. Cependant, la signification de la présence d'une souche épidémique dans les siphons de lavabos et l'eau du robinet demeure controversée. Selon certains auteurs, le réservoir hydrique représente l'origine principale de l'épidémie, par la contamination des mains du personnel soignant lors des procédures de lavage [10, 13]. D'autres auteurs pensent qu'il n'est qu'un reflet de l'épidémie, la transmission de la souche se faisant essentiellement de patient à patient [7, 14, 15]. Au cours de cette épidémie, les deux souches isolées des patients ont été retrouvées dans l'eau du robinet. Si la souche multirésistante a été vraisemblablement manuportée du premier patient aux lavabos, plusieurs arguments sont en faveur d'un rôle majeur de l'eau dans sa dissémination ultérieure :

– la courbe épidémique indique l'absence de réservoir humain pendant une période de deux mois, entre les patients 3 et 4, puis une autre période d'une semaine entre les patients 9 et 10 (Fig. 1), ce qui suggère la persistance de la souche dans l'environnement pendant ces deux laps de temps ;

– la transmission directe de la souche à deux patients par des solutés de nutrition entérale contaminés par l'eau du robinet a été bactériologiquement documentée. Le mode d'alimentation entérale a été aussitôt modifié, mais il est probable que d'autres patients avaient été préalablement contaminés de la même manière ;

– le renforcement des mesures d'hygiène et l'isolement technique et géographique des patients n'ont pas permis de contrôler l'épidémie, qui n'a finalement été maîtrisée qu'après changement des lavabos de l'antenne, ce qui indique que la transmission inter-patients n'a pas été le principal mode de propagation de la souche. Le mauvais état des canalisations et l'absence de protocole de désinfection des lavabos ont vraisemblablement favorisé sa persistance au niveau des siphons. Le réservoir humain et le réservoir hydrique ont pu s'alimenter réciproquement au cours de l'épidémie (Fig. 2), et le rôle respectif de ces deux réservoirs dans la dissémination de la souche ne peut être évalué avec précision.

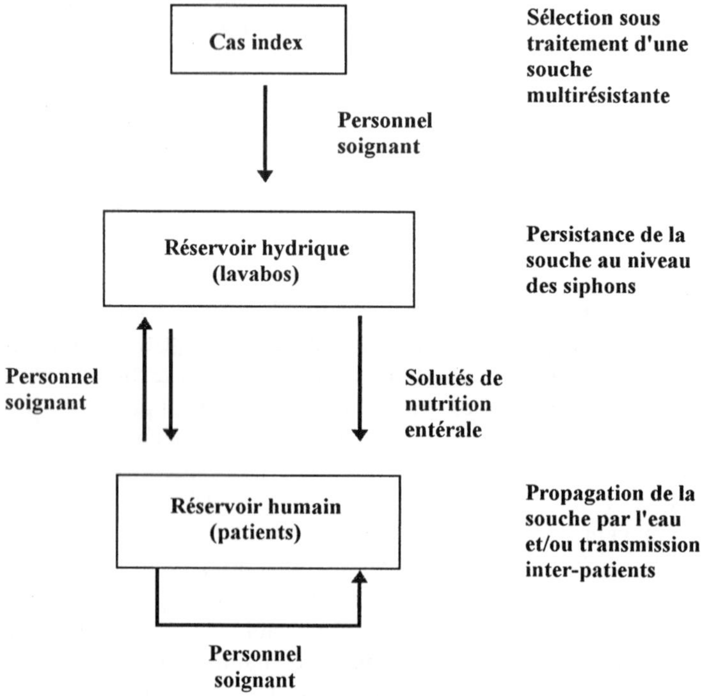

Figure 2
Mode de transmission de la souche épidémique de *P. aeruginosa*.

Bibliographie

[1] Widmer AF, Wenzel RP, Trilla A *et al.* Outbreak of *Pseudomonas aeruginosa* infections in a surgical intensive care unit: probable transmission *via* hands of a health care worker. *Clin Infect Dis* 1993; **16**: 372-376.

[2] Jumaa P, Chattopadhyay B. Outbreak of gentamicin, ciprofloxacin-resistant *Pseudomonas aeruginosa* in an intensive care unit, traced to contaminated quivers. *J Hosp Infect* 1994; **28**: 209-218.

[3] Kerr JR, Moore JE, Curran MD *et al.* Investigation of a nosocomial outbreak of *Pseudomonas aeruginosa* pneumonia in an intensive care unit by random amplification of polymorphic DNA assay. *J Hosp Infect* 1995; **30**: 125-131.

[4] Talon D, Capellier G, Boillot A, Michel-Briand Y. Use of pulsed-field gel electrophoresis as an epidemiological tool during an outbreak of *Pseudomonas aeruginosa* lung infections in an intensive care unit. *Intensive Care Med* 1995; **21**: 996-1002.

[5] Becks VE, Lorenzoni NM. *Pseudomonas aeruginosa* outbreak in a neonatal intensive care unit: A possible link to contaminated hand lotion. *Am J Infect Control* 1995; **23**: 396-398.

[6] Garland SM, Mackay S, Tabrizi S, Jacobs S. *Pseudomonas aeruginosa* outbreak associated with a contaminated blood-gas analyser in a neonatal intensive care unit. *J Hosp Infect* 1996; **33**: 145-151.

[7] Richard P, Le Floch R, Chamoux C *et al. Pseudomonas aeruginosa* outbreak in a burn unit: role of antimicrobials in the emergence of multiply resistant strains. *J Infect Dis* 1994; **170**: 377-383.

[8] Kolmos HJ, Thuesen B, Nielsen SV *et al.* Outbreak of infection in a burns unit due to *Pseudomonas aeruginosa* originating from contaminated tubing used for irrigation of patients. *J Hosp Infect* 1993; **24**: 11-21.

[9] Teres D, Schweers P, Bushnell LS, Hedly-White J, Feingold DS. Sources of *Pseudomonas aeruginosa* infection in a respiratory/surgical intensive-therapy unit. *Lancet* 1973; **1**: 415-417.

[10] Ayliffe GAJ, Babb JR, Collins BJ, Lowbury EJL, Newsom SWB. *Pseudomonas aeruginosa* in hospital sinks. *Lancet* 1974; **2**: 578-581.

[11] Farmer JJ, Weinstein RA, Zierdt CH, Brokopp CD. Hospital outbreaks caused by *Pseudomonas aeruginosa*: importance of serogroup O11. *J Hosp Infect* 1982; **16**: 266-270.

[12] Bert F, Lambert-Zechovsky N. Comparative distribution resistance patterns and serotypes in *Pseudomonas aeruginosa* isolates from intensive care units and other wards. *J Antimicrob Chemother* 1996; **37**: 809-813.

[13] Chadwick P. The epidemiological significance of *Pseudomonas aeruginosa* in hospital sinks. *Can J Public Health* 1976; **67**: 323-328.

[14] Olson B, Weinstein RA, Nathan C, Chamberlin W, Kabins SA. Epidemiology of endemic *Pseudomonas aeruginosa*: why infection control efforts have failed. *J Infect Dis* 1984; **150**: 808-816.

[15] Grundmann H, Kropec A, Hartung D, Berner R, Daschner F. *Pseudomonas aeruginosa* in a neonatal intensive care unit: reservoirs and ecology of the nosocomial pathogen. *Med Microbiol Lett* 1994; **3**: 42-48.

II STÉRILISATION HOSPITALIÈRE : DE LA CONNAISSANCE À LA MAÎTRISE DE LA QUALITÉ

Rôle du GPEM/SL dans le choix des équipements et les bonnes pratiques de stérilisation

D. Goullet

Qu'est-ce que sont les Groupes permanents d'étude des marchés des centres de soins et des laboratoires ?

Les GPEM/SL constituent l'un des éléments aux fonctions spécialisées de la Commission centrale des marchés (CCM).

Missions de la Commission centrale des marchés

La Commission centrale des marchés a pour mission d'étudier et de proposer au gouvernement des réformes concernant les différents aspects de la commande publique : juridique, économique, financier, administratif et technique.

Sa compétence s'étend aux contrats passés par l'État, les collectivités locales, les établissements publics et, d'une manière générale, aux organismes de droit public, au sens du droit européen, ainsi qu'aux opérateurs de réseaux, intervenant dans le domaine de l'eau, des transports, de l'énergie et des télécommunications, soumis aux directives communautaires.

Elle est un lieu de concertation des différentes administrations et des milieux professionnels. Elle est notamment en charge de l'observation et de l'analyse du rôle économique de la commande publique ainsi que de l'information et de la formation des partenaires de la commande publique. Il lui appartient également d'intervenir pour conseiller et contrôler.

Elle assure le secrétariat et la coordination de l'action des commissions spécialisées des marchés, chargées du contrôle *a priori* des marchés de l'État les plus importants, ainsi que de la mission interministérielle d'enquête sur les marchés et les

Président du sous-comité A3 du GPEM/SL, Hôpital Édouard-Herriot, 5, place d'Arsonval, 69437 Lyon cedex 03.

conventions de délégation de service public et du comité consultatif national de règlement amiable des litiges ; elle assure enfin la présidence du GICEC, organisme interministériel chargé de coordonner les systèmes d'enquête de coût applicables aux marchés des organismes publics.

L'action de la CCM s'exerce dans les domaines suivants :
– conception du cadre juridique de l'achat public ;
– observation et analyse du rôle économique de la commande publique ;
– information et formation des partenaires de l'achat public ;
– contrôle des marchés ;
– conseil et conciliation.

Structures de la Commission centrale des marchés

La Commission centrale des marchés est constituée d'éléments aux fonctions spécialisées :

– Le secrétariat général, organe d'impulsion et de coordination de l'activité de l'ensemble et chargé notamment de la conception des textes relatifs à la commande publique ;

– Les trois sections permettent d'assurer la concertation sur les mesures à prendre pour améliorer le cadre administratif, économique ou technique des marchés et la pratique de l'achat ;

– Les cinq Commissions spécialisées des marchés (CSM), organes de contrôle *a priori* des marchés des services de l'État ; le rapporteur général des CSM, placé auprès du secrétaire général de la CCM, assure la cohérence de l'ensemble ;

– Les Groupes permanents d'étude des marchés (GPEM), dont la vocation essentielle est l'élaboration des règles de caractère technique auxquelles doivent ou peuvent, selon le cas, se référer les responsables des achats.

Les Groupes permanents d'étude des marchés (GPEM), sont créés par arrêtés ministériels qui fixent leur composition. Ils ont pour mission de rationaliser les clauses techniques des marchés publics relatifs à des travaux, matériels ou services relevant de leur domaine de compétence ; leur rôle est d'établir les spécifications auxquelles les prestations commandées par les acheteurs publics doivent répondre, et de proposer des formules de révision de prix applicables à chaque catégorie de prestations.

Leurs travaux, soumis à la section technique de la Commission centrale des marchés, aboutissent à la rédaction de nombreux guides, cahiers des clauses techniques générales ou recommandations diverses dont le but est de permettre à tout acheteur public, même non spécialiste, de réaliser un achat satisfaisant tant sur le plan économique que technique.

Chaque GPEM a fait l'objet d'un article particulier publié dans *Marchés publics,* la revue de l'achat public.

– Le Groupe de coordination pour la construction de la qualité (GCCQ). Le groupe de coordination pour la construction de la qualité qui émane de la section technique, prend en compte tout le domaine de la maîtrise de la qualité et de la recherche de la compétitivité dans les marchés publics. Ce groupe apporte son assistance technique aux GPEM, dans les différents domaines de sa compétence, et notamment pour :

• améliorer les clauses techniques des documents de consultation et de marchés ;

• généraliser la mise en place d'une gestion de la qualité chez les fournisseurs ;

• promouvoir les méthodes susceptibles d'améliorer la compétitivité des produits et des services par la marchés publics : analyse de la valeur, conception pour un coût global.

En outre, le Secrétariat général de CCM assure la présidence du Groupe interministériel de coordination des enquêtes de coûts, et le secrétariat du Comité consultatif national de règlement amiable des litiges et de la Mission interministérielle d'enquête sur les marchés et les conventions de délégation de service public.

Organisation des GPEM

Les GPEM sont organisés en sections techniques :

GPEM/TC	: articles textiles, cuirs et produits connexes ;
GPEM/DA	: denrées alimentaires ;
GPEM/CD	: produits divers de l'industrie chimique et parachimique ;
GPEM/CC	: chauffage et climatisation ;
GPEM/AB	: ameublement, équipements et fournitures des bureaux et établissements d'enseignements ;
GPEM/ME	: matériels mécaniques, électriques et électroniques ;
GPEM/SL	: équipements et fournitures des centres de soins et des laboratoires ;
GPEM/TM	: travaux et maîtrise d'œuvre ;
GPEM/GCCQ	: groupe de coordination pour la construction de la qualité.

Structure du GPEM/SL

Le Groupe permanent d'étude des marchés qui concerne notre activité hospitalière a pour mission l'équipement et les fournitures des centres de soins et des laboratoires.

Il est organisé en comités et sous-comités :

– *le comité A (Pharmacopée)* a pour président J. Lebas. Les domaines d'intérêts sont les suivants :

• sous-comité A1 : produits du domaine pharmaceutique ;

• sous-comité A2 : achat de produits de réactifs ;

• sous-comité A3 : stérilisateurs à vapeur d'eau pour charges à protection perméable ; achat maintenance - bonnes pratiques de stérilisation ;

– *les comités D (mobilier médical) et E (services généraux)* sont actuellement en attente.

Pourquoi le GPEM/SL s'intéresse-t-il à la stérilisation ?

Parmi les techniques de stérilisation applicables dans ces établissements de santé, le procédé de stérilisation par la chaleur humide est le procédé de référence en raison de son efficacité, sa facilité de mise en œuvre, son faible coût de revient, son adaptation à de nombreux produits et matériaux et notamment aux charges à protection perméable.

La mise en œuvre de ce procédé nécessite l'acquisition et l'utilisation d'appareils particuliers tels que les stérilisateurs à la vapeur d'eau pour charges à protection perméable.

La procédure d'achat de ces appareils doit répondre aux règles édictées par le code des marchés publics qui, permettant la réalisation d'achats dans les meilleures conditions d'efficacité et de transparence, doit favoriser la concurrence, tout en s'appuyant sur la réglementation en vigueur :

– depuis le 14 janvier 1994, le code de la Santé publique (Art L 665-1 et suivants) qui transpose en droit français les directives européennes sur les dispositifs médicaux, s'applique aux stérilisateurs à vapeur pour charges à protection perméable ;
– conformément à l'article 75/272 du Code des marchés publics, la prestation est définie par référence aux normes homologuées. Pour les stérilisateurs à vapeur d'eau, la norme homologuée qui s'applique est la NF S 98 011 (NF EN 285) annulant et remplaçant la NFS 90 320 de décembre 1984.

Le stérilisateur à la vapeur n'est qu'un des éléments d'une chaîne complexe qui contribue à l'obtention d'un dispositif médical stérile. La maîtrise de cette chaîne complexe implique la mise en œuvre d'un système de qualité.

La procédure d'acquisition d'un stérilisateur à la vapeur pour charges à protection perméable ainsi que la maintenance doivent donc s'inscrire dans la démarche qualité de l'établissement de santé. À la suite de l'acquisition d'un stérilisateur à la vapeur, la démarche qualité implique la mise en œuvre des principes de bonnes pratiques de stérilisation.

Pour aider l'établissement de santé à implanter un système qualité dans le domaine de la stérilisation, le GPEM/SL a jugé indispensable de réaliser un ensemble de documents indissociables à savoir un guide d'achat et de maintenance [1] et son annexe concernant les bonnes pratiques de stérilisation [2].

Comment fonctionne le sous-comité A3 ?

Ces guides ont été élaborés après une large concertation entre :
– la Commission centrale des marchés ;
– les représentants des utilisateurs hospitaliers (directeurs, ingénieurs, médecins, pharmaciens, surveillant(e)s de stérilisation) ;

– les représentants de divers organismes de formation (CEFH, CERFHA) ;
– le ministère de la Santé : Direction des hôpitaux, Direction générale de la santé
– les organismes publics ou assimilés : AFNOR, LNE (Laboratoire national d'essais), GMeD (Groupement pour l'évaluation des dispositifs médicaux).

En outre, pour le guide sur l'achat et la maintenance, les industriels et fournisseurs ont été associés.

Le mode de fonctionnement a été le suivant :
– définition d'un plan ;
– partage de la rédaction des différents chapitres selon les spécificités des uns et des autres ;
– lecture des documents et discussion « mot à mot » au cours de nombreuses réunions à la CCM.

Pour le guide d'achat et de maintenance, les particularités suivantes ont été adoptées :
– la rédaction du document a été réalisée par un groupe restreint d'experts ;
– ce document est ensuite soumis à un groupe chargé de l'évaluation/validation, incorporant un nombre plus élevé d'experts, comprenant notamment industriels et fournisseurs (le document en est actuellement à ce stade). Ce groupe est chargé de critiquer le document, de le discuter en cours de réunion à la CCM, et d'établir sa version finale.

Lorsque le document fait l'objet d'un consensus, il est ensuite présenté à la section technique de la CCM.
Il peut alors être accepté, refusé ou l'objet de modification à apporter.
Lorsqu'il est accepté, il est alors édité par les journaux officiels.

Guide d'achat et de maintenance

Le guide d'achat et de maintenance remplace le guide d'achat élaboré en 1990 et paru en 1991 [3], en l'actualisant et en le complétant par la partie maintenance.

Il a principalement pour objectif de permettre aux acheteurs publics de stérilisateurs à la vapeur d'eau pour charges perméables et à leurs fournisseurs de définir avec précision ces produits et de bien rédiger les clauses administratives et techniques des marchés.

Au sein de l'établissement de santé, les activités de stérilisation sont le fait d'une large collaboration notamment entre pharmaciens, médecins, infirmiers, ingénieurs, directeurs des services économiques et Comité de lutte contre les infections nocosomiales.

En outre, selon les situations : renouvellement du matériel, réfections de locaux, ou construction neuve, d'autres partenaires sont susceptibles d'intervenir : architectes, bureaux d'études, services techniques, services de sécurité...

Lors de l'acquisition et de l'installation des stérilisateurs dès le stade de la préparation de la consultation, l'acheteur devra s'attacher à recueillir les avis des différentes parties afin de définir un équipement conforme aux besoins s'intégrant parfaitement dans l'organisation et les circuits de l'établissement.

Les avis doivent être complétés par une analyse de l'offre du secteur de la stérilisation susceptible d'apporter une bonne connaissance des produits et des tendances du marché.

Dès la procédure d'achat, compte tenu de l'importance de la stérilisation pour l'établissement de santé, de la haute technicité et de la durée de vie des stérilisateurs à la vapeur, il est nécessaire de demander aux fournisseurs toutes les informations concernant la fiabilité, l'exploitation et la maintenance des matériels proposés. L'analyse des propositions devra s'appuyer sur ces éléments et leur évaluation économique.

Afin de ne pas restreindre le jeu de la concurrence, l'acheteur a intérêt à se rapprocher des besoins courants couverts par le plus grand nombre de fournisseurs.

L'application des spécifications et des normes facilite la définition des besoins.

Lorsque la définition, l'acquisition et l'implantation des stérilisateurs sont confiées à un bureau d'étude ou une entreprise générale dans le cadre d'une opération plus large, il est indispensable que les personnels hospitaliers concernés soient étroitement associés au projet.

L'ouvrage comprend cinq chapitres :

Chapitre 1 : Généralités : introduction
- Assurance qualité
- Marquage CE
- Certification : marque NF/normes européennes

Chapitre 2 : Textes applicables (France/Europe)

Chapitre 3 : Documents de marché
- 3-1 Règlement de consultation
- 3-2 CCAP
- 3-3 CCTP
  - 3-3-1 Achat
    - 3-3-1-1 Définition de la prestation
    - 3-3-1-2 Contraintes
    - 3-3-1-3 Calendrier
    - 3-3-1-4 Validation : réception
    - 3-3-1-5 Validation : qualification opérationnelle
    - 3-3-1-6 Maintenance
  - 3-3-2 Maintenance
    - 3-3-2-1 Définition de la prestation
    - 3-3-2-2 Contraintes
    - 3-3-2-3 Calendrier

3-3-2-4 Contrôle de la remise à disposition
3-3-2-5 Revalidation de la réception
3-3-2-6 Requalification opérationnelle
3-3-2-7 Traçabilité

Chapitre 4 : Annexes à l'acte

Chapitre 5 : Appendices

C'est dans les annexes que l'on trouve notamment le cahier de réponse (questionnaire technique) à remplir par le fournisseur qui oriente les questions à poser sur les spécificités et les performances des appareils qu'il propose.

Guide « bonnes pratiques de stérilisation »

L'obligation de moyens nécessaires à l'exercice médical a conduit à la liberté de prescription médicale.

Les services médico-techniques, exécutant les prescriptions, disposent, en corrollaire, de l'indépendance nécessaire à la réalisation de ces prescriptions.

Le matériel stérile, nécessaire aux actes médicaux et aux soins, n'échappe pas à cette règle. La production hospitalière d'objets stériles rentre dans ce cadre :

– la stérilisation est une activité médico-technique effectuée dans le cadre d'un service ou d'une unité fonctionnelle placée sous la responsabilité d'un praticien, chef de service ou responsable d'Unité Fonctionnelle (UF). Cette activité médico-technique fait partie intégrante du projet médical afin de garantir l'indépendance des choix médicaux ;

– l'obligation de résultat de l'activité de stérilisation nécessite une conception de service ou d'unité dont la structure et l'organisation permettent d'aboutir et de prouver la réalité de la stérilité.

A l'identique de la Pharmacie, service médico-technique, chargée d'exécuter, en toute indépendance, les prescriptions médicales, la stérilisation ne s'exécute que dans une indépendance absolue pour l'ensemble de la chaîne de production. Aucun élément de subordination ne doit venir mettre en péril la qualité du résultat ;

– la complexité de la production d'objets stériles est identique à celle des médicaments (obligation de résultat) ;

– la stérilisation est non seulement un acte réfléchi où l'empirisme doit être banni, mais présente aussi toutes les conditions d'un acte scientifique, qui, par essence, est mesurable et reproductible.

Cette production ne peut être mise en œuvre que dans le cadre d'un *système qualité*. Chaque Chef de service ou responsable de production a l'obligation de mettre en place cette organisation pour garantir au praticien dans ses actes médicaux et au personnel infirmier dans ses actes de soins, qu'il n'apportera aucun préjudice au malade du fait des matériels stériles utilisés.

Divers systèmes qualités existent :

– Les bonnes pratiques de fabrication : le concept des bonnes pratiques de fabrication est, depuis plusieurs années, au niveau mondial, une ligne directrice pour tout fabricant de produits pharmaceutiques et, par extension, de matériel médico-chirurgical ;

– les normes relatives à la qualité de la série ISO 9001, 9002, 9003... et, plus spécifiquement, celles concernant les fournisseurs de dispositifs médicaux : EN 46001 et 46002.

Ces deux systèmes ne s'excluent pas, ils sont complémentaires.

Ils ne sont malheureusement pas directement applicables, tels quels, en milieu hospitalier, en ce qui concerne la production de dispositifs médicaux stériles (matériel médico-chirurgical et linge opératoire stériles).

En effet, l'hôpital présente quelques différences essentielles avec le milieu industriel :

– il s'agit essentiellement de la stérilisation à la vapeur ;

– la stérilisation concerne du matériel recyclable (linge, instruments, caoutchouc, verre), qui nécessite des précautions toute particulières de traitement préalable. La contamination initiale n'est qu'exceptionnellement connue et toutes les mesures doivent être prises pour qu'elle soit aussi faible que possible ;

– les objets de conditionnement utilisés à l'hôpital sont différents de ceux couramment utilisés en milieu industriel : conteneurs, plateaux perforés, emballages de protection recyclables ;

– les charges de stérilisateurs ne peuvent être homogènes en raison de la disparité des objets à traiter et ne peuvent constituer un lot de stérilisation selon la définition stricte. La validation du procédé de stérilisation s'effectue donc différemment de celle applicable à un lot de stérilisation ;

– les moyens utilisés pour valider les procédés de stérilisation en milieu industriel commencent seulement à être applicables en milieu hospitalier. Les sondes de température notamment, ne peuvent, en routine, être déposées en quantité suffisante dans la charge, et des palliatifs permettent de contourner cet obstacle ;

– enfin, il existe dans les hôpitaux des stérilisateurs récents, d'autres beaucoup plus anciens, ne disposant pas des mêmes moyens de contrôle. Les stérilisateurs anciens, bien que non normalisés, doivent cependant être aptes à assurer la stérilisation des produits et des aménagements doivent être adaptés à ces cas pour que l'assurance de la qualité soit présente tout au long de la chaîne.

Il était logique de donner une suite au guide « Achat-maintenance » sous forme d'une annexe des « Bonnes pratiques de stérilisation » tenant compte des spécificités propres à ce milieu. Ce document a principalement pour objet de fournir les principes de bonnes pratiques de stérilisation, pour permettre à toute personne chargée de délivrer un produit stérile de les mettre en application dans le respect de l'assurance qualité, que ce soit dans le cadre hautement souhaitable d'une stérilisation centrale ou en dehors de cette structure (stérilisation au niveau des blocs opératoires).

Ce guide n'est que l'un des composants du système qualité à mettre en place.

Dans un premier chapitre, le guide des bonnes pratiques de stérilisation reprend les normes sur la qualité en les détaillant à l'application de production de dispositifs médicaux en milieu hospitalier.

Le plan de l'ouvrage est le suivant :

Introduction
- Chapitre 1 : Assurance de la qualité
- Chapitre 2 : Organisation générale
- Chapitre 3 : Personnel
- Chapitre 4 : Documents
- Chapitre 5 : Locaux
- Chapitre 6 : Équipements
- Chapitre 7 : Articles à stériliser
- Chapitre 8 : Traitement du matériel sur le lieu d'utilisation après l'emploi
- Chapitre 9 : Acheminement, réception et stockage du matériel et du linge à la Stérilisation Centrale avant traitement
- Chapitre 10 : Préparation du matériel à la Stérilisation, lavage, séchage, vérification, pliage du linge
- Chapitre 11 : Conditionnement des objets à stériliser
- Chapitre 12 : Stérilisation
- Chapitre 13 : Stockage du matériel stérile sur lieu de stérilisation
- Chapitre 14 : Transport du matériel stérile et stockage sur les lieux d'utilisation
Durée de péremption de l'état stérile
- Chapitre 15 : Traitement de l'information
Gestion

Récapitulatif des principes pour mener à bien une stérilisation

Opposabilité des guides du GPEM/SL

– Le Guide « Achat-maintenance » est un document contractuel.

– Le Guide « Bonnes Pratiques de Stérilisation » est une annexe au guide précédent.

Il constitue une référence dont l'application n'est pas optionnelle :

« Conformément aux articles 75 et 272 du code des marchés publics, et sans préjudice de l'obligation de référence aux normes, le respect des spécifications techniques élaborées par les groupes permanents d'études des marchés est imposé, sauf cas exceptionnels, dans le cadre des marchés publics de l'État et, dans la mesure du possible, dans celui des collectivités locales. » [4].

Conclusion

L'achat d'un stérilisateur à la vapeur d'eau et son utilisation revêtent une importance qui n'échappe à personne. Il s'agit d'une part d'un investissement à coût assez élevé et d'autre part, d'un appareil à haute technicité pour lequel un dysfonctionnement ou une mauvaise utilisation peuvent avoir des conséquences redoutables.

La Commission centrale des marchés, par sa structure orientée vers les centres de soins et les laboratoires, le GPEM/SL, a apporté une aide considérable à l'acheteur et à l'utilisateur en réalisant ces guides adaptés au fonctionnement hospitalier.

Ce cheminement est spécifique à la France, et peu de pays ont la chance de pouvoir bénéficier d'un ensemble de documents indissociables aussi complets.

Bibliographie

[1] Commission centrale des marchés - GPEM/SL. *Stérilisation à la vapeur d'eau pour charges à protection perméable: achat - maintenance.* Guide et documents types. À paraître (1998).

[2] Commission centrale des marchés - GPEM/SL. *Stérilisateurs à la vapeur d'eau pour charges à protection perméable.* Guide et documents types - annexe « Bonnes Pratiques de Stérilisation », Direction des Journaux Officiels Éditeur, Paris, 1993, n° 5708.

[3] Commission centrale des marchés - GPEM/SL. *Stérilisateurs à la vapeur d'eau pour charges à protection perméable.* Guide et documents types, Collection Marchés Publics. Journal Officiel de la République Française Éditeur, Paris, 1991, n° 5668.

[4] Premier ministre. Circulaire du 13 février 1991 relative à la référence aux normes dans les marchés publics *JO* du 16 février 1991, 2368-2369.

Indicateurs biologiques standardisés en stérilisation

J.C. Darbord

Les indicateurs biologiques de stérilisation sont, selon la Pharmacopée européenne (3e édition), des préparations de micro-organismes sélectionnés, utilisés pour évaluer l'efficacité d'un procédé de stérilisation. La publication de plusieurs nouvelles normes, soit par les Comités européens de normalisation (CEN), soit par l'Organisation internationale de standardisation (ISO), relayés par l'AFNOR, a conduit ces dernières années à mieux définir ces réactifs, ainsi que leurs performances [1-19].

Le domaine d'application est très large, puisque les indicateurs biologiques peuvent être utilisés pour la mise en évidence de l'activité d'un procédé, pour les études de mode d'action qui visent à évaluer la cinétique de l'efficacité en fonction de la dose, pour les qualifications de matériels et pour la surveillance de routine des stérilisations.

Définitions

L'indicateur biologique est constitué par des spores bactériennes déposées sur un support inerte. L'ensemble est appelé « porte-germes inoculé », et est emballé dans une structure protectrice (emballage primaire). La Pharmacopée accepte la présentation en ampoules scellées pour certaines applications, les systèmes prêts à l'emploi avec milieu de culture ainsi que l'inoculation directe des produits à stériliser par des spores issues des mêmes espèces bactériennes que celles définies pour les indicateurs biologiques. La présence de plusieurs espèces bactériennes sur le même support inerte est également autorisée, à la différence des exigences des précédentes éditions de la Pharmacopée (1 et 2). Les méthodes d'évaluation de la résistance des indicateurs biologiques ne sont pas définies dans la pharmacopée européenne, qui renvoie pour ces opérations aux normes CEN, en particulier pour la détermination de la dose de réduction décimale (D_{10}). Les espèces à utiliser sont définies par la pharmacopée, le choix ayant été effectué sur trois critères clairement identifiés :

– la résistance à la méthode de stérilisation doit être importante mais n'est pas obligatoirement maximale ;
– la souche témoin doit être non pathogène ;
– la souche témoin doit se développer facilement.

Pharmacie centrale des hôpitaux, Laboratoire des Contrôles Biologiques, 7, rue du Fer à Moulin, 75221 Paris Cedex 05.

Le choix d'une souche plus résistante peut, dans certains cas, conduire à réaliser des préparations d'une charge inférieure. La figure 1 montre que l'interprétation possible des résultats n'est pas identique dans tous les cas : les deux préparations ne mettent pas en évidence la même efficacité après 8 minutes de traitement, alors que l'absence de culture est vérifiable de la même manière dès la 6e minute.

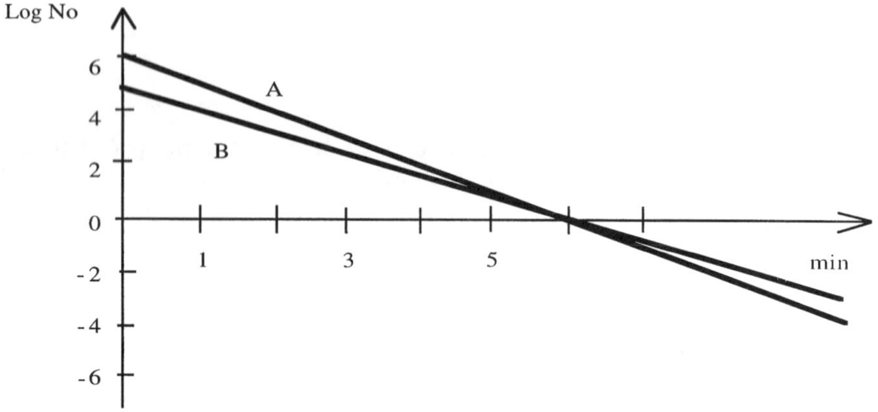

Figure 1
Comparaison de la réponse à un même traitement de stérilisation sur deux indicateurs biologiques de D_{10} différents. A : D_{10} = 1 minute, B : D_{10} = 0,8 minute (chaleur humide).

Recommandations de la Pharmacopée européenne

Le tableau 1 résume les indications et les applications nouvelles. Ces indications sont en harmonie avec celles du CEN, mises à part les stérilisations par irradiation pour lesquelles la pharmacopée propose l'utilisation des indicateurs en routine, alors que le CEN ne les recommande pas. Il est à noter que l'utilisation de ces réactifs, par contre, est obligatoire pour toutes stérilisations par les gaz.

Applications et conclusion

Les différents textes référencés Pharmacopée, CEN ou ISO ne précisent pas dans quelles conditions les indicateurs biologiques doivent être utilisés pour les validations ou pour les contrôles de routine des stérilisations, mises à part les indications de la Pharmacopée européenne précisées dans le tableau 2. Les emplacements des indicateurs dans la charge sont seulement définis comme les lieux pour lesquels une température inférieure a été déterminée, par exemple dans la stérilisation par la vapeur, mais ni le nombre ni la fréquence d'utilisation des indicateurs ne sont définis. Ceci pourrait être du ressort de guides d'applications (*Guidelines*) prévus, qui décriront les expérimentations à conduire par les utilisateurs pour la vérification des indicateurs et des paramètres précisés sur les documents commerciaux de ces réactifs. Un dévelop-

TABLEAU 1
Caractères principaux des indicateurs biologiques définis par les pharmacopées européennes IIe et IIIe édition, et par l'Organisation internationale de normalisation (ISO)

		Pharmacopée européenne II	Pharmacopée européenne III	ISO
Stérilisation par la vapeur *B. stearothermophilus* ATCC 7953 CIP 52-81 ATCC 12980	Nombre de spores viables/bandelette	10^5	5.10^5	–
	D_{121} minimum	1,5 minute	1,5 minute	–
	Durée de survie	–	6 minutes à 121 °C	–
	Durée minimale de destruction totale	–	15 minutes à 121 °C	–
Stérilisation par oxyde d'éthylène *B. subtilis* ATCC 9372 ou CIP 77-18	Nombre de spores viables/bandelette	–	5.10^5	5.10^5
	D_{10} (600 mg/l - 54 °C-60 %)	–	2,5 minutes	2,5 minutes
	Durée minimale de destruction totale (600 mg/l-54 °C-60 %)	–	60 minutes	60 minutes
	Durée de survie (600 mg/l-30 °C-60 %)	–	15 minutes	15 minutes
	Spores survivantes (600 mg/l-50 °C-HR faible)	–	60 minutes	–
Stérilisation par peroxyde *B.stearothermophilus* ATCC 7953 ou CIP 52-81	Nombre de spores viables/bandelette	–	5.10^5	
	D_{10}	–	déterminée	–
Stérilisation par irradiation *B. pumilus* ATCC 27142 ou CIP 77-25	Nombre de spores viables/bandelette	10^7 - 10^8	$> 10^7$	Application non prévue
	D_{10}	3 kGy	> 1,9 kGy	Application non prévue
	Dose minimale de destruction	–	25 kGy	Application non prévue

pement intéressant est constitué par l'utilisation de dispositifs simulant une difficulté de stérilisation : charges standard avec éléments à lumière longue, test Helix pour les stérilisateurs par les gaz, tests dits *Pack* selon des modèles déposés. L'ensemble de ces PCD (*Process Challenge Devices*) devrait être repris dans une future norme européenne, pour la définition de ses caractéristiques essentielles.

La bonne utilisation des indicateurs biologiques dans les situations pour lesquelles ils sont d'une utilité réelle va donc être facilitée par les nouvelles normalisations. Leur application aux seules situations pour lesquelles ils présentent un réel intérêt améliorera d'ailleurs très certainement la qualité et l'utilité des renseignements obtenus par les indicateurs biologiques.

TABLEAU 2
Recommandations d'utilisation des BI par la pharmacopée européenne (IIIe édition)

	Validation	**Routine**
Vapeur	Oui	Non
Chaleur sèche **- Spores** **- Endotoxine**	 Non* oui (> 220 °C)	 Non* Non*
Irradiation	Non	Oui (« Surveillance »)
Gaz **- Oxyde d'éthylène** **- Peroxyde d'hydrogène**	 Oui** Oui**	 Oui** Oui**

* Seule indication de la souche et de la D160 (5 à 10 min).
** Obligatoire.

Bibliographie

[1] Pharmacopée européenne, 3e édition, 1er janvier 1997.
[2] ISO CD 14937. *Sterilization of health care products. General requirements for characterization of a sterilizing agent and the development, validation and routine control of a sterilization process.*
[3] ISO 10993-1. *Biological evaluation of medical devices.* Part 1 : Evaluation and testing.
[4] ISO 11138-1. *Sterilization of healthcare products. Biological indicators.* Part 1: General requirements.
[5] ISO 11737-1. *Sterilization of healthcare products. Microbiological methods.* Part 1: Estimation of the population of micro-organisms on product.
[6] ISO 14538. *Method for the establishment of allowable limits in medical devices using health-based assessment*.
[7] EN 866-1. *Systèmes biologiques pour l'essai des stérilisateurs.* Partie 1: Exigences générales.
[8] EN 866-2. *Systèmes biologiques pour l'essai des stérilisateurs.* Partie 2: Systèmes particuliers destinés à être utilisés dans des stérilisateurs à l'oxyde d'éthylène.
[9] EN 866-3. *Systèmes biologiques pour l'essai des stérilisateurs.* Partie 3: Systèmes particuliers destinés à être utilisés dans des stérilisateurs à la vapeur d'eau.
[10] EN 866-4. *Systèmes biologiques pour l'essai des stérilisateurs.* Partie 4: Systèmes particuliers destinés à être utilisés dans des stérilisateurs à irradiation.
[11] EN 866-5. *Systèmes biologiques pour l'essai des stérilisateurs.* Partie 5: Systèmes particuliers destinés à être utilisés dans des stérilisateurs à la vapeur et au formaldéhyde à basse température.
[12] EN 866-6. *Systèmes biologiques pour l'essai des stérilisateurs.* Partie 6: Systèmes particuliers destinés à être utilisés dans des stérilisateurs à chaleur sèche.

[13] EN 866-7. *Systèmes biologiques pour l'essai des stérilisateurs.* Partie 7: Exigences particulières pour les systèmes autonomes d'indicateurs biologiques destinés à être utilisés dans des stérilisateurs à la vapeur d'eau.
[14] EN 866-8. *Systèmes biologiques pour l'essai des stérilisateurs.* Partie 8: Exigences particulières pour les systèmes autonomes d'indicateurs biologiques destinés à être utilisés dans des stérilisateurs à l'oxyde d'éthylène.
[15] NF EN 550. *Stérilisation de dispositifs médicaux. Validation et contrôle de routine pour la stérilisation à l'oxyde d'éthylène.*
[16] NF EN 552. *Stérilisation de dispositifs médicaux. Validation et contrôle de routine pour la stérilisation par irradiation.*
[17] NF EN 554. *Stérilisation de dispositifs médicaux. Validation et contrôle de routine pour la stérilisation à la vapeur d'eau.*
[18] NF EN 556. *Stérilisation des dispositifs médicaux. Exigences pour les dispositifs médicaux étiquetés « Stérile ».*
[19] NF EN 285. *Stérilisateurs à la vapeur d'eau.*

L'assurance qualité en stérilisation hospitalière
De la méthode à la pratique

M. Sinègre

L'hôpital est confronté, depuis l'ordonnance 96-346 du 24 avril 1996, aux mêmes enjeux que l'industrie sur l'assurance de qualité, étape nécessaire pour présenter une activité à l'accréditation dans les cinq ans à venir [1].

État des lieux en France

À l'hôpital, la stérilisation est une activité où l'assurance de qualité est aussi essentielle qu'en milieu industriel, d'autant que des difficultés particulières augmentent les risques de transmission infectieuse. En milieu hospitalier, quatre points nécessitent une expertise spécifique supplémentaire, en termes d'équipements, de méthodes et de validation globale de la stérilisation :

– la première est l'absence de connaissance du taux initial de contamination des dispositifs médicaux recyclables en pratique quotidienne hospitalière. Cette variabilité, liée au type d'intervention, au patient et à la performance du nettoyage-décontamination, diminue la marge de sécurité de la stérilisation dans des proportions aléatoires [2] ;
– la deuxième est la non-maîtrise des risques biologiques non conventionnels en termes de patients porteurs, faisant récuser les procédés hospitaliers reconnus inactifs sur les prions dans les disciplines concernées, avec une stratégie du risque impliquant aussi le responsable de la stérilisation hospitalière [3, 4] ;
– la troisième est la vétusté de certains stérilisateurs en fonctionnement sans requalification régulière dans un contexte budgétaire difficile [5] ;
– la quatrième est la notion de libération anticipée de lot rendant indispensable l'assurance de qualité de toutes les étapes de stérilisation, dans ce cas [6-8].

Le tableau 1 présente les principales différences hôpital-industrie sur 10 critères.

Service Pharmacie-Stérilisation, Hôpital Beaujon AP-HP, 100, boulevard du Général-Leclerc, 92118 Clichy cedex.

TABLEAU 1

Critères	Établissement hospitalier	Industrie
Équipements	Utilisés au delà de la durée d'amortissement	Renouvelés avant baisse de performance
Implantation	Éclatée > centralisée	Centralisée
Personnel	Formé ou en formation	Qualifié
Nature des charges	Aléatoire	Reproductible homogène
Contamination initiale	Inconnue, variable	Connue, stable
Conditionnements	De forme, taille et nature variables	Standardisés, uniformes
Contrôles	Non représentatifs du lot	Représentatifs du lot
Urgences	Oui	Sans objet
Système « assurance de qualité »	Minoritaire	Généralisé
Certification état stérile	Minoritaire	Systématique

Dans la pratique, le niveau de qualité de la stérilisation hospitalière est donc encore inférieur à celui de l'industrie, qui a installé un système d'assurance de qualité sur toute la chaîne de traitement des dispositifs fabriqués depuis plus de quinze ans [9, 10].

En France, à l'hôpital comme dans l'industrie, le pharmacien est le seul à pouvoir légalement certifier l'état stérile d'un médicament ou d'un dispositif médical. La stérilisation est un processus décrit dans les *Bonnes Pratiques de Fabrication*, guide professionnel applicable à l'industrie et à l'hôpital [11].

Cette responsabilité n'est effective que si le directeur et la collectivité lui confiant les fonctions d'encadrement du personnel et des équipements de stérilisation. Leur centralisation est un préalable à l'assurance de qualité totale : après la fiche technique d'organisation hospitalière n° 82/30 bis du ministère français de la Santé, la recommandation R 84-20 du Conseil de l'Europe rappelle la nécessité de la mise en place d'une centrale d'approvisionnement en matériel stérile et en pansement (CAMSP) ou à défaut de stérilisation centrale [12].

– Pour la reproductibilité de la qualité, la centralisation présente des avantages déterminants :

• regroupement d'équipements facilitant leur maintenance et minimisant le coût de leur renouvellement,
• cohérence dans la chaîne de traitement des dispositifs médicaux,
• encadrement direct de tous les acteurs de l'assurance de qualité,
• formation continue et encadrement des pratiques homogènes,
• autonomie de l'activité,
• communication univoque sur la conservation et le bon usage des dispositifs médicaux stériles ou stérilisés.

Ce sont les éléments fondamentaux pour mettre à niveau la production stérile et ne pas annuler sa qualité par de mauvaises pratiques en amont et aval [13]. La centralisation, en générant des économies d'équipements, permet aussi de choisir des stérilisateurs plus performants et présentant des acquis déjà installés en milieu industriel : gestion en temps réel de la vapeur, calcul automatique de la valeur stérilisatrice (F°), sortie de diagramme linéaire, logiciel d'aide à l'analyse de déroulement du cycle, traçabilité informatique des dispositifs stérilisés...

– Pour l'augmentation du niveau de qualité de la stérilisation à l'hôpital, le rôle des responsables s'exerce dans la centralisation des moyens, le choix des équipements, la formation des personnels, le contrôle et la mise en place d'un système d'assurance de qualité [14-16]. Ce système est le seul adapté au fonctionnement hospitalier, avec son besoin de libération des lots avant les résultats des contrôles microbiologiques [6].

Au préalable, dans les hôpitaux où il existe des unités de stérilisation dispersées, le pharmacien est souvent chargé d'effectuer l'état des lieux et des pratiques précédentes : Grandgeorge en 1995 relève dans les sites éclatés des insuffisances en termes de maintenance, de conditionnement, de contrôles des cycles, d'évaluation des performances des appareils et d'enregistrement des données. La mise en place d'une stérilisation centrale est souvent l'occasion d'implanter une stratégie de l'usage unique sur le linge, les objets de pansement et le matériel d'aspiration, permettant ainsi la prévention de la transmission des infections nosocomiales par ces dispositifs [17].

Méthodes

Les bases

L'assurance de qualité en stérilisation hospitalière a déjà été réalisée par les hôpitaux nord-américains depuis dix ans : ces *Joints Comissions on Accreditation of Healthcare Organisation* ont publié des guides fournissant un cadre méthodologique général, bien adapté [18].

La notion de processus est aussi essentielle pour décomposer l'activité de stérilisation qui donne au dispositif médical non stérile, qui lui est adressé, une valeur ajoutée, « l'état stérile ».

Le diagramme d'Ishikawa permet une hiérarchisation supplémentaire à la méthode QQOQCP (qui, quoi, où, quand, comment, pourquoi) en reliant les causes et les effets, les contraintes et les moyens dans une présentation finale en arborescence prenant en compte tous les sous-ensembles nécessaires [19].

La relation client-fournisseur est un concept familier au secteur privé, utilisé pour augmenter la motivation des partenaires hospitaliers [20]. Ainsi, la stérilisation est d'abord client des services cliniques et médico-techniques en termes de dispositifs médicaux décontaminés, puis fournisseur en dispositifs médicaux stériles et aussi en informations techniques, notamment sur la matériovigilance. Elle est aussi client des fournisseurs de stérilisateurs et d'équipements et consommables associés.

À ce titre, elle doit définir son niveau d'exigence qualité à partir du référentiel normatif et réglementaire en vigueur, mais aussi des besoins spécifiques du site en termes de prestations techniques et de maintenance. L'élaboration d'un cahier des charges permet leur définition qui sert à l'évaluation de la qualité et à l'analyse des écarts de performance des équipements installés [15, 21, 22].

L'initialisation du processus assurance de qualité stérilisation

Les étapes de la mise en place de l'assurance de qualité suivent un déroulement chronologique : la démarche comprend, comme pour toute autre activité, les étapes suivantes :

1. Constitution de référentiel.
2. Définition des objectifs.
3. Organisation du système pour atteindre les objectifs retenus.
4. Acquisition de l'expertise technique.
5. Évaluation par audit interne (auto-inspection) et externe.
6. Corrections des dysfonctionnements.
7. Accréditation.

Ces étapes sont ensuite transformées en un système cyclique où les sept phases sont chaînées pour suivre l'évolution des connaissances et des moyens [23].

- Les quatre premières étapes correspondent à la connaissance de la qualité.
- Les étapes 5 et 6 correspondent à la maîtrise de la qualité.
- L'étape 7 correspond à la reconnaissance de l'assurance qualité.

Le référentiel en stérilisation

Il comprend trois bases de données : réglementaire, scientifique et technique. Les textes qui permettent de valider équipements et procédures proviennent des cinq structures : Comité européen de normalisation, Commissions des pharmacopées française et européenne, Commission centrale des marchés, Groupe permanent d'étude des marchés d'équipement et de fournitures de centres de soins et des laboratoires : (GPEM/SL) et le ministère du Travail et des Affaires sociales.

Le tableau 2 présente les références de base à intégrer.

La pratique

Quels équipements pour quels procédés ?

– Le choix du procédé se fait selon une échelle de valeur associant efficacité microbiologique, résistance des dispositifs médicaux aux agents stérilisants et

TABLEAU 2

Normes AFNOR	**NFS 90320**	Stérilisateurs à la vapeur d'eau pour charges à protection perméable 1984.
	NFS 90325	Désinfecteurs à vapeur d'eau 1989.
	Guide pour la décontamination, le nettoyage, la stérilisation des instruments de chirurgie 1992.	
Comité européen de normalisation	- Stérilisation dispositifs médicaux. Exigences pour les dispositifs médicaux, étiquettes stériles EN 556, 1993. - Assurance de qualité EN 29001-29002-29003. ISO 9001-9002-9003. - Conditionnements EN 868. - Systèmes biologiques EN 866 non biologiques EN 867.	
Commission centrale des marchés GPEM/SL	Stérilisateurs à la vapeur d'eau pour charges à protection perméable. Guides et documents, annexes. Bonnes pratiques de stérilisation n° 5708, 1993.	
Pharmacopée IXe et X^e^ éditions **Pharmacopée européenne IIIe édition**	- Méthodes de stérilisation. - Conditionnements du matériel médico-chirurgical. - Indicateurs biologiques. - Essais. - Stérilité.	
Ministère du Travail et des Affaires sociales	DH : Bonnes pratiques de stérilisation dans les établissements de soins. Circulaire n° 702 du 7 avril 1982. Fiche n°11 Organisation Hospitalière. DPHM : Bonnes pratiques de fabrication et de production pharmaceutique, 1995.	

contraintes de restitution rapide liées au fonctionnement hospitalier. Tous les équipements devront avoir le marquage CE, le 14 juin 1998, ce qui est une garantie de la qualité de fabrication, de la conformité du stérilisateur comme « dispositif », mais pas de l'efficacité du procédé dans les indications définies.

La stérilisation vapeur est le procédé de référence dont la seule contre-indication est le caractère thermosensible des dispositifs médicaux [7].

Les procédés gaz basse température ne sont pas actifs sur les prions [24] : la stérilisation par l'oxyde d'éthylène est, à ce jour, le seul procédé inscrit à la Pharmacopée mais avec une toxicité résiduelle de l'agent stérilisant dans les dispositifs médicaux qui doit être contrôlée avant libération des dispositifs médicaux [25].

La stérilisation par le peroxyde d'hydrogène disponible en Europe depuis 1992 avec le procédé STERRAD 100, présente l'avantage d'une dégradation complète en eau et oxygène de son principe actif en fin de cycle [26].

À partir de ces données, on peut construire une échelle de valeurs pour le choix d'un procédé présentée dans le tableau 3.

TABLEAU 3

Critères 2 = bon 1 = moyen 0 = nul	**Vapeur**	**Oxyde d'éthylène**	**Gaz plasma peroxyde d'hydrogène**
Efficacité microbiologique spores prions	 2 2	 2 0	 2 0
Tolérance intégrité	2	1	2
Innocuité	2	1	2
Restitution immédiate	2	0	1
Valeur	10	4	7

– Le choix des équipements pour les stérilisateurs à vapeur d'eau se fait à partir des documents guides du GPEM/SL2 [18] et de la norme EN 285 [15]. Les modèles contractuels de cahier des charges pour la vapeur sont en partie transférables aux stérilisateurs basse température. Les critères utiles à individualiser sont :

- le suivi en temps réel des paramètres de stérilisation avec la traçabilité des informations de bon déroulement de cycle,
- la qualité et la reproductibilité du système d'analyse des paramètres de stérilisation,
- la conformité et la résistance des joints, raccords et système de vide,
- les conditions de maintenance et de remise à niveau des équipements,
- les qualités et la pertinence des sécurités et des alarmes.

Quelles pratiques pour l'assurance de qualité en stérilisation ?

Goullet définit dès 1992 le concept d'assurance de qualité en stérilisation hospitalière : elle représente l'ensemble des mesures prises pour s'assurer que les objets ont le niveau de qualité requis pour l'usage auquel ils sont destinés [8].

Le système doit inclure toutes les étapes : décontamination, nettoyage, conditionnement, stérilisation et contrôles, dont les contrôles de stérilité et de l'environnement et enfin enregistrement des données. Galtier, en 1995, dans son chapitre sur les contrôles de stérilisation, dédie au pharmacien la responsabilité de qualifier les stérilisateurs et de surveiller l'ensemble des bonnes pratiques pour avoir le niveau d'assurance de stérilité (NAS) hospitalier au moins égal à 10^{-6} [7].

Le choix des indicateurs chimiques et biologiques demande une comparaison de leurs propriétés en situation hospitalière pour vérifier leur sensibilité et leur spécificité [27, 28].

L'exemple de l'unité pharmaceutique de stérilisation à Beaujon

Après la constitution d'un référentiel organisé en trois bases réglementaire et normative, technique (fournisseurs - équipements) et scientifique (fondamentale et appliquée), la pharmacie de Beaujon a utilisé les trois techniques : processus, diagramme d'Ishikawa et pyramide de documentation assurance de qualité pour travailler sur deux niveaux d'objectifs : la qualité du management et celle du métier.

Le programme d'application commencé en 1993 se continue jusqu'en 1998. Il se décline en deux types de procédures écrites, validées et mises en place progressivement :

– Les procédures préalables universelles (PPU), destinées à tout entrant en stérilisation structurées dans le tableau 4 en trois thèmes.

TABLEAU 4

Thème	Intitulé PPU
Procédés de stérilisation	- Principes des procédés (vapeur et gaz basse température) - Généralités sur les équipements
Hygiène et sécurité	- Tenue du personnel - Lavage des mains - Circulations - Règles de bases de sécurité
Stratégie du service	- Objectifs des procédures - Modèle des procédures (procédure des procédures).

– Les procédures spécialisées opérationnelles (PSO), plus spécifiquement destinées aux personnels affectés à l'activité et ou à l'encadrement (AH : Agent Hospitalier, AS : Aide-soignant, CT : Cadre technique, CP : Cadre pharmaceutique).

Le tableau 5 présente les 20 procédures de l'activité vapeur à Beaujon.

Les difficultés à résoudre

La maîtrise du taux de contamination initial est un enjeu spécifique de la stérilisation hospitalière pour obtenir une NAS identique aux productions industrielles [7].

La norme européenne EN 1174 est la référence pour développer l'assurance de qualité dans ce domaine, mais son application se heurte à la dispersion des sites et aux effectifs réduits pour vérifier l'application de la norme.

– La conformité bactériologique est indispensable au suivi de l'assurance de qualité, c'est la norme ISO 1135 qui est le guide de référence. La Pharmacopée Européenne demande que les cycles de stérilisation basse température soient validés par des indicateurs biologiques standardisés avec une charge d'au moins 106 de la souche de spores choisies pour sa résistance maximale au procédé [29]. Dans la pratique, pour l'oxyde d'éthylène, la désorption obligatoire permet d'avoir le résultat de la mise en culture avant restitution des dispositifs médicaux. Pour le procédé STERRAD 100, l'absence de résidus peut entraîner une libération anticipant les résultats des contrôles [26].

TABLEAU 5

PSO/PERSONNELS CONCERNÉS/MP (date mise en place)	AH-AS	CT	CP
Contrôles des dispositifs médicaux (1993)	/	+	+
Distribution des dispositifs médicaux stériles (1994)	+	+	/
Lancement d'un cycle (1994)	+	+	/
Appel d'offre - cahier des charges (1995)	/	/	+
Création d'une fiche technique (1995)	+	+	+
Maintenance des stérilisateurs (1995)	+	+	/
Réception des dispositifs médicaux (1995)	+	+	/
Saisie de l'activité (1995)	+	+	/
Validation du cycle (1995)	/	/	+
Acceptation d'un nouveau dispositif médical (1996)	/	+	+
Interprétation d'un contrôle positif (1996)	/	/	+
Préparation d'un lot à stériliser (1996)	+	+	/
Déchargement d'un cycle (1997)	+	+	/
Demande d'un client extérieur (1997)	+	+	+
Gestion des alarmes (1997)	/	+	+
Matériovigilance (1997)	/	+	+
Mise en marche des stérilisateurs (1997)	+	+	+
Programmation des cycles libres (1997)	/	/	+
Test de Bowie-Dick (1997)	+	+	+
Auto-inspection (1998)	-	-	+

– La libération paramétrique est validée seulement pour la stérilisation vapeur. À partir du diagramme de Régnault reliant trois paramètres : température, pression et temps, la validation paramétrique des principaux cycles hospitaliers « vapeur », consiste à comparer pour chaque paramètre l'écart entre les valeurs théoriques du diagramme et les valeurs constatées sur l'édition des cycles programmés. Les diagrammes circulaires des appareils de première génération ne permettent pas la lecture précise des valeurs comme l'autorisent les diagrammes linéaires des stérilisateurs de dernière génération.

Conclusion

La stérilisation des dispositifs médicaux dans les établissements de santé occupe une place particulière dans la chaîne de transmission des infections nosocomiales. La jurisprudence actuelle rappelle que la responsabilité de l'hôpital est engagée dans les moyens mis en œuvre pour produire des dispositifs médicaux stériles, avec la même obligation de résultats que les producteurs industriels [30].

L'hôpital doit donc développer une stratégie prenant en compte ses contraintes quotidiennes, les nouveaux risques biologiques, le niveau inégal de ces équipements, la qualification variable de son personnel, le fonctionnement en urgence et le caractère inhomogène des dispositifs médicaux à stériliser [31]. L'évaluation des pratiques professionnelles permet la connaissance de la qualité [8, 21, 32].

Les méthodes d'assurance de qualité disponibles sont déjà appliquées dans plusieurs sites de référence en France, qui en ont montré la faisabilité [17, 33, 34].

Bibliographie

[1] Ministère du Travail et des Affaires Sociales. Rapport au Président de la République relatif à l'ordonnance n° 96-346 du 24 avril 1996 portant réforme de l'hospitalisation publique et privée.

[2] Vidal JL, Merian-Brosse L, Devaux F *et al.* Application des recommandations de la pharmacopée en stérilisation hospitalière. *La Pharmacie Hospitalière Française* 1992; **101**: 1841-1850.

[3] Chaudier-Delage V. Efficacité des agents stérilisants et désinfectants vis-à-vis des prions. *Revue de l'ADPHSO* 1996; **21 (1)**: 69-72.

[4] Paul J. Problèmes de stérilisation liés aux agents dits « prions » des encéphalopathies spongiformes subaiguës transmissibles. *Médecine et Maladies Infectieuses* 1995; **25**: 295-298.

[5] Stanke F, Brandon MT. Validation de la stérilisation par l'oxyde d'éthylène en milieu hospitalier. Application des normes européennes. *Revue de l'ADPHSO* 1994; **19 (3)**: 15-31.

[6] Baume MO, Bordaz H. Validation de cycles de stérilisation à la vapeur réalisée à l'hôpital: étude de faisabilité, méthode utilisée, attitude pratique face aux résultats. *Le Pharmacien Hospitalier* 1990; **103**: 7-15.

[7] Galtier. *La stérilisation.* Arnette Blackwell, 1995.

[8] Goullet D, Lebas J. L'assurance de qualité en stérilisation. Guide des Bonnes Pratiques de Stérilisation. *Revue de l'ADPHSO* 1992; **17 (4)**: 5-9.

[9] AFNOR - NF EN ISO 9002. Système qualité. Modèle pour l'assurance de la qualité en production, installation et prestations associées. Août 1994.

[10] AFNOR - NF 554. Stérilisation des dispositifs médicaux. Validation et contrôle de routine pour la stérilisation à la vapeur d'eau. Octobre 1994.

[11] Ministère chargé de la santé. Direction générale de la santé. Agence du médicament - Bonnes pratiques de Fabrication. 5e Édition. Juin 1995.

[12] Ministère chargé de la santé. Stérilisation. Guide pour l'aménagement, la gestion et la direction d'une stérilisation centrale ou d'une centrale d'approvisionnement du matériel stérile et du pansement en milieu hospitalier. Fiche technique d'organisation hospitalière n°11. *Journal Officiel* 1982, fascicule spécial n°82/30 bis.

[14] AFNOR - NF EN 46002. Système qualité. Dispositifs médicaux: exigences particulières relatives à l'application de l'EN 29002. Juillet 1994.

[15] AFNOR - NF EN 285 - CEN 1996. Stérilisation. Stérilisateurs à la vapeur d'eau.

[16] Grelaud G, Martignago C, Vegeas E. Optimisation de la stérilisation à l'Hôpital d'Instruction des Armées Desgenettes. *Revue de l'ADPHSO* 1994; **19 (2)**; 33-38.

[17] Grandgeorge E. Concevoir et organiser une stérilisation centrale en 1995. *T.H.* 1995; **599**: 39-44.

[18] Joint Commission on Accreditation of Healthcare Organizations. *Implementing quality improvement: a hospital leader's guide*. Oakbrook Terrace: JCAHO, 1993.
[19] Ishikawa K. *La gestion de la qualité. Outils et applications pratiques*. Paris: Dunod, 1984.
[20] Fourcade A, Ricour L, Garnarin P, Hergon E, Boelle PY. La démarche qualité dans un établissement de santé. Coordination Durieux P. Doin, 1997.
[21] Goullet D. Application des normes ISO 9000 (EN 29000) et EN 46000, sur la qualité en stérilisation dans les établissements de soins. *Revue de l'ADPHSO* 1993; **18 (4)**: 23-28.
[22] GPEM/SL - Commission Centrale des marchés. *Stérilisateurs à la vapeur d'eau pour charges à protection perméable*. Guide et documents types. Collection Marchés Publics n°5668 - Paris : Édition Journaux Officiels. 1991.
[23] Juran JM. *Planifier la qualité*. Paris: Afnor gestion, 1989.
[24] Ministère chargé de la santé. Direction générale de la santé. Direction des Hôpitaux. Circulaire n° 100 du 11 décembre 1995, relative aux précautions à observer en milieu chirurgical et anatomopathologique face aux risques de la maladie de Creutzfeldt-Jakob.
[25] Goullet D, Barthelemy J, Billard M *et al*. La stérilisation. *Lyon Pharmaceutique* 41; **6**: 455-465 et 42; **1**: 11-22 et 42; **2**: 113-123.
[26] Sinègre M. La stérilisation des objets inhabituels en milieu hospitalier. In : *V^es^ Journées de Prévention des Infections Nosocomiales*. Paris : Arnette Blackwell, 1995: 41-47.
[27] Callanquin M, Bourillet F, Darbord JC *et al*. Indicateurs physicochimiques et biologiques en stérilisation : rapport d'un groupe de travail de la SFST. *S.T.P. Pharmaca* 1987; **3 (2)**: 148-154.
[28] Couturier C, Goury V, Bellocq JM, Callanquin M Darbord JC. Essais de validation d'indicateurs de stérilisation par la chaleur humide. *S.T.P. Pharma* 1988; **4 (6)**: 517-521.
[29] *Pharmacopée européenne*, 3e édition, Juin 96, édition Conseil Européen.
[30] Fleur F. Assurance de qualité et stérilisation: référentiel normatif. *Le Pharmacien Hospitalier* 1993; **28 (112)**: 31-38.
[31] De Heaulme P, Sinègre M. Stratégie de choix et de suivi de l'instrumentation métallique réutilisable et circulaires sur les ATNC. In : *Prévention des infections nosocomiales en chirurgie*. Grosset J, Kitzis M, Lambert N, Sinègre M. Arnette Blackwell, 1995: 141-154.
[32] ANDEM. L'évaluation des pratiques professionnelles dans les établissements de santé. ANDEM. Service Évaluation Hospitalière, juin 1994.
[33] Chopard C. La stérilisation centrale de l'hôpital Jean-Minjoz CHU Besançon: une expérience pratique dans le domaine de l'assurance qualité en stérilisation. *RHF* 1996; **5**: 554-557.
[34] Hardelin D, Valence B, Calop J. Organisation d'une CAMSP: l'expérience grenobloise. *Le Moniteur Hospitalier*, 1991; **46**: 10-13.

Assurance qualité en stérilisation hospitalière après trois ans de mise en place

M. Canonne

Le centre hospitalier de Lens est un établissement de 1 200 lits dont 800 lits actifs. La plupart des spécialités médicales et chirurgicales y sont représentées. L'architecture est pavillonnaire, mais les locaux de la pharmacie Dispositifs Médicaux Stériles (DMS) dont fait partie la stérilisation ont une situation géographique qui les place au cœur des activités « chaudes » : les blocs opératoires, les services de radiologie et d'explorations, les réanimations, le service d'Accueil des Urgences (SAU).

La pharmacie DMS regroupe 3 unités fonctionnelles (UF) : la stérilisation, l'usage unique et la désinfection. Toutes les opérations de stérilisation des 87 UF constituant l'hôpital sont effectuées dans cette UF stérilisation que l'on qualifie de centrale.

Présentation de la stérilisation

Les locaux, dont la superficie avoisine les 700 m^2, sont divisés en 4 secteurs d'activité :

– 1 zone sale : le lavage, zone isolée ;

– 3 zones propres : la lingerie, le conditionnement séparé du stock stérile par les autoclaves auxquels s'ajoutent les zones de circulation entre les zones propres, les sanitaires et le local de détente.

L'effectif comprend 25 personnes dont 1 infirmière surveillante, 1 infirmière de formation bloc opératoire, 10 aides-soignantes (AS) ou ouvriers professionnels spécialisés (OPS) option bioservice, 10 agents des services hospitaliers ou OPS autres options, 2 agents de désinfection et 1 agent administratif.

La stérilisation est gestionnaire de 3 catégories de dispositifs :

– les articles de conditionnement et de contrôle de la méthode de stérilisation ;

– les instruments dits de service et les instruments de bloc opératoire ;

– les implants d'ostéosynthèse et les prothèses orthopédiques.

Pharmacie Dispositifs médicaux stériles, Centre Hospitalier, 99, route Bassée, 62307 Lens cedex.

Notre mission est la stérilisation par la vapeur d'eau de l'ensemble des dispositifs stérilisables du centre hospitalier de Lens.

Les dispositifs sont pris en charge au stade de décontamination, à l'exception du linge livré propre par la blanchisserie.

Les dispositifs sont récupérés décontaminés dans les UF, lavés, séchés, vérifiés, conditionnés, stérilisés et livrés par nos soins, y compris les paniers d'instrumentation des blocs opératoires qui sont reconstitués en stérilisation par l'infirmière ou les AS.

Motivation de la mise en place de l'assurance qualité

Le résultat de l'opération stérilisation étant lié à un probabilisme, la stérilisation n'est pas un acte isolé, mais doit entrer dans un processus de production [1] :

– l'avant : la décontamination, les opérations de lavage - séchage, la vérification, le conditionnement. « On ne stérilise bien que ce qui est propre » ;

– le pendant : la stérilisation ;

– l'après : les opérations de validation - étiquetage, de stockage - dispensation, la livraison.

La sectorisation, la multiplicité des opérations, les mouvements de personnel et la complexité des dispositifs nécessitent des manières de faire écrites.

L'assurance qualité s'impose [2].

C'est la mise en place d'un système qualité, c'est-à-dire prendre les dispositions nécessaires (organisation, personnel, matériel) pour que la qualité ne doive rien au hasard et soit maintenue dans le temps (Tabl. 1).

TABLEAU 1

L'ASSURANCE QUALITÉ	
n'est pas	**est**
Le simple bon sens	Un effort de rigueur
Épisodique	Permanente
Un tas de papier	Des documents dont chacun a besoin
Zéro défaut	Zéro risque
La méfiance	La confiance
Obliger les personnes	Laisser les personnes s'exprimer
Condamner les personnes	Motiver les personnes
Un carcan	Une discipline
Une mode	Une pérennisation du savoir
Brûler les étapes	Avancer avec patience

Le système qualité repose sur des procédures écrites, c'est la fin de la tradition orale [3].

D'où l'importance de la terminologie, c'est-à-dire toujours désigner par le même terme un objet et lui seul.

Chronologie de la mise en place de l'assurance qualité

Dans le cadre inter-CHU, l'affectation d'une interne en pharmacie en provenance de l'AP-HP qui voulait effectuer un travail sur la stérilisation hospitalière, a permis de réaliser un audit externe en préambule. Cette interne (A.F. Germe) avait, au préalable, comme référentiel la norme ISO 9002 (EN 29002) : Assurance qualité en production et installation, le document : *Stérilisateurs à la vapeur d'eau pour charges à protection et documents types annexe* : Bonnes pratiques de stérilisation, 1993, CCM-GPEM/SL [4].

Au premier semestre 1994, la rédaction des premières procédures était commencée. À la fin du premier semestre 1995, l'ensemble des procédures de l'activité était terminées.

Le pharmacien, l'infirmière surveillante et chaque personne de la stérilisation ont activement participé à la rédaction des procédures et à la mise en place de cette organisation.

Le pharmacien praticien chef de service de la pharmacie Dispositifs Médicaux Stériles est le responsable qualité.

En effet, le responsable qualité doit s'assurer de la mise en place et du bon fonctionnement du système qualité. Et, pour qu'un système qualité puisse fonctionner efficacement et progresser, la personne désignée doit s'en occuper régulièrement et disposer de l'autorité et des moyens nécessaires [5].

Le directeur général ainsi que le président de la CME ont soutenu le projet de certification qui a fait l'objet d'une information en CME.

Le premier contact avec l'association française pour l'assurance de la qualité (AFAQ), en vue d'une certification ISO 9002, a été pris début 1996.
Les contacts avec l'AFAQ nous ont fait compléter le manuel qualité par des procédures se rapportant à des chapitres de la norme qui avaient été dans un premier temps insuffisamment traités, par exemple la formation...

À ce jour, nous sommes au stade de pré-audit.

L'évaluation du système qualité par l'AFAQ s'appuie sur plusieurs documents :
– le *questionnaire d'identification*, qui permet en particulier de préciser l'activité qui entre dans le champ de certification ;
– le *questionnaire d'évaluation*, qui permet d'auto-évaluer la conformité du système qualité aux exigences de la Norme, ici ISO 9002, classées selon les chapitres ci-après ;
– le *manuel qualité*.
Nous avons choisi l'option d'intégrer les procédures dans notre manuel qualité [5].

À l'issue de cette évaluation, si notre système qualité répond à l'ensemble des exigences de la norme ISO 9002, l'organisation de l'audit initial de certification pourra être demandée.

Présentation du système qualité

Les procédures sont des instructions et des modes opératoires que doivent appliquer les personnes.

Méthodologie

La procédure doit comporter l'objet de l'activité, le domaine d'application, ce qui doit être fait et pourquoi, qui doit le faire, quand et comment (QQOQCP). Elle doit être datée, cette date devant être mise à jour à chaque modification. Elle doit être signée par le responsable qualité [5].

Les procédures se réfèrent à des documents annexes qui sont des enregistrements, par exemple des fiches de fabrication (composition des paniers d'instruments des blocs opératoires).

Ces documents annexes sont enregistrés par chapitres de la norme auxquels ils se rattachent dans la procédure système qualité et ils sont tenus à jour.

Développement

Les chapitres devant faire l'objet de procédures dans la norme ISO 9002 [6] sont :

– le manuel qualité, ici représenté par les procédures classées par chapitres ;

– la responsabilité de la direction, définissant sa politique qualité, son organisation et sa revue de direction ;

– le système qualité, constitué par les procédures et les documents annexes ou enregistrements ;

– la revue de contrat avec les UF : les fiches de fabrication, les fiches de demande sont des contrats passés avec les UF qui doivent être régulièrement revus et tenus à jour ;

– la maîtrise des documents et données, procédure qui permet la gestion des documents dans l'espace et le temps ;

– les achats auprès des fournisseurs (appelés aussi sous-contractants) font l'objet d'une procédure définissant en particulier les marchés ;

– la maîtrise du produit fourni par le client : dans ce chapitre sont regroupées les procédures de réception et de vérification des dispositifs (instruments, linge) rendus par les UF ;

– l'identification et traçabilité du produit, procédure qui permet de suivre le dispositif tout au long du processus ;

– la maîtrise des processus, les manières de faire, du lavage des mains jusqu'au déchargement d'un autoclave, font l'objet de procédures ;

– les contrôles et essais, chapitre regroupant les procédures de contrôle : contrôle bactériologique des surfaces, programmation et validation du cycle Bowie-Dick, contrôle bactériologique de la méthode de stérilisation, validation d'un cycle, contrôle des stocks stériles dans les UF ;

– la maîtrise des équipements de contrôle, de mesure et d'essai se rapportant ici aux autoclaves ;
– les états des contrôles et des essais, procédure regroupant les contrôles à tous les stades du processus avec leurs enregistrements ;
– la maîtrise du produit non conforme et les actions correctives et préventives à chaque étape du processus font l'objet d'une procédure ;
– la manutention, stockage, conditionnement, préservation et livraison jusqu'aux UF ;
– la maîtrise des enregistrements relatifs à la qualité, jusqu'à l'archivage ;
– les audits qualité internes pour déterminer la compréhension et l'application des procédures ;
– la formation, en fonction des *Qui ?* relatifs aux procédures et de l'organisation ;
– les prestations associées, ce qui n'entre pas dans la politique qualité, par exemple le lavage des masques d'anesthésie ;
– les techniques statistiques, des pertes d'instruments, d'activité, font l'objet d'une procédure.

À ce jour, nous avons écrit 57 procédures (Tabl. 2).

Deux exigences de la norme permettent en particulier d'améliorer la qualité des relations entre toutes les personnes de la stérilisation :

– la revue de direction (chapitre *Responsabilité de la direction*), qui réunit au moins une fois par mois, le mardi en début de journée, les personnes de la Stérilisation avec le responsable qualité pour lire, expliquer, évaluer et modifier éventuellement les procédures ou diffuser des informations diverses ;

– les audits qualités internes qui sont couplés avec des évaluations de maîtrises des procédures par des personnes de même grade effectuant les mêmes activités.

TABLEAU 2

Chapitres	n° procédure	Libellé procédure
Manuel qualité	47	Manuel qualité
Responsabilité de la direction	42 41 54	Politique qualité Organisation Revue de direction
Système qualité	56	Système qualité
Revue de contrat	46	Revue de contrat
Maîtrise des documents et des données	28	Maîtrise des documents
Achats	44	Achats des articles
Maîtrise du produit fourni par le client	10 38 39 16 20	Décontamination du matériel sale Réception des articles en provenance des UF Réception du linge de la blanchisserie Vérification du linge Vérification des instruments

Identification et traçabilité du produit	23 37	Correspondance Code couleur/UF des unitaires Identification et traçabilité des produits stériles
Maîtrise des processus	1 2 3 55 4 5 7 8 12 13 14 43 17 18 19 21 9 22 45 24 25 26 30 33	Lavage des mains Habillage du personnel Habillage des visiteurs Sécurité Entretien des locaux Désinfection des locaux Utilisation-entretien-maintenance des laveurs Entretien-maintenance du traitement de l'eau Lavage et séchage du matériel Lavage des masques laryngés Lavage et conditionnement des filtres métalliques Lavage et conditionnement des filtres plastiques réutil. Préparation des compositions de linge Pliage des casaques et des sarraux Pliage du linge plat Recomposition des plateaux et des paniers ou boîtes Entretien-maintenance des soudeuses Conditionnement Entretien-maintenance des autoclaves Chargement des autoclaves Mise en route des autoclaves en début de journée Mise en place et annulation du relais électrique-BBC Programmation d'un cycle Déchargement des autoclaves
Contrôles et essais	40 31 32 34 53	Contrôle bactériologique de surfaces Programmation et validation du cycle Bowie-Dick Contrôle bactériologique de la méthode de stérilisation Validation d'un cycle Contrôle des stocks stériles dans les UF
Maîtrise des équipements de contrôle, de mesure et d'essai	27 29	Description des cycles BBC et Lequeux Synthèse des contrôles de la méthode de stérilisation
État des contrôles et des essais	57	État des contrôles et essais
Maîtrise du produit non conforme Actions correctives et préventives	51	Maîtrise des articles et produits non conformes

Manutention, stockage, conditionnement, préservation et livraison	6 11 35 36	Entretien des conteneurs gris et blancs, des chariots rouges et verts, des chariots armoires Ramassage du matériel sale Stockage des produits stériles Livraison stock stérile
Maîtrise des enregistrements relatifs à la qualité	48	Maîtrise des enregistrements relatifs à la qualité
Audits qualité internes	49	Audits qualité internes
Formation	50	Formation
Prestations associées	15	Lavage des masques d'anesthésie
Techniques statistiques	52	Statistiques

Conclusion

La gestion dans le temps de l'assurance qualité demande une rigueur toute pharmaceutique parfaitement faisable avec un support informatique (Word).

L'assurance qualité est une démarche d'auto-organisation, établie par et pour l'équipe de stérilisation.

Elle donne au personnel une responsabilité définie accompagnée de documents dont il a besoin, une nécessité, en particulier pour les inquiets et les nouveaux, et établit un climat de confiance.

Bibliographie

[1] Causse R, Dailly E, Rigault E, Cauaerts S, Thebault A. Assurance Qualité en Stérilisation centrale: une expérience dans la mise en place de la traçabilité de certains dispositifs médicaux stériles. *Technologie Santé* 1996; **26**: 105-107.

[2] Fleur F. Assurance Qualité et Stérilisation, référentiel nominatif. *Le Pharmacien Hospitalier* 1993; **28** (**112**): 31-37.

[3] Goullet D, Lebas J. L'Assurance Qualité en Stérilisation. Guide des Bonnes Pratiques de Stérilisation. *ADPHSO* 1992; **17** (**4**): 5-9.

[4] Germe AF, Frimat B, Fontaine B, Canonne M. Procédures d'Assurance Qualité en Stérilisation: Expérience au CH de Lens. *Pharmacie Hospitalière Française* 1995; **114**: 215-227.

[5] Les guides de lecture AFAQ ISO 9001-9002. La certification qualité à l'usage des Établissements de Santé, AFAQ, 1997.

[6] Normes ISO 9002. Système Qualité. Modèle pour l'assurance qualité en installation et production et prestations associées, AFNOR, 1994.

Assurance qualité en stérilisation centrale : une expérience dans la mise en place de la traçabilité des dispositifs médicaux stériles

R. Causse, E. Dailly, E. Rigault, S. Callaert, A. Thébault

Introduction

L'assurance de qualité est définie par la norme ISO 8402 [1] comme « l'ensemble des activités préétablies et systématiques mises en œuvre dans le cadre du système qualité, et démontrées en tant que besoin, pour donner la confiance appropriée en ce qu'une entité satisfera aux exigences de la qualité ». La qualité des soins apportés au malade est pour Lohr [2] « le niveau auquel parviennent les organisations de santé en termes d'augmentation de la probabilité des résultats souhaités pour les individus et les populations et de compatibilité avec l'état des connaissances actuelles ». À l'hôpital, l'implantation d'une démarche qualité constitue à l'heure actuelle une priorité, notamment pour l'ensemble des activités de la pharmacie [3, 4].

Le centre hospitalier intercommunal de Créteil est un hôpital de 600 lits. Cet hôpital général a une orientation marquée mère-enfants avec un service CHU maternité-gynécologie-obstétrique et deux services de pédiatrie dont un de réanimation en néonatalogie. A côté de ce pôle d'activité, existent trois autres services CHU (ORL, pneumologie, ophtalmologie). A ceux-ci s'ajoutent les services classiques d'un centre hospitalier général (urgences, réanimation adulte, médecines, chirurgie générale...). En termes d'activité, 11 017 actes opératoires ont été recensés en 1996 sur l'ensemble des blocs opératoires. Les blocs opératoires se répartissent sur 16 salles opératoires (8 salles sont destinées au bloc polyvalent, 4 salles aux blocs ORL et de stomatologie, 2 salles au bloc d'ophtalmologie, enfin 2 salles au bloc maternité) et 5 salles d'accouchements.

Avec la construction des nouveaux blocs et de la maternité, le service de stérilisation centrale a été complètement restructuré afin de centraliser sur un seul site la fonction stérilisation pour obtenir une maîtrise de la qualité. La stérilisation centrale qui, en 1991, ne traitait que 30 % de la charge totale de l'établissement, a vu son acti-

Service Pharmacie - Stérilisation, Centre Hospitalier Intercommunal, 40, avenue de Verdun, 94010 Créteil cedex.

vité croître par une prise en charge progressive des différents services. En 1996, nous avons réalisé 3 116 cycles de stérilisation pour un volume de 1 346 m^3. Actuellement, notre activité est d'environ 17 cycles de stérilisation par jour, pour 3 autoclaves de 432 litres chacun.

Lors de la restructuration de la stérilisation centrale du centre hospitalier intercommunal de Créteil, nous avons mis en place une démarche qualité avec notamment l'élaboration de procédures écrites pour l'ensemble des tâches effectuées et la mise en place d'un système de traçabilité pour les boîtes chirurgicales et les produits stériles utilisés dans les blocs opératoires.

Cette restructuration a débuté en mai 1993 sur la base d'un audit réalisé par un consultant expert en organisation en 1991.

L'aboutissement de notre projet ne s'est réalisé que grâce au travail participatif et consensuel de la pharmacie, de la direction et d'un consultant expert en organisation.

La production de dispositifs médicaux stériles (DMS) par la stérilisation centrale, très souvent gérée par le pharmacien, est un maillon essentiel dans la chaîne de la stérilité en hygiène hospitalière. Depuis la circulaire de décembre 1995 sur les risques de transmission de la maladie de Creutzfeldt-Jakob [6], il est devenu nécessaire de mettre en place un système de traçabilité pour les dispositifs médicaux utilisés surtout dans des chirurgies à risque : neurochirurgie, chirurgie oto-rhino-laryngologique (ORL) et ophtalmologique (OPH). À côté du risque spécifique « prions », le besoin de tracer les autres DMS produits en stérilisation centrale et destinés aux blocs opératoires, est important lorsque le DMS est mis en cause dans les infections nosocomiales. Dans ce cas, la traçabilité apporte un élément de réponse dans la détermination des responsabilités.

Fabrication des DMS : les différents circuits

Au niveau de l'organisation de l'activité de la stérilisation centrale du centre hospitalier intercommunal de Créteil, deux circuits de fabrication doivent être différenciés : celui des boîtes opératoires et celui des « sets de soins ».

Circuit des boîtes opératoires (Fig. 1)

Une boîte opératoire est composée de l'ensemble des instruments destinés à un type d'intervention chirurgicale. Chaque boîte opératoire est caractérisée par un numéro d'identification propre, unique et permanent. Ce numéro figure aussi sur la plaquette interne de la boîte avec le nom de la boîte. Elle permet de relier la boîte opératoire aux instruments qu'elle contient. Un couple unique « instruments-boîte opératoire » est ainsi constitué.

Lors de la phase de conditionnement, une fiche de composition décrivant le contenu complet de la boîte est placée à l'intérieur. Cette fiche est créée grâce au système informatique de notre stérilisation centrale.

Après intervention chirurgicale, les instruments de chaque boîte opératoire sont vérifiés au niveau du bloc opératoire. Les problèmes concernant l'instrumentation,

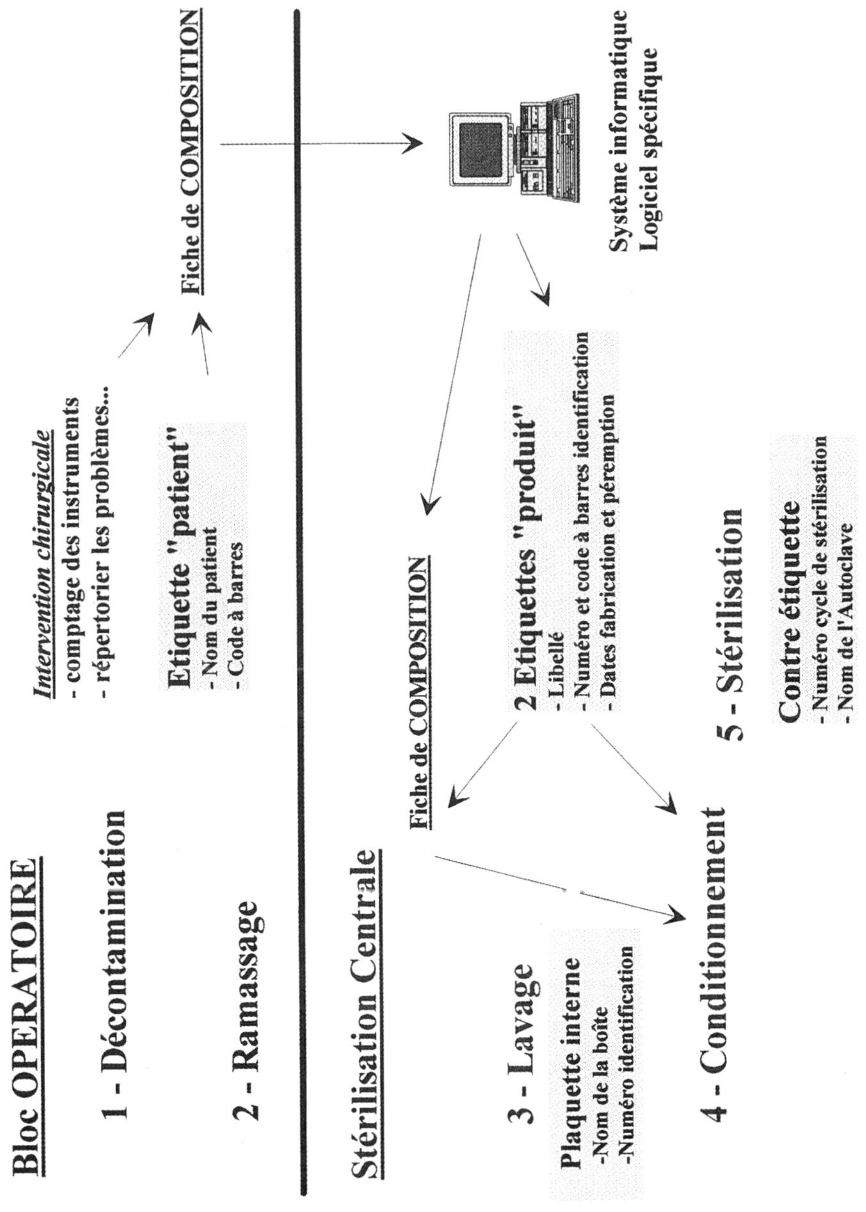

Figure 1
Circuit des boîtes opératoires.

qu'ils soient d'ordre quantitatif ou qualitatif, sont alors notés sur la fiche de composition. Ces informations seront saisies, pour la boîte utilisée, dans le système informatique de la stérilisation centrale. La fiche de composition sera ensuite archivée. L'ensemble du matériel ainsi vérifié est ensuite décontaminé, puis ramassé par le personnel de stérilisation centrale pour lavage. Les instruments de chaque boîte opératoire sont lavés en même temps que la plaquette interne de la boîte, puis conditionnés et stérilisés.

Circuits des « sets de soins » (Fig. 2)

Un « set de soins » comprend des instruments et des pansements à usage unique destinés aux services de soins. Après utilisation, les instruments sont décontaminés et comptés au niveau du service de soins. Transportés en stérilisation centrale, ils sont lavés puis stockés par article jusqu'à une nouvelle fabrication. Fabriqués par lot de 10 à 400 unités à partir d'une fiche de fabrication éditée par le système informatique de la stérilisation centrale, les « sets de soins » sont ensuite identifiés par une étiquette.

Principes de la traçabilité des produits stérilisés

L'informatisation de l'ensemble de la production de la stérilisation centrale est réalisée à l'aide d'un logiciel spécifique mis en place par un consultant extérieur. Ce logiciel est une base de données nommée « STE-GAO » programmée sous Access® base de donnée de Microsoft®. Pour un fonctionnement optimal, il est nécessaire d'avoir un système informatique rapide sur la base d'un Pentium et d'un minimum de 20 Mo de mémoire vive. « STE-GAO » fonctionne sur un réseau local spécifique à la stérilisation. Ce réseau local est connecté au réseau général de l'hôpital. Cette informatisation contribue à la traçabilité des DMS par l'édition pour la fabrication d'un produit[1] :

– d'une fiche de composition et d'un étiquetage avec code à barres approprié pour chaque boîte opératoire (Fig. 1),

– d'une fiche de fabrication et d'un étiquetage avec code à barres approprié pour chaque « set de soins » (Fig. 2).

Dans le circuit global de cheminement d'un produit stérile, la « traçabilité totale » repose sur l'identification possible, des trois maillons suivants (Fig. 3) :

– maillon fabrication : le numéro d'identification du produit doit pouvoir être relié avec le numéro de fabrication journalier,

– maillon stérilisation : le numéro d'identification du produit stérile doit être associé au numéro de fabrication journalier, au numéro de lot du cycle de stérilisation et au nom de l'autoclave,

– maillon patient : au malade, identifié d'une façon unique, doivent pouvoir être associés la boîte opératoire et/ou les « sets de soins » qui auront été utilisés.

1. Boîtes opératoires ou « sets de soins »

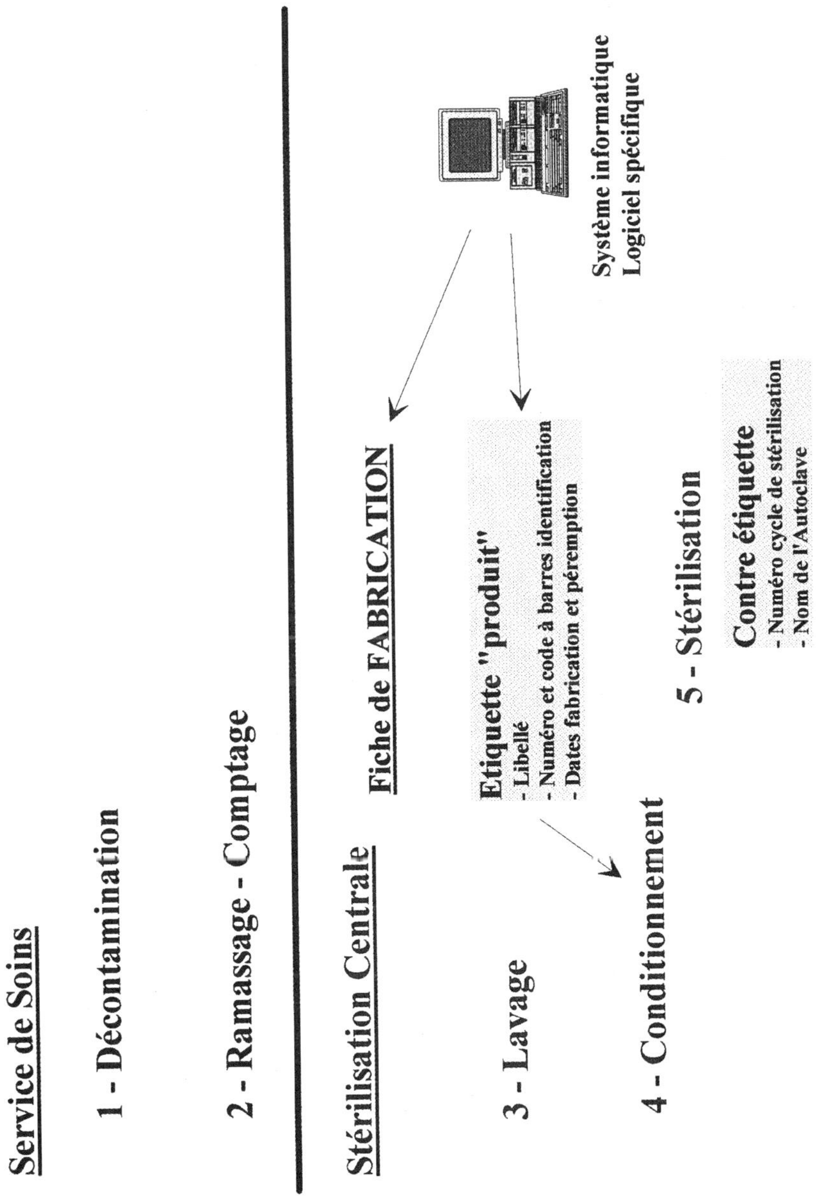

Figure 2
Circuit des «sets de soins».

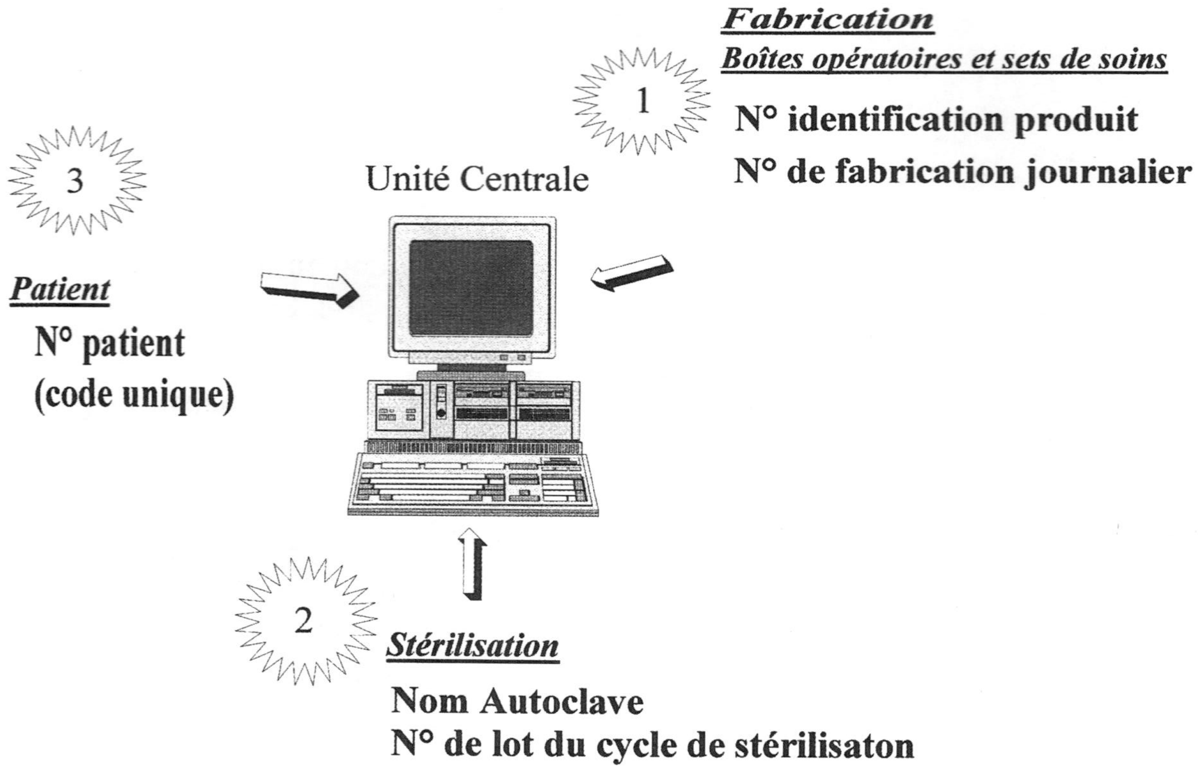

Figure 3
Traçabilité totale : les trois maillons.

Analyse de la traçabilité des produits stérilisés au centre hospitalier intercommunal de Créteil

Boîtes opératoires

Dans le circuit des boîtes opératoires, nous avons cherché à atteindre la traçabilité totale. L'examen de ce circuit (Fig. 1) nous permet de distinguer deux chaînes de traçabilité :

– une située en stérilisation centrale (ou chaîne « stérilisation ») comprenant les maillons fabrication et stérilisation,

– une située au bloc opératoire (ou chaîne « bloc opératoire ») comprenant le maillon patient.

La chaîne de traçabilité, située en stérilisation centrale, repose sur l'étiquetage de la boîte et de la fiche de composition.

Maillon fabrication

Une fiche de composition et deux étiquettes sont éditées pour la fabrication d'une boîte opératoire par notre système informatique. Ces étiquettes mentionnent le libellé du produit, le numéro d'identification et son code à barres, la date de fabrication et la date de péremption. Après reconstitution d'une boîte opératoire, une étiquette sera collée sur la boîte pour l'identifier. La deuxième étiquette collée sur la fiche de composition va assurer le lien entre la chaîne « stérilisation » et la chaîne « bloc opératoire ». Ces opérations assurent la traçabilité de la fabrication.

Maillon stérilisation

Cette traçabilité est assurée après la stérilisation par une contre-étiquette apposée sur le produit stérile. Cette contre-étiquette, élaborée manuellement, mentionne le nom de l'autoclave utilisé et le numéro du cycle de stérilisation. Cette opération assure la traçabilité de la stérilisation.

Maillon patient

La traçabilité au bloc opératoire est assurée par la fiche de composition. En effet, lors de l'intervention chirurgicale, la panseuse colle sur cette fiche l'étiquette des éventuels produits stériles utilisés en supplément de la boîte opératoire, l'étiquette d'identification du patient (nom et code à barres) et la contre-étiquette traçant la stérilisation.

Ainsi, pour les boîtes opératoires, les deux chaînes de traçabilité sont assurées au niveau de la fabrication, de la stérilisation et du patient. Nous avons donc atteint la « traçabilité totale ».

« Sets de soins »

Pour le circuit des « sets de soins », seule la chaîne « stérilisation » est assurée. Par contre, ni le malade, ni l'instrumentation ne sont identifiés. Nous ne pouvons donc ni relier le produit stérile au patient, ni l'instrument au produit stérile. La traçabilité totale dans ce cas n'existe pas.

Conclusion

L'outil informatique dont nous disposons est le point central pour la gestion de notre fabrication. Mais il n'est pas encore complètement adapté à l'ensemble des problèmes que nous pose la mise en place de la traçabilité. En effet, l'identification des boîtes opératoires en sortie d'autoclave reste une opération lourde car encore manuelle. Ainsi, dans un avenir proche, une lecture optique des codes à barres nous permettra d'informatiser cette traçabilité.

Pour avancer dans le domaine de la traçabilité des « sets de soins », des solutions devront être trouvées pour résoudre le problème incontournable du marquage individuel des instruments et pour organiser dans les services de soins la « traçabilité patient ». Mais la question que nous pouvons aujourd'hui nous poser est : « Est-ce une priorité que de vouloir tracer les produits stériles destinés à l'activité de soins en hospitalisation ? ».

Néanmoins, la traçabilité des DMS mise en place dans notre établissement est déjà opérationnelle pour les chirurgies à risque, sur les risques de transmission de la maladie de Creutzfeldt-Jakob [6].

Bibliographie

[1] Norme ISO 8402. *Management de la qualité et assurance qualité*, vocabulaire.

[2] Lohr KN. *A strategy for Quality Assurance.* National Academy Press Washington DC, 1990; **1**: 441.

[3] Loi n° 93-5 du 4 janvier 1993 relative à la sécurité en matière de transfusion sanguine et de médicaments.

[4] Circulaire DGS/SQ3 n°82 du 4 novembre 1994 relative aux modalités de distribution des médicaments dérivés du sang à compter du 1er janvier 1995.

[5] Décret n° 96-32 du 15 janvier 1996 relatif à la matériovigilance exercée sur les dispositifs médicaux et modifiant le Code de la Santé Publique (deuxième partie en Conseil d'État).

[6] Circulaire DGS/DH n° 100 du 11 décembre 1995 relative aux précautions à observer en milieu chirurgical et anatomopathologique face aux risques de transmission de la maladie de Creutzfeldt-Jakob.

III INFECTIONS NOSOCOMIALES À *S. EPIDERMIDIS*

Microbiologie de *Staphylococcus epidermidis*

J.-O. Galdbart, N. Lambert-Zechovsky

Longtemps considérés comme de simples germes commensaux de la peau glabre et des muqueuses, les staphylocoques à coagulase négative (SCN) sont depuis une dizaine d'années reconnus comme des pathogènes opportunistes responsables d'une part importante des bactériémies nosocomiales et des infections sur prothèses. Parmi ce groupe, l'incidence élevée des infections dues aux souches de *Staphylococcus epidermidis* (70 % des infections causées par les SCN) [1] peut être corrélée avec leur prépondérance dans la flore cutanéo-muqueuse résidente, comme avec des facteurs de virulence propres à l'espèce [2]. Toutefois, cette incidence est délicate à estimer, compte tenu des difficultés inhérentes à l'interprétation des prélèvements positifs et à l'individualisation phénotypique des espèces de SCN.

Taxonomie et identification

Les hybridations ADN-ARNr montrent que le genre *Staphylococcus*, contrairement au genre *Micrococcus*, est un groupe phylogénétiquement très cohérent. L'espèce *S. epidermidis*, définie par Baird-Parker en 1974 sur la base d'études phénotypiques, est hétérogène aussi bien sur le plan biochimique que sur le plan génomique. Les caractères culturaux, physiologiques et biochimiques des *S. epidermidis* sont souvent peu discriminants. En revanche, certains caractères structuraux s'avèrent d'utiles facteurs chimiotaxonomiques comme la séquence en acides aminés du pont interpeptidique du peptidoglycane (de type lysine-glycine 4-5, sérine) et la nature du polyol des acides teichoïques (de type glycérol). Leur recherche constitue cependant plus une méthodologie d'appoint, la méthodologie de référence restant les expériences d'hybridation ADN-ADN. Les données quantitatives ayant trait à ces expériences d'hybridation sont rassemblées sur la figure 1 [3].

L'identification à l'espèce est réalisée lorsque le prélèvement positif a une signification clinique potentielle comme lors de septicémie, méningite, prélèvement peropératoire effectué aseptiquement ou chez le patient neutropénique porteur d'un cathéter central. En pratique, la stratégie d'identification s'effectue en trois étapes visant :

– à différencier le genre *Staphylococcus* des autres genres de la famille des *Micrococcaceae*,

Laboratoire de Microbiologie, Hôpital Beaujon, 100, boulevard du Général-Leclerc, 92110 Clichy.

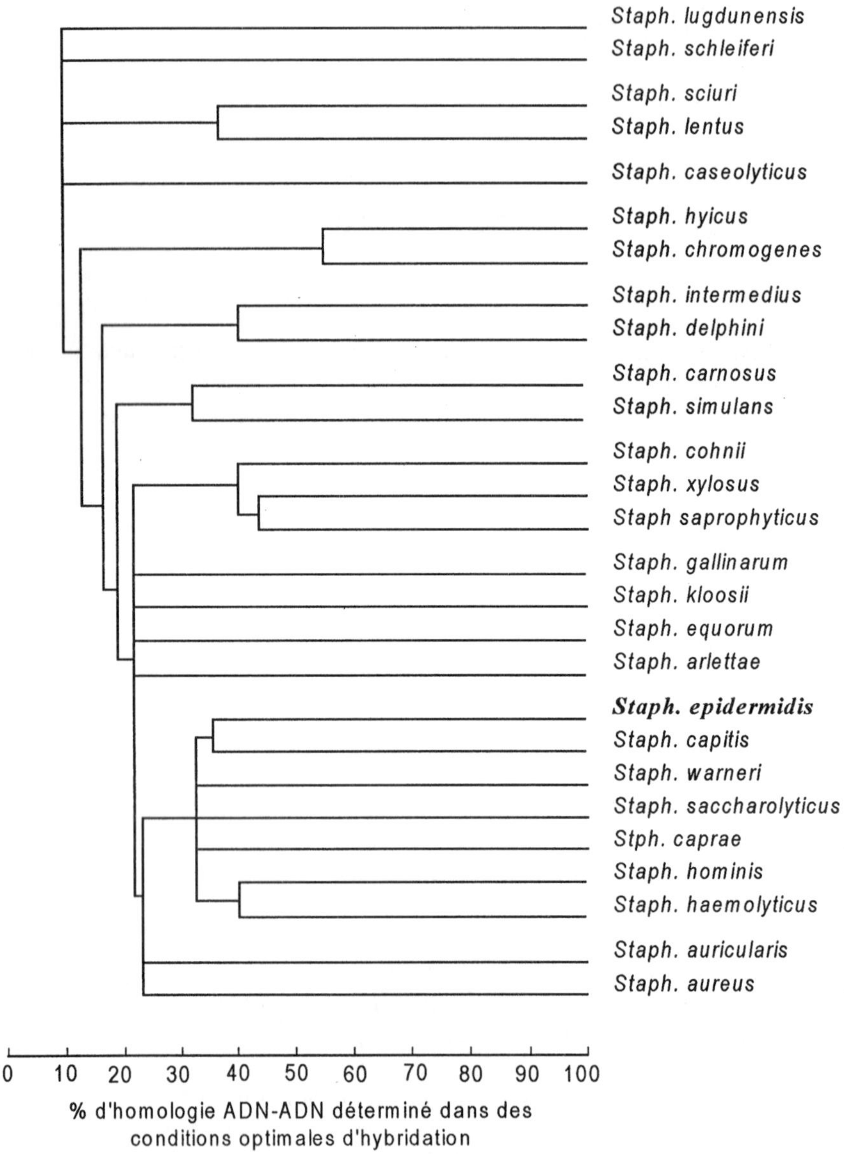

Figure 1
Relations inter-espèces à l'intérieur du genre Staphylococcus.
(Schleifer et Kroppenstedt, 1990 [3].)

– à déterminer rapidement s'il s'agit d'une espèce classée parmi les staphylocoques à coagulase libre positive,

– à réaliser l'identification d'espèce proprement dite.

Plusieurs critères permettent une identification du genre envisageable en routine (Tabl. 1) [4] mais aucun n'est discriminant dans l'absolu. Parmi les tests reportés sur

TABLEAU 1
Principaux caractères permettant de différencier, en routine, les quatre genres de la famille des *Micrococcaceae*

Caractères	*Staphylococcus*			*Micrococcus*		*Stomatococcus*	*Planococcus*
	S. sciuri *S. lentus* *S. caseolyticus*	*S. saccharolyticus* *S. aureus* Sous-esp. *anaerobius*	*S. epidermidis* et autres espèces	*M. kristinae*	Autres espèces		
Croissance en:							
– aérobiose	+	-	+	+	+	+	+
– anaérobiose	-/+F	+	+	-/+F	-	+	-
* Acidification du glucose en anaérobiose	-/+F	+	+	-/+F	-	+	-
* Acidification du glycérol en aérobiose	+	-	+	+	-	V	ND
* Catalase	+	-	+	+	+	V	+
* Oxydase	+	-	-	V	+	-	-
* Croissance au contact des disques de:							
– Lysostaphine	-/+F	-	-/+F	+	+	+	+
– Lysozyme	+	+	+	-	-	-	-
– Furazolidone	-	-	-	+	+	-	-
– Composé vibriostatique 0/129	+	+	+	-	-	+/-	ND
– Bacitracine	+	+	+	-	-	-	ND
* Croissance en présence de 5 % de NaCl	+	+	+	+	+	-	+

Abréviations: +, réaction positive pour au moins 90 % des souches; -, réaction négative pour au moins 90 % des souches; V, réaction variable; ND, non déterminé; F, réaction de faible intensité (Kloos et Lambe Jr. [4].)

le tableau 1, trois résultats conformes sont acceptables pour caractériser le genre *Staphylococcus*. Après l'élimination du diagnostic de staphylocoque à coagulase libre positive par les techniques conventionnelles, l'identification de l'espèce est le plus souvent réalisée par l'emploi de techniques biochimiques miniaturisées et standardisées. Le dispositif le plus complet est sans doute le système ID32 Staph développé par API bioMérieux permettant un pourcentage correct d'identification [5]. Une orientation vers l'espèce *S.epidermidis* peut être apportée par la recherche de la sensibilité à la novobiocine et par la résistance à la polymyxine B. L'identification des taxons peut également être effectuée par l'analyse moléculaire des constituants bactériens comme l'étude des profils d'hybridation des fragments de restriction de l'ADN avec une sonde d'ADNr ou d'ARNr [6]. Mais ces techniques ne sont applicables que dans des laboratoires spécialisés.

Habitat

S. epidermidis doit sa dénomination à son tropisme électif pour la peau. En effet, il représente 65 à 90 % des staphylocoques cutanés [7] mais certaines niches sont particulièrement colonisées comme les aisselles, les espaces interdigitaux des orteils, les aines et le périnée. C'est également un commensal des muqueuses nasales, vaginales, urétrales, oculaires et digestives. L'étroite adaptation de *S. epidermidis* au biotope colonisé ne doit pas masquer la possibilité d'une transmission à l'animal et inversement. De la même façon, la libération continuelle de squames de la peau participe à une dissémination dans l'environnement (sol, surfaces, eau, vêtements, air ou poussières). La résistance des staphylocoques aux conditions hostiles de l'environnement pourrait permettre une survie dans l'attente d'un nouvel hôte [8].

Pathogénicité

Le caractère commensal des souches de *S. epidermidis* ne doit pas occulter le fait qu'ils peuvent être à l'origine d'affections humaines sévères comme des septicémies, des endocardites, des méningites ou des infections sur prothèses [9]. La pathogénicité des souches de *S. epidermidis* ne se développe que sur des terrains particuliers : patients porteurs de matériel étranger (prothèses osseuses, vasculaires ou cardiaques, cathéters, sondes…) ou patients « immuno-compromis ». La faible virulence spontanée de ce micro-organisme est démontrée par la nécessité d'un inoculum élevé lors de modèles d'infections animales [10].

De nombreux facteurs de virulence ont été évoqués en raison de leur incidence élevée dans certaines pathologies telles les souches productrices de *slime* dans les infections sur cathéters [11, 12]. Mais la synthèse d'exopolysaccharide ne semble pas être un élément de virulence indispensable à la pathogénicité des souches responsables d'infection sur prothèses ou d'endocardites [13, 14]. D'autres facteurs pariétaux ont été imputés comme la synthèse d'une capsule polysaccharidique pouvant inhiber la phagocytose en perturbant les processus d'opsonisation [15, 16]. L'adhésion microbienne est un mécanisme initial et fondamental pour le développement de l'infection [17]. Les staphylocoques, en particulier *S. aureus*, expriment à leur surface différents récepteurs ou adhésines qui interagissent avec des protéines spécifiques de l'hôte comme le fibrinogène, la fibronectine, le collagène, la vitronectine, la laminine, la thrombospondine, l'élastine ou la sialoprotéine osseuse. Des études *in vitro* ont montré que chacune de ces adhésines peut faciliter la fixation de *S. aureus* sur leurs protéines hôtes respectives absorbées sur des surfaces polymériques ou métalliques. Pour certains de ces facteurs, une confirmation a pu être effectuée *in vivo* grâce aux modèles d'infections expérimentales utilisant des variants isogéniques se distinguant de la souche parentale par une inactivation du gène de structure [18]. Les mécanismes moléculaires de l'adhésion pour les souches de *S. epidermidis* semblent être sous la dépendance d'opérons (*ica*A, *ica*B, *ica*C) plus fréquemment décelés dans le génome des souches responsables d'infections [19, 20]. Le rôle des exoprotéines, toxiniques ou enzymatiques, reste encore mal élucidé. L'hémolysine α provoque l'hémolyse des globules rouges et la lyse des plaquettes favorisant la thrombose et des lésions dermonécrotiques chez le lapin. L'hémolysine Δ jouerait un rôle dans l'entérocolite nécrosante des nouveau-nés par un effet cytotoxique au niveau de la muqueuse intestinale [21]. Les lipases, en dégradant divers substrats lipidiques, pourraient favoriser la diffusion tissulaire. L'activité protéolytique des protéases pourrait intervenir dans le processus inflammatoire.

Au total, de nombreux facteurs putatifs de pathogénicité ont été évoqués. Si le rôle de certains d'entre eux reste toujours sujet à controverse, l'importance des adhésines dans le développement initial de l'infection semble être un élément clé dans la physiopathologie des infections à staphylocoques sur matériel étranger et une voie d'avenir dans l'élaboration de nouvelles thérapeutiques vaccinales.

Sensibilité aux antibiotiques [22]

Alors que la sensibilité des souches de *S. aureus* aux antibiotiques a fait l'objet de multiples travaux en raison de leur rôle pathogène majeur et de l'émergence de résistances, les études consacrées à la sensibilité des SCN sont peu nombreuses. Les mécanismes de résistance aux agents antibactériens de *S. epidermidis* sont comparable à ceux de *S. aureus,* mais il existe une diversité phénotypique plus importante. Les souches résistantes à la méticilline sont résistantes à toutes les β-lactamines, y compris au céfamandole et à l'imipenem. L'essentiel des infections dues aux *S. epidermidis* s'acquiert à l'hôpital en postopératoire ou durant les interventions chirurgicales. Les souches responsables de ces infections hospitalières sont difficiles à éradiquer en raison de la multirésistance aux antibiotiques de la plupart d'entre elles. À l'hôpital Beaujon, 23 souches de *S. epidermidis* responsables d'infections nosocomiales ont été isolées en 1995-1996. Toutes ces souches étaient résistantes à la pénicilline G et plus de 80 % d'entre elles étaient également résistantes à la méticilline. Une souche sur deux était résistante à la gentamicine et 75 % résistaient à la tobramycine et à l'amikacine. La résistance à l'érythromycine était très fréquente (92 %)

mais les souches étudiées restaient sensibles à la pristinamycine. Une résistance aux fluoroquinolones était retrouvée dans 50 % des cas. Toutes les souches isolées étaient sensibles au chloramphénicol et à la rifampicine. Un tiers des souches restait sensible à l'acide fusidique et 50 % à la fosfomycine. Aucune résistance à la vancomycine n'a été détectée. La sensibilité à la teicoplanine a été déterminée par la mesure des concentrations minima inhibitrices (CMI). Parmi les 28 souches étudiées, seules dix étaient sensibles à cet antibiotique avec des CMI inférieures ou égales à 4 µg/ml, 16 souches étaient intermédiaires avec des CMI comprises entre 4 et 16 µg/ml et deux souches étaient résistantes avec des CMI supérieures à 16 µg/ml. Cette proportion importante de souches de *S. epidermidis*, responsables d'infections nosocomiales, intermédiaires ou résistantes à la teicoplanine, justifie la détermination systématique de la CMI.

Principales techniques utilisées pour le typage des *S. epidermidis*

L'isolement de souches de SCN pose fréquemment le problème de leur imputabilité dans le processus infectieux. La présence répétée, dans plusieurs prélèvements indépendants effectués chez un même malade, de souches appartenant à une espèce de SCN peu répandue sur le revêtement cutanéo-muqueux peut permettre à lui seul d'écarter l'hypothèse d'une souillure. En revanche, lorsque les souches appartiennent à l'espèce *S. epidermidis*, prédominante dans la flore, il est indispensable de typer et comparer ces souches à l'aide de marqueurs épidémiologiques. En raison de la nature polyclonale des souches de la flore, la probabilité pour que les prélèvements soient contaminés par la même souche est faible. L'isolement répété d'une même souche dans les prélèvements est, dans ce cas, un élément diagnostique supplémentaire pour attester avec les arguments cliniques et biologiques le rôle pathogène de la souche. Les principaux marqueurs de typage pour les staphylocoques sont reportés dans le tableau 2.

Techniques phénotypiques

Biotypie

La recherche des caractères inclus dans les schémas d'identification des espèces peut contribuer à la caractérisation de biotypes distincts au sein de la même espèce. Cette méthode n'est pas assez discriminante en raison du nombre limité de biotypes, de l'existence de biotypes prédominants et de l'instabilité de nombreux marqueurs phénotypiques.

Antibiotypie

Cette technique, de réalisation facile, rapide, peu coûteuse, permet de déterminer le phénotype de résistance à divers agents antibactériens. Cependant, certains carac-

TABLEAU 2
Marqueurs de typage : énumération par ordre décroissant de priorité (prise en compte du pouvoir discriminant, de la reproductibilité, de la facilité d'exécution et du coût) d'après El Sohl *et al.* [25].

***S. aureus* Méti-S**	***S. aureus* Méti-R *(mecA)***	**Staphylocoques à coagulase négative**
1. Résistance aux antibiotiques	1. Résistance aux antibiotiques	1. Résistance aux antibiotiques
2. Sérotype	2. Lysotype	2. Ribotype **
3. Lysotype	3. Profils de macrorestriction (*Sma*I, *Sst*II)	3. Profils de macrorestriction (*Sma*I, *Sst*II)
4. Profils de macrorestriction (*Sma*I, *Sst*II)	4. Profils d'hybridation des fragments *Sma*I et/ou *Eco*RI avec IS*256* *	4. Profils d'hybridation des fragments *Sma*I et/ou *Eco*RI avec IS*256* *
5. Ribotype	5. Empreintes « PCR »	5. Contenu en plasmide(s)
6. Empreintes « PCR »		6. Empreintes «PCR»

* : Uniquement pour les souches gentamicine résistantes.
** : Analyse des ribotypes → identification des taxons.

tères de résistance sont codés par des éléments mobiles pouvant se perdre ou s'acquérir. De ce fait, les différences phénotypiques observées ne reflètent pas systématiquement une diversité clonale. L'intérêt de cette méthode est limité par la multirésistance aux antibiotiques fréquemment retrouvée en milieu hospitalier et par le faible nombre de marqueurs de résistance portés par les souches. Le pouvoir discriminant de cette méthode devient intéressant lorsqu'un phénotype inhabituel de résistance est détecté [23].

Détermination des profils électrophorétiques des protéines bactériennes

Cette méthode consiste à analyser les profils électrophorétiques des protéines du lysat bactérien. Les profils obtenus ne sont pas reproductibles et comportent de nombreuses bandes ne facilitant pas l'étude comparative [24]. Le nombre de bandes peut être réduit grâce à la révélation exclusive de certaines d'entre elles par immunomarquage ou par l'évaluation de leur activité enzymatique (estérases).

Techniques génomiques [25]

Détermination des profils de restriction de l'ADN plasmidique

L'analyse des profils plasmidiques a été la première méthode génomique appliquée au typage des staphylocoques. Cependant, cette technique n'est valable que pour les souches hébergeant des plasmides détectables. De plus, l'information génétique contenue sur le plasmide ne peut présumer de la clonalité de souches supposées reliées épidémiologiquement. Enfin, les divergences de profils peuvent être liées à la perte de plasmide(s) et n'excluent pas l'hypothèse d'une étroite relation phylogénique des souches comparées.

Détermination des profils de macrorestriction de l'ADN cellulaire total par électrophorèse en champ pulsé

Cette méthode de typage consiste à analyser les profils résultant de la coupure de l'ADN cellulaire par des endonucléases reconnaissant un petit nombre de sites, comme *Sma*I ou *Sst*II. Cette méthode, qui permet de typer toutes les souches, est discriminante et reproductible. Le pouvoir de discrimination peut être amélioré par l'hybridation des profils de macrorestriction à l'aide de sondes spécifiques telle IS*256*.

Analyse des produits d'amplification génomique

La rapidité et la facilité d'exécution des techniques d'amplification génomique ont motivé plusieurs auteurs à évaluer le pouvoir discriminant de ces méthodes sur des souches de staphylocoques. Peu de travaux ont été consacrés aux typages des SCN par RAPD *(ramdom amplified polymorphic DNA)* ou par PCR spécifique. Marquet-

Van Der Mee et *al.* [26] ont étudié, par RAPD, 45 amorces oligonucléotidiques sur des souches de *S. epidermidis*. Une seule amorce a permis d'obtenir des produits d'amplification reproductibles mais faiblement discriminants. Parmi les techniques de PCR avec des amorces qui s'apparient à température élevée, la méthode basée sur l'amplification du gène de la coagulase libre, proposée pour le typage des *S. aureus*, n'est pas applicable aux SCN qui, par définition, ne possèdent pas ce gène. L'utilisation d'une amorce complémentaire d'une séquence répétitive de *Mycoplasma pneumoniae* a été proposée par Del Vecchio *et al.* [27] pour le typage de souches de *S. aureus* mais cette technique n'a pas été évaluée sur les SCN. D'autres auteurs ont proposé une amplification des gènes codant pour les fractions 16S et 23S des ARN ribosomaux [28]. Mais cette technique s'est avérée faiblement discriminante.

Les techniques d'amplifications génomiques semblent avoir un pouvoir discriminant inférieur à celui de l'électrophorèse en champ pulsé et un manque de reproductibilité inter-laboratoires. Seul le développement de nouvelles amorces et une standardisation des méthodes utilisées pourront améliorer le pouvoir discriminant de ces techniques [29].

Au total, il apparaît que les infections à *S. epidermidis*, et plus généralement aux SCN, occupent une place croissante en milieu hospitalier. À ce jour, aucune technique simple, applicable en routine, ne permet de différencier les souches pathogènes des souches saprophytes. Seuls des critères à la fois microbiologiques et épidémio-cliniques peuvent permettre une interprétation au cas par cas.

Bibliographie

[1] Fleurette J, Brun Y, Bes M *et al.* Infection caused by coagulase-negative staphylococci other than *S. epidermidis* and *S. saprophyticus*. In: Pulverer G, Quie PG, Peters G, ed., *Pathogenicity and Clinical Significance of Coagulase-Negative Staphylococci* 1987: 195-207.

[2] Baddour LM, Christensen GD, Hester MG *et al.* Production of experimental endocarditis by coagulase-negative staphylococci: variability in species virulence. *J Infect Dis* 1984; **150**: 721-727.

[3] Schleifer KH, Kroppenstedt RM. Chemical and molecular classification of staphylococci. *J Appl Bacteriol Symp* 1990; **19**: 9S-24S.

[4] Kloos WE, Lambe Jr DW. *Staphylococcus*. In: Balows A, Hausler Jr WJ, Herrmann KL, Isenberg HD, Shadomy HJ (ed), Manual of Clinical Microbiology. p. 222-237. Washington DC: American Society for Microbiology, 1991.

[5] Brun Y, Bes M, Beoufgras JM *et al.* International collaborative evaluation of the ATB 32 staph gallery for identification of the *Staphylococcus species*. *Zbl Bakt* 1990; **273**: 319-326.

[6] Chesneau O, Aubert S, Morvan A *et al.* Usefulness of the ID32 Staph System and a Method Based on rRNA Gene Restriction Site Polymorphism Analysis for Species and Subspecies Identification of Staphylococcal Clinical Isolates. *J Clin Microbiol* 1992; **30**: 2346-2352.

[7] Kloos WE. Natural populations of the genus *Staphylococcus*. *Ann Rev Microbiol* 1980; **34**: 559-592.

[8] Marples RR, Richardson JF, Newton FE. Staphylococci as part of the normal flora of human skin. *J Appl Bacteriol Symp Suppl* 1990; **19**: 93S-99S.

[9] Rupp ME, Archer GL. Coagulase-Negative Staphylococci: Pathogens Associated with Medical Progress. *Clin Infect Dis* 1994; **19**: 231-245.

[10] Gunn BA. Comparative virulence of human isolates of coagulase-negative staphylococci tested in an infant mouse weight retardation model. *J Clin Microbiol* 1989; **27**: 507-511.

[11] Ishak MA, Gröschel DHM, Mandell GL *et al.* Association of Slime with Pathogenicity of Coagulase-Negative Staphylococci Causing Nosocomial Septicemia. *J Clin Microbiol* 1985; **22**: 1025-1029.

[12] Kotilainen P. Association of Coagulase-Negative Staphylococcal Slime Production and Adherence with the Development and Outcome of Adult Septicemias. *J Clin Microbiol* 1990; **28**: 2779-2785.

[13] Cree RG., Phillips I, Noble WC. Adherence characteristics of coagulase-negative staphylococci isolated from patients with infective endocarditis. *J Med Microbiol* 1995; **43**: 161-168.

[14] Deighton MA, Borland R, Capstick JA. Virulence of *Staphylococcus epidermidis* in a mouse model:significance of extracellular slime. *Epidemiol Infect* 1996; **117**: 2267-2280.

[15] Shiro H, Melueni G, Croll A *et al.* The pathogenic role of *Staphylococcus epidermidis* capsular polysaccharide/adhesin in a low-inoculum rabbit model of prosthetic valve endocarditis 1995; **92**: 9 2715-2722.

[16] Dall L, Wang J, Herdon B *et al.* Bacterial characterization in *Staphylococcus epidermidis* septicemia. *J Lab Clin Med* 1994; **124**: 6 802-807.

[17] Vaudaux P, Pittet D, Haeberli A *et al.* Host factors selectively increase staphylococcal adherence on inserted catheters: a role for fibronectin and fibrinogen or fibrin. *J Infect Dis* 1989; **160**: 865-875.

[18] Shiro H, Muller E, Guttierrez N. *et al.* Transposon mutants of *Staphylococcus epidermidis* deficient in elaboration of capsular polysaccharide/adhesin and slime are avirulent in a rabbit model of endocarditis. *J Infect Dis* 1994; **169** (5): 1042-1049.

[19] Heilmann C, Schweitzer O, Gerke C *et al.* Molecular basis of intercellular adhesion in the biofilm-forming *S. epidermidis*. *Mol Microbiol* 1996; **20**: 1083-1091.

[20] Zieburh W, Heilmann C, Götz F *et al.* Detection of the intercellular adhesion gene cluster (*ica*) and phase variation in *S. epidermidis* blood culture strains and mucosal isolates. *Infect Immun* 1997; **65** (3): 890-896.

[21] Mckevitt AI, Bjornson GL, Mauracher CA *et al.* Amino acid sequence of a deltalike toxin from *Staphylococcus epidermidis*. *Infect Immun* 1990; **58**:1473-1475.

[22] Leclercq R, Bismuth R, Pierre J. Sensibilité et résistance aux antibiotiques des staphylocoques à coagulase négative. *Méd Mal Infect* 1190; **20**: 29-40.

[23] Blanc DS, Lugeon C, Wenger A *et al.* Quantitative antibiogram typing using inhibition zone diameters compared with ribotyping for epidemiological typing of methicillin-resistant *Staphylococcus aureus*. *J Clin Microbiol* 1994; **32**: 2505-2509.

[24] Goullet P, Picard B. The electrophoretic polymorphism of bacterial esterases. *FEMS Microbiol Rev* 1975; **16**: 7-31.

[25] El Solh N, Casetta M, Aubert S *et al.* Typing of methicillin-resistant *Staphylococcus aureus* (MRSA) based on genone analysis. Methicillin Resistant Staphylococci, Flammarion et Cie. éditeurs (N° 10210), 1995; 46-64.

[26] Marquet-Van Der Mee N, Mallet S, Loulergue J *et al.* Typing of *Staphylococcus epidermidis* strains by random amplification of polymorfic DNA. *FEMS Microbiol Let* **128**: 39-44.

[27] Del Vecchio VG, Petroziello JM, Gress MJ *et al.* Molecular genotyping of methicillin-resistant *Staphylococcus aureus via* fluorophore-enhanced repetitive-sequence PCR. *J Clin Microbiol* 1995; **33**: 2141-2144.

[28] Dolzani L, Tonin E, Lagatolla C *et al.* Typing of *Staphylococcus aureus* by amplification of the 16S-23S rRNA intergenic spacer sequences. *J Clin Microbiol* 1994; **119**: 197-174

[29] Van Belkum A, Kluytmans J, Van Leeuwen W *et al.* Multicenter evaluation of arbitrarily primed PCR for typing of *Staphylococcus aureus* strains. *J Clin Microbiol* 1995; **33**: 1537-1547.

Les infections à staphylocoques à coagulase négative dans un service d'hématologie

C. Gardin

Les infections à cocci Gram positif sont retrouvés avec une fréquence croissante chez les patients neutropéniques. Dans les séries les plus récentes, les infections à cocci Gram positif représentent environ 60 % des bactériémies prouvées. Parmi celles-ci, les bactériémies liées à la présence de staphylocoques à coagulase négative (SCN) sont les plus fréquentes. Environ 80 % de ces SCN sont des *S. epidermidis.*

Bien que leur mortalité (2 à 3 % dans la littérature) et leur morbidité soient faibles, elles représentent néanmoins une source importante de complications entraînant des réhospitalisations dans le contexte d'une neutropénie fébrile. Leurs critères diagnostiques sont imprécis dans cette population de patients neutropéniques, actuellement presque tous porteurs d'un abord veineux central. Par exemple, la signification d'une seule hémoculture à SCN reste discutée : dans deux études, la mortalité des patients ayant une ou plusieurs hémocultures positives était similaire.

Durant l'année 1996, 453 hémocultures positives sur 5 538 effectuées ont été identifiées chez 93 patients, soit 311 identifications au total. La répartition de ces 311 identifications est la suivante :

	N	%
Bactéries à Gram positif	226	73
Staphylocoques à coagulase négative	178	57
Staphylococcus Aureus	9	3
Streptococcus pneumoniae	1	0,5
Enterococcus sp.	6	2
Autres streptocoques	21	7
Corynébactéries	6	2
Autres Gram positif	5	1,5
Bactéries à Gram négatif	79	25
E.Coli	34	11
Pseudomonas aeruginosa	15	5
Enterobacter sp.	13	4
Acinetobacter sp.	2	
Autres bactéries à Gram négatif	15	5
Bactéries anaérobies	6	2
Total	311	100

Service d'Hématologie clinique, Hôpital Beaujon, 100, boulevard du Général-Leclerc, 92110 Clichy cedex.

Douze identifications d'un SCN dans une seule hémoculture périphérique ont été éliminées. Une ou plusieurs hémocultures positives ont été observées chez 51 patients dont 47 étaient porteurs d'un cathéter tunnélisé (KT) et 2 d'une chambre implantable. Cent cathéters et chambres ont été implantés en 1996 (déc. 1995- nov. 1996).

Quatre groupes de patients ont été définis :

– groupe A : mise en évidence chez 15 patients d'une seule hémoculture KT positive en 1996 dans des délais variables après la pose du KT. Un seul KT a été enlevé pour des raisons mécaniques ;

– groupe B : mise en évidence chez 10 patients de plusieurs hémocultures positives au niveau du KT à plus d'une semaine d'intervalle. Aucun n'a developpé d'infection locale ou de bactériémie prouvée à SCN ;

– groupe C : mise en évidence de plusieurs hémocultures positives au niveau du KT en moins d'une semaine chez 11 patients. Un patient avait une bactériémie probable non prouvée, aucun n'a developpé ultérieurement de bactériémies prouvées ou d'infection locale. Deux KT ont été enlevés en raison d'une fièvre persistante ;

– groupe D : mise en évidence d'hémocultures périphérique et KT positives dans la même semaine, soit 16 bactériémies prouvées chez 15 patients dont 13 porteurs d'un KT.

	Délai médian (j)	Ablation du KT	Isolator® KT positif	Hc à 30 j positives
Groupe A	84 (10-350)	1/15	0/5	0/15
Groupe B	52 (6-190)	0/10	0/3	9/10
Groupe C	36 (2-350)	3/11	2/8	6/8
Groupe D	51 (5-360)	5/13	3/10	5/7
	NS	9/49	8/26	20/40

Aucun patient n'est décédé de l'infection à SCN ou n'a développé de foyers cliniques à distance. Aucun patient n'a développé d'infection du point d'entrée ou du tunnel du cathéter.

Dans quatre cas, cette infection à SCN coexistait avec une bactériémie de nature différente (*Corynaebacterie ANF, S. oralis, A. baumani* et *E. coli*).

Cette étude rétrospective met en évidence plusieurs caractéristiques des infections et colonisations à SCN des patients neutropéniques que l'on retrouve dans la littérature :

– les bactériémies à SCN ne représentent que 10 % environ des hémocultures isolées à SCN ;

– le diagnostic des bactériémies à point de départ du cathéter central reste difficile chez les patients neutropéniques, et conduit donc probablement à un surtraitement empirique d'une éventuelle infection à SCN ;

– elles sont à l'origine d'une morbidité et d'un coût important la grande majorité de ces infections systémiques nécessitant le recours aux glycopeptides. Elles ne justifient pas, en l'absence de signes locaux, le traitement empirique d'une surinfection à SCN non prouvée, en cas de neutropénie fébrile persistante malgré une antibiothérapie empirique initiale.

Dans cette série, la preuve d'une colonisation de l'extrémité endoluminale n'est pas apportée chez la majorité des patients ayant une bactériémie prouvée (gr. D) ou probable (gr. C), laissant supposer l'existence d'autres portes d'entrée (mucites?).

Bibliographie

[1] Lee JC, Pizzo P. Management of the cancer patient with fever and prolonged neutropenia. *Hematology / oncology Clinics of North America.* Philadelphia: Saunders eds., 7, October 1993: 937-959.

[2] Wade JC, Schimpf SC, Newman KA *et al. Staphylococcus epidermidis* an increasing cause of infection in patients with granulocytopenia. *Ann Int Med* 1982; **145**: 1621-1629.

[3] Herbrecht R. Les infections à cocci Gram positif en hématologie et en cancérologie. *Méd Mal Infect* 1994; **24**: 1-7

[4] Couillod D, Van der Auwera P, Piot N *et al.* Prospective multicentric study of the aetiology of 1051 bacteriemic episodes in 782 cancer patients. *Support Care Cancer* 1993; **1**: 34-46

[5] Venditti M, Santilli S, Petasecca Donati P *et al.* Species identification and detection of oxacillin resisitance in coagulase-negative *Staphylococcus* blood isolates from neutropenic patients. *Eur J Epidemiol* 1991; **7** (6): 686-689.

[5] Levy MF, Schmitt DD, Edmiston DE *et al.* Sequential analysis of staphylococcal colonization by body surface cultures on patients undergoing vascular surgery. *J Clin Microbiol* 1990; **28**: 664-669.
[6] Bandyk DF, Berni GA, Thiele BL, Towne JB. Aortofemoral graft infection due to *staphylococcus epidermidis*. *Arch Surg* 1984; **119**: 102-108.
[7] Rupp ME, Archer GL. Coagulase negative staphylococci: pathogens associated with medical progress. *Clin Infect Dis* 1994; **19**: 231-245.
[8] Edlich RF, Rodeheaver GT, Thacker JG. Technical factors in the prevention of wound infections. In: Simmons RL, Howard RJ. *Surgical Infectious Diseases*, New York, ACC, 1982: 449-472.
[9] Leclercq R, Bismuth R, Pierre J. Sensibilité et résistance aux antibiotiques des staphylocoques à coagulase négative. *Med Mal Inf* 1990; **20**: 29-40.
[10] Garibaldi RA, Cushing D, Larer T. Risk factors for post-operative infections. *Am J Med* 1991; **91 (supp 3 B)**: 158-163.
[11] Richet HM, Chidiac C, Prat A *et al.* Analysis of risk factors for surgical wound infections following vascular surgery. *Am J Med* 1991; **91 (suppl 3 B)**: 170-172.
[12] Rubin JR, Goldstone J, Malone JM. The role of lymphatic system in acute prosthetic graft infections. *J Vasc Surg* 1983; **2**: 92-98.
[13] Schmitt DD, Bandyk DF, Pequet AJ *et al.* Mucin production by *Staphylococcus aureus*: a virulence factor promoting adherence to vascular grafts. *Arch Surg* 1986; **121**: 89-95.
[14] Vaudaux P, Pittet D, Haeberli A *et al.* Host factors selectively increase staphylococcal adherence on inserted catheters: a role for fibronectin and fibrinogen or fibrin. *J Infect Dis* 1989; **160**: 865-875.
[15] Balthazar ER, Colt JD, Nichols RL. Preoperative hair removal: a random prospective study of shaving versus clipping. *South Med J* 1982; **75**: 799-801.
[16] Kitzis M. Épidémiologie des infections nosocomiales en chirurgie in SAMII K. *Anesthésie-Réanimation chirurgicale*, Paris, Flammarion, 1995: 1441-1443.
[17] Martin C. Antimicrobial Prophylaxis in Surgery: General Concepts and Clinical Guidelines. *Infect Control Hosp Epidemiol* 1994; **15**: 463-471.
[18] Pitt HA, Postier RG, Mac Gowan AW, Frank LW *et al.* Prophylactic antibiotics in vascular surgery. Topical, systemic or both? *Ann Surg* 1980; **192**: 356-364.
[19] Boyce JM, Potter-Bynoe G, Opal SM, Dziobeck L, Medeiros AA. A common source epidemic of *staphylococcus epidermidis* infections among patients undergoing cardiac surgery. *J Infect Dis* 1990; **161**: 493-499.
[20] Maki DG, Bohn MJ, Stoltz SM. Comparative study of Cefazolin, Cefamandole and Vancomycin for Surgical prophylaxis in cardiac and vascular surgery. A double blind randomized trial. *J Thorac Cardiovasc Surg* 1992; **104**: 1423-1434.
[21] Martin C, Viviand X, Potie F. Local antibiotic prophylaxis in surgery. *Infect Control Hosp Epidemiol* 1996; **17**: 539-544.
[22] Goeau-Brissonniere O, Leport C, Bacourt F *et al.* Prevention of vascular graft infection by rifampicin bonding to a gelatin-sealed dacron graft. *Ann Vasc Surg* 1991; **5**: 408-412.
[23] Avramovic J, Fletcher JP. Prevention of prosthetic vascular graft infection by rifampicin inpregnation of a protein-sealed dacron graft in combination with parenteral cephalosporin. *J Cardiovasc Surg* 1992; **33**: 70-74.
[24] Galdbart JO, Branger C, Andreassian B, Lambert-Zechovsky N, Kitzis M. Eluvion of six antibiotics bonded to polyethylene vascular grafts sealed with three proteins. *J Surg Res* 1996; **66**: 174-178.
[25] Szilagyi DE, Smith RF, Elliot JP *et al.* Infection in arterial reconstruction with synthetic grafts. *Ann Surg* 1972; **176**: 321-333.
[26] Schmitt DD, Seabrock GR, Bandyk DF, Towne JB. Graft excision and extra-anatomic revascularization: the treatment of choice for septic aortic prostheses. *J Cardiovasc Surg.* 1990; **31**: 327-332.
[27] Bandyk DF, Bergamini TM, Kinney EV *et al.* *In situ* replacement of vascular prostheses infected by bacterial biofilms. *J Vasc Surg* 1991; **13**: 575-583.

Infections à *Staphylococcus epidermidis* en neurochirurgie

A.-M. Korinek

Introduction

Comme au décours de tous les types de chirurgie propre, le risque infectieux en neurochirurgie est dominé par les germes cutanés. Les staphylocoques à coagulase négative, et plus particulièrement *S. epidermidis,* sont des germes fréquemment rencontrés au cours des infections post-neurochirurgicales. *S. epidermidis* est responsable de méningites et/ou de ventriculites postopératoires et surtout d'infections sur valves de dérivation du liquide céphalorachidien (LCR), internes ou externes, posées pour le traitement de l'hydrocéphalie. Sa présence dans un prélèvement pose en général moins de problèmes diagnostiques que dans les autres spécialités chirurgicales, car il est tenu pour responsable de l'infection dans la majorité des cas où il est isolé, à condition bien sûr de s'accompagner de signes cliniques et/ou biologiques d'infection.

Les problèmes thérapeutiques qu'il pose sont, certes, ceux liés à ses caractères de résistance, mais aussi ceux, plus spécifiques, liés à la mauvaise diffusion des antibiotiques dans le LCR et dans le parenchyme cérébral.

Incidence

Dans toutes les séries rapportant les germes des infections post-neurochirurgicales, les coques Gram positif sont largement prédominants [1-4]. Les staphylocoques à coagulase négative, à eux seuls, représentent 20 à 25 % des germes responsables, avec une majorité de *S. epidermidis* [5]. Ce dernier représente 52 % des germes responsables d'infection de valves internes et 46 % des germes responsables des ventriculites sur valves de dérivation externe [6].

Praticien Hospitalier, Département d'Anesthésie-Réanimation du Pr Coriat, Groupe Hospitalier de la Pitié-Salpêtrière, 47-83, boulevard de l'Hôpital, 75651 Paris cedex 13.

Physiopathologie

Elle a surtout été étudiée au cours des infections de valves.

Voies de l'infection

Colonisation du shunt au moment de la chirurgie

En faveur de ce mécanisme, on peut retenir :

– la date de survenue de l'infection : entre le premier et le troisième mois après la chirurgie ;

– les germes responsables, qui sont en majorité des germes de la flore cutanée, en particulier *S. epidermidis*, *Propionibacterium acnes*, corynebactéries. Dans une étude citée par Reingold [7], *S. epidermidis* a été retrouvé au niveau du site opératoire, avant la fermeture cutanée, chez 58 % des patients opérés d'une pose ou d'une révision de valve. Dans 55 % des cas, le même germe était présent dans le nez, les oreilles ou le scalp avant l'intervention. Chez 7 patients sur 9, dont la valve s'est infectée, le germe responsable du sepsis était présent dans le foyer opératoire au moment de l'intervention ;

– la diminution du taux des infections lorsque l'on pratique la chirurgie sous isolateur ;

– la déficience relative des polynucléaires au contact des corps étrangers : les composants des valves, en particulier, les parties métalliques, provoquent la libération de myéloperoxydases ;

– des facteurs particuliers présents chez les staphylocoques à coagulase négative : le *slime*, qui facilite l'adhésion du germe aux corps étrangers et le protège de l'action des polynucléaires et des antibiotiques ; la sécrétion de facteurs inhibant la bactéricidie des polynucléaires, par inhibition des enzymes lysosomiaux.

Diffusion hématogène

Elle est rare, responsable d'infection des valves ventriculo-cardiaques chez des patients bactériémiques. Elle doit être prévenue par une antibioprophylaxie lors de tout geste potentiellement bactériémiant chez un patient porteur de valve (soins dentaires, endoscopies digestives ou urologiques).

Colonisation rétrograde

Elle s'observe surtout avec les valves ventriculo- ou lombo-péritonéales, lorsqu'il existe une infection du péritoine.

Rôle pathogène des germes producteurs de *slime*

Il a été démontré dans deux études « bactério-cliniques ». La première rapporte 19 épisodes d'infections à staphylocoque à coagulase négative de valves ventriculopéritonéales chez 17 patients [8] ; toutes étaient traitées par des antibiotiques adaptés, par voie générale et locale, avec ou non ablation de matériel. Huit infections étaient dues à des germes non producteurs de *slime*, et 11 à des germes *slime* positif. Les infections à germes producteurs de *slime* étaient significativement plus sévères que celles dues aux germes *slime* négatif : délai d'apyrexie après mise sous traitement antibiotique trois fois plus long (3,1 ± 2,3 jours *vs* 9,6 + 6 jours), fréquence plus élevée des obstructions de valves (9 *vs* 1), douleurs abdominales (5 *vs* 0, dont 3 laparotomies pour abcès), et surtout échec bactériologique avec persistance du germe sous traitement (8 *vs* 0).

L'autre étude [9] s'est intéressée à 85 souches de staphylocoques à coagulase négative isolées chez des malades porteurs de valves : 51 souches ont été considérées comme responsables d'infection et 34 comme contaminantes. L'adhérence, et donc la production de *slime*, ont été recherchées : 88 % des souches infectantes étaient adhérentes *vs* 61 % des souches contaminantes ; 83 % des infections dues à des souches de staphylocoques non adhérents ont guéri sans révision de valve *vs* 41 % des infections à germes *slime* positif ; il y a eu une seule rechute chez les patients infectés avec une souche non adhérente *vs* 23 chez les patients ayant un germe adhérent. Enfin, 100 % des souches non adhérentes sont éradiquées du LCR après 48 heures de traitement antibiotique, *vs* 78 % des souches adhérentes ; ces dernières, lorsqu'elles n'ont pas été éradiquées en 48 heures, ont nécessité au moins 7 jours de traitement antibiotique avant de disparaître du LCR.

Diagnostic des infections post-neurochirurgicales

Cinq types d'infections du site opératoire peuvent survenir après la neurochirurgie : les infections de cicatrice, les ostéites du volet, les infections du LCR (méningites et ventriculites), les infections parenchymateuses (abcès et empyèmes) et les infections sur matériel (valves de dérivation). Le *S. epidermidis*, peu pathogène, leur donne un caractère volontiers torpide.

Infections de cicatrice

Elles se traduisent par une inflammation de la cicatrice, puis une désunion, avec une collection séro-hématique, voire purulente, sous-jacente. Elles surviennent au cours des 8-10 premiers jours postopératoires. Le diagnostic bactériologique repose sur l'isolement du germe soit par un prélèvement profond, sous la cicatrice (et non un écouvillonnage), soit en peropératoire si la cicatrice est débridée au bloc.

Le traitement des infections de paroi ne nécessite le plus souvent qu'un traitement local, voire chirurgical, sans antibiothérapie associée. Le traitement des ostéites du volet est lui toujours chirurgical : ablation du volet et reconstruction osseuse quelques mois plus tard, sous couvert d'une antibiothérapie adaptée. Les abcès et empyèmes doivent être évacués chirurgicalement et traités avec des antibiotiques ayant une bonne diffusion parenchymateuse : péfloxacine, rifampicine, fucidine, chloramphénicol, clindamycine. Ce traitement est débuté par voie parentérale pendant une quinzaine de jours puis poursuivi par voie orale pendant 2 à 3 mois. Toutes ces molécules sont prescrites à fortes doses, en bithérapie le plus souvent. L'évolution est suivie sur la clinique et les examens tomodensitométriques.

Le traitement de première intention des méningites à cocci Gram positif repose actuellement sur la vancomycine à fortes doses, en continu ; secondairement, au vu de l'antibiogramme, on peut adjoindre une autre molécule possédant une bonne diffusion méningée, voire remplacer la vancomycine par une autre association : péfloxacine-rifampicine ou fosfomycine. Le traitement est classiquement de 3 semaines, avec des contrôles fréquents du LCR en début de traitement : l'examen direct et la culture doivent se négativer en 48-72 heures, la glycorrachie remonter dans les mêmes délais ; la cellularité diminue au cours de la première semaine, avec une inversion de la formule et apparition de lymphocytes.

Pour le traitement des infections de valves, trois attitudes sont proposées dans la littérature : ablation du matériel avec mise en place d'une dérivation ventriculaire externe et antibiothérapie efficace ; ablation du matériel et remplacement immédiat par une nouvelle valve, avec un traitement antibiotique adapté ; enfin, antibiothérapie seule, matériel en place. Bisno [13] a effectué une revue de la littérature et retrouve un taux de guérison de 96 % avec la première attitude, 65 % avec la seconde et 36 % avec le traitement médical seul. En fait, pour que le traitement médical seul puisse être efficace, il est impératif d'avoir des taux d'antibiotiques bactéricides au moins au 1/8e et une valve fonctionnelle, ce qui est rarement le cas au cours des infections. Chez l'adulte, 2 attitudes peuvent être proposées, selon qu'il existe une ventriculite associée à l'infection de valve ou non :

– s'il s'agit d'une infection de valve isolée, avec LCR ventriculaire normal (éléments, glycorrachie, protéinorrachie) : le matériel est retiré avec mise en place d'une dérivation externe ; le traitement antibiotique est instauré ; il est licite de reposer un nouveau matériel au bout de quelques jours en poursuivant le traitement antibiotique sur un total d'une quinzaine de jours ;

– si une ventriculite est associée à l'infection de valve, le matériel doit être retiré, avec mise en place d'une dérivation externe ; le traitement antibiotique est instauré pour une durée de 3 semaines (durée habituelle du traitement d'une ventriculite) ; le LCR est contrôlé 48 heures après l'arrêt du traitement antibiotique puis une nouvelle valve est mise en place.

Traitement préventif

En neurochirurgie, comme pour toute chirurgie propre, les mesures d'hygiène et d'asepsie sont fondamentales. La préparation cutanée minutieuse avec shampoing aux antiseptiques et rasage en période préopératoire immédiate, port de doubles gants pour les chirurgiens, voire interventions effectuées sous bulle, permettent de diminuer nettement l'incidence des infections à staphylocoques [14]. L'antibioprophylaxie en neurochirurgie est encore l'objet de débats; 2 méta-analyses [15, 16] semblent montrer une diminution des infections du site opératoire dans le groupe des patients ayant reçu une antibioprophylaxie; toutefois, pour les infections de valves, l'antibioprophylaxie ne semble utile que dans les unités qui ont un taux d'infection supérieur à 5 %.

Bibliographie

[1] Tenney JH, Vlahov D, Salcman M, Ducker TB. Wide variation in risk of wound infection following clean neurosurgery. Implications for perioperative antibiotic prophylaxis. *J Neurosurg* 1985; **62**: 243-247.

[2] Mollman HD, Haines SJ. Risk factors for postoperative neurosurgical wound infection. A case-control study. *J Neurosurg* 1986; **64**: 902-906.

[3] Korinek A-M, Bismuth R, Dagreou F. Les infections à staphylocoques à coagulase négative en neurochirurgie. *Méd Mal Infect* Hors série 1990, Mars: 91-97.

[4] The French Study Group of Neurosurgical Infection. Risk factors for neurosurgical site infection following craniotomy. A prospective study in 2944 patients. *Neurosurgery* 1997 (sous presse).

[5] Stephens JL, Peacock JE. Uncommon infections: eye and central nervous system. In: «Prevention and control of nosocomial infections». Wenzel RP 2nd Edition. Williams and Wilkins Eds. Baltimore, 1993: 746-775.

[6] Saravolatz LD. Infection in implantable prosthetic devices. In: «Prevention and control of nosocomial infections». Wenzel R. 2nd Edition. Williams and Wilkins Eds. Baltimore, 1993: 683-707.

[7] Reingold AL, Broome CV. Nosocomial central nervous system infections. In: *Hospital Infections*. Bennett JV and Brachman PS 2nd Edition. Little Brown and Company Eds. Boston, 1986: 521-529.

[8] Diaz-Mitoma F, Harding GKM, Hoban DJ, Roberts RS, Low DE. Clinical significance of a test for slime production in ventriculoperitoneal shunt infections caused by coagulase negative staphylococci. *J Infect Dis* 1987; **156**: 555-560.

[9] Younger JJ, Christensen GD, Bartley DL, Simmons JCH, Barrett FF. Coagulase-negative staphylococci isolated from cerebrospinal fluid shunts. importance of slime production, species identification, and shunt removal to clinical outcome. *J Infect Dis* 1987; **156**: 548-554.

[10] Chauveau D, Schlemmer B, Jedynak CP, Derome PJ, Loirat P. Méningites purulentes postneurochirurgicales. Trente et une observations. *Presse Méd* 1987; **16**: 295-298.

[11] Walters BC, Hoffman HJ, Hendrick EB, Humphreys RP. Cerebrospinal fluid shunt infection. Influences on initial management and subsequent outcome. *J Neurosurg* 1984; **60**: 1014-1021.

[12] Noetzel MJ, Baker RP. Shunt fluid examination: risks and benefits in the evaluation of shunt malfunction and infection. *J Neurosurg* 1984; **61**: 328-332.

[13] Bisno AL. Infections of central nervous system shunts. In: *Infections associated with indwelling medical devices*. Bisno AL, Waldvogel FA. American Society for microbiology. Eds Washington, 1989: 93-109.

[14] Choux M, Genitori L, Lang D, Lena G. Shunt implantation: reducing the incidence of shunt infection. *J Neurosurg* 1992; **77**: 875-880.

[15] Barker FG. Efficacy of prophylactic antibiotics for craniotomy: a meta-analysis. *Neurosurgery* 1994; **35**: 484-492.

[16] Haines SJ, Walters BC. Antibiotic prophylaxis for cerebrospinal fluid shunts: a meta-analysis *Neurosurgery* 1994; **34**: 87-93.

TABLEAU 1
Bactériologie des médiastinites d'après les données de la littérature

Référence	Année	Nombre de médiastinites	*S. epidermidis* n	*S. aureus* n	BGN n	Autres n
Grossi [1]	1985	77	12	35	14	33
Ottino [2]	1987	48	3	11	30	3
Jeevanandam [7]	1990	47	23	9	12	3
Farinas [8]	1994	34	7	14	15	2
Krabatsch [9]	1995	140	59	59	11	11
Parisian study group [3]	1996	42	7	24	3	5
Mossad* [5]	1997	436	100	140	109	87
Maroto [10]	1997	16	1	13	1	1

* Toutes infections sternales.

Physiopathologie et facteurs de risque

Cette infection nosocomiale découle avant tout d'une contamination peropératoire. Plus rarement, la contamination se ferait par voie hématogène ou à partir d'un foyer infectieux situé à distance [1, 11]. Une contamination postopératoire directe reste un sujet de controverse. Bien que des épidémies spécifiques suggèrent une contamination postopératoire directe [12, 13], une contamination par voie hématogène *via* un cathéter est souvent difficile à écarter. L'instabilité du sternum serait un facteur favorisant de l'infection (ou tout simplement une conséquence) ; si un lien existe, il est loin d'être constant : 15 à 30 % des désunions sternales restent stériles [14, 15], et une disjonction sternale peut n'être notée que dans 50 % d'infections prouvées [16, 17].

Plusieurs facteurs spécifiques à la chirurgie cardiaque jouent un rôle dans le développement de cette infection. Il est ainsi connu depuis longtemps que la CEC altère les mécanismes immunitaires et active de très nombreux facteurs de la cascade de la réponse inflammatoire de l'organisme [18, 19]. Ces processus commencent dès l'initiation de la CEC et persistent au moins 48 heures.

La CEC est une source de contamination possible. Des cultures effectuées au niveau des circuits ont montré la présence fréquente de micro-organismes et en particulier de staphylocoque coagulase négative [20, 21]. Le bas débit, en donnant par exemple une ischémie mésentérique et l'hypothermie peropératoire, démontrée dans d'autres chirurgies [22], sont des facteurs pouvant favoriser la survenue d'une infection. D'autres facteurs paraissent également associés à cette infection : l'utilisation des 2 mammaires internes [3, 23] qui réduit l'apport sanguin au sternum, une électrocoagulation excessive, la constitution d'un hématome et la présence de corps étranger tel qu'une prothèse en Dacron.

En dehors de ces facteurs peropératoires, d'autres facteurs de risque sont couramment admis, en reconnaissant cependant l'existence de résultats différents voire conflictuels d'une étude à l'autre. Le tableau 2 résume ces facteurs. Ils peuvent être liés au terrain : le genre masculin, un diabète, une BPCO, une surcharge pondérale, un antécédent de sternotomie. D'autres sont directement en rapport avec les circonstances de l'intervention ou la procédure opératoire : une hospitalisation préopératoire prolongée, une intervention réalisée en urgence, une préparation par un rasage mécanique la veille de l'intervention, des pertes sanguines > 1 200 ml nécessitant des transfusions globulaires, une durée de CEC > 3 heures. Enfin, des facteurs postopératoires sont également rapportés : bas débit cardiaque prolongé, reprise chirurgicale en urgence, ventilation mécanique prolongée ou séjour en réanimation prolongé, trachéotomie précoce...

TABLEAU 2
Facteurs de risque associés à la survenue d'une infection de la plaie opératoire après sternotomie

Préopératoire	Peropératoire	Postopératoire
Obésité	Prophylaxie	Réexploration
Diabète	Préparation cutanée	Transfusions
BPCO	Durée de CEC	Bas débit cardiaque
Immunosuppression	Electrocoagulation	Durée de séjour en réanimation
Sternotomie antérieure	Utilisation des 2 artères mammaires	Durée de ventilation
Séjour hospitalier prolongé	Corps étrangers	Trachéotomie
Foyer infectieux préopératoire	Fermeture sternale	Insuffisance rénale
Chirurgie urgente	Pertes sanguines	Pneumonie
Mauvais état nutritionnel	Type de procédure opératoire	Défaillance multiviscérale
Tabagisme		Transplantation

Si l'on s'intéresse spécifiquement aux infections de la cicatrice et du médiastin dues au *S. epidermidis*, on peut noter que dans l'étude cas contrôle de Mossad *et al.* le seul facteur retrouvé était le diabète lorsque les témoins ont été choisis parmi les malades opérés sans médiastinite. Lorsque l'appariement concernait des malades opérés avec une médiastinite, le genre masculin était retrouvé, ce qui suggère que la contamination à partir de la peau est probable. En revanche, l'obésité, une sternotomie antérieure ou l'utilisation des 2 mammaires n'étaient pas statistiquement différents entre les groupes quel que soit le groupe contrôle [5].

Les sources de contamination restent le plus souvent non précisées en dehors d'enquêtes ponctuelles ou de bouffées épidémiques. Ainsi, Ridgway *et al.* ont pratiqué des prélèvements nasaux et présternaux systématiques avant l'intervention au cours d'un essai de prophylaxie antibiotique chez 314 patients [24]. Vingt-quatre patients développèrent une infection sternale et 3 une endocardite sur prothèse. Les staphylocoques coagulase positive et les staphylocoques coagulase négative détectés dans les prélèvements systématiques étaient comparés aux souches responsables de l'infection (antibiotype, analyse plasmidique, typage phagique). Dans 3 cas seulement d'infection sternale et 1 cas d'endocardite, les souches n'étaient pas distinguables des isolats préopératoires. Le faible taux retrouvé n'est bien entendu pas en faveur de telles pratiques systématiques.

En revanche, en cas de bouffée épidémique, des équipes ont pu mettre en évidence une source fortement probable de contamination. A titre d'exemple, nous citerons l'enquête réalisée dans un hôpital de Rhode Island concernant spécifiquement des infections à *S. epidermidis* [25]. Une seule et même souche a été responsable d'une série d'infections sternales et d'endocardites. L'enquête épidémiologique a montré que tous les patients infectés avaient été opérés par le même chirurgien. De plus, la souche épidémique ne fut retrouvée que sur les mains de ce chirurgien. Après la mise en place de mesures de contrôle, aucune autre infection due à ce germe n'a été retrouvée dans l'année qui a suivi.

Dans un travail ancien, Kluge *et al.* avaient mis en culture systématiquement des prélèvements peropératoires multiples [26] : circuit de CEC, solutions de perfusion, cathéters, sang, urine... Au moins un de ces prélèvements était positif chez 71 % des patients. Les staphylocoques coagulase négative représentaient 24 % des micro-organismes isolés. Si la contamination était donc très fréquente, en revanche, sur les 66 patients étudiés, seulement 2 ont développé une infection médiastinale, l'une à *E. coli*, l'autre à *E. cloacae*, dans les 2 cas, le germe causal n'avait pas été détecté par les prélèvements peropératoires systématiques.

Comme nous l'avons déjà signalé, les sources de contamination peuvent être plus rarement postopératoires. Quand il s'agit de germe très particulier, par exemple une épidémie de médiastinite à légionnelle, la démonstration de la source de contamination est relativement facile [13]. Pour le staphylocoque Epidermidis, incriminer une source postopératoire est beaucoup plus difficile. Même dans l'étude de Ehrenkranz et Pfaff, elle reste douteuse pour les infections à SCN [12]. Certes, le taux de médiastinites était très différent entre l'hôpital A (4 %) et l'hôpital B (0,48 %) alors que les chirurgiens étaient les mêmes, les malades comparables. L'origine postopératoire était suggérée parce que la différence essentielle entre les 2 sites portait sur les soins postopératoires : l'hôpital A utilisait dans cette unité un mélange de personnel régulier et de personnel temporaire, qui s'occupait à la fois de patients infectés et de patients non infectés, ce personnel n'utilisait pas de solution antiseptique avant de manipuler les cathéters, de plus les germes responsables de l'infection médiastinale étaient retrouvés dans d'autres foyers infectieux. La correction des différences a permis de réduire le taux d'infection de l'hôpital A au même niveau que dans l'hôpital B en quelques mois. Il faut cependant noter que parmi les 16 infections sternales profondes, un *S. epidermidis* était responsable dans seulement 3 cas, et seulement dans l'hôpital B censé avoir les soins postopératoires les plus performants, de plus parmi ces 3 patients le SCN n'était retrouvé dans un autre foyer infectieux que dans un seul cas.

Clinique

L'intervalle de temps entre la chirurgie initiale et le diagnostic de médiastinite, qui reflète le temps d'incubation, est habituellement compris entre 10 et 20 jours. Dans la série de Mossad *et al.*, qui ne prenait en compte que les infections à SCN, cette incubation était en moyenne de 23,8 jours. Dans notre expérience, elle est de 14 jours et n'est pas différente des autres germes (16 jours). Le tableau 3 compare les données de 65 médiastinites à SCN et 321 médiastinites dues à un autre germe hospitalisées entre novembre 1987 et juin 1997 dans le service de réanimation de l'hôpital Bichat.

TABLEAU 3
Comparaison de 65 médiastinites à SCN et de 321 médiastinites à autres germes hospitalisées entre novembre 1987 et juin 1997 (Pr Gibert, Hôpital Bichat)

Variable*	SCN n = 65	Autres germes n = 321	p
Age	62,4 ± 11,4	60,5 ± 13,4	ns
Sexe, h/f	51/14	89/232	ns
Incubation, j	14,0 ± 7,8	16,1 ± 14,3	0,40
Hémoc > 1	9 (13,8)	160 (50,4)	< 0,0001
Polymicrobien	12 (17,2)	48 (15,3)	0,57
Type de chirurgie			0,29
pac**	35 (53,8)	187 (58,2)	
valve	17 (26,1)	77 (23,9)	
valve+ pac	10 (15,4)	24 (7,4)	
greffe	1 (1,5)	6 (1,8)	
autre	2 (3,1)	27 (8,4)	
Apache II, pts	15,7±7,5	16,5±8,4	0,5
Santé antérieure, %***			0,5
A	6,6	3,8	
B	53,3	58,5	
C	38,3	34,1	
D	1,6	3,4	
Urée, mmol/l****	12 ± 9,1	12,4 ± 9,6	0,8
Durée VM, j	16,6 ± 26,3	12,5 ± 22,3	0,17
VM > 48 H, %	50,7	44,8	ns
Mortalité	13 (20)	86 (26,8)	0,27
Thorax ouvert	11	56	
Irrigation	10	30	
Traitement par redons	44 (68)	235 (73)	
Durée redons, j	17,9 ± 3,8	19,8 ± 4,4	
Délai stérilisation redons, j	4,7 ± 3,7	8,6 ± 6	0,001
Reprise pour échec redons	2	18	ns
Endocardite	1	16	0,32
Hémorragie locale	5	23	ns
Défaillance multiviscérale	12	65	ns

* les nombres cardinaux sont suivis du pourcentage, les autres résultats correspondent à la moyenne ± SD; ** pac : pontage aorto-coronarien; *** échelle ABCD de Knaus (*Crit Care Med* 1981; **9**: 591); **** évaluée à l'arrivée en réanimation.

La pathologie cardiaque sous-jacente se répartit de la même façon quel que soit le germe. De même, la gravité initiale exprimée ici par le score Apache II n'était pas différente entre les médiastinites à SCN et les médiastinites à autres germes. Les niveaux de « santé antérieure » selon la définition de Knaus se répartissaient de façon identique.

Cliniquement, la présentation ne semble pas liée à l'espèce en cause. Dans la série étudiant spécifiquement les infections à SCN, un écoulement purulent était présent dans 77 % des cas, une fièvre dans 44 %, et une hyperleucocytose dans 60 % [4]. Dans une série personnelle de 17 médiastinites à SCN colligées avant 1990, un écoulement purulent était retrouvé dans 41 % cas, 94 % des malades étaient fébriles, une disjonction sternale était notée dans 35 % des cas [27]. En revanche, les médiastinites à SCN sont rarement septicémiantes 13,8 % *versus* 50,8 % dans notre expérience, chiffre identique (14 %) dans la série de Mossad *et al.* [5].

L'intérêt de la ponction percutanée à l'aiguille fine de la cicatrice en passant à travers les berges sternales est d'autant plus grand dans cette situation. L'innocuité de cette technique par des praticiens expérimentés encourage sa pratique chaque fois qu'existe une suspicion même si les signes locaux et/ou généraux restent discrets. Les SCN étant des germes habituels de la flore cutanée, il n'est pas exceptionnel de retrouver plusieurs souches de SCN dans des prélèvements faits par simple écouvillonnage de la plaie : dans ce cas, la positivité d'une ponction percutanée faite aseptiquement prend une place capitale pour affirmer la responsabilté d'une souche particulière. La mise en culture systématique des électrodes épicardiques a récemment été évaluée : si une culture négative est très en défaveur d'une médiastinite (valeur prédictive 99 %), la positivité a une faible valeur prédictive et il est à noter que la majorité (60,4 %) des faux positifs sont représentés par des souches de *S. epidermidis* [10].

Les autres examens, scanner thoracique et IRM, sont très rarement contributifs lorsque la discussion diagnostique a lieu dans le mois suivant l'intervention et font plutôt perdre du temps dans les situations urgentes. L'intérêt de la scintigraphie aux leucocytes marqués reste à évaluer. Ces examens prennent toute leur valeur dans le suivi de l'infection en cas d'évolution non satisfaisante.

Microbiologie

La part représentée par les SCN est illustrée par la figure 2. Deux caractéristiques peuvent être soulignées. Premièrement, ces *S. epidermidis* sont très souvent résistants à la méticilline, le graphique (Fig. 3) montre que cette résistance est plus fréquente (entre 50 et 80 % des souches de staphylocoques blancs, suivant les années) que pour les staphylocoques dorés (57,8 % et 21,8 %). Pour ces derniers, la tendance observée dans les années 1992-1993 vers une diminution de la résistance ne s'est pas confirmée en 1996-1997. Deuxième caractéristique, la sensibilité des SCN oxa R aux autres antibiotiques actifs sur les cocci Gram positif est très variable (Fig. 4).

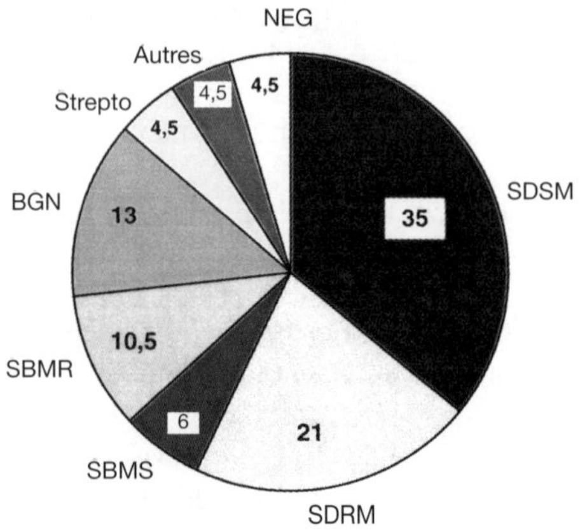

SBMR = staphylocoque coagulase négative méticilline résistant
SBMS = staphylocoque coagulase négative méticilline sensible
SDRM = *staphylococcus aureus* méticilline résistant
SDSM = *staphylococcus aureus* méticilline sensible
BGN = Bacille gram négatif
Strepto = streptocoques
NEG = pas de germe identifié

Figure 2
Répartition en pourcentage des germes responsables de 386 médiastinites hospitalisées en réanimation à l'hôpital Bichat.

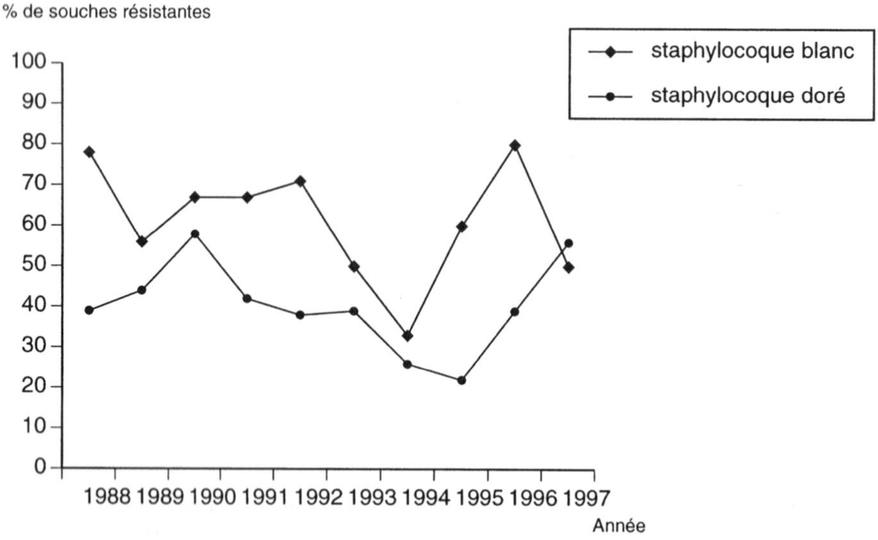

Figure 3
Évolution de janvier 1988 à juin 1997 de la résistance à la méticilline des souches de staphylocoques coagulase négative et de *Staphylococcus aureus* responsables de médiastinites aiguës post-CEC (série personnelle).

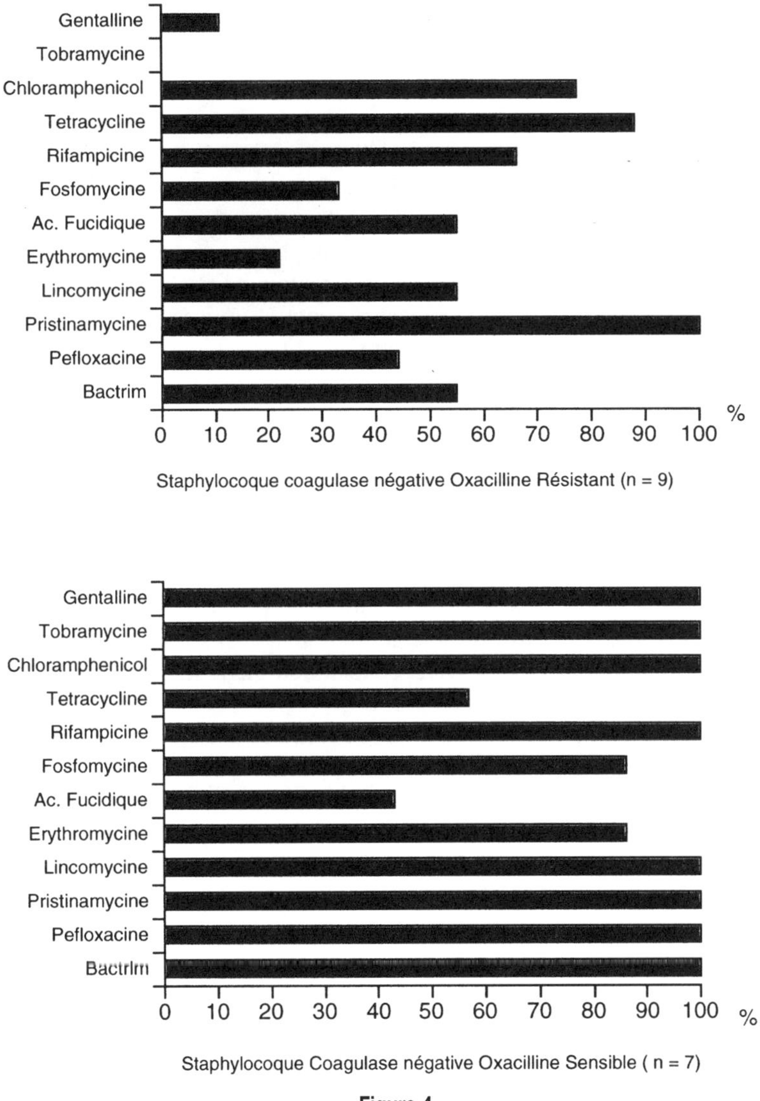

Figure 4
Pourcentage de sensibilité de 16 souches de *S. epidermidis* responsables d'une médiastinite aiguë post-CEC vis-à-vis de 14 antibiotiques.

Traitement

Le traitement repose sur une double approche, chirurgicale et médicale.

Le diagnostic de médiastinite, quel que soit le germe, conduit à une reprise chirurgicale afin d'évacuer le pus et les tissus infectés et nécrosés. À l'issue de ce premier temps, plusieurs possibilités s'offrent aux chirurgiens en fonction de l'étendue des lésions mais surtout des habitudes locales. Le traitement à thorax ouvert permet certes un bon contrôle de l'évolution des lésions, mais la cicatrisation est longue et la mise à nu des structures vasculaires, pontages en particulier, expose à des complications gravissimes telles que des hémorragies cataclysmiques ; ce traitement est maintenant réservé aux cas d'impossibilité de fermeture cutanée en raison d'une sternectomie de nécessité ou après échec itératif des techniques fermées, ce qui est devenu exceptionnel. Les techniques à thorax fermé sont donc les plus utilisées. La technique de l'irrigation drainage par une solution antiseptique a été historiquement la première proposée. Si elle permet un traitement rapide, le taux d'échec est très élevé pouvant atteindre 50 % ou plus. Les lambeaux musculaires de rotation et les épiploonoplasties sont très utilisées comme traitement initial dans plusieurs pays étrangers, notamment aux États-Unis. Cette chirurgie empruntant les techniques mises au point par les plasticiens a fait la preuve de son efficacité, mais sa lourdeur nous la fait réserver aux cas difficiles, après échec des autres méthodes, ce d'autant que les séquelles douloureuses et fonctionnelles ne sont pas rares. Le traitement actuellement préconisé dans le service est la technique des redons aspiratifs laissés en place 10 à 15 jours et retirés progressivement [28]. Dans notre expérience, cette technique peut être réalisée par tous les chirurgiens entraînés à la chirurgie cardiaque, elle permet un suivi bactériologique, elle est plus confortable pour les patients et diminue la charge en soins. Son taux d'échec est faible, inférieur à 10 % [28].

Le traitement médical est basé sur une antibiothérapie si possible bactéricide (β-lactamine ou glycopeptide). Dans le service, cette antibiothérapie est réalisée au moins en partie par voie veineuse et associe chaque fois que cela est possible au moins deux antibiotiques [29]. La surveillance du traitement se fait, outre les prélèvements bactériologiques deux fois par semaine de tous les redons, par la réalisation d'un PBS et le dosage régulier de certaines molécules comme la vancomycine ou les aminosides. Pour les staphylocoques méticilline résistants, la vancomycine reste la molécule de référence. La téicoplanine est utilisée éventuellement en relais après avoir vérifié que la CMI de cette molécule restait basse. En effet, une diminution de sensibilité a été rapportée vis-à-vis de cette molécule alors que l'antibiogramme sur disque la détecte difficilement.

L'autre volet du traitement médical est représenté par les soins de réanimation quand d'autres défaillances viscérales sont associées.

La mortalité des médiastinites à SCN ne semble pas différente de celle due à d'autres germes, si l'on prend en compte seulement les médiastinites authentiques, se situant à 20 % dans notre expérience récente. Elle dépend le plus souvent de l'état général sous-jacent et en particulier de la sévérité de la cardiopathie et de l'existence d'autres défaillances viscérales en rapport avec le sepsis et/ou la cardiopathie. Il est actuellement exceptionnel qu'elle résulte d'un non-contrôle de l'infection locale. Parfois, le décès est en rapport avec une complication : endocardite sur prothèse ou rupture des gros vaisseaux ou d'un pontage. Pusieurs cas de rupture ventriculaire ont été rapportés où le germe causal était un *S. epidermidis* [30].

Dans notre expérience, et la technique des redons l'a bien soulignée, une différence peut être notée dans l'évolution des médiastinites à SCN et celles dues à d'autres germes : c'est le temps de stérilisation, de l'ordre de 4 jours pour les premières et d'environ 8 jours pour les secondes (Tabl. 3).

Conclusion

Les SCN sont responsables d'environ 15 % à 20 % des médiastinites dans les suites de la chirurgie cardiaque. La source de contamination est très rarement retrouvée, mais doit être le plus souvent peropératoire. Outre les facteurs favorisants communs à toutes les médiastinites, le diabète est probablement plus souvent en cause dans cette étiologie. Le tableau clinique n'est pas différent de celui des autres médiastinites, mais le caractère septicémiant est bien moins fréquent. Les SCN sont très fréquemment résistants à la méticilline (> 50 %). Le pronostic est similaire à celui des autres médiastinites, cependant le délai de stérilisation, suivi par la culture systématique du liquide d'aspiration des redons, semble plus rapide que celui des infections dues à d'autres germes.

La gravité et le coût induit par cette pathologie justifient une stricte application des mesures d'asepsie, un meilleur contrôle des facteurs de risque chaque fois que cela est possible et un diagnostic précoce [31].

Bibliographie

[1] Grossi EA, Culliford AT, Krieger KH *et al.* A survey of 77 major infections. Complications of median sternotomy: a review of 7949 consecutive operative procedures. *Ann Thorac Surg* 1985; **40**: 214-223.

[2] Ottino G, De Paulis R, Pansini S *et al.* Major sternal wound infection after open-heart surgery: a multivariate analysis of risk factors in 2579 consecutive operative procedure. *Ann Thorac Surg* 1987; **44**: 173-179.

[3] The Parisian Mediastinitis Study Group. Risk factors for deep sternal Wound Infection after sternotomy: a prospective, multicenter study. *J Thorac cardiovasc Surg* 1996; **111**: 1200-1207.

[4] Wilson AP, Gruneberg RN, Treasure T, Sturridge MF. Staphylococcus as a cause of postoperative wound infection after cardiac surgery: assessment of pathogenicity by a wound scoring method. *Br J Surg* 1988; **75**: 168-170.

[5] Mossad SB, Serkey JM, Longworth DL, Cosgrove DM, Gordon SM. Coagulase-negative staphylococcal sternal wound infections after open heart operations. *Ann Thorac Surg* 1997; **63**: 395-401.

[6] Horan TC, Gaynes RP, Martone WJ, Jarvis WR, Emori TG. CDC definitions of nosocomial surgical site infections: a modification of CDC definitions of surgical wound infections. *Infect Control Hosp Epidemiol* 1992; **13**: 606-608.

[7] Jeevanandam V, Smith CR, Rose EA, Malm JR, Hugo NE. Single-stage management of sternal wound infections. *J Thorac Cardiovasc Surg* 1990; **99**: 256-263.

[8] Farinas MC, Galo Peralta F, Bernal FG, *et al.* Suppurative mediastinitis after open-heart surgery: a case-control study covering a seven-year period in Santander, Spain. *Clin Infect Dis* 1995; **20**: 272-279.

[9] Krabatsch T, Hetzer R. Poststernotomy mediastinitis treated by transposition of the greater omentum. *J Card Surg* 1995; **10**: 637-643.

[10] Maroto LC, Aguado JM, Carrascal Y *et al.* Role of epicardial pacing wire cultures in the diagnosis of poststernotomy mediastinitis. *Clin Infect Dis* 1997; **24**: 419-421.

[11] Wilson AP, Livesey SA, Treasure T, Gruneberg RN, Sturridge MF. Factors predisposing to wound infection in cardiac surgery. A prospective study of 517 patients. *Eur J Cardiothorac Surg* 1987; **1**: 158-164.

[12] Ehrenkrantz NJ, Pfaff SJ. Mediastinitis complicating cardiac operations: evidence of post-operative causation. *Rev Infect Dis* 1991, **13**: 803-814.

[13] Lowry PW, Blankenship RJ, Gridley W, Troup NJ, Tompkins LS. A cluster of Legionella sternal-wound infections due to postoperative topical exposure to contamined tap water. *N Engl J Med* 1991; **324**: 109-113.

[14] Gaynes R, Marosok R, Mowry-Hanley J, Laughlin C, Friedman C, Kirsh. Mediastinitis following coronary artery bypass surgery: a 3-year review. *J Infect Dis* 1991; **163**: 117-121.

[15] Loop FD, Lytle BW, Cosgrove DM *et al.* Sternal wound complications after isolated coronary artery bypass grafting: early and late mortality, morbidity, and cost of care. *Ann Thorac Surg* 1990; **49**: 179-187.

[16] Bor DH, Rose RM, Modlin JF, Weintraub R, Friedland GH. Mediastinitis after cardiac surgery. *Rev Infect Dis* 1983; **5**: 885-897.

[17] Ko W, Lazenby WD, Zelano JA, Isom OW, Krieger KH. Effects of shaving methods and intraoperative irrigation on suppurative mediastinitis after bypass operations. *Ann Thorac Surg* 1992; **53**: 301-305.

[18] Utley JR. Historical perspectives and basic pathophysiology. *Semin Thorac Cardiovasc Surg* 1990; **2**: 292-299.

[19] Jansen NJ, Van Oeveren W, Gu YJ *et al.* Endotoxin release and tumor necrosis factor formation during cardiopulmonary bypass. *Ann Thorac Surg* 1992; **54**: 744.

[20] Blakemore WS, McGarrity GJ, Thurer RJ *et al.* Infection by airborne bacteria with cardiopulmonary bypass. *Surgery* 1971; **70**: 830.

[21] Freeman R, Hjersing N. Bacterial culture of perfusion blood after open heart surgery. *Thorax* 1980; **35**: 754.

[22] Kurz A, Sessler DI, Lenhardt R. Perioperative normothermia to reduce the incidence of surgical wound infection and shorten hospitalization. *N Engl J Med.* 1996; **334**: 1209-1215.

[23] Grover FL, Johnson RR, Marshall G, Hammermeister KE. Impact of mammary grafts on coronary bypass operative mortality and morbidity. *Ann Thorac Surg* 1994; **57**: 559-569.

[24] Ridway EJ, Wilson AP, Kelsey MC. Preoperative screening cultures in the identification of staphylococci causing wound and valvular infections in cardiac surgery. *J Hosp Infect* 1990; **15**: 55-63.

[25] Boyce JM, Potter-Bynoe G, Opal SM, Dziobek L, Medeiros AA. A common-source outbreak of *Staphylococcus epidermidis* infections among patients undergoing cardiac surgery. *J Infect Dis* 1990; **161**: 493-499.

[26] Kluge RM, Calia FM, McLaughlin JS, Hornick RB. Sources of contamination in open heart surgery. *JAMA* 1974; **230**: 1415-1418.

[27] Trouillet JL, Medioni P, Fagon JY *et al.* Les médiastinites à staphylocoques coagulase négative après chirurgie cardiaque. *Médecine et maladies infectieuses* 1990 ; hors série, mars: 79-84.

[28] Calvat S, Trouillet JL, Nataf P *et al.* Closed drainage using Redon catheter for local treatment of poststernotomy mediastinitis. *Ann Thorac Surg* 1996; **61**: 195-201.

[29] Trouillet JL. Le traitement médical des médiastinites aiguës post-CEC : le nécessaire, l'utile, le discuté. In: *Actualités en réanimation et médecine d'urgence*. Paris : Arnette Blackwell, 1996: 303-315.

[30] Cartier R, Semper Diaz O, Carrier M *et al.* Right ventricular rupture, a complication of post-operative mediastinitis. *J Thorac Cardiovasc Surg* 1993; **106**: 1036-1039.

[31] Lucet JC, Batisse D, Brücker G. Médiastinites après sternotomie. Mortalité et durée de séjour. *Arch Mal Cœur* 1997; **90**: 471-475.

Infections en orthopédie à *Staphylococcus epidermidis*

N. Desplaces

Introduction

Les staphylocoques à coagulase négative (SCN) sont responsables de plus en plus souvent d'infections après chirurgie osseuse et notamment après chirurgie orthopédique réglée. Ces infections, le plus souvent nosocomiales, centrées par la présence d'un matériel étranger, empêchent ou retardent la consolidation osseuse, perturbent le fonctionnement d'une articulation prothésée ou démontent progressivement un matériel orthopédique solidement fixé.

Staphylococcus epidermidis est l'espèce de SCN la plus fréquemment isolée, mais *S. capitis, S. lugdunensis, S. hominis* ou d'autres espèces de SCN peuvent également être responsables d'infection osseuse. Ces bactéries appartenant à la flore commensale de la peau et des muqueuses sont capables, en présence de matériel étranger, de se conduire comme de véritables pathogènes et d'être responsables de dégâts osseux considérables en particulier lorsque leur responsabilité dans l'infection a été méconnue.

Pendant très longtemps, les SCN ont été considérés comme des contaminants des cultures bactériennes et seul *S. aureus* avait le droit d'être responsable d'infection ostéo-articulaire. Charnley [1] dans les années 60 et Fitzgerald [2] dans les années 70 ont souligné l'importance des SCN dans les infections sur prothèses. Néanmoins, ces bactéries continuent d'avoir la réputation d'être non pathogènes et risquent de ne pas être prises en compte dans l'analyse d'un examen bactériologique ; à l'inverse, la mise en évidence d'un SCN est relativement facile et son imputabilité dans une infection ostéo-articulaire doit reposer sur des arguments indiscutables.

Le diagnostic d'une infection sur matériel à *S. epidermidis* ou à une autre espèce de SCN est donc difficile. Le traitement optimal de ces infections implique l'ablation de la totalité du matériel implanté et des tissus infectés ainsi qu'une antibiothérapie adaptée et prolongée.

Service de Microbiologie, Hôpital de la Croix-Saint-Simon, 25, rue d'Avron, 75960 Paris cedex 20.

Épidémiologie bactérienne des infections en chirurgie osseuse

En France, en 1996, 50000 prothèses totales de hanche, 15000 prothèses totales de genou ainsi que quelques prothèses de l'épaule et du coude ont été posées. D'après les grandes études publiées, on admet qu'avec l'antibioprophylaxie, l'incidence des infections sur prothèses totales de hanche est de 1 à 2 % et du double pour les prothèses de genou. De la même façon, on estime que le pourcentage d'infection après chirurgie propre ou traumatologique non compliquée (fractures simples) est de l'ordre de 5 %.

Les staphylocoques sont responsables de la moitié des infections sur prothèse. En fonction des séries, *S. aureus* ou SCN se partagent la première place. Avec le temps, il faut souligner que les infections à SCN et en particulier à *S. epidermidis* voient leur incidence augmenter : 13% dans les années 70, 25 % dans les années 80 et 33 % dans les années 90 [3].

À l'hôpital de la Croix Saint-Simon, et pendant de nombreuses années, la plupart des infections sur prothèse articulaire traitées dans le service d'Orthopédie Septique étaient dues à *S. aureus*. Depuis les années 90, les infections à SCN deviennent majoritaires. En 1996, 18 des 41 patients (44 %) ayant une prothèse articulaire infectée avaient une infection à SCN, contre 7 (17 %) qui avaient une infection à *S. aureus*. Deux tiers des patients avaient des souches multirésistantes de SCN.

Les infections ostéo-articulaires post-traumatiques sont principalement dues à *S. aureus*, mais il n'est pas exceptionnel que des infections ostéo-articulaires chroniques soient polymicrobiennes et associent *S. aureus* et SCN. Ces derniers n'ont pas le droit d'être négligés.

Modalités d'acquisition d'une infection osseuse à *S. epidermidis*

Une structure ostéo-articulaire se contamine de trois façons :

– lors de la pose du matériel : modalité la plus fréquente, soit par des bactéries en suspension dans l'air et provenant de l'équipe chirurgicale en activité (même sous flux laminaire), soit par des bactéries cutanées du patient à partir des berges de l'incision [1, 2] ;

– par voie hématogène : difficile à démontrer lorsqu'il s'agit d'une infection à SCN. Des infections à SCN sur prothèses articulaires dont le point de départ était un cathéter central ou une voie veineuse périphérique infectés, ont été publiées [4]. Il semblerait également possible que *S.epidermidis* soit responsable de bactériémie après extraction dentaire [5] ;

– par extension en profondeur d'une infection locale superficielle (plaie en regard d'un matériel sous-cutané).

Physiopathologie des infections sur matériel à *S. epidermidis*

Les infections osseuses à *S. epidermidis* sont centrées par un matériel orthopédique. Les lésions de l'os et des parties molles sont provoquées par une réaction inflammatoire non spécifique, souvent suppurée, visant à éliminer le matériel étranger.

Matériel

Dès qu'un corps étranger est implanté chez l'homme, il est instantanément recouvert par des protéines cellulaires ou interstitielles telles que fibrinogène, fibronectine, collagène, fibrine, thrombine... Des interactions complexes entre ces protéines, les cellules de l'hôte plus ou moins traumatisées, les plaquettes et la surface du matériel vont survenir provoquant différentes réactions.

Intégration du matériel

Lorsque le matériel n'est pas toxique pour les tissus environnants, il est recouvert progressivement par des cellules fibroblastiques qui vont l'enfermer dans une membrane fibreuse protectrice, permettant ultérieurement au matériel d'être «intégré», accepté par l'hôte.

Immuno-incompétence locale

Dès l'implantation d'une prothèse articulaire par exemple, le polyméthylméthacrylate (qui sert de ciment entre la prothèse et l'os), le polyéthylène (cotyle par exemple) et les surfaces métalliques des prothèses peuvent perturber l'immunité locale de l'hôte, provoquer une diminution de la phagocytose et de la bactéricidie des polynucléaires neutrophiles [6] ou être un substrat pour la colonisation bactérienne [7]. La libération de particules métalliques ou acryliques par l'implant provoque également un relargage de cytokines, d'enzymes lysosomiales et de radicaux libres par les tissus et par les polynucléaires neutrophiles et les macrophages.

Cette zone d'inflammation chronique, immuno-incompétente, auto-entretenue, détermine des lésions cellulaires aboutissant à la lyse osseuse et au descellement aseptique du matériel, mais accroît également la sensibilité à l'infection [8, 9].

Bactéries

Colonisation du matériel

Pour survivre dans un milieu défavorable, les bactéries ont acquis des moyens pour coloniser les surfaces inanimées et certaines surfaces cellulaires. Lorsqu'elles sont présentes pendant la phase d'intégration, elles se fixent sur des sites récepteurs à la surface du matériel, colonisent l'interface entre le matériel et les structures vivantes et peuvent provoquer une infection autour du matériel [7]. La rapidité d'installation de l'infection dépend de la virulence du germe.

Les SCN ont une grande affinité pour les « biomatériaux » métalliques et surtout acryliques (polyéthylène et polyméthylmétacrylate). Cette affinité s'explique par la présence à la surface du matériel d'irrégularités, d'anfractuosités qui forment des sites d'attraction et d'implantation. La colonisation du matériel par SCN se fait par étapes.

Adhérence bactérienne

Première étape fondamentale, elle permet la fixation d'une bactérie sur un support. Ce mécanisme n'est pas complètement élucidé : il met en jeu des molécules de la surface bactérienne et des récepteurs à la surface du matériel, des macro-molécules adsorbées (fibronectine, fibrinogène, collagène…), des forces électrostatiques d'attraction et de répulsion, des interactions chimiques et des interactions spécifiques. L'adhérence est d'abord réversible puis devient irréversible. Chez *S. epidermidis*, un volumineux polysaccharide dénommé PS/A (Polysaccharide/Adhésine) est un important médiateur de l'adhérence des SCN aux surfaces [10].

Slime

Une fois fixée, la bactérie, en particulier *S. epidermidis*, se multiplie et produit très rapidement une substance mucoïde (*slime*) constituée par des polysaccharides qui enrobent les bactéries ; elle les soustrait du milieu environnant, les protège de l'opsonisation et de la phagocytose. La production de *slime* par une bactérie est un facteur de virulence, souvent associée à une modification du caractère phénotypique de la bactérie et de sa sensibilité aux ß-lactamines [10].

Le *slime* interfère avec de nombreux mécanismes de défense de l'hôte : vis-à-vis des polynucléaires, il diminue le chimiotactisme, l'adhérence, la phagocytose dépendante de l'opsonisation et provoque leur dégranulation ; il inhibe également la blastogenèse des B- et des T-lymphocytes et la production locale d'immunoglobulines [11].

Biofilm

D'épaisseur variable, il est constitué en quelques jours à la surface du matériel ou d'un fragment d'os dévascularisé qui se comporte alors comme un corps étranger. Le biofilm contient des bactéries engluées dans les couches successives d'exopolysaccharides, des protéines, des ions métalliques ou des débris de polymères qui peuvent servir de substrats nutritifs aux bactéries du biofilm. Il assure la survie bactérienne et permet l'extension de l'infection. Différentes espèces bactériennes peuvent y coexister en symbiose profitant les unes des autres, conférant un caractère polymicrobien à l'infection [7].

La survie des bactéries dans le biofilm s'accompagne de modifications de leur métabolisme, ce qui perturbe considérablement l'activité des antibiotiques. Les bactéries des couches superficielles du biofilm ont un métabolisme proche des bactéries libres car elles baignent dans un milieu nutritif riche et ce sont celles qui sont le plus facilement isolées. Dans les couches plus profondes, les conditions de survie sont difficiles et les bactéries ralentissent leur métabolisme et leur croissance. Ces bactéries « en dormance » cultivent lentement *in vitro*, en microcolonies polymorphes et sont beaucoup plus résistantes aux antibiotiques.

Le biofilm en lui-même ne constitue pas une barrière à la pénétration des antibiotiques. Mais plus le biofilm est ancien, plus les bactéries sont difficiles à éradiquer [12].

Résistance bactérienne

Expérimentalement, sur *S. aureus* ou sur *S. epidermidis* adhérents à du matériel, producteurs ou non de *slime*, il a été démontré que la CMI de nombreux antibiotiques (quinolones, rifampicine, oxacilline, gentamicine, vancomycine, teicoplanine...) était inchangée par rapport à des bactéries en phase de croissance exponentielle ; par contre, sur ces bactéries adhérentes, en phase « stationnaire » de croissance, la vitesse de bactéricidie était ralentie et incomplète à des concentrations supérieures à 8 fois leur CMI et surtout, la CMB des antibiotiques était 10 à 256 fois supérieure à la CMB des mêmes antibiotiques sur les bactéries non adhérentes [13-16].

L'activité bactériostatique des antibiotiques *in vitro* sur des bactéries qui se multiplient rapidement ne reflète donc pas l'efficacité antibactérienne *in vivo*, sur des bactéries en contact avec un corps étranger.

Os

L'os est un tissu conjonctif métaboliquement actif comportant en permanence des processus de construction et de résorption dépendants d'une vascularisation complexe, assurée par des vaisseaux provenant des parties molles adjacentes à l'os et par des vaisseaux centro-médullaires. Le traumatisme local provoqué par le geste chirurgical ou la fracture va découvrir des protéines des matrices cellulaires tissulaires ou vasculaires (collagène, sialoprotéine, fibronectine...), des protéines interstitielles qui possèdent des récepteurs surtout pour *S. aureus* mais également pour *S. epidermidis*.

La multiplication bactérienne locale va recruter des polynucléaires et des macrophages qui vont tenter d'éliminer les bactéries et provoquer une réaction inflammatoire suppurative. Celle-ci s'étend en profondeur dans la cavité médullaire et la corticale, s'ouvre dans les parties molles et s'évacue à la peau par une fistule généralement sur le trajet de la cicatrice. L'œdème et la sécrétion de cytokines activent la résorption osseuse par les ostéoclastes. Le périoste réagit en fabriquant du tissu osseux nouveau à la périphérie de l'os. L'os néoformé peut être creusé de multiples cavités contenant du pus qui s'élimine en surface.

Le drainage spontané de cette suppuration chronique est toujours insuffisant et de ce fait, la guérison spontanée de l'infection est impossible.

Selon l'agressivité de la bactérie et les moyens de défense mis en jeu par le patient, le processus infectieux peut rester localisé autour du matériel et permettre malgré tout la consolidation du foyer de fracture. En règle générale, l'infection provoque le démontage du matériel dans un contexte d'abcédation qui implique son ablation. Si la totalité du matériel n'est pas retirée, ou s'il persiste des séquestres osseux, l'infection peut récidiver surtout si un nouveau matériel est remis en place.

Aspects cliniques des infections osseuses à *S. epidermidis*

La traduction clinique d'une infection profonde ostéo-articulaire à *S. epidermidis* est variable d'un sujet à l'autre selon l'agressivité bactérienne et le système de défense que lui oppose le patient. Les dégâts osseux dépendent également de la durée de l'évolution de l'infection et des gestes chirurgicaux effectués.

L'infection postopératoire

À la différence des infections à *S. aureus*, les infections à *S. epidermidis* sont rarement précoces (< 4 semaines postopératoires). Elles sont le plus souvent retardées et ne font parler d'elles que plusieurs mois après l'acte chirurgical. Ces infections chroniques sont caractérisées par la douleur qui est au premier plan et par une constatation que le patient a faite tout seul et qu'il déclare d'emblée : « ça n'a jamais été bien depuis l'opération ». Il n'y a donc pas d'intervalle libre (où tout allait bien) entre l'intervention et le problème qui l'amène à consulter.

À l'interrogatoire, les suites opératoires ont souvent été émaillées de complications : cicatrisation lente à obtenir, hématome qui a nécessité une reprise chirurgicale. Quelquefois, au contraire, tout s'est bien passé.

L'infection peut être cliniquement évidente : présence d'une fistule, d'un abcès, d'un érythème localisé au niveau de la cicatrice et de signes radiologiques évidents d'infection : descellement complet ou incomplet d'une prothèse articulaire, lyse osseuse, appositions périostées, pseudarthrose. La fièvre est inconstante.

Même lorsque l'infection est évidente, la biologie est souvent défaillante : la VS est peu accélérée, l'augmentation de la CRP peu marquée et la numération des globules blancs montre très rarement une hyperleucocytose.

L'infection peut être suspectée bien qu'il n'y ait pas de fistule, d'abcès, de rougeur localisée. La douleur est constante, de plus en plus invalidante, non calmée par les anti-inflammatoires. Les signes radiologiques ou scintigraphiques sont évocateurs d'une infection.

Seuls les prélèvements bactériologiques profonds multiples effectués en dehors de toute antibiothérapie vont permettre de poser le diagnostic bactériologique.

L'infection peut avoir été méconnue et être une surprise peropératoire devant des fongosités suspectes autour du matériel ou une constatation bactériologique lorsque plusieurs prélèvements systématiques cultivent avec les mêmes bactéries.

L'infection hématogène

Elle existe probablement. Il est souvent difficile de faire la part entre une infection postopératoire d'expression tardive ou une réelle infection hématogène. Sauf lorsqu'un événement précis contemporain de l'ensemencement du matériel peut y être rattaché, chez un patient qui n'avait jamais souffert jusqu'alors de la présence de son matériel.

L'infection secondaire

L'infection peut également être consécutive à l'extension en profondeur d'une infection locale (escarre, mal perforant, ongle incarné…)

Diagnostic bactériologique des infections à *S. epidermidis*

Le diagnostic bactériologique d'une infection osseuse est capital pour identifier le germe et tester sa sensibilité aux antibiotiques. Mais la fiabilité de cet examen dépend étroitement des conditions dans lesquelles le prélèvement a été effectué (écouvillonnage à proscrire), transporté, et de la méthodologie utilisée au laboratoire pour le techniquer.

Au cours des infections ostéo-articulaires chroniques, les bactéries responsables de l'infection sont généralement peu abondantes.

– L'examen direct est le plus souvent négatif. À la coloration de Gram, des polynucléaires neutrophiles en abondance (au moins 5 par champ au grossissement 1 000) témoignent de l'infection, mais les staphylocoques ne sont généralement pas visibles.

– La culture des prélèvements sur milieux gélosés enrichis en sang et vitamines, incubés en aérobie et en anaérobie et en bouillons aérobie et anaérobie, est indispensable. La croissance de rares colonies polymorphes de SCN est lente et survient rarement avant 48 heures. Parfois, seule la culture dans les bouillons est positive. Les différents aspects de colonies doivent être repiqués isolément afin de tester l'activité des antibiotiques.

– Il est fréquent d'isoler des colonies de morphologies différentes pouvant avoir des antibiogrammes différents. Tous les phénotypes de résistance doivent être mis en évidence afin d'adapter l'antibiothérapie à toutes les souches isolées.

Dans une étude publiée en 1989, 27 des 91 patients (30 %) ayant une infection sur une PTH à SCN avaient plusieurs souches isolées dans les prélèvements peropératoires ; les patients qui avaient eu une prothèse cimentée avec du ciment à la gentamicine avaient significativement plus d'infections à SCN résistant à cet antibiotique [17].

Étant donné que les SCN sont facilement des contaminants au laboratoire, pour attribuer une valeur à ces bactéries isolées de prélèvements d'infections ostéo-articulaires, il est impératif qu'elles soient isolées dans plusieurs prélèvements profonds effectués en peropératoire au contact du matériel et que ces prélèvements contiennent des polynucléaires neutrophiles, témoignant ainsi d'une réaction inflammatoire [18].

Traitement des infections ostéo-articulaires à *S. epidermidis*

Pour guérir une infection sur matériel, il est indispensable d'associer à l'excision chirurgicale du matériel et des tissus infectés, une antibiothérapie. L'efficacité de celle-ci dépend de multiples paramètres : choix, modalités d'administration et durée des antibiotiques, activité des antibiotiques *in situ*, qualité de l'excision chirurgicale, persistance de matériel, enfin capacité immunitaire du patient à lutter contre l'infection.

Cinq principes régissent l'antibiothérapie de toute infection ostéo-articulaire. Elle doit :

– être adaptée aux bactéries responsables de l'infection (Tabl. 1). Il n'existe pas une antibiothérapie simple, facile à administrer, polyvalente, non toxique efficace sur n'importe quelle bactérie ;

– apporter dans le site de l'infection des concentrations d'antibiotiques suffisantes pour tuer les bactéries. Les concentrations optimales d'antibiotiques qui éliminent définitivement les bactéries dans l'os sont inconnues. La stérilisation des liquides de drainage est un reflet partiel de l'activité des antibiotiques ;

– comporter une association. Expérimentalement, les associations d'antibiotiques sont toujours plus efficaces que les monothérapies ;

– être adaptée à chaque patient pendant toute la durée du traitement. La posologie administrée est identique à celle utilisée pour traiter une septicémie et elle est calculée selon le poids et la fonction rénale du patient. Les concentrations sériques doivent être supérieures ou égales à 8 fois la CMB [19]. Pour les obtenir, il est généralement nécessaire d'administrer les antibiotiques par voie veineuse centrale. Le dosage des antibiotiques au maximum et au minimum des concentrations permet d'adapter leur posologie. Une surveillance étroite des différents paramètres biologiques, en particulier de la fonction rénale, est incontournable ;

– être poursuivie jusqu'à « apparente » guérison, de façon à réduire les risques de récidive septique. La durée du traitement antibiotique « bactéricide » est de 4 à 6 semaines [19,20]. Dans la littérature anglo-saxonne, un relais *per os* ne semble pas indispensable si l'excision chirurgicale a été satisfaisante. En France, le relais *per os* est traditionnel, sa durée est variable selon les centres.

TABLEAU 1
Propositions thérapeutiques et infections ostéo-articulaires à *S. epidermidis* ou à SCN

	Antibiothérapie bactéricide Initiale de 4 à 6 semaines	Relais oral prolongé de 3 à 6 mois
Méticilline S	Oxa - Cloxacilline IV 100 -150 mg/kg/j + gentamicine 3 mg/kg/j ou fosfomycine 200 mg/kg/j ou rifampicine 20-30 mg/kg/j	Cloxacilline 25-50 mg/kg/j ± Rifampicine 10 mg/kg/j
Erythromycine S	Erythromycine 35 mg/kg/j Roxythromycine 5 mg/kg/j Clindamycine IV 30 mg/kg/J Pristinamycine 50 mg/kg/j + gentamicine ou rifampicine	Erythromycine Roxythromycine Clindamycine 15 mg/kg/J Pristinamycine 3g/j ± Rifampicine
Pefloxacine S Rifampicine S	Pefloxacine 10 mg/kg/j + rifampicine	Pefloxacine 10 mg/kg/j ± Rifampicine
Méticilline R = Genta R (70 %) = Erythro R* (98 %) = Peflo R (90 %) = Rif R (90 %) = Fosfo R (50 %)		
Peflo S et Rifam S	Pefloxacine 10 mg/kg/j + rifampicine 600-1 200 mg/j	Pefloxacine seule ± rifampicine
Peflo R et Rifam R	Vancomycine 30-35mg/kg/j + ac fusidique *per os* 1,5 à 2 g/j ou fosfomycine 200 mg/kg/j	Ac fusidique *per os* 1,5 à 2 g/j
	ou association ac fusidique *per os* 1,5 à 2 g/j fosfomycine 200 mg/kg/j	Ac fusidique *per os* 1,5 à 2 g/j
Multirésistant	Vancomycine en perfusion continue de façon à obtenir 35 ± 5 µg/ml + ac. fusidique + fosfomycine	

* Pristinamycine n'est active cliniquement que si le staphylocoque est sensible à l'érythromycine.

Conclusion

Les infections osseuses à *S. epidermidis* sont centrées sur du matériel. Elles provoquent non seulement le démontage de celui-ci mais également une infection osseuse de gravité variable. Le diagnostic de ces infections est difficile : trop souvent, la présence de *S. epidermidis* dans un prélèvement au contact d'un matériel n'est pas mise en évidence en raison des délais de culture que nécessitent ces bactéries adhérentes, ou il est au contraire impliqué à tort à partir d'un prélèvement mal fait. Pour interpréter les résultats bactériologiques, il faut analyser plusieurs prélèvements de bonne qualité, en l'absence de toute antibiothérapie.

La plupart des infections sur matériel à SCN sont d'origine nosocomiale et dues parfois à des souches multirésistantes. Le coût du traitement des infections sur matériel est au moins 10 fois supérieur à celui d'une chirurgie non compliquée et évalué entre 300 et 500 000 francs pour une prothèse totale de hanche.

Bibliographie

[1] Charnley J, Eftekhar N. Postoperative infection in total prosthetic replacement arthroplasty of the hip joint. With special reference to the bacterial content of the air of the operating room. *British J Surg* 1969; **56**: 641-649.

[2] Fitzgerald RH Jr., Lowell FA, Washington JA II *et al.* Bacterial colonization of wounds and sepsis in total hip arthroplasty. *J Bone Joint Surg [Am]* 1977; **55-A**: 1242-1250.

[3] An YH, Friedman RJ. Prevention of sepsis in total joint arthroplasty. *J Hosp Infect* 1996; **33**: 93-108.

[4] Wilkins J, Patzakis MJ. Peripheral teflon catheters. Potential source for bacterial contamination of orthopedic implants? *Clin Orthop* 1990; **254**: 251-254.

[5] Maderazo EG, Judson S, Pasternak H. Late infections of total joint prostheses. A review and recommandations for prevention.

[6] Zimmerli W, Waldvogel FA, Vaudaux P, Nydeger UE. Pathogenesis of foreign body infection: Description and characteristics of an animal model. *J Infect Dis* 1982; **146**: 487-497.

[7] Gristina AG. Biomaterial-centered infection: microbial adhesion versus tissue integration. *Science* 1987; **237**: 1588-1595.

[8] Dougherty SH. Pathobiology of infection in prosthetic devices. *Rev Infect Dis* 1988; **10**: 1102-1117.

[9] Gristina AG. Implant failure and the immuno-incompetent fibro-inflammatory zone. *Clin Orthop* 1994; **298**: 106-118.

[10] Christensen GD, Baldassarri L, Simpson WA. Colonization of medical devices by coagulase-negative Staphylococci. In « Infections associated with indwelling medical devices » 2nd ed. Bisno AL & Waldvogel FA. *Ed Am Society for Microbiology* 1994; Washington, DC

[11] Peters G. New considerations in the pathogenesis of coagulase-negative staphylococcal foreign body infections. *J Antimicrob Chemother* 1988; **21**(Suppl. C.): 139-148.

[12] Anwar H, Strapp JL, Costerton JW. Establishment of aging biofilms: possible mechanisms of bacterial resistance to antimicrobial therapy. *Antimicrob Agents Chemother* 1992; **36**: 890-893.

[13] Gristina AG, Jennings RA, Naylor PT *et al.* Comparative *in vitro* antibiotic resistance of surface-colonizing coagulase-negative *Staphylococci. Antimicrob Agents Chemother* 1989; **33**: 813-816.

[14] Chuard C, Lucet JC, Rohner *et al.* Resistance of *Staphylococcus aureus* receivered from infected foreign body *in vivo* and *in vitro* killing by antimicrobials. *J Infect Dis* 1991; **163**: 1369-1373.

[15] Widmer AF, Frei R, Rajacic Z, Zimmerli W. Correlation between *in vivo* and *in vitro* efficacy of antimicrobial agents against foreign body infections. *J Infect Dis* 1990; **162**: 96-102.

[16] Schaad HJ, Chuard C, Vaudaux P *et al.* Teicoplanin alone or combined with rifampin compared with vancomycin for prophylaxis and treatment of experimental foreign body infection by methicillin-resistant *Staphylococcus aureus. Antimicrob Agents Chemother* 1994; **38**: 1703-1710.

[17] Hope PG, Kristinsson KG, Norman P, Elson RA. Deep infection of cemented total hip arthroplasties caused by coagulase-negative *Staphylococci. J Bone Joint Surg [Br]* 1989; **71-B**: 851-855.

[17] Tsukayama DT, Estrada R, Gustilo RB. Infection after total hip arthroplasty. *J Bone Joint Surg* 1996; **78-A**: 512-523.

[18] Garvin KL, Hanssen AD. Current concepts review: Infection after total hip arthroplasty. *J Bone Joint Surg* 1995; **77-A**: 1576-1588.

[19] Brause BD. Infections with prostheses in bones and joints. In: Mandell *et al.* (eds). *Principles and practice of infectious diseases.* 4th ed. Churchill Livingstone 1995; 1051-1055.

IV UTILITÉ DES PROTOCOLES DE SOINS DANS UN PROGRAMME DE PRÉVENTION DES INFECTIONS NOSOCOMIALES

Utilité des protocoles de soins dans un programme de prévention des infections nosocomiales

A. Macrez

Définition

Le protocole de soins infirmiers est le descriptif des techniques à appliquer ou des consignes à observer dans certaines situations de soins ou pour l'administration de soins (guide du service infirmier).

Le protocole est un guide d'application des procédures de soins. Il est centré sur une cible (groupe, communauté, population), présenté sous forme synthétique, élaboré selon une méthodologie précise.

Contexte de mise en œuvre

Le protocole de soins est élaboré suivant une méthodologie précise qui comprend de nombreuses étapes : réaliser un état des connaissances des pratiques existantes, construire le protocole, le valider, l'implanter puis l'évaluer.

S'il existe des recommandations de bonnes pratiques sur le thème, le protocole de soins permettra de décliner les grandes lignes en fonction du matériel et de l'organisation des soins. Il est réalisé par un groupe de travail pluriprofessionnel. Ces personnes sont ensuite des ressources ou relais lors de l'implantation. Le protocole de soins est en général accompagné de fiches techniques, de grilles d'évaluation.

Le protocole de soins permet d'adapter les soins en fonction des besoins et de l'état de santé du malade. Il peut s'appliquer notamment au domaine de la prévention des infections nosocomiales. Le décret relatif aux actes professionnels et à l'exercice de la profession d'infirmier, stipule que certains protocoles de soins infirmiers sont de l'initiative de l'infirmier, à la différence des protocoles d'urgence qu'il doit appliquer.

Le protocole de soins contribue à la qualité et à la sécurité des soins, mais il demande une validation et une réactualisation régulière. Il sert de référence pour la pratique ainsi que lors de la réalisation d'audit clinique pour évaluer les pratiques de soins.

Direction du service central de soins infirmiers. AP-HP, Paris.

Le protocole a aussi un impact économique, il vise à retenir le soin le plus efficient et à l'appliquer à l'ensemble de l'hôpital. Il est discuté avec les membres participant à son élaboration mais également avec les responsables des secteurs économiques, du magasin médical, de la pharmacie...

La prévention des infections nosocomiales passe par l'application des protocoles de soins (référentiels). Ils concernent essentiellement la mise en place des procédures de soins et les manipulations sur les dispositifs invasifs. Il est d'ailleurs recommandé dans les missions du CLIN d'élaborer des protocoles de soins ou d'entretien et leur mise en œuvre.

Définitions associées

La fiche technique est la description chronologique des opérations successives à effectuer pour la réalisation d'une tâche ou d'un acte de soins. Elle comprend la définition de l'acte, la préparation du malade, du matériel, le déroulement du soin et sa surveillance.

Ce document est plus restrictif qu'un protocole mais peut en faire partie pour détailler une tâche précise. La fiche technique doit être validée et remise à jour périodiquement, et lors de chaque évolution technique, scientifique et législative.

L'audit clinique est un « procédé qui consiste à mesurer l'écart entre une pratique observée de soins infirmiers et une pratique préalablement définie comme optimale ». Cette évaluation comporte plusieurs étapes. Après la définition des objectifs, une référence écrite est élaborée. Le protocole de soins peut être le référentiel, il détermine le degré de qualité à atteindre. Puis une grille d'évaluation est constituée pour recueillir les données. Elle comporte des critères qui permettent de donner un jugement d'appréciation et de mesurer un aspect déterminé. Un critère répond à plusieurs qualités : être valide, mesurable, sensible, applicable, spécifique...

Cette mesure permet, après le retour des résultats, de prévoir les actions correctrices face à la pratique de soins.

Bibliographie

[1] Agence Nationale pour le Développement de l'Évaluation Médicale, 1994. L'évaluation des pratiques professionnelles dans les établissements de santé. *L'audit clinique, ANDEM*, Paris.

[2] Bonnery AM, Gaba C, Macrez A *et al. Protocoles de soins, méthodes et stratégies,* Paris: Éditions Hospitalières, 1995.

[3] Conseil Supérieur d'Hygiène Publique de France,1992, section «Prophylaxie des maladies», groupe de travail «Infections nosocomiales», 100 recommandations pour la surveillance et la prévention des infections nosocomiales, *BEH*, numéro spécial.

[4] Guide du service infirmier, n°4, série organisation des soins, protocoles de soins infirmiers. Paris: Direction des Journaux officiels, 1992.

[5] Hôpital Propre HP II, Rapport d'études, stratégie pour la prévention des infections à bactéries multi-résistantes; Institut Smithkline Beecham, Institut Maurice-Rapin, 1997.

V DISPENSATION DES ANTIBIOTIQUES À L'HÔPITAL

La dispensation des antibiotiques à l'hôpital

M. Sinègre, N. Gerondeau

Depuis 1991, dans les établissements français, la prescription nominative suivie d'une dispensation pharmaceutique est obligatoire pour tous les médicaments de liste I ou II dont les antibiotiques par voie systémique font tous partie [1].

En 1997, le degré d'application de cette obligation est variable pour des raisons matérielles et politiques [2]. Pourtant, sa nécessité dans la maîtrise des résistances bactériennes et le bon usage des antibiotiques est reconnue par les médecins, pharmaciens et microbiologistes impliqués dans cette surveillance [1].

Identifier les raisons du retard français de la dispensation nominative est donc aussi important que de proposer des modalités de dispensation contribuant ainsi à la conformité réglementaire et au bon usage des antibiotiques à l'hôpital. Les recommandations de l'ANDEM sur ce sujet définissent le rôle des acteurs impliqués dans la prescription et la dispensation et leurs critères de qualité [3].

Définition de la dispensation

La dispensation nominative des médicaments est « l'acte pharmaceutique » associant :

– la délivrance des médicaments à l'analyse pharmaceutique de l'ordonnance médicale,

– la préparation de doses à administrer,

– la mise à disposition d'informations nécessaires au bon usage des médicaments [1, 4].

La dispensation se différencie de la distribution globale de médicaments à des unités de soins qui ne permet pas l'analyse de l'ordonnance du patient. Cette ordonnance sert de lien entre le prescripteur et le pharmacien, de support éventuel aux recommandations ou informations nécessaires au bon usage. Dans le cas des antibiotiques, un troisième partenaire intervient, le microbiologiste, qui documente la prescription des traitements curatifs [5].

Service Pharmacie-Stérilisation, Hôpital Beaujon, 100, boulevard du Général-Leclerc, 92110 Clichy cedex.

État des lieux

À l'étranger

Dans les pays anglo-saxons, la prescription et la dispensation nominatives de tous les médicaments sont généralisées depuis une dizaine d'années. Des logiciels de plus en plus performants d'aide à la prescription pour les antibiotiques sont proposés aux prescripteurs [6].

Les travaux publiés sur la dispensation démontrent son intérêt comme moyen d'évaluation et de monitorage de la prescription dans un objectif pharmaco-épidémiologique et/ou pharmaco-économique [5, 7]. La dispensation fait partie des critères d'évaluation de l'exercice pharmaceutique par la *Joint Commission on Accréditation.*

Le guide des bonnes pratiques de l'*American Society of Hospital Pharmacists* mentionne la dispensation des antibiotiques comme référence à deux niveaux :
– rôle du pharmacien dans la lutte contre les infections nosocomiales [8],
– évaluation de l'usage des médicaments [9].

En France

Le cadre réglementaire de la dispensation nominative mentionne que l'ordonnance peut être informatisée et qu'elle doit contenir les informations sur l'identité du prescripteur, du patient, de l'établissement et les caractéristiques du traitement [1].

La loi du 8 décembre 1992 modifiée par celle du 18 janvier 1994 ajoute que « le pharmacien peut demander au prescripteur tous renseignements utiles », dans le cadre du bon usage du médicament [10].

Organisation en fonction de l'informatisation des établissements de soins

Les résultats de deux évaluations récentes montrent une évolution favorable par rapport à 1991 mais avec un palier en 1997.

– En 1994, Rambourg [2] effectue une enquête sur la dispensation nominative dans 136 hôpitaux français, trois ans après l'arrêté du 9 août 1991 :

• soixante-cinq pour cent des pharmacies ont installé une dispensation nominative de médicaments où les antibiotiques coûteux et/ou encore actifs sur les bactéries résistantes sont majoritaires ;

• quarante-quatre pour cent ont une informatisation de la prescription au lieu de 12 % en 1991, mais 12 % seulement ont une conformité complète avec la définition réglementaire de la dispensation.

– En 1997, la présentation des résultats d'« Hôpital propre II » aux hôpitaux participants s'accompagne d'ateliers de travail. Dans celui consacré aux antibiotiques, où 34 hôpitaux sont représentés, on constate une hausse de la dispensation nominative des antibiotiques par rapport à la situation évaluée en 1994 :

• quatre-vingt-onze pour cent des établissements ont une dispensation nominative des antibiotiques, dont 44 % sur documentation microbiologique mais 15 % seulement une dispensation nominative de tous les antibiotiques ;

• quatre-vingt pour cent ont un programme de surveillance des BMR ;

• soixante-seize pour cent diffusent des recommandations sur le bon usage des antibiotiques dont celles de l'ANDEM.

La situation est moins bonne sur l'informatisation du circuit prescription-dispensation : avec seulement 15 % des hôpitaux informatisés et des projets dans 47 % d'entre eux.

Organisation en fonction d'une politique antibiotique

Selon la politique antibiotique de l'établissement définie par le Comité local du médicament avec le CLIN, la dispensation des antibiotiques sera libérale ou restrictive avec un accès sous conditions prédéterminées de certains antibiotiques [11-15].

Les modèles existants de dispensation restrictive prennent en compte l'écologie locale, le risque lié au spectre de l'antibiotique, ses effets secondaires et sa capacité potentielle à rester efficace sur des germes posant des problèmes thérapeutiques [16, 17].

Comme les antibiotiques sont le groupe thérapeutique le plus prescrit à l'hôpital, la prise en compte de la charge de travail intervient aussi dans la détermination des antibiotiques à mettre en dispensation nominative.

Plusieurs modalités de dispensation nominative sont retrouvées :

– continue mais limitée à des antibiotiques prédéterminés [18, 19],

– continue de tous les antibiotiques à des unités de soins prédéterminées [20],

– discontinue et limitée à une période d'évaluation :

  • enquêtes de prévalence des infections nosocomiales [21, 22] ;

  • évaluations de l'utilisation des antibiotiques [23, 24].

Organisation en fonction d'une activité de prescription

On peut trouver plusieurs organisations en fonction de l'activité des établissements de santé :

– hôpitaux *à bas niveau de prescriptions* : en nombre et avec un faible caractère d'urgence. Il s'agit d'établissements de long et moyen séjours ou d'établissements de court séjour avec des lits de médecine, sans service d'urgence porte et unités de soins intensifs.

Il est relativement facile pour ces établissements d'appliquer la dispensation nominative à tous les antibiotiques ;

– établissements *à haut niveau de prescriptions* : il s'agit de structures de court séjour avec des unités de soins intensifs et/ou un service d'urgence porte et/ou chirurgicale. La dispensation nominative des antibiotiques n'est alors généralisée que si l'informatisation de la prescription et de sa transmission à la pharmacie est en place [25, 26].

Objectifs du circuit prescription - dispensation dans le cadre du bon usage des antibiotiques

Il est nécessaire de préciser les objectifs de la prescription antibiotique qui vont orienter les critères de bonne dispensation.

Objectifs de la prescription

– Les recommandations de l'ANDEM individualisent deux objectifs de la prescription qui doit prendre en compte non seulement :

- l'effet recherché sur l'infection des malades traités,
- mais aussi leurs effets sur l'écologie bactérienne et donc la collectivité.

Elle s'intègre dans une stratégie de contrôle de la résistance bactérienne, de l'interruption de la transmission épidémique [3].

– La XVIe conférence de consensus de la SRLF précise les risques liés aux infections multirésistantes en réanimation :

« Une antibioprophylaxie quantitativement ou qualitativement inadaptée augmente le risque de sélection de bactéries multirésistantes (BMR).

Une prévalence élevée des BMR oriente l'antibiothérapie probabiliste ou empirique des infections sévères vers la prescription d'antibiotiques coûteux. »

Cette conférence de consensus propose, comme moyen de prévention du développement des résistances, la maîtrise de l'antibiothérapie et insiste sur son évaluation comme moyen de freiner le développement des résistances multiples [27].

Objectifs de la dispensation

Le *référentiel de pharmacie hospitalière* en 1997, ouvrage collectif de 90 auteurs, coordonné par la Société française de pharmacie clinique, définit trois objectifs à l'analyse pharmaceutique préalable à l'acte de dispensation [4] :

– vérification de la conformité avec le statut du (des) médicament(s) prescrit(s) et l'indication de l'AMM ;

– vérification de la sécurité et de l'efficacité en termes de compatibilité, interactions et associations ;

– vérification de l'adaptation des posologies et rythmes d'administration.

La dispensation nominative des antibiotiques comporte les mêmes étapes d'analyse de l'ordonnance, dans le cadre de leur bon usage, avec trois objectifs supplémentaires :

– la conformité de la prescription par rapport à la politique antibiotique de l'hôpital et protocoles antibiotiques du service ;

– la demande des résultats d'examens microbiologiques en cours pour les traitements curatifs.

Pour atteindre ces objectifs, les recommandations de l'ANDEM rappellent que : « La gestion des ordonnances et de la dispensation nominative des antibiotiques implique des moyens appropriés, en particulier l'informatisation des services de pharmacies hospitalières. » [3].

– Le respect des règles d'associations en termes de synergie anti-infectieuse.

Cette surveillance faite par la microbiologie ne peut se faire avec reproductibilité et exactitude, que si les responsables des examens microbiologiques de patients connaissent l'ensemble des antibiotiques prescrits. Dans une organisation en réseau en temps réel, l'intervention de la microbiologie permet une réorientation de l'antibiothérapie en concertation avec le prescripteur. Pour atteindre ce dernier objectif, l'ANDEM insiste de la même manière pour l'informatisation obligatoire des services de microbiologie et la présence d'au moins un biologiste compétent en infectiologie [3].

Logistique de dispensation

On peut distinguer deux niveaux logistiques au circuit prescription-dispensation des antibiotiques : le support manuel de transmission ou l'informatique comme support de transmission.

Support manuel

Il s'agit de l'ordonnance où le modèle restrictif et informatif a apporté la preuve de sa supériorité comme support d'une politique antibiotique dans les premières expériences à Henri-Mondor [17] et les travaux publiés et analysés pour l'ANDEM [3].

Ce modèle informe le médecin au moment de la prescription :
- des conditions nécessaires pour valider sa demande ;
- des indications retenues, compte tenu de la politique et de l'écologie de l'hôpital.

L'information se fait donc *a priori* : les indications autorisées sont visualisées par des cases blanches et les indications non validées par des cases noires. Une demande pour un cas particulier reste possible sur justification écrite de ce cas sur l'ordonnance. C'est à l'arrivée à la pharmacie de l'ordonnance que l'arbitrage est fait sur appel de la microbiologie et d'un éventuel référent en infectiologie.

Le système des « cases interdites » ou « autorisées » avec ou sans conditions, a été ainsi employé à l'AP-HP pour rationaliser l'usage des glycopeptides dans une étude coordonnée par P. Ravaud en 1995. Après élaboration de recommandations par un groupe d'experts, 7 hôpitaux ont effectué une diffusion simple des recommandations (groupe A) et 7 hôpitaux y ont ajouté une prescription sur ordonnance restrictive (groupe B), annexe 1. Les résultats montrent une différence significative en faveur du groupe B [28].

Depuis 1997, un même type d'ordonnance à cases pour l'ensemble des antibiotiques aux indications restreintes est en place à Henri-Mondor, avec une informatisation de leur dispensation sur ACCESS.

Informatique

La contribution informatique aux bonnes pratiques de dispensation dépend des moyens mis en œuvre.

Projet d'hôpital

Le projet suit toutes les filières de décision : après l'élaboration d'un cahier des charges, le logiciel est créé par des informaticiens, suivi d'une mise en réseau du plateau technique et des services cliniques.

DISPORAO et SAUPHIX sont les principaux exemples mis en place en France [29].

À Robert-Debré, seul hôpital à l'AP-HP de Paris à disposer de cette informatisation complète, le logiciel *Patient Care System* (PCS) gère quotidiennement, pour les 510 lits, les admissions, les prescriptions, les examens du plateau médico-technique et la dispensation nominative. Pour la prescription faite par le médecin, des aides lui sont proposées : livret thérapeutique, détection des interactions, résultats d'examens pertinents. L'accès aux résultats de laboratoire pour la prescription et la dispensation des antibiotiques permet une vérification en temps réel de la documentation bactériologique des prescriptions et des dosages antibiotiques.

Fontan signale que deux aspects sont encore à améliorer : les unités dispensées en urgence et les écarts entre les unités dispensées et administrées [25].

Projet de service encouragé par la collectivité hospitalière

Ce modèle est représenté par Antibioplus, logiciel de suivi et d'analyse de la prescription antibiotique de l'hôpital d'instruction des armées Desgenettes de Lyon. Développé en coordination avec la Commission d'antibiothérapie, il a été précédé d'un travail des 5 AHU suivant les dossiers patients pour des antibiotiques à usage restreint. Le logiciel a permis d'élargir à tous les antibiotiques le suivi des données retenues comme essentielles. Sa mise en place a mis en évidence un empirisme de la prescription dans 70 % des cas, une insuffisance d'adaptation posologique, un recours trop fréquent aux formes injectables de quinolones [26].

Projet interne à un service

Pour la dispensation, comme pour toute autre activité, ce projet demande une expertise informatique et pharmaceutique avec des moyens informatiques de base utilisant un système de gestion de base de données (SGBD) relationnel, installé en réseau.

La conception et l'architecture de la base de données doivent prévoir l'évolutivité des besoins hospitaliers [30]. Le développement de l'activité et la mise en réseau doivent suivre les bonnes pratiques déontologiques et le cadre réglementaire (déclaration à la CNIL).

La souplesse du SGBD est un avantage pour une mise en place rapide des échanges rapides informatiques entre la pharmacie, la microbiologie et d'éventuels référents. Cette « dématérialisation » des échanges est un gain de temps mais doit être suivie d'une édition de la prescription validée pour réaliser la préparation des doses thérapeutiques.

La fonction « ordonnancier informatique » sert de traçabilité des antibiotiques dispensés et permet de fournir des historiques médicamenteux des patients en quantité et qualité de médicaments dispensés même pour ceux ayant eu des hospitalisations répétées.

Cette fonction n'est pas remplie actuellement par les systèmes d'information hospitaliers (SIH) dont la logique est une analyse par séjours et non par patients [28].

Apport de l'informatique sur la qualité de la dispensation

L'informatisation de la prescription et de la dispensation et le développement de logiciels d'aide à la prescription ont tous été des réussites :
- pour diminuer les dépenses de santé [6, 29] ;
- pour diminuer les erreurs de prescription et de dispensation [25] ;
- pour retarder l'évolution des résistances bactériennes [3, 27, 28] ;
- pour le bon usage des antibiotiques en général [5].

Sur ce dernier point, l'informatique présente deux avantages sur le plan individuel (patient) et collectif (service).

Apport au niveau du patient

L'informatisation permet d'introduire le suivi de deux critères importants pour le bon usage des antibiotiques dans des traitements curatifs.

Il s'agit, pour les traitements curatifs, des deux signaux informatisables suivants :

– Absence de résultats microbiologiques au moment de la dispensation avec deux explications possibles :
- l'absence de prélèvement demandé, ou,
- l'absence de germe retrouvé à l'isolement.

Ce signal transmis à la microbiologie permet d'obtenir une explication ou de susciter une intervention.

– Rappel de réévaluation de la prescription :
les recommandations de l'ANDEM proposent les délais suivants :
- trois jours pour une réévaluation en curatif probabiliste ;
- cinq à sept jours pour une revalidation en curatif documenté.

Apport au niveau des services cliniques

Les quantités d'antibiotiques dispensées (ou distribuées) peuvent être facilement converties en doses définies journalières DDD après ressaisie ou transfert de données de consommations [31].

Ces consommations exprimées en DDD et nombre de prescriptions font partie des indicateurs recommandés pour être mis en regard de l'évolution des résistances bactériennes et de l'activité des services.

Indicateurs pharmaceutiques du réseau en quantités d'antibiotiques dispensées.

– Périodiques, par spécialités médicales et familles thérapeutiques :
- en coût;
- en journées de traitement ou DDD.

– Continus par spécialités médicales et familles thérapeutiques :
les exemples les plus souvent retrouvés sont le suivi des :
- quantités dispensées documentées : surveillance des BMR;
- quantités inhabituelles prescrites : alerte d'événement infectieux;
- quantités dispensées non documentées : antibioprophylaxie, traitement probabiliste mais aussi mesurage des antibiotiques éventuellement.

Conclusion

Pour dépasser les niveaux fluctuants d'une prescription-dispensation traditionnelle, l'assurance de qualité globale pour tous les patients passe par une prescription assistée par des logiciels d'aide et une dispensation contrôlée informatisée. L'ANDEM rappelle une deuxième fois ce besoin :

« Pour des raisons de traçabilité, de surveillance et d'analyse des consommations l'informatisation de la prescription et de la dispensation est indispensable. » [1].

La mise à disposition de systèmes experts est une mesure d'accompagnement nécessaire aux accréditations d'activités hospitalières dans l'esprit des ordonnances d'avril 1996; même si les études à partir de dispensation nominative d'antibiotiques sélectionnés donnent des éléments informatifs intéressants, ceux-ci sont limités dans le temps et l'espace et ne représentent pas une assurance de qualité totale pour tous les patients admis à l'hôpital.

Bibliographie

[1] Ministère des Affaires Sociales et de l'Intégration. Arrêté du 9 août 1991 portant application de l'article R.5203 du code de la santé publique dans les établissements mentionnés à l'article L.577 du même code. *Journal Officiel* 1991, 10 octobre.

[2] Rambourg P. Conditions de mise en œuvre et conséquences de l'arrêté du 9 août 1991 portant application de l'article R.5203 du code de la santé publique. *Rev ADPHSO* 1994; **19**: 57-59.

[3] ANDEM. Le bon usage des antibiotiques à l'hôpital. Recommandations pour maîtriser le développement de la résistance bactérienne. *Semaine des hôpitaux* 1997; **n° 5-6**: 153-158.

[4] Société Française de Pharmacie Clinique. Référentiel de Pharmacie Hospitalière. Septembre 1997; 369 pages.

[5] Schentag JJ, Baloow CH, Fritz AL *et al.* Changes in antimicrobial agent usage resulting from interactions among clinical pharmacy, the infectious disease division, and the microbiology laboratory. *Diagn Microbiol Infect Dis* 1993; **16**: 225-264.

Annexe 1

RPC

Délégation à l'Evaluation Médicale (DPIM)

GLYCOPEPTIDES

Fiche de prescription
GLYCOPEPTIDES INJECTABLES CHEZ L'ADULTE

NOM du patient .... Cachet du service

Prénom ....

NOM du prescripteur .... Signature ....

Service .... Date ....

Traitement prescrit .... dose quotidienne .... durée prévue ....

N° PATIENT .... N° HOPITAL .... *Ne pas remplir*

MERCI DE COCHER LA CASE CORRESPONDANT A LA SITUATION DE VOTRE PATIENT
Seules les cases blanches correspondent à des prescriptions recommandées par un groupe d'experts de l'AP-HP comprenant des bactériologistes, des infectiologues, des hématologistes, des réanimateurs et des pharmaciens hospitaliers. Toute prescription ne correspondant pas à ces recommandations devra être justifiée.

1. Infection documentée à Staphylocoque		*Vancomycine*	*Teicoplanine*
• Staphylocoque méti-S ou oxa-S	+ absence d'allergie aux ß-lactamines	■	■
• Staphylocoque méti-S ou oxa-S	+ allergie aux ß-lactamines	□	■ *(1)*
• Staphylocoque méti-R ou oxa-R	+ absence d'allergie à la vancomycine, + présence d'une voie veineuse	□	■ *(1)*
• Staphylocoque méti-R ou oxa-R	+ allergie à la vancomycine *(2)* ou absence de voie veineuse, ET CMI de la teicoplanine ≤ 4 µg/ml (pour les staph. coagulase négatifs)	■	□ *(3)*
2. Infection non documentée			
• Infection grave à cocci Gram + probable, et allergie aux ß-lactamines,		□	■ *(1)*
• Infection grave et haute probabilité de staphylocoque méti-R,		□	■ *(1)*
• Infection chez le granulopénique : l'adjonction systématique d'un glycopeptide à l'antibiothérapie de première intention n'est pas justifiée, sauf circonstance clinique particulière évoquant d'emblée la responsabilité de cocci à Gram positif.		□	■ *(1)*

3. Autre situation (justifiez votre prescription) ....
....
....
....

(1) Un problème de voie d'abord veineux peut faire préférer la prescription de teicoplanine.
(2) De nombreux cas d'intolérance cutanée à la vancomycine sont uniquement liés à l'administration trop rapide du produit. La durée de la perfusion de vancomycine doit être au minimum d'une heure.
(3) Pour la teicoplanine, seules les voies intraveineuse et intramusculaire ont fait l'objet d'études. Il n'y a pas de démonstration à ce jour d'une meilleure tolérance rénale de la teicoplanine par rapport à la vancomycine.

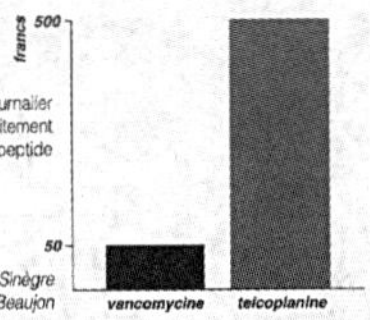

D'après M. Sinègre 1994, Beaujon

ASSISTANCE PUBLIQUE HÔPITAUX DE PARIS

[6] Pestotnik SL, Classen DC, Evans RS, Miller DL. Implemanting Antibioc practice guidelines through computer assisted decision support: clinical and financial outcomes . *Ann Intern Med* 1996; **124**: 885-889.

[7] Gin AS, Lipinski LA, Honchharik N. Impact of a target drug monitoring program on the usage of clindamycin. *Can J Hosp Pharm* 1994; **47**: 53-58.

[8] Practice Standards of American Society of Health-System Pharmacists Infection Control. *ASHP Statement on the Pharmacist's Role* 1996-1997: 12-14.

[9] Practice Standards of American Society of Health-System Pharmacists. Medication-Use Evaluation, *ASHP Guidelines* 1996-1997: 49-51.

[10] Ministère des Affaires Sociales et de l'Intégration. Loi n° 92-1279 du 8 décembre 1992 modifiant le livre V du code de la santé publique et relative à la pharmacie et au médicament. *Journal Officiel* 1992, 11 décembre.

[11] Assistance Publique, Hôpitaux de Paris. Arrêtés directoriaux n° 951407 et 951408 sur la Commission des Médicaments AP/HP et les comités locaux de ses hôpitaux. Paris: AP/HP, 1995.

[12] Astier A, Pelegri A, Brun-Buisson C, Touratier S, Lemaire F. Consensus sur l'utilisation des antibiotiques au CHU Henri-Mondor: bilan d'une expérience de 10 ans. *Hôpital à Paris* 1988; **107**: 46-48.

[13] Audurier A, Guerois M, Choutet P. Rôle du Comité de lutte contre l'infection dans la politique d'antibiothérapie. *Agressologie* 1987; **28**: 1211-1213.

[14] Carlet J, Bleriot JP. Méthodologies permettant l'évaluation de l'usage hospitalier des antibiotiques. In: *Réanimation et médecine d'urgence* 1986; SFAR. Expansion Scientifique Française: 110-117.

[15] Ministère de la Santé, Direction des Hôpitaux, Direction de la Pharmacie et du Médicament. Circulaire n° 1416 du 22 mai 1979 relative aux comités du médicament et à l'information des prescripteurs dans les hôpitaux publics. Paris: Ministère de la Santé et de la Famille, DH, DPM, 1979.

[16] Hansel S. Rôle dynamique du Comité du Médicament. *J Eco Méd* 1992; **10 (6)**: 423-430.

[17] Rapin M. Politique de l'antibiothérapie. *Méd Mal Infect* 1986; **16**: 277-279.

[18] Durand MMJL, Masseron C, Rieu C *et al.* Évaluation de la pertinence des prescriptions d'antibiotiques coûteux au groupe hospitalier Cochin. *Hôpital à Paris* 1988; **104**: 26-29.

[19] Robinet F, Bouvet A, Morgand O, Sauvageon-Marthe H, Chast F. Les infections hospitalières à staphylocoques: épidémiologie, traitement, coût. *J Pharm Clin* 1992; **11**: 197-211.

[20] Durand-Gasselin B, Leclercq R, Girard-Pipau F, Deharvengt MC, Rochant H, Astier A *et al.* Evolution of bacterial susceptibility to antibiotics during a six-years period in a haematology unit. *J Hosp Infect* 1995; **29**: 19-33.

[21] Avril JL, Cormier M, Le Verge R, Donnio PY, Michelet C, Chevrier C. Infections et usage des antibiotiques à l'hôpital, résultats d'une enquête de prévalence en 1986. *Rev Epidémiol Santé Publ* 1988; **36**: 451-456.

[22] Boubon-Sagnier MC, Gries JM, Chemouny C, Mahmoud T, Sinègre M. Les antibiotiques dans les infections nosocomiales. *Act Pharm Biol Clin* 1992; **14**: 142-147.

[23] Choutet P, Grassin J, Bastides F, Malvy D, Besnier JM. Modalités d'un bon usage de l'antibiothérapie curative par voie générale à l'hôpital permettant de réduire le risque d'apparition de résistances bactériennes. *Du Bon Usage des Antibiotiques à l'Hôpital.* Arnette Blackwell 1996: 119-137.

[24] Cremieux AC, Chastang CL, Bernard L, Gallula P, Régnier B, Carbon C. L'utilisation des antibiotiques dans les hôpitaux est-elle appropriée ? *Du Bon Usage des antibiotiques à l'hôpital.* Arnette Blackwell 1996: 171-185.

[25] Fontan JE, Arnaud P, Aujard Y, Boisson A, Léglise J, Brion F. De la prescription à la gestion: apports de l'informatique hospitalière à l'assurance qualité pharmaceutique. *J Pharm Clin* 1995; **14 (4)**: 280-288.

[26] Gaillard A, Roncalez D, Grelaud G, Lemontey Y. Suivi des antibiotiques dans un hôpital militaire. *J Pharm Clin* 1994; **13**: 106-118.

[27] Société d'Anesthésie Réanimation de Langue Française: prévention des infections multirésistantes en réanimation. Novembre 1996; XVIe Conférence de Consensus en réanimation, 7 pages.

[28] Sinègre M, Regnier B. Méthodologie et pharmaco-épidémiologie des consommations d'antibiotiques. *Du Bon Usage des Antibiotiques à l'hôpital*. Arnette Blackwell 1996: 77-98.

[29] Foutel V. Les logiciels d'aide à la prescription des médicaments: outil de la maîtrise médicalisée des dépenses de santé en France ? Paris V: *Thèse de Doctorat en Pharmacie* 1995; 24 octobre: 75 pages.

[30] Lefur P. L'impact des références médicales opposables sur la prescription pharmaceutique. *Concours Méd* 1996; **118-119**: 1344-1347.

[31] World Health Organisation Collaborating Centre for Drugs Statistics Methodology. Guidelines for defined daily doses. *World Health Organisation*, Oslo. 1991.

VI ÉVOLUTION DES PRESCRIPTIONS EN ANTIBIOPROPHYLAXIE

Actualisation des β-lactamines en antibioprophylaxie

M.-J. Laisne

Le principe et les modalités de l'antibioprophylaxie chirurgicale ont fait l'objet en France de mises à jour récentes : conférence de consensus de la Société française d'anesthésie-réanimation en 1992 [1], recommandations de l'ANDEM en 1996 visant à établir des RMO [2]. Celles ci ont été établies à partir de revues de synthèse et d'études comparatives récentes [3-5].

Les recommandations de l'ANDEM sont globalement plus restrictives que celles de la conférence de consensus dans les indications et dans le choix des molécules.

À partir de ces recommandations, l'agence du médicament a effectué en 1996 soit une attribution d'AMM pour certaines molécules, soit une modification concernant les indications chirurgicales ou les modalités d'administration des antibiotiques en se conformant aux directives de l'ANDEM.

Intérêt des β-lactamines

Les β-lactamines, en particulier les céphalosporines, sont les molécules les plus utilisées en antibioprophylaxie. Leur spectre d'activité est adapté aux germes responsables des infections postopératoires.

Dans la chirurgie propre où le staphylocoque est le plus souvent responsable des infections, les céphalosporines de 1re et 2e génération et les pénicillines M ont prouvé leur efficacité. Pour la chirurgie propre contaminée, les céphalosporines actives sur les entérobactéries et sur les anaérobies, en particulier *B. fragillis* (céfoxitine et céfotétan), ou l'association amoxycilline-acide clavulanique sont intéressantes.

Nous rappellerons les particularités bactériologiques et pharmacocinétiques des β-lactamines :

– la cinétique de bactéricidie des β-lactamines dépend du temps de contact entre la bactérie et l'antibiotique (temps dépendantes) ;

Département d'Anesthésie-Réanimation, Hôpital Lariboisière, 2, rue Ambroise-Paré, 75475 Paris cedex 10.

– elles sont sensibles pour la plupart d'entre elles (sauf les carbapénèmes) à l'effet inoculum en particulier vis-à-vis des bactéries sécrétant des bétalactamases, le risque étant une augmentation de la CMI. En fait, en prophylaxie, la contamination bactérienne est faible et cet effet n'a que peu d'influence ;
– elles n'ont pas d'effet postantibiotique ;
– leur pharmacocinétique permet d'obtenir des concentrations sériques et tissulaires supérieures à la CMI des germes responsables des infections du site opératoire. Leur diffusion est satisfaisante dans la plupart des tissus ;
– leur tolérance est habituellement bonne, mais le risque d'allergie existe et doit être recherché par l'interrogatoire ;
– leur utilisation courte prévient le risque de sélection de mutants résistants ;
– leur administration en intraveineux direct ou en perfusion courte est aisée ;
– leur coût pour la plupart d'entre elles est modeste.

Les molécules qui ont fait la preuve de leur efficacité sont : les pénicillines M : oxacilline (Bristopen®), cloxacilline (Orbénine®), les aminopénicillines en particulier l'amoxycilline-acide clavulanique (Augmentin®), les céphalosporines de 1re génération : la céfazoline (Kefzol®), les céphalosporines de 2e génération : céfamandol (Kéfandol®), céfuroxime (Zinnat®), céfoxitine (Méfoxin®) et les céfamycines : céfotétan (Apacef®).

Les céphalosporines de 3e génération ont fait l'objet de nombreuses études cliniques, leur supériorité vis-à-vis de molécules de référence plus anciennes n'a pas été démontrée [5, 6]. En France, la ceftriaxone a obtenu une AMM pour les RTUP, néanmoins elle n'a pas été recommandée par l'ANDEM dans cette indication ni dans aucune autre.

Les β-lactamines récentes doivent être réservées à certaines reprises chirurgicales chez des patients ayant reçu une antibiothérapie préalable ou ceux colonisés par des germes résistants.

La plupart des molécules recommandées par l'ANDEM avaient déjà une AMM dans cette indication : oxacilline, céfamandol, céfuroxime, céfoxitine.

D'autres, dont l'utilisation est largement recommandée dans la littérature internationale et par l'ANDEM, mais peu utilisées en France telle la céfazoline ou, à l'inverse, très utilisées comme l'amoxycilline-acide clavulanique n'avaient pas d'AMM pour cette indication. Les firmes pharmaceutiques concernées ont établi un dossier d'expertise actualisé justifiant l'indication et précisant les modalités d'administration de l'antibiotique en accord avec les recommandations de l'ANDEM.

Pour d'autres produits qui avaient déjà une AMM en antibioprophylaxie, une actualisation du schéma posologique et des voies d'administration s'est avérée nécessaire. Par contre, certains produits comme le céfotétan dont la résistance à *B. fragilis* est actuellement de 25 % [9] n'ont pas eu de modification d'AMM en ce qui concerne la chirurgie colorectale.

L'antibioprophylaxie concerne essentiellement la chirurgie propre et propre-contaminée. Dans ce chapitre sera abordée essentiellement l'actualisation des indications et des modalités d'administration des β-lactamines.

Indications actuelles des β-lactamines en antibioprophylaxie

Dans le tableau 1 figurent les AMM actuelles des β-lactamines pour la chirurgie propre et propre-contaminée.

TABLEAU 1
Indications actuelles des β-lactamines en antibioprophylaxie

ANTIBIOTIQUE	Ch. Propre	Ch. propre-contaminée
Cloxacilline Orbenine® Oxacilline Bristopen®	Craniotomies DVI Ch.plastique complexe	
Amoxycilline + Ac clav Augmentin®		Ch. colo-rectale Ch. appendiculaire Ch. ORL*
Céfazoline Kefzol®	Craniotomies, DVI Ch.cardio-vasculaire Ch. orthopédique Ch. thoracique	Ch. ORL* Ch. gastro-duodénale Ch. biliaire Hystérectomies Césariennes à risque
Céfamandol Kéfandol®	Ch. orthopédique Ch. cardio-vasculaire Ch. thoracique	RTUP Biopsie prostatique Tumeur de vessie
Céfuroxime Zinnat®	Ch. cardio-vasculaire Ch. orthopédique	RTUP Biopsie prostatique
Céfoxitine Méfoxin®		Ch. digestive Hystérectomies Ch. ORL**
Céfotétan Apacef®		Ch. colo-rectale Ch. appendiculaire Ch. biliaire Hystérectomies-Césariennes RTUP- cystectomies
Ceftriaxone Rocéphine®		RTUP

*: Avec ouverture bucco-pharyngée.

Il faut souligner l'AMM attribuée à la céfazoline dans de nombreuses indications. Cette molécule est très utilisée et souvent rapportée dans la littérature avec succès du fait de son spectre qui prend en compte le staphylocoque sensible à la méticilline, le streptocoque et les entérobactéries ne sécrétant pas de céphalosporinases inductibles, par contre elle est inactive sur les anaérobies à Gram négatif. Sa pharmacocinétique est intéressante (Tabl. 2). Il s'agit d'une molécule de référence ; dans les études comparatives, son efficacité est identique à celle de molécules plus récentes [4-6]. Son coût est très modeste.

TABLEAU 2
Posologies unitaires, coût, rythme de réinjections peropératoires des β-lactamines utilisées en antibioprophylaxie

Antibiotique	Dose unitaire	Coût dose unitaire (FF)*	Demi-vie (heures)	Réinjections perop posologie/rythme
Oxacilline-Cloxacilline	2 g	6	0,5 à 1	1 g/2 h
Amoxicilline + ac clavulanique	2 g/200 mg	14	1	1 g/200 mg/2 h
Céfazoline	2 g	10	2	1 g/4 h + 1 g après début CEC
Céfamandol	1,5 g	31	1	750 mg/2 h + 1,5 g après début CEC
Céfuroxime	1,5 g	39	1	750 mg/2 h + 1,5 g après début CEC
Céfoxitine	2 g	36	1	1 à 2 g/2 h
Céfotétan	2 g	54	3	1 à 2 g/6 h

*: Coût AP-HP 1996.

L'amoxyciline-acide clavulanique a obtenu une AMM assez restrictive : en chirurgie digestive, son indication est limitée à la chirurgie colo-rectale et appendiculaire, elle n'a pas obtenu d'AMM pour la chirurgie gynécologique du fait de l'absence de preuves suffisantes de son efficacité. Son spectre d'activité parfaitement adapté à la chirurgie ORL avec ouverture bucco-pharyngée lui a permis d'obtenir une AMM dans cette indication.

β-lactamines et chirurgie propre (classe 1)

Dans le tableau 3 figurent les indications chirurgicales précises des antibiotiques pour la chirurgie propre.

La justification d'une antibioprophylaxie concerne les interventions où le risque infectieux, bien que rare, est grave et certaines interventions avec mise en place de matériel étranger.

TABLEAU 3
β-lactamines et chirurgie propre

Type Chirurgie	Interventions	Antibiotiques	Durée prophylaxie
Neuro-chirurgie	Craniotomies DVI	Oxacilline Céfazoline	24 à 48 h
Ch. cardiaque	Prothèses valvulaires Pontage aorto-coronaire	Céfazoline Céfamandol Céfuroxime	24 à 48 h
Ch. Vasculaire	Ch. périphérique membres inférieurs Ch. abdomino-thoracique	Céfazoline Céfamandol Céfuroxime	24 à 48 h
Ch. orthopédique	Prothèse articulaire Fracture hanche	Céfazoline Céfamandol Céfuroxime	24 à 48 h

– Chirurgie orthopédique hyperpropre : mise en place de prothèses articulaires et la fracture de hanche. L'indication pour les autres interventions de chirurgie propre (ostéotomie, ostéosynthèse de fractures fermées, méniscectomies, arthroscopie, ablation de matériel) reste discutée [4], néanmoins, pour l'ANDEM ces indications sont licites. Les fractures ouvertes relèvent plus d'un traitement curatif que prophylactique.
– Chirurgie cardiaque : interventions cardiaques avec sternotomie du fait de la gravité de la médiastinite ou de l'endocardite postopératoire. La mise en place d'un stimulateur cardiaque ne justifie pas d'antibioprophylaxie.
– Chirurgie vasculaire : chirurgie aortique reconstructive et des membres inférieurs. En revanche, les chirurgies veineuse et carotidienne ne nécessitent pas de prophylaxie.
– Neurochirurgie : l'intérêt de l'antibioprophylaxie n'a été démontré que pour les craniotomies et la mise en place de dérivations internes du LCR.
– Chirurgie ophtalmologique : n'a pas fait l'objet de recommandations par l'ANDEM du fait de l'absence de données convaincantes dans la littérature.

La durée de l'antibioprophylaxie doit être limitée à la période peropératoire dans la plupart des cas, et ne jamais dépasser 48 heures. Une durée de 24 à 48 heures a été tolérée par l'ANDEM dans certaines interventions de chirurgie propre.

β-lactamines et chirurgie propre-contaminée (classe 2)

L'antibioprophylaxie ne concerne que les interventions avec ouverture des muqueuses bucco-pharyngées, bronchiques, digestives, génitales ou les interventions sur urines stériles pour l'urologie (Tabl. 4).

En ce qui concerne les molécules, la céfoxitine a conservé son AMM pour l'ensemble de la chirurgie digestive, mais les modalités de son administration ont chan-

TABLEAU 4
β-lactamines et chirurgie propre-contaminée

Type Chirurgie	Interventions	Antibiotique	Durée prophylaxie
Ch. digestive	Ch. gastro-duodénale (classe 2) Ch. biliaire	Céfazoline Céfoxitine	perop.
	Ch. colorectale Ch. appendiculaire	Amoxicilline ac-clav Céfoxitine Céfotétan	
Ch. thoracique non cardiaque	Ouverture trachée ou bronches	Céfazoline Céfamandol Céfuroxime	24 à 48 h
Ch. gynécologique	Hystérectomies Césariennes*	Céfazoline Céfoxitine Céfotétan	perop.
Ch. urologique	RTUP Biopsie prostatique Tumeur vessie (voie endoscopique) Lithiase (voie endoscopique) Cystectomie	Céfamandol Céfuroxime Céfotétan Ceftriaxone idem ch. colorectale	perop.
Ch. ORL	Ouverture bucco-pharyngée	Céfazoline Amoxycilline + ac clavulanique	24 à 48 h

*: injection de l'antibiotique après clampage du cordon.

gé, de même le céfotétan conserve ses indications en chirurgie colo-rectale et gynécologique avec les réserves que nous avons formulées. La céfazoline est recommandée dans les interventions digestives, gynécologiques et ORL où les anaérobies à Gram négatif ne sont pas incriminées.

Il n'a été démontré aucun bénéfice à prolonger l'antibioprophylaxie en postopératoire dans la chirurgie digestive, les hystérectomies et les césariennes [7, 8].

Une durée de 24 à 48 heures est tolérée pour la chirurgie thoracique et ORL.

Indications de l'antibioprophylaxie en fonction du terrain

La prévention de l'endocardite chez le patient à risque reste celle de la conférence de consensus de 1992 [10]. L'amoxicilline 2 g associée à la gentamicine 1,5 mg/kg est recommandée lors d'interventions urogénitales et digestives et pour les coloscopies à l'induction et 6 heures plus tard, et l'amoxicilline seul 2 g lors d'actes portant sur les voies aériennes supérieures, dont l'intubation oro-trachéale. Cette prévention vise essentiellement l'entérocoque, il convient de prendre également en charge les germes responsables des infections postopératoires, en particulier les anaérobies pour la chirurgie digestive ou ORL.

La conférence de consensus sur l'antibioprophylaxie [1] avait proposé de sortir des schémas habituels et d'utiliser des β-lactamines plus récentes chez des patients à risque particulier (hospitalisation de plus de 48 heures, antibiothérapie préalable, immunodéprimés). L'ANDEM n'a pas retenu ces propositions. Par contre, elle suggère de recourir au score du NNIS [11] qui prend en compte le score pré-anesthésique de l'ASA, la durée d'intervention et la classe chirurgicale pour décider d'une antibioprophylaxie pour une intervention qui n'en justifierait pas *a priori*. Il faut remarquer que ce score n'a pas été utilisé pour évaluer l'intérêt d'une antibioprophylaxie.

Modalités d'administration des β-lactamines (Tabl. 2)

La voie intraveineuse directe ou en perfusion courte est la voie d'administration élective des β-lactamines. Elle seule permet d'obtenir des taux d'antibiotiques fiables dans le sérum et au site opératoire. La voie IM a été supprimée dans certaines AMM.

La pharmacocinétique des β-lactamines justifie une première injection effectuée à l'induction anesthésique, soit environ 30 minutes avant l'incision. Leur demi-vie courte (30 min à 1 heure) nécessite des réinjections peropératoires toutes les 2 demi-vies, soit en moyenne toutes les 2 heures pour la plupart des molécules de façon à maintenir des taux tissulaires efficaces tout au long de l'intervention. Une modification de l'AMM du Méfoxin® a été faite dans ce sens et une réinjection de 1g toutes les 2 heures est préconisée.

Les doses unitaires sont élevées, en règle supérieures à la dose curative standard, par contre les données pharmacocinétiques permettent des réinjections à moitié dose. La tolérance de ces molécules utilisées dans ces conditions est bonne si elles sont utilisées sur une courte période.

Conclusion

L'antibioprophylaxie chirurgicale est actuellement bien codifiée tant dans le choix des molécules que dans ses modalités d'administration. Elle entre dans le cadre du bon usage des antibiotiques à l'hôpital et fait partie de la qualité des soins et des mesures d'accréditation.

Elle doit faire l'objet de protocoles écrits élaborés par les diverses personnes impliquées : chirurgien, anesthésiste, pharmacien, infectiologue, et validés par le comité du médicament local. Les β-lactamines, en particulier les molécules anciennes, restent d'actualité et doivent être considérées comme des produits de référence. Il n'y pas actuellement de justification pour utiliser en routine des molécules plus récentes ou à large spectre.

Bibliographie

[1] Société Française d'Anesthésie-Réanimation. *Conférence de consensus*. Paris: SFAR, 10-11 décembre 1992.

[2] L'Antibioprophylaxie en chirurgie. Recommandations et références médicales. ANDEM. Concours médical, suppl N° 41, 7 décembre 1996: 3-18.

[3] Waddell TK, Rotstein, OD. Antimicrobial prophylaxis in surgery. *Can Med Assoc J* 1994; **151**: 925-931.

[4] Dellinger EP, Gross PA, Barrett TL *et al.* Quality standard for antimicrobial prophylaxis in surgical procedures. *Clin Infect Dis* 1994; **15**: 182-188.

[5] ASHP Commission on Therapeutics. ASHP therapeutic guidelines on antimicrobial prophylaxis in surgery. *Clin Pharm* 1992; **11**: 483-513.

[6] Meijer WS, Schmitz PIM, Jeekel. Meta-analysis of randomized controlled clinical trials of antibiotic prophylaxis in biliary tract surgery. *Br J Surg* 1990; **77**: 283-290.

[7] Di Piro JT, Cheung RPF, Bowden TA, Mandsberger JA. Single dose systemic antibiotic prophylaxis of surgical woung infection. *Am J Surg* 1986; **152**: 552-559

[8] Hall JC, Watts JMCK, Press L *et al.* Single dose antibiotic prophylaxis in contaminated abdominal surgery. *Arch Surg* 1989; **124**: 244-247.

[9] Dubreuil L. *Bacteroides fragilis*: état de la sensibilité aux antibiotiques, évolution des résistances. *Med Mal Infect* 1996; **26**, spécial: 196-207.

[10] Prophylaxie de l'endocardite infectieuse. 5e conférence de consensus en thérapeutique anti-infectieuse. *Med Mal Infect* 1992; **22** (spécial): 1104-1111.

[11] Culver DH, Horan TC, Gaynes RP *et al.* Surgical wound infection rate by wound class, operative procedure and patient risk index. *Am J Med* 1991; **91** suppl 3 B: 152S-157S

La dose unique en antibioprophylaxie chirurgicale

J.-L. Pourriat

Introduction

Actuellement, l'efficacité de l'antibioprophylaxie (ABP) n'est pas remise en cause dans la chirurgie propre-contaminée et dans de nombreux actes de chirurgie propre. En France, les conclusions d'une conférence de consensus, consacrée à l'ABP en chirurgie et organisée par la Société d'anesthésie et de réanimation [1], ont été largement reprises dans les recommandations de l'ANDEM [2] et dans les références médicales opposables [3].

Le principe général de l'ABP repose sur le fait que la présence d'un antibiotique au niveau du site opératoire, à une concentration tissulaire efficace, dès l'incision et pendant tourte la durée de l'acte, permet d'obtenir une diminution significative du taux des infections postopératoires [4, 5]. Les modalités de l'ABP découlent de ce principe général :
- le choix de la molécule dépend avant tout de la nature des bactéries-cibles ;
- l'antibiotique choisi doit être dénué d'effets secondaires ;
- son coût doit être bas ;
- le retentissement de l'ABP sur l'écologie microbienne doit être faible.

Ces différents points ne font pas l'objet de controverses. En revanche, les modalités d'administration et, plus spécifiquement, la durée de l'ABP font encore l'objet d'un débat, principalement en raison de l'absence d'études validées.

Durée de l'ABP

Première injection

Pour être pleinement efficace sur les bactéries-cibles, l'antibiotique doit être présent dans les tissus avant la contamination et à un taux suffisant. La diffusion tissulaire est donc une donnée importante à considérer. La distribution des antibiotiques

---

Département d'Anesthésie-Réanimation, Hôpital Jean-Verdier, avenue du 14 juillet, 93143 Bondy cedex.

étant très variable d'une molécule à l'autre, la prescription doit être guidée par l'index d'efficacité de l'antibiotique vis-à-vis du germe dans le tissu considéré [6, 7]. Cet index est défini par le rapport entre la concentration tissulaire de l'antibiotique et la CMI 90 du germe [8, 9].

Le rôle de la voie d'administration conditionne en grande partie la vitesse d'obtention d'un pic thérapeutique efficace au niveau du site chirurgical. La biodisponibilité de certaines voies (orale, rectale) peut parfois varier et est difficilement prévisible. La voie parentérale assure une biodisponibilité parfaitement prévisible et reproductible. L'utilisation de la voie intramusculaire retarde et diminue le pic sérique d'antibiotiques. L'administration intraveineuse donne très rapidement des concentrations sériques élevées, ce qui est favorable au passage tissulaire d'antibiotiques. La dose utilisée n'est jamais inférieure à la dose thérapeutique standard [2].

Obtenir un taux tissulaire efficace au moment de l'incision chirurgicale impose que l'antibiotique soit administré avant le début de l'intervention [10]. Un délai d'une demi-heure avant l'incision, en pratique juste avant l'induction anesthésique, permet d'atteindre cet objectif. Dans certains types de chirurgie où la diffusion tissulaire est difficile, telle la hernie discale, un délai de deux heures serait préférable.

Réinjections peropératoires

Un autre élément de pharmacocinétique important qui guide la prescription réside dans la demi-vie d'élimination de l'antibiotique. Le rythme des réinjections devra dépendre de la demi-vie de l'antibiotique, mais également du mode d'action de celui-ci : concentration ou temps dépendant, effet post-antibiotique. Il est démontré que l'effet protecteur de l'ABP diminue avec l'augmentation de la durée de l'intervention. Ainsi, lorsqu'une intervention se prolonge, des réinjections sont indispensables. L'intervalle entre chaque réinjection sera de l'ordre de deux demi-vies de l'antibiotique considéré. Cependant, le choix de la molécule ne peut pas reposer sur le simple critère d'une demi-vie longue.

Dose unique : indications validées et non encore validées

Pour ce qui concerne la durée de l'ABP, monodose, 24 ou 48 heures, les données de la littérature ne sont pas catégoriques. La très grande majorité des auteurs s'accorde pour une prescription courte n'excédant pas 24 heures : efficacité comparable, faible risque de modification de la flore bactérienne et d'émergence de mutants résistants, moindre coût du traitement. De très nombreux travaux confirment qu'une dose unique préopératoire présente une efficacité identique à une durée d'ABP de 24 à 48 heures [11, 12]. Ceci est largement démontré, entre autres, dans les chirurgies gastrique, biliaire, colorectale, pour les résections endoscopiques de prostate ainsi que pour les hystérectomies et les césariennes [13-15]. En chirurgie orthopédique, en chirurgie cardiaque et pour la neurochirurgie, des travaux sont en faveur de la dose unique mais leur nombre est encore insuffisant pour recommander formellement cette procédure. Une enquête réalisée en Grande-Bretagne montre que la dose unique n'est pratiquée que par 6 % des chirurgiens cardiaques, 89 % d'entre eux préférant encore une durée de 24 à 48 heures [16]. En chirurgie pulmonaire carcinologique, une étude récente montre l'efficacité supérieure d'une ABP de 48 heures de cefuroxime [17]. À l'opposé, une étude récente, portant sur plus de 800 interventions « propres-contaminées », montre une efficacité identique de la dose unique par rapport à une durée d'ABP de 24 ou 48 heures [18]. En pratique, une protection antibactérienne couvrant la totalité de l'acte opératoire (demi-vie longue-dose unique, demi-vie courte-doses multiples) est suffisante pour prévenir les complications infectieuses dans la plupart des indications. Les drainages ne justifient pas la poursuite de l'ABP.

La présence de matériel étranger augmente de manière considérable la dose infectante. En présence de matériel étranger en sous-cutané, l'inoculum minimal entraînant une infection passe de plus de 10^6 à moins de 10^3 staphylocoques [19]. L'ensemble des matériaux étrangers y compris les fils de sutures sont reconnus comme un facteur pathogénique prépondérant de l'infection [20]. Chez l'animal, le polyméthacrylate et le téflon ont un pouvoir pathogène similaire tant sur la croissance bactérienne que sur la réaction inflammatoire. L'adhérence bactérienne aux biomatériaux qui est indispensable à la multiplication et à l'invasion a été largement étudiée pour *S. aureus* et *S. epidermidis*. Beaucoup d'éléments interviennent pour moduler ces phénomènes. Un traitement antibiotique préalable a une influence très nette sur l'adhérence aux matériels plastiques. Ceci montre que les antibiotiques modulent l'interaction des bactéries avec les surfaces naturelles ou étrangères. C'est donc principalement dans ces indications, notamment en chirurgie orthopédique, dans le cadre de pose de prothèses, qu'une durée de 24 à 48 heures maximum peut être admise.

Avantages de la dose unique

Avantages organisationnels

La mise en place d'un protocole d'ABP est la conséquence logique d'une concertation pluridisciplinaire entre les anesthésiologistes, les chirurgiens, les microbiologistes et les pharmaciens. Les protocoles de routine sont ainsi établis en tenant compte des facteurs de risques, de l'écologie bactérienne de l'unité ou de l'hôpital, de la pharmacologie et du coût des antibiotiques. Les protocoles doivent être affichés en salle d'opération. Le protocole d'ABP standard doit clairement définir le choix de l'antibiotique, le moment de l'administration, la posologie en fonction du poids et les modalités d'administration. La molécule choisie en ABP doit être idéalement absente dans les services cliniques afin d'éviter des transgressions de protocole concernant la durée du traitement [21]. Dans ces conditions, il est évident qu'un protocole promouvant la dose unique diminue drastiquement les transgressions de durée. Par ailleurs, si les constatations chirurgicales peropératoires sont en faveur d'un processus infectieux et donc, nécessitent un relais avec une antibio*thérapie*, la réflexion se portera obligatoirement vers une autre molécule, permettant ainsi une séparation nette et pédagogique entre prophylaxie et thérapie.

Avantages économiques

Au même titre que le spectre d'action et les caractéristiques pharmacocinétiques, le coût des antibiotiques interfère à l'évidence avec les modalités d'administration et donc avec la durée de traitement. Peu d'études permettent d'apprécier véritablement l'impact économique de l'ABP. L'analyse du coût isolé de la prescription n'a aucun intérêt s'il n'est pas mis en balance avec un indicateur de résultat. Schématiquement, toute étude comparant deux molécules antibiotiques (ou un placebo) devrait comprendre actuellement dans ses critères de jugement, l'efficacité sur les infections dans les 30 jours postopératoires, les effets adverses des traitements et la valorisation de ces paramètres pour les traitements respectifs. Une analyse coût-efficacité ferait émerger comme stratégies dominantes une efficacité égale à un moindre coût (minimisation des coûts) ou une efficacité supérieure à coût égal ou inférieur. Les situations avec un gain d'efficacité au prix d'un surcoût sont difficiles à analyser et nécessitent alors une hiérarchisation des choix. L'ABP dans la chirurgie propre-contaminée est très probablement coût-efficace et la recherche s'effectue vers une minimalisation du coût des protocoles. Dans une méta-analyse concernant l'hystérectomie par voie abdominale, le bénéfice de l'ABP par C1G ou C2G en dose unique a été confirmé et l'utilisation de molécules plus récentes ne trouve aucune justification tant sur la prévention du risque que sur le coût [22, 23].

Avantages écologiques

Le choix d'une molécule est guidé par la recherche de l'antibiotique ayant le plus faible retentissement écologique. Les conséquences écologiques de l'ABP sont réelles, mais la difficulté à les mettre en évidence les a fait longtemps méconnaître. Il est difficile de définir le profil idéal de la molécule qui aurait un retentissement minimal sur l'écosystème tant les études à ce sujet sont contradictoires. Toutefois, certains points se dégagent de la littérature. La brièveté de l'ABP et l'étroitesse du spectre semblent bénéfiques. L'émergence de *Clostridium difficile* semble plus fréquente lors de l'usage de certains antibiotiques : clindamycine, macrolides, céphalosporines. Certains antibiotiques, quinolones, rifampicine, entraînent avec une grande fréquence des mutations chromosomiques et doivent être évités. Les infections à entérocoques du site opératoire ou à distance de celui-ci sont fréquentes après usage de céphalosporines [24]. L'émergence de staphylocoques méthi-R chez les patients est également décrite après utilisation de cefamandole pendant 72 h en chirurgie cardiaque [24]. L'intérêt d'un spectre étroit est souligné en chirurgie cardiaque par une aussi bonne protection pré- et postopératoire vis-à-vis du staphylocoque [24]. Des épidémies d'infections à staphylocoques dorés méthi-R sont décrites dans des services après usage en ABP de fluoroquinolones (urologie) ou de C3G (prothèses de hanche) [26]. L'utilisation systématique de vancomycine est déconseillée pour les mêmes raisons. Sans que l'on puisse conclure formellement à une différence de retentissement écologique entre dose unique et durée de 24 à 48 heures, il est logique, à efficacité égale, de raccourcir au maximum les durées d'ABP.

Conclusion

À côté des mesures d'hygiène périopératoire, l'ABP contribue à la réduction de l'incidence des complications infectieuses. La prescription de l'ABP doit obéir à des règles précises. La prophylaxie doit utiliser un antibiotique adapté à la cible bactériologique et à l'intervention concernée afin d'obtenir des concentrations tissulaires efficaces sur le site de l'infection potentielle. Elle doit être débutée avant la contamination bactérienne. Sa durée doit être courte afin de réduire au maximum le risque de sélection de germes résistants. Une injection unique préopératoire est efficace dans la majorité des cas. La couverture d'interventions longues sera assurée par un antibiotique à demi-vie longue ou par des réinjections peropératoires. Les modalités du protocole d'ABP, l'impact sur la morbidité infectieuse et sur l'écologie bactérienne des services, ainsi que les conséquences économiques de l'ABP doivent être régulièrement réévalués.

Bibliographie

[1] Conférence de Consensus. Antibioprophylaxie en milieu chirurgical. *Ann Fr Anesth Reanim* 1994; **13**: S1-S9.

[2] Recommandations et Références Médicales de l'ANDEM: antibioprophylaxie en chirurgie. *Concours Med* 1996; **41** (suppl): 1-18.

[3] Références Médicales Opposables. *Journal Officiel* du 29 mars 1997.

[4] Carlet J. Principes généraux du choix d'un antibiotique pour l'antibioprophylaxie en chirurgie. *Ann Fr Anesth Reanim* 1994; **13**: S10-S14.

[5] Nichols RL. Surgical Infections: prevention and treatment, 1965 to 1995. *Am J Surg* 1996; **172**: 68-74.

[6] Bergamini TM, Polk HC. The importance of tissue antibiotic activity in the prevention of operative wound infection. *J Antimicrob Chemother* 1989; **23**: 301-313.

[7] Wittman DH. Antibiotic concentrations in tissue fluid during the vulnerable period as rationale basis for prophylaxis of postoperative infections: focus on infections after operations of the colon, biliary tree and bone. 14th ICC 23-28/06/ 1985; Kyoto.

[8] Garraffo R, Pharm D. Critères pharmacocinétiques du choix d'un antibiotique pour l'antibioprophylaxie en chirurgie. *Ann Fr Anesth Reanim* 1994; **13**: S34-S44.

[9] Redington J, Ebert SC, Craig WA. Role of antimicrobial pharmacokinetics and pharmacodynamics in surgical prophylaxis. *Rev Infect Dis*, 1991; **13** (Supplt 10): S790-799.

[10] Classen DC, Evans RS, Pestotnik SL *et al.* Timing of antibioprophylaxis. *New Engl J Med* 1992; **326**: 281-286.

[11] Di Piro JT, Cheung RPF, Bowden TA, Mansberger JA. Single dose systemic antibiotic prophylaxis of surgical wound infections. *Am J Surg* 1986; **152**: 552-559.

[12] Dellinger EP. Antibiotic prophylaxis in trauma: penetrating abdominal injuries and open fractures. *Rev Infect Dis* 1991; **13** (Suppl 10): S847-857.
[13] Hemsell DL. Prophylactic antibiotics in gynecologic and obstetric surgery. *Rev Infect Dis* 1991; **13** (Suppl 10): S821-841.
[14] Hopkins CC. Antibiotic prophylaxis in clean surgery: peripheral vascular surgery, noncardiovascular thoracic surgery, herniorrhaphy, and mastectomy. *Rev Infect Dis* 1991; **13** (Suppl 10) : S869-873.
[15] Jagelman DJ, Fabian TC, Nichols RL *et al.* Single dose cefotetan versus multiple dose cefoxitin as prophylaxis in colorectal surgery. *Am J Surg* 1988; **155** (5A): 71-76.
[16] Parry GW, Holden SR, Shabbo FP. Antibiotic Prophylaxis for Cardiac Surgery. Current United Kingdom Practice. *Br Heart J* 1993; **70**: 585-586.
[17] Bernard A, Pillet M, Goudet P, Viard H. Antibiotic Prophylaxis in Pulmonary Surgery – A Prospective Randomized Double-Blind Trial of Flash Cefuroxime Versus Forty-Eight-Hour Cefuroxime. *J Thorac Cardiovasc Surg* 1994; **107**: 896-900.
[18] Scher KS. Studies on the duration of antibiotic administration for surgical prophylaxis. *Amer Surg* 1997; **63**: 59-62.
[19] Elek SD, Conen PE. The virulence of *Staphylococcus pyogenes* for man: a study on the problems of wound infection. *Br J Exp Pathol* 1957; **38**: 573-586.
[20] Waldwogel FA, Vaudaux PE, Pittet D, Lew PD. Perioperative antibiotic prophylaxis of wound and foreign body infections: microbial factors affecting efficacity. *Rev Infect Dis* 1991; **13** (suppl 10): S782-789.
[21] Pourriat JL, Hermant JL, Lamotte N, Vailland V. Évaluation des transgressions aux protocoles d'antibioprophylaxie chirurgicale. *Ann Fr Anesth Rea* 1994; **13** (supplt): R48.
[22] Tanos V, Rojansky N. Prophylactic antibiotics in abdominal hysterectomy. *J Amer Coll Surg* 1994; **179**: 593-600.
[23] Blech MF. Impact de l'antibioprophylaxie sur l'écologie microbienne. *Ann Fr Anesth Reanim* 1994; **13**: S45-S50.
[24] Kernodle DS, Barg NL, Kaiser AB. Low level colonization of hospitalized patients with methicillin resistant coagulase negative staphylococci and emergence of the organisms during surgical antimicrobial prophylaxis. *Antimicrob Agents Chemother* 1988; **32**: 202-208.
[25] Palmer DL, Pett SB, Akl BF. Bacterial wound colonization after broad-spectrum versus narrow-spectrum antibiotics. *Ann Thorax Surg* 1995; **59**: 626-631.
[26] Witte W, Braulke C, Heuck D, Cuny C. Analysis of nosocomial outbreaks with multiply and methicillin-resistant *Staphylococcus aureus* (MRSA) in Germany: Implications for hospital hygiene. *Infection* 1994; **22**: S128-S134.

Antibioprophylaxie par glycopeptides

M. Kitzis

L'antibioprophylaxie chirurgicale a pour objectif de réduire les risques pour le patient de contracter une infection au niveau du site opératoire. Elle concerne essentiellement les chirurgies propre et propre-contaminée. Les céphalosporines de 1re et 2e génération constituent habituellement la molécule de choix dans cette indication. La chirurgie propre avec mise en place de matériel prothétique est un cas un peu particulier car elle se complique rarement d'infections, mais celles-ci peuvent être extrêmement graves sur le plan fonctionnel ou vital. L'antibioprophylaxie est d'autant plus indiquée dans ces cas. Elle sera effectuée comme dans les autres cas par des céphalosporines de 1re ou 2e génération, les germes le plus souvent responsables d'infection (*S. aureus* sensibles à la méticilline, bacilles à Gram négatif) étant sensibles à ces molécules.

Dans quelques cas (réinterventions et des interventions chez des patients colonisés par des germes résistants), les germes responsables d'infection en chirurgie propre sont différents : il s'agit alors essentiellement de staphylocoques résistants à la méticilline. On peut proposer une antibioprophylaxie par les glycopeptides que l'on peut d'ailleurs associer à une céphalosporine. Les indications de l'antibioprophylaxie aux glycopeptides sont :

- réintervention sur du matériel prothétique ;
- suspicion de colonisation par des staphylocoques résistants à la méticilline ;
- allergie aux céphalosporines ;

dans les chirurgies suivantes :

- chirurgie cardiaque et vasculaire ;
- neurochirurgie ;
- chirurgie orthopédique avec implantation prothétique.

Les infections en chirurgie propre sont rares mais extrêmement sévères (Tabl. 1), et dans des indications particulières, l'utilisation des glycopeptides a pu paraître indi-

TABLEAU 1

Chirurgie	% Infections	% Mortalité	% SDRM	% *S. epidermidis*
Cardiaque	1-8 %	18-30 %	47 %	12,5 %
Vasculaire	1-10 %	20-35 %	42 %	19,2 %
Orthopédie	1,5-2,9 %	< 1 %	40 %	30 %
Neurochirurgie	3-5 %		34,2 %	21,2 %

Service de Chirurgie thoracique et vasculaire, Hôpital Beaujon, 100, boulevard du Général-Leclerc, 92110 Clichy.

quée en raison de la fréquence de germes résistants aux céphalosporines et sensibles au glycopeptides. En pratique, la vancomycine a été majoritairement testée en antibioprophylaxie bien qu'elle soit l'antibiotique de référence pour le traitement des infections à staphylocoques résistants à la méticilline. La fiabilité de la prophylaxie par la vancomycine a été testée expérimentalement en la comparant aux céphalosporines et aux quinolones, et confirmée par de nombreuses études cliniques, en chirurgie propre et en cas de mise en place de matériel prothétique.

Prophylaxie par la vancomycine

En chirurgie cardiaque

L'efficacité de la vancomycine a été testée en la comparant à un placebo et à d'autres molécules (céphalosporines de 1re et 2e génération). On peut également appliquer la molécule sur les berges sternales.

En chirurgie vasculaire

Les études ont comparé la vancomycine à un placebo, à des céphalosporines dans des interventions de 1re intention ou des réinterventions. Dans ces cas, la vancomycine a montré son efficacité.

En neurochirurgie

La vancomycine a montré son efficacité face à un placebo et également en comparaison à des céphalosporines.

En orthopédie

Les études ont également montré une efficacité de la vancomycine en prophylaxie, en particulier face à un placebo. En utilisation locale, mélangée au ciment de scellement des prothèses, en association avec une céphalosporine, parentérale, les infections ont été moins nombreuses qu'avec une céphalosporine seule.

Effets sur la flore endogène

Depuis quelques années, on a vu apparaître des souches d'entérocoques résistants à la vancomycine, provoquées par des mutations sous l'influence de traitements à la vancomycine. Mais aucune des causes habituelles d'apparition de VRE (infections

TABLEAU 2

Auteur	Année	Spécialité	V		Contrôle			p
			N	% Inf.	Produit	N	% inf.	
Joyce	1986	Cardiaque	61	0	Pénicilline	52	9,6	< 0,05
Vandersalm	1989	«	223 locale + Céfazoline	0,45	Céfazoline	193	3,6	0,02
Trembaline	1991	«	98	1,7	Céfuroxime	97	2	NS
Gavuzzevi	1991	«	160	1,2	Céfalexine	165	1,2	NS
Jensen	1985	Vasculaire	62	1,6	Placebo	66	21,2	< 0,01
Kitzis	1991	Vasculaire Réintervention	104	2,9	Céfamandole	98	10,2	< 0,05
Maki	1992	Vasculaire	107	3,3	Céfamandole Céfazoline	113 114	11,5 12,5	< 0,05 < 0,05
Ritter	1989	Orthopédie	201	0				
Argenson	1991	«	60 locale + Ceph	0	Ceph.	53	10	< 0,01
Haines	1982	Neuroch.	878	0,9 %				
Blemstedt	1988	«	169	1,8 %	Placebo	191	7,3	< 0,05
Carrau	1991	«	15	0	Céfuroxime	38	5	-
Pons	1993	«	25	0,2	Ceftizoxime	24	0,2	NS

systémiques en hématologie, traitements prolongés, traitements par voie orale) ne peut être impliquée dans l'antibioprophylaxie et on ne saurait donc réfuter pour cette raison l'antibioprophylaxie par la vancomycine.

Protocole d'antibioprophylaxie à la vancomycine

On peut donc retenir l'indication d'antibioprophylaxie à la vancomycine dans les chirurgies suivantes :
- chirurgie cardiaque et vasculaire ;
- neurochirurgie ;
- orthopédie avec implantation prothétique ;

pour les indications suivantes :
- réintervention sur une prothèse ;
- colonisation avec un staphylocoque résistant à la méticilline en chirurgie propre ;
- allergie aux céphalosporines.

Le schéma thérapeutique conseillé est le suivant :
- première injection de 1 g à l'induction anesthésique ;
- 2e injection de 1 g à la 12e heure.

L'ajustement au poids est de 15 mg/kg/dose.

Bibliographie

[1] Consensus paper on the surveillance of surgical wound infections. *Infect Control Hosp Epidemiol* 1992; **13**: 599-605.
[2] Dellinger EP, Gross PA, Barrent TL, Krause PJ *et al.* Quality standard for antimicrobial prophylaxis in surgical procedures. *Infect Control Hosp Epidemiol* 1994; **15**: 182-188.
[3] Hospital infection control practices advisory committee (HICPAC). Recommandations for preventing the spead of Vancomycin resistance. *Infect Control Hosp Epidemiol* 1995; **16**:105-113.
[4] Kernodle DS, Kaiser AB. Comparative prophylactic efficacies of ciprofloxacin, ofloxacin, cefazolin and vancomycin in experimental model of staphylococcal wound infection. *Antimicrob Ag Chemother* 1994; **38**: 1325-1330.
[5] Martin C. Antimicrobial prophylaxis in surgery: general concepts and clinical guidelines. *Infect Control Hosp Epidemiol* 1994; **15**: 463-471.

Évolution des prescriptions en antibioprophylaxie

H. Botto

Peut-on utiliser d'autres méthodes en antibioprophylaxie ?

Les recommandations du groupe travail ayant conduit aux RMO sur l'antibioprophylaxie sont très claires : « Le principe est de préférer les antibiotiques ne favorisant pas rapidement l'émergence de résistance bactérienne. » Des produits comme les quinolones qui favorisent la sélection rapide de mutants-résistants devraient en principe être évités. Mais du moins en ce qui concerne l'urologie, la rédaction de ces recommandations s'est appuyée sur des documents anglo-saxons faisant référence à des études anciennes. Ces recommandations privilégient les céfalosporines de première génération. Or, la pratique en France a développé l'usage des fluoroquinolones en urologie du fait de leur simplicité d'utilisation (*per os*), de leur efficacité, et probablement parce que la brièveté de la durée d'exposition réduit la sélection de mutants-résistants.

De nombreux protocoles ont montré l'efficacité de ces produits notamment pour les résections endoscopiques de prostate et la biopsie de prostate transrectale avec disparition des accidents graves septiques et réduction de la bactériurie postopératoire à moins de 10 % dans la majorité des études.

Testés soit en ouvert soit contre les céfalosporines de 3e génération, ces produits se sont montrés tout à fait efficaces. Pour confirmer ce fait, une étude multicentrique (A. Colau) faite à Paris en 1997 et utilisant le céfamandole en ouvert (1,5 g en dose unique à l'induction) vient d'être conclue. Le taux d'incidence de la bactériurie nosocomiale postopératoire est dans cette étude multicentrique de 30 % sans aucune différence entre les 7 centres ayant participé à l'étude.

Cette étude est concordante avec la pratique urologique française qui privilégie largement les fluoroquinolones dans les résections de prostate et les biopsies de prostate. Elle devrait faire évoluer les recommandations dans ce domaine.

Hôpital Foch, Suresnes.

Reste à apprécier le problème du risque écologique de l'emploi des fluoroquinolones en prophylaxie.

Cette appréciation, pour le moins difficile, n'a par ailleurs jamais été réellement effectuée pour les autres antibiotiques utilisés dans cette indication, ce qui rend compte de sa complexité.

16 - 17 OCTOBRE 1997

UIC
16, RUE JEAN REY
75015 PARIS

VIIIes JOURNÉES DE PRÉVENTION DES INFECTIONS NOSOCOMIALES

Organisées par
le CLIN de l'Hôpital Beaujon
en collaboration avec
les CLIN des hôpitaux
Bichat-Claude Bernard,
Pitié-Salpêtrière
Saint-Joseph,
Henri-Mondor

Président :
J. CARLET

Secrétaire scientifique :
M. KITZIS

JEUDI 16 OCTOBRE

MATIN

1re SESSION
GESTION
D'UNE ÉPIDEMIE
HOSPITALIÈRE

9 h 00 Définition d'une épidémie hospitalière
J.-M. DESENCLOS (St-Maurice)

9 h 30 Méthodes d'isolement et observance des méthodes de prévention
J.-C. LUCET (Bichat)

10 h 00 Les porteurs sains
C. BRUN-BUISSON (H. Mondor)

10 h 30 PAUSE

11 h 00 Épidémies à bacilles à Gram positif
H. RICHET (Nantes)

11 h 30 Épidémies à bacilles à Gram négatif
M-.H. NICOLAS (A.- PARÉ)

12 h 00 Exemples d'épidémies hospitalières
E. MAUBEC, F. BERT (Beaujon)

12 h 30 DÉJEUNER SUR PLACE

APRÈS-MIDI

2e SESSION
STÉRILISATION HOSPITALIÈRE :
DE LA CONNAISSANCE
À LA MAÎTRISE DE LA QUALITÉ

14 h 00 RÔLE DU GPEM/SL : assistance dans le choix des équipements et les bonnes pratiques de stérilisation
D. GOULLET (A3 GPM / SL - Lyon)

14 h 30 Indicateurs biologiques standardisés en stérilisation : Indications et bonnes pratiques
J.-C. DARBORD (Paris)

15 h 00 Taux de contamination initial des dispositifs médicaux : méthodes et intérêt du dénombrement à l'hôpital
A. DAUPHIN (Paris)

15 h 30 PAUSE

16 h 00 Centralisation, un progrès vers l'assurance de qualité
M. SINÈGRE (Beaujon)

16 h 30 CAPMS et assurance de qualité globale
M. CANONNE (Lens)

17 h 00 Traçabilité des dispositifs médicaux stérilisés : du concept à la réalisation à l'hôpital
R. CAUSSE (Créteil)

17 h 30 FIN DE LA JOURNÉE

VENDREDI 17 OCTOBRE

MATIN

ATELIERS

ATELIER 1
POURQUOI APPLIQUER DES PROGRAMMES DE PRÉVENTION DES INFECTIONS NOSOCOMIALES

1 Pourquoi se laver les mains?
M.-P. DUMAY (St-Joseph)

2 Respect des méthodes d'isolement. Choix ou nécessité?
J.-L. QUENON (Bichat)

3 Intérêts des prélèvements systématiques
V. JARLIER (La Pitié)

4 Utilité des protocoles de soins
A. MACREZ (Service Central des Soins Infirmiers AP-HP)

ATELIER 2
MAÎTRISE DU BON USAGE DES ANTIBIOTIQUES À L'HÔPITAL

ATELIER 3
ÉVOLUTION DES PRESCRIPTIONS EN ANTIBIOPROPHYLAXIE

1 Actualisation de la prescription des céphalosporines en antibioprophylaxie
M.J. LAISNE (Lariboisière)

2 Antibioprophylaxie en dose unique
J.-L. POURRIAT (Bondy)

3 Glycopeptides en antibioprophylaxie
M. KITZIS (Beaujon)

4 Peut-on utiliser d'autres molécules en antibioprophylaxie?
H. BOTTO (CMC Foch - Suresnes)

10 h 30 PAUSE

11 h 00 RÉSUMÉ DES ATELIERS

12 h 00 DÉJEUNER SUR PLACE

APRÈS-MIDI

3e SESSION
INFECTIONS NOSOCOMIALES À *S. EPIDERMIDIS*

14 h 00 Caractéristiques microbiologiques de *S. epidermidis*
J. GALDBART (Beaujon)

14 h 30 Infections à *S. epidermidis* en hématologie
C. GARDIN (Beaujon)

15 h 00 Infections des prothèses vasculaires à *S. epidermidis*
M. KITZIS (Beaujon)

15 h 30 PAUSE

16 h 00 Infections à *S. epidermidis* en neurochirurgie
A.-M. KORINEK (La Pitié)

16 h 30 Médiastinites à *S. epidermidis*
J.-L. TROUILLET (Bichat)

17 h 00 Infections à *S. epidermidis* en orthopédie
N. DESPLACES (Hôpital La Croix-St-Simon)

17 h 30 CLÔTURE DES JOURNÉES

Les compétences mobilisées pour résoudre certaines Tâches complexes font partie intégrante du socle.

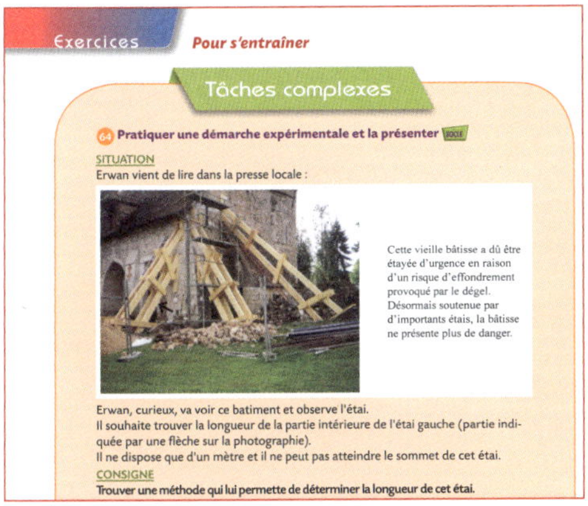
Exercices — Pour s'entraîner

Tâches complexes

64 Pratiquer une démarche expérimentale et la présenter SOCLE

SITUATION
Erwan vient de lire dans la presse locale :

Cette vieille bâtisse a dû être étayée d'urgence en raison d'un risque d'effondrement provoqué par le dégel. Désormais soutenue par d'importants étais, la bâtisse ne présente plus de danger.

Erwan, curieux, va voir ce batiment et observe l'étai.
Il souhaite trouver la longueur de la partie inférieure de l'étai gauche (partie indiquée par une flèche sur la photographie).
Il ne dispose que d'un mètre et il ne peut pas atteindre le sommet de cet étai.
CONSIGNE
Trouver une méthode qui lui permette de déterminer la longueur de cet étai.

Le socle commun de connaissances et de compétences

Le socle commun de connaissances et de compétences définit les connaissances et compétences qui doivent être acquises en fin de troisième.

LIVRET DE COMPÉTENCES : permet de relier le chapitre avec le livret personnel de compétences.

SOCLE : Signale un exercice qui permet de travailler sur une compétence du socle.

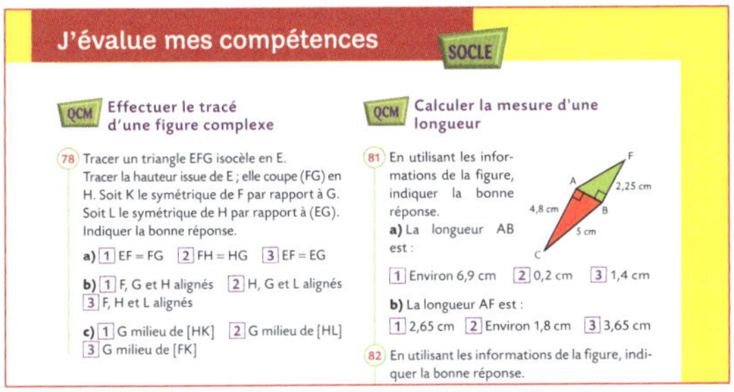
J'évalue mes compétences SOCLE

QCM Effectuer le tracé d'une figure complexe

78 Tracer un triangle EFG isocèle en E.
Tracer la hauteur issue de E ; elle coupe (FG) en H. Soit K le symétrique de F par rapport à G. Soit L le symétrique de H par rapport à (EG).
Indiquer la bonne réponse.
a) 1 EF = FG 2 FH = HG 3 EF = EG
b) 1 F, G et H alignés 2 H, G et L alignés 3 F, H et L alignés
c) 1 G milieu de [HK] 2 G milieu de [HL] 3 G milieu de [FK]

QCM Calculer la mesure d'une longueur

81 En utilisant les informations de la figure, indiquer la bonne réponse.
a) La longueur AB est :
1 Environ 6,9 cm 2 0,2 cm 3 1,4 cm
b) La longueur AF est :
1 2,65 cm 2 Environ 1,8 cm 3 3,65 cm

82 En utilisant les informations de la figure, indiquer la bonne réponse.

J'évalue les compétences du socle travaillées dans le chapitre (y compris les compétences à résoudre une tâche complexe).

AF855325

Je m'informe avec Triangle info magazine, Triangle info métier et Triangle info histoire des arts

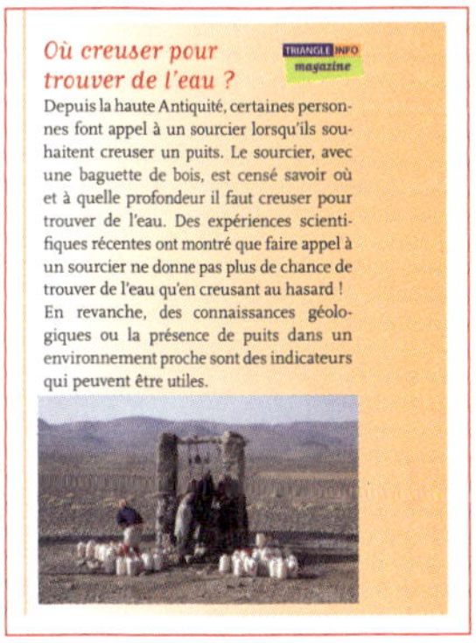
Où creuser pour trouver de l'eau ?

TRIANGLE INFO magazine

Depuis la haute Antiquité, certaines personnes font appel à un sourcier lorsqu'ils souhaitent creuser un puits. Le sourcier, avec une baguette de bois, est censé savoir où et à quelle profondeur il faut creuser pour trouver de l'eau. Des expériences scientifiques récentes ont montré que faire appel à un sourcier ne donne pas plus de chance de trouver de l'eau qu'en creusant au hasard !
En revanche, des connaissances géologiques ou la présence de puits dans un environnement proche sont des indicateurs qui peuvent être utiles.

Je m'entraîne à faire des exercices Avec un logiciel de géométrie ou Avec un tableur et des Devoirs maison.

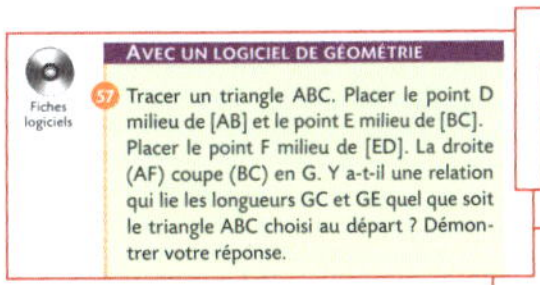
AVEC UN LOGICIEL DE GÉOMÉTRIE

Fiches logiciels

57 Tracer un triangle ABC. Placer le point D milieu de [AB] et le point E milieu de [BC]. Placer le point F milieu de [ED]. La droite (AF) coupe (BC) en G. Y a-t-il une relation qui lie les longueurs GC et GE quel que soit le triangle ABC choisi au départ ? Démontrer votre réponse.

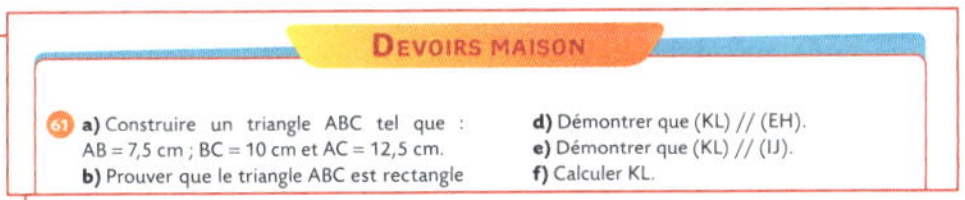
DEVOIRS MAISON

61 a) Construire un triangle ABC tel que : AB = 7,5 cm ; BC = 10 cm et AC = 12,5 cm.
b) Prouver que le triangle ABC est rectangle
d) Démontrer que (KL) // (EH).
e) Démontrer que (KL) // (IJ).
f) Calculer KL.

J'approfondis mes connaissances avec les exercices Pour approfondir

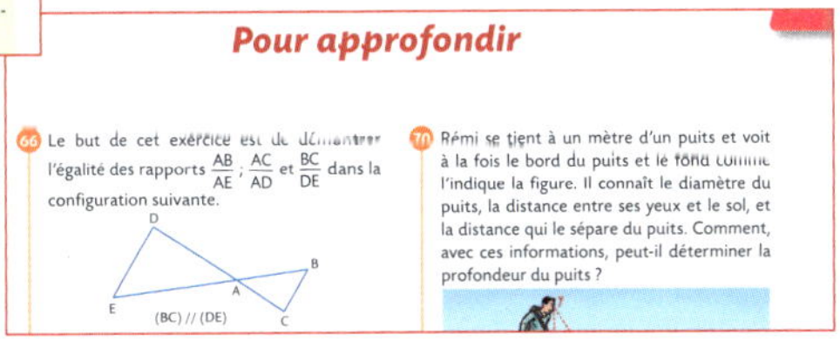
Pour approfondir

66 Le but de cet exercice est de démontrer l'égalité des rapports $\frac{AB}{AE}$; $\frac{AC}{AD}$ et $\frac{BC}{DE}$ dans la configuration suivante.

(BC) // (DE)

70 Rémi se tient à un mètre d'un puits et voit à la fois le bord du puits et le fond comme l'indique la figure. Il connaît le diamètre du puits, la distance entre ses yeux et le sol, et la distance qui le sépare du puits. Comment, avec ces informations, peut-il déterminer la profondeur du puits ?

En fin de chapitre, Je prépare le contrôle et Je prépare le brevet.

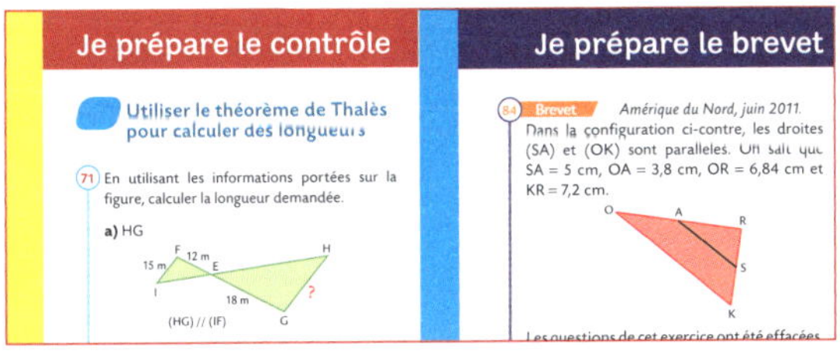
Je prépare le contrôle

Utiliser le théorème de Thalès pour calculer des longueurs

71 En utilisant les informations portées sur la figure, calculer la longueur demandée.
a) HG

(HG) // (IF)

Je prépare le brevet

84 Brevet Amérique du Nord, juin 2011
Dans la configuration ci-contre, les droites (SA) et (OK) sont parallèles. On sait que SA = 5 cm, OA = 3,8 cm, OR = 6,84 cm et KR = 7,2 cm.

Les questions de cet exercice ont été effacées.

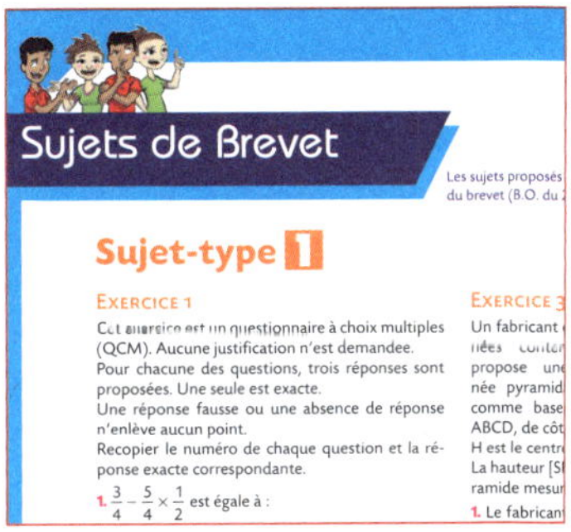
Sujets de Brevet

Sujet-type 1

EXERCICE 1
Cet exercice est un questionnaire à choix multiples (QCM). Aucune justification n'est demandée.
Pour chacune des questions, trois réponses sont proposées. Une seule est exacte.
Une réponse fausse ou une absence de réponse n'enlève aucun point.
Recopier le numéro de chaque question et la réponse exacte correspondante.
1. $\frac{3}{4} - \frac{5}{4} \times \frac{1}{2}$ est égale à :

En fin de manuel, des Sujets de brevet conformes à la nouvelle épreuve.

Collection TRIANGLE

MATHÉMATIQUES

3^e^

Programme 2008

Gisèle CHAPIRON
Michel MANTE
René MULET-MARQUIS
Catherine PÉROTIN

Académie de Lyon

Les auteurs remercient chaleureusement
Monique et René JAFFARD pour leur contribution.

Hatier

Édition : Nicole Rêve
Création maquette : Christian Scheibling - Graphismes
Mise en page : Jouve Saran
Illustrations : Sébastien Azzi et Pierre Braillon
Schémas : Thomas Winock
Iconographie : Pierre Philippon - Hatier illustration

Les auteurs remercient tous les enseignants qui ont rencontré les délégués pédagogiques et qui ont contribué, par leurs remarques pertinentes, à l'amélioration de cet ouvrage.

ISBN 978-2-218-95485-6

Avant-propos

La conception du manuel **Triangle** a été pilotée par la mise en pratique de cinq principes.

Cultiver le plaisir de faire des mathématiques à travers la résolution de problèmes. Les problèmes sont présents dans chaque chapitre, dans les rubriques « *Problèmes* » et « *Tâches complexes* ».

Ce plaisir suppose l'acquisition de compétences, de connaissances et d'automatismes. Cette acquisition est possible grâce à de nombreux exercices gradués pour chaque objectif visé.

Gérer l'hétérogénéité des élèves dans leurs prérequis et dans leur vitesse d'acquisition de nouveaux savoirs, grâce aux rubriques « *Je fais le point sur mes connaissances* » et « *Je réactive mes connaissances* », et aux nombreux exercices gradués et aux exercices corrigés à la fin du livre.

Permettre aux élèves de dépasser les erreurs classiques grâce à des activités d'introduction construites à cet effet et accessibles à tous.

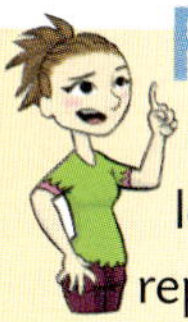

Favoriser l'autonomie des élèves en leur permettant de s'approprier les objectifs d'apprentissage repérés par un code de couleur et de s'auto-évaluer grâce à la présence d'exercices corrigés.

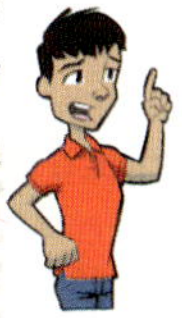

Aider les élèves à acquérir le socle commun de connaissances et compétences en lien avec le livret personnel de compétences, en proposant des exercices clairement identifiés « SOCLE » et une page « *J'évalue mes compétences socle* » dans chaque chapitre.

Le manuel **Triangle** est aussi un environnement de travail.

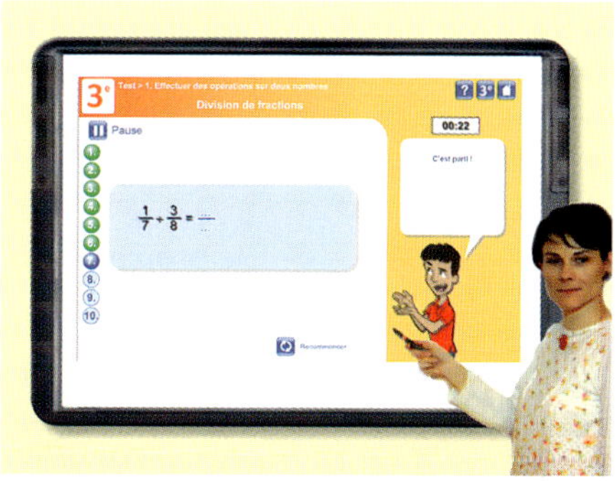

Des outils pour accompagner la préparation d'un cours, sa mise en œuvre et son évaluation.

Les auteurs vous en souhaitent bon usage !

Sommaire

Géométrie. Grandeurs et mesures

Programme de la classe de troisième

(Extraits du BO spécial N° 6 du 28 août 2008 : la colonne « commentaires » des programmes ne figure pas ci-dessous.)

Note : les points du programme (connaissances et capacités) qui ne sont pas exigibles pour le socle commun des connaissances et des compétences sont en italique.

1. Organisation et gestion de données. Fonctions

Objectifs	Chapitre N°
La résolution de problèmes a pour objectifs • de synthétiser le travail conduit sur la proportionnalité dans les classes antérieures, d'approcher la notion de fonction et d'acquérir une première connaissance des fonctions linéaires et affines, • de poursuivre la mise en place de paramètres de position et de dispersion d'une série statistique, • d'initier à la notion de probabilité par l'étude d'exemples simples.	

Connaissances	Capacités	
1.1. Notion de fonction ***Image, antécédent, notations*** $f(x), x \mapsto f(x)$	*- Déterminer l'image d'un nombre par une fonction déterminée par une courbe, un tableau de données ou une formule.*	7
	- Déterminer un antécédent par lecture directe dans un tableau ou sur une représentation graphique.	7
[Thèmes de convergence]		
1.2 Fonction linéaire, fonction affine Proportionnalité.	*- Déterminer par le calcul l'image d'un nombre donné et l'antécédent d'un nombre donné.*	7
Fonction linéaire. *Coefficient directeur de la droite représentant une fonction linéaire.*	*- Déterminer l'expression algébrique d'une fonction linéaire à partir de la donnée d'un nombre non nul et de son image.*	7
	- Représenter graphiquement une fonction linéaire.	7
	- Connaître et utiliser la relation $y = ax$ entre les coordonnées $(x\,;y)$ d'un point M qui est caractéristique de son appartenance à la droite représentative de la fonction linéaire $x \mapsto ax$.	7
	- Lire et interpréter graphiquement le coefficient d'une fonction linéaire représentée par une droite.	7
Fonction affine.	*- Déterminer par le calcul l'image d'un nombre donné et l'antécédent d'un nombre donné.*	7
Coefficient directeur et ordonnée à l'origine d'une droite représentant une fonction affine.	*- Connaître et utiliser la relation $y = ax + b$ entre les coordonnées $(x\,;y)$ d'un point M qui est caractéristique de son appartenance à la droite représentative de la fonction linéaire $x \mapsto ax + b$.*	7
	- Déterminer une fonction affine à partir de la donnée de deux nombres et de leurs images.	7
	- Représenter graphiquement une fonction affine.	7
[Thèmes de convergence]	*- Lire et interpréter graphiquement les coefficients d'une fonction affine représentée par une droite.*	7
	- Déterminer la fonction affine associée à une droite donnée dans un repère.	7
1.3. Statistiques Caractéristiques de position.	- Une série statistique étant donnée (sous forme de liste ou de tableau ou par une représentation graphique) : *• déterminer une valeur médiane de cette série et en donner la signification ;*	8
Approche de caractéristiques de dispersion.	*• déterminer des valeurs pour les premier et troisième quartiles et en donner la signification ;* *• déterminer son étendue.*	8
[Thèmes de convergence]	- Exprimer et exploiter les résultats de mesures d'une grandeur.	
1.4. Notion de probabilité	- Comprendre et utiliser des notions élémentaires de probabilité.	9
[Thèmes de convergence]	- Calculer des probabilités dans des contextes familiers.	9

2. Nombres et calculs

Objectifs	Chapitre N°
La résolution de problèmes a pour objectifs • d'entretenir le calcul mental, le calcul à la main et l'usage raisonné des calculatrices, • d'assurer la maîtrise des calculs sur les nombres rationnels, • d'amorcer les calculs sur les radicaux et de poursuivre les calculs sur les puissances, • de familiariser les élèves aux raisonnements arithmétiques, • de compléter les bases du calcul littéral et d'en conforter le sens, notamment par le recours à des équations ou des inéquations du premier degré pour résoudre des problèmes, • de savoir choisir l'écriture appropriée d'un nombre ou d'une expression littérale suivant la situation.	

Connaissances	Capacités	
2.1. Nombres entiers et rationnels	*- Connaître et utiliser un algorithme donnant le PGCD de deux entiers (algorithme des soustractions, algorithme d'Euclide).*	1
Diviseurs communs à deux entiers, PGCD.	- Calculer le PGCD de deux entiers.	1
	- Déterminer si deux entiers donnés sont premiers entre eux.	1
Fractions irréductibles.	- Simplifier une fraction donnée pour la rendre irréductible.	1
Opérations sur les nombres relatifs en écriture fractionnaire. **[Reprise du programme du cycle central]**		
2.2. Calculs élémentaires sur les radicaux Racine carrée d'un nombre positif.	- Savoir que, si a désigne un nombre positif, $\sqrt{a}$ est le nombre positif dont le carré est a et utiliser les égalités $\left(\sqrt{a}\right)^2 = a$, $\sqrt{a^2} = a$.	3
	- Déterminer, sur des exemples numériques, les nombres x tels que $x^2 = a$, où a est un nombre positif.	3
Produit et quotient de deux radicaux.	*- Sur des exemples numériques, où a et b sont deux nombres positifs, utiliser les égalités :* $\sqrt{ab} = \sqrt{a}\cdot\sqrt{b}$, $\sqrt{\frac{a}{b}} = \frac{\sqrt{a}}{\sqrt{b}}$ *(b non nul)*	3

2.3. Écritures littérales Puissances. [Thèmes de convergence]	- Utiliser sur des exemples les égalités : $a^m \cdot a^n = a^{m+n}$ $a^m / a^n = a^{m-n}$ $(a^m)^n = a^{mn}$ $(ab)^n = a^n b^n$ $(a/b)^n = a^n / b^n$ où a et b sont des nombres non nuls et m et n des entiers relatifs.	2
Factorisation.	*- Factoriser des expressions algébriques dans lesquelles le facteur est apparent.*	4
Identités remarquables.	- Connaître les identités : $(a+b)(a-b) = a^2 - b^2$ $(a+b)^2 = a^2 + 2ab + b^2$ $(a-b)^2 = a^2 - 2ab + b^2$	4
	- Les utiliser dans les deux sens sur des exemples numériques ou littéraux simples.	4
2.4. Équations et inéquations du premier degré *Problèmes du premier degré : inéquation du premier degré à une inconnue, système de deux équations à deux inconnues.*	*- Mettre en équation un problème.* *- Résoudre une inéquation du premier degré à une inconnue à coefficients numériques ; représenter ses solutions sur une droite graduée.*	5 5
	- Résoudre algébriquement un système de deux équations du premier degré à deux inconnues admettant une solution et une seule ; en donner une interprétation graphique.	6
Problèmes se ramenant au premier degré : équations produits.	*- Résoudre une équation mise sous la forme $A(x) \cdot B(x) = 0$, où $A(x)$ et $B(x)$ sont deux expressions du premier degré de la même variable x.*	5

3. Géométrie

Objectifs	Chapitre N°
La résolution de problèmes a pour objectifs • de connaître les objets usuels du plan et de l'espace, de calculer les grandeurs attachées à ces objets ; • de développer les capacités heuristiques, les capacités de raisonnement et les capacités relatives à la formalisation d'une démonstration ; • d'entretenir la pratique des constructions géométriques (aux instruments et à l'aide d'un logiciel de géométrie dynamique) et des raisonnements sous-jacents qu'elles mobilisent ; • de solliciter dans les raisonnements les propriétés géométriques et les relations métriques associées vues dans les classes antérieures ; • de familiariser les élèves aux sections de solides de l'espace.	

Connaissances	Capacités	
3.1 Figures planes Triangle rectangle, *relations trigonométriques.*	*- Connaître et utiliser les relations entre le cosinus, le sinus ou la tangente d'un angle aigu et les longueurs de deux des côtés d'un triangle rectangle.*	12
	- Déterminer, à l'aide de la calculatrice, des valeurs approchées : *• du sinus, du cosinus et de la tangente d'un angle aigu donné ;* *• de l'angle aigu dont on connaît le cosinus, le sinus ou la tangente.*	12
Configuration de Thalès.	*- Connaître et utiliser la proportionnalité des longueurs pour les côtés des deux triangles déterminés par deux parallèles coupant deux droites sécantes.*	11
	- Connaître et utiliser un énoncé réciproque.	11
Agrandissement et réduction. **[Reprise du programme de 4e]**	- Agrandir ou réduire une figure en utilisant la conservation des angles et la proportionnalité entre les longueurs de la figure initiale et celles de la figure à obtenir.	10
Angle inscrit, angle au centre.	*- Connaître et utiliser la relation entre un angle inscrit et l'angle au centre qui intercepte le même arc.*	12
Polygones réguliers.	- Construire un triangle équilatéral, un carré, *un hexagone régulier, un octogone* connaissant son centre et un sommet.	12
3.2 Configurations dans l'espace Problèmes de sections planes de solides.	- Connaître et utiliser la nature des sections du cube, du parallélépipède rectangle par un plan parallèle à une face, à une arête.	13
	- Connaître et utiliser la nature des sections du cylindre de révolution par un plan parallèle ou perpendiculaire à son axe.	13
	- Connaître et utiliser les sections d'un cône de révolution et d'une pyramide par un plan parallèle à la base.	13
Sphère, centre, rayon. Sections planes d'une sphère.	- Connaître la nature de la section d'une sphère par un plan.	13
	- Calculer le rayon du cercle intersection connaissant le rayon de la sphère et la distance du plan au centre de la sphère.	13
[Thèmes de convergence]	- Représenter la sphère et certains de ses grands cercles.	13

4. Grandeurs et mesures

Objectifs	Chapitre N°
La résolution de problèmes a pour objectifs • d'entretenir et de compléter les connaissances et les raisonnements relatifs aux calculs d'aires et volumes, • d'étudier des situations dans lesquelles interviennent des grandeurs composées (produit ou quotient), notamment du point de vue des changements d'unités.	

Connaissances	Capacités	
4.1 Aires et volumes Calculs d'aires et volumes.	*- Calculer l'aire d'une sphère de rayon donné.*	13
	- Calculer le volume d'une boule de rayon donné.	13
Effet d'une réduction ou d'un agrandissement.	- Connaître et utiliser le fait que, dans un agrandissement ou une réduction de rapport k, • l'aire d'une surface est multipliée par k^2, • le volume d'un solide est multiplié par k^3.	10
4.2 Grandeurs composées, changement d'unités Vitesse moyenne. [Thèmes de convergence]	- Effectuer des changements d'unités sur des grandeurs produits ou des grandeurs quotients.	10

Chapitre 1

Nombres entiers et nombres rationnels

Tout est nombre
Quand Pythagore et ses disciples affirment que « *Tout est nombre* », ils parlent des nombres positifs, entiers ou rationnels. Depuis, les théories ont évolué. De nouveaux ensembles de nombres ont été introduits pour comprendre le monde : nombres relatifs, réels, complexes, surréels, transcendants, transfinis... Pour autant tous les problèmes sur les nombres entiers ne sont pas encore résolus et les mathématiciens cherchent encore à démontrer des conjectures énoncées il y a plus de deux siècles. Certains de ces travaux ont des applications très concrètes comme le cryptage de données qui permet, par exemple, de payer des achats avec sa carte bleue sur le net.

Roman Opalka (1931–2011), *Détails (suite des nombres)*, (*voir exercice n° 81, p. 25*).

PRÉREQUIS

1 Connaître le vocabulaire relatif aux multiples et diviseurs d'un nombre entier. SOCLE
2 Connaître et savoir utiliser les critères de divisibilité :
– par 2, 5 et 10, SOCLE
– par 3, 4 et 9.
3 Savoir si deux nombres en écriture fractionnaire sont égaux. SOCLE

OBJECTIFS

1 Calculer le PGCD de deux nombres entiers. SOCLE
2 Déterminer si deux entiers donnés sont premiers entre eux. SOCLE
3 Simplifier une fraction donnée pour la rendre irréductible :
– avec une calculatrice, SOCLE
– sans calculatrice.
4 Résoudre des problèmes.

LIVRET DE COMPÉTENCES

Compétence 3 : Les principaux éléments de mathématiques et la culture scientifique et technologique
• Pratiquer une démarche scientifique, résoudre des problèmes. → Exercices 70, 71, 72, 99.
• Savoir utiliser des connaissances et des compétences mathématiques :
Nombres et calculs. → Exercices balisés « Socle ».
Compétence 4 : La maîtrise des techniques usuelles de l'information et de la communication
• S'approprier un environnement informatique de travail. → Exercices 11, 33, 34, 66, 67.

Je fais le point sur mes connaissances

Pour réactiver mes connaissances

SOCLE

1. Connaître le vocabulaire relatif aux multiples et diviseurs d'un nombre entier

Exercices 9 à 11 p. 18

a) Écrire tous les multiples de 15 inférieurs à 100.

b) Les phrases suivantes sont-elles vraies ou fausses ?

(1) 3 est un diviseur de 103.

(2) 495 est un multiple de 9.

(3) 385 est un multiple de 11.

(4) 132 est divisible par 11.

(5) 4 est un diviseur de 1 036.

(6) 114 est un multiple de 7.

SOCLE

2. Connaître et savoir utiliser les critères de divisibilité

Exercices 12 à 15 p. 18

Rappel 1 p. 298

a) Voici une liste de nombres : 987 ; 1 515 ; 1 610 ; 1 715 ; 1 789 ; 1 795 ; 1 804 ; 1 944.
Parmi ces nombres, trouver ceux qui sont divisibles :

(1) par 2. (2) par 5. (3) par 10.

b) Ces nombres correspondent à des dates célèbres de l'histoire de France. Lesquelles ?

c) Sur cette illustration, qui dit vrai ?

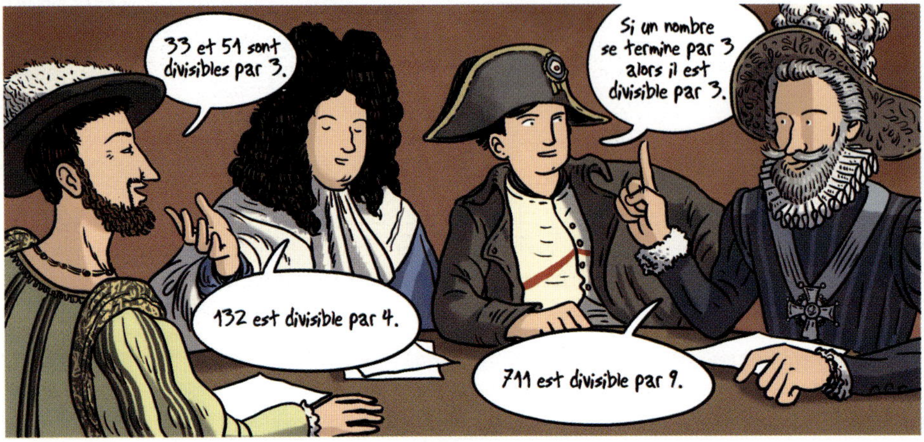

SOCLE

3. Savoir si deux nombres en écriture fractionnaire sont égaux

Exercices 16 à 20 p. 18

Rappel 2 p. 298

a) Compléter les égalités :

(1) $\frac{7}{12} = \frac{\dots}{36}$; (2) $\frac{34}{36} = \frac{\dots}{18}$; (3) $\frac{35}{42} = \frac{\dots}{6}$.

b) Les fractions suivantes sont-elles égales ?

(1) $\frac{4}{10}$ et $\frac{2}{5}$; (2) $\frac{2}{3}$ et $\frac{4}{9}$; (3) $\frac{3}{6}$ et $\frac{1}{2}$;

(4) $\frac{16}{15}$ et $\frac{15}{16}$; (5) $\frac{24}{20}$ et $\frac{36}{30}$; (6) $\frac{12}{40}$ et $\frac{1,5}{5}$.

Activités

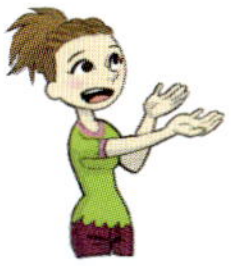

Dans ce chapitre, j'apprends à :

- Calculer le PGCD de deux nombres
- Déterminer si deux entiers sont premiers entre eux
- Simplifier des fractions
- Résoudre des problèmes

Calculer le PGCD de deux nombres

1. Par quels nombres simplifier ?

Par quels nombres peut-on simplifier la fraction : $\dfrac{42}{36}$?

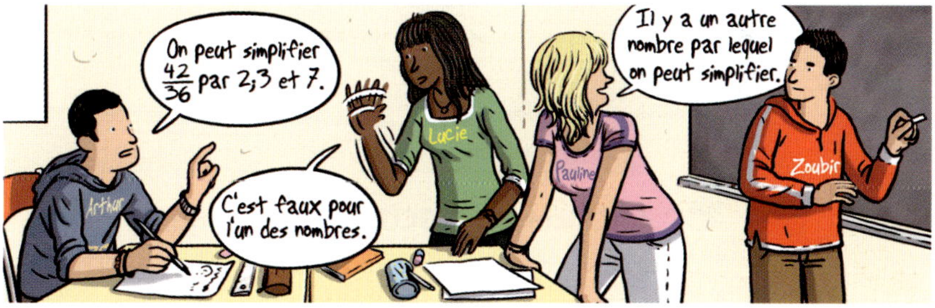

a) Dans ce groupe, qui a raison ?

b) (1) Trouver tous les nombres par lesquels on peut simplifier $\dfrac{42}{36}$.

(2) Quel lien y-a-t-il entre ces nombres, le numérateur et le dénominateur de la fraction ?

2. Trouver tous les diviseurs d'un nombre

▶ Exercices 21 à 24 p. 19

Loïc reçoit ce texto d'un ami qui fait ses devoirs : « 42 a-t-il 7 diviseurs ? ».

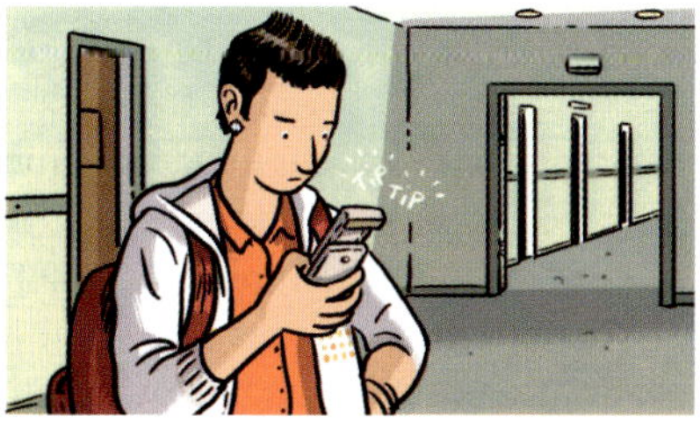

a) Quelle réponse doit faire Loïc ?
b) Quand on cherche les diviseurs d'un nombre, comment faire pour ne pas en oublier ?
c) Trouver tous les diviseurs de 110, puis tous ceux de 11, puis tous ceux de 1.

3. Simplifier au maximum ?

Simplifier le plus possible $\frac{48}{60}$. Pour répondre à la question, le professeur a établi la liste de tous les diviseurs de 48 et de 60 à l'aide d'un tableur.

	A	B	C	D	E	F	G	H	I	J	K	L	M
1	Nombres	Diviseurs											
2	48	1	2	3	4	6	8	12	16	24	48		
3	60	1	2	3	4	5	6	10	12	15	20	30	60
4													

Connaissance 1 p. 15

a) Par quel nombre simplifier la fraction pour répondre à la question ?
b) Expliquer comment trouver ce nombre.

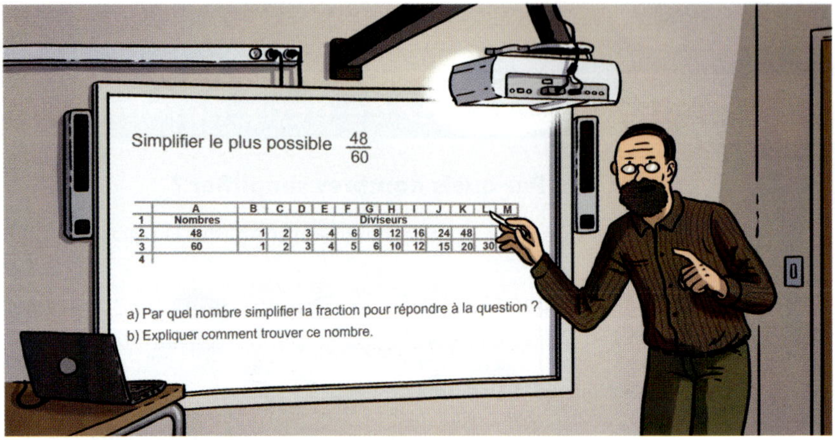

SOCLE

4. Calculer le PGCD de deux nombres

▶ Exercices 25 à 34 p. 19

a) En écrivant tous les diviseurs de 45 et de 81, trouver le plus grand diviseur commun (PGCD) de 45 et 81.

Méthode 1 p. 16

b) La méthode de la question a) pour trouver le PGCD peut être très longue si ces nombres ont beaucoup de diviseurs. On utilise alors un algorithme.
(1) En utilisant l'algorithme des soustractions successives expliqué p. 16, trouver le PGCD de 936 et 624.
(2) En utilisant l'algorithme d'Euclide expliqué p. 16, trouver le PGCD de 456 et 132. (On peut utiliser une calculatrice pour effectuer les divisions.)

TRIANGLE INFO *magazine*

Qu'est-ce qu'un algorithme ?

C'est une méthode, un enchaînement d'actions précises à accomplir de manière systématique et souvent répétitive pour arriver à un résultat. On parle, par exemple, de l'algorithme de la division. Les algorithmes sont donc au cœur des programmes informatiques. Le mot vient du nom du grand mathématicien persan Al Khwarizmi (vers l'an 820) qui introduisit en Occident les nombres décimaux.

c) Déterminer, avec une calculatrice, le PGCD de 150 et 325.
Vérifier si votre calculatrice possède la fonction PGCD. Si oui, l'utiliser.

d) Avec un tableur

C1 | fx

	A	B	C	D
1	2277	1449		
2	5408	10608		
3	4807	3135		
4				

(1) Quelle formule faut-il entrer dans la cellule C1 pour afficher le PGCD des nombres écrits dans les cellules A1 et B1 ?
(2) Recopier le tableau ci-dessus sur une feuille de calcul. Sur chaque ligne, afficher dans la colonne C le PGCD des nombres des colonnes A et B.
(3) Vérifier que les nombres affichés en C1, C2 et C3 sont des nombres entiers consécutifs.

Déterminer si deux entiers sont premiers entre eux

5. Nombres premiers entre eux

▸ Exercices 35 à 41 p. 20

a) Calculer le PGCD des nombres suivants :
(1) 10 et 21. (2) 13 et 15.
Quelle est la particularité de ces couples de nombres ?
b) (1) Les nombres 144 et 108 sont-ils premiers entre eux ?
(2) Calculer leur PGCD.
(3) Diviser 144 et 108 par leur PGCD ; les deux nombres obtenus sont-ils premiers entre eux ?
(4) Reprendre les questions (1), (2) et (3) avec 70 et 105, puis avec 192 et 112.

Connaissance 2 p. 15

c) Énoncer une propriété qui semble être vérifiée.

Simplifier des fractions

Connaissance 3 p. 15

6. Fractions irréductibles

▸ Exercices 42 à 43 p. 20

a) La fraction $\frac{14}{15}$ est une fraction irréductible (voir la définition p. 15) ; expliquer pourquoi.
b) Démontrer le résultat suivant :
si a et b sont des nombres entiers premiers entre eux et $b \neq 0$, alors la fraction $\frac{a}{b}$ est irréductible.
c) Énoncer la réciproque de cette propriété et la démontrer.

Méthode 2 p. 17

7. Rendre irréductible

▸ Exercices 53 à 57 p. 21

a) (1) La fraction $\frac{492}{574}$ est-elle irréductible ? Justifier la réponse.
(2) Calculer le plus grand diviseur commun (PGCD) de 492 et 574.
(3) Rendre irréductible la fraction $\frac{492}{574}$ en indiquant la méthode utilisée.

SOCLE

b) Avec une calculatrice, simplifier la fraction $\frac{336}{420}$ pour la rendre irréductible.

Résoudre des problèmes

8. Problèmes d'arithmétique

▶ Exercices 59 à 65 p. 22

a) Dans un concours d'art, chaque candidat doit réaliser une mosaïque avec des petits carrés de céramique blancs et noirs.

Chaque candidat reçoit un sac contenant des carrés blancs et des carrés noirs ; tous les sacs sont identiques ; ils contiennent tous le même nombre de carrés blancs et le même nombre de carrés noirs.

Les organisateurs ont réparti 595 carrés noirs et 504 carrés blancs dans les sacs. Tous les carrés ont été utilisés.

(1) Combien y-a-t-il de carrés blancs et de carrés noirs dans chaque sac ?

(2) Quel est le nombre de candidats ?

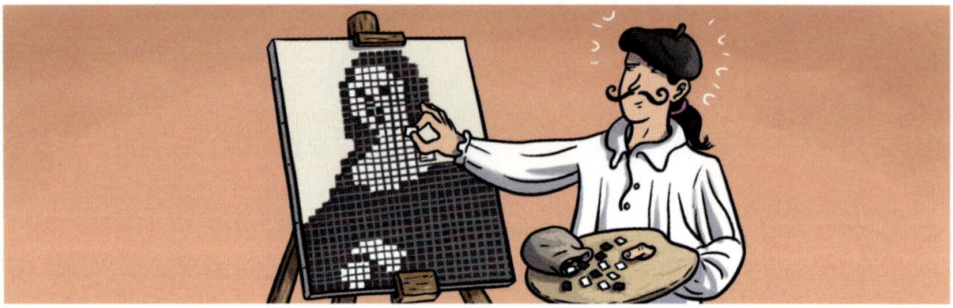

b) Voici un problème.

On veut quadriller ce rectangle par des carrés tous identiques. La longueur du côté des carrés est un nombre entier de centimètres.

Quelle est, en cm, la plus grande longueur possible pour le côté de ces carrés ?

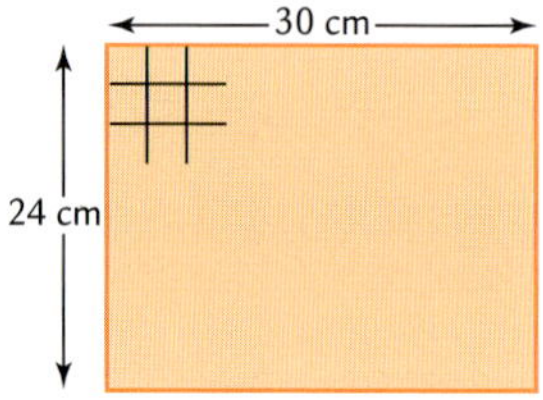

(1) Résoudre ce problème.

(2) Voici la réponse de Morgan.

Préciser ce qui va et ce qui ne va pas dans la réponse de Morgan.

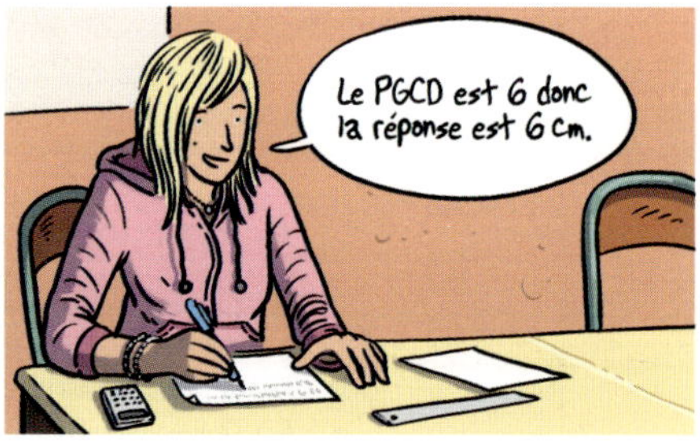

c) On assemble des rectangles de 30 cm de longueur et 24 cm de largeur pour réaliser un carré.

Quel est le côté du plus petit carré que l'on peut ainsi réaliser ?

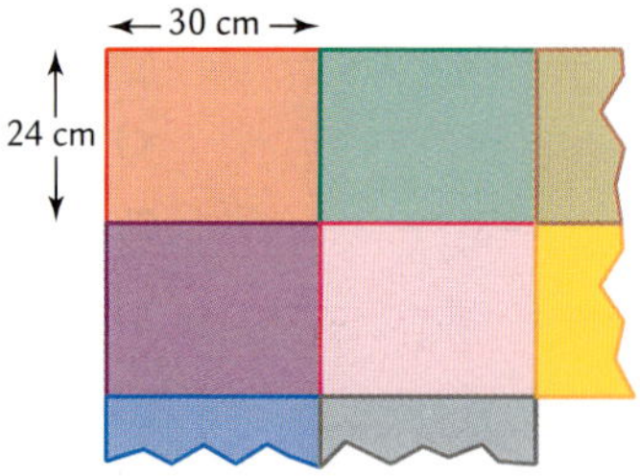

Connaissances

1 Plus Grand Diviseur Commun

Exercices 21 à 34 p. 19

DÉFINITION
Un diviseur commun à deux ou plusieurs nombres entiers est un nombre entier qui est un diviseur de chacun d'eux.

➡ **Exemple :** 2 est diviseur commun à 6 et à 10.

DÉFINITION
Le Plus Grand Diviseur Commun à deux ou plusieurs nombres entiers est appelé le PGCD de ces nombres.

➡ **Exemple :** Trouver le PGCD de 12 et 18.
Les diviseurs de 12 sont : **1** ; **2** ; **3** ; 4 ; **6** et 12. Les diviseurs de 18 sont : **1** ; **2** ; **3** ; **6** ; 9 et 18.
Les diviseurs communs à 12 et 18 sont : **1**, **2**, **3** et **6**.
6 est le plus grand diviseur commun à 12 et 18 ; donc **6** est le PGCD de 12 et 18.

2 Nombres premiers entre eux

Exercices 35 à 41 p. 20

DÉFINITION
Deux nombres entiers dont le PGCD est égal à 1 sont appelés des nombres premiers entre eux ; leur seul diviseur commun est donc 1.

➡ **Exemple :** 9 et 10 sont premiers entre eux, car 1 est leur seul diviseur commun.

3 Fractions irréductibles

Exercices 42 à 53 p. 20

DÉFINITION
Une fraction irréductible est une fraction simplifiée le plus possible.

➡ **Exemple :** $\frac{15}{21}$ n'est pas une fraction irréductible, car elle peut se simplifier par 3.
$\frac{15}{21}=\frac{5}{7}$ et $\frac{5}{7}$ est une fraction irréductible.

PROPRIÉTÉ
a et b sont deux nombres entiers $(b \neq 0)$.
Si a et b sont premiers entre eux, alors $\frac{a}{b}$ est une fraction irréductible.

➡ **Exemple :** 14 et 15 sont premiers entre eux donc $\frac{14}{15}$ est une fraction irréductible.

PROPRIÉTÉ
a et b sont deux nombres entiers $(b \neq 0)$.
Si on simplifie la fraction $\frac{a}{b}$ par le PGCD de a et b, alors on obtient une fraction irréductible.

➡ **Exemple :** Simplifier $\frac{12}{18}$ pour la rendre irréductible.
Le PGCD de 12 et 18 est 6. On simplifie la fraction par 6. $\frac{12}{18}=\frac{2}{3}$ et $\frac{2}{3}$ est une fraction irréductible.

Méthodes

1. Calculer le PGCD de deux nombres avec un algorithme

Méthode 1 **En appliquant l'algorithme des soustractions successives**

>> **Exercice :** Calculer le PGCD de 378 et 108.

ÉTAPES

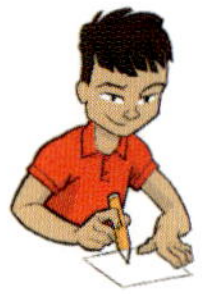

Pour rédiger

■ J'applique l'algorithme des soustractions successives.

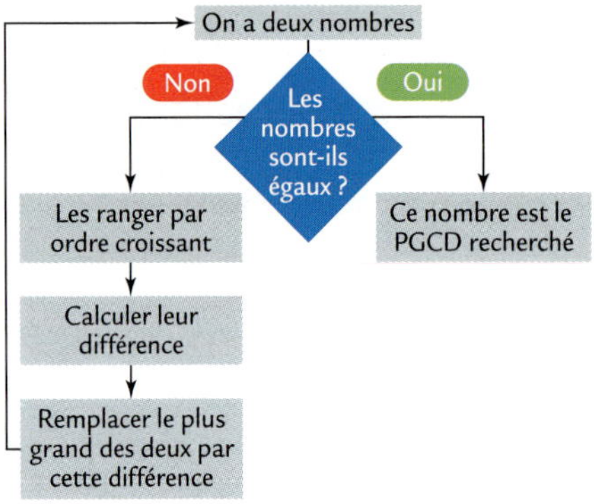

■ Je conclus.

Ma rédaction

➤ 378 – 108 = 270
270 – 108 = 162
162 – 108 = 54
108 – 54 = 54

➤ Le PGCD de 378 et 108 est 54.

Méthode 2 **En appliquant l'algorithme d'Euclide**

>> **Exercice :** Calculer le PGCD de 816 et 1 904.

ÉTAPES

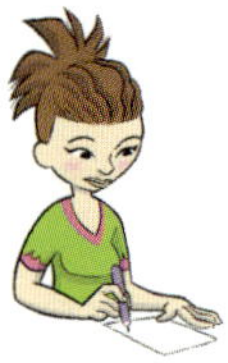

Pour rédiger

■ J'applique l'algorithme d'Euclide.

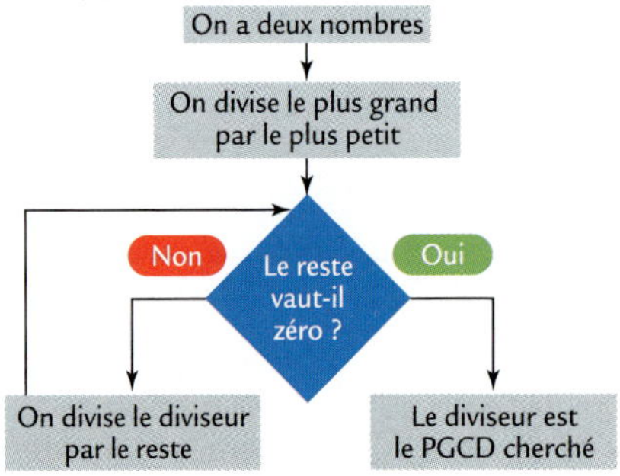

■ Je conclus.

Ma rédaction

➤

Dividende	Diviseur	Reste
1 904	816	272
816	272	0

➤ Le PGCD de 816 et 1 904 est 272.

EXERCICES D'APPLICATION

SOCLE **1** Calculer le PGCD des nombres avec l'algorithme des soustractions successives.
a) 50 et 75. **b)** 159 et 106.

SOCLE **2** Calculer le PGCD des nombres avec l'algorithme des soustractions successives.
a) 85 et 68. **b)** 136 et 102.

SOCLE **3** Déterminer le PGCD des nombres en appliquant l'algorithme d'Euclide.
a) 276 et 368. **b)** 602 et 3 870.

SOCLE **4** Déterminer le PGCD des nombres en appliquant l'algorithme d'Euclide.
a) 598 et 506. **b)** 595 et 5 355.

2. Simplifier une fraction pour la rendre irréductible

Méthode 1 En effectuant mentalement les simplifications

On essaie de simplifier mentalement la fraction par 2, par 3, par 5, par 7 (les nombres premiers), par 10, par 1 000....

Exemple : $\frac{14}{18} = \frac{7}{9}$ (on a simplifié par 2). $\frac{7}{9}$ est une fraction irréductible, car 7 et 9 sont premiers entre eux.

Méthode 2 En utilisant une calculatrice

Des calculatrices donnent le résultat des calculs directement sous la forme de fraction simplifiée. D'autres indiquent qu'une simplification est possible et effectuent cette simplification en plusieurs étapes.

Méthode 3 En simplifiant par le PGCD du numérateur et du dénominateur

>> **Exercice :** Écrire la fraction $\frac{1449}{2\,277}$ sous forme irréductible en détaillant les étapes.

ÉTAPES

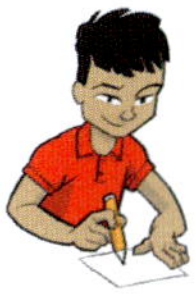

Pour rédiger

- Je calcule le PGCD du numérateur et du dénominateur.

Ma rédaction

➤

Dividende	Diviseur	Reste
2 277	1 449	828
1 449	828	621
828	621	207
621	207	0

- Je divise le numérateur et le dénominateur par leur PGCD.

➤ Le PGCD de 2 277 et de 1 449 est 207.
$1\,449 \div 207 = 7$ et $2\,277 \div 207 = 11$.

- J'écris la fraction simplifiée.

➤ $\frac{1449}{2\,277} = \frac{7}{11}$

EXERCICES D'APPLICATION

SOCLE

5 Mentalement, simplifier les fractions suivantes pour les rendre irréductibles.

a) $\frac{14}{7}$ **b)** $\frac{27}{36}$ **c)** $\frac{22}{121}$ **d)** $\frac{3\times5}{7\times3\times2}$ **e)** $\frac{7}{49}$

SOCLE

6 En utilisant une calculatrice, simplifier les fractions suivantes pour les rendre irréductibles.

a) $\frac{234}{456}$ **b)** $\frac{750}{1\,250}$ **c)** $\frac{7\,400}{560}$

7 En utilisant le PGCD, rendre irréductibles les fractions suivantes.

a) $\frac{51}{68}$ **b)** $\frac{104}{78}$ **c)** $\frac{240}{360}$

8 En utilisant le PGCD, rendre irréductibles les fractions suivantes.

a) $\frac{530}{371}$ **b)** $\frac{9\,240}{3\,822}$

Pour réactiver les connaissances

Vocabulaire relatif aux multiples et diviseurs d'un nombre entier

SOCLE

9 **Vrai ou faux ?**

Les phrases suivantes sont-elles vraies ou fausses ?

a) 45 est un multiple de 5.
b) 72 est un multiple de 7.
c) 132 est un multiple de 11.
d) 2 est un diviseur de 4.
e) 15 est un diviseur de 45.

SOCLE

10 Parmi les nombres : 2 ; 120 ; 24 ; 5 ; 30 ; 6 ; 3 ; 48 ; 12, quels sont :

a) les diviseurs de 12 ?
b) les multiples de 12 ?

SOCLE

Fiches logiciels

11 **Avec un tableur**

a) Programmer un tableur pour
(1) Afficher les 100 premiers nombres entiers dans la colonne A.
(2) Afficher les 100 premiers multiples de 79 dans la colonne B.

◇	A	B
1	1	79
2	2	158
⋮	⋮	⋮
100	100	7900

b) Trouver le nombre n tel que :
$n \times 79 < 6\,953 < (n+1) \times 79$.

Utiliser les critères de divisibilité

SOCLE

12 **a)** Écrire tous les nombres entiers divisibles par 2, compris entre 111 et 121.
b) Écrire tous les nombres entiers multiples de 5, compris entre 101 et 151.
c) Combien y-a-t-il de nombres entiers à deux chiffres qui ont 10 comme diviseur ?

13 Parmi les nombres du « carré » ci-dessous, trouver ceux qui sont divisibles :

a) par 3. **b)** par 4. **c)** par 9. **d)** par 6.

129	144	203	214
215	202	141	132
142	131	216	201
204	213	130	143

e) Ce « carré » est remarquable. Pourquoi ?

14 Voici une liste de nombres :
12 ; 15 ; 20 ; 25 ; 30 ; 42.
Quel nombre faut-il enlever à cette liste pour obtenir cinq nombres parmi lesquels :

- quatre nombres sont divisibles par 2 ;
- trois nombres sont divisibles par 5 ;
- deux nombres sont divisibles par 10.

SOCLE

15 **a)** Par quel chiffre faut-il compléter le nombre : 2 □ 5 pour qu'il soit divisible
(1) par 9 ? (2) par 5 ?
b) Trouver le plus petit nombre de 4 chiffres qui a 9 comme diviseur et qui se termine par 7.

SOCLE

Comparer deux fractions

16 Compléter par $=$ ou $\neq$:

$\frac{4}{5} \ldots \frac{8}{9}$ (+ 4 ; + 4) ; $\frac{12}{20} \ldots \frac{3}{5}$ (÷ 4 ; ÷ 4) ; $\frac{4}{3} \ldots \frac{3}{2}$ (− 1 ; − 1) ; $\frac{2}{7} \ldots \frac{16}{56}$ (× 8 ; × 8).

SOCLE

17 Parmi les nombres 3,5 ; $\frac{6}{10}$; $\frac{9}{15}$; $\frac{5}{3}$, trouver ceux qui sont égaux à $\frac{3}{5}$.

SOCLE

18 **a)** Vérifier que : $12 \times 35 = 15 \times 28$.
b) En utilisant l'égalité du a), écrire une fraction égale à chacune des fractions suivantes :
(1) $\frac{35}{28}$ (2) $\frac{15}{35}$

SOCLE

19 Les fractions suivantes sont-elles égales ?
(1) $\frac{4}{7}$ et $\frac{8}{14}$ (2) $\frac{40}{24}$ et $\frac{5}{3}$ (3) $\frac{234}{142}$ et $\frac{41}{25}$.

SOCLE

20 Comparer $\frac{45}{50}$ et $\frac{40}{38}$.

SOCLE

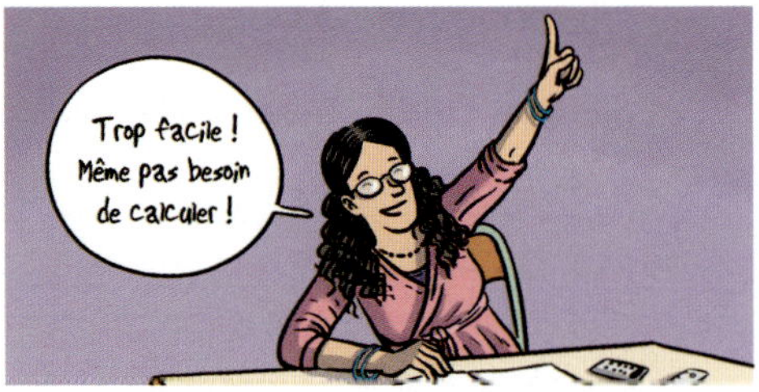

Comment fait Camille ?

SOCLE

Pour s'entraîner

Calculer le PGCD de deux nombres

21 Trouver tous les diviseurs de chacun des nombres suivants : 8 ; 12 ; 21 ; 26.

22 **a)** Trouver tous les diviseurs de chacun des nombres suivants : 20 ; 28 ; 32 ; 45 ; 50 ; 52.
b) Vérifier que tous ces nombres ont chacun six diviseurs.

23 **a)** Trouver les 9 diviseurs de 100.
b) Trouver les 12 diviseurs de 200.
c) Trouver les 18 diviseurs de 300.

24 ***Regard critique***

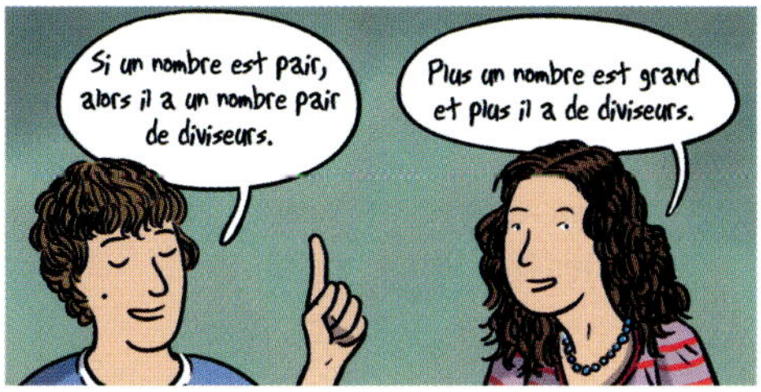

Ont-ils raison ?

SOCLE **25**

n	Les diviseurs de n											
55	1	5	11	55								
60	1	2	3	4	5	6	10	12	15	20	30	60
324	1	2	3	4	6	9	12	18	27	36	54	81
	108		162		324							

En utilisant le tableau ci-dessus, déterminer :
a) Le PGCD de 55 et 60.
b) Le PGCD de 60 et 324.
c) Le PGCD de 55 et 324.

SOCLE **26** Dans chacun des cas suivants, écrire tous les diviseurs communs aux nombres donnés et déterminer leur PGCD.
a) 10 et 35. **b)** 75 et 100. **c)** 84 ; 63 et 42.

SOCLE **27** **Vrai ou faux ?**
a) 4 est le PGCD de 8 et 20.
b) 2 est le PGCD de 20 et 9.
c) 56 est le PGCD de 7 et 8.
d) 4 est le PGCD de 88 et 44.

28 Trouver deux nombres dont le PGCD est 9. SOCLE

29 Calculer le PGCD des nombres en utilisant l'algorithme des soustractions successives.
a) 111 et 74. **b)** 522 et 348.

30 Calculer le PGCD des nombres suivants en utilisant l'algorithme d'Euclide. SOCLE
a) 357 et 294. **b)** 1 360 et 345.

31 **a)** Calculer le PGCD de 832 et 78 en utilisant l'algorithme des soustractions successives. SOCLE
b) Calculer le PGCD de 832 et 78 en utilisant l'algorithme d'Euclide.
c) Quelle méthode est préférable ici ? Pourquoi ?

32 Calculer le PGCD des nombres suivants en utilisant la méthode de votre choix. SOCLE
a) 216 et 126. **b)** 54 et 108.
c) 96 et 84. **d)** 252 et 132.
e) 72 et 78. **f)** 1 029 et 1 050.

33 **Avec un tableur ou une calculatrice** SOCLE
Calculer le PGCD des nombres suivants en utilisant un tableur ou une calculatrice.
a) 6 993 et 10 584. **b)** 12 456 et 2 444.
c) 6 300 et 11 319. **d)** 11 500 et 13 475.

34 **Avec un tableur** SOCLE
Ouvrir une feuille de calcul.

◇	A	B	C
1	101	201	
2	102	202	
3	103	203	
98	198	298	
99	199	299	

PGCD (101 ; 201)

Fiches logiciels

a) Comme ci-dessus, afficher dans la colonne A, tous les nombres entiers de 101 à 199.
b) Afficher dans la colonne B, tous les nombres entiers de 201 à 299.
c) Sur chaque ligne de la colonne C, afficher le PGCD des nombres des colonnes A et B.
d) Deux nombres ont pour PGCD 25. Lesquels ?

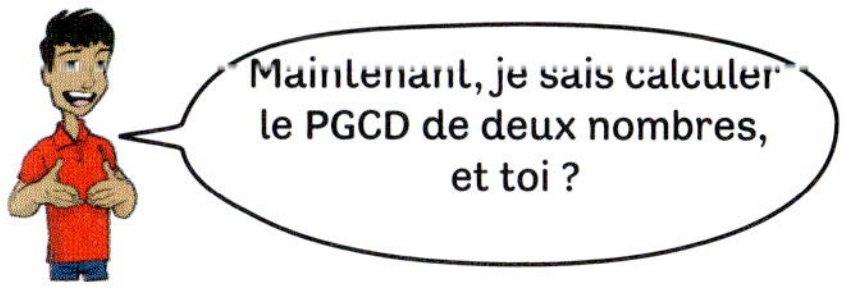

Déterminer si deux entiers sont premiers entre eux

35 À l'aide du tableau, répondre aux questions.
a) 172 et 175 sont-ils premiers entre eux ?
b) 172 et 214 sont-ils premiers entre eux ?
c) Parmi les nombres du tableau, quels sont les nombres premiers avec 625 ?

Nombre n	Diviseurs de n							
172	1	2	4	43	86	172		
175	1	5	7	25	35	175		
214	1	2	107	214				
625	1	5	25	125	625			

36 Dans chacun des cas, indiquer si les nombres donnés sont premiers entre eux. Justifier.
a) 21 et 45. **b)** 55 et 18.
c) 6 et 723. **d)** 12 et 16.

37 **a)** Calculer le PGCD de 325 et 724 avec l'algorithme d'Euclide.
b) Les nombres 325 et 724 sont-ils premiers entre eux ?

38 Ces nombres sont-ils premiers entre eux ?
a) 516 et 1 251. **b)** 15 632 et 1 727.

39 **a)** Trouver tous les nombres entiers premiers avec 15 et inférieurs à 15.
b) Les nombres 225 et 256 sont-ils premiers entre eux ? Préciser la méthode utilisée.

40 Ces propriétés sont-elles exactes ? Justifier.
a) Si n et m sont deux nombres entiers pairs alors le PGCD de n et de m est 2.
b) Si deux nombres sont premiers entre eux alors leurs doubles sont premiers entre eux.

41 Un nombre entier premier avec 6 peut-il être pair ? Justifier la réponse.

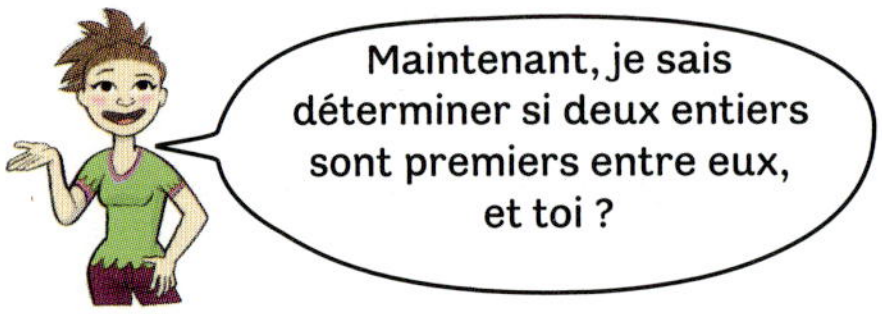

Simplifier des fractions

42 **a)** Parmi les fractions suivantes, quelles sont celles qui sont irréductibles ?
$\frac{2}{3}$; $\frac{8}{12}$; $\frac{15}{5}$; $\frac{25}{36}$; $\frac{20}{63}$; $\frac{7}{5}$; $\frac{15}{21}$; $\frac{50}{77}$.
b) Simplifier les fractions qui ne sont pas irréductibles pour les rendre irréductibles.

43 **a)** Soit n un nombre entier tel que : $1 < n < 15$.
Pour quelles valeurs de n, la fraction $\frac{4}{n}$ est-elle irréductible ?
b) Écrire la fraction irréductible égale à chacun des nombres suivants : 0,5 ; 0,25 ; 0,75 ; 0,2.

44 **a)** Vérifier que les nombres 2001 et 2012 sont premiers entre eux.
b) Simplifier, si possible, la fraction $\frac{2001}{2012}$.

45 SOCLE **a)** Avec une calculatrice, simplifier, si possible, les fractions suivantes :
$\frac{234}{240}$; $\frac{234}{241}$; $\frac{234}{242}$; $\frac{234}{243}$; $\frac{234}{244}$; $\frac{234}{245}$; $\frac{234}{246}$.
b) Quels sont les entiers n compris entre 240 et 246 et premiers avec 234 ?

46 **a)** Parmi les nombres suivants :
27 ; 63 ; 77 ; 88,
quels sont les nombres premiers entre eux ?
b) Écrire les fractions irréductibles inférieures à 1 qui ont pour numérateur et dénominateur un nombre de la liste.

47 CALCUL LITTÉRAL
a) Pour tous les nombres entiers tels que : $1 \leqslant n \leqslant 5$, écrire : $A = \frac{2n+1}{n+1}$.
b) Vérifier que toutes les fractions obtenues sont irréductibles.

48 CALCUL LITTÉRAL
Par quels nombres entiers peut-on remplacer a pour que $\frac{a}{12}$ soit irréductible et inférieur à 1 ?

49 **VRAI OU FAUX ?**

Que pensez-vous des affirmations suivantes ? Justifier votre réponse.

a) Si une fraction a un numérateur et un dénominateur tous les deux pairs, alors elle n'est pas irréductible.

b) Si une fraction a un numérateur et un dénominateur tous les deux impairs, alors elle est irréductible.

c) Si une fraction a un numérateur divisible par 3 et un dénominateur divisible par 2, alors elle est irréductible.

50 Voici un tableau.

Nombre n	**Les diviseurs de** n							
318	1	2	3	6	53	106	159	318
424	1	2	4	8	53	106	212	424
1 113	1	3	7	21	53	159	371	1 113

a) À partir du tableau ci-dessus, trouver par quel nombre il faut simplifier chacune des fractions suivantes : $\frac{318}{424}$; $\frac{424}{1\,113}$; $\frac{318}{1\,113}$ pour les rendre irréductibles.

b) Simplifier les trois fractions.

51 **a)** Calculer le PGCD :

(1) de 120 et 132. (2) de 120 et 168.

(3) de 17 et 42.

b) Simplifier les fractions suivantes :

$\frac{132}{120}$; $\frac{120}{168}$; $\frac{17}{42}$ pour les rendre irréductibles.

52 **a)** Calculer le PGCD :

(1) de 160 et 1 060. (2) de 68 et 85.

b) Simplifier les fractions suivantes :

$\frac{160}{1\,060}$; $\frac{68}{85}$ pour les rendre irréductibles.

53 ***Suite logique***

SOCLE

On donne les fractions :

$A = \frac{123}{456}$; $B = \frac{234}{567}$.

a) Écrire deux autres fractions C et D qui prolongent la liste selon la même logique.

b) Avec une calculatrice, simplifier les fractions A, B, C et D pour les rendre irréductibles.

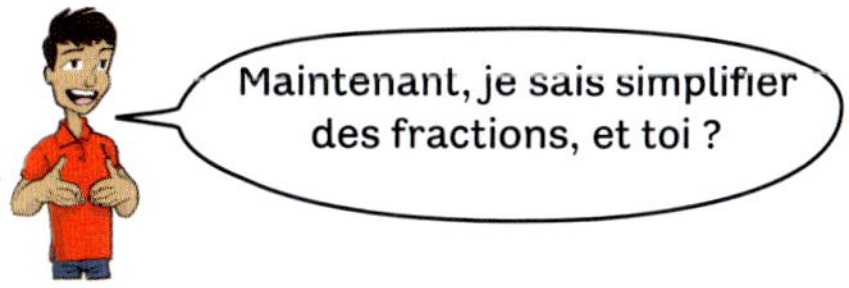

CALCUL MENTAL

54 Combien ces nombres ont-ils de diviseurs ?

a) 5. **b)** 6. **c)** 9. **d)** 10.

55 Calculer le PGCD des nombres suivants.

a) 12 et 10. **b)** 30 et 40. **c)** 2 et 8.
d) 72 et 81. **e)** 11 et 5. **f)** 16 et 20.

56 Les nombres suivants sont-ils premiers entre eux ?

a) 8 et 10. **b)** 15 et 9. **c)** 6 et 7.
d) 12 et 35.

57 Simplifier les fractions suivantes.

a) $\frac{2}{4}$. **b)** $\frac{6}{9}$. **c)** $\frac{25}{100}$.
d) $\frac{20}{100}$. **e)** $\frac{8}{10}$. **f)** $\frac{12}{3}$.

58 Écrire une fraction irréductible égale à chacun des nombres suivants.

a) 1,5. **b)** 0,75. **c)** 0,4.
d) 0,5. **e)** 0,125. **f)** 1,2.

Résoudre des problèmes

59 Un pâtissier a fabriqué un pain d'épices dans un moule rectangulaire de dimensions 66 cm et 84 cm. Il veut le découper en carrés les plus grands possible sans faire de reste.
a) Quelle sera la longueur du côté de chaque carré de pain d'épices ?
b) Combien pourra-t-il réaliser de carrés de pain d'épices ?

TRIANGLE INFO *métier*

Les métiers de bouche

Boucher, charcutier, poissonnier, chocolatier, confiseur, pâtissier, boulanger, détaillant spécialisé en fruits et légumes, cuisinier, épicier... L'artisanat et le commerce de bouche emploient plus d'un million de salariés. C'est une des professions les plus dynamiques. Les besoins actuels et à venir en terme de recrutement sont très importants.
L'apprentissage est une voie pour entrer dans ces métiers. On peut aussi intégrer un lycée hôtelier et passer un bac puis un BTS.

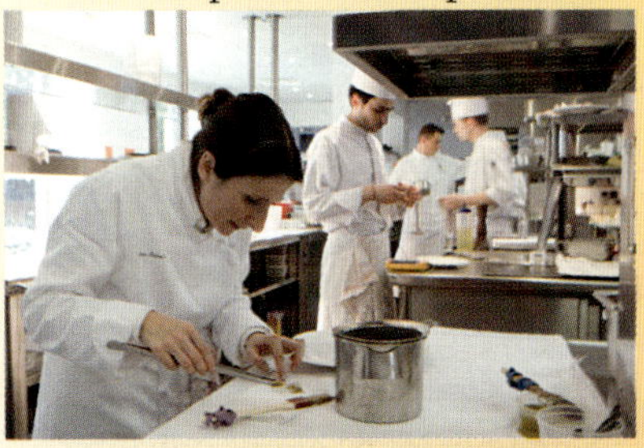

60 Un peintre fabrique des pots pour une nouvelle peinture orange. Il réalise un mélange de peinture jaune et de peinture rouge. Il constate :
– qu'il a utilisé 4 200 g de peinture jaune et 4 800 g de peinture rouge ;
– que la couleur est la même dans tous les pots ;
– qu'il a rempli le plus de pots possible, contenant tous la même quantité.
a) Combien de pots a-t-il fait ?
b) Combien de grammes de peinture jaune et combien de grammes de peinture rouge contient chaque pot ?

61 120 élèves de 3e et 105 élèves de 2de participent à un rallye mathématique collège-lycée.
Les professeurs de mathématiques veulent faire le plus grand nombre possible d'équipes équilibrées.
Pour cela :
– Toutes les équipes ont le même nombre d'élèves.
– Dans chaque équipe, il y a des élèves de 3e et des élèves de 2de.
– Le nombre d'élèves de 3e est le même dans chaque équipe ; le nombre d'élèves de 2de est donc aussi le même dans chaque équipe.
a) Combien d'équipes pourront être faites ?
b) Quelle sera la composition de chaque équipe ?

62 Le professeur de mathématiques annonce qu'il mettra comme note le PGCD de deux nombres choisis parmi les nombres de la liste suivante : 95 ; 90 ; 57 ; 54.
Quels nombres faut-il choisir pour avoir la meilleure note possible ?

63 ***L'Univers et la Terre***
Le tableau ci-dessous donne la durée de révolution de deux satellites de Jupiter.

Io	Europe
42 h	85 h

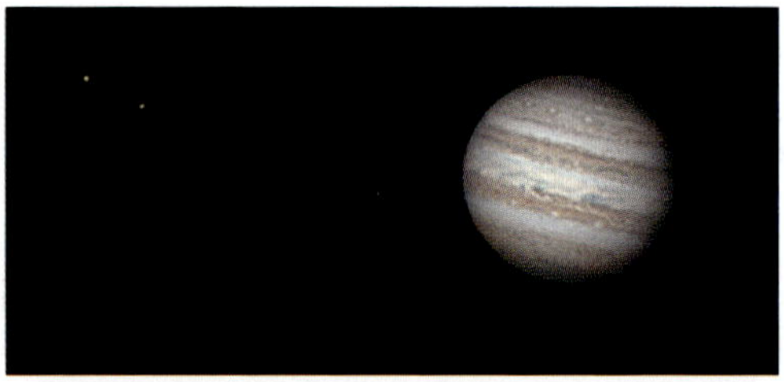

Michel les observe et les prend en photo. Le lendemain, il s'aperçoit que la photo n'est pas réussie et il veut en reprendre une.
Dans combien de temps les satellites auront-ils exactement la même position ?

64 **a)** Écrire tous les nombres qui sont le produit d'au moins deux des nombres suivants :
1 ; 2 ; 3 ; 5 ; 7.
b) Expliquer la méthode utilisée pour ne pas oublier de nombres.
c) Est-il vrai que cette liste est l'ensemble des diviseurs d'un nombre ? Si oui, lequel ?

65 QU'EST-CE QUE J'AI APPRIS

Les phrases suivantes sont-elles vraies ou fausses ?

a) Si je simplifie une fraction par un diviseur commun au numérateur et au dénominateur, je trouve une fraction irréductible.

b) Le PGCD de deux nombres est un diviseur de chacun des nombres.

c) Pour savoir si deux nombres a et b sont premiers entre eux, je peux vérifier avec ma calculatrice que la fraction $\frac{a}{b}$ est irréductible.

d) L'algorithme est une danse rythmée inventée par Euclide.

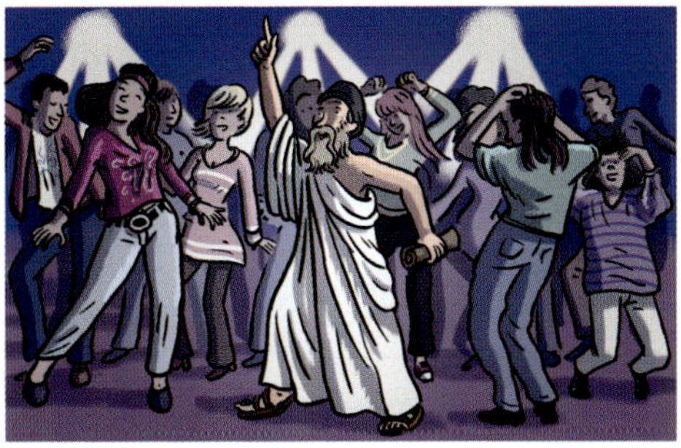

AVEC UN TABLEUR

Fiches logiciels

66 **a)** Programmer une feuille de calcul pour simplifier une fraction $\frac{x}{y}$.

Pour cela :

– Écrire le numérateur x de la fraction à simplifier dans la cellule A1.

– Écrire le dénominateur y de la fraction à simplifier dans la cellule B1.

– Écrire, dans la cellule C1, la formule qui permet d'obtenir le numérateur de la fraction irréductible égale à $\frac{x}{y}$.

– Écrire, dans la cellule D1, la formule qui permet d'obtenir le dénominateur de la fraction irréductible égale à $\frac{x}{y}$.

b) Utiliser ce programme pour simplifier la fraction : $\frac{71\,755\,875}{61\,735\,500}$.

67 n est un entier naturel. $2n + 1$ et $3n + 1$ sont-ils toujours premiers entre eux ?

Tester votre conjecture sur les nombres entiers de 1 à 1 000.

DEVOIRS MAISON

68 **a)** Trouver tous les diviseurs de chacun des nombres de la liste suivante : 496 ; 512 ; 1 250.

b) Un nombre est parfait s'il est égal à la somme de tous ses diviseurs sauf lui-même.

Par exemple 6 est parfait, car 6 a pour diviseurs : 1 ; 2 ; 3 et 6 et $6 = 1 + 2 + 3$.

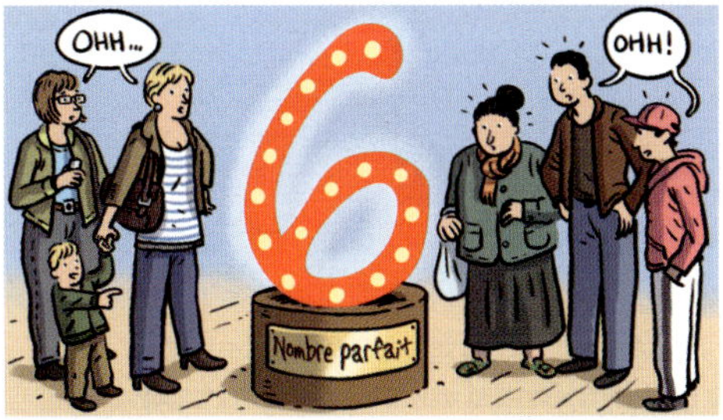

Parmi les nombres de la liste ci-dessus, y-a-t-il des nombres parfaits ? Si oui, lesquels ?

69 En se promenant autour d'un golf, Arnaud ramasse les balles perdues par les joueurs.

Pendant ses vacances, il a ramassé 496 balles jaunes et 512 balles blanches.

Pour les redonner aux joueurs, il répartit toutes les balles dans des sacs. Toutes les balles d'un sac sont de la même couleur ; tous les sacs ont le même nombre de balles.

a) Combien y-a-t-il de balles dans chaque sac ?

b) Combien a-t-il de sacs de balles jaunes ? Combien a-t-il de sacs de balles blanches ?

Tâches complexes

SOCLE

70 Pratiquer une démarche expérimentale

SITUATION

Martin a cuit 125 gâteaux pour l'anniversaire de sa sœur.
Il les aligne pour les décorer. Il met une noix sur un gâteau sur deux, une fraise sur un gâteau sur trois et une dragée sur un gâteau sur quatre.
Il n'y a rien sur le premier gâteau.
Une fois décorés, Martin range les gâteaux sur 4 plateaux :

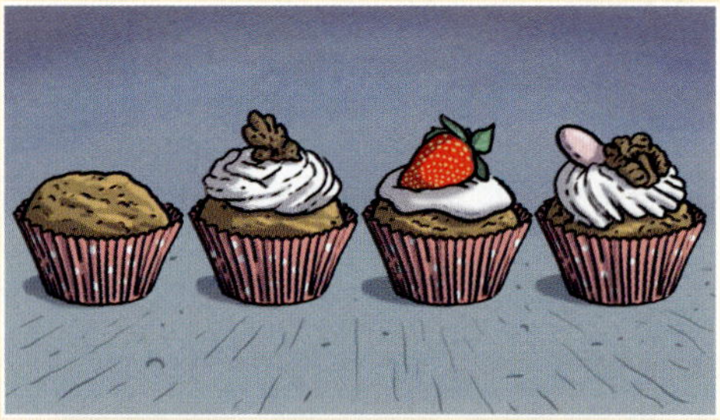

– les gâteaux sans décoration,
– les gâteaux avec une seule décoration,
– les gâteaux avec deux décorations,
– les gâteaux avec trois décorations.

CONSIGNE

Combien y-a-t-il de gâteaux sur chaque plateau ?

71 Pratiquer une démarche expérimentale et la présenter

SITUATION

Quelle conjecture peut-on faire sur le PGCD de la somme et du produit de deux nombres premiers entre eux ?

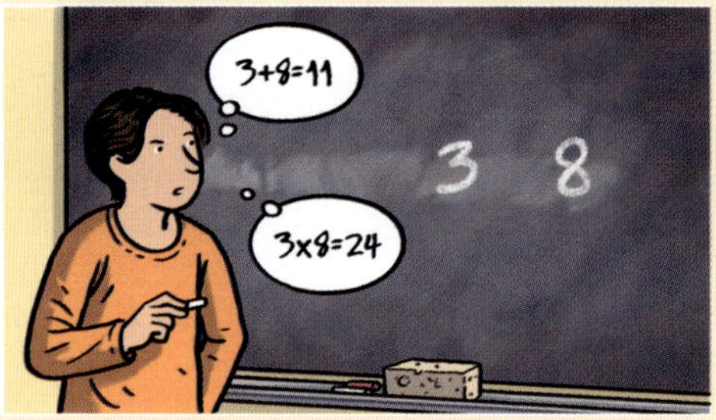

CONSIGNE

Expliquer la démarche suivie.

72 Présenter la démarche suivie

SITUATION

Voici un problème.
Quels sont les nombres qui ont un nombre pair de diviseurs ?

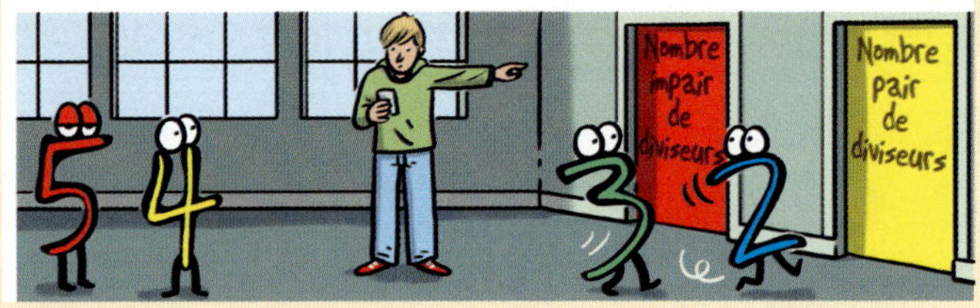

CONSIGNE

a) Chercher ce problème.
b) Raconter par écrit les différentes étapes de votre recherche, les observations, les calculs qui vous ont fait progresser ou changer d'avis, même si vous n'avez pas trouvé la solution complète. Si vous avez trouvé une solution, même partielle, expliquez-la comme si vous aviez à convaincre un camarade.

Pour approfondir

73 ***Regard critique***

Faut-il croire Paul et Camille ?

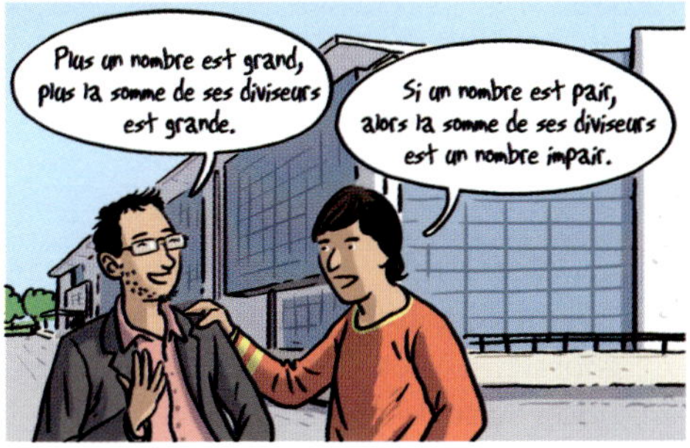

74 ***Une démarche expérimentale***

Les propriétés suivantes sont-elles exactes ?

a) Si a et b sont premiers entre eux et si b et c sont premiers entre eux, alors a et c sont premiers entre eux.

b) Si a et b sont premiers entre eux, alors chaque diviseur de a est premier avec tous les diviseurs de b.

75 **a)** (1) Les fractions suivantes ont une particularité. Laquelle ?

$A = \dfrac{6\,729}{13\,458}$; $B = \dfrac{5\,823}{17\,459}$;

$C = \dfrac{3\,942}{15\,768}$; $D = \dfrac{2\,967}{14\,835}$.

(2) Simplifier ces fractions.

b) Compléter les fractions E, F et G pour qu'elles aient la même particularité que A, B, C et D. Les simplifier.

$E = \dfrac{2\,94\square}{17\,658}$; $F = \dfrac{2\,394}{1\square\,758}$; $G = \dfrac{3\,1\square 7}{25\,496}$.

76 Avant de commencer une partie, les joueurs se partagent exactement 180 jetons à 5 points et 170 jetons à 1 point.
Combien peut-il y avoir de joueurs ?

77 Ces quatre boules sont dans un sac.

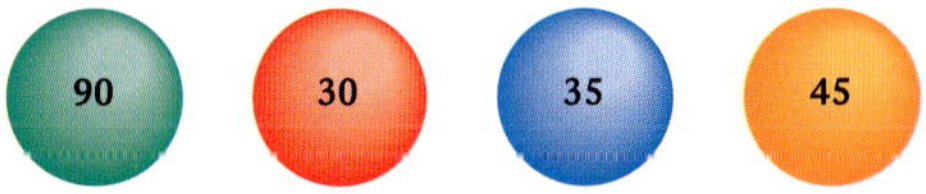

Ivan tire au hasard deux boules et calcule le PGCD des nombres inscrits sur les deux boules. Quels sont tous les résultats possibles ?

78 Les deux nombres ci-dessous sont formés de 10 chiffres différents et ils sont divisibles par tous les entiers de 1 à 18.

2 438 195 760 et 3 785 942 160

a) Vérifier cette information en vous organisant avec votre voisin pour vous partager les calculs.

b) Toujours avec votre voisin, compléter le nombre suivant pour qu'il soit formé de 10 chiffres différents.

4 75□ 8□9 □20

Attention : il y a plusieurs solutions. Les donner toutes.

c) Parmi les nombres que vous avez trouvés, y en-a-t-il un qui soit divisible par tous les entiers de 1 à 18 ?

79 ***Pratiquer une démarche expérimentale***

Quel est le plus petit nombre ayant :

a) 2 diviseurs ?

b) 3 diviseurs ?

c) 4 diviseurs ?

d) 10 diviseurs ?

80 ***Enigme***

Je choisis un nombre entier n tel que :
$1 \leqslant n \leqslant 12$.
J'indique à Bob la somme des diviseurs de n.
Bob me dit qu'il ne peut pas savoir quel est le nombre n.
Trouver le reste de la division par 5 de n.

81 ***Histoire de l'art***

Le tableau représenté page 9 du manuel, est réalisé par Roman Opalka. Ce peintre (1931-2011) a peint à partir de 1965, toujours sur le format 1 960 x 1 350 cm, en blanc sur fond noir, les nombres qui se succèdent sans relâche et sans fin.
Arrivé au nombre « 1 000 000 », il décide de faire évoluer son travail.
À chaque nouvelle toile, il ajoute 1 % de blanc dans la peinture servant au fond de sa toile, initialement noir à 100 %. Petit à petit, les fonds blanchissent, marquant d'une nouvelle manière le temps qui passe.
Que pensez-vous de cette démarche ?

Les exercices de cette double page sont corrigés page 277 et suivantes.

QCM Calculer le PGCD de deux nombres

SOCLE **82** Indiquer la bonne réponse.
Le PGCD de 20 et 16 est :
1 2 | 2 320 | 3 4

SOCLE **83** Indiquer la (les) bonne(s) réponse(s).
9 est le PGCD de :
1 19 et 29 | 2 126 et 495 | 3 18 et 117

SOCLE **84** Indiquer la bonne réponse.
Le PGCD de 5 138 et 1 386 est :
1 38 | 2 1 | 3 14

SOCLE **85** Indiquer la (les) bonne(s) réponse(s).
En utilisant une calculatrice, on a trouvé que les nombres suivants ont pour PGCD 45 :
1 1 170 et 4 095
2 765 et 1 035 | 3 3 465 et 1 215

QCM Déterminer si deux entiers sont premiers entre eux

86 Indiquer la (les) bonne(s) réponse(s).
Est-il vrai que...
1 14 et 15 sont premiers entre eux ?
2 2 est premier avec tous les nombres pairs ?
3 3 est premier avec 3^2 ?

87 Indiquer la (les) bonne(s) réponse(s).
21 est premier avec...
1 35 | 2 28 | 3 25

QCM Simplifier des fractions

88 Indiquer la (les) bonne(s) réponse(s).
$\frac{4}{5}$ est la fraction irréductible égale à :
1 $\frac{52}{65}$ | 2 $\frac{32}{30}$ | 3 $\frac{40}{50}$

89 Indiquer la (les) bonne(s) réponse(s).
La fraction irréductible égale à $\frac{462}{546}$ est :
1 $\frac{231}{273}$ | 2 $\frac{77}{91}$ | 3 $\frac{11}{13}$

Résoudre des problèmes

90 Calculer le PGCD de 322 et 1 035 par la méthode de votre choix.
La fraction $\frac{322}{1\,035}$ est-elle irréductible ?
Sinon, la rendre irréductible.

91 Un professeur de musique fait répéter 144 filles et 160 garçons pour un concert de chorale. Il veut faire des groupes de répétition de sorte que :
- le nombre de filles soit le même dans chaque groupe,
- le nombre de garçons soit le même dans chaque groupe,
- chaque choriste appartienne à un groupe.

a) Quel nombre maximal de groupes pourra-t-il faire ?

b) Combien y aura-t-il alors de choristes femmes et de choristes hommes dans chaque groupe ?

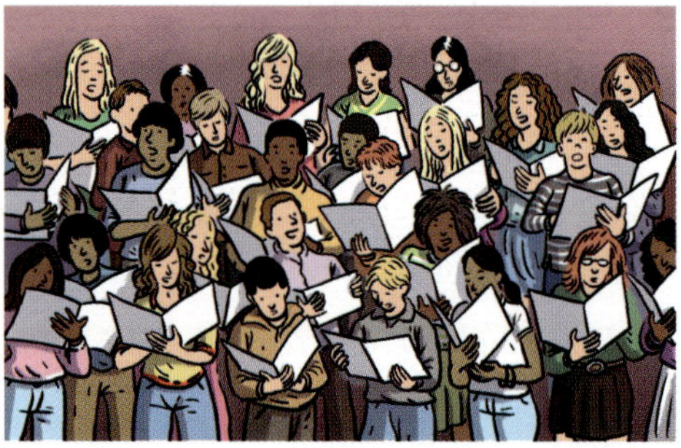

92 On donne un programme de calcul :

- Choisir un nombre entier x.
- Écrire la somme S du carré de x et du double de x.

a) Calculer S pour :
(1) $x = 6$ (2) $x = 7$
(3) $x = 8$ (4) $x = 15$

b) Dans chacun des cas ci-dessus, vérifier que x et S ne sont pas premiers entre eux.

c) En est-il toujours ainsi pour tout nombre x choisi ? Justifier la réponse.

J'évalue mes compétences

SOCLE

QCM Connaître le vocabulaire relatif aux multiples et diviseurs d'un nombre entier

93 Indiquer la (les) bonne(s) réponse(s).
Dans la liste suivante : 4 ; 27 ; 12 ; 45 ; 18.

1 Il y a 3 multiples de 4.
2 Il y a 3 diviseurs de 36.
3 9 est divisible par 3 nombres de la liste.

QCM Savoir utiliser les critères de divisibilité par 2, 5 et 10

94 Indiquer la (les) bonne(s) réponse(s).
Est-il vrai que 430 :

1 est divisible par 2, mais pas par 5 ?
2 est divisible par 10, mais pas par 2 ?
3 est divisible par 2 ; 5 et 10 ?

QCM Comparer des nombres en écriture fractionnaire

95 Indiquer les égalités exactes.

1 $\frac{1}{3} = \frac{4}{12}$ 2 $\frac{32}{8} = \frac{1}{4}$ 3 $\frac{26}{39} = \frac{4}{6}$

QCM Calculer le PGCD de deux nombres

96 Indiquer la (les) bonne(s) réponse(s).
5 est le PGCD de :

1 50 et 20 2 15 et 20 3 5 et 10

97 Indiquer la (les) bonne(s) réponse(s).
Le PGCD de 364 et 156 est :

1 26 2 78 3 52

QCM Avec une calculatrice, simplifier une fraction

98 En utilisant une calculatrice, trouver dans quel cas on a simplifié la fraction pour la rendre irréductible.

1 $\frac{251}{1\,757} = \frac{1}{7}$ 2 $\frac{729}{899} = \frac{7}{11}$ 3 $\frac{268}{670} = \frac{4}{10}$

Tâche complexe

99 Une démarche expérimentale

SITUATION

Flore a acheté des bulbes de tulipes rouges et de tulipes jaunes. Elle les cultive sous serre.

Tulipes rouges

Cette grande tulipe cerisé, apportera de la couleur dans vos bouquets.

0,30 € l'unité
80 tulipes au m^2

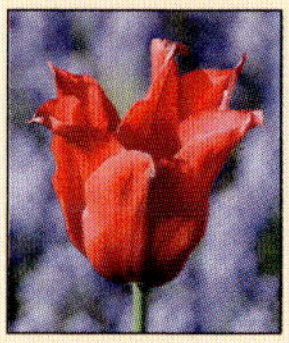

Tulipes jaunes

Une tulipe spectaculaire avec de grandes fleurs au coloris jaune.

0,40 € l'unité
100 tulipes au m^2

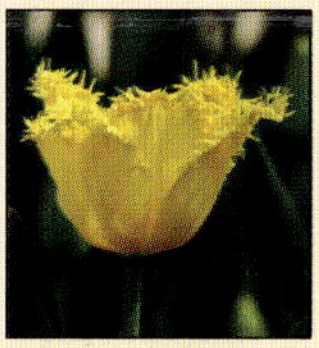

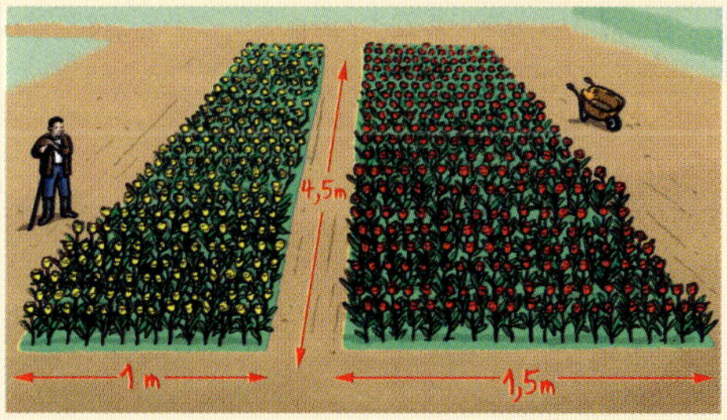

Flore fait des bouquets tous identiques comportant des tulipes jaunes et des tulipes rouges, le plus grand nombre possible par bouquet.

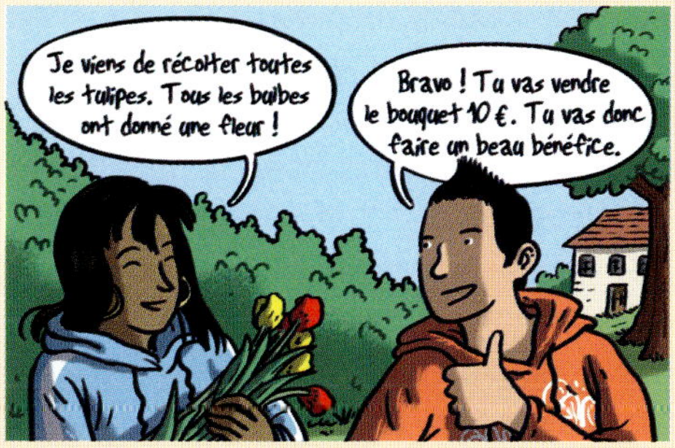

CONSIGNE

Calculer le montant de la vente des bouquets ?

Je prépare le brevet

100 Brevet *Métropole, septembre 2009.*

a) Simplifier par 3 la fraction $\frac{1404}{3\,405}$.

b) La fraction obtenue est-elle irréductible ? Justifier.

101 Brevet *Amérique du Sud, novembre 2009.*

On considère la fraction $\frac{190}{114}$.

a) Expliquer pourquoi cette fraction n'est pas irréductible.

b) Déterminer le PGCD des nombres 190 et 114 par la méthode de votre choix. (Faire apparaître les calculs utilisés.)

c) En déduire la forme irréductible de la fraction $\frac{190}{114}$.

102 Brevet *Centres étrangers II, juin 2009.*

a) Comment, sans calculs, peut-on justifier que la fraction $\frac{1848}{2\,040}$ n'est pas irréductible ?

b) Calculer le PGCD des nombres 1 848 et 2 040 en indiquant la méthode.

c) Simplifier la fraction $\frac{1848}{2\,040}$ pour la rendre irréductible.

103 Brevet *Amérique du Nord, juin 2010.*

Un plaquiste souhaite recouvrir un mur rectangulaire avec des plaques isolantes. Ce mur mesure 270 cm de haut sur 330 cm de large. Les plaques isolantes doivent être de forme carrée, les plus grandes possible et il ne veut pas de chute.

a) Calculer le PGCD des nombres 330 et 270 en indiquant la méthode utilisée.

b) En déduire les dimensions d'une de ces plaques isolantes et le nombre de plaques nécessaires.

104 Brevet *Métropole, septembre 2009.*

La recette pour fabriquer une boisson sucrée demande de mélanger 3 doses de sirop avec 5 doses d'eau. Quelle quantité de sirop, exprimée en litre, faut-il utiliser pour obtenir 6 litres de cette boisson ?

105 Brevet *Polynésie, septembre 2008.*

Un vendeur possède un stock de 276 cartes postales et de 230 porte-clés. Il veut confectionner des coffrets « Souvenirs de Tahiti et ses îles » de sorte que :

– le nombre de cartes postales soit le même dans chaque coffret ;

– le nombre de porte-clés soit le même dans chaque coffret ;

– toutes les cartes postales et tous les porte-clés soient utilisés.

a) Combien de coffrets contenant chacun 10 porte-clés pourrait-il confectionner ? Combien de cartes postales contiendrait alors chacun des coffrets ?

b) (1) Calculer le PGCD de 276 et 230 en détaillant la méthode utilisée.

(2) Quel nombre maximal de coffrets le vendeur peut-il confectionner ? Combien de porte-clés et de cartes postales contiendra alors chaque coffret ?

106 Brevet *Amérique du Nord, juin 2009.*

a) Déterminer le PGCD de 186 et 155 en expliquant la méthode utilisée.

b) Un chocolatier a fabriqué 186 pralines et 155 chocolats. Les colis sont ainsi constitués :

– Le nombre de pralines est le même dans chaque colis ; le nombre de chocolats aussi.

– Tous les chocolats et toutes les pralines sont utilisés.

(1) Quel nombre maximal de colis pourra-t-il réaliser ?

(2) Combien y a-t-il de chocolats et de pralines dans chaque colis ?

107 Brevet *Antilles-Guyane, juin 2009.*

a) Déterminer le PGCD de 1 394 et 255.

b) Un artisan dispose de 1 394 graines d'açaï et de 255 graines de palmier pêche. Il veut réaliser des colliers identiques, c'est-à-dire contenant chacun le même nombre de graines d'açaï et le même nombre de graines de palmier pêche.

(1) Combien peut-il réaliser au maximum de colliers utilisant toutes ses graines ?

(2) Combien chaque collier contient-il de graines d'açaï et de graines de palmier pêche ?

Chapitre

2 Calcul numérique et puissances

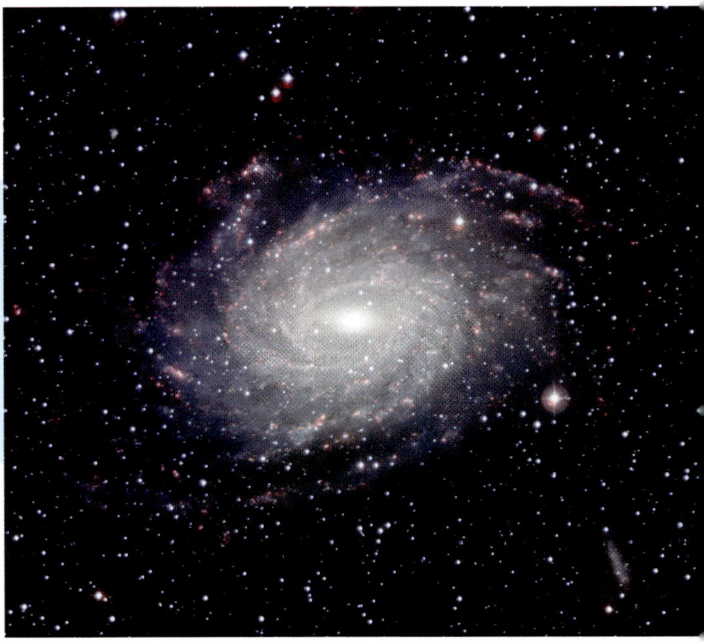

L'écriture scientifique des nombres
L'écriture des distances astronomiques nécessite de très grands nombres. L'écriture des distances microscopiques nécessite de très petits nombres.
L'utilisation des puissances, et en particulier l'écriture scientifique des nombres, permet d'écrire et de calculer facilement avec ces nombres très grands ou très petits.

PRÉREQUIS

1 Effectuer des calculs sur les décimaux relatifs. SOCLE
2 Effectuer, sur les nombres fractionnaires, des calculs :
– additions, soustractions et multiplications, SOCLE
– divisions.
3 Conduire un calcul avec des nombres en écriture décimale ou fractionnaire :
– à la main,
– avec une calculatrice. SOCLE
4 Effectuer sur des puissances :
– des calculs simples, SOCLE
– des calculs avec des notations scientifiques.
5 Résoudre des problèmes comportant des fractions simples. SOCLE

OBJECTIFS

1 Utiliser sur des exemples numériques les égalités :

$a^m \times a^n = a^{m+n}$; $\dfrac{a^m}{a^n} = a^{m-n}$; $\left(a^m\right)^n = a^{m \times n}$

$a^n \times b^n = \left(ab\right)^n$; $\left(\dfrac{a}{b}\right)^n = \dfrac{a^n}{b^n}$

où a et b sont des nombres non nuls et m et n des entiers relatifs. SOCLE
2 Conduire un calcul avec des puissances :
– à la main,
– avec une calculatrice. SOCLE
3 Résoudre des problèmes.

LIVRET DE COMPÉTENCES

Compétence 3 : Les principaux éléments de mathématiques et la culture scientifique et technologique
• Pratiquer une démarche scientifique, résoudre des problèmes. → Exercices 98, 121.
• Savoir utiliser des connaissances et des compétences mathématiques. → Exercices balisés « Socle ».
Compétence 4 : La maîtrise des techniques usuelles de l'information et de la communication
• S'approprier un environnement informatique de travail. → Exercice 95.

Je fais le point sur mes connaissances

Pour réactiver mes connaissances

SOCLE

1. Effectuer des calculs sur les nombres décimaux relatifs

Exercices 5 à 11 p. 36
Rappels 1 et 2 p. 298
Rappel 7 p. 299

a) Effectuer les calculs suivants.

$A = (-6) + (-3)$ $B = (-6) \times (-3)$ $C = (-6) - (-3)$

$D = (-6) \div (-3)$ $E = 7 - 10{,}5$ $F = 12 \div (-2)$

$G = -7{,}2 - 4$ $H = -8 \times (-5)$

b) Effectuer et donner un résultat exact ou un arrondi au centième.

(1) $394{,}2 \div 9$ (2) $123 \div 7$

SOCLE

2. Effectuer des calculs sur les nombres fractionnaires

Exercices 12 à 19 p. 36
Rappels 9 et 10 p. 301

a) Sans calculatrice, effectuer les calculs suivants.

(1) $A = \frac{3}{5} + \frac{6}{5}$ $B = \frac{3}{5} \times \frac{6}{5}$ $C = \frac{5}{6} + \frac{3}{10}$ $D = \frac{5}{6} \times \frac{3}{10}$

(2) $E = \frac{13}{5} - \frac{6}{5}$ $F = \frac{7}{4} - \left(-\frac{3}{2}\right)$ $G = -\frac{4}{3} - \frac{3}{5}$ $H = -\frac{4}{3} \times \left(-\frac{3}{5}\right)$

(3) $I = 2 \times \frac{3}{5}$ $J = 4 + \frac{6}{5}$ $K = -5 \times \frac{7}{3}$ $L = -5 + \frac{7}{3}$

b) Sans calculatrice, effectuer les calculs suivants.

$M = \frac{3}{5} \div \frac{4}{7}$ $N = \frac{1}{3} \div \left(-\frac{5}{9}\right)$ $P = 5 \div \frac{7}{3}$ $Q = \frac{6}{5} \div 3$

c) Avec une calculatrice, vérifier les calculs F, H, J et L de la question a).

SOCLE

3. Conduire un calcul avec des nombres en écriture décimale ou fractionnaire

Exercices 20 à 23 p. 37
Rappel 6 p. 299

a) Effectuer les calculs suivants.

$K = (-5) + (-2) + 5$ $L = 1 - 7 + 3$ $M = 4 + 3 \times 2$

$N = (-4) \times (-5 + 7)$ $P = 4 + 8 \div (-2)$ $Q = -2 \times 5 - 5 \times 3$

b) Effectuer les calculs suivants.

$R = \frac{3}{4} + \frac{1}{4} \times \frac{3}{2}$ $S = \frac{5}{3} - \frac{3}{2} \times \frac{5}{6}$

c) Effectuer les calculs ci-dessus avec une calculatrice.

SOCLE

4. Effectuer des calculs simples avec des puissances

Connaissance 1 p. 34.
Exercices 24 à 32 p. 37

a) Sans calculatrice, calculer.

(1) 9^2 ; 2^3 ; 3^4 ; 7^0 ; 5^1

(2) $(-3)^2$; -3^2

(3) 10^3 ; 10^{-1} ; 10^5 ; 10^0 ; 10^{-2}

(4) 5^{-1} ; 2^{-3}

b) Avec une calculatrice, calculer.

$(-45)^2$; -45^2 ; $(-2)^{33}$; $(-3)^5$; -3^5

c) Écrire en notation scientifique.

Rappel 13 p. 302

(1) $x = 634\,000\,000$ (2) $y = 0{,}000\,000\,000\,456$

(3) $z = 0{,}0521 \times 10^4$ (4) $t = 15 \times 10^{\ 2}$

Je fais le point sur mes connaissances

Pour réactiver mes connaissances

5. Résoudre des problèmes

Exercices 33 à 39 p. 37

a) Dans un village, les $\frac{4}{5}$ des personnes inscrites sur les listes électorales, soit 840 personnes, ont voté.
Combien de personnes sont inscrites sur les listes électorales ?

Rappel 9 p. 301

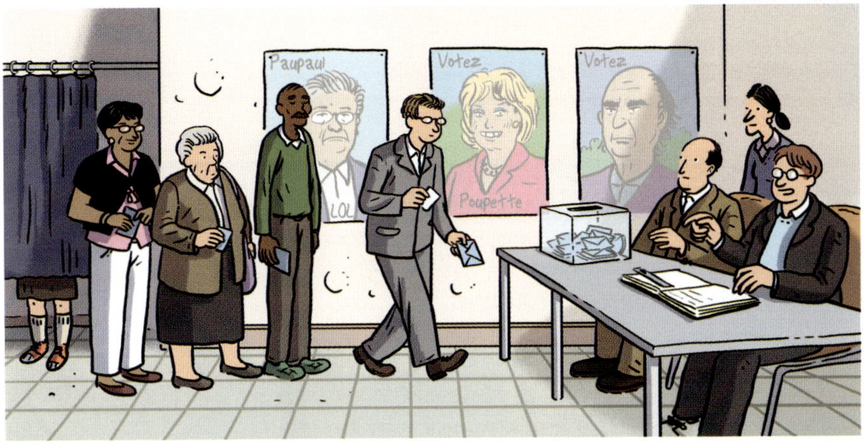

b) Dans un village, les $\frac{4}{5}$ des 840 personnes inscrites sur les listes électorales ont voté.
Combien de personnes ont voté ?

c) Dans un village, les $\frac{4}{5}$ des 840 personnes inscrites sur les listes électorales ont voté.
Quelle fraction des personnes inscrites sur les listes électorales n'ont pas voté ?

d) Kevin s'est servi un verre plein à ras bord. Le verre contient $\frac{5}{12}$ de litre. Kevin a versé $\frac{1}{3}$ de litre de jus de fruit et de l'eau.
Quelle est la quantité d'eau dans ce verre ?

e) Sabrina a utilisé $\frac{4}{5}$ de son forfait de téléphone.
Les $\frac{2}{3}$ du temps ont été utilisés pour appeler son amie Anita.
Quelle fraction du forfait a servi à appeler Anita ?

f) Sur le parking des deux roues des élèves d'un lycée, on compte $\frac{1}{3}$ de scooters, $\frac{1}{4}$ de motos et le reste de vélos.
Quelle fraction des deux roues représentent les engins à moteur ?

g) Un boulanger utilise $\frac{2}{3}$ kg de farine pour faire un gâteau.
Combien peut-il faire de gâteaux avec 24 kg de farine ?

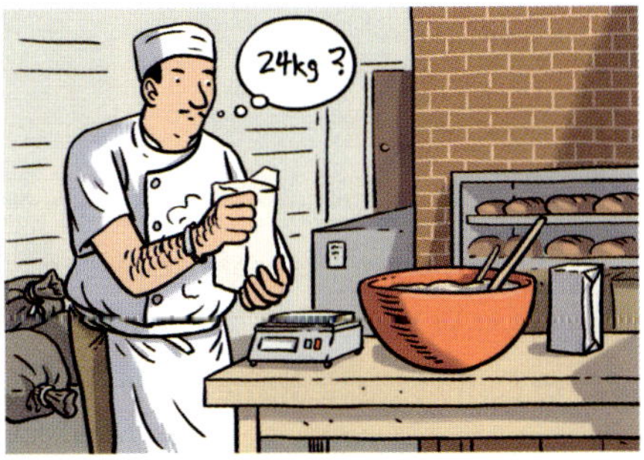

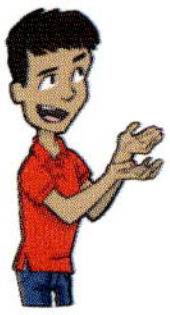

Dans ce chapitre, j'apprends à :

- Utiliser des égalités comportant des puissances
- Conduire un calcul
- Résoudre des problèmes

Utiliser des égalités comportant des puissances

1. Produit de puissances

▸ Exercices 40 à 48 p. 38

a) Qui a raison ? Qui a tort ? Justifier.

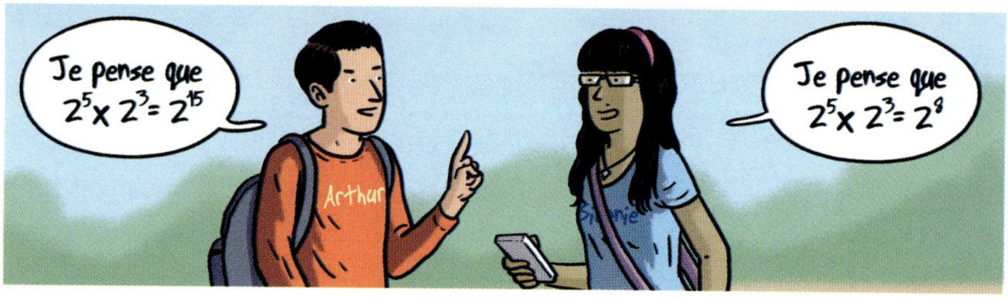

b) Écrire sous la forme d'une puissance : $a^m \times a^n = ...$

c) Écrire sous la forme d'une puissance.

$A = 3^4 \times 3^7$ $B = 0{,}5^2 \times 0{,}5^4$ $C = (-2)^2 \times (-2)^3$ $D = \frac{1}{3}^4 \times \frac{1}{3}^2$

2. Quotient de puissances

▸ Exercices 49 à 54 p. 38

a) Écrire sous la forme d'une puissance : $A = \frac{2^9}{2^4}$ $B = \frac{a^m}{a^n}$

b) Écrire sous la forme d'une puissance : $C = \frac{5^8}{5^2}$ $D = \frac{7^9}{7^8}$ $E = \frac{4^6}{4^6}$

3. Puissances de même exposant

▸ Exercices 55 à 58 p. 39

a) Vrai ou faux ?

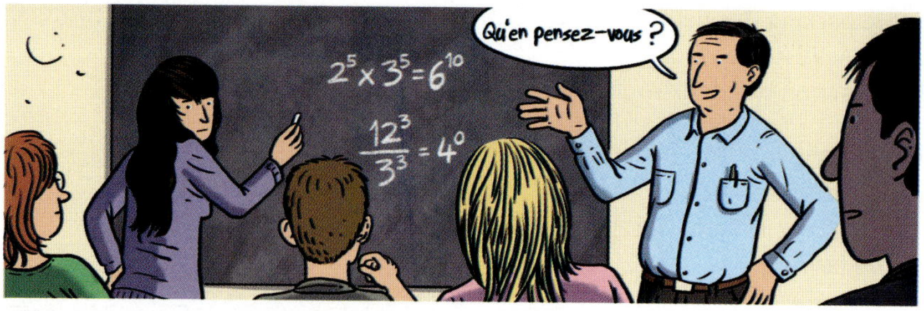

Que répondre au professeur ? Justifier.

b) Écrire sous la forme d'une puissance : $a^n \times b^n = ...$ $\frac{a^n}{b^n} = ...$

c) Écrire sous la forme d'une puissance :

$A = 3^2 \times 5^2$ $B = 0{,}5^6 \times 4^6$ $C = \frac{15^3}{5^3}$ $D = \frac{18^7}{3^7}$

4. Puissances de puissances

▶ Exercices 59 à 66 p. 39

a) Écrire sous la forme d'une puissance : $A = (10^2)^4$ $B = (4^3)^2$

b) Écrire sous la forme d'une puissance : $(a^m)^n$

5. Puissances d'exposants négatifs

▶ Exercices 67 à 73 p. 39

Activités mentales
Exercices rituels

Écrire sous la forme d'une puissance.

$A = 2^{-3} \times 2^{-1}$ $B = 3^5 \times 3^{-4}$ $C = \frac{5^2}{5^7}$

$D = \frac{2^{-5}}{2^{-2}}$ $E = 5^{-3} \times 2^{-3}$ $F = (10^{-3})^{-2}$

Conduire un calcul

6. Effectuer des calculs comportant des puissances

▶ Exercices 74 à 87 p. 40

a) Calculer.

(1) $A = 7 + 3^2$ $B = 4^2 + 6$ $C = 4 - 4^2$

$D = 5 \times 2^4$ $E = 2^4 \times 5$ $F = -4 \times 2^3$

(2) $G = 2 \times 4^2 + 3 \times 4 - 8$ $H = 3 \times 2^3 - 4 \times 2^2 + 5 \times 2$

b) Effectuer les calculs ci-dessus à la calculatrice.
Les résultats trouvés sont-ils identiques à ceux trouvés précédemment ?

c) Écrire sous forme scientifique :

$I = 12 \times 10^6 \times 2 \times 10^3$ $J = 12 \times 10^6 + 2 \times 10^3$ $K = \frac{12 \times 10^6}{2 \times 10^3}$

d) Effectuer les calculs de la question c) à la calculatrice.

Résoudre des problèmes

7. Vitesse, temps et distance

▶ Exercices 88 à 95 p. 40

Le son se déplace à $1{,}5 \times 10^3$ m par seconde dans l'eau.

a) Quel temps le son met-il pour parcourir 375 m dans l'eau ?

b) Quelle distance parcourt-il en 9 secondes dans l'eau ?

c) Pour répondre à la question « Quelle distance parcourt le son en 9 secondes dans l'air ? », quelle information vous manque-t-il ? La chercher et répondre à la question.

TRIANGLE INFO *magazine*

Le mur du son

Lorsqu'un avion passe le « mur du son », c'est-à-dire qu'il vole plus vite que la vitesse du son, il se produit un phénomène entraînant des vibrations et un bruit très important. Ce phénomène a produit des accidents aux débuts de l'aviation à réaction.

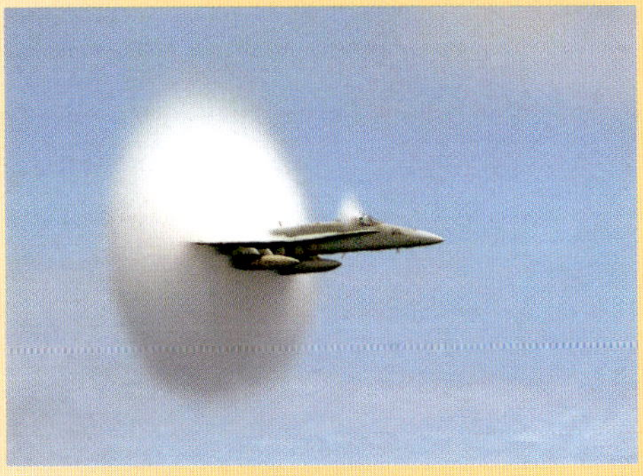

1 Puissance d'un nombre

a) Puissance d'exposant positif

DÉFINITION

Quel que soit le nombre a et quel que soit l'entier n supérieur à 1 :

$$a^n = \underbrace{a \times a \times a \cdots \times a \times a \times a}_{n \text{ facteurs}}$$

a^n est une puissance de a et se lit « a exposant n ».

De plus : $a^1 = a$ et $a^0 = 1$ $(a \neq 0)$

➡ Exemples :

- $2^5 = 2 \times 2 \times 2 \times 2 \times 2$
- $2\,000^1 = 2\,000$
- $1\,999^0 = 1$

b) Puissance d'exposant négatif

DÉFINITION

Quel que soit le nombre a non nul, et quel que soit l'entier n :

$$a^{-n} = \frac{1}{a^n}$$

En particulier, $a^{-1} = \frac{1}{a}$ et $a^{-2} = \frac{1}{a^2}$

➡ Exemples :

- $2^{-3} = \frac{1}{2^3} = \frac{1}{8} = 0{,}125$
- $2^{-1} = \frac{1}{2} = 0{,}5$

c) Puissances et règle de priorité

RÈGLE DE PRIORITÉ

- En l'absence de parenthèses, on calcule les puissances avant d'effectuer les autres opérations ($\times$, $\div$, $+$ et $-$).
- En présence de parenthèses, on effectue d'abord les calculs entre parenthèses.

➡ Exemples :

- $5 \times 3^2 = 5 \times 9 = 45$
- $-4^2 = -16$
- $(5+3)^2 = 8^2 = 64$

2 Propriétés des puissances

Exercices 40 à 87 p. 34

PROPRIETES

Quels que soient les nombres relatifs a et b non nuls et les nombres entiers m et n :

- $a^m \times a^n = a^{m+n}$ (même nombre)
- $\frac{a^m}{a^n} = a^{m-n}$ (même nombre)
- $(a^m)^n = a^{m \times n}$
- $a^n \times b^n = (ab)^n$ (même exposant)
- $\left(\frac{a}{b}\right)^n = \frac{a^n}{b^n}$ (même exposant)

➡ Exemples :

- $3^{-6} \times 3^2 = 3^{-6+2} = 3^{-4}$
- $\frac{4^5}{4^2} = 4^{5-2} = 4^3$
- $(8^{-3})^2 = 8^{-3 \times 2} = 8^{-6}$
- $4^6 \times 5^6 = (4 \times 5)^6 = 20^6$
- $\left(\frac{16}{8}\right)^3 = \frac{16^3}{8^3} = 2^3$

Méthodes

Conduire un calcul contenant des puissances de 10 et présenter le résultat en notation scientifique

Méthode **>> Exercice :** Calculer A et donner le résultat sous forme scientifique.

$$A = \frac{5 \times 10^{-5} \times 7{,}2 \times 10^{3}}{1{,}5 \times 10^{4}}$$

ÉTAPES

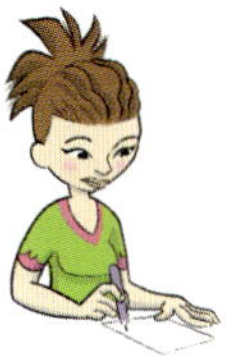

Pour rédiger

■ Je simplifie le calcul du numérateur et celui du dénominateur en calculant :
– le produit des puissances de 10.
– le produit des autres nombres.

Ma rédaction

➤ $A = \frac{5 \times 10^{-5} \times 7{,}2 \times 10^{3}}{1{,}5 \times 10^{4}}$

$A = \frac{5 \times 7{,}2 \times 10^{-5} \times 10^{3}}{1{,}5 \times 10^{4}}$

$A = \frac{36 \times 10^{-2}}{1{,}5 \times 10^{4}}$

■ J'effectue séparément les quotients des puissances de 10 et les quotients des autres nombres.

➤ $A = \frac{36}{1{,}5} \times \frac{10^{-2}}{10^{4}}$

$A = 24 \times 10^{-6}$

■ Je transforme le résultat pour le faire apparaître sous forme d'un produit d'un nombre décimal compris entre 1 et 10 et d'une puissance de 10.

➤ $A = 2{,}4 \times 10 \times 10^{-6}$

■ J'achève la présentation du résultat en écriture scientifique.

➤ $A = 2{,}4 \times 10^{-5}$

Remarque : S'il y a des additions (ou des soustractions) dans le calcul, il faut respecter les règles de priorité.

EXERCICES D'APPLICATION

Pour les exercices (1) à (4), calculer A et B et donner leurs écritures scientifiques.

(1) $A = \frac{12 \times 10^{-3}}{4 \times 10^{5}}$ $B = \frac{4 \times 10^{14} \times 12}{3 \times 10^{11}}$

(2) $A = \frac{1{,}2 \times 10^{-11}}{3 \times 10^{-20}}$ $B = \frac{5 \times 10^{-3} \times 12 \times 10^{4}}{3 \times 10^{5}}$

(3) $A = \frac{12 \times 10^{-3}}{16 \times 10^{-4}}$ $B = \frac{10^{-2} + 10^{2}}{10^{2}}$

(4) $A = \frac{0{,}5 \times 10^{3} - 1{,}7 \times 10^{2}}{0{,}5 \times 10^{-1}}$ $B = \frac{5 \times 10^{-2} \times 9}{3 \times 20}$

Pour réactiver les connaissances

SOCLE

Effectuer des calculs simples sur les décimaux relatifs

5 Calculer.

$A=(-15)+5$ $\quad$ $B=(-15)-5$

$C=(-15)\times 5$ $\quad$ $D=(-15)\div 5$

$E=(-25)+(-5)$ $\quad$ $F=(-25)-(-5)$

$G=(-25)\times(-5)$ $\quad$ $H=(-25)\div(-5)$

6 Calculer.

$I=8-12$ $\quad$ $J=-18\div(-2)$

$K=-8-4$ $\quad$ $L=-6\times(-7)$

$M=7-11$ $\quad$ $N=-9\times 6$

$P=-16-7$ $\quad$ $Q=-18\div 2$

7 Calculer.

$R=(-2{,}3)\times(-5)$ $\quad$ $S=(-4{,}2)-(-5{,}8)$

$T=(+12{,}8)\div(-4)$ $\quad$ $U=(-7{,}6)+(+3{,}4)$

$V=-4{,}7-3{,}5$ $\quad$ $W=8{,}6-9{,}3$

$X=-2{,}5\times 4$ $\quad$ $Y=-6{,}4\div 2$

8 **a)** Calculer $S=a+b$.

(1) pour $a=12$ et $b=-20$

(2) pour $a=-30$ et $b=-3$

(3) pour $a=-5{,}6$ et $b=4$

(4) pour $a=-3{,}2$ et $b=-3{,}2$

b) Faire de même pour $D=a-b$; $P=a\times b$ et $Q=a\div b$

9 Associer à chaque calcul A, B, C... son résultat (1), (2), (3)...

Calculs : $A=-18+6$ $\quad$ $B=-15-10$

$C=(-7)\times(-5)$ $\quad$ $D=-35\div 5$

$E=-25-(-15)$

Résultats : (1) -24 $\quad$ (2) -12 $\quad$ (3) -25

(4) -5 $\quad$ (5) 35 $\quad$ (6) -35 $\quad$ (7) -7

(8) -10 $\quad$ (9) -40

10 Effectuer avec une calculatrice.

a) Donner un arrondi au centième de : $x=52\div(-0{,}39)$ et $y=(-16)\div(-7)$.

b) Donner un encadrement au dixième de x et de y.

11 Effectuer et donner un résultat exact ou un arrondi au centième.

$A=452{,}72\div 8$ $\quad$ $B=598{,}3\div 6$

Effectuer des calculs simples sur les nombres fractionnaires

12 Calculer et donner le résultat sous forme fractionnaire. SOCLE

$A=\frac{3}{4}\times\frac{5}{4}$ $\quad$ $B=\frac{3}{4}+\frac{5}{4}$ $\quad$ $C=\frac{7}{6}+\frac{2}{9}$ $\quad$ $D=\frac{7}{6}\times\frac{2}{9}$

13 Calculer et donner le résultat sous forme fractionnaire. SOCLE

$A=\frac{7}{5}-\frac{4}{5}$ $\quad$ $B=-\frac{3}{20}-\frac{4}{12}$ $\quad$ $C=\frac{5}{6}\times\left(-\frac{3}{2}\right)$

14 Calculer et donner le résultat sous forme fractionnaire. SOCLE

$A=4\times\left(-\frac{4}{5}\right)$ $\quad$ $B=\frac{5}{4}-7$ $\quad$ $C=-6\times\frac{5}{7}$

15 Calculer et donner le résultat sous forme fractionnaire.

$A=\frac{4}{3}\div\frac{7}{3}$ $\quad$ $B=-\frac{5}{7}\div\frac{8}{14}$ $\quad$ $C=\frac{4}{7}\div 6$ $\quad$ $D=5\div\frac{7}{4}$

16 Calculer et donner le résultat sous forme fractionnaire.

$A=\frac{2}{15}+\frac{7}{15}$ $\quad$ $B=\frac{7}{6}\times\frac{5}{6}$ $\quad$ $C=8\times\frac{7}{16}$

$D=5+\frac{7}{8}$ $\quad$ $E=\frac{9}{5}\div\frac{3}{10}$ $\quad$ $F=\frac{1}{4}\div 4$

17 Calculer et donner le résultat sous forme fractionnaire.

$A=\frac{4}{7}+\frac{1}{14}$ $\quad$ $B=\frac{4}{3}\times\frac{5}{8}$ $\quad$ $C=\frac{5}{12}\quad\frac{7}{21}$

$D=-\frac{5}{7}\times\frac{7}{3}$ $\quad$ $E=\frac{9}{-7}\times\frac{6}{-8}$ $\quad$ $F=\frac{8}{5}\div\frac{4}{7}$

$G=4\div\frac{1}{4}$ $\quad$ $H=\frac{7}{3}\div\frac{5}{-6}$ $\quad$ $I=\frac{7}{-6}-\frac{5}{6}$

18 **a)** Calculer. SOCLE

$A=\frac{7}{6}+\frac{1}{9}$ $\quad$ $B=\frac{1}{2}+\frac{1}{3}$ $\quad$ $C=1+\frac{10}{9}$

b) Vérifier que $A+B=C$.

19 Avec une calculatrice, calculer. SOCLE

$A=-\frac{9}{25}+\frac{12}{18}$ $\quad$ $B=-\frac{25}{75}\times\left(-\frac{60}{36}\right)$

Conduire un calcul avec des nombres en écriture décimale ou fractionnaire

20 Effectuer les calculs suivants.

$K = (-8) + (-4) + 9$ $L = 5 - 8 + 2$

$M = 4 - 5 \times 2$ $N = (-6) \times (-5 + 9)$

$P = 4 + 12 \div (-2)$ $Q = -4 \times 5 - 5 \times 2$

21 Effectuer les calculs suivants.

$A = \frac{3}{5} + \frac{1}{5} \times \frac{3}{2}$ $B = \frac{5}{6} - \frac{3}{2} \times \frac{5}{4}$

$C = 12 - \frac{3}{2} \times \frac{5}{4}$ $D = \frac{5}{6} \div \frac{3}{4} - \frac{3}{2} \times \frac{5}{4}$

22 Effectuer les calculs suivants.

$A = \frac{7}{4} + \frac{3}{8} \times \frac{3}{2}$ $B = \frac{7}{2} - \frac{3}{2} \times \frac{5}{4}$

$C = \frac{5}{8} - 3 \times \frac{5}{4}$ $D = -\frac{5}{8} \div \frac{3}{4} + \frac{3}{2} \times \frac{5}{8}$

SOCLE **23** Avec une calculatrice, calculer.

$A = \frac{5}{4} + \frac{3}{4} \times \frac{7}{2}$ $B = -\frac{7}{2} + \frac{3}{5} \times \frac{5}{4}$

$C = \frac{11}{8} - 3 \times \frac{5}{12}$ $D = -\frac{5}{6} \div \frac{3}{9} + \frac{5}{2} \times \frac{5}{8}$

Effectuer des calculs simples avec des puissances

SOCLE **24** Calculer.

a) 8^2 **b)** 2^4 **c)** 3^3

d) 12^0 **e)** 15^1

SOCLE **25** Compléter.

a) $32 = 2^{\square}$ **b)** $27 = 3^{\square}$ **c)** $16 = \dots^2$

SOCLE **26** Calculer.

a) $(-2)^3$ **b)** -5^2 **c)** $(-4)^3$

d) -4^3 **e)** $(-5)^2$ **f)** -2^3

SOCLE **27** Calculer.

a) 10^5 **b)** 10^3 **c)** 10^{-2}

d) 10^{-4} **e)** 10^0 **f)** 10^4

SOCLE **28** Calculer.

a) 2^{-1} **b)** 4^{-1} **c)** 2^{-2} **d)** 5^{-2}

SOCLE **29** En utilisant une calculatrice, calculer.

a) 24^6 **b)** -23^3 **c)** $(-15)^5$ **d)** $0{,}9^4$

30 Quels sont les nombres écrits en notation scientifique ?

$A = 6{,}5 \times 10^2$ $B = 0{,}35 \times 10^8$

$C = 3{,}6 \times 5^4$ $D = 2{,}7 \times 10^{-9}$

31 Écrire en notation scientifique.

a) 6 500 **b)** 3 450 000 **c)** 0,054

32 Écrire en notation scientifique.

e) $5\,678 \times 10^2$ **f)** $803\,000 \times 10^3$

g) $0{,}078 \times 10^{-2}$ **h)** $0{,}072 \times 10^7$

Résoudre des problèmes

33 Pour remplir les $\frac{2}{5}$ d'une citerne, il faut 200 L. Quelle est la contenance de la citerne ?

34 Une citerne d'une contenance de 200 L est remplie au $\frac{2}{5}$. Quelle est la quantité de liquide dans la citerne ? SOCLE

35 Une citerne de 200 L est remplie au $\frac{2}{5}$. Quelle fraction de la citerne est vide ? SOCLE

36 Dans une entreprise, les $\frac{2}{5}$ des employés sont des cadres et les $\frac{2}{7}$ des cadres sont ingénieurs. Quelle fraction des employés de l'entreprise sont des ingénieurs ? SOCLE

37 Mr Frileux a rempli au $\frac{3}{4}$ sa cuve de mazout pour le chauffage. Il consomme durant l'hiver une quantité égale aux $\frac{5}{8}$ du volume total de la cuve. Quelle fraction du volume de la cuve représente le mazout restant ? SOCLE

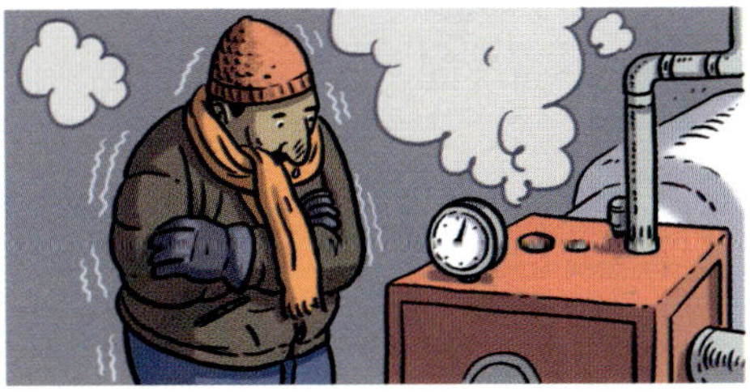

38 Une bonbonne de 27 L d'eau est pleine aux deux tiers. Amélie la vide en remplissant des bouteilles de $\frac{3}{2}$ L. Combien de bouteilles Amélie peut-elle remplir ? SOCLE

39 Les $\frac{3}{10}$ du disque dur de ma tablette sont occupés par des films, les $\frac{2}{5}$ par des émissions de variétés et le reste par des émissions sur la nature. Quelle fraction du disque est occupée par des émissions sur la nature ?

Pour s'entraîner

Utiliser des égalités comportant des puissances

40 Peut-on utiliser la formule $a^m \times a^n = a^{m+n}$ pour transformer les calculs suivants ?

a) $3^2 + 5^2$ **b)** $3^2 \times 5^2$
c) $5^2 \times 5^3$ **d)** $(-3)^2 \times (-3)^4$

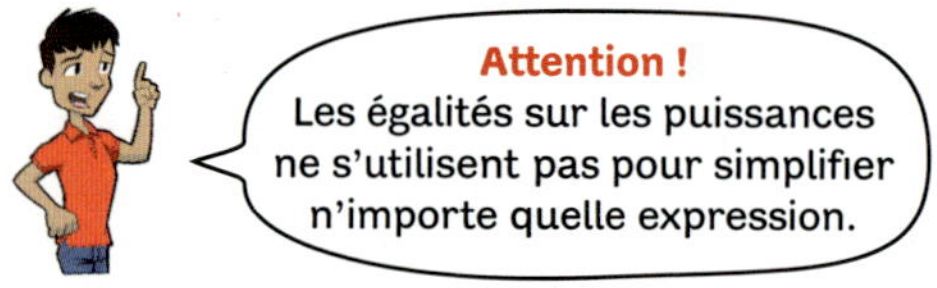

41 **VRAI OU FAUX?**

a) $3^5 \times 3^2 = 3^{10}$ **b)** $2^5 \times 2^3 = 2^{15}$
c) $(-4)^8 \times (-4)^3 = (-4)^{11}$
d) $(-4)^8 \times (-4)^3 = (-4)^{24}$
e) $2^5 + 2^3 = 2^{15}$ **f)** $2^5 \times 2^3 = 2^8$

42 Écrire, si possible, sous la forme d'une puissance.

$A = 3^5 \times 3^2$ $B = 10^7 \times 10^{22}$
$C = 7^2 \times 7$ $D = (-2)^3 \times (-2)^4$
$E = (0{,}2)^4 \times (0{,}2)^5$ $F = \left(\frac{2}{3}\right)^2 \times \left(\frac{2}{3}\right)^2$

43 Écrire, si possible, sous la forme d'une puissance.

$A = 4^2 \times 4^7$ $B = 5^3 \times 5^4$ $C = 12^2 \times 12^9$
$D = 9^4 \times 9$ $E = 3 + 3^2$ $F = (0{,}1)^5 \times (0{,}1)^5$

44 Compléter.

a) $3^5 \times ...^5 = 12^5$ **b)** $...^4 \times 6^4 = 24^4$
c) $5^7 \times 2^{\square} = ...^7$ **d)** $...^3 \times 3^{\square} = 15^3$

45 Écrire, si possible, sous la forme d'une puissance.

$A = 13 \times 13^2 \times 13^3$
$B = (-4)^2 \times (-4)^3 \times (-4)^5$
$C = 7^4 + 7^2 + 7^3$
$D = (1{,}2)^4 \times (1{,}2)^6 \times (1{,}2)^2$

46 Écrire, si possible, sous la forme d'une puissance.

$A = 21^2 \times 21^5 \times 21^7 \times 21^3$
$B = 13^2 \times 13 \times 13^5$
$C = (-8)^1 \times (-8)^3 \times (-8)^7$
$D = (1{,}5)^3 \times (1{,}5)^9 \times 1{,}5$

47 Écrire, si possible, sous la forme d'une puissance.

$A = 2^2 \times 9$ $B = 3^3 \times 8$ $C = 4^2 \times 25$
$D = 64 \times 5^2$ $E = 1\,000 \times 3^3$ $F = 81 \times 7^2$

48 **a)** Calculer $x = 2^6 \times 3^2$; $y = 2^2 \times 3^4$.
b) Sachant que $576 \times 324 = 186\,624$, écrire 186 624 sous la forme d'un produit de deux puissances.

49 Quels calculs puis-je transformer avec la formule $\frac{a^m}{a^n} = a^{m-n}$?

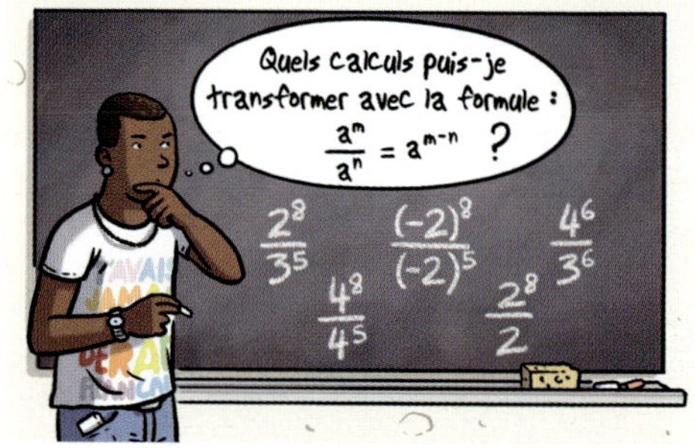

Aider Théo à répondre.

50 **VRAI OU FAUX?**

a) $\frac{2^8}{2^5} = 2^{13}$ **b)** $\frac{3^9}{3^2} = 3^7$
c) $\frac{2^3}{5^3} = \left(\frac{2}{5}\right)^0$ **d)** $\frac{3^5}{7^3} = \left(\frac{3}{7}\right)^2$

51 Écrire, si possible, sous la forme d'une puissance.

$A = \frac{2^5}{2^3}$ $B = \frac{3^8}{3^4}$ $C = \frac{(-5)^6}{(-5)^2}$ $D = \frac{17^5}{17^5}$

52 Écrire, si possible, sous la forme d'une puissance.

$A = \frac{7^4}{7}$ $B = \frac{(0{,}2)^7}{(0{,}2)^3}$ $C = 8^5 \div 8^2$
$D = (-3)^8 \div (-3)^6$

53 Écrire, si possible, sous la forme d'une puissance.

$A = \frac{17^5}{17^3}$; $B = \frac{12^6}{12^3}$; $C = \frac{7^8}{7^3}$; $D = 4^8 \div 4^5$

54 Écrire sous la forme d'une puissance.

$A=\dfrac{2^5}{8}$ $B=\dfrac{3^7}{9}$ $C=\dfrac{5^8}{25}$ $D=\dfrac{32}{2^3}$

55 **Vrai ou faux ?**

a) $2^5 \times 7^5 = 14^{25}$ **b)** $3^8 \times 7^8 = 21^8$

c) $\dfrac{12^5}{3^5} = 4^5$ **d)** $\dfrac{14^3}{7^3} = 2^1$

56 Écrire sous la forme d'une puissance.

$A = 3^5 \times 7^5$ $B = 5^4 \times 6^4$

$C=\dfrac{45^3}{9^3}$ $D=\left(\dfrac{1}{2}\right)^3 \times \left(\dfrac{1}{4}\right)^3$

57 Écrire sous la forme d'une puissance.

$A = 4^6 \times 9^6$ $B = (-2)^3 \times (-5)^3$

$C = 3^4 \times \left(\dfrac{1}{3}\right)^4$ $D=\dfrac{24^9}{6^9}$

58 Écrire sous la forme d'une puissance.

$A = 3^6 \times 7^6$ $B = (-3)^4 \times (-2)^4$

$C=\left(\dfrac{2}{8}\right)^8 \times \left(\dfrac{5}{2}\right)^8$ $D=\dfrac{36^5}{9^5}$

59 **Vrai ou faux ?**

a) $(2^4)^2 = 2^6$ **b)** $(5^6)^2 = 5^{12}$

c) $(4^5)^2 = 4^7$ **d)** $(5^6)^2 = 5^{12}$

60 Écrire sous la forme d'une puissance.

$A = (2^5)^2$ $B = (5^6)^3$ $C = (4^5)^2$ $D = (7^6)^2$

61 Écrire sous la forme d'une puissance.

$A = (8^4)^2$ $B = (6^6)^4$ $C = (9^5)^8$ $D = (14^6)^3$

62 Écrire sous la forme d'une puissance.

$A = (3^5)^5$ $B = (5^4)^3$ $C = (8^5)^3$ $D = (18^6)^4$

63 Compléter.

$(2^5)^3 = 2^{\square}$; $(3^2)^1 = 9^{\square}$; $(4^3)^2 = 4^{\square}$

64 **a)** Pour les calculs A, B, C, D ou E, associer la formule (1), (2), (3), (4) ou (5) qui permet d'écrire le calcul sous forme d'une puissance.

$A = 11^5 \times 3^5$ $B=\dfrac{5^8}{5^2}$ $C = 5^3 \times 5^7$

$D = (7^2)^3$ $E=\dfrac{12^4}{6^4}$

(1) $a^m \times a^n = a^{m+n}$ (2) $\dfrac{a^m}{a^n} = a^{m-n}$

(3) $a^n \times b^n = (ab)^n$ (4) $\dfrac{a^n}{b^n} = \left(\dfrac{a}{b}\right)^n$

(5) $(a^m)^n = a^{mn}$

b) Écrire sous forme d'une puissance les calculs ci-dessus.

65 Écrire sous forme d'une puissance.

$A = (-6)^4 \times (-3)^4$ $B = 7 \times 7^5$

$C=\dfrac{4^7}{4^5}$ $D = (5^4)^6$ $E=\dfrac{24^5}{6^5}$

66 Écrire sous forme d'une puissance.

$A = 3^5 \times 5^5$ $B = ((-4)^2)^5$ $C=\dfrac{18^5}{3^5}$

$D = 4^2 \times 4^6$ $E=\dfrac{36^4}{12^4}$

67 Écrire sous forme d'une puissance.

$A = 2^{-5} \times 2^3$ $B = 7^{-5} \times 7^{-8}$

$C = 6^5 \times 6^{-18}$ $D = 7^{-5} \times 7^{-8}$

68 Écrire sous forme d'une puissance.

$A=\dfrac{5^8}{5^{-11}}$ $B=\dfrac{6^{-3}}{6^2}$ $C=\dfrac{8^{-5}}{8^5}$ $D=\dfrac{8^5}{8^{-5}}$

69 Écrire sous forme d'une puissance.

$A = (3^5)^{-2}$ $B = (7^{-2})^{-4}$ $C = (8^{-3})^5$

$D = (5^2)^{-5}$

70 Écrire sous forme d'une puissance.

$A = 4^{-5} \times 4^{-3}$ $B = 7^2 \times 7^{-5}$ $C=\dfrac{9^6}{9^{-5}}$

$D=\dfrac{8^{-5}}{8^7}$ $E = (5^{-3})^{-4}$ $F = (6^{-2})^4$

71 Écrire sous forme d'une puissance.

a) $A = 4^{-7} \times 4$ $B = 3^2 + 3^5$

$C = 5^{-6} \times 7^{-6}$ $D = 0{,}5^2 \times 3^2$

$E = (-2)^2 \times (-3)^2$ $F=\left(\dfrac{1}{3}\right)^5 \times \left(\dfrac{1}{3}\right)^{-2}$

b) $G=\dfrac{12^5}{6^5}$ $H=\dfrac{15^6}{15^2}$ $I=\dfrac{7^8}{3^8}$

$J = (3^4)^5$ $K = (2^{-2})^4$

72 Écrire sous forme d'une puissance.

$A=\dfrac{6^2 \times 6^8}{6^3}$ $B=\dfrac{5^4 \times 5^{-8}}{5^3}$ $C=\dfrac{4^{-5} \times 4^8}{4^{-2}}$

73 Écrire sous forme d'une puissance.

$A = 3^4 \times (3^2)^5$ $B = (6^2)^3 \times 6^{-2}$

$C = 5^8 \times (5^{-3})^4$

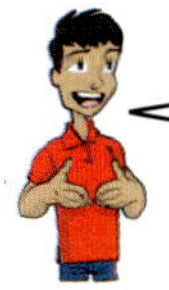

Conduire un calcul

74 Calculer.

$A = 8 + 2^3$ $B = 6 - 4^2$

$C = 10 \times 2^3$ $D = -4 \times 2^3$

75 Calculer.

$E = 2 \times 5^2 + 3 \times 5 - 5$

$F = 2 \times 3^3 - 4 \times 3^2 + 5 \times 3 + 17$

76 Écrire sous la forme $a \times 10^n$.

$A = 3 \times 10^3 \times 7 \times 10^{-8}$

$B = 5 \times 10^{-4} \times 6 \times 10^9$

$C = 8 \times 10^{-6} \times 3 \times 10^{-2}$

$D = 9 \times 10^{-7} \times 3 \times 10^4$

77 Écrire sous la forme $a \times 10^n$.

$A = 4 \times 10^5 \times 6 \times 10^{-8}$

$B = 7 \times 10^{-6} \times 6 \times 10^9$

$C = 8 \times 10^{-8} \times 3 \times 10^{-2}$

$D = 8 \times 10^{-9} \times 7 \times 10^4$

78 Écrire sous la forme $a \times 10^n$.

$A = \dfrac{12 \times 10^6}{2 \times 10^3}$ $B = \dfrac{18 \times 10^7}{6 \times 10^3}$ $C = \dfrac{35 \times 10^6}{7 \times 10^2}$

79 Écrire sous la forme $a \times 10^n$.

$A = \dfrac{24 \times 10^6}{8 \times 10^{-3}}$ $B = \dfrac{27 \times 10^{-7}}{9 \times 10^3}$ $C = \dfrac{56 \times 10^{-9}}{7 \times 10^{-4}}$

80 **a)** Donner l'écriture scientifique.

$A = 125 \times 10^8 \times 2 \times 10^5$

$B = 125 \times 10^8 + 2 \times 10^5$

$C = \dfrac{125 \times 10^8}{2 \times 10^5}$

b) Effectuer les calculs ci-dessus à la calculatrice.

81 Donner l'écriture scientifique.

$A = 3{,}5 \times 10^7 \times 4 \times 10^{-3}$

$B = 3{,}5 \times 10^7 + 4 \times 10^3$

$C = \dfrac{3{,}5 \times 10^7}{4 \times 10^{-3}}$

82 Donner l'écriture scientifique.

$A = 12 \times 10^{-6} \times 2 \times 10^{-3}$

$B = 12 \times 10^{-6} + 2 \times 10^{-3}$

$C = \dfrac{12 \times 10^{-6}}{2 \times 10^{-3}}$

83 **a)** Écrire sous forme scientifique.

$A = \dfrac{5 \times 10^2 \times 7 \times 10^5}{2 \times 10^7}$

$B = \dfrac{49 \times 10^3 \times 6 \times 10^{-10}}{14 \times 10^{-2}}$

84 Écrire sous forme scientifique.

$A = \dfrac{21 \times 10^{-3} \times 16 \times 10^7}{12 \times 10^2}$

$B = \dfrac{3 \times 10^3 \times 2 \times 10^{-1}}{12 \times 10^{-2}}$

85 Écrire sous forme scientifique.

$A = \dfrac{3 \times 10^2 \times 1{,}2 \times \left(10^{-3}\right)^4}{0{,}2 \times 10^{-7}}$

$B = \dfrac{6 \times 10^{-7} \times 15 \times 10^{11}}{8 \times \left(10^2\right)^4}$

86 **CALCUL LITTÉRAL**

Calculer $A = 2x^2 + 1$ et $B = (2x)^2 + 1$

a) pour $x = 4$ **b)** pour $x = -1$

c) pour $x = 2^3$ **d)** pour $x = 2^{-1}$

87 Calculer $A = x^2 + 1$ et $B = -x^2 + 1$

a) pour $x = 2^3 \times 3^2$ **b)** pour $x = 2^2 \times 5$

c) pour $x = 1{,}1 \times 10^3$ **d)** pour $x = 2{,}5 \times 10^{-2}$

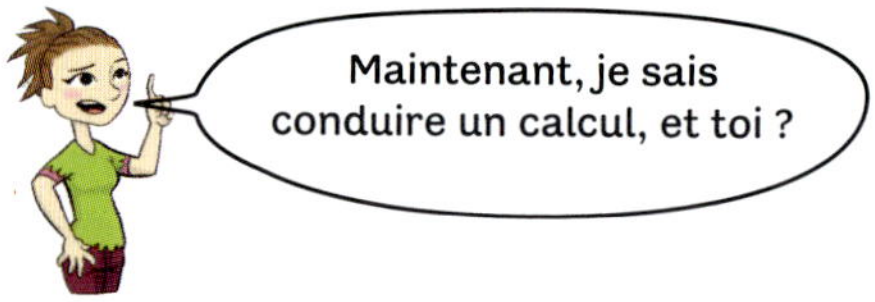

Résoudre des problèmes

88 **a)** Écrire comme une puissance de 10 les nombres : mille ; million ; milliard.

b) Si je compte un nombre par seconde de 1 à 1 000, combien de temps vais-je compter ?

c) Une vie humaine dure-t-elle quelques millions ou quelques milliards de secondes ?

89 Compléter avec des puissances de 10.

a) 1 km, c'est ... m. **b)** 1 km, c'est ... mm.

c) 1 m², c'est ... cm². **d)** 1 m², c'est ... mm².

e) 1 cm³, c'est ... mm³. **f)** 1 m³, c'est ... mm³.

90 La matière est constituée d'atomes. Au cœur des atomes se trouve le noyau constitué de neutrons et de protons. Autour du noyau gravitent les électrons.

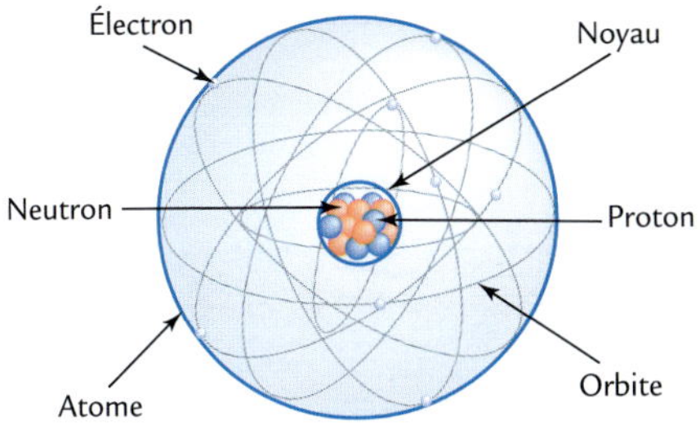

Ordre de grandeur des mesures :
- un atome : 10^{-10} m
- le noyau : 10^{-14} m
- un proton : 10^{-15} m

a) Un atome est combien de fois plus grand :
(1) que son noyau ? (2) qu'un proton ?
b) Un proton est combien de fois plus petit que le noyau ?

91 **a)** On lance trois dés (un rouge, un vert et un bleu) à six faces numérotées de 1 à 6. On lit le nombre écrit en prenant le chiffre du dé rouge pour les centaines, celui du dé vert pour les dizaines et celui du dé bleu pour les unités. Combien de nombres différents peuvent ainsi être écrits ?
b) Même question avec n dés.
Donner la réponse en fonction de n.

92 La lumière se déplace à 3×10^5 km par seconde dans le vide. Combien de temps met la lumière du Soleil, distant de $1{,}5 \times 10^8$ km, pour arriver sur Terre ?

93 Le son se déplace à $3{,}4 \times 10^4$ cm par seconde dans l'air. Quelle distance parcourt-il en trois minutes et 20 secondes ?

94 Les mesures sont données en cm.
a) Calculer l'aire du rectangle ABCD tel que $AB = 3^2$ et $AD = 3^8$.
b) Calculer le côté x du carré qui a la même aire que ABCD.

95 **AVEC UN TABLEUR**

Fiches logiciels

On cherche à conjecturer une formule simple qui donne la somme des n premières puissances de 2 en fonction de n.
a) Créer, avec un tableur, la feuille de calcul.

◇	A	B	C
1	n	Puissance de 2 d'exposant n	Sommes des puissances de 2
2	0	1	1
3	1	2	3
4	2	4	7
⋮	⋮	⋮	⋮
23	21		

b) Conjecturer la formule.

Devoirs maison

96 ***Raconter sa recherche***
Voici un problème : « Trouver tous les nombres, a, n et m tels que : $(a^n)^m = 64$. »
Cherchez ce problème et racontez par écrit les différentes étapes de votre recherche, les observations, les calculs qui vous ont fait progresser ou changer d'avis, même si vous n'avez pas trouvé la solution complète. Si vous avez trouvé une solution, expliquez-la comme si vous aviez à convaincre un camarade.

97 Une année lumière (a.l.) est la distance parcourue par la lumière en 1 an soit environ $9{,}460 \times 10^{12}$ km. Les astrophysiciens utilisent une autre mesure : l'unité astronomique (U.A.) qui est la distance moyenne entre la Terre et le Soleil : 1 U.A. $= 1{,}5 \times 10^{11}$ m.
a) La limite du système solaire est à 94 U.A. de la Terre. Les sondes spatiales avancent à la vitesse maximale de 80 000 km/h. Combien d'années au minimum leur faut-il pour quitter le système solaire ?
b) Les astronomes ont trouvé une planète ayant une température comparable à celle de la Terre. Cette planète se trouve à 20,5 années lumière de la terre.
Combien de temps faudrait-il aux sondes spatiales pour atteindre cette planète ?

Tâches complexes

SOCLE

98 Extraire et organiser l'information utile

SITUATION

Le livre de Raymond Queneau *Cent Mille Milliards de Poèmes* est composé de 10 feuilles. Au recto de chaque feuille, quatorze lignes sont écrites formant un poème.
On découpe chaque feuille comme le montre la photographie. Le lecteur peut alors en tournant les bandes de papier, choisir, pour chaque ligne, l'un des dix vers écrits par le poète.

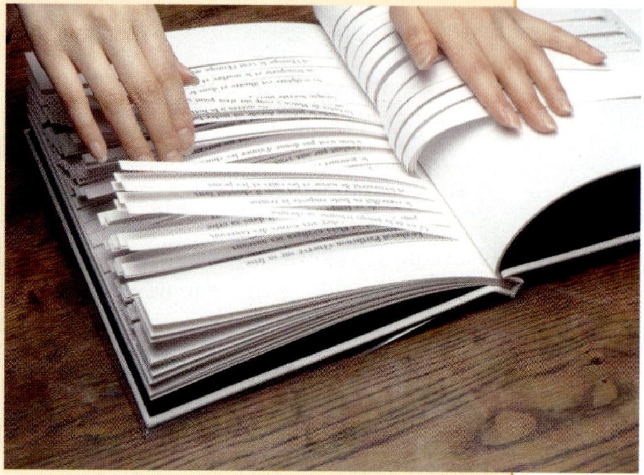

Raymond Queneau (1903-1976) est écrivain et poète. Il s'est beaucoup intéressé aux sciences et en particulier aux mathématiques. Avec son ami François Le Lionnais, un mathématicien, il fonda l'*Oulipo* (Ouvroir de littérature potentielle) en 1960. Ce groupe se proposait de créer de nouvelles structures littéraires, entre autres en se fixant certaines règles d'écritures inspirées par les mathématiques.

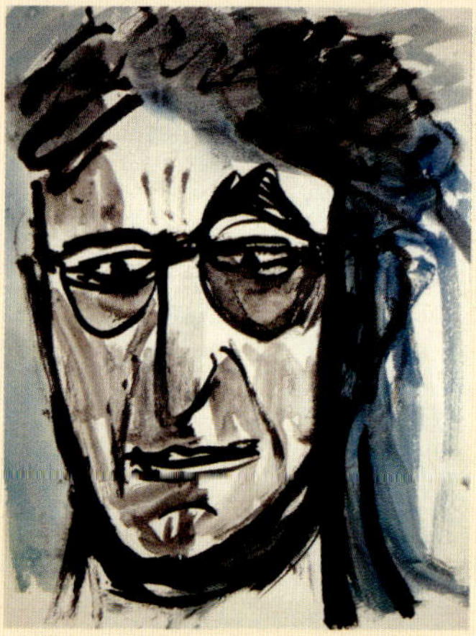

Raymond Queneau disait : « C'est somme toute une sorte de machine à fabriquer des poèmes, mais en nombre limité ; il est vrai que ce nombre, quoique limité, fournit de la lecture pour près de deux cents millions d'années (en lisant vingt-quatre heures sur vingt-quatre) ».

CONSIGNE

a) Le titre choisi par le poète correspond-il au nombre de poèmes que l'on peut fabriquer avec son livre ?

b) Raymond Queneau dit-il vrai quand il estime le temps nécessaire à la lecture de tous les poèmes possibles ? Justifier la réponse.

Pour approfondir

99 **a)** Quelles sont les écritures décimales des abscisses des points A, D, F, G et K ?

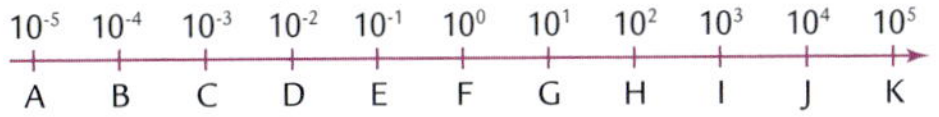

b) Reproduire la droite graduée ci-dessus et placer approximativement les points suivants :
$M(5{,}24 \times 10^2)$; $N(450 \times 10^2)$;
$P(0{,}28 \times 10^3)$; $Q(2{,}73 \times 10^{-3})$;
$R(9{,}41 \times 10^4)$; $S(8{,}6 \times 10^{-1})$.

c) Parmi les points ci-dessus, quatre peuvent être placés approximativement sans faire aucun calcul. Lesquels ? Quelles sont les particularités des écritures de leur abscisse ?

d) Ranger les nombres suivants par ordre croissant :
$5{,}2 \times 10^3$; $3{,}685 \times 10^{-2}$; $9{,}44 \times 10^{-3}$;
$7{,}5 \times 10^{-4}$; $3{,}25 \times 10^{-2}$; $2{,}27 \times 10^2$

e) Donner une règle simple pour classer des nombres écrits en notation scientifique.

100 La masse de la Terre est 6×10^{21} tonnes et celle du Soleil est de 2×10^{27} tonnes.
On veut faire une maquette du système solaire où la Terre a une masse de 1 kg.
Quelle masse faut-il attribuer au Soleil pour que les proportions soient respectées ?

TRIANGLE INFO *magazine*

Astronomie

Les astronomes professionnels ont une formation de haut niveau : doctorat de physique par exemple. Contrairement à leurs prédécesseurs, les astronomes modernes passent peu de temps à observer, mais beaucoup à analyser les données recueillies grâce à des outils modernes tel le Very Large Array.

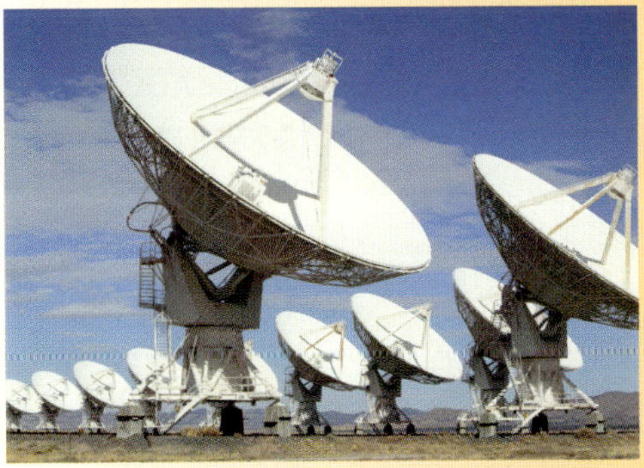

101 ***Raconter sa recherche***

Trouver deux nombres entiers consécutifs qui sont une puissance d'un entier (d'exposant différent de 1).
Cherchez ce problème et racontez par écrit les différentes étapes de votre recherche, les observations, les calculs qui vous ont fait progresser ou changer d'avis, même si vous n'avez pas trouvé la solution complète. Si vous avez trouvé une solution, expliquez-la comme si vous aviez à convaincre un camarade.

102 Une légende raconte que l'inventeur du jeu d'échec avait demandé comme récompense d'avoir la quantité de riz posé sur le damier comme on a commencé à le faire ci-dessous.

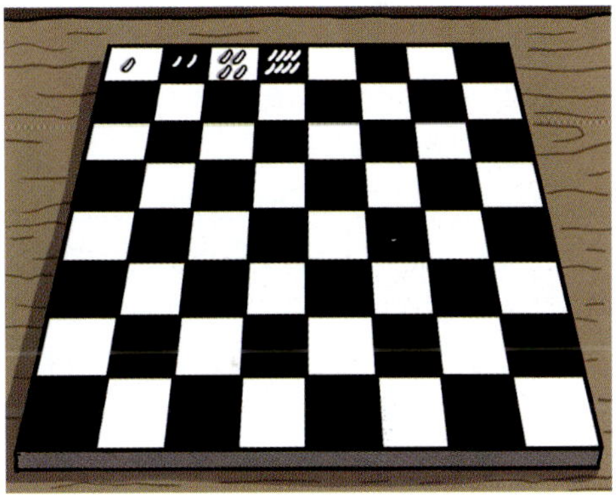

a) Écrire sous forme d'une puissance de 2 le nombre de grains de riz sur chacune des quatre premières cases.

b) On continue logiquement à déposer des grains de riz sur les cases suivantes.
Combien de grains seront mis sur la huitième case ? Donner la réponse en écriture décimale et sous forme d'une puissance de 2.

c) Combien de grains de riz se trouvent sur la dernière case ?

d) Dans un kilo de riz, il y a environ 10^4 grains de riz.
Combien de kilos de riz se trouvent sur la dernière case ?

e) La récolte annuelle mondiale de riz est d'environ 10^{11} kg.
Suffira-t-elle pour remplir la dernière case ?

Je prépare le contrôle

Les exercices de cette double page sont corrigés page 277 et suivantes.

Utiliser des égalités comportant des puissances

103 QCM Indiquer la bonne réponse.

a) $7^6 \times 7^3 = \dots$ 1 7^{18} 2 49^{18} 3 7^9

b) $3^3 \times 7^3 = \dots$ 1 21^3 2 21^6 3 21^9

c) $8^5 \times 8 = \dots$ 1 8^4 2 8^6 3 8^5

d) $\dfrac{9^{21}}{9^{15}} = \dots$ 1 9^6 2 1^6 3 9^{36}

e) $(6^5)^2 = \dots$ 1 6^7 2 6^{10} 3 6^{25}

f) $\dfrac{6^3}{5^3} = \dots$

1 $\left(\dfrac{6}{5}\right)^0$ 2 $\left(\dfrac{6}{5}\right)^1$ 3 $\left(\dfrac{6}{5}\right)^3$

104 QCM Indiquer la bonne réponse.

a) $(-5)^3 \times (-5)^6 = \dots$

1 $(-5)^{18}$ 2 $(-5)^9$ 3 $(25)^9$

b) $3^{-5} \times 4^{-5} = \dots$

1 12^{-5} 2 12^{-10} 3 12^{25}

c) $\dfrac{5^8}{5^{-3}} = \dots$

1 5^5 2 5^{11} 3 1^5

d) $\dfrac{6^{-8}}{6^{-5}} = \dots$

1 6^{-3} 2 1^{-3} 3 6^{-1}

e) $(7^{-3})^2 = \dots$

1 7^{-5} 2 7^{-6} 3 7^{-1}

f) $(3^{-2})^{-4} = \dots$

1 3^8 2 3^{-6} 3 3^{-8}

g) $5^3 \times 5^{-2} \times 5^4 = \dots$

1 125^{-24} 2 5^5 3 125^6

105 Écrire sous forme d'une puissance.

$A = \dfrac{6^{-5} \times 6^8}{6^{-2}}$ $B = (5^2)^3 \times 5^{-2}$

$C = \dfrac{\left(8^{-5}\right) \times 8^8}{8^{-2}}$

Conduire un calcul

106 Calculer.

$A = 8 + 2^2$ $B = 6 \times 2^2$

$C = 5 - 5^2$ $D = -3 \times 2^3$

$E = 4 \times 3^3 - 2 \times 5^2 + 42$

107 Écrire sous forme scientifique.

$A = 48 \times 10^6 \times 15 \times 10^5$

$B = 12 \times 10^8 + 4 \times 10^6$

$C = \dfrac{56 \times 10^8}{0{,}7 \times 10^5}$

$D = \dfrac{7 \times 10^3 \times 5 \times 10^5}{14 \times \left(10^2\right)^3}$

108 Effectuer à la calculatrice.

$A = 4^2 + 6$ $B = \dfrac{11 + 3^2}{2}$

$C = \dfrac{22}{2 + 3^2}$

Résoudre des problèmes

109 Une molécule d'eau a une masse de $2{,}99 \times 10^{-26}$ kg.
Sachant qu'un litre d'eau pèse 1 kg, combien de molécules d'eau absorbe-t-on en buvant un verre de 30 cL d'eau ?

110 En utilisant les indications portées sur la figure ci-dessous et sachant que $AB = 2^3$ cm :
a) Calculer AC et mettre le résultat sous la forme d'une puissance.
b) Calculer l'aire du triangle ADC et mettre le résultat sous la forme d'une puissance.

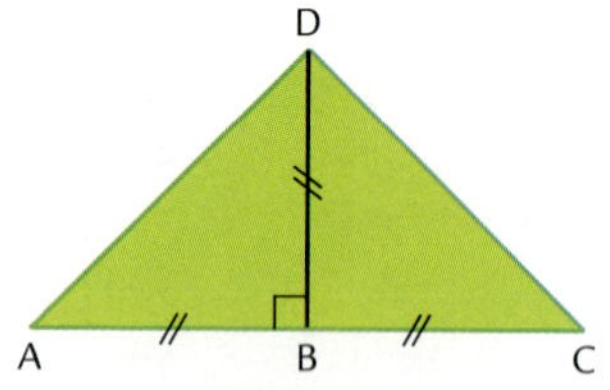

J'évalue mes compétences

SOCLE

Effectuer des calculs simples sur des décimaux relatifs

111 Calculer.

a) $(-8)+(-6)$ **b)** $(-5)\times(-3)$
c) $(-8)-(-3)$ **d)** $(-15)\div(-3)$
e) $(-4)+(+15)$ **f)** $8-13{,}5$
g) $-18\div(-2)$ **h)** $-8{,}5-4$

112 Calculer et donner un arrondi au dixième.

a) $261\div 8$ **b)** $491\div 6$

Effectuer des calculs sur des nombres fractionnaires

113 Calculer.

a) $\frac{3}{7}+\frac{6}{7}$ **b)** $\frac{3}{7}\times\frac{6}{7}$ **c)** $\frac{5}{8}+\frac{3}{10}$
d) $\frac{5}{8}\times\frac{3}{10}$ **e)** $\frac{13}{9}-\frac{6}{9}$ **f)** $\frac{7}{6}-\left(-\frac{3}{2}\right)$
g) $-\frac{4}{5}-\frac{3}{7}$ **h)** $-\frac{4}{7}\times\left(-\frac{3}{5}\right)$ **i)** $3\times\frac{3}{5}$

Effectuer des calculs simples sur des puissances

114 Calculer.

a) 6^2 ; 2^5 ; 3^4 ; 9^0 ; 6^1
b) $(-5)^2$; -3^2
c) 10^4 ; 10^{-1} ; 10^2 ; 10^0 ; 10^{-2}
d) 5^{-1} ; 4^{-2}

115 Effectuer avec une calculatrice.

$(-36)^2$; -36^2 ; $(-3)^5$; -3^5 ; $(-2)^{29}$

Conduire un calcul avec une calculatrice

116 Effectuer les calculs suivants avec une calculatrice.

a) $K=(-6)+(-2)+4$ $L=-9+1-3$
$M=4+6\times 2$ $N=(-6)\times(-5+8)$
$P=4+10\div(-2)$ $Q=-2\times 6-6\times 3$
b) $R=\frac{3}{4}+\frac{1}{8}\times\frac{3}{2}$ $S=\frac{5}{3}-\frac{3}{6}\times\frac{5}{4}$
c) $A=5^2+6$ $B=12-12^2$
$C=5\times 3^4$ $D=5^3\times 4$ $E=-3\times 2^3$

Résoudre des problèmes

117 Dans un collège, $\frac{3}{5}$ des élèves font du sport soit 420 élèves.
Combien y-a-t-il d'élèves au collège ?

118 Lors d'une élection, $\frac{5}{8}$ des 560 inscrits ont voté.
Combien y-a-t-il de votants ?

119 Dans un club sportif, $\frac{3}{7}$ des 630 adhérents jouent au foot.
Quelle fraction des membres du club ne joue pas au foot ?

120 Claire et Thomas consultent leur album de mariage. Ils regardent les $\frac{3}{8}$ des photos, font une pause, puis regardent encore les $\frac{5}{12}$ des photos.
Quelle fraction des photos ont-ils regardée ?

Tâche complexe

121 Extraire et organiser l'information

En sciences, pour écrire de grandes valeurs, on utilise un préfixe. Par exemple kilo (k) signifie 1 000. Un kilogramme vaut donc mille grammes.
Ce tableau présente différents préfixes.

Préfixe	Valeur usuelle	Valeur en informatique
Kilo (k)	1 000 (10^3)	… (2^{10})
Mega (M)	… (10^6)	… (…)
Giga (G)	… (10^9)	… (…)
Tera (T)	1 000 000 000 000 (…)	… (…)

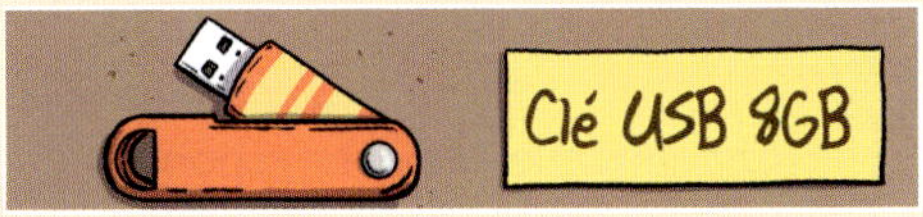

CONSIGNE

a) Compléter la colone « Valeur usuelle ».

b) En informatique, aucune puissance de 2 ne vaut mille. On a gardé le préfixe « kilo » pour désigner une puissance de 2 proche de 1000. On a fait de même pour les autres préfixes. Compléter la colonne « Valeur en informatique ».

Je prépare le brevet

122 **Brevet** *Polynésie, juin 2011.*

QCM : Indiquer la bonne réponse.

$\frac{1}{9}+\frac{1}{6}=...$ 1 $\frac{2}{15}$ 2 $0{,}277$ 3 $\frac{5}{18}$

123 **Brevet** *Amérique du Sud, novembre 2009.*

QCM : Indiquer la bonne réponse.

$\frac{2}{3}-\frac{7}{3}\div\frac{1}{4}=...$ 1 $\frac{1}{12}$ 2 $-\frac{26}{3}$ 3 $-\frac{20}{3}$

124 **Brevet** *Amérique du Nord, juin 2011.*

QCM : Indiquer la bonne réponse.

$5^n \times 5^m = ...$ 1 5^{nm} 2 5^{n+m} 3 25^{n+m}

125 **Brevet** *Asie, juin 2011*

QCM : Indiquer la bonne réponse.

$3^{-2}\times 3^3 - 3 = ...$ 1 0 2 3^0 3 3^{-5}

126 **Brevet** *Amérique du Sud, novembre 2009.*

QCM : Indiquer la bonne réponse.

$\frac{10^5}{10^2}=...$ 1 10^3 2 10^7 3 10^{-3}

127 **Brevet** *Amérique du Sud, novembre 2009.*

QCM : Indiquer la bonne réponse.

$(10^5)^2 = ...$ 1 10^3 2 10^7 3 10^{10}

128 **Brevet** *Pondichéry, mai 2008.*

QCM : Indiquer la bonne réponse.

$28\times 10^{-3} = ...$ 1 $0{,}280$ 2 $0{,}028$ 3 $28\ 000$

129 **Brevet** *Amérique du Sud, novembre 2009.*

QCM : Indiquer la bonne réponse.

$0{,}246 = ...$ 1 $24{,}6\times 10^2$ 2 $2{,}46\times 10^1$

130 **Brevet** *Nouvelle-Calédonie, décembre 2008.*

QCM : Indiquer la bonne réponse.

$\frac{3\times 10^{-2}}{6\times 10^{-3}}=...$ 1 5 2 $0{,}000\ 005$ 3 $0{,}2$

131 **Brevet** *Métropole, septembre 2010.*

QCM : Indiquer la bonne réponse.

L'écriture scientifique de 0,000 054 9 est :

1 $5{,}49$ 2 549×10^7 3 $5{,}49\times 10^{-5}$

132 **Brevet** *Polynésie, septembre 2009.*

QCM : Indiquer la bonne réponse.

L'écriture scientifique de 65 100 000 est :

1 $6{,}51\times 10^7$ 2 651×10^5

3 $6{,}51\times 10^{-7}$

133 **Brevet** *Asie, juin 2008.*

Soit le nombre $B=\frac{3\times 10^{-4}\times 5\times\left(10^2\right)^6}{25\times 10^{-2}}$.

Calculer B. On donnera le résultat sous la forme d'une écriture scientifique.

134 **Brevet** *Asie, juin 2010.*

Calculer B et donner le résultat sous forme scientifique.

$$B=\frac{6\times 10^{-2}\times 5\times\left(10^2\right)}{1{,}5\times 10^{-4}}$$

135 **Brevet** *Antilles – Guyane, juin 2009.*

Soit $A=\frac{3\times 10^5\times 4\times\left(10^{-3}\right)^2}{16\times 10^{-4}}$.

Donner l'écriture décimale de A, puis son écriture scientifique.

136 **Brevet** *Amérique du Nord, juin 2008.*

On donne les nombres :

$A=\frac{3}{7}-\frac{2}{7}\times\frac{21}{8}$ $\quad B=\frac{3\times 10^2\times 1{,}8\times 10^{-3}}{6\times 10^4}$

a) Calculer A et donner le résultat sous forme de fraction irréductible. Écrire toutes les étapes de calcul.

b) (1) Donner l'écriture décimale de B.

(2) Exprimer B en écriture scientifique.

137 **Brevet** *Nouvelle-Calédonie, mars 2008.*

Dans cet exercice, tout début d'explication et de démarche sera pris en compte.

Voici les distances (en km) qui séparent le Soleil de trois planètes du système solaire :

- Vénus : 105×10^6
- Terre : $1{,}5\times 10^8$
- Mars : $2\ 250\times 10^5$

Parmi ces trois planètes, quelle est celle qui est la plus éloignée du Soleil ? Justifier.

Chapitre
3 Racines carrées

Le nombre d'or
Pour élever de beaux monuments, les architectes de l'Antiquité tenaient compte des proportions entre les différentes parties de la construction. Pour que la construction soit harmonieuse, ces proportions sont souvent égales à un même nombre appelé « le nombre d'or ». Ce nombre se retrouve également dans la nature, par exemple dans la disposition des graines dans les fleurs, des écailles d'une pomme de pin, dans les coquilles d'escargots. On peut aussi le mettre en évidence dans la composition de célèbres tableaux. Ce nombre n'est ni un nombre entier, ni un nombre décimal, ni une fraction. Il nous faut donc partir à la découverte de nouveaux nombres.

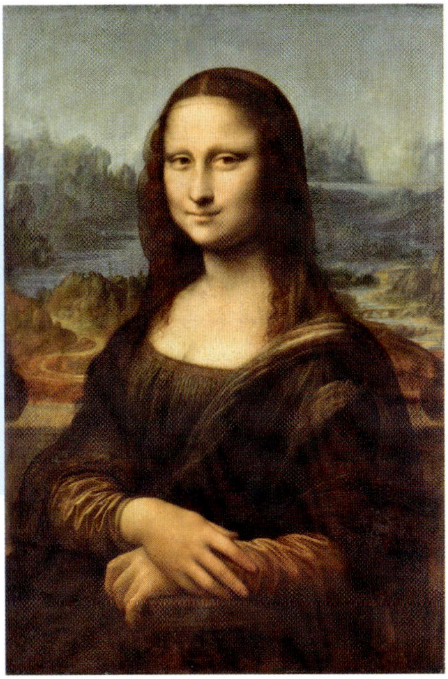

Léonard de Vinci (1452-1519), *La Joconde* (1503-1506), huile sur bois (musée du Louvre, Paris).

PRÉREQUIS

1 Reconnaître les carrés de nombres entiers. SOCLE
2 Utiliser la touche « $\sqrt{\ }$ » de la calculatrice pour calculer une longueur en utilisant le théorème de Pythagore. SOCLE

OBJECTIFS

1 Calculer avec des racines carrées (résultats exacts ou approchés) avec ou sans calculatrice. SOCLE
2 Résoudre des équations du type $x^2 = a$, où a désigne un nombre positif.
3 Réduire des expressions avec des racines carrées en utilisant notamment les propriétés (a et b sont positifs) :
- $\sqrt{a^2} = a$ et $(\sqrt{a})^2 = a$. SOCLE
- $\sqrt{a} \times \sqrt{b} = \sqrt{a \times b}$ et $\dfrac{\sqrt{a}}{\sqrt{b}} = \sqrt{\dfrac{a}{b}}$ $(b \neq 0)$.

4 Résoudre des problèmes conduisant à des calculs comportant des racines carrées.

LIVRET DE COMPÉTENCES

Compétence 3 : Les principaux éléments de mathématiques et la culture scientifique et technologique
- Pratiquer une démarche scientifique, résoudre des problèmes. → Exercices 87, 88, 89, 116, 117.
- Savoir utiliser des connaissances et des compétences mathématiques :
Nombres et Calculs. → Exercices balisés « Socle ».

Compétence 4 : La maîtrise des techniques usuelles de l'information et de la communication
- S'approprier un environnement informatique de travail. → Exercices 79, 80, 81, 82, 83.

Je fais le point sur mes connaissances

Pour réactiver mes connaissances

Fiches logiciels

SOCLE

1. Reconnaître des carrés

a) Écrire la liste des nombres entiers inférieurs à 200 qui sont des carrés.
b) Avec un tableur.
(1) Ouvrir une feuille de calcul.
Dans la cellule A1, écrire un nombre entier.
Quelle formule faut-il entrer dans la cellule B1 pour afficher le carré du nombre écrit en A1 ?
(2) Dans la colonne B, écrire les nombres entiers inférieurs à 1 000 qui sont des carrés.
Parmi ces carrés, y a-t-il autant de nombres pairs que de nombres impairs ?
c)

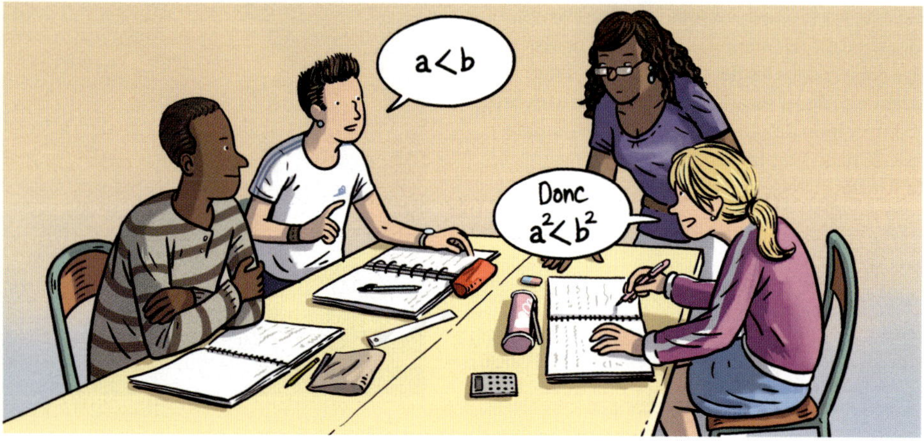

Que pensez-vous de cet échange ?

SOCLE

2. Utiliser la touche « $\sqrt{\ }$ » d'une calculatrice

a) (1) Tracer un triangle ABC rectangle en A tel que AB = 5 cm et BC = 13 cm.
(2) Calculer AC.
(3) Vérifier la vraisemblance du résultat sur le dessin.
b) (1) Tracer un triangle EFG rectangle en F tel que EF = 5 cm et FG = 6 cm.
(2) Calculer EG. Donner l'arrondi à 0,1 cm près.
(3) Vérifier la vraisemblance du résultat sur le dessin.

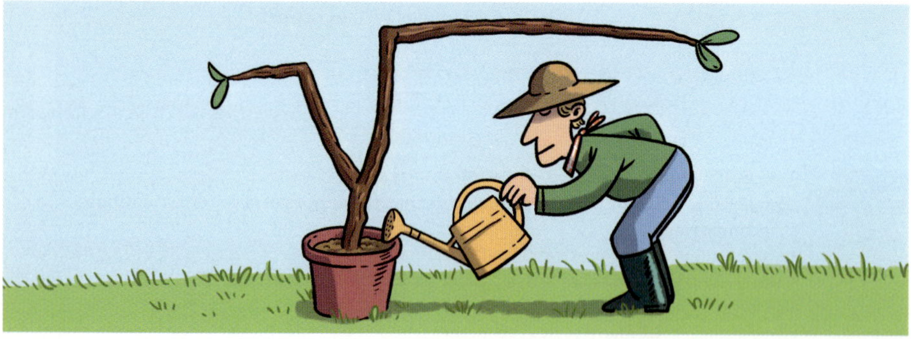

Activités

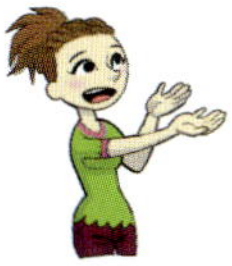

Dans ce chapitre, j'apprends à :

- Calculer avec des racines carrées
- Résoudre des équations du type $x^2 = a$
- Réduire des expressions avec des racines carrées
- Résoudre des problèmes

Calculer avec des racines carrées

1. Question historique

Trouver, si possible :

a) un nombre dont le carré est égal à 25. Combien y a-t-il de solutions ?

b) un nombre dont le carré est égal à 0. Combien y a-t-il de solutions ?

c) un nombre dont le carré est égal à – 1. Combien y a-t-il de solutions ?

d) un nombre dont le carré est égal à 2. Combien y a-t-il de solutions ?

Connaissance 1 p. 53

2. Débat dans une classe

► Exercices 5 à 7 p. 56

Les élèves d'une classe de 3e doivent répondre à la question d) de l'activité 1 : « Trouver, si possible, un nombre dont le carré est égal à 2. »

Après un travail de groupe dans la classe, cinq affiches ont été produites pour présenter les réponses proposées par les différents groupes.

Quel est votre avis sur chacune d'elles ?

Groupe 1

Ce nombre n'est pas un nombre entier. $1^2 = 1$ et $2^2 = 4$ donc le nombre cherché est compris entre 1 et 2.

Groupe 2

On ne peut pas trouver 2 en multipliant un nombre par lui-même. Le dernier chiffre de l'écriture décimale d'un nombre est : 1, 2, 3, 4, 5, 7, 8 ou 9 donc les carrés sont toujours terminés par 1, 4, 9, 6 ou 5.

Groupe 3

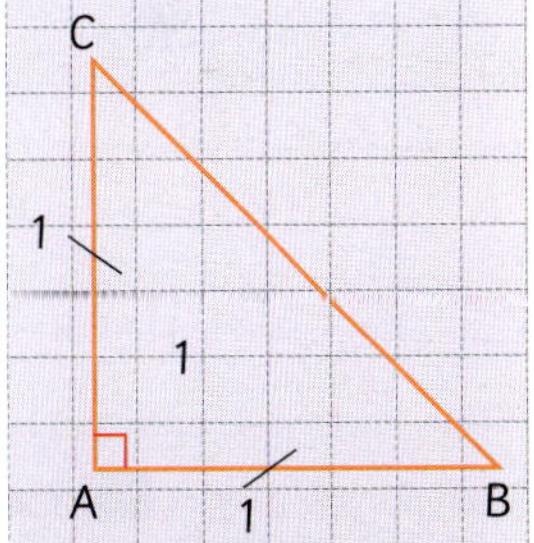

Ce nombre existe, c'est la longueur de l'hypoténuse d'un triangle rectangle isocèle dont les deux autres côtés ont chacun pour mesure 1.

Groupe 4

Ce nombre est donné par la touche √ de la calculatrice.
Il est donc égal à 1,414 213 562

Groupe 5

On a essayé des nombres entiers, des nombres décimaux ; ça ne marche pas. C'est peut-être une fraction.

TRIANGLE INFO *magazine*

Les premières traces de $\sqrt{2}$

On trouve les premières traces de $\sqrt{2}$ sur une tablette babylonienne (il y a plus de 4 000 ans). Sur cette tablette figure un carré et ses diagonales ainsi qu'un nombre : 1,4142129.

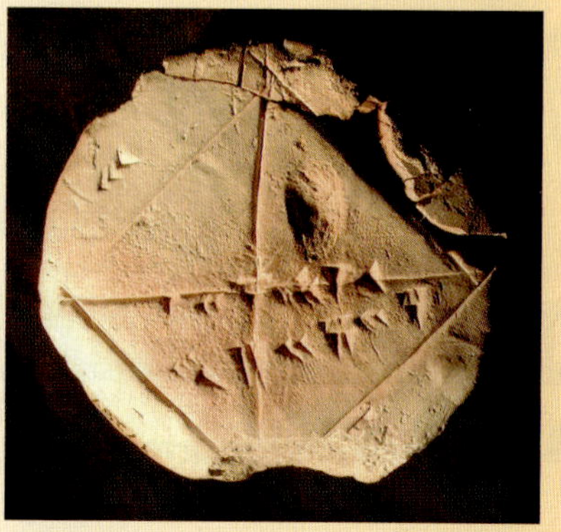

Pour Pythagore, au VIe siècle avant J.-C., tout se mesure avec des nombres entiers ou des fractions. Or, il découvre que la diagonale d'un carré de côté 1 ne peut pas se mesurer avec un nombre connu. Il appelle ce nombre un « inexprimable ».

3. Calculer, approcher, encadrer

► Exercices 8 à 13 p. 56

a) Sans calculatrice, écrire, si possible, sous forme décimale.

(1) $\sqrt{9}$ (2) 9^2 (3) $\sqrt{-9}$

b) Sans calculatrice, écrire, si possible, sous forme décimale ou fractionnaire.

(1) $\sqrt{100}$ (2) $\sqrt{-16}$ (3) $\sqrt{\dfrac{16}{25}}$ (4) $\dfrac{\sqrt{4}}{\sqrt{9}}$

c) Sans calculatrice, donner, si possible, l'encadrement à l'unité de :

(1) $\sqrt{7}$ (2) $\sqrt{37}$ (3) $\sqrt{-50}$ (4) $\sqrt{125}$

d) Avec une calculatrice, donner l'arrondi au centième près de :

(1) $\sqrt{5}$ (2) $\sqrt{27}$ (3) $\sqrt{432}$ (4) $\sqrt{12\,855}$

e) Trouver les erreurs de la copie de Louis.

(1) $\sqrt{0,9} = 0,3$	(2) $\sqrt{36} = \sqrt{6}$	(3) $\sqrt{9} = -3$	(4) $\sqrt{36} = 6$
(5) $\sqrt{9} = 81$	(6) $\sqrt{900} = 300$	(7) $9^2 = 3$	(8) $\sqrt{0,04} = 0,2$

4. Des racines et des carrés

► Exercices 14 à 18 p. 56

Sans calculatrice, calculer.

(1) $\sqrt{9^2}$ (2) $\sqrt{26} \times \sqrt{26}$ (3) $\left(\sqrt{12}\right)^2$

5. Racine et calculatrice

► Exercices 19 à 23 p. 56

a) Donner un ordre de grandeur des expressions suivantes en faisant les calculs de tête.

$A = \sqrt{9,1} + 7$ $B = \sqrt{9,1 + 7}$ $C = \dfrac{12}{\sqrt{9,1}} + 1$

b) Calculer, en utilisant la calculatrice, les expressions de la question a).
Donner l'arrondi au centième près. Comparer avec les résultats de la question a).

Résoudre des équations du type $x^2 = a$

6. Des carrés en équation

▶ Exercices 24 à 35 p. 57

a) Voici l'extrait d'un dialogue sur Internet, le 1er janvier, entre Outi qui est finlandaise, Soumia qui est tunisienne et Manon qui est française.

MANON à Lyon

Hello,
what's the weather like over there?

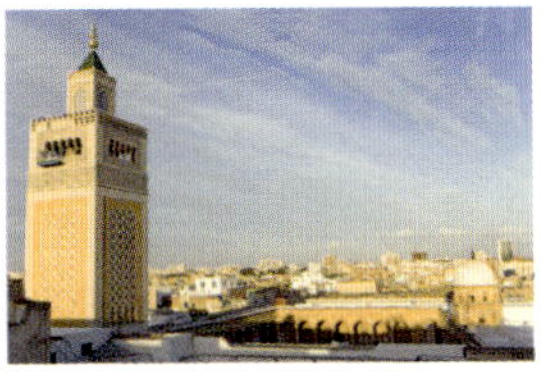

SOUMIA à Tunis

It's not very cold today. If you squared the temperature, in degree Celsius, you would find the boiling point of water!

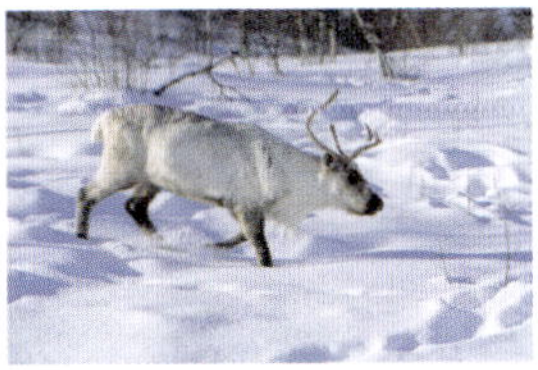

OUTI en Laponie

Same here.

Manon est très perplexe. Fait-il vraiment la même température, en janvier, en Finlande et en Tunisie ?

b) Résoudre les équations suivantes d'inconnue x.

Connaissance 2 p. 53

(1) $x^2 = 49$ (2) $x^2 = 7$ (3) $x^2 = 0$ (4) $x^2 = -9$.

Réduire des expressions avec des racines carrées

7. Opérations avec les racines carrées

▶ Exercices 36 à 40 p. 57

a) Conjecturer.

Dans quel cas semble-t-il y avoir égalité entre les deux expressions ?

(1) $\sqrt{a+b}$ et $\sqrt{a} + \sqrt{b}$ (2) $\sqrt{ab}$ et $\sqrt{a} \times \sqrt{b}$ (3) $\sqrt{\frac{a}{b}}$ et $\frac{\sqrt{a}}{\sqrt{b}}$ $(b \neq 0)$

b) Démontrer (Voir exercice 75, p. 59).

c) Sans calculatrice, calculer et donner la valeur décimale ou fractionnaire des expressions suivantes.

Connaissance 3 p. 54

(1) $\sqrt{18} \times \sqrt{2}$ (2) $\sqrt{16 \times 81}$ (3) $\frac{\sqrt{81}}{\sqrt{25}}$ (4) $\frac{\sqrt{12}}{\sqrt{3}}$

(5) $\sqrt{9} + \sqrt{16}$ (6) $\sqrt{9+16}$

8. Entrer ou sortir d'un radical

▶ Exercices 41 à 49 p. 57

a) Compléter $5\sqrt{2}=\sqrt{...}$

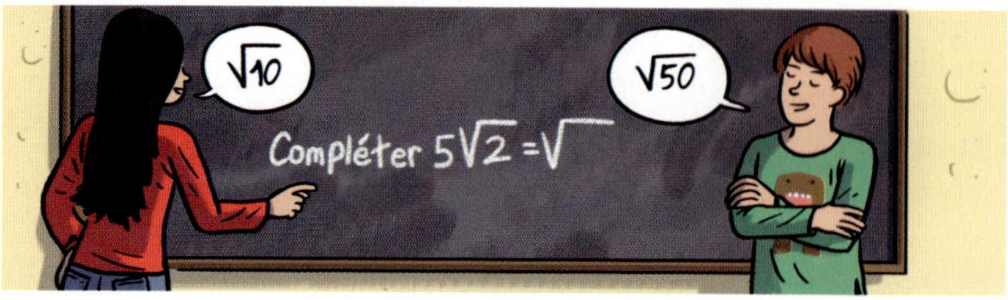

Quel élève a raison ? Comment a-t-il procédé ?

b) Écrire sous la forme $\sqrt{a}$ où a est un nombre positif.

$G=2\sqrt{5}$ $H=2\sqrt{7}$ $I=\dfrac{\sqrt{24}}{2}$

c) QCM Quelle est la bonne réponse ?

1 $\sqrt{5\times9}=9\sqrt{5}$ 2 $\sqrt{5\times9}=5\sqrt{9}$ 3 $\sqrt{5\times9}=3\sqrt{5}$.

d) Écrire sous la forme $a\sqrt{b}$ où a et b sont des nombres positifs et b le plus petit possible.

(1) $\sqrt{3\times16}$ (2) $\sqrt{12}$ (3) $\sqrt{80}$ (4) $5\sqrt{18}$

9. Somme de racines carrées

▶ Exercices 50 à 56 p. 58

a) Réduire les expressions suivantes.

$A=3\sqrt{5}+4\sqrt{5}$ $B=8\sqrt{3}-6\sqrt{3}$ $C=7\sqrt{2}-\sqrt{2}$

b) Réduire si possible $D=\sqrt{5}+\sqrt{20}$.

c) Écrire les expressions suivantes sous la forme $a\sqrt{b}$ où a et b sont deux entiers et b positif le plus petit possible.

$E=3\sqrt{5}+\sqrt{20}$ $F=\sqrt{12}+\sqrt{27}$ $G=\sqrt{50}+2\sqrt{18}$

d) Vérifier les résultats de la question c) avec une calculatrice.

10. Conduire un calcul

▶ Exercices 57 à 65 p. 58

a) Réduire, si possible, les expressions suivantes.

$A=5\times3\sqrt{7}$ $B=5+3\sqrt{7}$ $C=2\sqrt{5}+3\sqrt{5}$ $D=2\sqrt{5}-3\sqrt{5}$

$E=3\sqrt{2}\times5\sqrt{3}$ $F=3\sqrt{2}+5\sqrt{3}$ $G=5\sqrt{7}-7\sqrt{7}$ $H=\sqrt{3^2+2^2}$

$I=\sqrt{8}-2\sqrt{2}$ $J=\sqrt{8}\times\left(-2\sqrt{2}\right)$ $K=\dfrac{2\sqrt{5}}{\sqrt{15}}$ $L=\dfrac{8\sqrt{6}}{2\sqrt{3}}$

b) Vérifier les résultats de la question a) avec votre calculatrice.

Résoudre des problèmes

11. Valeur exacte

▶ Exercices 66 à 83 p. 59

AB = 4 cm ; BC = 8 cm et DC = 6 cm.
À partir des informations portées sur le dessin, calculer la valeur exacte du périmètre du quadrilatère ABCD.

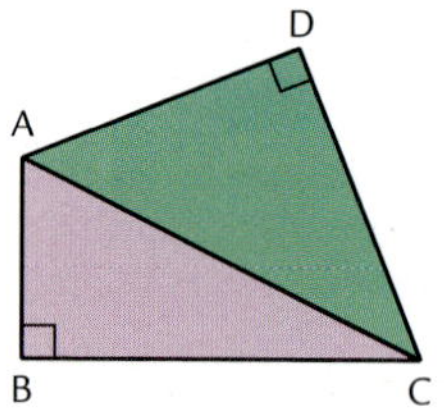

Connaissances

1 Racine carrée d'un nombre positif

Exercices 5 à 23 p. 56

DÉFINITION

Soit a un nombre positif. Il existe un nombre positif dont le carré est égal à a.
Ce nombre est appelé « racine carrée de a » et se note $\sqrt{a}$.
Le symbole $\sqrt{\ }$ se nomme « radical ».

➡ **Exemple :**
$\sqrt{9} = 3$, car $3^2 = 9$ et 3 est un nombre positif.
$\sqrt{-4}$ n'existe pas, car il n'y a pas de nombre dont le carré est égal à -4.

PROPRIÉTÉ

Quel que soit le nombre a positif : $(\sqrt{a})^2 = a$ et $\sqrt{a^2} = a$

➡ **Exemple :** $(\sqrt{8})^2 = 8$ et $\sqrt{5^2} = 5$

Remarque : $\sqrt{a}$ n'est pas toujours un nombre entier ou décimal ou fractionnaire.

➡ **Exemple :**
- $\sqrt{2}$ et $\sqrt{3}$ ne sont pas des nombres entiers, ni des nombres décimaux, ni des nombres fractionnaires.
- $\sqrt{4}$ est un nombre entier.
- $\sqrt{0{,}01}$ est un nombre décimal.

2 Équation $x^2 = a$

Exercices 24 à 35 p. 57

PROPRIÉTÉ

Soit a un nombre donné.
- **Si $a < 0$, l'équation $x^2 = a$ n'a pas de solution.**
- **Si $a = 0$, l'équation $x^2 = 0$ a une solution : le nombre 0.**
- **Si $a > 0$, l'équation $x^2 = a$ a deux solutions :**
  - **l'une positive : $\sqrt{a}$;**
  - **l'autre négative : $-\sqrt{a}$.**

➡ **Exemples :**
Résoudre les équations suivantes : (1) $x^2 = 11$ (2) $x^2 = -1$
L'équation (1) a deux solutions : $\sqrt{11}$ et $-\sqrt{11}$.
L'équation (2) n'a pas de solution, car il n'existe pas de nombre dont le carré est -1.

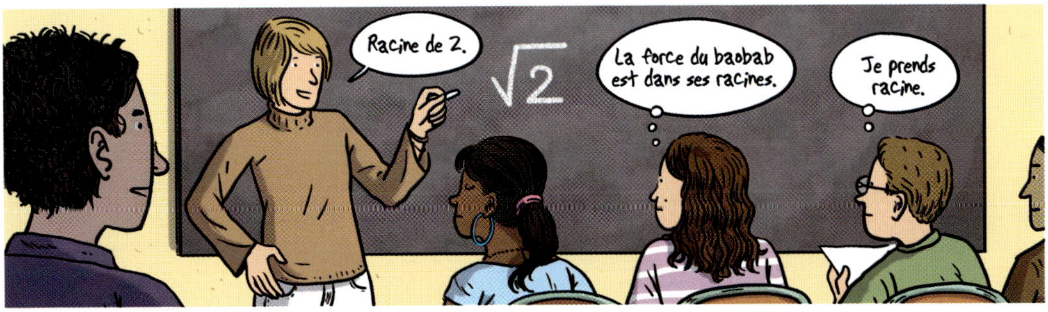

3 Opérations sur les racines carrées

Exercices 38 à 65 p. 57

PROPRIÉTÉ

Quels que soient les nombres a et b positifs :

- **le produit de deux racines carrées est égal à la racine carrée du produit.**

$\sqrt{a}\times\sqrt{b}=\sqrt{a\times b}$

- **le quotient de deux racines carrées est égal à la racine carrée du quotient.**

$\frac{\sqrt{a}}{\sqrt{b}}=\sqrt{\frac{a}{b}}$ **(où $b\neq 0$)**

➡ **Exemples :**

• Calculer $A=\sqrt{32}\times\sqrt{2}$

$A=\sqrt{32}\times\sqrt{2}$

$A=\sqrt{32\times 2}$

$A=\sqrt{64}$

$A=8$

• Calculer $B=\frac{\sqrt{27}}{\sqrt{48}}$

$B=\frac{\sqrt{27}}{\sqrt{48}}$

$B=\sqrt{\frac{27}{48}}$

$B=\sqrt{\frac{3\times 9}{3\times 16}}$

$B=\sqrt{\frac{9}{16}}=\frac{3}{4}$

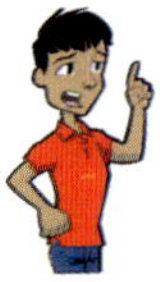

Attention ! Pour $a>0$ et $b>0$,
$\sqrt{a+b}\neq\sqrt{a}+\sqrt{b}$ et $\sqrt{a-b}\neq\sqrt{a}-\sqrt{b}$
(où $a-b>0$)

➡ **Exemple :**

$\sqrt{16}+\sqrt{9}=4+3=7$ et $\sqrt{16+9}=\sqrt{25}=5$

Donc $\sqrt{16}+\sqrt{9}\neq\sqrt{16+9}$

➡ **Exemple :**

Développer et réduire C.

$C=\left(3\sqrt{3}\right)\left(2\sqrt{3}+\sqrt{2}\right)$

$C=3\sqrt{3}\times 2\sqrt{3}+3\sqrt{3}\times\sqrt{2}$

$C=6\times 3+3\sqrt{6}$

$C=18+3\sqrt{6}$

Remarque : Les règles de priorité sur les racines carrées sont identiques aux règles de priorité appliquées aux nombres décimaux, aux fractions ou dans les calculs littéraux. On utilise, en plus, la définition et les propriétés des racines carrées.

Méthodes

Calculer une somme avec des racines carrées

Méthode 1 **En utilisant la distributivité**

Cette méthode s'applique lorsque figurent, dans le calcul, des racines carrées d'un même nombre.

>> Exercice : Réduire $M = 5\sqrt{6} - 2\sqrt{6} + \sqrt{6}$.

ÉTAPES

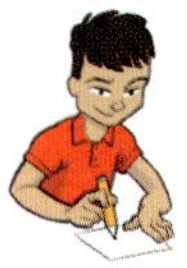

Pour rédiger

- J'utilise la distributivité.
- J'effectue les calculs entre parenthèses.

Ma rédaction

$M = 5\sqrt{6} - 2\sqrt{6} + \sqrt{6}$

➤ $M = (5 - 2 + 1)\sqrt{6}$

➤ $M = 4\sqrt{6}$

Méthode 2 **En transformant les termes de la somme**

Cette méthode s'applique parfois lorsque figurent, dans le calcul, des racines carrées de nombres différents.

>> Exercice : Réduire $N = 6\sqrt{8} + \sqrt{18}$.

ÉTAPES

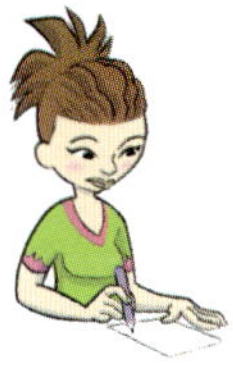

Pour rédiger

- Je décompose les nombres sous les racines en produit pour faire apparaître un carré et un facteur commun.
- J'applique la propriété du produit de deux racines carrées.
- J'applique la définition d'une racine carrée.
- Je simplifie.

Ma rédaction

$N = 6\sqrt{8} + \sqrt{18}$

➤ $N = 6\sqrt{4 \times 2} + \sqrt{9 \times 2}$

➤ $N = 6 \times \sqrt{4} \times \sqrt{2} + \sqrt{9} \times \sqrt{2}$

➤ $N = 6 \times 2\sqrt{2} + 3\sqrt{2}$

➤ $N = 15\sqrt{2}$

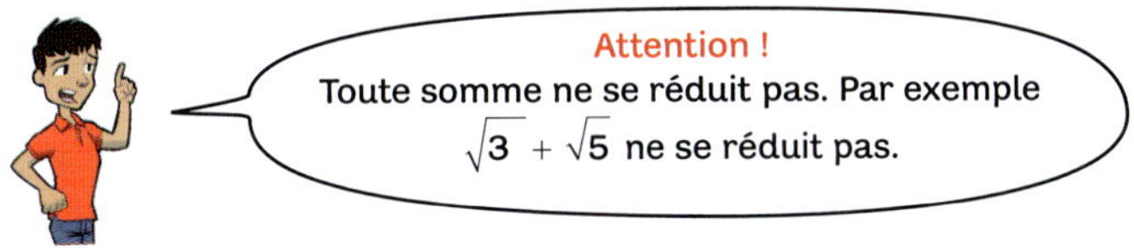

EXERCICES D'APPLICATION

1. Réduire $A = 3\sqrt{7} + 5\sqrt{7}$ $B = 3\sqrt{5} + 4\sqrt{5}$ $C = 2\sqrt{11} + \sqrt{11} - 4\sqrt{11}$
2. Réduire $D = \sqrt{3} + \sqrt{12}$ $E = \sqrt{5} + \sqrt{45}$ $F = \sqrt{32} - \sqrt{2}$
3. Réduire $G = 7\sqrt{6} + \sqrt{24}$ $H = \sqrt{98} - 9\sqrt{2}$ $I = 4\sqrt{7} + 32\sqrt{28}$
4. Réduire $J = \sqrt{5} - 2\sqrt{20} + 3\sqrt{45}$ $K = 4\sqrt{10} + 5\sqrt{40} - 2\sqrt{160}$

Pour s'entraîner

Calculer avec des racines carrées

5 La racine carrée de ces nombres existe-t-elle ?
a) 34 **b)** 0 **c)** – 16

6 **Vrai ou faux ?**
Les phrases suivantes sont-elles vraies ou fausses ?
a) 25 est le carré de 5.
b) 9 a pour carré 81.
c) 25 est la racine carrée de 625.

7 Dans chacun des cas, écrire, si possible, le double, la racine carrée, la moitié, le carré du nombre.
a) 16 **b)** 0,04 **c)** 100

8 Calculer, si possible.
a) $\sqrt{4}$ **b)** $\sqrt{25}$ **c)** $\sqrt{49}$
d) $-\sqrt{25}$ **e)** $\sqrt{0{,}81}$ **f)** $\sqrt{\dfrac{1}{100}}$

9 Sans calculatrice, écrire, si possible, sous forme décimale.
a) $0{,}2^2$ **b)** $\sqrt{0{,}04}$ **c)** $-\sqrt{0{,}04}$

10 Sans calculatrice, écrire, si possible, sous forme décimale ou fractionnaire.
a) $\sqrt{\dfrac{9}{4}}$ **b)** $\sqrt{\dfrac{1}{16}}$ **c)** $\dfrac{\sqrt{25}}{\sqrt{49}}$ **d)** $\dfrac{5}{\sqrt{100}}$

11 Sans calculatrice, donner l'encadrement à l'unité.
a) $\sqrt{9{,}3}$ **b)** $\sqrt{17{,}3}$ **c)** $\sqrt{2}$ **d)** $-\sqrt{2}$

12 Avec une calculatrice, calculer.
a) $\sqrt{529}$ **b)** $\sqrt{20{,}25}$ **c)** $\sqrt{5{,}76}$ **d)** $\sqrt{625}$

13 Avec une calculatrice, donner l'arrondi au millième.
a) $\sqrt{2}$ **b)** $\sqrt{3}$ **c)** $\sqrt{5}$

14 Sans calculatrice, calculer.
a) $\left(\sqrt{5}\right)^2$ **b)** $\sqrt{7}\times\sqrt{7}$ **c)** $\sqrt{16^2}$ **d)** $\sqrt{16}$

15 Compléter les égalités suivantes.
a) $\sqrt{\dots}=5$ **b)** $\sqrt{3}\times\sqrt{3}=\dots$ **c)** $\sqrt{4^2}=\dots$
d) $\left(\sqrt{7}\right)^2=\dots$ **e)** $\sqrt{7}\times\dots=7$ **f)** $\sqrt{\dots^2}=5$

16 Sans calculatrice, calculer.
a) $2\sqrt{3^2}$ **b)** $2\sqrt{3}\times\sqrt{3}$ **c)** $\left(2\sqrt{3}\right)^2$ **d)** $\left(3\sqrt{2}\right)^2$

17 Sans calculatrice, calculer.
a) $3\sqrt{5}\times2\sqrt{5}$ **b)** $5\sqrt{2}\times3\sqrt{2}$

18 Sans calculatrice, calculer.
a) $\left(\sqrt{2}\right)^2$ **b)** $\sqrt{5}\times\sqrt{5}$ **c)** $\sqrt{(2{,}3)^2}$
d) $\left(3\sqrt{5}\right)^2$ **e)** $2\sqrt{7}\times\sqrt{7}$ **f)** $5\sqrt{11}\times2\sqrt{11}$

19 Avec une calculatrice, calculer.
a) $A=\sqrt{64}+36$ $B=\sqrt{25}-9$ $C=\sqrt{36}\div4$
b) Vérifier ces calculs mentalement.

20 Avec une calculatrice, donner l'arrondi au dixième.
a) $\dfrac{\sqrt{3}+1}{\sqrt{2}}$ **b)** $\dfrac{\sqrt{3}}{\sqrt{2}}+1$ **c)** $\sqrt{3}+\dfrac{1}{\sqrt{2}}$

21 **a)** Donner un ordre de grandeur des expressions suivantes en faisant les calculs de tête.
$A=\sqrt{36+28}$ $B=\sqrt{36}+28$
$C=\sqrt{36{,}1}+2$ $D=\sqrt{36{,}1+2}$
$E=\dfrac{24}{\sqrt{36{,}1}+2}$ $F=\dfrac{24}{\sqrt{36{,}1}}+2$
b) Refaire les calculs de la question a) avec une calculatrice. Donner la troncature à 0,1 près. Comparer avec les résultats trouvés à la question a).

22 Avec une calculatrice, calculer.
a) $\sqrt{441}+400$ **b)** $\sqrt{441+400}$

23 **a)** Avec une calculatrice, calculer la valeur exacte de A, B, C.
$A=\dfrac{2-1}{\sqrt{2}+1}$ $B=\dfrac{3-1}{\sqrt{3}+1}$ $C=\dfrac{4-1}{\sqrt{4}+1}$
b) Calculer mentalement : $D=\dfrac{9\,999}{\sqrt{10\,000}+1}$
c) Vérifier le résultat de D avec une calculatrice.

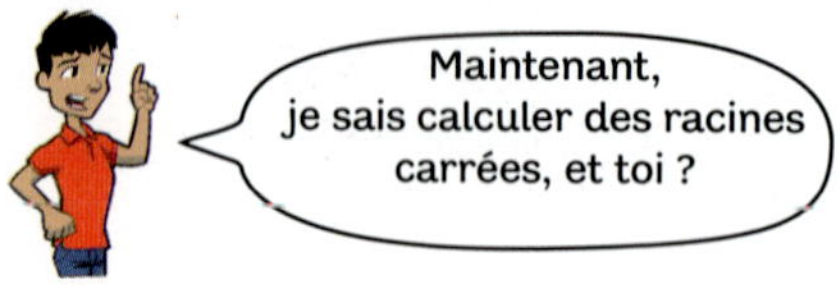

Résoudre des équations

24 Trouver, si possible, un nombre dont le carré est égal à 13.
Combien y a-t-il de solutions ?

25 Résoudre les équations.
a) $x^2=36$ **b)** $x^2=7$ **c)** $x^2=0$

26 Résoudre les équations.
a) $x^2=100$ **b)** $x^2=121$ **c)** $x^2=25$

27 Résoudre les équations.
a) $x^2=5$ **b)** $x^2=-5$ **c)** $x^2=64$

28 Résoudre les équations.
a) $x^2=0{,}01$ **b)** $x^2=-16$ **c)** $x^2=49$

29 Dans chacun des cas suivants, quelle est la valeur exacte de x ?

a) **b)**

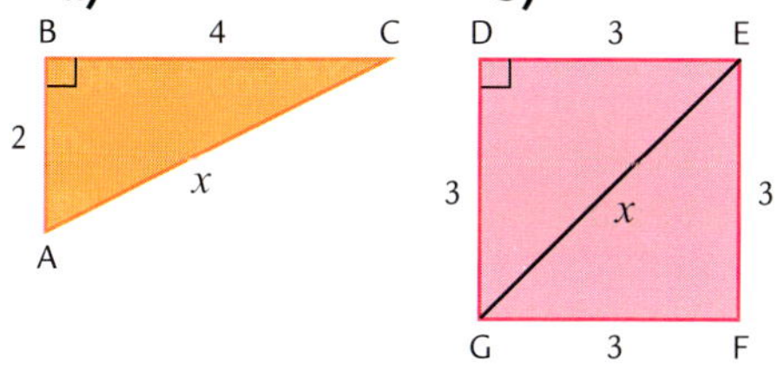

Toutes les données sont en cm.

30 Trouver, si possible, une équation qui a pour solutions :
a) 2 **b)** 2 et -2 **c)** $\sqrt{11}$ et $-\sqrt{11}$

31 Résoudre les équations.
a) $x^2=0{,}49$ **b)** $x^2=1{,}6$

32 Résoudre les équations.
a) $x^2=\dfrac{4}{9}$ **b)** $x^2=\dfrac{11}{4}$

33 Résoudre les équations.
a) $x^2-100=0$ **b)** $x^2+25=0$

34 Résoudre les équations.
a) $4x^2=36$ **b)** $(x+2)^2=4$

35 Résoudre les équations.
a) $2x^2=18$ **b)** $5x^2=25$ **c)** $(x+1)^2=16$

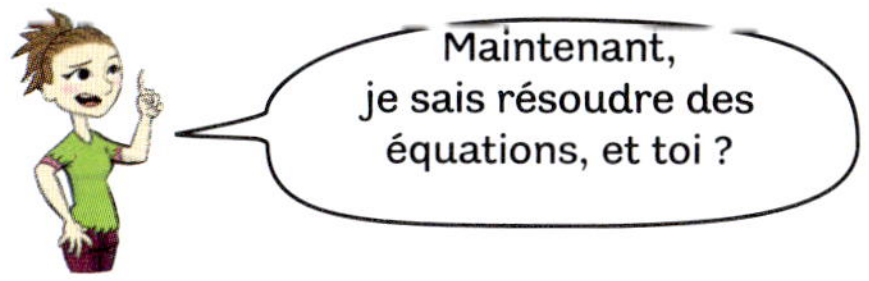

Réduire des expressions avec des racines carrées

36 Écrire sous la forme $\sqrt{a}$, avec a nombre entier ou décimal positif.
$A=\sqrt{3}\times\sqrt{5}$ $B=\sqrt{7}\times\sqrt{11}$ $C=\sqrt{0{,}6}\times\sqrt{8}$

37 Écrire sous la forme $\sqrt{a}$, avec a nombre entier ou décimal positif.
$D=\dfrac{\sqrt{24}}{\sqrt{8}}$ $E=\dfrac{\sqrt{8}}{\sqrt{10}}$ $F=\dfrac{\sqrt{3}}{\sqrt{30}}$

38 Écrire sous la forme $\sqrt{a}\times\sqrt{b}$, avec a et b nombres entiers positifs.
a) $\sqrt{21}$ **b)** $\sqrt{35}$ **c)** $\sqrt{14}$

39 Sachant que $\sqrt{625}=25$, calculer $\sqrt{6{,}25}$.

40 Écrire le plus simplement possible.
$A=\sqrt{3}\times\sqrt{7}$ $B=\sqrt{2}\times\sqrt{18}$ $C=\dfrac{\sqrt{50}}{\sqrt{2}}$
$D=\dfrac{\sqrt{7}}{\sqrt{28}}$ $E=\dfrac{\sqrt{5}}{\sqrt{15}}$ $F=\sqrt{0{,}5}\times\sqrt{8}$

41 Écrire les nombres suivants sous la forme $\sqrt{a}$ où a est un nombre entier positif.
$A=2\sqrt{3}$ $B=4\sqrt{6}$ $C=3\sqrt{11}$ $D=\dfrac{\sqrt{8}}{2}$

42 Écrire sous la forme $a\sqrt{b}$, avec b positif.
a) $\sqrt{16\times5}$ **b)** $\sqrt{3\times25}$ **c)** $\sqrt{9\times11}$

43 Écrire sous la forme $a\sqrt{2}$, avec a positif.
a) $\sqrt{8}$ **b)** $\sqrt{50}$
c) $\sqrt{200}$ **d)** $\sqrt{\dfrac{2}{25}}$

44 Écrire sous la forme $a\sqrt{3}$, avec a positif.
a) $\sqrt{75}$ **b)** $\sqrt{108}$ **c)** $\sqrt{300}$ **d)** $\sqrt{\dfrac{6}{8}}$

45 Écrire sous la forme $a\sqrt{b}$ avec a et b nombres entiers et b positif, le plus petit possible.
a) $\sqrt{45}$ **b)** $\sqrt{27}$ **c)** $\sqrt{12}$ **d)** $\sqrt{50}$

46 Écrire sous la forme $a\sqrt{b}$ avec a et b nombres entiers et b positif, le plus petit possible.
a) $\sqrt{28}$ **b)** $\sqrt{99}$ **c)** $\sqrt{150}$ **d)** $\sqrt{125}$

78 ***Physique***

« Plus un objet est lourd et plus il tombe vite. »

Que pensez-vous de cette affirmation ?

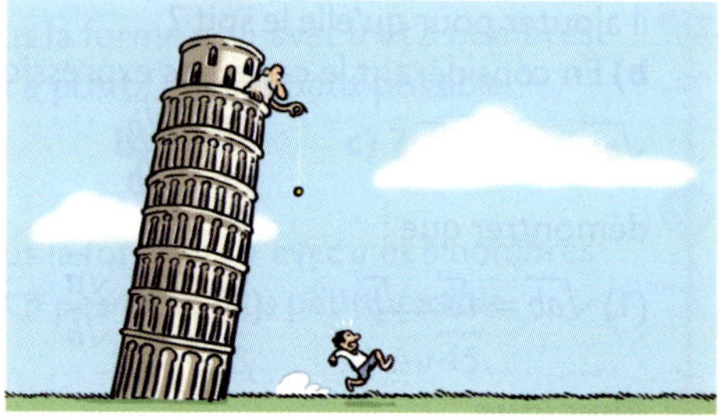

TRIANGLE INFO *magazine*

La chute libre d'un objet

L'astronome italien Galilée (1564-1642) démontra que cette idée est fausse. Il lâcha deux objets de formes semblables et de masses différentes du haut de la tour de Pise, et ces deux objets touchèrent le sol en même temps.

Le temps t, en seconde, mis par un corps qui tombe en chute libre sans vitesse initiale pour parcourir une distance d, en mètre, est donné par la formule :

$$t^2 \approx \frac{2d}{9{,}81}$$

a) Combien de temps dure la chute d'une boule de pétanque de 710 g lâchée du haut de la tour de Pise (57 m de haut) ?

b) Combien de temps dure la chute d'une balle de tennis lâchée du même endroit ?

79 **AVEC UN TABLEUR**

Fiches logiciels

Choisir un nombre entier positif.

Dans la cellule A1, écrire ce nombre.

Dans la cellule A2, afficher le calcul de la racine carrée de A1.

Dans la cellule A3, afficher le calcul de la racine carrée de A2. Continuer ainsi.

Que constatez-vous ?

Faire plusieurs essais en choisissant d'autres nombres.

Curieux non ? Mais pour démontrer ce résultat, il faudra attendre quelques années...

80 **AVEC UN TABLEUR**

Fiches logiciels

Pour calculer la racine carrée d'un nombre, Héron d'Alexandrie a proposé au Ier siècle après J.-C. l'algorithme suivant :

1/ Choisir un nombre entier n.

2/ Prendre une valeur approchée x_1 de la racine carrée de n (par exemple calculer de tête une valeur approchée, à la dizaine ou centaine près).

3/ Calculer $x_2 = \frac{1}{2} \times \left(x_1 + \frac{n}{x_1} \right)$

x_2 est une valeur approchée de $\sqrt{n}$.

4/ Refaire le calcul 3/ en prenant pour valeur approchée de la racine carrée : x_2.

a) Avec un tableur, appliquer cet algorithme pour calculer $\sqrt{20}$.

b) Après combien d'opérations retrouve-t-on la valeur de $\sqrt{20}$ donnée par votre calculatrice ?

TRIANGLE INFO *magazine*

Héron d'Alexandrie

Héron d'Alexandrie aurait vécu aux alentours du Ier siècle de notre ère.

Il était ingénieur, géomètre et inventeur de nombreuses machines telles que la pompe à incendie, l'orgue à vent ou une machine à vapeur appelée l'éolipyle.

81 **AVEC UN TABLEUR**

Fiches logiciels

Voici un problème posé au IXe siècle :

> Un quart d'un troupeau de chameaux a été vu dans la forêt. Deux fois la racine carrée de ce troupeau s'en est allé en montagne. Et trois fois cinq chameaux sont restés au bord de la rivière. Combien y a-t-il de chameaux dans ce troupeau ?

Soit x le nombre de chameaux du troupeau :

a) Écrire en fonction de x :

(1) le nombre de chameaux vus en forêt,

(2) le nombre de chameaux en montagne,

(3) le nombre de chameaux au bord de la rivière.

b) Écrire l'équation qui a pour solution le nombre de chameaux du troupeau.

c) À l'aide d'un tableur, résoudre l'équation.

Fiches logiciels

82 **AVEC UN LOGICIEL DE GÉOMÉTRIE**

a) Tracer un triangle ABC.

b) Afficher les longueurs a, b et c des trois côtés et l'aire du triangle.

c) Afficher les calculs suivants :

$s=\dfrac{a+b+c}{2}$ $X=\sqrt{s(s-a)(s-b)(s-c)}$

d) Quelle conjecture pouvez-vous faire ?

83 **a)** Conjecturer.

(1) Tracer la figure suivante où ($\mathscr{C}$) est le demi-cercle de diamètre [AC].

(2) Faire afficher r.

(3) Déplacer le point A pour avoir AB = 4 cm, puis AB = 9 cm en gardant BC = 1 cm.

(4) Quelle conjecture pouvez-vous faire sur r ?

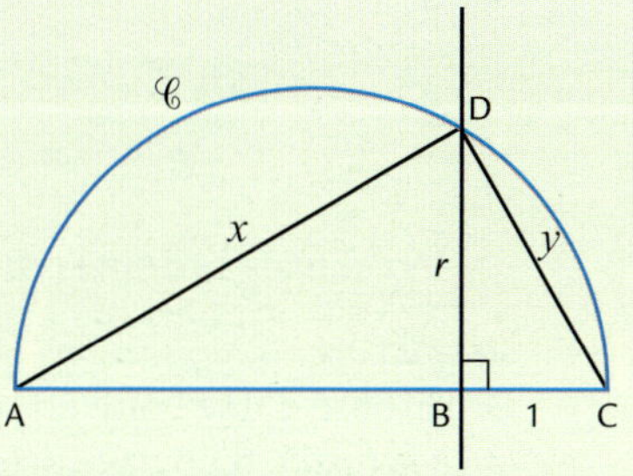

b) Calcul de r dans le cas où AB = 3 cm.

(1) Démontrer que le triangle ADC est rectangle en D.

(2) Écrire les égalités de Pythagore dans les triangles ADC, ADB et DBC.

(3) En déduire que $r^2 = 3$.

c) Dessiner un segment de longueur $\sqrt{10}$ cm.

DEVOIRS MAISON

84 Sur la figure ci-contre, M est un point du demi-cercle de centre O et de diamètre $AB = \sqrt{8}$ cm tel que OM = OB = MB.

La droite (OM) coupe en C la perpendiculaire à (AB) passant par A.

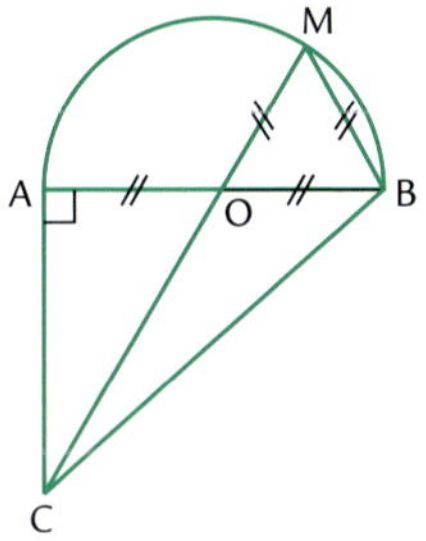

a) Démontrer que le triangle AMB est rectangle en M.

b) Déterminer le rayon du cercle.
En donner la valeur exacte.

c) Calculer AM.
En donner la valeur exacte.

d) Quelle est la mesure de l'angle $\widehat{MOB}$ et celle de l'angle $\widehat{AOM}$?

e) Déterminer la nature des angles $\widehat{AMO}$ et $\widehat{ACO}$.
En déduire la nature du triangle AMC puis la longueur de AC.

f) Calculer OC puis CB.

g) Calculer l'aire $\mathscr{A}$ du quadrilatère AMBC.
Mettre A sous la forme $a\sqrt{b}$ ou a et b sont des nombres entiers et b positif, le plus petit possible.

85 Sur la figure ci-dessous, RAIN est un rectangle et (EC) est parallèle à (IN).
Les droites (EC) et (AN) se coupent en S.
Calculer la valeur exacte de SN.
Trouver plusieurs méthodes et vérifier que les résultats sont tous identiques.

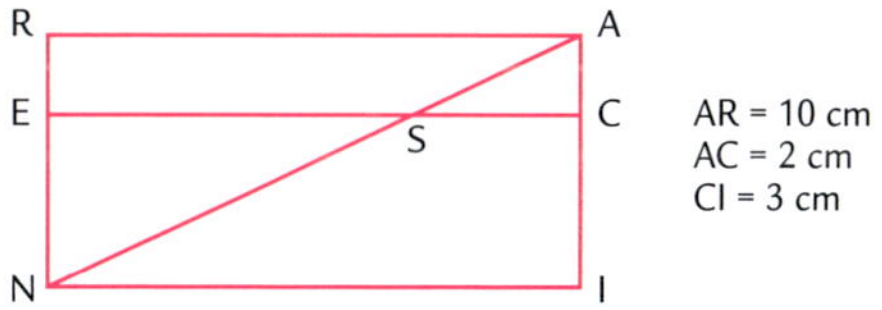

86 ABCD est un carré de côté c (en cm).

a) (1) Exprimer la longueur de la diagonale d en fonction de c.

(2) Calculer d pour $c = 3$ cm.

(3) Faire un dessin et vérifier la vraisemblance de votre résultat sur le dessin.

b) La longueur du côté du carré est :

$$c=\sqrt{8}+\sqrt{2} \text{ cm.}$$

(1) Montrer que la longueur d de sa diagonale est un nombre entier.

(2) Montrer que l'aire en cm² de ce carré est un nombre entier.

c) La longueur de la diagonale d est $\sqrt{40}$ cm.
Calculer la longueur du côté et exprimer cette longueur sous la forme $a\sqrt{5}$ où a est un nombre entier.

Tâches complexes

87 Présenter la démarche suivie SOCLE

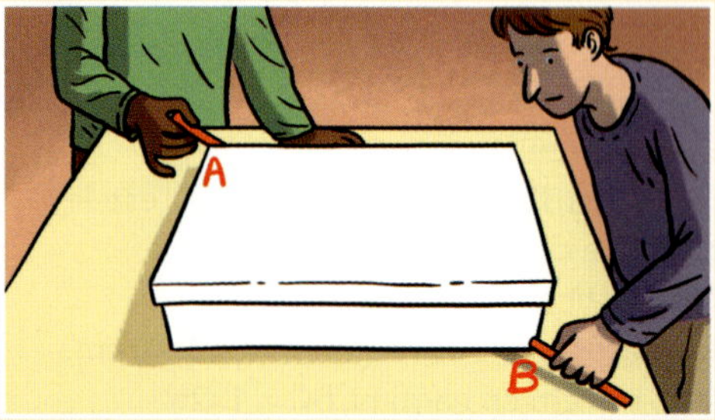

SITUATION

On dispose d'une boîte en carton qui a la forme d'un pavé droit. Une tige traverse la boîte et ressort en A (sommet haut) et en B (sommet bas). La boîte est fermée.

CONSIGNE

Décrire une méthode pour calculer la longueur de la tige qui est à l'intérieur de la boîte.
On a le droit de prendre toutes les mesures que l'on veut, mais on ne peut pas ouvrir la boîte.

88 Pratiquer une démarche expérimentale SOCLE

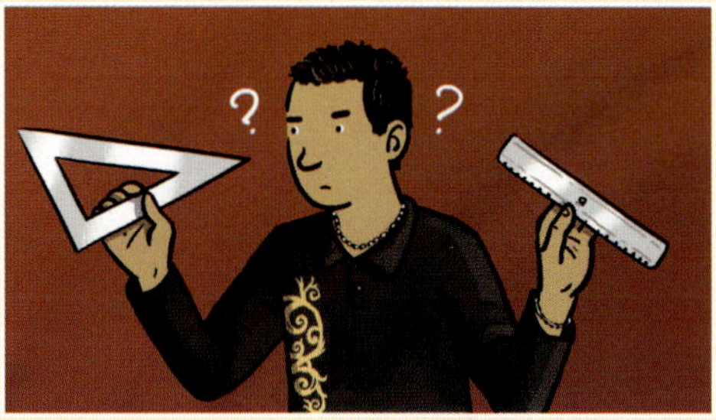

SITUATION

On ne dispose que d'un double décimètre gradué tous les centimètres (pas de graduation en mm) et d'une équerre non graduée.

CONSIGNES

a) Construire un segment de longueur $\sqrt{13}$ cm.

b) Construire un segment de longueur $\sqrt{113}$ cm.

89 Présenter la démarche suivie SOCLE

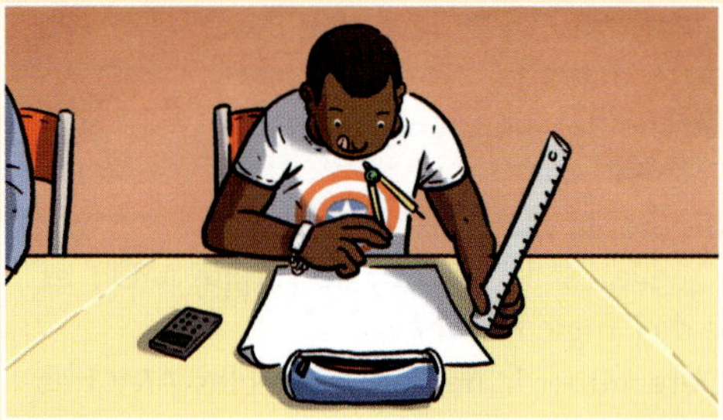

SITUATION

Tracer un rectangle dont la longueur est le double de la largeur.

CONSIGNE

En utilisant uniquement une règle non graduée et un compas, expliquer comment tracer un carré de même aire que le rectangle.

90 Présenter la démarchée suivie

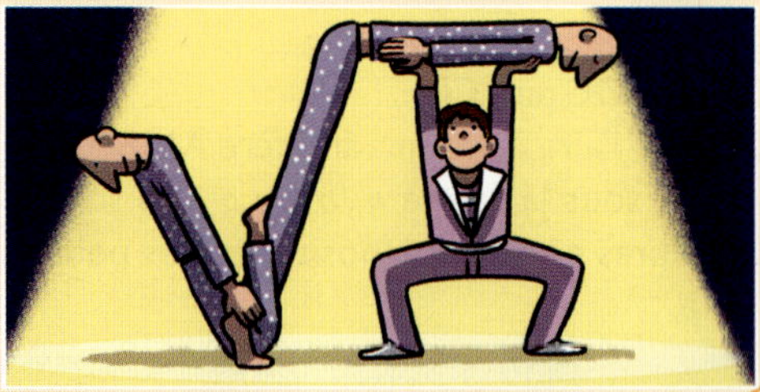

SITUATION

Sans calculatrice, calculer la racine carrée de :

$x = 1\ 111\ 111\ 111 - 22\ 222$.

CONSIGNE

Raconter par écrit les différentes étapes de votre recherche..

91 Sur la figure, ABCD est un carré de côté 5 cm.
E est le milieu de [BC].
On a tracé un arc de cercle de centre E passant par D et F.
ABFG est un rectangle.

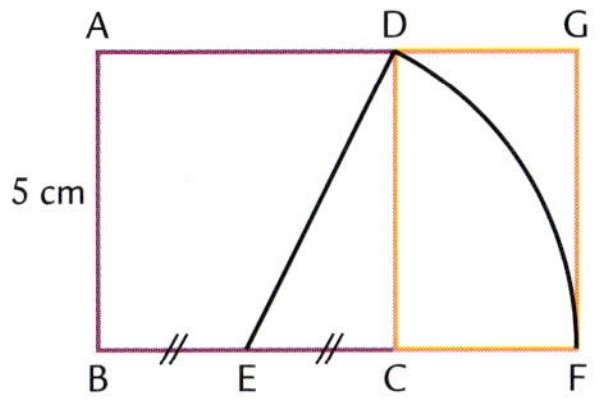

a) Construire la figure.

b) Montrer que $ED = \dfrac{5\sqrt{5}}{2}$ cm.

c) Calculer la longueur BF du rectangle.

d) Montrer que :
$$\frac{BF}{BA} = \frac{1+\sqrt{5}}{2}$$

e) Donner l'arrondi au dixième de $\dfrac{1+\sqrt{5}}{2}$.

f) Dessiner un rectangle qui vous semble harmonieux. Mesurer sa longueur L et sa largeur ℓ puis calculer le rapport $\dfrac{L}{\ell}$.

TRIANGLE INFO magazine

Le nombre d'or

Le nombre $\dfrac{1+\sqrt{5}}{2}$ est appelé le « nombre d'or ». Ce nombre apparaît très fréquemment en mathématiques mais aussi dans la nature. Il est considéré comme une proportion particulièrement esthétique.
Les rectangles considérés par la plupart des personnes comme harmonieux ont la caractéristique d'avoir une longueur qui, divisée par la largeur, est égale au nombre d'or. Ils sont alors appelés « rectangles d'or ». Le visage de la Joconde s'inscrit dans un rectangle d'or.

92 ***Physique***
La formule :
$$v \approx 1{,}15 \times 10^{-5} \times \sqrt{\frac{M_T}{R_T}}$$
donne la vitesse minimale pour qu'une sonde spatiale puisse échapper à l'attraction terrestre. Dans cette formule : M_T est la masse de la Terre en kg, R_T est le rayon de la Terre en mètre, v est la vitesse de la sonde en m/s. La masse de la Terre est d'environ $5{,}9810^{24} \times 10^{24}$ kg. Le rayon de la Terre est d'environ $6{,}38 \times 10^6$ m.
Calculer la vitesse v de la sonde spatiale en m/s puis en km/h.

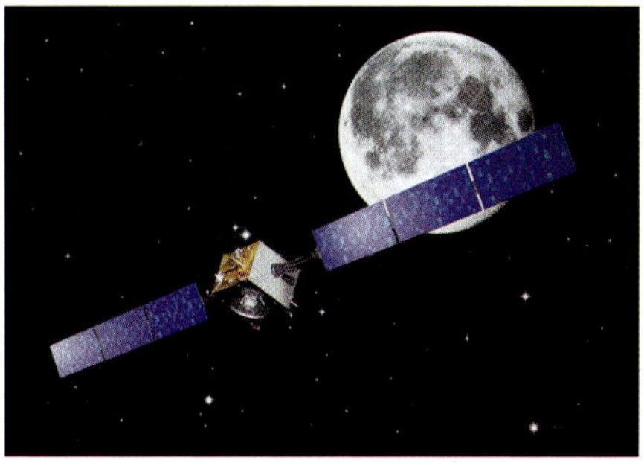

93 La longueur ℓ d'une bissectrice d'un triangle quelconque est donnée par la formule :
$$\ell = \frac{\sqrt{bc\left((b+c)^2 - a^2\right)}}{b+c}$$
Toutes les mesures sont données en cm.

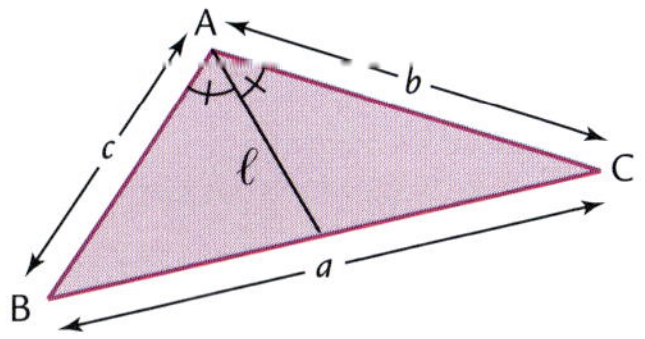

a) Calculer la longueur de la bissectrice issue de A d'un triangle de côtés AB = 3 cm, AC = 5 cm et BC = 6 cm.

b) Tracer ce triangle et sa bissectrice puis vérifier la vraisemblance du résultat de la question a).

Les exercices de cette double page sont corrigés page 277 et suivantes.

QCM Calculer avec des racines carrées

94 Indiquer la (les) bonne(s) réponse(s).
6 est égal à :

1 $\sqrt{36}$ 2 $\sqrt{3\times2}$ 3 $\sqrt{6}\times\sqrt{6}$

95 Indiquer la (les) bonne(s) réponse(s).
$(\sqrt{9})^2 = ...$ 1 3 2 81 3 9

96 Avec une calculatrice, la troncature au centième de $A=\dfrac{21}{\sqrt{49{,}2}+3}$ est :

1 2,90 2 2,09 3 5,99

QCM Résoudre des équations

97 Indiquer la (les) bonne(s) réponse(s).
L'équation $x^2 = 16$ a pour solution :

1 Uniquement 4 2 8 et – 8 3 4 et – 4

98 Indiquer la (les) bonne(s) réponse(s).
$3x^2 = 6$ a pour solution :

1 2 2 $\sqrt{2}$ et $-\sqrt{2}$ 3 4 et – 4

QCM Réduire des expressions avec des racines carrées

99 Indiquer la (les) bonne(s) réponse(s).
$\sqrt{12}\times\sqrt{3} = ...$

1 $(\sqrt{36})^2$ 2 6 3 $\sqrt{36}$

100 Indiquer la (les) bonne(s) réponse(s).
$\sqrt{\dfrac{5}{2}}\times\sqrt{\dfrac{10}{9}} = ...$

1 $\sqrt{\dfrac{50}{18}}$ 2 $\sqrt{\dfrac{45}{20}}$ 3 $\dfrac{5}{3}$

101 Indiquer la (les) bonne(s) réponse(s).
$(3\sqrt{5})^2 = ...$ 1 $9\sqrt{5}$ 2 15 3 45

102 Indiquer la (les) bonne(s) réponse(s).
$\sqrt{4+16} = ...$ 1 $2\sqrt{5}$ 2 6 3 10

103 Indiquer la (les) bonne(s) réponse(s).
$\sqrt{50} = ...$

1 $25\sqrt{2}$ 2 $5\sqrt{2}$ 3 $2\sqrt{5}$

104 Indiquer la (les) bonne(s) réponse(s).
$\sqrt{75} - \sqrt{48} = ...$

1 $9\sqrt{3}$ 2 $\sqrt{3}$ 3 $\sqrt{27}$

105 Indiquer la (les) bonne(s) réponse(s).
$\sqrt{3}(2-5\sqrt{3}) = ...$

1 $2\sqrt{3}-5\sqrt{3}$ 2 $2\sqrt{3}-5$ 3 $2\sqrt{3}-15$

Résoudre des problèmes

106 La formule ci-dessous permet de calculer la longueur L de la médiane [AI] lorsqu'on connaît les longueurs a, b, c des trois côtés d'un triangle ABC :

$$L^2 = \frac{1}{4}\left(2b^2 + 2c^2 - a^2\right)$$

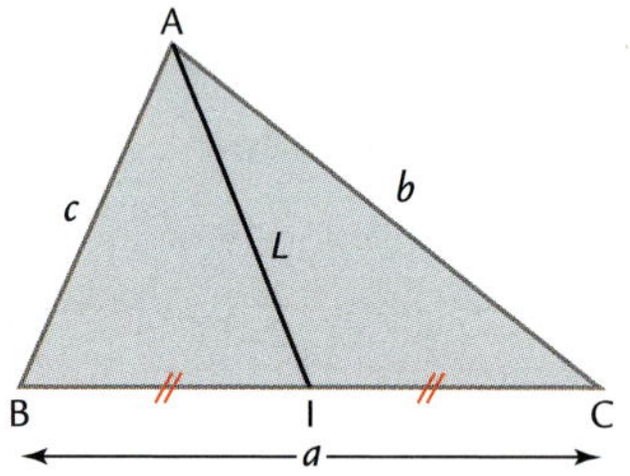

a) Calculer la valeur exacte de L^2 dans le cas où $a = \sqrt{2}$ cm, $b = \dfrac{5}{3}$ cm, $c = \dfrac{4}{3}$ cm.

b) Donner un arrondi de L au millimètre près.

107

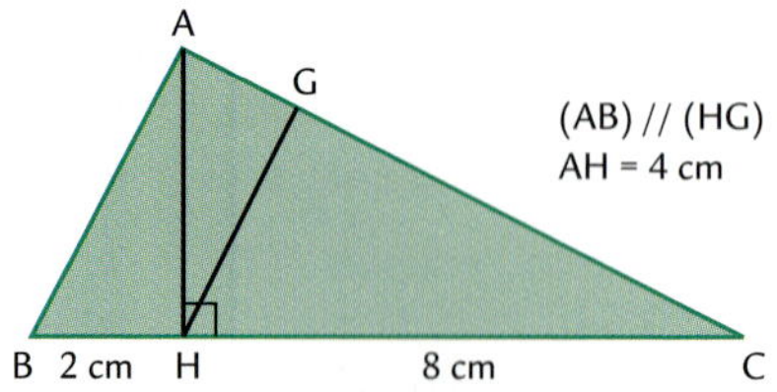

a) Démontrer que le triangle ABC est rectangle en A.

b) Calculer les valeurs exactes de AB et de HG.

c) Calculer la valeur exacte du périmètre du triangle ABC.

SOCLE

QCM Reconnaître les carrés de nombres entiers

108 Indiquer la (les) bonne(s) réponse(s).
Dans la liste suivante : 9 ; 20 ; 49 ; 100, il y a :

1 un carré
2 deux carrés
3 trois carrés

QCM Utiliser la touche « $\sqrt{\ }$ » de la calculatrice

109 Indiquer la (les) bonne(s) réponse(s).
Dans ce triangle ...

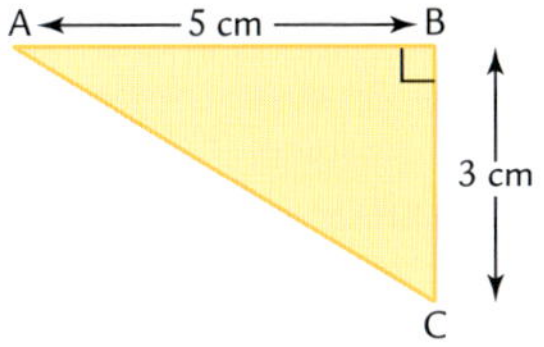

1 AC = 4 cm 2 AC ≈ 5,8 cm 3 AC = 8 cm

110 Indiquer la (les) bonne(s) réponse(s).
$\sqrt{4} = ...$

1 16
2 – 2
3 2

111 Indiquer la (les) bonne(s) réponse(s).
L'arrondi au centième de $\sqrt{2\,013}$ est :

1 44,9
2 44,86
3 44,87

QCM Calculer avec des racines carrées

112 Indiquer la (les) bonne(s) réponse(s).
$(\sqrt{9})^2 = ...$

1 9
2 18
3 91

113 Indiquer la (les) bonne(s) réponse(s).
$\sqrt{5} \times \sqrt{5} = ...$

1 25
2 $\sqrt{25}$
3 5

114 Indiquer la (les) bonne(s) réponse(s).
$\sqrt{(-3)^2} = ...$

1 est égal à – 3.
2 n'existe pas.
3 est égal à 3.

115 ABCD est un carré.
La valeur exacte de AC est :

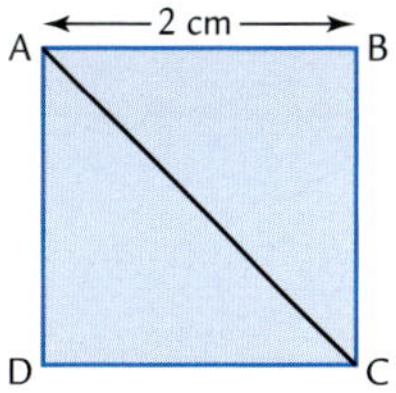

1 4 cm
2 $\sqrt{2}$ cm
3 $\sqrt{8}$ cm

Tâche complexe

116 **Pratiquer une démarche expérimentale**

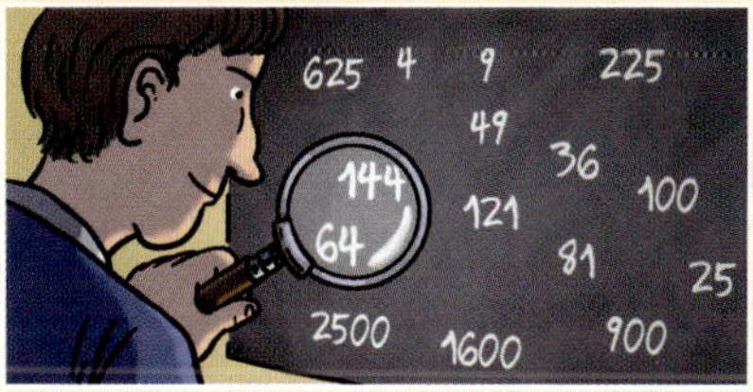

CONSIGNE

Quel peut être le chiffre des unités du carré d'un nombre entier ?

117 **Pratiquer une démarche expérimentale**

SITUATION

Un carré est dessiné sur un mur.

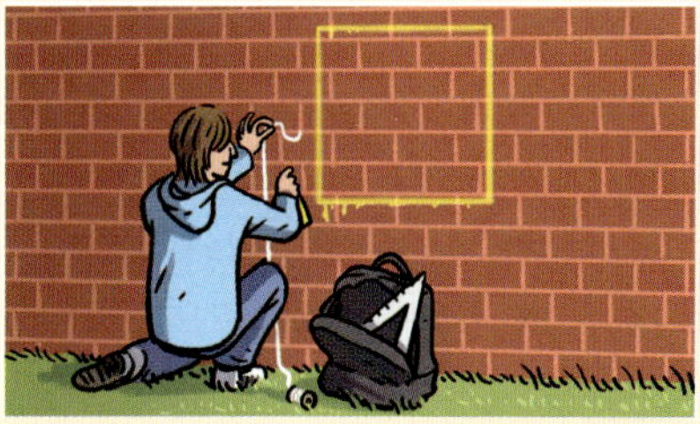

CONSIGNE

Avec uniquement un fil et une équerre, Adrien a tracé un carré dont l'aire est le double de l'aire du carré dessiné.
Comment a-t-il fait ?

Je prépare le brevet

118 Brevet *Pondichéry, 2009.*

$B=3\sqrt{2}-\sqrt{98}$

a) Donner la valeur arrondie au centième près de B.

b) Écrire B sous la forme $a\sqrt{2}$ où a est un entier.

119 Brevet *Asie, juin 2010.*

On donne les nombres suivants :

$A=\frac{3}{4}-\frac{2}{3}\div\frac{8}{15}$ $\quad B=\frac{6\times10^{-2}\times5\times10^{2}}{1,5\times10^{2}}$

$C=\sqrt{12}-5\sqrt{3}+2\sqrt{48}$

Pour les trois questions suivantes, on écrira au moins une étape de calcul.

a) Calculer A et donner le résultat sous la forme d'une fraction irréductible.

b) Calculer B et donner le résultat sous forme de notation scientifique.

c) Écrire C sous la forme $a\sqrt{3}$ où a est un nombre entier.

120 Brevet *Centres étrangers Liban, juin 2010.*

On propose deux programmes de calcul.

Programme A
- Choisir un nombre.
- Ajouter 5.
- Calculer le carré du résultat obtenu.

Programme B
- Choisir un nombre.
- Soustraire 7.
- Calculer le carré du résultat obtenu.

a) On choisit 5 comme nombre de départ. Montrer que le résultat du programme *B* est 4.

b) On choisit − 2 comme nombre de départ. Quel est le résultat avec le programme *A* ?

c) (1)Quel nombre faut-il choisir pour que le résultat du programme *A* soit 0 ?

(2) Quels nombres faut-il choisir pour que le résultat du programme *B* soit 9 ?

d) Quel nombre doit-on choisir pour obtenir le même résultat avec les deux programmes ?

121 Brevet *Amérique du Nord, 2011.*

Le professeur choisit trois nombres entiers relatifs consécutifs rangés dans l'ordre croissant. Leslie calcule le produit du troisième nombre par le double du premier. Jonathan calcule le carré du deuxième nombre, puis il ajoute 2 au résultat obtenu.

a) Leslie a écrit le calcul suivant : $11\times(2\times9)$.
Jonathan a écrit le calcul suivant : 10^2+2.

(1) Effectuer les calculs précédents.

(2) Quels sont les trois entiers choisis par le professeur ?

b) Le professeur choisit maintenant trois nouveaux entiers. Leslie et Jonathan obtiennent alors tous les deux le même résultat.

(1) Le professeur a-t-il choisi 6 comme deuxième nombre ?

(2) Le professeur a-t-il choisi −7 comme deuxième nombre ?

(3) Arthur prétend qu'en prenant pour inconnue le deuxième nombre entier (qu'il appelle n), l'équation $n^2 = 4$ permet de retrouver le ou les nombres choisis par le professeur.
A-t-il raison ?
Présenter votre réponse en expliquant comment il a trouvé cette équation, puis donner les valeurs possibles des entiers choisis.

122 Brevet *Métropole, 2008.*

On considère le programme de calcul :

- Choisir un nombre.
- Calculer le carré de ce nombre.
- Multiplier par 10.
- Ajouter 25.
- Écrire le résultat.

a) Mathieu a choisi 2 comme nombre de départ et il a obtenu 65.
Vérifier par un calcul que son résultat est exact.

b) On choisit $\sqrt{2}$ comme nombre de départ. Que trouve-t-on comme résultat ?

c) Clémence affirme que si le nombre choisi au départ est un nombre entier pair, alors le résultat est pair. A-t-elle raison ? Justifier.

d) Margot affirme que le résultat est toujours positif quel que soit le nombre choisi au départ. A-t-elle raison ? Justifier.

Chapitre 4

Calcul littéral et identités remarquables

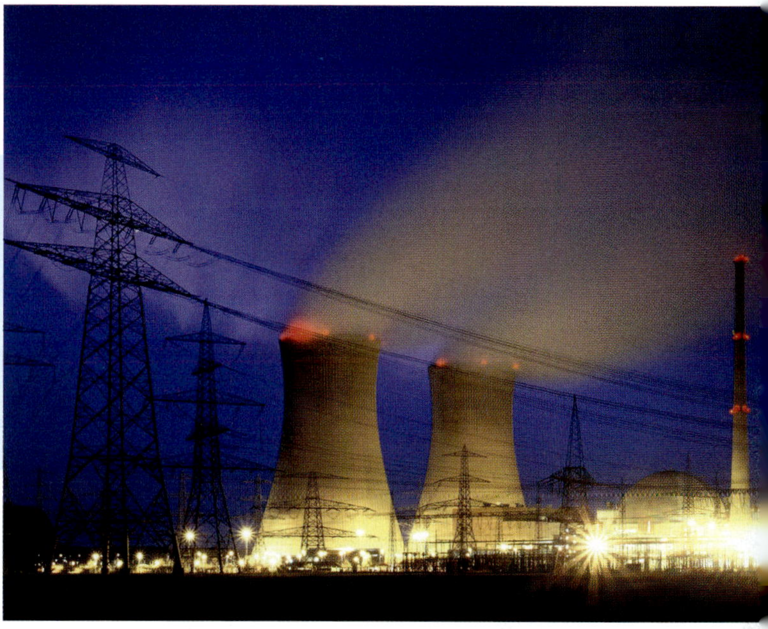

Des formules pour calculer

Les formules sont utilisées dans de très nombreux domaines : sciences, finances ou vie pratique par exemple. Elles permettent de calculer des résultats aussi divers que la quantité d'énergie fournie par une centrale nucléaire, le montant des remboursements d'un emprunt ou l'aire d'un terrain. Le calcul littéral (avec des lettres) permet d'établir une formule et de la transformer.

PRÉREQUIS

1 Calculer une expression littérale à la main, avec une calculatrice, avec un tableur, pour des valeurs données de la variable. SOCLE

2 Développer et réduire une expression littérale simple.

3 Déterminer si deux expressions littérales sont égales.

4 Établir une formule.

OBJECTIFS

1 Factoriser une expression littérale lorsque le facteur commun est apparent ou en utilisant les identités remarquables :
- $a^2 + 2ab + b^2 = (a + b)^2$
- $a^2 - 2ab + b^2 = (a - b)^2$
- $a^2 - b^2 = (a + b)(a - b)$.

2 Développer en utilisant les identités remarquables :
– une expression numérique, l'identité est donnée ; SOCLE
– une expression numérique ou une expression littérale simple, l'identité n'est pas donnée.

3 Résoudre des problèmes.

LIVRET DE COMPÉTENCES

Compétence 3 : **Les principaux éléments de mathématiques et la culture scientifique et technologique**
- Pratiquer une démarche scientifique, résoudre des problèmes. → Exercice 134.
- Savoir utiliser des connaissances et des compétences mathématiques. → Exercices balisés « Socle ».

Compétence 4 : **La maîtrise des techniques usuelles de l'information et de la communication**
- S'approprier un environnement informatique de travail. → Exercices 98, 99, 100, 130.

Je fais le point sur mes connaissances

Pour réactiver mes connaissances

1. Calculer une expression littérale

Exercices 16 à 18 p. 74

a) À la main

(1) Calculer pour $x = 5$

$A = x^2$ $B = 3x + 4$ $C = (2x + 3)^2$ $D = 3x^2 + 2x + 4$

(2) Calculer $x = -3$ pour

$E = -7x + 5$ $F = 2x^2 - 4x + 5$ $G = (5 + 4x)(7x - 8)$

b) Avec une calculatrice

Avec une calculatrice, effectuer les calculs de la question a) et vérifier les résultats.

c) Avec un tableur

Soit $E = 2x^2 + 3x + 1$.

On veut calculer E pour toutes les valeurs entières de x de 1 à 50.

(1) Comment faire afficher dans la colonne A les nombres entiers de 1 à 50 ?

◇	A	B	C
1	x	$2x^2 + 3x + 1$	
2	1		
3	2		
4	3		
⋮		⋮	⋮
51	50		

(2) Entrer dans la cellule B2 une formule qui, recopiée de la ligne 3 à la ligne 51, permet de compléter la colonne B.

Fiches logiciels

2. Développer et réduire

Exercices 19 à 30 p. 74

a) Réduire si possible.

(1) $A = 6x + 2x$ $B = 6 \times 2x$ $C = 6 + 2x$

(2) $D = 6x^2 + 2x^2$ $E = 6x + 2x^2$ $F = 6x \times 2x$ $G = (3x)^2$

(3) $H = 5a^2 + 7a + 3 + 2a^2 + 3a + 8$ $I = -8b^2 + 7b - 3 + 2b^2 - 4b - 7$

b) Développer et réduire.

(1) $A = 3(2x + 5)$ $B = 2(6 - 3x)$ $C = -4(-2x + 5)$

(2) $D = 3(2y + 4) + 5(4y + 2)$ $E = 4(2y - 3) - 3(5 - 6y)$

$F = (5y + 6) + (4y - 2)$ $G = (2y - 5) - (5y + 3)$

(3) $H = (2x + 4)(4x + 2)$ $I = (-4x + 6)(2x - 3)$

$J = (2x + 3)(2x + 3)$ $K = (3x - 4)(3x - 4)$

Activités mentales
Exercices rituels

3. Déterminer si deux expressions littérales sont égales

Exercices 31 à 34 p. 75
Rappels 18 et 19 p. 305

a) Soit $A = 3x^2 - 2x + 4$ et $B = 13x - 14$.

(1) Pour $x = 2$, calculer A puis caculer B.

(2) Pour $x = 3$, calculer A puis calculer B.

(3) A-t-on A = B quelle que soit la valeur de x ?

b) Les expressions C et D sont-elles égales ?

$C = 5(2x + 3) + 4x$ $D = 7(2x + 1) + 8$

4. Établir une formule

Exercices 35 à 39 p. 75

a) Soit a un nombre. Le multiplier par 5 et ajouter 3. Écrire le résultat en fonction de a.

b) Sami achète x fleurs à 2 euros l'une. Olivia achète 10 fleurs de plus que Sami. Elle les paye 2,50 euros l'une.

(1) Écrire en fonction de x la dépense de Sami.

(2) Écrire en fonction de x le nombre de fleurs achetées par Olivia.

(3) Écrire en fonction de x la dépense d'Olivia.

Activités

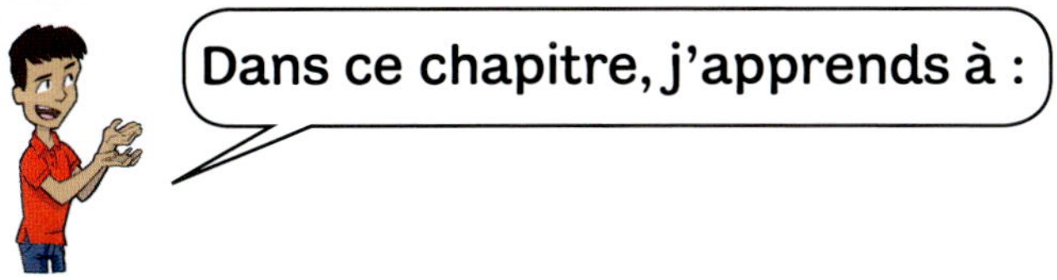

Factoriser une expression littérale

Développer une expression littérale

Résoudre des problèmes

Factoriser une expression littérale

1. Somme ou produit ?

▶ Exercices 40 et 41 p. 76

Connaissance 1 p. 71

Lire les Connaissances 1 page 71, puis répondre à la question :
Les expressions suivantes sont-elles des sommes ou des produits ?

(1) $2a+7$ (2) $3b(2b+8)$ (3) $(4c+5)(2c+6)$
(4) $(4x+2)^2$ (5) $36x^2+24x+4$ (6) $(2x+5)(3x+4)+(2x+5)(5x+2)$

Méthode 1 p. 72

2. Factoriser en utilisant la distributivité

▶ Exercices 42 à 44 p. 76

Factoriser une somme, c'est la transformer en produit.
Par exemple, grâce à la distributivité on a, quels que soient les nombres a, b et c :

$$ab+ac=a(b+c) \qquad ab-ac=a(b-c)$$

Activités mentales
Exercices rituels

Connaissance 2 p. 71

Factoriser les expressions suivantes.

$A=3x^2+5x$ $B=9x^2-7x$ $C=11x+3x^2$ $D=4x^2+x$

3. Factoriser en utilisant une nouvelle formule

▶ Exercices 45 à 47 p. 76

a) Factoriser, si possible, l'expression suivante : $9x^2+30x+25$

b) En réponse à la question a), Mattéo a écrit au tableau l'égalité :

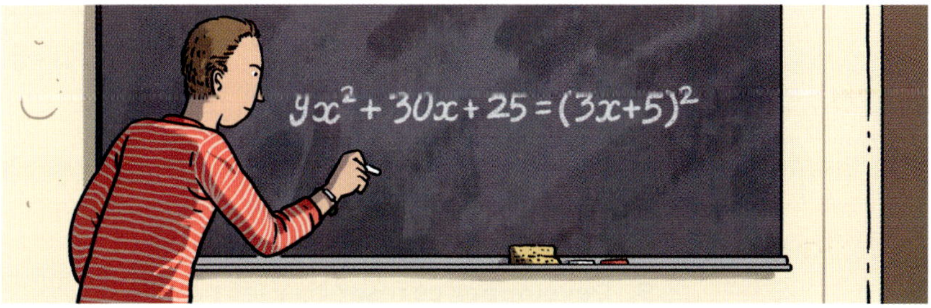

Méthode 2 p. 73

(1) Mattéo a-t-il factorisé ? (2) Sa factorisation est-elle juste ?

c) Le professeur : « Comment as-tu fait ? »

Mattéo : « J'ai utilisé la formule $a^2+2ab+b^2=(a+b)^2$. »

(1) Cette formule est-elle exacte ?

(2) Comment Mattéo a-t-il utilisé cette formule pour factoriser ?

Activités mentales
Exercices rituels

d) Utiliser, si possible, la formule donnée par Mattéo pour factoriser :

$A=25x^2+20x+4$ $B=4x^2+18x+81$

$C=36+12x+x^2$ $D=24x+9x^2+16$

Connaissance 2 p. 71

4. Avec un signe moins

▶ Exercices 48 à 51 p. 76

Connaissance 2 p. 71
Méthode 2 p. 73
Activités mentales
Exercices rituels

a) Voici d'autres factorisations. Vérifier si elles sont justes ou fausses.

(1) $4x^2 - 6x + 9 = (2x - 3)^2$ (2) $4x^2 + 12x - 9 = (2x - 3)^2$

b) Le professeur demande d'écrire sous une factorisation juste, une formule qui la justifie. Léa a commencé à l'écrire.

$9x^2 - 30x + 25 = (3x - 5)^2$
$\ldots - \ldots + b^2 = (a - \ldots)^2$

Compléter la formule et vérifier qu'elle est exacte.

c) Utiliser, si possible, la formule écrite ci-dessus pour factoriser :

$A = 64x^2 - 32x + 4$ $B = 4x^2 - 6x + 9$ $C = 25x^2 + 20x - 4$

5. Factoriser une différence de deux carrés

▶ Exercices 52 à 57 p. 76

Connaissance 2 p. 71
Méthode 2 p. 73
Activités mentales
Exercices rituels

Le professeur a projeté au tableau une nouvelle formule.

$$a^2 - b^2 = (a + b)(a - b)$$

a) La formule est-elle exacte ?

b) Utilisez-la, si possible, pour factoriser les expressions suivantes :

$A = 100x^2 - 4$ $B = 4x^2 - 81$ $C = 16x^2 + 9$ $D = 49 - x^2$

c) Utiliser la formule ci-dessus pour calculer mentalement $18^2 - 8^2$.

6. Factoriser à un autre niveau !

▶ Exercices 58 à 63 p. 77

Méthode 1 p. 72
Activités mentales
Exercices rituels

Factoriser, si possible, les expressions suivantes.

a) $A = (3x + 5)(6x + 7) + (3x + 5)(4x + 2)$

$B = (5x - 2)^2 + (5x - 2)(3x - 4)$ $C = (8x - 5)(6x + 3) + (8x - 5)$

$D = (4x + 5)(2x - 3) - (4x + 5)(5x + 2)$ $E = (4x + 5)^2 - (4x + 5)$

b) $F = (5x + 4)^2 - (3x - 2)^2$ $G = (2x + 8)^2 - 36$

Développer une expression littérale

7. Carré et somme, différence

▶ Exercices 64 à 68 p. 77

Connaissance 3 p. 71
Activités mentales
Exercices rituels

a) Écrire sous forme développée et réduite.

$A = (3 + x)^2$ $B = (3 - x)^2$ $C = (3 \times x)^2$

b) Compléter les égalités suivantes.

$(a + b)^2 = \ldots \square \ldots \square \ldots$ $(a - b)^2 = \ldots \square \ldots \square \ldots$ $(a \times b)^2 = \ldots \times \ldots$

c) Développer les expressions suivantes en utilisant les égalités ci-dessus.

$A = (5 + x)^2$ $B = (5 - x)^2$ $C = (5x)^2$

8. Développer avec une nouvelle formule

▶ Exercices 69 à 73 p. 78

Connaissance 3 p. 71
Activités mentales
Exercices rituels

a) Développer et réduire l'expression suivante : $(a + b)(a - b)$.

b) Utiliser l'égalité pour trouver le résultat développé et réduit de :

$A = (6x + 4)(6x - 4)$ $B = (8x - 3)(8x + 3)$ $C = (3 + 5x)(3 - 5x)$

9. Développer et respecter les priorités

▶ Exercices 74 à 80 p. 78

Activités mentales
Exercices rituels

Soit $A = 10x^2 - (2x + 3)^2$.

a) Calculer A pour $x = 2$. **b)** Développer et réduire A.

c) Calculer l'expression trouvée à la question b) pour $x = 2$ et comparer le résultat à la réponse trouvée à la question a).

Résoudre des problèmes

10 Problèmes

▶ Exercices 81 à 97 p.79

Connaissances

1 Somme et produit

Exercices 40 et 41 p. 76

DÉFINITION

Une expression littérale est une **somme** si, pour calculer cette expression pour une valeur donnée de la variable, la dernière opération effectuée est une **addition** (ou une soustraction).
C'est un **produit** si la dernière opération effectuée est une multiplication.

DÉFINITION

Factoriser une **somme**, c'est la transformer en **produit**.
Développer un **produit**, c'est le transformer en **somme**.

2 Factoriser

Exercices 42 à 63 p. 76

Pour factoriser une somme, on peut utiliser l'une de ces quatre propriétés.

PROPRIÉTÉ

Quels que soient les nombres *a*, *b* et *c* :

$ab + ac = a(b + c)$ — **Distributivité**

$a^2 + 2ab + b^2 = (a + b)^2$
$a^2 - 2ab + b^2 = (a - b)^2$
$a^2 - b^2 = (a + b)(a - b)$
} **Identités remarquables**

➡ **Exemples :**

Factoriser les expressions A, B, C et D.

$A = 3x^2 + 5x$	$B = 9x^2 + 12x + 4$	$C = 4x^2 - 12x + 9$	$D = 25x^2 - 49$
$A = x(3x + 5)$	$B = (3x + 2)^2$	$C = (2x - 3)^2$	$D = (5x + 7)(5x - 7)$

3 Développer

Exercices 64 à 79 p. 77

Pour développer, on peut utiliser l'une de ces quatre propriétés.

PROPRIÉTÉ

Quels que soient les nombres *a*, *b* et *c* :

$a(b + c) = ab + ac$
$(a + b)(c + d) = ac + ad + bc + bd$
} **Distributivité**

$(a + b)^2 = a^2 + 2ab + b^2$
$(a - b)^2 = a^2 - 2ab + b^2$
$(a + b)(a - b) = a^2 - b^2$
} **Identités remarquables**

➡ **Exemples :**

Développer A, B, C et D.

$A = (3x - 4)(2x + 6)$	$B = (3x + 5)^2$	$C = (3x - 10)^2$	$D = (7x + 2)(7x - 2)$
$A = 6x^2 + 18x - 8x - 24$	$B = 9x^2 + 30x + 25$	$C = 9x^2 - 60x + 100$	$D = 49x^2 - 4$
$A = 6x^2 + 10x - 24$			

Remarque : Dans l'expression $6x^2 + 10x - 24$, on dit que 6 est le coefficient de x^2 et 10 le coefficient de x.

Méthodes

Factoriser une expression littérale

Méthode 1 **En utilisant la distributivité**

>> **Exercice 1 :** Factoriser l'expression $A = x^2 + 4x$.

ÉTAPES

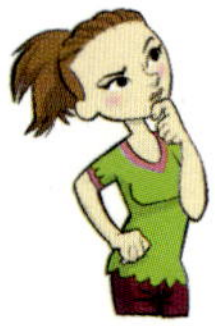

a) Pour chercher
- Quels sont les termes de cette somme ?
- Dans ces termes, y a-t-il un facteur commun ?
- Je peux appliquer la formule : $ab + ac = a(b + c)$

a) Ma recherche
➤ Les termes sont x^2 et $4x$.
➤ Le facteur commun est x.
➤ Avec $a = x$, $b = x$ et $c = 4$.

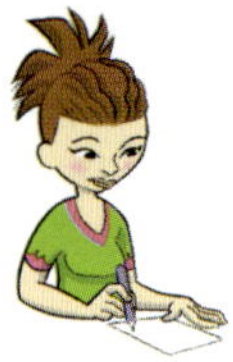

b) Pour rédiger
- J'écris l'expression donnée.
- J'écris les égalités les unes en dessous des autres.

b) Ma rédaction
➤ $A = x^2 + 4x$
➤ $A = x \times \mathbf{x} + 4\mathbf{x}$
$A = \mathbf{x}(x + 4)$

>> **Exercice 2 :** Factoriser l'expression :
$B = (4x + 3)(8x + 7) - (4x + 3)(5x - 2)$.

ÉTAPES

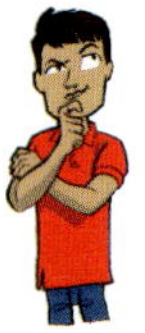

a) Pour chercher
- Quels sont les termes de cette différence ?
- Dans ces termes, y a-t-il un facteur commun ?
- Je peux appliquer la formule : $ab + ac = a(b + c)$

a) Ma recherche
➤ Les termes sont $(4x + 3)(8x + 7)$ et $(4x + 3)(5x - 2)$.
➤ Le facteur commun est $(4x + 3)$.
➤ Avec $a = (4x + 3)$, $b = (8x + 7)$ et $c = (5x - 2)$.

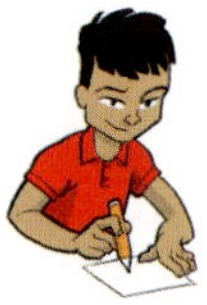

b) Pour rédiger
- J'écris l'expression donnée.
- J'écris les égalités les unes en dessous des autres.

b) Ma rédaction
➤ $B = \mathbf{(4x + 3)}(8x + 7) - \mathbf{(4x + 3)}(5x - 2)$
➤ $B = \mathbf{(4x + 3)}[(8x + 7) - (5x - 2)]$
$B = \mathbf{(4x + 3)}(8x + 7 - 5x + 2)$
$B = \mathbf{(4x + 3)}(3x + 9)$

EXERCICES D'APPLICATION

Pour les exercices (1) à (8), factoriser.

(1) $A = x^2 + 6x$ $B = 9x - x^2$

(2) $C = x^2 - 8x$ $D = 8x + x^2$

(3) $E = 5x^2 + 4x$ $F = 3x - 7x^2$

(4) $G = 7x^2 - 2x$ $H = 5x - 3x^2$

(5) $A = (2x + 5)(9x + 6) - (2x + 5)(5x - 3)$

(6) $B = (6x + 2)(4x + 3) + (5x + 7)(4x + 3)$

(7) $C = (3x + 6)(3x + 5) - (3x + 6)(-7x + 4)$

(8) $D = (4 - 7x)(-3x - 8) - (4 - 7x)(-6x - 2)$

Méthode 2

En utilisant une identité remarquable

>> Exercice 1 : Factoriser l'expression $A = 9x^2 + 12x + 4$.

ÉTAPES

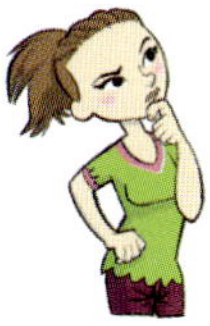

a) Pour chercher
- Quels sont les termes de cette somme ?
- Dans ces termes, y a-t-il un facteur commun ?
- Puis-je utiliser une identité remarquable ?

a) Ma recherche
➤ Les termes sont $9x^2$, $12x$ et 4.

➤ Il n'y a pas de facteur commun.

➤ Il y a trois termes dont deux carrés.
Je peux utiliser l'identité :
$a^2 + 2ab + b^2 = (a + b)^2$.
Avec $a^2 = 9x^2$ et $b^2 = 4$,
on peut prendre $a = 3x$ et $b = 2$
et on a bien $2ab = 12x$.

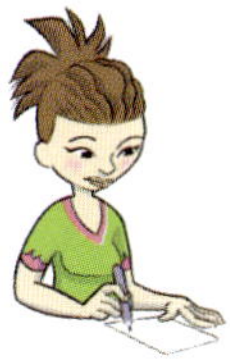

b) Pour rédiger
- J'écris l'expression donnée.
- J'écris les égalités les unes en dessous des autres.

b) Ma rédaction
➤ $A = 9x^2 + 12x + 4$
➤ $A = (3x + 2)^2$

>> Exercice 2 : Factoriser l'expression $B = (2x - 1)^2 - 9$.

ÉTAPES

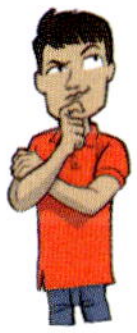

a) Pour chercher
- Quels sont les termes de cette différence ?
- Dans ces termes, y a-t-il un facteur commun ?
- Puis-je utiliser une identité remarquable ?

a) Ma recherche
➤ Les termes sont $(2x - 1)^2$ et 9.

➤ Il n'y a pas de facteur commun.

➤ Il y a une différence de deux termes qui sont des carrés.
Je peux utiliser :
$a^2 - b^2 = (a + b)(a - b)$
Avec $a^2 = (2x - 1)^2$ et $b^2 = 9$, on peut choisir $a = (2x - 1)$ et $b = 3$.

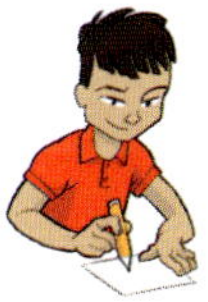

b) Pour rédiger
- J'écris l'expression donnée.
- J'écris les égalités les unes en dessous des autres.

b) Ma rédaction
➤ $B = (2x - 1)^2 - 9$
➤ $B = [(2x - 1) - 3][(2x - 1) + 3]$
$B = (2x - 4)(2x + 2)$

EXERCICES D'APPLICATION

Pour les exercices 9 à 15, factoriser, si possible.

9 $A = 4x^2 + 12x + 9$ $\quad B = 9x^2 + 6x + 4$

10 $C = 9 + 24x + 16x^2$ $\quad D = x^2 + 6x + 9$

11 $E = 9x^2 - 30x + 25$ $\quad F = 36x^2 - 12x + 1$

12 $G = 25 - 10x + 4x^2$ $\quad H = x^2 - 10x + 25$

13 $A = 81x^2 - 16$ $\quad B = 25 - 4x^2$

14 $C = (4x + 5)^2 - 49$ $\quad D = 25 - (3x - 4)^2$

15 $E = (8x + 6)^2 - (6x + 2)^2$ $\quad F = (5x - 3)^2 - (2x - 4)^2$

Pour réactiver les connaissances

SOCLE

Calculer une expression littérale

16 **a)** Pour $x = 4$, calculer :

$A = x^2$ $B = 6x + 6$
$C = (2x + 2)^2$ $D = 2x^2 + 3x + 4$

b) Pour $x = -5$, calculer :

$E = -3x + 10$ $F = 2x^2 - 4x + 5$
$G = (5 + 4x)(7x - 8)$

17 **Avec une calculatrice**

a) Pour $x = 25$, calculer :

$A = x^2$ $B = 8x + 5$
$C = (6x + 2)^2$ $D = 3x^2 + 3x + 84$

b) Pour $x = -6$, calculer :

$E = -7x + 8$ $F = 2x^2 - 4x + 4$
$G = (10 + 5x)(7x - 8)$

Fiches logiciels

18 **AVEC UN TABLEUR**

Soit $F = -x^2 + 12x - 20$.

On veut calculer F pour toutes les valeurs entières de x de 1 à 20.

◇	A	B
1	x	F
2	1	
3	2	

a) Comment faire afficher dans la colonne A les nombres entiers de 1 à 20 ?

b) Entrer dans la cellule B2 une formule qui, recopiée de la ligne 3 à la ligne 21, permet de compléter la colonne B.

c) Pour quelle valeur de x, F semble-t-il atteindre son maximum ?

Développer et réduire

19 Réduire, si possible.

$A = 7x + 2x$ $B = 7 \times 2x$
$C = 7 + 2x$ $D = 8 \times 3x$
$E = 8 + 3x$ $F = 8x + 3x$

20 Réduire, si possible.

$G = -7y + 3y$ $H = 7 \times (-2y)$
$I = 6 + 4y$ $J = -7 \times 3y$
$K = 8 - 3y$ $L = -8y - 3y$

21 Réduire, si possible.

$A = 5x^2 + 2x^2$ $B = 4x + 2x^2$
$C = 8x \times 3x$ $D = (7x)^2$
$E = 5 + 5x^2$ $F = 5 \times 3x^2$

22 Réduire, si possible.

$G = 6a^2 - 2a^2$ $H = -5a + 2a^2$
$I = 8a \times (-5a)$ $J = (-3b)^2$
$K = 9 - 5b^2$ $L = -4 \times 5b^2$

23 Réduire, si possible.

$A = 8r^2 + 3r + 3 + 4r^2 + 9r + 6$
$B = 6r^2 + 5r + 3 + 4r^2 + 9r + 8$

24 Réduire, si possible.

$C = -7x^2 + 4x - 3 - 3x^2 - 9x - 6$
$D = 6x^2 + 2x - 3 - 8x^2 - 8x - 12$

25 Développer et réduire, si possible.

$A = 4(7x + 2)$ $B = (6 - 2x) \times 8$
$C = -2(-5x + 4)$ $D = -6(-2 - 4x)$

26 Développer et réduire, si possible.

$E = 8(5x + 4)$ $F = (4 - 3x) \times 6$
$G = -4(-3x + 5)$ $H = -8(-3 - 2x)$

27 Développer et réduire, si possible.

$A = 5(2a + 3) + 3(4a + 2)$
$B = 6(2b - 4) - 3(4 - 5b)$
$C = (3c + 5) + (4c - 8)$
$D = (2d - 7) - (4d + 3)$

28 Développer et réduire, si possible.

$E = 4(2x + 5) + 3(5x + 2)$
$F = 7(2x - 3) - 4(3 - 5x)$
$G = (4x + 5) + (3x - 9)$
$H = (2x - 8) - (5x + 4)$

29 Développer et réduire, si possible.

$A = (6a + 4)(3a + 2)$
$B = (3b + 4)(3b + 2)$
$C = (-5c + 6)(4c - 2)$
$D = (2d - 4)(2d - 4)$

30 Développer et réduire, si possible.

$E = (4x + 2)(3x + 5)$
$F = (4x + 5)(3x + 4)$
$G = (-8x + 3)(4x - 4)$
$H = (3x - 5)(3x - 5)$

Prouver l'égalité entre deux expressions littérales

31 On a posé à des élèves de 3e la question suivante :

« Est-il vrai que, pour n'importe quelle valeur du nombre x, on a :

$5x^2 - 10x + 2 = 7x - 4$? »

– Léa a répondu : « Oui, c'est vrai. En effet, si on remplace x par 3, on a :

$5 \times 3^2 - 10 \times 3 + 2 = 17$ et $7 \times 3 - 4 = 17$ ».

– Myriam a répondu : « Non, ce n'est pas vrai. En effet, si on remplace x par 0, on a :

$5 \times 0^2 - 10 \times 0 + 2 = 2$

et $7 \times 0 - 4 = -4$ ».

Une de ces deux élèves a donné un argument qui permet de répondre de façon correcte à la question posée dans l'exercice.

Indiquer laquelle, en expliquant pourquoi.

Brevet, France, septembre 2008.

32 Soit $A = 2(3x - 5)$ et $B = 6x - 10$.

a) Pour $x = 4$, calculer A, puis calculer B.

b) Pour $x = -3$, calculer A, puis B.

c) A-t-on $A = B$?

33 Dans chacun des cas suivants, les expressions A et B sont-elles égales ? Justifier.

a) $A = (12x + 4)(2x - 3)$

$B = (4x - 6)(6x + 2)$

b) $A = (6x + 4)^2$

$B = (3x + 2)(12x + 8)$

c) $A = 4 + 3x\,(5x + 2)$

$B = (4 + 3x)(5x + 2)$

34 Soit $F = 4(5x - 2) - 10x + 9$.

Calculer F pour $x = 99\,999{,}9$.

Établir une formule

Fiches logiciels

35 **PROGRAMME DE CALCUL**

- Choisir un nombre n.
- Lui ajouter 7.
- Multiplier le résultat par 5.
- Soustraire 35 au résultat.

a) Effectuer le programme ci-dessus pour $n = 8$.

b) Effectuer le programme ci-dessus pour deux autres valeurs de n.

c) Quelle conjecture peut-on faire ? La démontrer.

36 Clara a enregistré trois émissions sur un DVD. La première dure x minutes. La deuxième 10 minutes de plus que la première et la troisième le double de la deuxième.

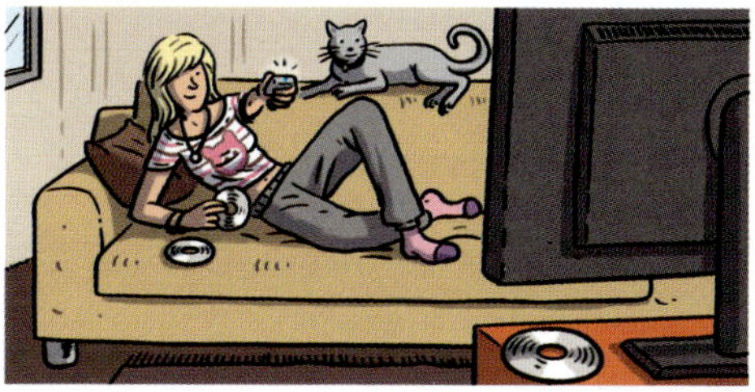

a) Écrire, en fonction de x, la durée de chaque émission.

b) Écrire, en fonction de x, la durée totale de l'enregistrement.

c) Si la première émission dure 15 minutes, quelle est la durée totale de l'enregistrement ?

37 Le stade des Gones comporte 15 000 places. Il y a x places dans les virages et les autres dans les tribunes. Une place en virage coûte 15 € et une place dans les tribunes 25 €. Aujourd'hui, le stade est plein.

a) Écrire, en fonction de x, la recette du match. Présenter le résultat sous forme d'une expression développée et réduite.

b) Il y a 7 000 places dans les tribunes. Quelle est la recette ?

38 Écrire le périmètre, puis l'aire du rectangle ABCD en fonction de x.

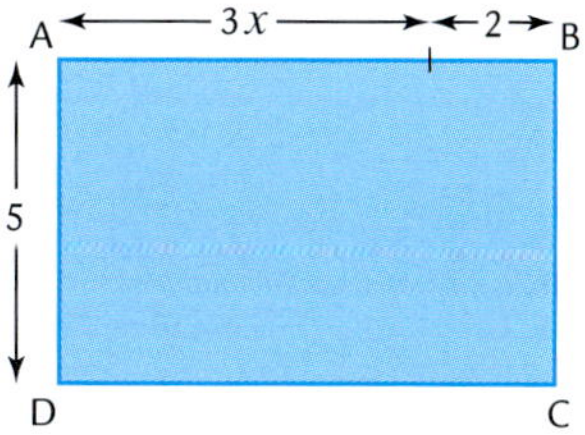

39 La figure ci-dessous est formée de deux rectangles LYES et SEAI identiques et d'un carré YONA.

a) Écrire la longueur LO en fonction de x.

b) Écrire le périmètre de LONI en fonction de x.

c) Écrire l'aire de LONI en fonction de x.

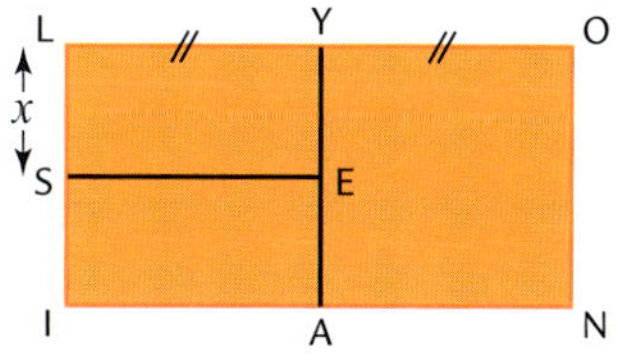

Pour s'entraîner

Factoriser une expression littérale

40 **a)** Soit l'expression A = $2 + 3x$.
(1) Calculer A pour $x = 4$.
(2) Quelle est la dernière opération effectuée dans le calcul ci-dessus ?
(3) A est-elle une somme ou un produit ?
b) Même question pour B = $(2 + 3x)^2$.

41 Les expressions suivantes sont-elles des sommes ou des produits ?
a) $5a(2a + 3)$
b) $3b + 9$
c) $(5c + 2)^2$
d) $12d^2 + 8d + 4$
e) $(7e + 5)(6e + 4)$
f) $(3f + 5)(2f + 6) + (2f + 4)(3f + 8)$

42 Recopier et compléter, si possible.
a) $3x^2 + 8x = ... (3x + ...)$
b) $4x^2 + 6 = x(... + ...)$
c) $8x + 6x^2 = ... (8 + ...)$
d) $6 + 4x^2 = x(... + ...)$

43 Factoriser.
A = $5x^2 + 8x$ B = $7x^2 - 4x$
C = $13x + 5x^2$ D = $8x^2 + x$
E = $6x^2 - 7x$ F = $8x + 7x^2$

44 Factoriser.
M = $8a^2 - 9a$ N = $7b^2 + b$
P = $11c^2 + 9c$ Q = $3d - 7d^2$
R = $2e + 7e^2$ S = $5f - 3f^2$

45 Compléter, si possible, l'exercice que Fabio a commencé.

a) $4x^2 + 12x + 9 = (2x + ...)^2$
b) $9x^2 + 24x + 16 = (... + 4)^2$
c) $4x^2 + 6x + 9 = (... + ...)$
d) $4 + 20x + 25x^2 = (... + ...)^2$
e) $9x^2 + 6x + 1 = (... + ...)^2$

46 Factoriser, si possible.
A = $16x^2 + 24x + 9$ B = $x^2 + 8x + 16$
C = $4 + 20x + 25x^2$ D = $25x^2 + 15x + 9$

47 Factoriser, si possible.
I = $49x^2 + 28x + 4$ J = $25 + 20x + 4x^2$
K = $36x^2 + 12x + 1$ L = $64 + 80x + 25x^2$

48 Factoriser, si possible.
A = $81x^2 - 36x + 4$ B = $9 - 6x + x^2$
C = $64x^2 - 8x + 4$ D = $36x^2 - 12x + 1$

49 Factoriser, si possible.
E = $16y^2 + 24y - 9$ F = $9y^2 - 12y + 4$
G = $49 - 56y + 16y^2$ H = $y^2 - 8y + 16$

50 Factoriser, si possible.
I = $81x^2 - 54x + 9$ J = $25 - 20x + 4x^2$
K = $x^2 - 12x + 36$ L = $100x^2 - 40x + 4$

51 **VRAI OU FAUX ?**
Quelles sont les égalités vraies ?
a) $8x^2 + 40x + 25 = (4x + 5)^2$
b) $9x^2 - 24x + 16 = (3x - 4)^2$
c) $4 + 10x + 25x^2 = (2 + 5x)^2$
d) $16 + 64x - 64x^2 = (4 - 8x)^2$
e) $64 - 48x + 9x^2 = (8 - 3x)^2$

52 Factoriser, si possible.
A = $16x^2 - 9$ B = $64 - 9x^2$
C = $36 - x^2$ D = $64x^2 + 25$

53 Factoriser, si possible.
E = $49r^2 - 16$ F = $4 - 100r^2$
G = $36r^2 + 1$ H = $100r^2 - 9$

54 Factoriser, si possible.
I = $25x^2 - 36$ J = $4 + 9x^2$
K = $100 - x^2$ L = $81x^2 - 9$

55 **a)** Pour chacune des expressions de A à H préciser, si possible, laquelle des formules de (1) à (4) est utilisable pour la factoriser.
(1) $ab + ac = a(b + c)$
(2) $a^2 + 2ab + b^2 = (a + b)^2$
(3) $(a - b)^2 = a^2 - 2ab + b^2$
(4) $a^2 - b^2 = (a + b)(a - b)$
A = $36x^2 + 24x + 4$ B = $x + 5x^2$
C = $4x^2 + 5x$ D = $9x^2 - 16$
E = $16x^2 - 12x + 9$ F = $25 - 4x^2$
G = $9x^2 - 60x + 100$ H = $16 + 9x^2$
b) Factoriser, si possible, les expressions de A à H.

56 Factoriser, si possible.

$A = 9x^2 - 36$ $B = 7x^2 + 9x$

$C = 49x^2 + 28x + 4$ $D = x - 7x^2$

$E = 4x^2 - 40x + 100$ $F = 64 - 4x^2$

57 Factoriser les expressions suivantes.

$G = 6y^2 + 7y$ $H = 16y^2 + 24y + 9$

$I = 49y^2 - 9$ $J = 4 - 40y + 100y^2$

$K = 8y - 9y^2$ $L = 36 - 4y^2$

58 Factoriser.

$A = (2x + 5)(6x + 4) + (2x + 5)(4x + 2)$

$B = (6x + 5)(4x - 3) + (3x - 4)(4x - 3)$

$C = (4x - 2)^2 + (4x - 2)(5x - 4)$

$D = (3x + 2)(5x - 4) + (3x + 2)^2$

$E = (6x - 5)(6x + 4) + (6x - 5)$

59 Factoriser.

$I = (8x - 3)(5x + 7) + (8x - 3)(2x - 5)$

$J = (4x + 5)(3x + 2) + 3(4x + 5)$

$K = (7x + 3)(5x - 4) + (7x + 3)^2$

$L = (5x - 3)(2x + 6) + (2x + 6)$

60 Factoriser.

$A = (4x + 5)(2x - 3) - (4x + 5)(5x + 2)$

$B = (7x + 5)(2x - 4) - (5x + 2)(7x + 5)$

$C = (4x + 5)^2 - (4x + 5)(7x + 3)$

$D = (6x - 2)(2x + 5) - (6x - 2)^2$

$E = (3x + 2)^2 - (3x + 2)$

61 Factoriser.

$G = (8x + 3)(5x + 9) - (8x + 3)(3x + 4)$

$H = (4x - 2)(6x + 3) - (4x - 2)(-2x + 5)$

$I = (3x + 5)^2 - (3x + 5)(7x + 4)$

$J = (6x - 4)(2x + 3) - (6x - 4)^2$

$K = (3x - 5) - (3x - 5)^2$

62 Factoriser.

$A = (6x + 7)^2 - (4x + 3)^2$

$B = (8x + 4)^2 - (4x - 2)^2$

$C = (3x + 8)^2 - 36$ $D = 36 - (x + 1)^2$

63 Factoriser.

$E = (4x - 6)^2 - (2x - 4)^2$

$F = (6x + 8)^2 - (3x - 4)^2$

$G = (4x + 5)^2 - 81$ $H = 64 - (4x - 2)^2$

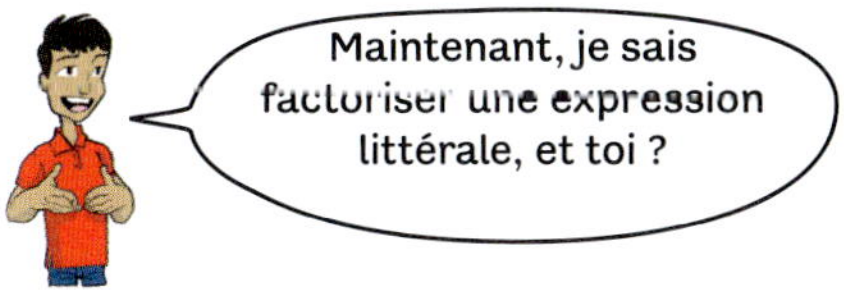

Développer une expression littérale

64 **a)** On donne les identités remarquables suivantes :

(1) $(a + b)^2 = a^2 + 2ab + b^2$

(2) $(a - b)^2 = a^2 - 2ab + b^2$

(3) $(ab)^2 = a^2b^2$

Indiquer dans chaque cas laquelle des identités ci-dessus permet de développer les calculs suivants.

$A = (3x \times 4)^2$ $B = (3x - 4)^2$

$C = (3x + 4)^2$ $D = (2x + 3)^2$

$E = (2x \times 3)^2$ $F = (2x - 3)^2$

b) Développer les calculs ci-dessus.

65 Développer.

$A = (6 + x)^2$ $B = (6 - x)^2$

$C = (6 \times x)^2$ $D = (3 + x)^2$

$E = (3 - x)^2$ $F = (3 \times x)^2$

66 Développer.

$G = (5 + 3x)^2$ $H = (5 - 3x)^2$

$I = (5 \times 3x)^2$ $J = (4 + 2x)^2$

$K = (4 - 2x)^2$ $L = (4 \times x)^2$

67 Trouver dans chaque cas la bonne réponse (A, B ou C).

	A	B	C
a) $(2x + 5)^2 =$	$x^2 + 25$	$4x^2 + 10x + 25$	$4x^2 + 20x + 25$
b) $(4x - 2)^2 =$	$16x^2 - 16x + 4$	$16x^2 - 4$	$16x^2 - 8x + 4$
c) $(3x \times 2)^2 =$	$12x^2$	$36x^2$	$24x^2$
d) $(5 + 3x)^2 =$	$25 + 9x^2$	$25 + 15x + 9x^2$	$25 + 30x + 9x^2$
e) $(6 - 2x)^2 =$	$36 - 24x + 4x^2$	$36 - 4x^2$	$36 - 12x + 4x^2$
f) $(3 \times 4x)^2 =$	$144x^2$	$48x^2$	$24x^2$

68 Développer.

$G = (4m + 6)^2$ $H = (6x - 4)^2$

$I = (5 \times 2x)^2$ $J = (8 - 2x)^2$

$K = (5 + 2R)^2$ $L = (2 \times 3x)^2$

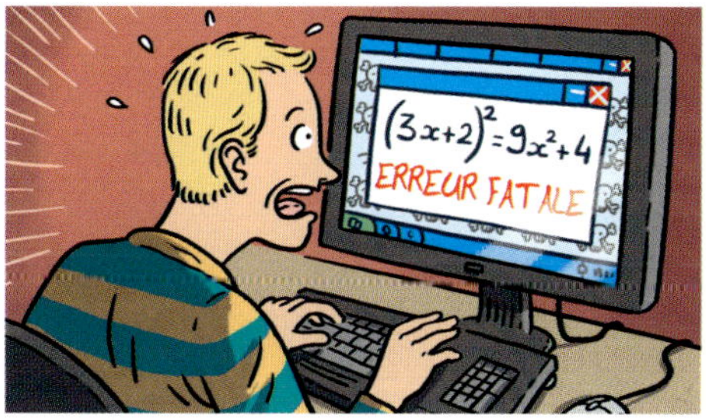

69 Développer.
$A = (2x + 5)(2x - 5)$ $B = (x - 3)(x + 3)$
$C = (5a + 2)(5a - 2)$ $D = (3 + 5b)(3 - 5b)$

70 Développer.
$E = (6x + 4)(6x - 4)$ $F = (2 - 7x)(2 + 7x)$
$G = (4c + 1)(4c - 1)$ $H = (d + 8)(d - 8)$

71 Développer.
$I = (7x + 4)(7x - 4)$
$J = (8 - 2x)(8 + 2x)$
$K = (1 + 10x)(1 - 10x)$
$L = (8x + 2)(8x - 2)$

72 Développer.
$A = (5x + 7)^2$ $B = (4x - 3)(4x + 2)$
$C = (2 - 6x)^2$ $D = (9x - 3)(9x + 3)$
$E = (1 + 2x)^2$ $F = (4 - 7x)(4 + 7x)$

73 Développer.
$G = (5a - 8)(5a + 8)$ $H = (8b - 3)^2$
$I = (3c - 6)(3c - 1)$ $J = (5 + 2d)^2$
$K = (6 + e)(6 - e)$ $L = (7 - f)^2$

74 CALCUL MENTAL
Calculer mentalement le coefficient de x^2 dans la forme développée et réduite des expressions suivantes :
$A = (3x + 2)^2 + x^2$
$B = 12x^2 + (6 - 2x)^2$
$C = (4x + 5)(4x - 5) + 4x^2$
$D = -15x^2 + (5x + 4)^2$

75 Développer et réduire.
$A = 5x + 3(5x + 3)$
$B = 4x^2 + (3x + 4)^2$
$C = 6x^2 - (3x + 2)^2$
$D = 2x - (3x + 4)(4x + 3)$

76 Développer et réduire.
$E = 4x^2 + (x + 5)^2$
$F = -8x - (2x - 2)^2$
$G = 5x + 4(5x + 4)$
$H = 10x^2 - (4x + 3)(4x - 3)$

77 Développer et réduire.
$I = 12x^2 + (4x + 5)^2$
$J = 7x - (6x + 2)^2$
$K = -16x^2 - (4x - 3)(4x + 3)$
$L = (6x - 4)^2 - (2x - 6)^2$

78 On donne $A = (x - 5)^2$ et $B = x^2 - 10x + 25$.
a) Calculer A et B pour $x = 5$.
b) Calculer A et B pour $x = -1$.
c) Peut-on affirmer que A = B quelle que soit la valeur de x ? Justifier.

Brevet, Amérique du Sud, novembre 2009.

79 Démontrer les égalités suivantes.
a) $22x^2 + 25x + 4 = (5x + 2)^2 - 3x^2 + 5x$
b) $(x + 5)(3x - 2) + (x + 5)(5x - 4) = (x + 5)(8x - 6)$

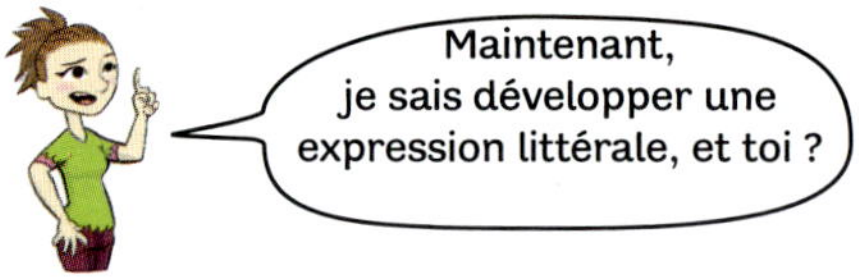

CALCUL MENTAL

80 On sait que :
$A = a^2 + 2ab + b^2 = (a + b)^2$
$B = (a - b)^2 = a^2 - 2ab + b^2$
$C = a^2 - b^2 = (a + b)(a - b)$
a) Calculer.
(1) A pour $a = 6{,}5$ et $b = 3{,}5$.
(2) B pour $a = 8{,}5$ et $b = 3{,}5$.
(3) C pour $a = 6{,}6$ et $b = 3{,}4$.
b) Calculer.
(1) $(100 + 2)^2$; 101^2 ; 103^2
(2) $(100 - 1)^2$; 98^2 ; 95^2
(3) $(100 + 2)(100 - 2)$; 101×99 ; 105×95
c) Calculer.
(1) $D = 101^2 - 101$
(2) $E = 2{,}5^2 + 2 \times 2{,}5 \times 7{,}5 + 7{,}5^2$
(3) $F = 110^2 - 2 \times 110 \times 10 + 10^2$
(4) $G = 85^2 - 15^2$

Résoudre des problèmes

81 Pour $a = 5$ et $b = 2$.
a) Calculer $a^2 + 2ab + b^2$; $a^2 - 2ab + b^2$ et $a^2 - b^2$.
b) En déduire, sans calcul, les valeurs de :
$(a + b)(a - b)$; $(a + b)^2$ et $(a - b)^2$.

82 Sachant que $ab = 10$, calculer l'expression $(a + b)^2 - (a - b)^2$.

83 Sachant que $b(b - a) = 6$, calculer l'expression $(a - b)^2 - (a + b)(a - b)$.

84 Sachant que $a + b = 15$ et $a^2 - b^2 = 45$, calculer $a - b$.

85 **a)** Développer et réduire l'expression :
$A = (x + 1)^2 - (x - 1)^2$
b) Utiliser l'égalité établie ci-dessus pour calculer $1\,001^2 - 999^2$.

86 **a)** Développer et réduire l'expression :
$(x + 1)(x - 1) - (x + 2)(x - 2)$.
b) Utiliser le résultat précédent pour trouver rapidement et sans utiliser la calculatrice :
$297 \times 295 - 298 \times 294$

87 Voici deux programmes de calcul.

Programme A
- Choisir un nombre.
- Lui ajouter 2.
- Calculer le carré du résultat.
- Retrancher 4 au nombre obtenu.

Programme B
- Choisir un nombre.
- Calculer son carré.
- Ajouter au résultat le quadruple du nombre choisi.

a) Appliquer le programme A au nombre 3.
b) Appliquer le programme B au nombre 3.
c) Appliquer le programme A et le programme B au nombre de votre choix.
Quelle conjecture peut-on faire ?
La démontrer.

88 Soit trois nombres entiers consécutifs. On appelle n le premier des trois nombres.
a) Écrire, en fonction de n, le deuxième puis le troisième nombre.
b) Écrire, en fonction de n, le produit du premier par le troisième nombre.
c) Écrire, en fonction de n, le carré du deuxième nombre diminué de 1.
d) Démontrer que quels que soient les trois nombres entiers consécutifs choisis, le produit du premier par le troisième est égal au carré du deuxième diminué de 1.

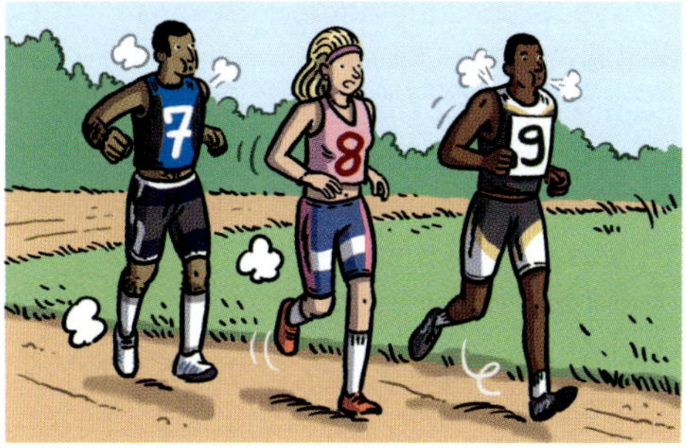

89 **a)** Calculer les expressions suivantes :
$A_1 = 1^2 - 2^2 + 3^2 - 2$
$A_2 = 2^2 - 3^2 + 4^2 - 2$
$A_3 = 3^2 - 4^2 + 5^2 - 2$
$A_4 = 4^2 - 5^2 + 6^2 - 2$
b) Si l'on continue logiquement la suite ci-dessus, comment s'écrit A_9 ? Calculer cette expression. Quelle conjecture peut-on faire concernant les résultats ?
c) Si n est un nombre entier, comment écrire A_n ? Développer et réduire l'expression trouvée. La conjecture faite à la question b) est-elle vraie ?

90 **a)** Choisir deux nombres dont la somme est 300.
Calculer leur produit.
Ajouter 7 à chacun des deux nombres, puis calculer de nouveau leur produit.
De combien le produit a-t-il été augmenté ?
b) Recommencer avec deux autres nombres.
Quelle conjecture peut-on faire ?
La démontrer.

91 Si j'ajoute 10 à un nombre, son carré est diminué de 500.
Quel est ce nombre ?

92 ***Énigme***

(1) $9-12x+4x^2$
(2) $25x^2+10x+1$
(3) $4x^2-49$
(4) $7x^2+5x$
(5) $(3x-5)^2-(3x-5)(12x+4)$
(6) $(6x-5)(4x+7)+(6x-5)(2x-5)$
(7) $(3x-2)(6x+7)-(3x-2)(-2x+4)$
(8) $(6x-8)^2-(2x-3)^2$
(9) $(5x-8)^2+(5x-8)$
(10) $(2x+5)^2-81$

Sami a écrit sur sa tablette la forme factorisée de chacune des expressions (1), (2), (3)... Le virus AmélieMélo a frappé ! Il a désorganisé l'écran de la tablette.
Associer à chacune des expressions (1), (2), (3)... la lettre correspondant à la forme factorisée qui convient.
Décoder alors le message !

T	$(3x-2)(8x+3)$
N	$(2x+14)(2x-4)$
I	$(2x+7)(2x-7)$
U	$(6x-5)(6x+2)$
O	$(3x-5)(-9x-9)$
T	$x(7x+5)$
B	$(8x-11)(4x-5)$
J	$(3-2x)^2$
O	$(5x-8)(5x-7)$
A	$(5x+1)^2$

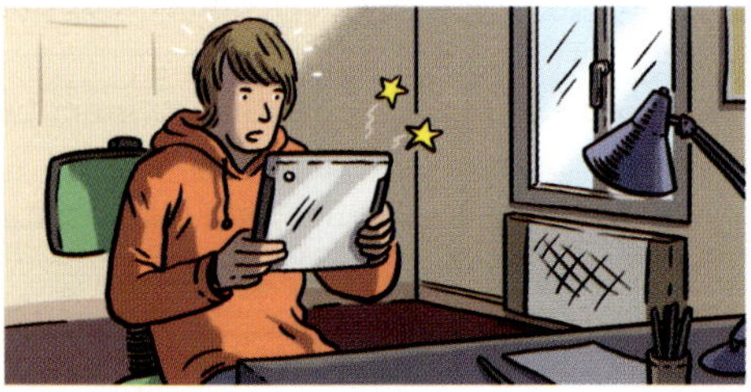

93 **a)** Démontrer que les deux figures ci-dessous ont la même aire quelle que soit la valeur de x.

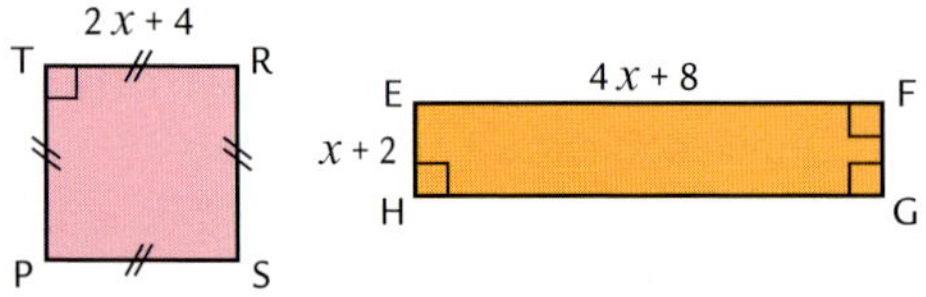

b) Les deux figures ci-dessus ont-elles le même périmètre ?

94 Dans cet exercice, toutes les mesures sont dans la même unité.

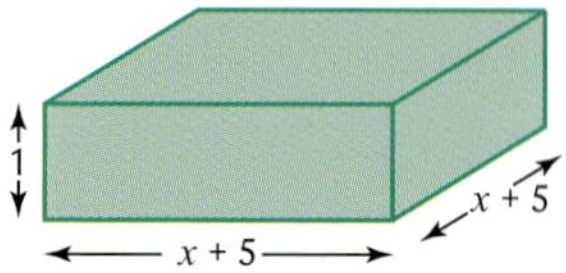

a) Écrire une formule développée et réduite pour calculer le volume du pavé droit.
b) Écrire une formule développée et réduite pour calculer l'aire du pavé droit.
c) Utiliser les formules pour trouver le volume et l'aire du pavé quand $x = 3$.

95 La valeur de x est positive. Démontrer que PAS est un triangle rectangle.

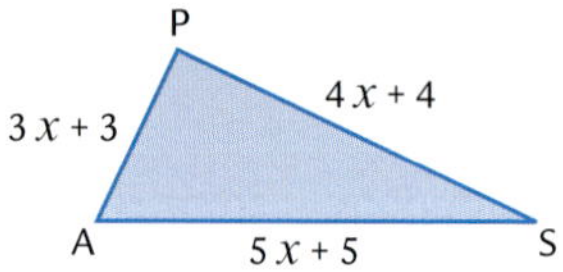

96 **a)** Soit $A = 9x^2 + 12x - 10$.
Calculer A pour $x = 0{,}5$.
b) Soit $B = (3x+2)^2 - 14$
Développer et réduire B.
c) Sans faire aucun calcul, trouver combien vaut B pour $x = 0{,}5$.

97 **QU'EST-CE QUE J'AI APPRIS ?**

Dire si chacune des phrases suivantes est vraie ou fausse.
a) Factoriser une expression, c'est l'écrire sous forme d'un produit.
b) Pour factoriser l'expression $25x^2+15x+9$, on peut utiliser l'identité $a^2+2ab+b^2=(a+b)^2$.
c) Pour factoriser l'expression $9x^2-30x+25$, on peut utiliser l'identité $a^2-2ab+b^2=(a-b)^2$.
d) La forme factorisée de $25x^2+16$ est $(5x+4)^2$.
e) Pour développer $(6x-4)^2$, j'utilise l'identité $a^2-b^2=(a+b)(a-b)$.
f) La forme factorisée de $4x^2 - 6x + 9$ est $(2x-3)^2$.
g) On peut toujours factoriser la différence de deux carrés.
h) En multipliant la somme de deux nombres par leur différence, j'obtiens la différence de deux carrés.

Fiches logiciels

98 AVEC UN TABLEUR

Fiche méthode logiciel 1 p. 310

a) Rentrer les nombres de 1 à 20 dans la colonne A.

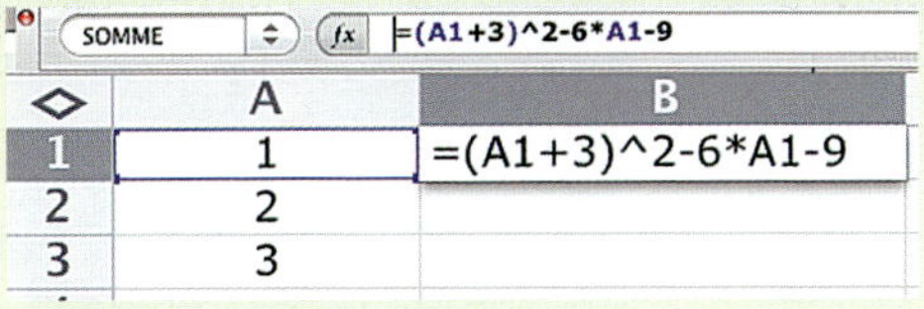

b) Rentrer la formule ci-dessus dans la cellule B1 puis la recopier dans les cellules B2 à B20.

c) Quelle conjecture peut-on faire sur le lien entre les nombres de la colonne B et ceux de la colonne A ?

d) Cette conjecture est-elle vérifiée quels que soient les nombres choisis dans la colonne A ? Le prouver.

99 Si on multiplie quatre entiers consécutifs et qu'on ajoute 1, alors on trouve toujours le carré d'un nombre entier.
Vérifier, avec un tableur, que cette affirmation est vraie pour tous les choix de quatre nombres consécutifs inférieurs à 20.

100 **a)** À l'aide d'un tableur, chercher des valeurs pour lesquelles $4x^2 - 12x + 9$ est négatif.

b) Quelle conjecture peut-on faire ? La démontrer.

DEVOIRS MAISON

101 La figure est composée de trois carrés ①, ② et ③ et de deux rectangles ④ et ⑤. Les mesures sont toutes exprimées en cm.

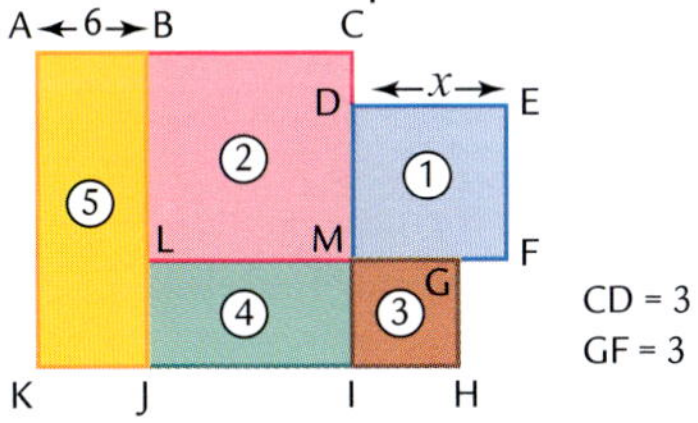

a) Écrire, en fonction de x, les longueurs MC, MG et AK.

b) Écrire, en fonction de x, le périmètre de la figure.
Démontrer que la figure a un périmètre égal à celui d'un carré de côté $2x + 4{,}5$.

c) Écrire, en fonction de x, les aires des carrés ② et ③. Développer et réduire les expressions trouvées.

d) Faire de même pour les aires des rectangles ④ et ⑤.

e) Quelle est l'aire totale de la figure ?

f) Démontrer que la figure a la même aire qu'un carré dont on donnera la mesure du côté en fonction x.

g) Calculer le périmètre puis l'aire de la figure pour $x = 4$.

102 Voici un programme de calcul.

- Choisir un nombre.
- Lui soustraire 2.
- Calculer le carré du résultat.
- Ajouter le quadruple du nombre choisi au départ.
- Soustraire 4.

a) Si le nombre choisi est 5, quel résultat donne le programme ?

b) Appliquer le programme de calcul à deux autres nombres de votre choix.

c) Quelle conjecture peut-on faire sur le lien entre le nombre choisi et le résultat du calcul ? La démontrer.

Tâches complexes

103 Chercher l'information, présenter sa démarche

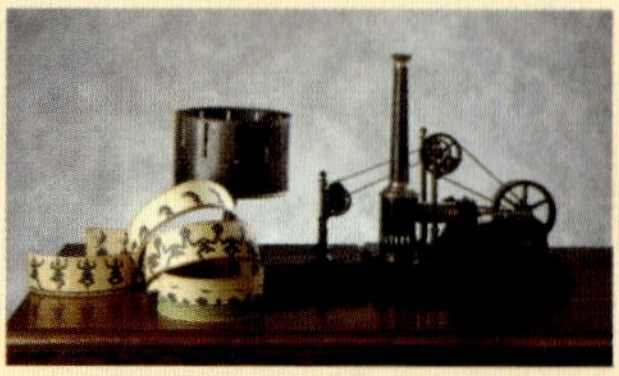

Jouet optique, en bois et métal, inventé par W. G. Horner en 1834.

SITUATION

William George Horner (1786-1837), mathématicien anglais, est l'inventeur d'une méthode pour calculer certains types d'expressions algébriques. Sa méthode, inventée longtemps avant les premiers ordinateurs, est encore utilisée pour accélérer des programmes de calculs.

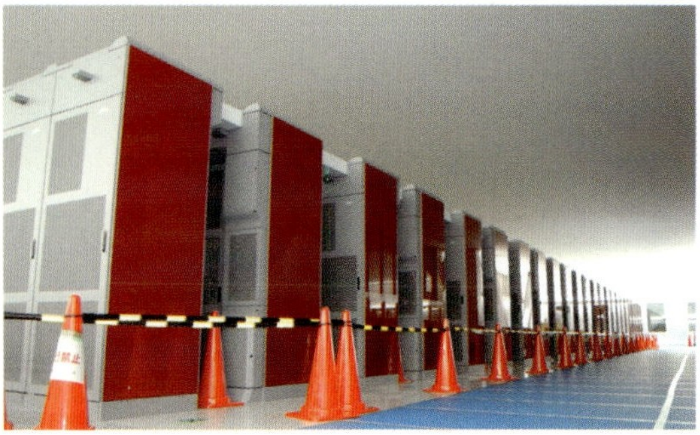

Les ordinateurs calculent de plus en plus vite ! En 1938, le Z1 de Konrad Zuse faisait seulement une opération par seconde. En 1961, l'IBM 7030 passait la barre des 10^6 (1 000 000) opérations par seconde. En juin 2011, le K computer, un super ordinateur japonais, a atteint les 8 000 pétaflops, c'est-à-dire 8×10^{18} (8 000 000 000 000 000 000) opérations par seconde.
Certains calculs prennent encore beaucoup de temps. C'est pourquoi on cherche toujours à les simplifier.

La méthode de William George Horner présentée à partir d'un exemple.
Pour calculer $2x^3 + 4x^2 + 5x + 8$ pour $x = 3$.
Je multiplie 2 par 3 puis j'ajoute 4.
Je multiplie le résultat par 3 puis j'ajoute 5.
Je multiplie le résultat par 3 puis j'ajoute 8.
Grâce à cette méthode, je fais moins de calculs pour trouver le résultat.

CONSIGNE

a) Calculer $E = 3x^2 + 4x + 5$ pour $x = 2$.
(1) Par la méthode habituelle. (2) Par la méthode de Horner.
(3) Si les deux méthodes donnent le même résultat, bravo ! Sinon refaire le calcul.

b) Calculer $E = 3x^2 + 4x + 5$ pour $x = a$.
(1) Par la méthode habituelle. (2) Par la méthode de Horner.
(3) Prouver que, quel que soit a, les deux méthodes donnent le même résultat.

c) (1) Calculer $F = 2x^3 + 3x^2 + 4x + 2$ pour $x = 2$ par la méthode de Horner.
(2) Combien de multiplications et combien d'additions ont été nécessaires ?
(3) Compter combien de multiplications et combien d'additions sont nécessaires pour effectuer le calcul habituel. (Pour cela on peut compter les signes « × » et les signes « + » dans le calcul : $2 \times x \times x \times x + 3 \times x \times x + 4 \times x + 2$.)

d) (1) Compter combien de multiplications et combien d'additions sont nécessaires pour effectuer le calcul ci-dessous par la méthode de Horner ? Par la méthode habituelle ?
$2x^{11} + 3x^{10} + 2x^9 + 4x^8 + 3x^7 + 2x^6 + 3x^5 + 2x^4 + 3x^3 + 5x^2 + 4x + 2$
(2) On veut effectuer 10 000 fois ce calcul avec un ordinateur qui effectue 1 000 opérations par seconde.
Combien de temps durera le calcul si l'ordinateur est programmé pour faire le calcul par la méthode de Horner ? Et par la méthode habituelle ?

Pour approfondir

104 Factoriser les expressions suivantes.
$A = 25x^2 - 9 + (5x - 3)(7x + 8)$
$B = (2x - 3)(4x + 2) + (-2x + 3)(7x - 6)$
$C = (4x - 6)(3x + 7) + (2x - 3)(8x + 3)$
$D = 2x(4x + 5) + 16x^2 + 40x + 25$
$E = 9 - 48x + 64x^2 - (6 + 2x)(3 - 8x)$
$F = 100x^2 - 25 + (20x + 10)(2x - 4)$

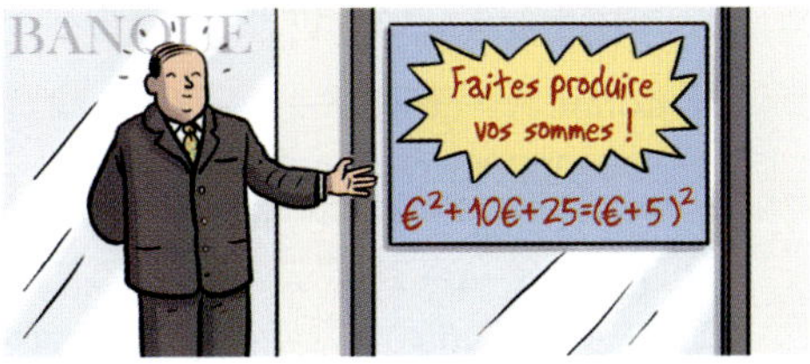

105 Mettre A et B sous forme d'un produit de quatre facteurs.
$A = (17x^2 - 29)^2 - (8x^2 + 20)^2$
$B = (17x^2 + 26x + 10)^2 - (8x^2 + 14x + 6)^2$

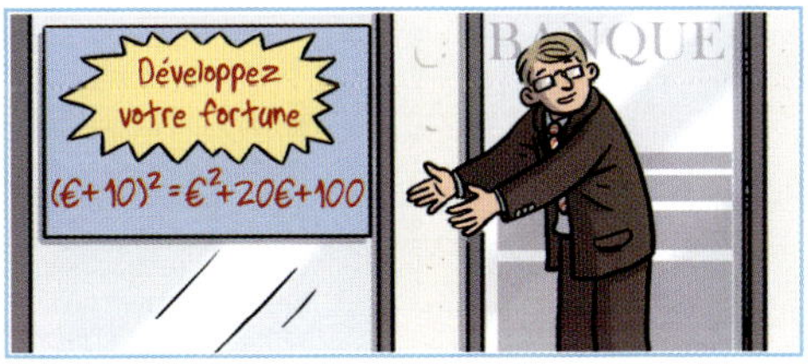

106 Soient les expressions suivantes.
$A_1 = (1 - x)(1 + x)$
$A_2 = (1 - x)(1 + x + x^2)$
$A_3 = (1 - x)(1 + x + x^2 + x^3)$
a) Développer A_1, A_2 et A_3.
b) Quelle conjecture peut-on faire pour le développement de l'expression A_n ? La vérifier pour A_5.

107 Trouver la somme de deux nombres a et b sachant que leur différence est 35 et que la différence de leurs carrés est 875.

108 Démontrer l'égalité suivante, appelée égalité de Lagrange (mathématicien du XVIe siècle).
$(a^2 + b^2)(c^2 + d^2) = (ac + bd)^2 + (ad - bc)^2$

109 Soient deux nombres a et b différents de zéro.
Sachant que $\frac{a}{2b} + \frac{b}{2a} = 1$, démontrer que $a = b$.

110 **a)** Écrire en fonction de x l'aire du triangle ABD.
b) Écrire en fonction de x l'aire du triangle ABC.
c) Déduire des résultats précédents, l'aire du triangle ADC.
d) Calculer directement l'aire du triangle ADC et vérifier le résultat trouvé en c).

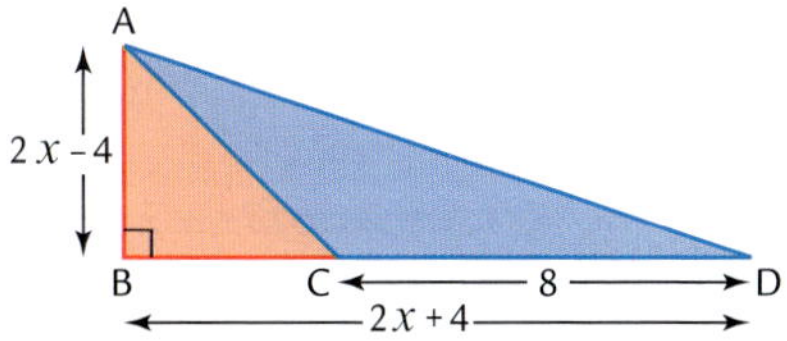

111 Démontrer que les volumes des deux pavés droits sont égaux.

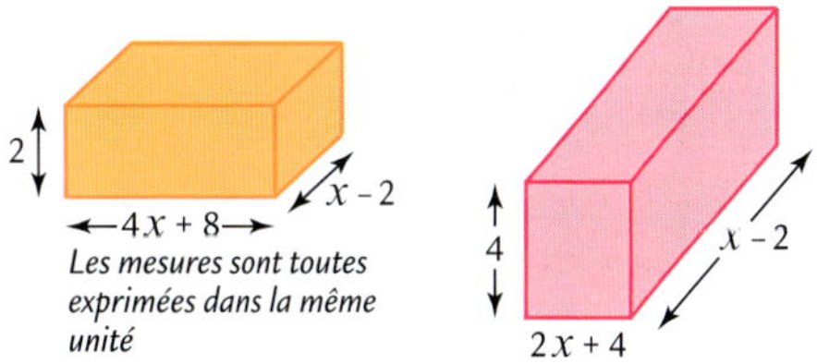

112 On a disposé 4 triangles rectangles identiques dans le carré ABCD.
a) Exprimer l'aire du carré ABCD en fonction de a et b.
b) Démontrer que l'aire du carré EFGH est égale à $(a - b)^2$.

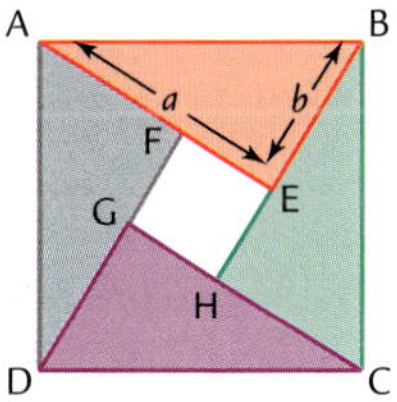

113 **a)** Sur la figure ci-dessous, trouver x pour que le triangle MOT soit rectangle en M.

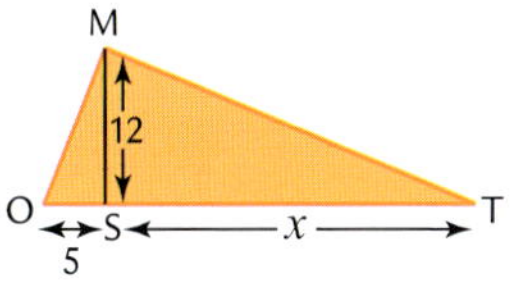

b) Pour la valeur de x trouvée en a) déterminer le périmètre du triangle MTS.
c) Pour la valeur de x trouvée en a) déterminer le périmètre du triangle MOT.
d) Le périmètre du triangle MOT est-il égal à la somme des périmètres des triangles MOS et MTS ? Justifier.

Les exercices de cette double page sont corrigés page 277 et suivantes.

QCM Factoriser une expression littérale

114 Indiquer la bonne réponse.
La forme factorisée de $9x^2 - 144$ est :
1 $(3x - 12)(3x + 12)$ **2** $(3x - 12)^2$
3 $(9x - 12)(9x + 12)$

Brevet, Asie, juin 2010.

115 Indiquer la bonne réponse.
On rappelle l'identité remarquable :
$a^2 - b^2 = (a + b)(a - b)$.
La forme factorisée de $(7x + 2)^2 - 25$ est :
1 $49x^2 + 28x - 21$ **2** $(7x + 7)(7x - 3)$
3 $(7x + 27)(7x - 23)$.

Brevet, Amérique du Nord, juin 2010.

116 Indiquer la bonne réponse.
La forme factorisée de $(x + 1)^2 - 9$ est :
1 $(x - 2)(x + 4)$ **2** $x^2 + 2x - 8$
3 $(x - 8)(x + 10)$

Brevet, Amérique du Nord, juin 2011.

117 Indiquer la bonne réponse.
Quelle est l'expression factorisée de $4x^2 - 12x + 9$?
1 $(2x + 3)(2x - 3)$ **2** $(2x + 3)^2$ **3** $(2x - 3)^2$

QCM Développer une expression littérale

118 Indiquer la bonne réponse.
La forme développée de $(3x + 7)(3x - 7)$ est :
1 $9x^2 + 49$ **2** $9x^2 - 42x + 49$
3 $9x^2 - 49$

119 Indiquer la bonne réponse.
$(5x - 2)^2$ est égal à :
1 $5x^2 - 20x + 4$ **2** $5x^2 - 4$
3 $25x^2 - 20x + 4$

Brevet, Polynésie, septembre 2008.

120 Indiquer la bonne réponse.
Le développement de
$(x + 3)(2x + 4) - 2(5x + 6)$ est :
1 $2x^2$ **2** $2x^2 + 20x + 24$ **3** $2x^2 + 24$

Brevet, Pondichéry, avril 2010.

Résoudre des problèmes

121 Démontrer les égalités suivantes.
a) $(4 - 5x)^2 - (4 - 5x)(4 + 5x) = 5x(10x - 8)$
b) $(5x + 9)(5x + 1) - 14x + 4 = (3x + 2)^2 + (4x + 3)^2$

122 Sachant que $a(2a + 2b) = 8$, calculer l'expression $(a + b)^2 + (a + b)(a - b)$.

123 On donne $A = (x - 3)^2 + (x - 3)(1 - 2x)$.
a) Développer et réduire A.
b) Prouver que l'expression factorisée de A est : $(x - 3)(-x - 2)$.

Brevet, Centres étrangers, juin 2010.

124 Si je soustrais 10 à un nombre, son carré est diminué de 1 000. Quel est ce nombre ?

125 Démontrer que les aires coloriées des figures suivantes sont égales.

a)

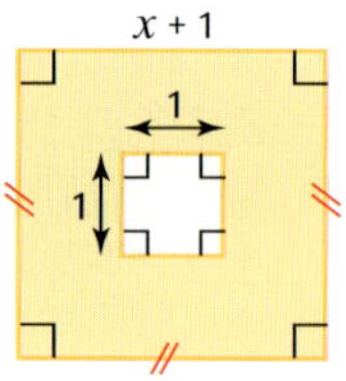

b)

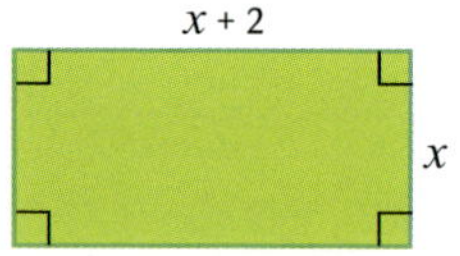

Les mesures sont toutes exprimées dans la même unité.

126 On donne le programme de calcul suivant.

- Choisir un nombre.
- Ajouter 1.
- Calculer le carré du résultat obtenu.
- Soustraire le carré du nombre de départ.
- Soustraire 1.

a) (1) Effectuer ce programme lorsque le nombre choisi est 10 et montrer que l'on obtient 20.
(2) Effectuer ce programme lorsque le nombre choisi est – 3 et montrer que l'on obtient – 6.
(3) Effectuer ce programme lorsque le nombre choisi est 1,5.
b) Quelle conjecture peut-on faire à propos du résultat fourni par ce programme de calcul ? Démontrer cette conjecture.
Dans cette question, toute trace de recherche, même incomplète, ou d'initiative, même non fructueuse, sera prise en compte dans l'évaluation.

Brevet, Asie, 23 juin 2011.

Calculer une expression littérale

127 **QCM**
Pour $x = 4$, indiquer dans chaque cas la bonne réponse.

a) $x^2 = ...$	1 8	2 16	3 400
b) $4 + 6x = ...$	1 28	2 40	3 68
c) $(3x + 1)^2 = ...$	1 26	2 225	3 169
d) $2x^2 + 3x + 1 = ...$	1 23	2 45	3 77

128 Pour $x = -3$, calculer :
a) $-2x^2$ **b)** $-2x + 4$
c) $2x^2 - 3x + 2$ **d)** $(3x - 4)(3 + 2x)$

129 Avec une calculatrice.
Pour $x = 2{,}5$, calculer :
a) $4x^2$ **b)** $8 + 12x$
c) $4x^2 - 3x + 2$ **d)** $(8x - 4)(3 + 2x)$

130 **AVEC UN TABLEUR**

Fiches logiciels

Soit $T = x^2 - 6x + 5$.
On veut calculer T pour toutes les valeurs entières de x de 1 à 20. On va faire afficher dans la colonne A les valeurs de x et dans la colonne B les valeurs correspondantes de T.

◇	A	B
1	x	T
2		
3		

a) Faire afficher dans la colonne A, à partir de A2, les valeurs entières de x de 1 à 20.
b) Entrer dans la cellule B2 la formule qui, recopiée vers le bas, permet de compléter la colonne B.
c) Lire dans le tableau la plus petite valeur prise par T.
d) Lire dans le tableau la (ou les) valeurs de x pour laquelle (lesquelles) T est égale à zéro.

131 Soit $A = 3x^2 - 2x + 6$ et $B = 13x - 12$.
a) Pour $x = 2$, calculer A, puis calculer B.
b) Pour $x = 3$, calculer A, puis calculer B.
c) A-t-on A = B quelle que soit la valeur de x ?

Développer une expression numérique

132 On sait que :
- $a^2 + 2ab + b^2 = (a + b)^2$
- $a^2 - 2ab + b^2 = (a - b)^2$
- $a^2 - b^2 = (a + b)(a - b)$

a) Laquelle des trois identités ci-dessus permet de transformer le calcul $102^2 - 98^2$?
b) Utiliser l'identité trouvée pour transformer le calcul et l'effectuer.

133 **a)** Pour $a = 7$ et $b = 3$, calculer :
(1) $(a + b)^2$ (2) $(a - b)^2$ (3) $a^2 - b^2$

b) On sait que :
- $a^2 + 2ab + b^2 = (a + b)^2$
- $a^2 - 2ab + b^2 = (a - b)^2$
- $a^2 - b^2 = (a + b)(a - b)$

Pour $a = 7$ et $b = 3$, déterminer, sans faire aucun calcul, la valeur de :
(1) $a^2 + 2ab + b^2$ (2) $a^2 - 2ab + b^2$ (3) $a^2 - b^2$

Tâche complexe

134 **Pratiquer une démarche expérimentale**

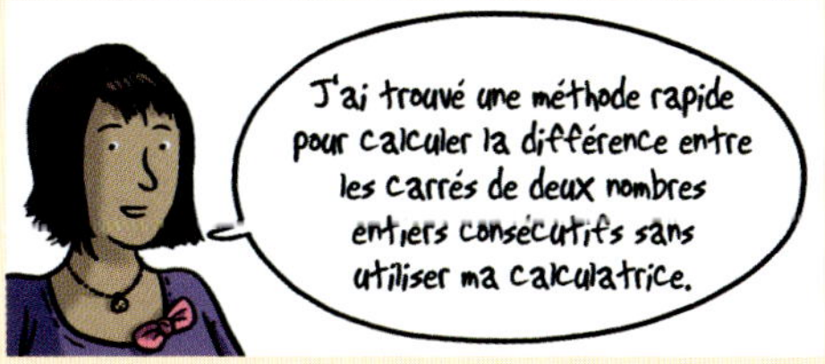

CONSIGNE
Trouver la méthode utilisée par Aurélie.
Rédigez cette méthode pour un camarade et justifiez-la.
Rappel :
- Deux nombres entiers sont dit consécutifs s'ils se suivent, comme par exemple 6 et 7.
- Les identités remarquables sont :

(1) $a^2 + 2ab + b^2 = (a + b)^2$
(2) $a^2 - 2ab + b^2 = (a - b)^2$
(3) $a^2 - b^2 = (a + b)(a - b)$

135 Brevet *Liban, juin 2009.*

QCM : Indiquer la bonne réponse.

Pour $x = 3$, alors l'expression $A = -2x^2$ est égale à :

1 18 2 – 18 3 36

136 Brevet *Amérique du Nord, juin 2009.*

QCM : Indiquer la bonne réponse.

Pour $x = -2$, l'expression $5x^2 + 2x - 3$ est égale à :

1 13 2 – 27 3 17

137 Brevet *Centres étrangers, juin 2009.*

a) Développer $(x - 1)^2$.

Justifier que $99^2 = 9\,801$ en utilisant le développement précédent.

b) Développer $(x - 1)(x + 1)$.

Justifier que $99 \times 101 = 9\,999$ en utilisant le développement précédent.

138 Brevet *Nouvelle-Calédonie, mars 2009.*

Tous les calculs et toute trace de recherche, même incomplète, doivent figurer sur la copie.

On considère le programme de calcul ci-dessous.

- Choisir un nombre de départ.
- Ajouter 1.
- Calculer le carré du résultat obtenu.
- Lui soustraire le carré du nombre de départ.
- Écrire le résultat final.

a) (1) Vérifier que lorsque le nombre de départ est 1, on obtient 3 au résultat final.

(2) Lorsque le nombre de départ est 2, quel résultat final obtient-on ?

(3) Le nombre de départ étant x, exprimer le résultat final en fonction de x.

b) On considère l'expression

$P = (x + 1)^2 - x^2$.

Développer puis réduire l'expression P.

c) Quel nombre de départ doit-on choisir pour obtenir un résultat final égal à 15 ?

139 Brevet *Centres étrangers II, juin 2009.*

Anatole affirme :

« Pour tout nombre entier positif n, l'expression $n^2 - 24n + 144$ est toujours différente de zéro. »

A-t-il raison ?

Dans cet exercice, toute trace de recherche, même incomplète, ou d'initiative, même non fructueuse, sera prise en compte dans l'évaluation.

140 Brevet *Polynésie, septembre 2010.*

Sur la figure dessinée ci-dessous, ABCD est un carré et ABEF est un rectangle. On a $AB = BC = 2x + 1$ et $AF = x + 3$ où x désigne un nombre supérieur à deux. L'unité de longueur est le centimètre.

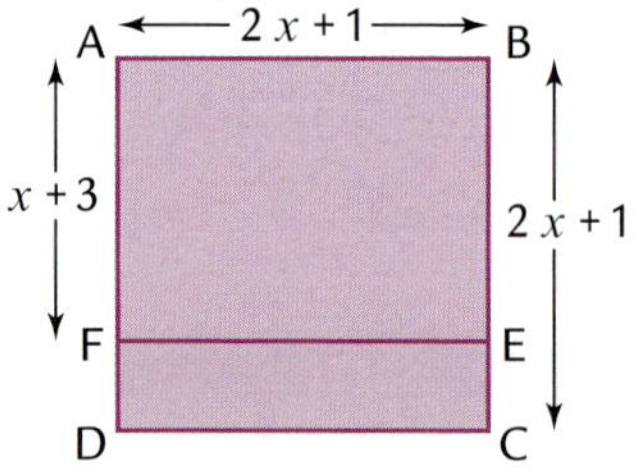

Partie A : Étude d'un cas particulier

$x = 3$.

a) Pour $x = 3$, calculer AB et AF.

b) Pour $x = 3$, calculer l'aire du rectangle FECD.

Partie B : Étude du cas général

x désigne un nombre supérieur à 2.

a) Exprimer la longueur FD en fonction de x.

b) En déduire que l'aire de FECD est égale à $(2x + 1)(x - 2)$.

c) Exprimer, en fonction de x, les aires du carré ABCD et du rectangle ABEF.

d) En déduire que l'aire du rectangle FECD est : $(2x + 1)^2 - (2x + 1)(x + 3)$.

e) Les deux aires trouvées aux questions b) et d) sont égales et on a donc :

$(2x + 1)^2 - (2x + 1)(x + 3) = (2x + 1)(x - 2)$

Cette égalité traduit-elle un développement ou une factorisation ?

Chapitre

5 Équations et inéquations

Des outils mathématiques très puissants
Les équations permettent de résoudre de très nombreux problèmes en physique, en biologie, en économie...
En 4e, vous avez appris à résoudre un type d'équation (du premier degré à une inconnue).
Dans ce chapitre, nous allons apprendre à résoudre des équations-produits et des inéquations.
Bernar Venet est un artiste (peintre et sculpteur) né en 1941 en France. C'est en écrivant une équation sur un mur de son appartement qu'il s'est aperçu que « *c'était tellement beau* » qu'il pourrait en réaliser des tableaux.

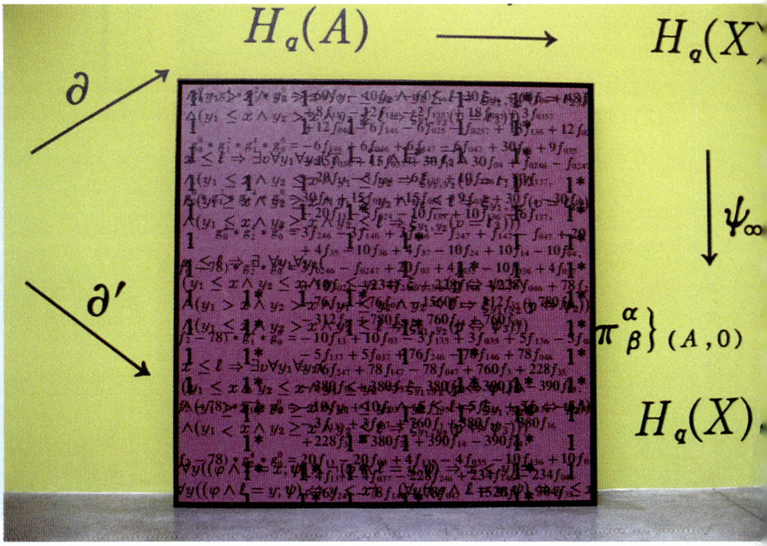

Bernar Venet, *Mathematical saturation* (2002-2003), Le Muy, France.

PRÉREQUIS

1 Vérifier si un nombre donné est solution d'une équation.
2 Résoudre une équation du premier degré à une inconnue.
3 Résoudre des problèmes du 1er degré en utilisant :
– une méthode arithmétique ou une méthode par essais successifs, SOCLE
– les équations du premier degré à une inconnue.
4 Comparer des nombres :
– décimaux, en écriture fractionnaire, SOCLE
– en utilisant les effets de l'addition sur l'ordre, SOCLE
– en utilisant les effets de la multiplication sur l'ordre.

OBJECTIFS

1 Résoudre des équations se ramenant à une équation de la forme $A(x) \times B(x) = 0$, où $A(x)$ et $B(x)$ désignent deux expressions du premier degré de la même variable x.
2 Résoudre une inéquation du premier degré à une inconnue, représenter ses solutions sur une droite graduée et contrôler ses solutions.
3 Résoudre des problèmes conduisant à une équation-produit ou à une inéquation.

LIVRET DE COMPÉTENCES

Compétence 3 : **Les principaux éléments de mathématiques et la culture scientifique et technologique**
• Pratiquer une démarche scientifique, résoudre des problèmes. → Exercices 80, 81, 107.
• Savoir utiliser des connaissances et des compétences mathématiques :
Nombres et calculs. → Exercices balisés « Socle ».
Compétence 4 : **La maîtrise des techniques usuelles de l'information et de la communication**
• S'approprier un environnement informatique de travail. → Exercices 76, 77.
Compétence 5 : **La culture humaniste**
• Faire preuve de sensibilité, d'esprit critique. → Exercice 56.

Je fais le point sur mes connaissances

Pour réactiver mes connaissances

1. Vérifier si un nombre est solution d'une équation

Exercices 8 à 9 p. 95

a) Pour chacune des trois équations suivantes, préciser si 4 est solution.

(1) $3x + 5 = 2x + 7$ (2) $5x + 7 = -x - 11$ (3) $-3x + 15 = x - 1$

b) Même question avec (-3).

2. Résoudre une équation du premier degré à une inconnue

Exercices 10 à 19 p. 95

Rappel 26 p. 308

Résoudre les équations suivantes.

a) (1) $4x + 5 = 2x + 11$ (2) $7x - 8 = 4x - 4$ (3) $2x - 3 = -5x - 17$

b) (1) $3(a - 5) = 4(3 - 2a)$ (2) $5 + (6 - 2a) = (5a - 11) - (6 + 3a)$

c) $\frac{2x}{3} = \frac{5}{2}$ **d)** $\frac{5}{3}x = \frac{2}{5}$

3. Résoudre des problèmes du 1er degré

Exercices 20 à 27 p. 96

a) Voici un énoncé.

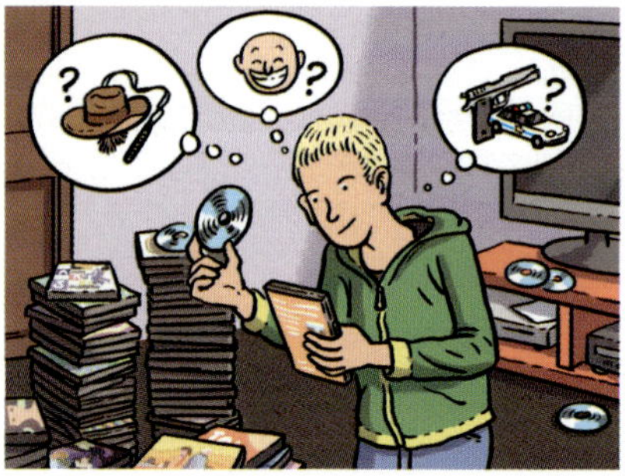

Alex a des DVD de films qui sont soit des films d'aventure, soit des films comiques, soit des films policiers. Il a en tout 78 DVD.

Il a 5 films comiques de plus que de films d'aventure. Il a 7 films policiers de plus que de films d'aventure. Combien Alex a-t-il de films d'aventure ?

SOCLE (1) Résoudre ce problème sans utiliser d'équation.

(2) Résoudre ce problème en utilisant une équation.

b) Thomas et Alexandre choisissent le même nombre.

Thomas multiplie par 4 le nombre qu'il a choisi et il ajoute 42 au résultat obtenu. Alexandre ajoute 20 au nombre qu'il a choisi. Ils constatent alors qu'ils obtiennent le même résultat. Quel nombre Thomas et Alexandre ont-ils choisi ?

4. Comparer des nombres

Exercices 28 à 35 p. 96

Rappel 27 p. 309

SOCLE **a)** Quelles sont les inégalités vraies ?

(1) $9,6 \geqslant 7,2$ (2) $4 \leqslant 4$ (3) $2,0 \geqslant 2$

(4) $4,5 \leqslant 3,6$ (5) $3,4 > 3,19$ (6) $2,2 < 2,17$

SOCLE **b)** Quelles sont les inégalités vraies ?

(1) $\frac{3}{7} \leqslant \frac{5}{7}$ (2) $\frac{4}{11} > \frac{4}{15}$ (3) $\frac{3}{8} \geqslant \frac{6}{16}$ (4) $\frac{4}{5} > \frac{19}{25}$ (5) $\frac{234}{243} > \frac{115}{107}$

SOCLE **c)** Quelles sont les inégalités vraies ?

(1) $-2 \geqslant -7$ (2) $-5 \leqslant 2$ (3) $-6 < -11$

(4) $-3,2 \leqslant -3,15$ (5) $-11,6 < -11,72$

SOCLE **d)** On sait que $a \leqslant b$. Compléter, si possible, avec $\leqslant$ ou $\geqslant$.

(1) $a + 5$ ... $b + 5$ (2) $a - 11$ ... $b - 11$

e) On sait que $a \geqslant b$. Compléter, si possible, avec $\leqslant$ ou $\geqslant$.

(1) $3a$ ... $3b$ (2) $-2a$ ... $-2b$

Activités

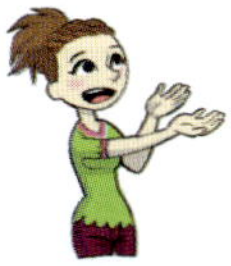

Dans ce chapitre, j'apprends à :

- Résoudre des équations-produits
- Résoudre des inéquations
- Résoudre des problèmes

Résoudre des équations-produits

1. Des équations nouvelles

Connaissance 1 p. 92

Quelle aide peux-tu apporter sur ce forum pour répondre à la question posée :
« Comment résoudre cette équation :
$(3x - 6)(2x + 8) = 0$? »

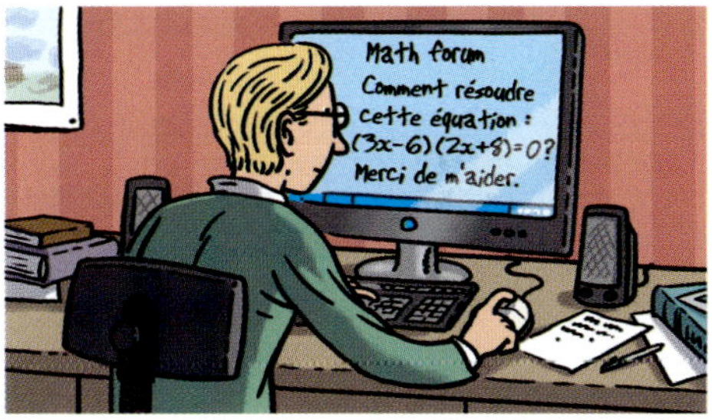

2. Équation et factorisation

► Exercices 36 à 47 p. 97

Résoudre les équations suivantes.

a) (1) $5x^2 - 2x = 0$ (2) $4x^2 - 1 = 2x - 1$

b) $(5x + 12)(5 - 2x) + (5x + 12)(3x - 3) = 0$

c) (1) $4x^2 + 12x + 9 = 0$ (2) $x^2 - 36 = 0$ (3) $x^2 - 2x = -1$

3. Choisir la bonne méthode

► Exercices 48 à 52 p. 97

Activités mentales
Exercices rituels

Méthode 1 p. 93

Résoudre les équations suivantes.

a) (1) $(2x + 5) + (3x - 2) = 0$ (2) $(3 - x)(2x + 11) = 0$

b) (1) $(x - 3)(2x - 4) = 12$ (2) $5(2x - 6) = 0$ (3) $4x^2 - 12x = -9$

Résoudre des inéquations

4. Tarif de location

Un site de téléchargement légal de films propose deux tarifs de location :

- Tarif A : une carte d'abonnement annuel de 39 € et 2 € par film téléchargé.
- Tarif B : une carte d'abonnement annuel de 15 € et 5 € par film téléchargé.

a) Compléter le tableau qui indique le tarif à payer en fonction du nombre de films téléchargés et du tarif choisi.

	Tarif A	Tarif B
5 films téléchargés		
10 films téléchargés		

b) Soit x le nombre de films téléchargés en un an. Exprimer en fonction de x le coût annuel avec le tarif A, puis avec le tarif B.

c) En utilisant les expressions trouvées à la question b), déterminer pour combien de films le tarif A est plus avantageux que le tarif B.

d) Les résultats de la question c) sont-ils cohérents avec ceux du tableau de la question a) ?

Téléchargement légal

TRIANGLE INFO *magazine*

La loi Hadopi (2) a été votée le 15 septembre 2009. Elle a pour but de lutter contre le téléchargement illégal de films, de musique... En cas de téléchargement illégal, il est prévu des sanctions progressives. Dans un premier temps, l'internaute sera rappelé à l'ordre par un envoi d'e-mail, puis ensuite en cas de récidive par lettre recommandée. À terme le contrevenant s'expose, s'il refuse de cesser ses activités, à la coupure (temporaire ou durable) de son accès à Internet et à une amende pouvant aller jusqu'à 30 000 Euros.

5. Tester une solution

▶ Exercice 53 p. 98

Sans résoudre l'inéquation, dire, parmi les nombres : 3 ; – 3 ; 2 ; 0, quels sont ceux qui sont solution de l'inéquation : $3x - 5 \leqslant -2x + 5$.

6. Avoir mêmes solutions ou non

▶ Exercice 54 p. 98

Dans chacun des cas, préciser comment on a transformé l'inéquation (1) pour obtenir l'inéquation (2) puis, sans les résoudre, préciser si les inéquations (1) et (2) ont les mêmes solutions.

Connaissance 2 p. 92

a) (1) $4x + 5 \leqslant 2x$ (2) $4x \leqslant 2x - 5$ **b)** (1) $3x + 5 > 11 - 5x$ (2) $8x + 5 > 11$

c) (1) $4x \leqslant -3$ (2) $x \leqslant - x \leqslant -\frac{3}{4}$ **d)** (1) $-2x \geqslant 5$ (2) $x \geqslant \frac{5}{-2}$

e) (1) $-7x > -6$ (2) $x \leqslant \frac{6}{7}$ **f)** (1) $-2 + x < 7$ (2) $x < 9$

7. Présenter les solutions d'une inéquation

▶ Exercice 55 p. 98

a) Combien l'inéquation $x \leqslant 7$ a-t-elle de solutions ?

b) On peut présenter l'ensemble des solutions d'une inéquation soit par une phrase en français, soit par une représentation graphique.

En observant les trois premiers exemples du tableau ci-dessous, compléter les lignes suivantes. Attention : bien noter la position et la forme des crochets !

Inéquations	Solutions exprimées par une phrase	Solutions représentées graphiquement
$x \leqslant 7$	Les solutions sont les nombres inférieurs ou égaux à 7.	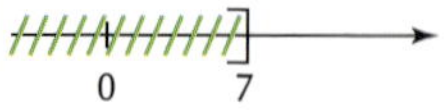
$x > -2$	Les solutions sont les nombres supérieurs à – 2	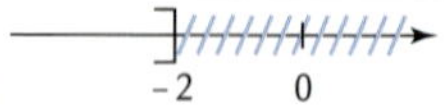
$x \geqslant 5$	Les solutions sont les nombres supérieurs à 5	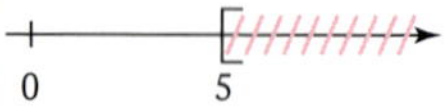
$x < 0,5$	...	...
...	Les solutions sont les nombres supérieurs ou égaux à 8.	...
...	...	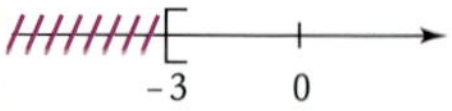

Connaissance 2 p. 92

8. Contrôler les solutions d'une inéquation

► Exercice 56 p. 98

Sarah montre à Céline les solutions des inéquations qu'elle a résolues.
Céline lit le travail de Sarah et lui donne son avis sans résoudre les inéquations.
Comment peut-t-elle procéder ?

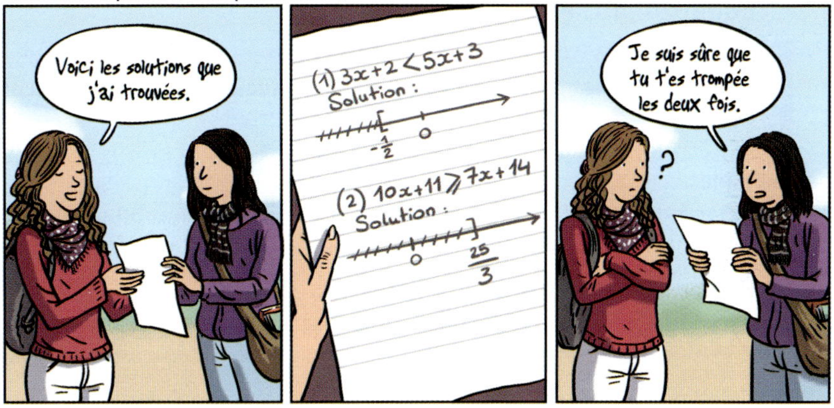

9. Des inéquations à résoudre

► Exercices 57 à 64 p. 98

Activités mentales
Exercices rituels

a) Résoudre les inéquations suivantes, présenter les solutions à l'aide d'une phrase.

(1) $3x < -6$ (2) $-4x > 12$ (3) $-6x \leqslant -12$ (4) $14 \leqslant -7x$

b) Résoudre les inéquations suivantes, présenter les solutions graphiquement.

(1) $-5 + x \geqslant 7$ (2) $4 - x < 3$ (3) $9 > -x$ (4) $-7 \leqslant 4 - 3x$

c) Résoudre les inéquations suivantes, présenter les solutions à l'aide d'une phrase et d'un graphique.

Méthode 2 p. 94

(1) $-3x + 11 > 2x - 6$ (2) $5x - 7 < 2x - 12$ (3) $6 + 2x \leqslant 4 + 8x$

Résoudre des problèmes

10. Équations et problèmes

► Exercices 65 à 71 p. 99

Sur la figure ci-dessous, ABCD est un rectangle.

a) Pour quelles valeurs de x (en cm) cette figure existe-t-elle ?

b) Calculer en fonction de x l'aire des triangles DMN et BNC.

c) Est-il possible de trouver une valeur de x pour laquelle l'aire de la surface bleue est égale à l'aire de la surface jaune ?

d) Pour quelle(s) valeur(s) de x l'aire de la surface bleue est-elle égale à 15 cm^2 ?

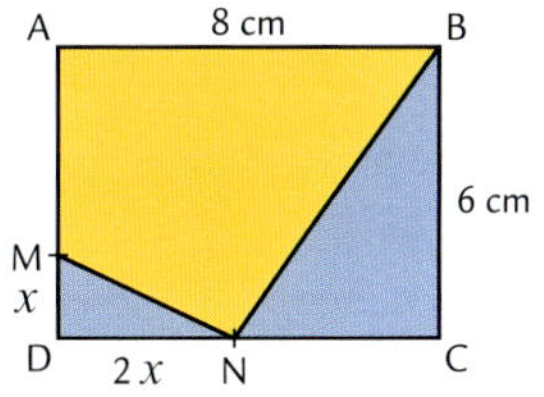

11. Inéquations et problèmes

► Exercices 72 à 81 p. 99

Justine dit : « Je choisis un nombre entier non nul et positif, je lui ajoute 8 et je constate que le résultat obtenu est supérieur au triple du nombre choisi ».
Quel(s) est (sont) le(s) nombre(s) que Justine a pu choisir ?

1 Équations

Exercices 36 à 52 p. 97

a) Équation du second degré

DÉFINITION

Une équation est du second degré si l'inconnue est au carré (éventuellement après développement).

Exemple :
$x^2 - 2x = 5$ et $(x + 3)(2x - 1) = 0$ sont des équations du second degré. La 2e équation est appelée « **équation-produit** ». Par contre $(x + 3) + (2x - 1) = 0$ est une équation du premier degré.

b) Résoudre des équations-produits

Pour résoudre une équation-produit, on utilise la propriété suivante.

PROPRIÉTÉ

Quels que soient les nombres a et b, si $ab = 0$, alors $a = 0$ ou $b = 0$.

Exemple : Résoudre l'équation $(2x - 3)(x + 2) = 0$.

Donc $2x - 3 = 0$ ou $x + 2 = 0$. Les solutions sont donc $\frac{3}{2}$ et -2.

2 Inéquations

Exercices 53 à 64 p. 98

RÈGLES

Quatre règles permettent de transformer une inéquation en une inéquation qui a les mêmes solutions :
- **Simplifier chacun des membres de l'inéquation.**
- **Ajouter (ou soustraire) le même nombre aux deux membres de l'inéquation.**
- **Multiplier (ou diviser) par un même nombre positif les deux membres de l'inéquation.**
- **Multiplier (ou diviser) par un même nombre négatif les deux membres de l'inéquation à condition de changer le sens de l'inégalité.**

La plupart des inéquations possèdent une infinité de solutions. On peut présenter l'ensemble des solutions par une phrase ou par une représentation graphique.

Les solutions de l'inéquation $x < a$ sont représentées graphiquement par : 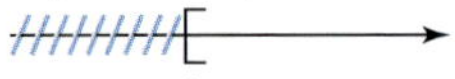 a n'est pas solution donc le crochet n'est pas dirigé du côté des solutions.	Les solutions de l'inéquation $x \geqslant a$ sont représentées graphiquement par : 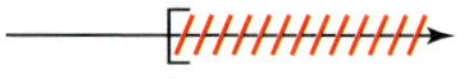 a est solution donc le crochet est dirigé du côté des solutions.

Remarque : Dans cet ouvrage, on hachure la partie de la droite correspondant aux solutions.

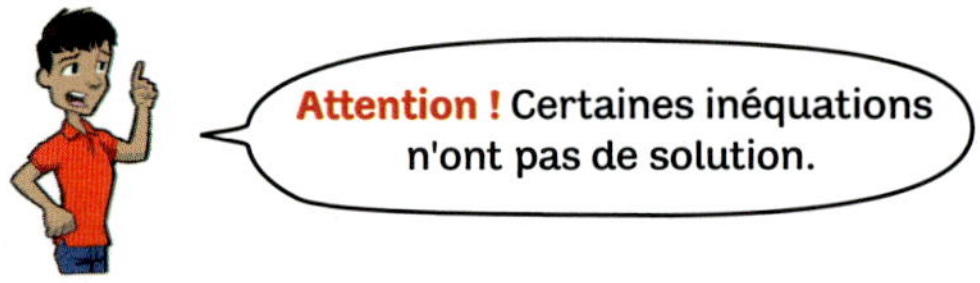

Exemple : $0x \geqslant 1$ n'a pas de solution, car quelle que soit la valeur de x, $0x = 0$.

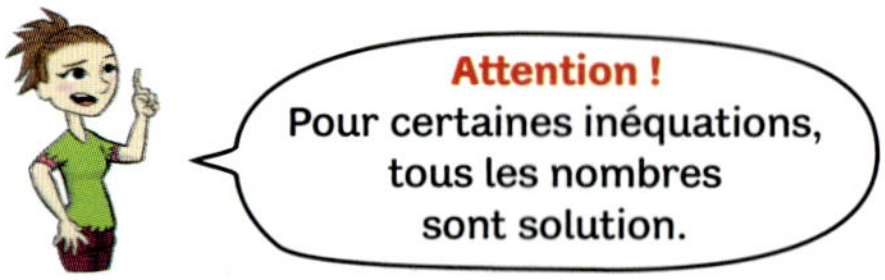

Exemple : Tous les nombres sont solution de l'inéquation $0x \geqslant -2$, car quelle que soit la valeur de x, $0x = 0$.

Méthodes

1. Résoudre une équation

Méthode 1 **Application de la méthode vue en 4e, si c'est une équation du premier degré**

Voir rappel 26 p. 308

Méthode 2 **Application de la propriété du produit nul, si c'est une équation du second degré**

>> **Exercice** : Résoudre l'équation $(x+1)(2x-3)+(x+1)(2x-2)=0$.

ÉTAPES

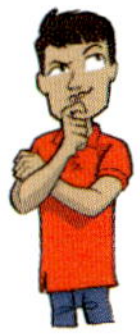

a) Pour chercher

■ Cette équation est-elle du second degré ?

■ L'un des deux membres est-il nul ?
Si ce n'est pas le cas, il faut supprimer les termes contenus dans l'un des deux membres.

a) Ma recherche

➤ Oui, car si on développe le premier membre, l'inconnue est au carré.

➤ Oui, le deuxième membre de cette équation est nul.

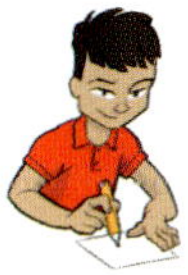

b) Pour rédiger

■ Je factorise le membre non nul.

■ J'applique la propriété :
« Si $ab=0$ alors $a=0$ ou $b=0$ ».

■ Je conclus.

b) Ma rédaction

➤ Les équations suivantes ont les mêmes solutions.

$(x+1)(2x-3)+(x+1)(3x-2)=0$
$(x+1)[(2x-3)+(3x-2)]=0$
$(x+1)(2x-3+3x-2)=0$
$(x+1)(5x-5)=0$

➤ Donc $x+1=0$ ou $5x-5=0$.
Donc $x=-1$ ou $x=1$.

➤ Les solutions sont -1 et 1.

Cas particuliers : Si l'équation se ramène à une équation du type $x^2=a$, on peut appliquer la propriété vue p. 53 du chapitre 3 « Racines carrées ».

EXERCICES D'APPLICATION

1 Résoudre les équations suivantes.

a) $(3x-1)(5x+7)=0$ **b)** $(2x-8)(5x+3)=0$
c) $(6x-12)(3x+9)=0$ **d)** $(5-4x)(2x+7)=0$

2 Résoudre les équations suivantes.

a) $(3a-5)^2=0$ **b)** $4a^2+4a+1=0$ **c)** $a^2-25=0$
d) $36-9a^2=0$ **e)** $9a^2-12a+4=0$ **f)** $4x^2-9=0$

3 Résoudre les équations suivantes.

a) $x^2-3x=0$ **b)** $4x^2-x=0$ **c)** $(3x-1)(5x+12)-(3x-1)(5-2x)=0$
d) $(2x+5)^2-(2x+5)(x-2)=0$

4 Résoudre les équations suivantes.

a) $x^2=-11$ **b)** $x^2=9$ **c)** $x^2=0$ **d)** $x^2-10x=-25$

2. Résoudre une inéquation (du 1er degré à une inconnue)

Méthode >> **Exercice** : Résoudre l'inéquation $2(3x - 1) \leqslant 5 + (11 + 8x)$.

ÉTAPES

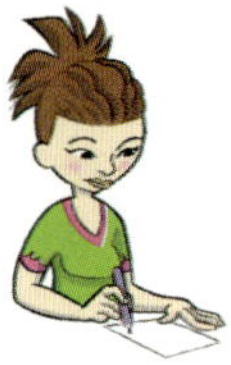

Pour rédiger	**Ma rédaction**
■ Je simplifie au maximum chacun des deux membres en utilisant les propriétés du calcul littéral.	➤ Les inéquations suivantes ont les mêmes solutions : $2(3x - 1) \leqslant 5 + (11 + 8x)$ $6x - 2 \leqslant 5 + 11 + 8x$ $6x - 2 \leqslant 16 + 8x$
■ Je supprime le terme contenant l'inconnue dans l'un des deux membres en ajoutant son opposé à chaque membre.	➤ $6x - \mathbf{8x} - 2 \leqslant 16 + 8x - \mathbf{8x}$ $-2x - 2 \leqslant 16$
■ Je supprime, de même, le terme ne contenant pas l'inconnue dans l'autre membre.	➤ $-2x - 2 + \mathbf{2} \leqslant 16 + \mathbf{2}$ $-2x \leqslant 18$
■ Je divise chaque membre par le coefficient de l'inconnue (s'il est non nul). S'il est négatif, il faut changer le sens de l'inégalité.	➤ $\dfrac{-2x}{-2} \geqslant \dfrac{18}{-2}$ $x \geqslant -9$
■ Je conclus par une phrase et éventuellement en représentant les solutions sur une droite graduée (où l'on hachure la partie correspondant aux solutions).	➤ Les solutions sont les nombres supérieurs ou égaux à -9. 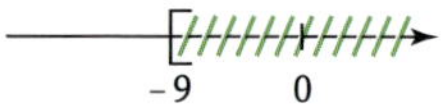
■ Je peux tester les solutions trouvées avec 0.	➤ D'après les solutions trouvées, 0 est solution. Je peux le vérifier en remplaçant x par 0 dans l'inéquation.

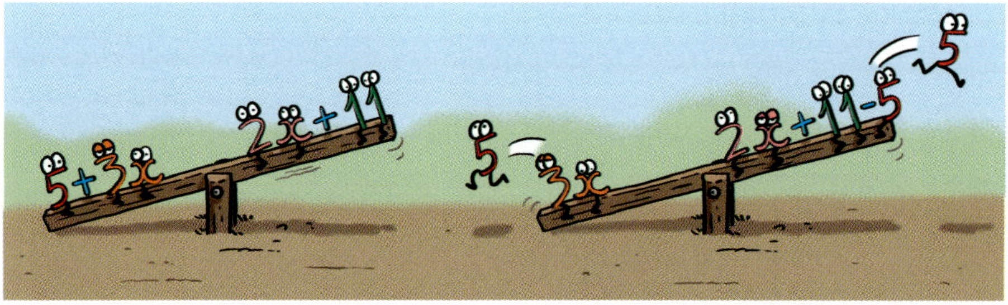

EXERCICES D'APPLICATION

5 Résoudre les inéquations suivantes.

a) $2x \leqslant -5$ **b)** $-4x \geqslant 3$ **c)** $-6x \leqslant -12$ **d)** $5x \geqslant 10$ **e)** $5 - x \geqslant 7$

6 Résoudre les inéquations suivantes.

a) $3x - 7 \leqslant 8 - 2x$ **b)** $11 - 2x \geqslant 4x - 1$ **c)** $7x - 11 \geqslant 3x + 1$

7 Résoudre les inéquations suivantes.

a) $2(x - 5) - 3x \leqslant 5x - (3 - 2x)$ **b)** $5 - (8x - 12) \geqslant 2 + 3(2x - 5)$

Pour réactiver les connaissances

Vérifier si un nombre est solution d'une équation

8 **a)** Pour chacune des équations suivantes, préciser si 3 est solution.
(1) $7x + 5 = 6 + 2x$
(2) $3x + 5 = -2x - 5$
(3) $-2x + 12 = x + 3$
b) Même question avec (– 2).

9 Dans chaque cas, quelle est la bonne réponse ?
a) L'équation $2x - 7 = 5x + 8$ a pour solution :

A	B	C	D
$\frac{-1}{3}$	5	$\frac{1}{3}$	– 5

Brevet, Liban, 2007

b) Quel est le nombre qui est solution de l'équation $2x - (8 + 3x) = 2$?

A	B	C
10	– 10	7

Brevet, Métropole, 2007

Résoudre une équation du premier degré à une inconnue

10 Résoudre les équations suivantes.
a) $7x + 5 = 4x + 8$ **b)** $3x - 5 = x + 1$
c) $-11 + 3x = -5x + 5$ **d)** $3x - 5 = 3x + 1$

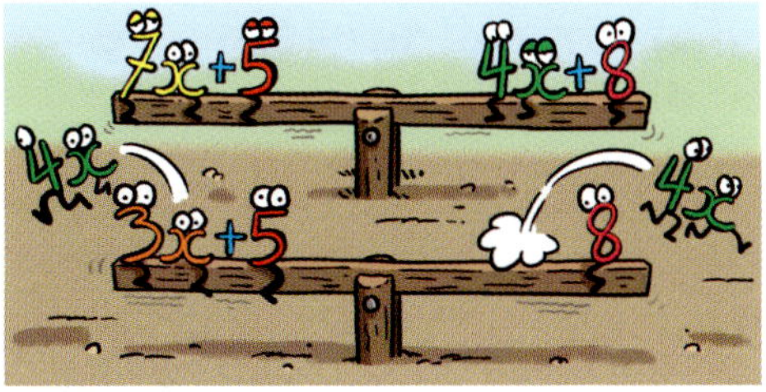

11 ***Esprit critique***
Julien affirme « L'expression $3x - 12$ est toujours différente de 5, quelles que soient les valeurs données à x ».
Que penser de cette affirmation ?

12 **a)** Résoudre les équations suivantes.
(1) $3x + 5 = 2x + 6$
(2) $-2x + 8 = -6 + 5x$
(3) $5x - 7 = -3x + 17$
b) Les solutions de ces trois équations sont-elles trois nombres entiers qui se suivent ? Si ce n'est pas le cas, il y a une erreur !

13 Résoudre les équations suivantes.
a) $-3a + 2 = 3a + 14$
b) $2a + 7 = -2a - 3$
c) $3a - 11 = -5a + 4$
d) $-a - 5 = 3a + 1$

14 Résoudre les équations suivantes.
a) $5 + (4x + 1) = (6x + 1) - (5x + 3)$
b) $(2x + 3) + (x - 7) = 5x - (3x - 7)$
c) $7x - (4 - 3x) = 5 + (3x - 1)$

15 Résoudre les équations suivantes.
a) $5(x - 2) = 2x + (x + 6)$
b) $12 - (5x - 9) = 4x + 3$
c) $5 + 3(2x + 2) = 6 + 4(x + 1)$

16 Résoudre les équations suivantes.
a) $5 - 3(b + 2) = (2b + 7) - (b - 2)$
b) $(2b + 17) - (4b - 5) = 3b - 7$
c) $(2b - 6) - 2(3b - 5) = 2(6 - 2b)$

17 Résoudre les équations suivantes.
a) $5 + 3(x - 7) = (4x - 28) + 5$
b) $(4x - 6) - 5(3x - 1) = (5x - 2) - (9x + 20)$
c) $4 - 3(2x - 6) = (4x - 3) - 5(3x - 7)$
Les nombres solution de ces trois équations placés l'un à côté de l'autre, dans l'ordre des équations, constituent une date célèbre. Laquelle ?

18 Résoudre les équations suivantes.
a) $\frac{3x}{4} = \frac{6}{5}$ **b)** $\frac{7}{5}x = \frac{2}{5}$ **c)** $\frac{5x}{2} = \frac{3}{4}$

19 Résoudre les équations suivantes.
a) $\frac{11x}{3} = \frac{22}{9}$ **b)** $\frac{4}{13}x = \frac{6}{26}$ **c)** $\frac{9x}{2} = \frac{3}{6}$

Résoudre des problèmes du 1er degré

SOCLE **20** Voici un énoncé :
Léane part avec ses amies pour une randonnée de 47 km en trois jours.
Le 2e jour elle fait 6 km de plus que le 1er jour.
Le 3e jour, elle fait 5 km de plus que le 1er jour.
Quelle distance a-t-elle parcourue le 1er jour ?
a) Résoudre ce problème sans utiliser d'équation.
b) Résoudre ce problème en utilisant une équation.

SOCLE **21** Le bouquet offert au vainqueur d'une épreuve cycliste est composé de tulipes, iris et roses. Il y a en tout 28 fleurs.
Il y a 4 iris de plus que de tulipes et 5 roses de plus que d'iris.
Combien ce bouquet contient-il de tulipes ?

SOCLE **22** Benjamin a 25 ans et sa fille a 3 ans. Dans combien d'années Benjamin sera-t-il trois fois plus âgé que sa fille ?

SOCLE **23** Calculer la hauteur d'un triangle dont le côté correspondant est de 5 cm et dont l'aire est de 30 cm^2.

24 Voici les tarifs pratiqués dans deux magasins :
– Magasin A : 17,30 € la cartouche d'encre, livraison gratuite.
– Magasin B : 14,80 € la cartouche d'encre, frais de livraison de 15 €, quel que soit le nombre de cartouches achetées.
Écrire et résoudre l'équation permettant de déterminer le nombre de cartouches d'encre pour lequel les deux tarifs sont identiques.
Brevet, Amérique du Nord, 10 juin 2010.

25 Un serveur calcule en fin de soirée le total des pourboires qu'il a reçus. Il a un billet de 5 € et des pièces de 1 € et de 2 €. Il a trois fois plus de pièces de 2 € que de 1 €. Au total, il a reçu 57 €. Combien a-t-il de pièces de 1 € ?

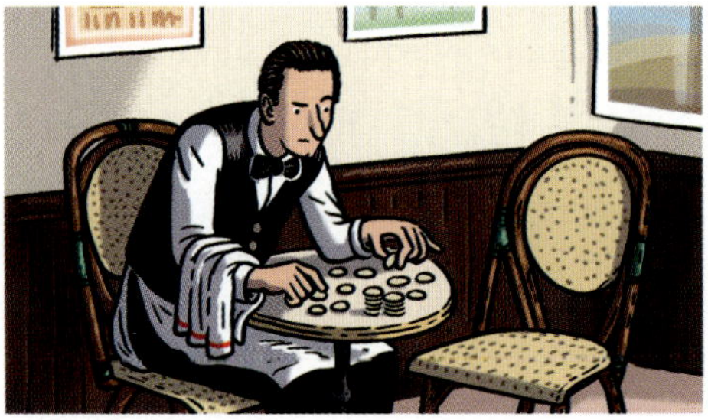

26 Dans une boutique d'informatique, Estelle constate qu'un DVD coûte 1,50 € de plus qu'un CD. Si elle achète 6 DVD et 8 CD, elle paie 37 €.
Quel est le prix d'un CD ?

27 M est un point de [BC]. Pour quelle valeur de x (en cm) l'aire du triangle AMC est-elle égale à 5 cm^2 ?

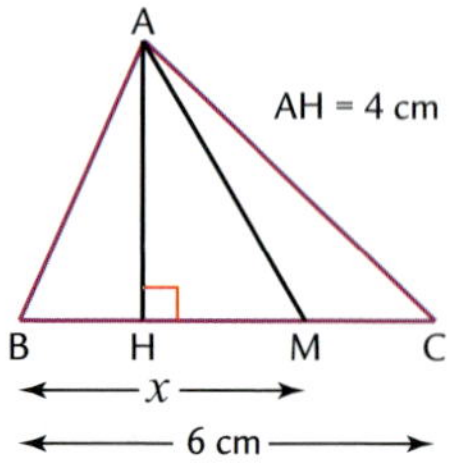

Comparer des nombres

28 Quelles sont les inégalités vraies ? SOCLE
a) $4,5 \geqslant 4,50$ **b)** $3,4 < 2,198$
c) $2,34 < 2,4$ **d)** $12,5 \geqslant 12,48$

29 Compléter, si possible, avec $\geqslant$ ou $\leqslant$. SOCLE
a) 3,5 ... 3,67 **b)** 45,9 ... 45,90
c) 5,69 ... 5,8 **d)** 5,9 ...6,05

30 Quelles sont les inégalités vraies ? SOCLE
a) $\frac{5}{2} > \frac{19}{8}$ **b)** $\frac{12}{11} \leqslant \frac{12}{9}$
c) $\frac{43}{12} \geqslant \frac{10}{3}$ **d)** $\frac{345}{256} < \frac{1\,245}{1\,347}$

31 Compléter, si possible, avec $\geqslant$ ou $\leqslant$. SOCLE
a) $\frac{4}{5} \ldots \frac{7}{9}$ **b)** $\frac{3}{18} \ldots \frac{1}{6}$ **c)** $\frac{34}{28} \ldots \frac{69}{70}$

32 Quelles sont les inégalités vraies ? SOCLE
a) $-5 \geqslant -3,6$ **b)** $-3 \geqslant 2$ **c)** $-15 \geqslant -1$

33 Compléter, si possible, avec $\leqslant$ ou $\geqslant$. SOCLE
a) – 6 ... 2 **b)** – 9 ... 5 **c)** – 7 ... – 3
d) – 3,6 ... – 3, 58 **e)** – 8,7 ... – 8,89

34 On sait que $x \geqslant y$. Compléter, si possible, avec $\leqslant$ ou $\geqslant$. SOCLE
a) $-3 + x \ldots -3 + y$ **b)** $x + 2 \ldots y + 2$
c) $y + 5 \ldots x + 5$ **d)** $x + 4 \ldots y + 5$

35 On sait que $a \leqslant b$. Compléter, si possible, avec $\leqslant$ ou $\geqslant$.
a) $2a \ldots 2b$ **b)** $3b \ldots 3a$
c) $-3a \ldots -3b$ **d)** $-6a \ldots -6b$
e) $\frac{a}{-2} \ldots \frac{b}{-2}$ **f)** $-a \ldots -b$

Pour s'entraîner

Résoudre des équations-produits

36 Résoudre les équations suivantes.
a) $(3x-9)(2x-8)=0$
b) $(4x-12)(5-2x)=0$
c) $(3x+6)(9+2x)=0$
d) $x(7+7x)=0$ **e)** $2x(6+9x)=0$

37 Trouver la bonne réponse. Les solutions de l'équation $(x-5)(3x+4)=0$ sont :
$A=\frac{4}{3}$ et 5 $B=\frac{-4}{3}$ et 5 $C=\frac{4}{3}$ et -5

Brevet, Pondichéry, 2010.

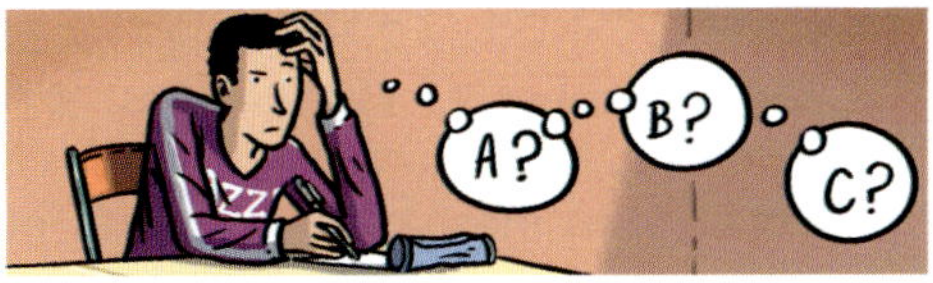

38 Résoudre les équations suivantes.
a) $x(2x-8)=0$ **b)** $(3x-12)^2=0$
c) $3x(-x+5)=0$ **d)** $4x(x-2)=0$

39 Résoudre les équations suivantes.
a) $x^2-4x=0$ **b)** $3x^2-9x=0$
c) $4x^2=3x$ **d)** $x=x^2$
e) $3x^2-5=5x^2-5+3x$

40 Résoudre les équations suivantes.
a) $(x-2)(2x-1)+(x-2)(3x-4)=0$
b) $(3x-2)(5x-1)-(3x-2)(3x+4)=0$
c) $(2x-1)^2-(x-5)(2x-1)=0$

41 Résoudre les équations suivantes.
a) $(2x-3)(5x+1)+(2x-3)(3x+4)=0$
b) $(5x-2)(5x-10)-(3x+2)(5x-10)=0$

42 Résoudre les équations suivantes.
a) $25x^2+10x+1=0$ **b)** $9x^2-12x+4=0$
c) $x^2+2x+1=0$ **d)** $16x^2-8x+1=0$

43 Résoudre les équations suivantes.
a) $a^2-9=0$ **b)** $4a^2-1=0$
c) $25-9a^2=0$ **d)** $(3x-5)^2-1=0$

44 Résoudre les équations suivantes.
a) $9x^2-6x-1$ **b)** $4x^2+12x=-9$
c) $a^2=7$ **d)** $4a^2=3$
e) $a^2=-3$ **f)** $a^2=0$
g) $(4x+1)^2=9$ **h)** $(x-2)^2=5$

45 Résoudre les équations suivantes.
a) $(4x-1)(3x+2)=0$ **b)** $x(2x-3)=0$
c) $5x^2-6x=0$ **d)** $4x^2-4x+1=0$
e) $(4x-8)(3x-1)-(3x-1)(x+5)=0$

46 Résoudre les équations suivantes.
a) $(3x+7)+(3x+5)=0$
b) $(3x+7)(3x+5)=0$
c) $(5-2x)(5x-7)=0$
d) $(2x-6)+(x-2)=0$

47 Résoudre les équations suivantes.
a) $x^2=2x-1$
b) $25x^2=20x-4$
c) $25x^2=16$

48 Résoudre les équations suivantes.
a) $(3x-2)(4x+7)=-14$
b) $(3x-2)(4x+7)=0$
c) $(3x-2)-(4x+7)=0$
d) $(7x-12)(2x+2)-(4x+6)(7x-12)=0$

49 Résoudre les équations suivantes.
a) $16a^2-8a=-1$
b) $(4a-2)(5a+7)=0$
c) $(a-2)^2=16$

50 On donne $A=(3x+1)(x+2)-3(3x+1)$.
a) Développer A.
b) Factoriser A.
c) Résoudre l'équation : $A=-1$.
d) Résoudre l'équation : $A=0$.

51 On considère l'expression :
$D=(2x+3)^2+(x-5)(2x+3)$.
a) Développer et réduire l'expression D.
b) Factoriser l'expression D.
c) Résoudre l'équation : $D=0$.

Brevet, Antilles, Guyane, septembre 2008.

52 Anatole affirme : « Pour tout nombre entier, l'expression $n^2-24n+144$ est toujours différente de 0 ». A-t-il raison ?

Brevet, Centre étranger II, 2009.

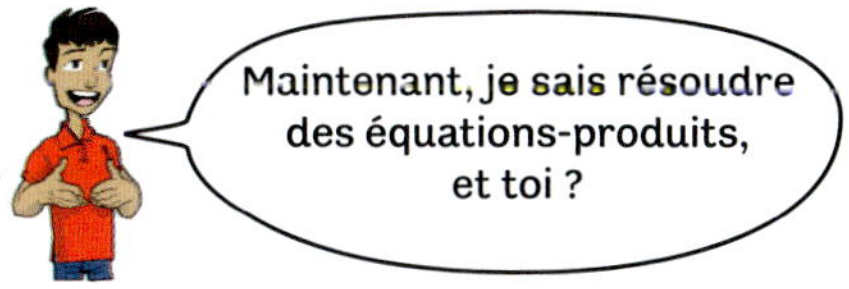

Résoudre des inéquations

53 Sans résoudre l'inéquation $4x-5 \leqslant -4x+11$. Dire parmi les nombres : -2 ; -1 ; 2 ; $0{,}3$ quels sont ceux qui sont solution de cette inéquation ?

54 Dans chacun des cas suivants, préciser comment on a transformé l'inéquation (1) pour obtenir l'inéquation (2), puis, sans les résoudre, préciser si les inéquations (1) et (2) ont les mêmes solutions.

a) (1) $7x+3 \geqslant 2x$ (2) $7x \geqslant 2x-3$
b) (1) $3x+5 \leqslant 11+5x$ (2) $-2x+5 \leqslant 11$
c) (1) $-3x \leqslant 4$ (2) $x \leqslant \dfrac{4}{-3}$
d) (1) $2x \geqslant -5$ (2) $x \geqslant -\dfrac{5}{2}$
e) (1) $-11x > -7$ (2) $x < \dfrac{-7}{-11}$

55 **Vrai ou faux ?**
Dans chacun des cas suivants, préciser si les représentations graphiques sont exactes.

	Inéquation	Représentation graphique des solutions
a)	$x<3$	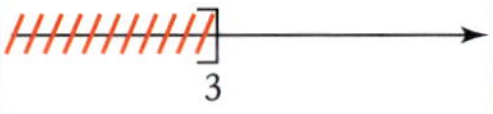
b)	$x \geqslant -4$	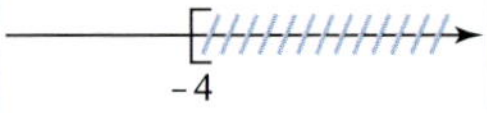
c)	$x \leqslant 2$	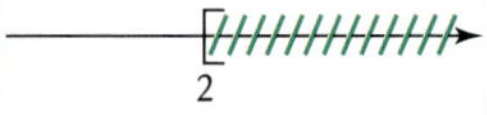

56 ***Esprit critique***
Sans résoudre les inéquations, préciser les représentations graphiques dont on peut dire qu'elles sont fausses.

	Inéquation	Représentation graphique des solutions
a)	$3(x-5) \leqslant 5x+7$	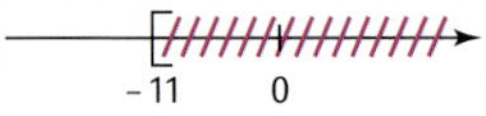
b)	$5x+3 \geqslant 2(x-12)$	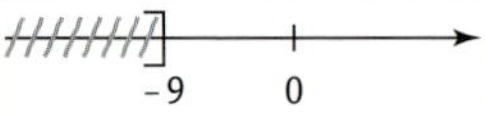
c)	$-7(x+11) \leqslant -5x+5$	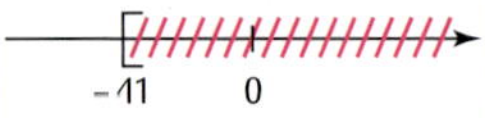

57 Dans chaque cas, trouver une inéquation dont l'ensemble des solutions est l'ensemble indiqué.

a) 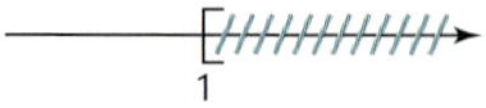

b) 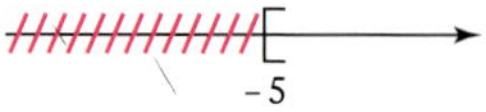

c) 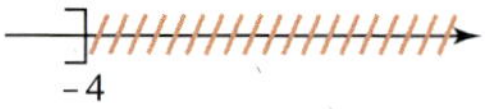

58 Résoudre les inéquations, présenter les solutions à l'aide d'une phrase et d'un graphique.
a) $5x-11<3x+1$ **b)** $4x-5>7x+10$
c) $-2x+7 \geqslant -6x+2$ **d)** $3x-11 \leqslant x-15$

59 Résoudre les inéquations suivantes et présenter les solutions graphiquement.
a) $2x-11>8x-4$ **b)** $-2x-5 \geqslant -7x-10$
c) $-3x+5 \leqslant -2x+2$ **d)** $3x+11>3x+5$
e) $4x+12<4x+3$ **f)** $15x-22 \leqslant 20x-22$

60 Résoudre les inéquations suivantes et présenter les solutions graphiquement.
a) $3a-11>8a+4$ **b)** $-5a+5 \geqslant -7a-10$
c) $5-2a \leqslant -2a+3$ **d)** $3a+11>2a+5$

61 Résoudre les inéquations suivantes et présenter les solutions à l'aide d'une phrase.
a) $6(x-3)>7-(3x-2)$
b) $4-(5-2x)<3(x-9)$
c) $12+(5-3x) \geqslant 2-(4+3x)$

62 Résoudre les inéquations suivantes et présenter les solutions graphiquement.
a) $5(x-3)-(x-3)>12-(2x-3)$
b) $(x+4)-(5-2x)>3(x-9)$
c) $x-(5+3x) \geqslant 3(x-2)$

63 Résoudre les inéquations suivantes et présenter les solutions graphiquement.
a) $(6a-3)-(8a+11)>7-2(3a-2)$
b) $14-(5-6a)<7(a-9)$
c) $(7a-3)+(15-3a) \geqslant 8-2(7+3a)$

64 Trouver tous les nombres entiers positifs ou nuls x tels que $4x+13>7x+3$.

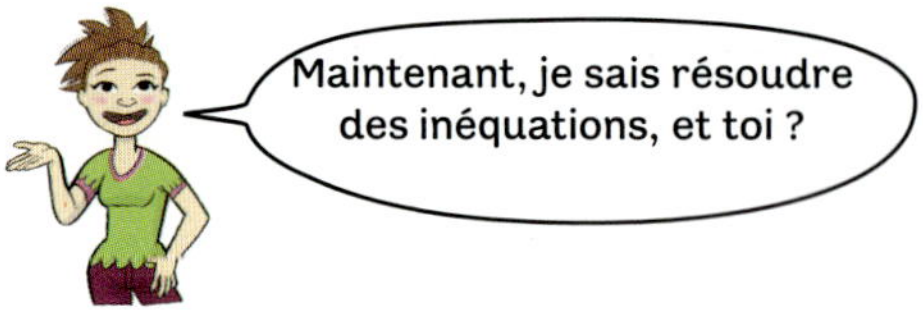

Résoudre des problèmes

65 Héloïse calcule l'aire d'un carré.
Léo calcule le périmètre de ce carré.
Ils trouvent le même nombre.
Est-ce possible ?

66 Une société d'ébénisterie a deux machines pour fabriquer des pieds de chaise. Le temps de réglage des machines a un coût :
- le coût de réglage de la machine A est de 50 €. Chaque pied de chaise réalisé avec cette machine revient ensuite à 3 €.
- le coût de réglage de la machine B, plus perfectionnée, est de 80 €. Chaque pied de chaise réalisé avec cette machine revient à 1,50 €.

Combien faut-il réaliser de pieds de chaise pour que leur prix de revient total soit plus économique avec la machine B ?

67 Thomas a tracé un carré.
Alexandre a tracé un rectangle dont la longueur mesure 6 cm de plus que le côté du carré et dont la largeur est égale au côté du carré.
L'aire du rectangle est trois fois plus grande que l'aire du carré.
Déterminer la mesure du côté du carré.

68 Un parallélépipède rectangle a deux faces carrées et une hauteur de 6 cm.
Est-il possible que son volume et son aire totale soient exprimés par le même nombre ?
Si oui, quel est ce nombre ?

69 Sur la figure, ABCD, AEFG et AHIJ sont des carrés. Les mesures sont exprimées en cm.

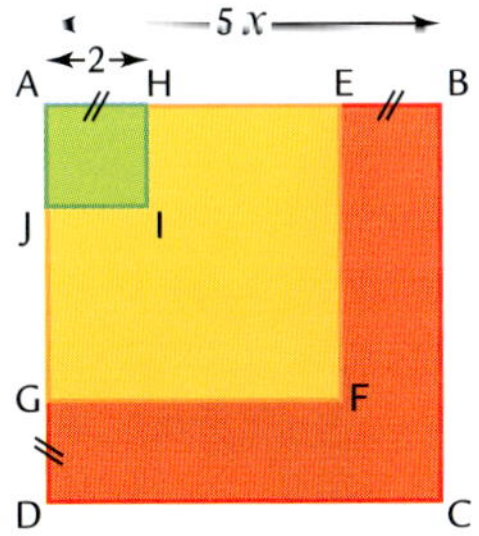

a) Pour quelles valeurs de x cette figure existe-t-elle ?
b) Exprimer en fonction de x l'aire coloriée en jaune.
c) Pour quelle valeur de x cette aire est-elle égale à 12 cm^2 ?
d) Stéphane dit que la surface coloriée en jaune a même aire qu'un rectangle de dimensions $5x$ et $5x - 4$. Est-ce exact ?

70 Pierre choisit un nombre, il constate que le carré de ce nombre est égal au double de ce nombre. Quel(s) nombre(s) a-t-il pu choisir ?

71 En utilisant les informations de la figure.
a) Calculer FI et EI en fonction de x (en cm).
b) Calculer x pour que le périmètre du triangle EFI soit égal à 11 cm.

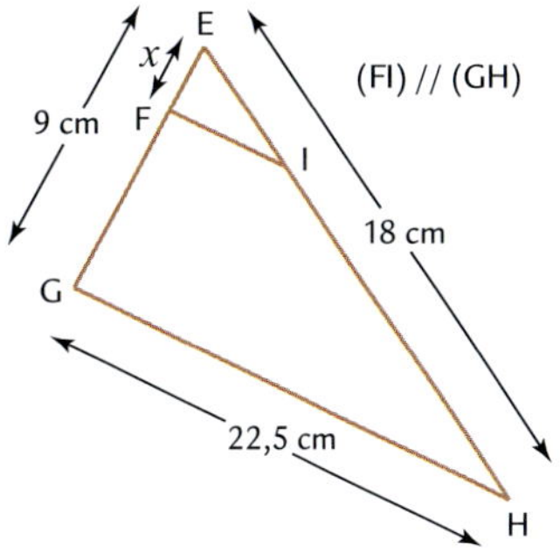

72 Les parents de Charlotte souhaitent l'inscrire dans le club d'équitation le plus proche de chez eux. Le club leur propose deux formules différentes.
- Formule A : 165 € par carte de 10 séances.
- Formule B : Paiement d'une cotisation annuelle de 70 € plus 140 € par carte de 10 séances.

Charlotte désirant faire du cheval toute l'année, ses parents décident de comparer les formules A et B.
a) Reproduire et compléter le tableau suivant sur votre copie. Aucune justification n'est demandée.

	1 carte	2 cartes	5 cartes
Prix formule A			
Prix formule B			

b) Soit x le nombre de cartes de 10 séances achetées.
(1) Exprimer en fonction de x le coût pour la famille si elle choisit la formule A.
(2) Exprimer en fonction de x le coût pour la famille si elle choisit la formule B.
(3) Résoudre l'inéquation suivante :
$140x + 70 \leqslant 165x$.
(4) À partir de combien de cartes achetées, la formule B devient-elle avantageuse ?

D'après Brevet, Amérique du Sud, 2010.

Devenir moniteur d'équitation

TRIANGLE INFO *métier*

Ce métier consiste à donner des cours d'équitation et à s'occuper des chevaux d'un centre équestre.

Pour exercer ce métier, il faut avoir au moins 18 ans, un excellent niveau d'équitation (galop 7), être au moins allé en 1re et obtenir le brevet professionnel de la jeunesse, de l'éducation populaire et du sport (BPJEPS), spécialité activités équestres, mentions équitation, tourisme équestre, équitation western, équitation tradition et de travail, attelage.

Ce métier exige d'excellentes compétences en équitation mais aussi en animation et en pédagogie. Attention, c'est un métier exigeant qu'il ne faut pas idéaliser.

Le moniteur peut passer instructeur après au minimum deux ans d'expérience et l'obtention du BEES 2nd degré. Il peut alors former des moniteurs et gérer un centre équestre.

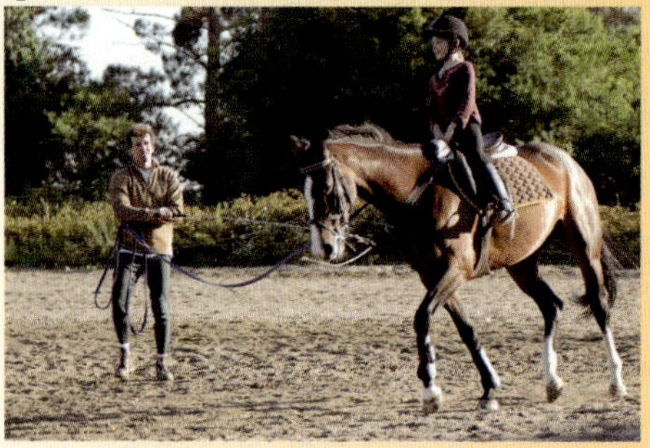

73 Léa et Léo choisissent un même nombre entier positif.
Léa multiplie ce nombre par 2 et ajoute 6.
Léo multiplie ce nombre par 4 et retranche 5.
Trouver tous les nombres possibles qu'ils peuvent choisir pour, qu'après ces calculs, Léa obtienne un résultat supérieur à celui de Léo.

74 Aymeric a obtenu 11 sur 20 et 15 sur 20 à ses deux devoirs de mathématiques. Il ne reste plus qu'un devoir avant la fin du trimestre.
Son professeur ne met que des notes entières.
Donner toutes les notes qu'Aymeric peut avoir au dernier devoir de façon à ce que sa moyenne soit supérieure à 12.

75 QU'EST-CE QUE J'AI APPRIS ?

Chacune des phrases est-elle vraie ou fausse ?

a) Pour résoudre une équation du second degré il faut toujours mettre les termes contenant x dans un même membre et les autres termes dans l'autre membre.

b) Certaines équations peuvent avoir exactement deux solutions.

c) Quand on ajoute un même nombre négatif aux deux membres d'une inéquation, alors il faut changer le sens de l'inéquation.

AVEC UN LOGICIEL DE GÉOMÉTRIE

Fiches logiciels

76 **a)** (1) Avec un logiciel de géométrie, reproduire la figure ci-contre sachant que ABCD, AEFG et EIHB sont des carrés et que AB = 8 cm et que le point E est un point quelconque sur [AB].

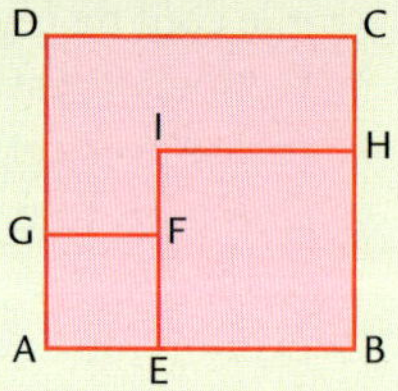

(2) Afficher la longueur AE et l'aire du polygone DGFIHC.

(3) Pour quelle valeur de AE l'aire de DGFIHC semble-t-elle égale à la moitié de l'aire de ABCD ?

(4) Vérifier par le calcul que cette valeur convient.

b) Démontrer.

(1) Appeler x la longueur de AE. Calculer en fonction de x l'aire de DGFIHC.

(2) Pour quelle(s) valeur(s) de x l'aire de DGFIHC est-elle égale à la moitié de l'aire de ABCD ?

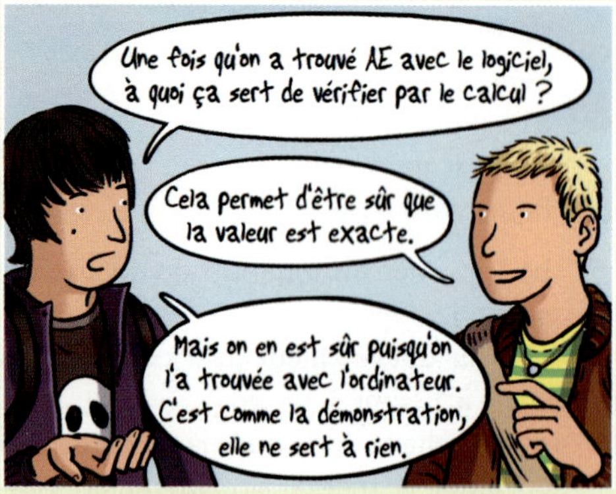

c) Que penser de ces affirmations ?

Fiches logiciels

Avec un tableur

77 **a)** Reproduire sur une feuille de calcul le tableau ci-dessous. Dans la colonne B, sur chaque ligne, on calcule $2x^2 + x - 6$ pour la valeur de x donnée.

	A	B
1	x	$2x^2+x-6$
2	-4	
3	$-3,5$	
⋮	⋮	⋮
14	2	

b) Quelles sont les solutions de l'équation $2x^2 + x - 6 = 0$? Vérifier par le calcul.

c) Quelles sont les limites de cette méthode pour résoudre des équations de la forme : $ax^2 + bx + c = 0$?

Devoirs maison

78 Dans la figure, APMQ est un rectangle.
Les mesures sont toutes exprimées en cm.

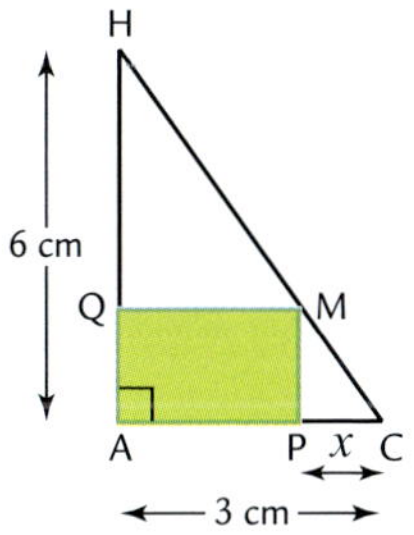

Première partie

a) Quelles sont les valeurs possibles pour x ?

b) (1) Calculer MP en fonction de x.
(2) Calculer en fonction de x le périmètre du rectangle APMQ.

c) Quelles sont les valeurs possibles du périmètre du rectangle APMQ ?

d) Calculer x pour que le périmètre du rectangle APMQ soit égal à 10 cm.

Deuxième partie

Soit $\mathscr{A}(x) = (-2x + 4)(x - 1)$.

a) Développer $\mathscr{A}(x)$.

b) Calculer en fonction de x l'aire du rectangle APMQ.

c) Calculer la(les) valeur(s) de x pour la(les)quelle(s) l'aire du rectangle est égale à 4 cm^2.

79 ABCD est un rectangle tel que AB = 10 cm et AD = 4 cm. P est un point de [DC].
Le but de ce problème est de trouver la(les) position(s) de P pour que APB soit un triangle rectangle en P, en utilisant trois méthodes.

1re méthode : avec un logiciel
À l'aide d'un logiciel de géométrie, tracer le rectangle ABCD et trouver la (les) position(s) de P qui semble(nt) convenir. Quelle est alors la distance DP ? Vérifier par le calcul que cette (ces) distance(s) convien(nen)t.

2e méthode : algébrique
Soit x la distance DP (en cm).

a) Quelles sont les valeurs possibles de x ?

b) Calculer AP^2 en fonction de x.

c) Calculer PC puis PB^2 en fonction de x.

d) Démontrer que « APB est un triangle rectangle » signifie que $2x^2 - 20x + 32 = 0$ (1).

e) Développer $F = (2x - 16)(x - 2)$ et en déduire les solutions de l'équation (1). Les valeurs trouvées correspondent-elles aux valeurs trouvées avec la 1re méthode ?

3e méthode : géométrique
Tracer le rectangle ABCD et trouver une méthode utilisant uniquement le compas pour placer le (les) point(s) P qui convien(nen)t. En utilisant la règle graduée, vérifier si les valeurs trouvées précédemment semblent convenir.

Tâches complexes

SOCLE

80 Extraire, organiser l'information utile et appliquer des consignes

SITUATION

Au IXe siècle, une civilisation brillante se développe à Bagdad. Parmi les savants qui ont contribué à cette civilisation, le mathématicien Al-Khwarizmi (780-850) est considéré comme le créateur de l'algèbre. Dans son ouvrage *Abrégé du calcul par restauration et comparaison*, il y décrit la résolution de 5 types d'équation du second degré :

$ax^2 = bx$; $ax^2 = b$; $ax^2 + bx = c$; $ax^2 + c = bx$; $ax^2 = bx + c$.

a, b et c représentent des nombres positifs (les nombres négatifs n'existaient pas).

Mais attention, à cette époque, les lettres n'étaient pas utilisées en mathématiques (le calcul littéral n'existait pas). Aussi, pour chaque équation, Al-Khwarizmi présentait une méthode sous forme d'un texte à partir d'un exemple.

Voici une traduction d'un texte d'Al-Khwarizmi présentant la méthode de résolution de $x^2 + 21 = 10x$.

Voici deux indications pour faciliter la compréhension du texte :

– « Les racines » sont le coefficient de x dans l'équation $ax^2 + c = bx$ c'est-à-dire b.

– « Les dirhams rajoutés au carré » représentent c.

> Divise en deux les racines (ce qui donne, ici, 5) ; calcule le carré du résultat (tu obtiens 25) ; retire les dirhams (ici 21) qui sont ajoutés au carré (on obtient 4) ; extrais la racine (ce qui donne 2) et retire-la de la moitié de la racine ; c'est la solution que tu cherches (5-2=3).
> Si tu le désires, ajoute celà à la moitié de la racine (ce qui donne 7), qui est une 2e solution.
> Sache en outre que si tu divises en deux la racine, que tu calcules son carré et qu'il soit plus petit que les dirhams qui sont ajoutés au carré, alors le problème est impossible.

CONSIGNE

a) (1) Résoudre l'équation $x^2 + 10 = 7x$ à l'aide de la méthode d'Al-Khwarizmi.
(2) Démontrer que $x^2 - 7x + 10 = (x - 3{,}5)^2 - 1{,}5^2$.
(3) En déduire les solutions de l'équation $x^2 + 10 = 7x$.

b) Résoudre l'équation $x^2 + 9 = 6x$:
(1) En appliquant la méthode actuelle.
(2) En appliquant la méthode d'Al-Khwarizmi.

c) (1) Résoudre l'équation $x^2 - 4x + 5 = 0$ avec la méthode d'Al-Khwarizmi.
(2) Démontrer que $x^2 - 4x + 5 = (x - 2)^2 + 1$.
(3) En déduire que $x^2 - 4x + 5 = 0$ n'a pas de solution.

81 Pratiquer une démarche expérimentale et la présenter

SITUATION

Voici un énoncé : « Déterminer tous les triangles rectangles qui ont pour longueur des côtés trois entiers consécutifs ».

CONSIGNE

La réponse sera rédigée sous la forme d'un texte présentant les arguments et la démarche (même si elle n'a pas aboutie).

Pour approfondir

82 Soit $C = (9x^2 - 1) + (3x - 1)(x - 1)$.
a) Factoriser $9x^2 - 1$.
b) Factoriser C. **c)** Résoudre $C = 0$.

83 Soit $A = 16x^2 - 8x + 1$.
Soit $B = (16x^2 - 8x + 1) - (4x - 1)(3x - 2)$.
a) Factoriser A. **b)** Développer B.
c) Factoriser B. **d)** Résoudre $B = 0$.

84 Déterminer l'ensemble des valeurs qui vérifient simultanément les deux inéquations.
(1) $3x - 5 \leqslant 5x + 7$ (2) $4x + 7 \geqslant 3x + 15$

85 Déterminer l'ensemble des valeurs qui vérifient simultanément les deux inéquations.
(1) $3(x - 5) \leqslant 4 - (5x + 7)$
(2) $3 - (4x + 7) \leqslant 3(x + 15)$

86 ABCD est un carré et EGHD est un rectangle. Les mesures sont exprimées dans la même unité.

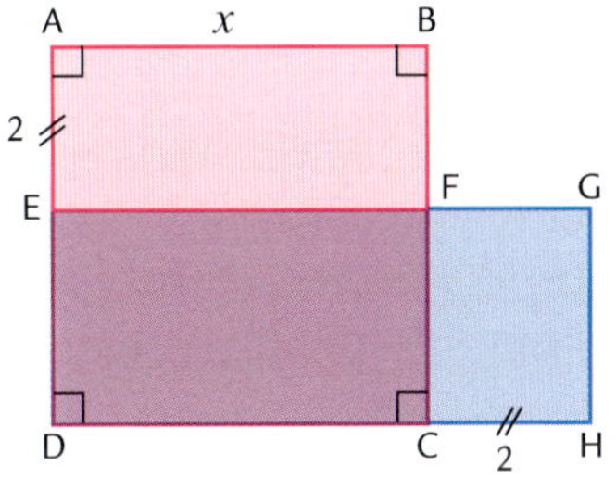

En utilisant les informations portées sur la figure, calculer la(les) valeur(s) de x pour la(les)quelle(s) l'aire de ABCD est égale au double de l'aire de EGHD.
Écrire la(les) solution(s) sous la forme $a\sqrt{b}$ où a et b sont deux entiers et b le plus petit possible.

87 Dans la figure, ABCD et EFGH sont deux carrés et les points E, F, G et H sont sur les côtés du carré ABCD tels que $DE = CF = BG = AH$.

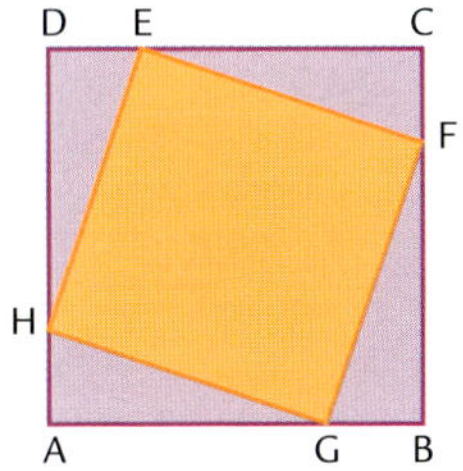

a) On suppose dans cette question que $DE = 2$ cm. Calculer l'aire de EFGH.
b) On pose $DE = x$ (en cm).
Déterminer la(les) valeur(s) de x pour la(les) quelle(s) l'aire de EFGH est égale à la moitié de l'aire de ABCD.

88 **a)** (1) Démontrer que :
$x^2 + 6x - 55 = (x + 3)^2 - 64$.
(2) En utilisant (1), factoriser $x^2 + 6x - 55$.
(3) Résoudre l'équation $x^2 + 6x - 55 = 0$.
b) On considère un rectangle dont la longueur a 6 cm de plus que la largeur.
Pour quelle(s) valeur(s) de la largeur ce rectangle a-t-il une aire de 55 cm² ?

89 ABCDEF est un hexagone régulier.
a) Quelle est la nature du triangle OAF et du quadrilatère AOEF ?
b) Calculer OF, en déduire FC.

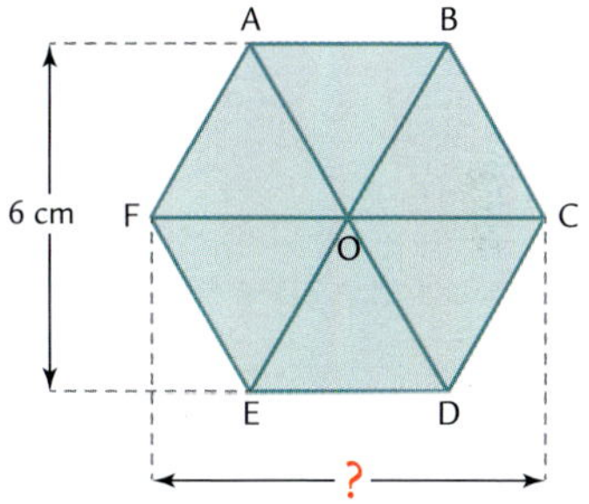

90 ***Histoire***
Dans l'ouvrage *La géométrie*, René Descartes, philosophe et mathématicien français, présente de nombreuses méthodes pour résoudre géométriquement des équations.
Voici la méthode qu'il présente pour trouver la solution positive de $x^2 - 6x = 4^2$
a) (1) Tracer un segment [LM] tel que $LM = 4$ cm.
(2) Tracer la demi-droite d'origine L qui est perpendiculaire à (LM).
(3) Placer sur cette demi-droite le point N tel que $LN = \frac{6}{2}$ cm $= 3$ cm.
(4) Tracer le cercle de centre N et de rayon NL. Il coupe la demi-droite [MP) en un point O non situé sur [NM].
b) Prouver, en utilisant le théorème de Pythagore, que OM est une solution de l'équation $x^2 - 6x = 4^2$.
c) Mesurer OM.
Vérifier que la mesure trouvée est solution de l'équation.

Résoudre des équations-produits

91 Résoudre les équations.

a) $(3x-6)(8+2x)=0$

b) $(7x+14)(5-13x)=0$

92 Résoudre les équations.

a) $a^2-3a=0$ **b)** $9a^2=6a-1$ **c)** $a^2-3=0$

d) $(3a-7)(2-3a)-(2-3a)(4a-15)=0$

93 QCM

$A=(2x-3)^2-(4x+7)(2x-3)$

Préciser la(les) réponse(s) vraie(s).

1 $A=-4x^2+2x-30$

2 $A=-4x^2-14x+30$

3 $A=(2x-3)(6x+4)$

4 L'équation $A=0$ a deux solutions : $\frac{3}{2}$ et -5.

Résoudre des inéquations

94 QCM

Soit $-2x+7 \leqslant 7x+14$.

Préciser la(les) phrases(s) vraie(s).

1 Les solutions de cette inéquation sont les nombres inférieurs ou égaux à $-\frac{7}{9}$.

2 Les solutions de cette inéquation sont les nombres supérieurs ou égaux à $\frac{7}{9}$.

3 Les solutions de cette inéquation sont les nombres supérieurs ou égaux à $-\frac{7}{9}$.

95 QCM

Soit $9x-5>7x-10$.

Préciser la(les) phrase(s) vraie(s).

1 Les solutions de cette inéquation peuvent être représentées par :

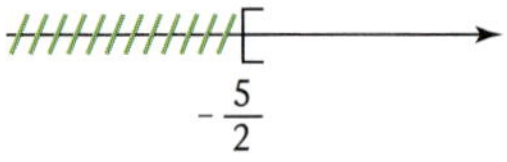

2 Les solutions de cette inéquation peuvent être représentées par :

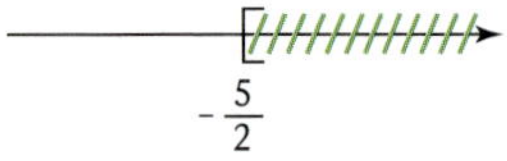

96 Résoudre l'inéquation.

$(6a-3)-(4a+1) \geqslant 3(2a-1)$

Résoudre des problèmes

97 On donne le programme de calcul suivant :

- Choisir un nombre.
- Multiplier ce nombre par 3.
- Ajouter le carré du nombre choisi.
- Multiplier par 2.
- Écrire le résultat.

a) Montrer que, si on choisit le nombre 10, le résultat obtenu est 260.

b) Calculer la valeur exacte du résultat obtenu lorsque :

(1) Le nombre choisi est -5.

(2) Le nombre choisi est $\frac{2}{3}$.

(3) Le nombre choisi est $\sqrt{5}$.

c) Quels nombres peut-on choisir pour que le résultat obtenu soit 0 ?

Brevet, Métropole, 2008.

98 Sur le schéma, ABCD, AEFG et AHIJ sont des carrés.

Toutes les mesures sont exprimées en cm.

a) Quelles sont les valeurs que peut prendre x ?

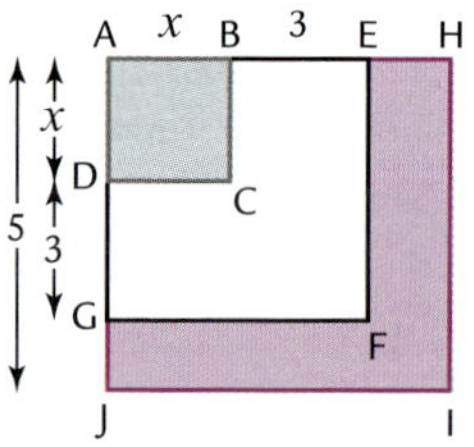

b) L'aire de BCDJIH peut-elle être égale à 16 cm^2 ?

c) Calculer x pour que l'aire de EFGJIH soit égale à 9 cm^2.

99 Karine et Adèle sont embauchées pour vendre des beignets sur la plage.

Karine gagne 6 € de l'heure et 0,50 € par beignet vendu.

Adèle gagne 5 € de l'heure et 0,75 € par beignet vendu.

Au bout de 4 heures, Karine et Adèle ont vendu le même nombre de beignets. Combien doivent-elles en avoir vendus chacune pour que Karine gagne davantage qu'Adèle ?

Résoudre des problèmes du 1er degré

100 Adrien fait ses courses dans trois magasins. Dans le 2e, il dépense 45 € de plus que dans le 1er et, dans le 3e, il dépense 60 € de plus que dans le 2e. En tout, il a dépensé 210 €. Combien a-t-il dépensé dans le 1er magasin ?

101 ABCD est un rectangle et M est un point de [AD].

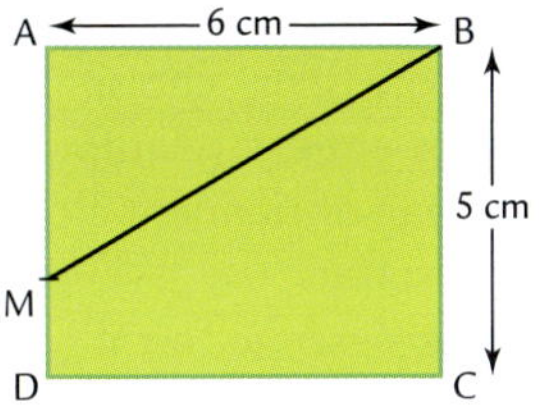

Pour quelle valeur de AM l'aire de MBCD est-elle égale à 21 cm² ?

QCM Comparer des nombres

102 Préciser la (les) phrase(s) vraie(s).
Parmi ces inégalités :
1 $3 \leqslant 3$ 2 $2,8 \geqslant 2,59$ 3 $0,02 < 0,19$

103 Préciser la (les) phrase(s) vraie(s).
Parmi ces inégalités :
1 $\frac{12}{7} \leqslant \frac{19}{7}$ 2 $\frac{5}{11} \geqslant \frac{5}{9}$ 3 $\frac{3}{7} \geqslant \frac{9}{21}$.

104 Préciser la (les) phrase(s) vraie(s).
Parmi ces inégalités :
1 $-3 \leqslant -2$ 2 $5 \geqslant -2$ 3 $-2,6 \geqslant -2,59$

105 Préciser la (les) phrase(s) vraie(s).
On sait que $a \geqslant b$ donc :
1 $a - 3 \geqslant b - 3$ 2 $b + 3 \leqslant a + 3$
3 $a + 3 \geqslant b + 2$

106 Préciser la (les) phrase(s) vraie(s).
On sait que $x \leqslant y$ donc :
1 $x + 5 \leqslant y + 6$
2 $x - 3 \leqslant y - 3$
3 $x + 2 \leqslant y + 1$

Tâche complexe

107 Organiser l'information utile

SITUATION

Après un an d'utilisation de leur résidence secondaire en métropole, les parents de Rachida se demandent s'ils ont bien fait de choisir le tarif option « heures creuses/heures pleines » d'EDF. Ils hésitaient avec le tarif option de base.

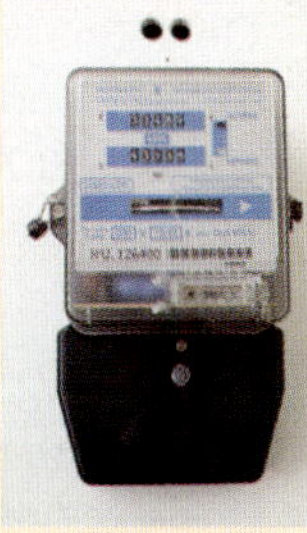

Tarif option « heures pleines/heures creuses » (au 01/08/2011).

Puissance souscrite (kW)	Réglage disjoncteur (A)	Abonnement annuel TTC (euros)	Heures pleines TTC pour 1 kWh (euros)	Heures creuses TTC pour 1 kWh (euros)
12	60	191,59	0,1311	0,0893
15	75	225,47	0,1311	0,0893

Tarif option de base (au 01/08/2011).

Puissance souscrite (kW)	Réglage disjoncteur (A)	Abonnement annuel TTC (euros)	Prix du kWh TTC (euros)
12	60	144,37	0,1209
15	75	166,67	0,1209

Extrait de la facture EDF de Mr et Mme XX.

Facture en détail
Référence client
19 675- 885-324-127-105

Electricité Compteur n° 198
Abonnement
14,76€/mois du 01/0110 au01/09/10
12,58€/mois du 01/09/10 au 01/11/10
Contribution tarifaire d'acheminement CTA

	Relevé ou estimation en kWh			Consommation en kWh
	Ancien	Nouveau	Différence	
Consommation (heures creuses) du 03/09/10 au 02/09/11	4507	7587	3080	3080
Consommation (heures pleines) du 03/09/10 au 02/09/11	4485	7609	3124	3124

CONSIGNE

a) Sachant que les parents de Rachida ont un compteur de 15 kW, et à l'aide des informations ci-dessus, répondre à leur interrogation.

b) Les parents de Rachida estiment qu'en moyenne leur consommation d'électricité en heures pleines sera à peu près égale à leur consommation en heures creuses les années suivantes. Dans ces conditions, à partir de quelle consommation le tarif option « heures pleines/heures creuses » est-il plus avantageux que le tarif option de base ?

108 Brevet *Antilles, Guyane, septembre 2009.*
Soustraire 3 à un nombre ou le diviser par 3 donne le même résultat. Quel est ce nombre ? Justifier votre réponse.

109 Brevet *Pondichéry, 2007.*
On donne l'expression : $A = (2x + 1)(x - 5)$.
a) Développer et réduire A.
b) Calculer A pour $x = -3$.
c) Résoudre l'équation : $A = 0$.

110 Brevet *Amérique du Sud, 2009.*
a) On pose $H = (x - 4)^2 - x(x - 10)$.
(1) Développer et réduire H.
(2) Résoudre l'équation $H = 16$.
b) On pose $I = (7x - 3)^2 - 5^2$.
(1) Factoriser I.
(2) Résoudre l'équation $I = 0$.

111 Brevet *Pondichéry, 2011.*
Quelle est la bonne réponse ?
La représentation graphique des solutions de l'inéquation $7x - 5 < 4x + 1$ est :

A	B	C
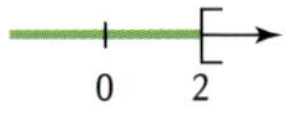	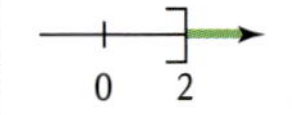	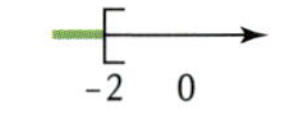

112 Brevet *Métropole, septembre 2008.*
On considère le programme de calcul suivant :
- Choisir un nombre.
- Calculer le carré de ce nombre.
- Multiplier par 10.
- Ajouter 25.
- Écrire le résultat.

a) Mathieu a choisi $\sqrt{2}$ comme nombre de départ et il a obtenu 65. Vérifier par un calcul que son résultat est exact.
b) On choisit 2 comme nombre de départ. Que trouve-t-on comme résultat ?
c) Clémence affirme que si le nombre choisi au départ est un nombre entier pair, alors le résultat est pair. A-t-elle raison ? Justifier.
d) Margot affirme que le résultat est toujours positif quel que soit le nombre choisi au départ. A-t-elle raison ? Justifier.

113 Brevet *Amérique du Nord, juin 2011.*
Le professeur choisit trois nombres entiers relatifs consécutifs rangés dans l'ordre croissant. Leslie calcule le produit du troisième nombre par le double du premier.
Jonathan calcule le carré du deuxième nombre puis il ajoute 2 au résultat obtenu.
a) Leslie a écrit le calcul suivant : $11 \times (2 \times 9)$.
Jonathan a écrit le calcul suivant : $10^2 + 2$.
(1) Effectuer les calculs précédents.
(2) Quels sont les trois entiers choisis par le professeur ?
b) Le professeur choisit maintenant trois nouveaux entiers relatifs consécutifs. Leslie et Jonathan obtiennent alors tous les deux le même résultat.
(1) Le professeur a-t-il choisi 6 comme deuxième nombre ?
(2) Le professeur a-t-il choisi -7 comme deuxième nombre ?
(3) Arthur prétend qu'en prenant pour inconnue le deuxième nombre entier (qu'il appelle n), l'équation $n^2 = 4$ permet de retrouver le ou les nombres choisis par le professeur.
A-t-il raison ? Expliquer votre réponse en expliquant comment il a trouvé cette équation, puis donner les valeurs possibles des entiers choisis.

114 Brevet *Métropole, 2010.*
Voici un programme de calcul.

- Choisir un nombre de départ.
- Multiplier ce nombre par (– 2).
- Ajouter 5 au produit.
- Multiplier le résultat par 5.
- Écrire le résultat obtenu.

a) (1) Vérifier que, lorsque le nombre de départ est 2, on obtient 5.
(2) Lorsque le nombre de départ est 3, quel résultat obtient-on ?
b) Quel nombre faut-il choisir au départ pour que le résultat obtenu soit 0 ?
c) Arthur prétend que, pour n'importe quel nombre de départ x, l'expression $(x - 5)^2 - x^2$ permet d'obtenir le résultat du programme de calcul.
A-t-il raison ?

Chapitre 6

Systèmes de deux équations à deux inconnues

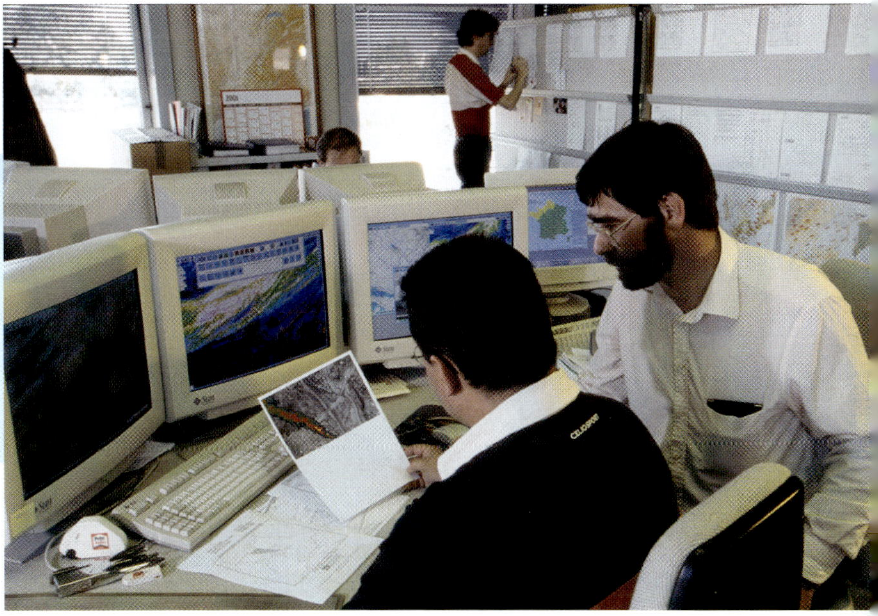

Résoudre des équations à plusieurs inconnues
Dans de très nombreux domaines (médecine, météorologie, industrie...), on se retrouve face à des problèmes dont la résolution se ramène à des systèmes d'équations contenant plusieurs inconnues.

OBJECTIFS

1 Résoudre des systèmes de deux équations du premier degré à deux inconnues admettant une solution et une seule.
2 Résoudre des problèmes conduisant à des systèmes de deux équations du premier degré.

LIVRET DE COMPÉTENCES

Compétence 3 : **Les principaux éléments de mathématiques et la culture scientifique et technologique**
• Pratiquer une démarche scientifique, résoudre des problèmes. → Exercices 45, 67 à 69.
Compétence 4 : **La maîtrise des techniques usuelles de l'information et de la communication**
• Créer, produire, traiter, exploiter des données. → Exercices 46 et 47.

Activités

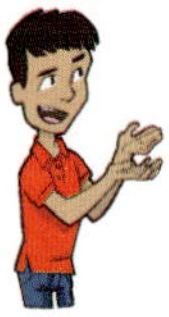

Dans ce chapitre, j'apprends à :

- Résoudre des systèmes de deux équations à deux inconnues
- Résoudre des problèmes

Résoudre des systèmes de deux équations à deux inconnues

1. Utiliser des propriétés entre égalités et opérations

▶ Exercice 6 p. 114

a) Compléter.

(1) On sait que $2x + 5 = 12$ donc $4x + 10 =$ ...

(2) On sait que $x + 3y = 11$ donc $4x +$ ... $y =$ ...

(3) On sait que $2x + 3y = -2$ donc $-6x$ ... $y =$ ...

b) Compléter.

(1) On sait que $2x = 5$ et $3y = 12$ donc $2x + 3y =$ ...

(2) On sait que $x + y = 11$ et $2x + 3y = 5$ donc $3x + 4y =$ ...

(3) On sait que $2x - 3y = -2$ et $4x + y = 11$ donc $6x$ ... $= 9$

(4) On sait que $3x - 6y = 11$ et $4x + 6y = 5$ donc $7x +$ ... $= 16$

2. Exprimer une inconnue en fonction d'une autre

▶ Exercices 7 et 8 p. 114

Connaissance 1 p. 111

Compléter.

a) On sait que $x + 3y = 12$ donc $x =$ ...

b) On sait que $3x + y = 11$ donc $y =$ ...

c) On sait que $-x + 3y = 15$ donc $-x =$ ... donc $x =$ ...

d) On sait que $4x + 2y = -12$ donc $y =$ ...

3. À la terrasse d'un café

▶ Exercice 9 p. 114

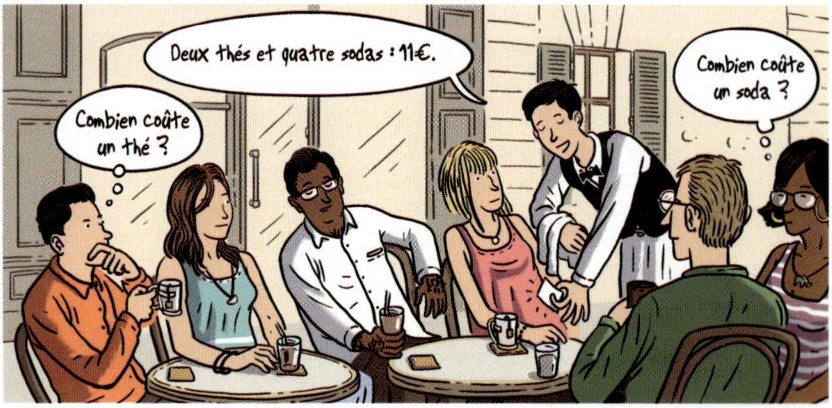

a) Avec la seule information donnée par le serveur, est-il possible de trouver le prix d'un thé, le prix d'un soda ?

b) Quelques instants plus tard, en apportant une nouvelle commande, le serveur déclare « Un thé et trois sodas : 7,50 € ».
Peut-on alors calculer le prix d'un thé, le prix d'un soda ?
Voici une méthode pour trouver ces deux prix.
(1) En appelant x le prix d'un thé et y le prix d'un soda, traduire par une équation d'inconnues x et y :
– l'annonce du serveur quand il apporte la première commande,
– l'annonce du serveur quand il apporte la deuxième commande,
– le prix de deux thés et de six sodas.
(2) Déduire de la 1re et de la 3e équation le prix de deux sodas.
(3) En déduire le prix d'un soda puis celui d'un thé.
(4) Comment contrôler si les réponses trouvées en (3) conviennent ?

4. Méthode par addition

▶ Exercices 10 à 14 p. 114

Connaissance 2 p. 111

Méthode 1 p. 112

Activités mentales
Exercices rituels

En s'inspirant de la méthode de la question b) de l'activité 3, résoudre les systèmes suivants. Dans chaque cas, vérifier si les solutions trouvées conviennent.

a) $\begin{cases} 6x-2y=10 \\ 3x+3y=9 \end{cases}$ **b)** $\begin{cases} 2x+5y=12 \\ -3x+10y=17 \end{cases}$ **c)** $\begin{cases} 3x+4y=-2 \\ 2x+3y=-1 \end{cases}$

5. À la terrasse d'un café (suite)

Voici une nouvelle annonce du serveur :

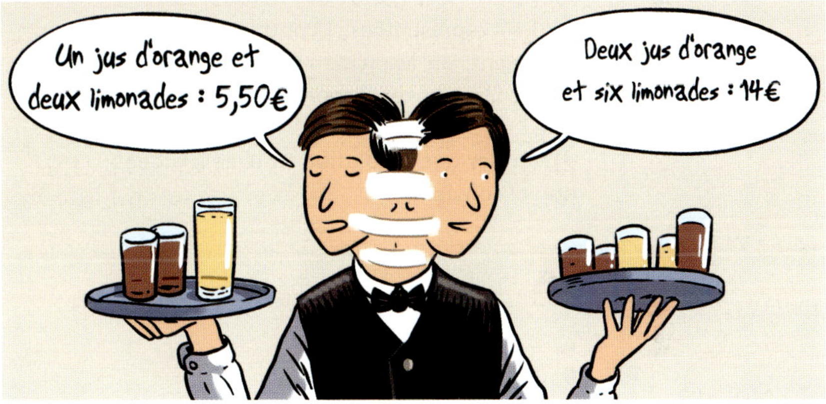

Voici une nouvelle méthode pour trouver le prix d'un jus d'orange et d'une limonade.
a) Appeler x le prix d'un jus d'orange et y le prix d'une limonade.
Traduire la première annonce du serveur par une équation d'inconnues x et y.
b) À l'aide de l'équation, trouver x en fonction de y.
c) Traduire la deuxième annonce du serveur par une équation. Dans cette équation, remplacer x par la valeur trouvée dans la première équation.
En déduire le prix d'une limonade.
d) En déduire le prix d'un jus d'orange.

6. Méthode par substitution

▶ Exercices 15 à 26 p. 114

Méthode 2 p. 113

Activités mentales
Exercices rituels

a) En s'inspirant de la méthode de l'activité 5, résoudre les systèmes suivants.
Pour chaque système, contrôler que la solution trouvée convient.

(1) $\begin{cases} x+3y=10 \\ 3x+2y=9 \end{cases}$ (2) $\begin{cases} -2x+y=4 \\ 4x-3y=-10 \end{cases}$ (3) $\begin{cases} 8x+2y=26 \\ 3x+y=10 \end{cases}$

b) Dans quels cas, cette méthode est-elle pratique pour résoudre un système ?

7. Avec une calculatrice

▶ Exercice 27 p. 115

a) Certaines calculatrices permettent de résoudre directement des systèmes d'équations. Résoudre le système en utilisant la calculatrice.

$$\begin{cases} 33x+17y=46 \\ 45x-13y=316 \end{cases}$$

b) Vérifier la solution trouvée.

8. À la terrasse d'un café (suite et fin)

Voici deux nouvelles annonces du serveur :

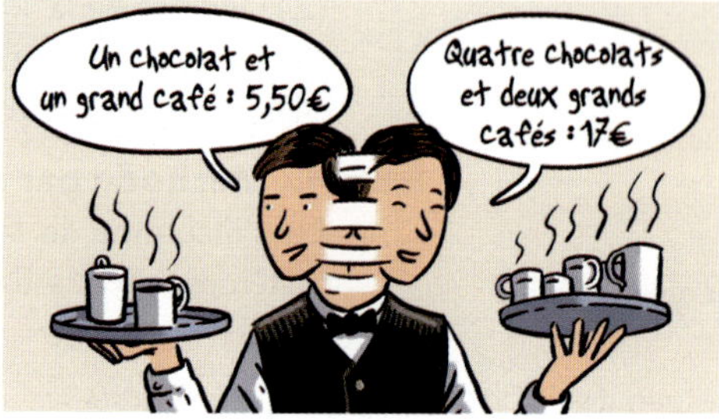

Voici une nouvelle méthode pour trouver le prix d'un chocolat et d'un grand café.

a) Appeler x le prix d'un chocolat et y le prix d'un grand café. Traduire les deux informations à l'aide de deux équations d'inconnues x et y.

b) Pour chacune de ces équations, calculer y en fonction de x.

c) On considère les fonctions f et g définies par :

$f: x \to -x+5{,}50$ et $g: x \to -2x+8{,}50$

On les a représentées ci-contre.

Comment, en lisant ce graphique, peut-on trouver le prix d'un chocolat et d'un grand café ?

d) Vérifier que la solution trouvée à la question c) convient.

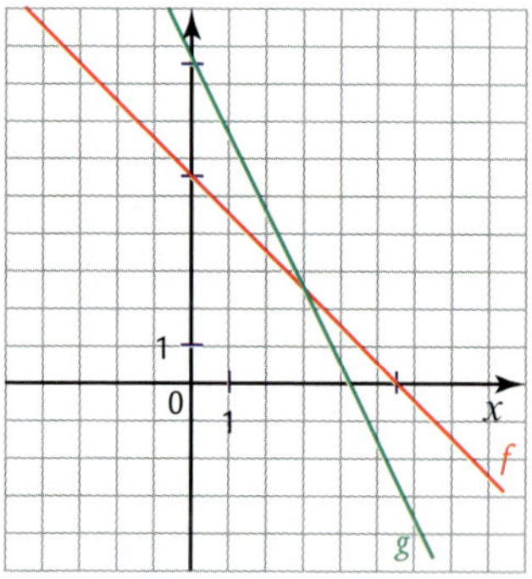

9. Méthode graphique

▶ Exercices 28 à 30 p. 115

a) On considère le système suivant :

$$\begin{cases} 4x+y=10 \\ x+y=6 \end{cases}$$

Pour chacune de ces équation, calculer y en fonction de x.

b) Soit $f: x \to 10-4x$ et $g: x \to 6-x$

Représenter graphiquement f et g.

Lire sur le graphique la solution du système de la question a).

c) Vérifier si la solution trouvée convient. Si ce n'est pas le cas, résoudre ce système à l'aide de la méthode par addition ou par substitution.

d) Quel(s) est (sont) l'(les) inconvénient(s) de la méthode de résolution graphique ?

Résoudre des problèmes

10. Problèmes

▶ Exercices 31 à 40 p. 116

1 Équations du premier degré à deux inconnues

Exercice 9 p. 114

DÉFINITION

Une équation du premier degré à deux inconnues x et y est une équation qui peut se ramener à une équation de la forme $ax + by = c$ où a, b et c sont trois nombres donnés.

Exemple : $3x - 5y = 2$ est une équation à deux inconnues x et y.

$3 \times 4 - 5 \times 2 = 2$ donc le couple $(4 ; 2)$ est une solution de cette équation.

$(x ; y)$

ATTENTION !

Dans un couple de nombres $(x ; y)$, l'ordre des termes est important.
Ainsi $(4 ; 2)$ est solution de l'équation $3x - 5y = 2$, mais $(2 ; 4)$ n'est pas solution.

2 Système de deux équations à deux inconnues

Exercices 10 à 30 p. 114

DÉFINITION

Un système de deux équations du premier degré à deux inconnues x et y est un système qui peut se ramener à un système de la forme :

$$\begin{cases} ax+by=c \\ a'x+b'y=c' \end{cases}$$

où a, b, c et a', b', c' sont des nombres donnés.
Résoudre un tel système, c'est trouver le couple $(x ; y)$ (*) qui vérifie les deux équations.

Exemple : Le couple $(2 ; 3)$ est solution du système :

$$\begin{cases} 4x-2y=2 \\ x+3y=11 \end{cases}$$

En effet, $(2 ; 3)$ est une solution de la première équation, car $4 \times 2 - 2 \times 3 = 2$.
$(2 ; 3)$ est une solution de la deuxième équation, car $2 + 3 \times 3 = 11$.
Le couple $(1 ; 1)$ n'est pas solution de ce système, car il n'est pas solution de la deuxième équation (bien qu'il soit solution de la première équation).

TRIANGLE INFO *magazine*

Abu Kamil (850-930) est un mathématicien égyptien considéré comme l'un des successeurs d'Al-Khwarizmi (voir p. 102), le fondateur de l'algèbre. Abu Kamil a joué un rôle essentiel dans la mise en place de la méthode pour résoudre des systèmes d'équations.

* ***Remarque*** :
Conformément au programme, on n'étudiera que des systèmes qui ont une seule solution.

Méthodes

Résoudre un système de deux équations à deux inconnues

Méthode 1 **Par addition (ou soustraction)**

>> Exercice : Résoudre le système : $\begin{cases} 3x+4y=5 \\ 2x-3y=9 \end{cases}$

ÉTAPES

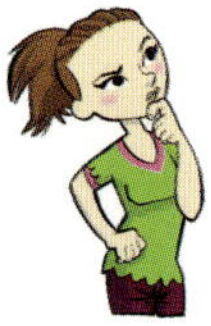

a) Pour chercher

■ Par quel(s) nombre(s) faut-il multiplier les deux membres de l'une ou des deux équations, de façon à ce qu'en additionnant (ou en soustrayant) les deux équations membre à membre, l'une des inconnues disparaisse ?

a) Ma recherche

➤ Je peux multiplier les deux membres de la première équation par 2 et les deux membres de la deuxième par (– 3).

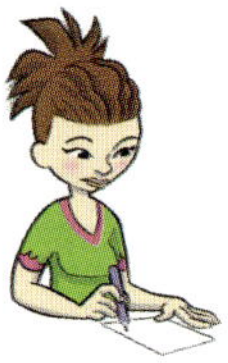

b) Pour rédiger

■ Je note à gauche du système les nombres par lesquels je multiplie chacun des membres des deux équations.

b) Ma rédaction

➤ $\begin{matrix} \times 2 \\ \times(-3) \end{matrix} \begin{cases} 3x+4y=5 \ (1) \\ 2x-3y=9 \ (2) \end{cases}$

On obtient :

$\begin{cases} 6x+8y=10 \\ -6x+9y=-27 \end{cases}$

■ Je détermine l'une des inconnues.

➤ En additionnant membre à membre les deux équations, on obtient : $17y = -17$

Donc $y = -1$.

■ Je détermine l'autre inconnue.

➤ D'après l'équation (1), on a :

$3x + 4 \times (-1) = 5$

Donc $3x - 4 = 5$ donc $3x = 9$ donc $x = 3$.

■ Je conclus.

➤ La solution est $(3 ; -1)$.

■ Je peux vérifier si le couple trouvé est bien solution.

➤ Vérification : $\begin{cases} 3\times3+4\times(-1)=5 \\ 2\times3-3\times(-1)=9 \end{cases}$

Remarque : Pour mettre en place cette méthode, il faut dans un premier temps avoir réduit au maximum chacun des membres des deux équations et placer tous les termes contenant les inconnues dans un membre et les termes ne contenant pas d'inconnue dans l'autre.

EXERCICES D'APPLICATION

1 Résoudre les systèmes suivants par addition.

a) $\begin{cases} 4x+5y=8 \\ 2x+2y=3 \end{cases}$ **b)** $\begin{cases} 2x-3y=-5 \\ 5x-6y=-8 \end{cases}$

2 Résoudre les systèmes suivants par addition.

a) $\begin{cases} 3x+2y=7 \\ 4x+5y=14 \end{cases}$ **b)** $\begin{cases} 2x+5y=-8 \\ 3x-3y=9 \end{cases}$

3 Résoudre les systèmes suivants par addition.

a) $\begin{cases} 3(x-2)-3y=-13-y \\ 2x+4(y+1)=10 \end{cases}$ **b)** $\begin{cases} 5(x-2)+4y=-4 \\ 4x+5(y-1)=-4+x \end{cases}$ **c)** $\begin{cases} 3(x-3)=-3y \\ 4x+2y=8 \end{cases}$

Méthode 2

Par substitution

>> Exercice : Résoudre le système : $\begin{cases} x+2y=7 \\ 2x+3y=11 \end{cases}$

ÉTAPES

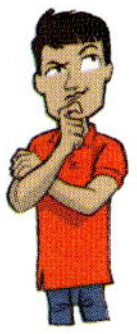

a) Pour chercher

■ Dans quelle équation puis-je facilement calculer une inconnue en fonction de l'autre ?

a) Ma recherche

➤ Dans la première équation, il est facile de calculer x en fonction de y.

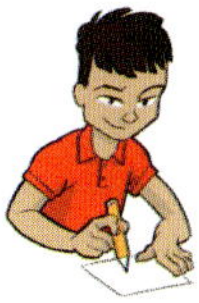

b) Pour rédiger

■ Je numérote les deux équations du système.

■ Je calcule une inconnue en fonction de l'autre en utilisant l'une des deux équations.

■ Je remplace (substitue) la valeur trouvée dans la deuxième équation, ce qui me permet de trouver une équation à une inconnue que je peux résoudre.

■ Je calcule la deuxième inconnue.

■ Je conclus.

■ Je peux vérifier si le couple trouvé est bien solution.

b) Ma rédaction

➤ $\begin{cases} x+2y=7 & (1) \\ 2x+3y=11 & (2) \end{cases}$

➤ D'après l'équation (1), on a :
$x = 7 - 2y$ (3)

➤ D'après l'équation (2), on a :
$2(7 - 2y) + 3y = 11$
$14 - 4y + 3y = 11$
$14 - y = 11$
$-y = 11 - 14$ donc $-y = -3$ donc $y = 3$.

➤ D'après l'équation (3) :
$x = 7 - 2 \times 3 = 1$

➤ La solution est le couple (1 ; 3).

➤ $\begin{cases} 1+2\times 3=7 \\ 2\times 1+3\times 3=11 \end{cases}$

Remarque : Cette méthode est à utiliser de préférence lorsque, dans l'une des deux équations, le coefficient de l'une des inconnues est 1.

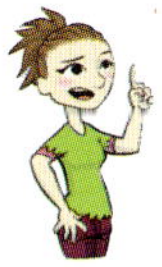

Attention !
Pour certains systèmes, il est nécessaire, dans un premier temps, de réduire chacun des membres des deux équations.

EXERCICES D'APPLICATION

4 Résoudre les systèmes suivants par substitution.

a) $\begin{cases} 4x+5y=23 \\ x+2y=8 \end{cases}$ **b)** $\begin{cases} 2x+y=-3 \\ 3x-2y=-8 \end{cases}$

5 Résoudre les systèmes suivants par substitution.

a) $\begin{cases} 4(x-3)+y=-18 \\ 3x+2y=-2 \end{cases}$ **b)** $\begin{cases} -3(x-2)+3y=6+y \\ 2x+(y+4)=11 \end{cases}$

Résoudre des systèmes

6 Compléter.

a) On sait que $3x + 11 = 15$ donc $6x + 22 =$ ...

b) On sait que $3x + y = 11$ donc ... $x + 3y =$ ...

c) On sait que $3x + 2y = -2$ donc $-6x - 4y =$ ...

7 Écrire une inconnue en fonction de l'autre.

a) On sait que $x - 5y = 7$ donc $x =$ ...

b) On sait que $-3x + y = 3$ donc $y =$ ...

c) On sait que $x + 3y = -11$ donc $x =$ ...

8 Écrire une inconnue en fonction de l'autre.

a) On sait que $5x - y = -3$ donc $y =$ ...

b) On sait que $x - y = 3$ donc $x =$ ...

9 Préciser si le couple (2 ; 1) est solution.

a) $\begin{cases} 3x+2y=8 \\ x+3y=3 \end{cases}$ **b)** $\begin{cases} 4x+y=9 \\ 2x-3y=1 \end{cases}$

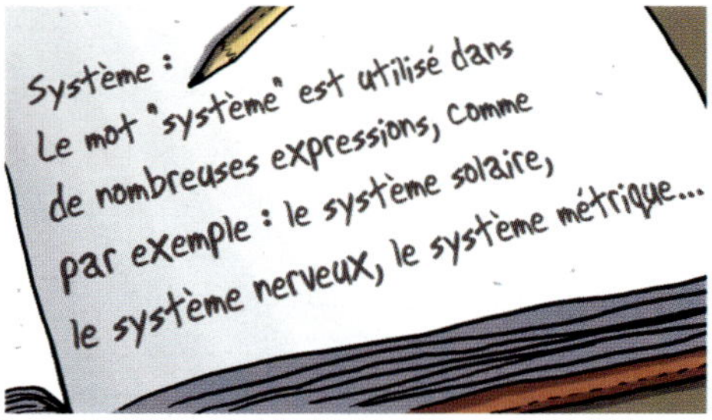

10 On considère le système :

$\begin{cases} 3x-2y=3 \\ -6x+5y=-7 \end{cases}$

a) Multiplier les deux membres de la première équation par 2.

b) Ajouter membre à membre l'équation obtenue et la deuxième équation.

c) Déduire y et finir la résolution.

d) Finir de résoudre le système.

11 Résoudre les systèmes par addition.

a) $\begin{cases} 2x-3y=-2 \\ -4x+5y=2 \end{cases}$ **b)** $\begin{cases} 3x+2y=15 \\ 2x+3y=15 \end{cases}$

Quelle particularité ont les solutions ?

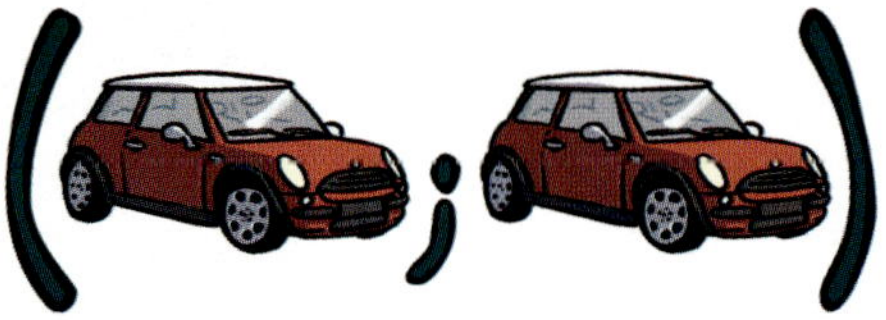

12 Résoudre les systèmes par addition.

a) $\begin{cases} 2x-3y=3 \\ -4x+5y=-7 \end{cases}$ **b)** $\begin{cases} 5x+4y=13 \\ 2x+3y=8 \end{cases}$

13 Résoudre les systèmes par addition.

a) $\begin{cases} 3m+12p=9 \\ 5p+2m=4 \end{cases}$ **b)** $\begin{cases} 5m+4p=7 \\ 4m+2p=4 \end{cases}$

14 Résoudre les systèmes par addition.

a) $\begin{cases} 5x-7y=17 \\ 10x+3y=17 \end{cases}$ **b)** $\begin{cases} 6x+6y=5 \\ 4x+9y=5 \end{cases}$

15 On considère le système :

$\begin{cases} x-2y=7 \\ 5x+2y=-1 \end{cases}$

a) En utilisant la première équation, calculer x en fonction de y.

b) Dans la deuxième équation, remplacer x par l'expression trouvée dans la question a).

c) En déduire y et finir la résolution.

16 **a)** Résoudre par substitution les systèmes.

(1) $\begin{cases} x-7y=-13 \\ 5x+2y=9 \end{cases}$ (2) $\begin{cases} 3x+y=9 \\ 2x-3y=-5 \end{cases}$

b) Alex déclare : « Pour ces deux systèmes, il y a un écart de un entre la valeur de x et la valeur de y ». Est-ce exact ?

17 Résoudre par substitution les systèmes.

a) $\begin{cases} 7m+2p=-4 \\ m+2p=8 \end{cases}$ **b)** $\begin{cases} 5m+2p=-0{,}4 \\ 4m-p=-1{,}1 \end{cases}$

18 Résoudre par substitution les systèmes.

a) $\begin{cases} 3m-p=4 \\ 2m+3p=5 \end{cases}$ **b)** $\begin{cases} m+2p=-0{,}4 \\ 2m+3p=2{,}1 \end{cases}$

19 Résoudre par la méthode de votre choix :

a) $\begin{cases} 3x+2y=8 \\ -3x+5y=34 \end{cases}$ **b)** $\begin{cases} x+y=-1 \\ 3x+2y=1 \end{cases}$

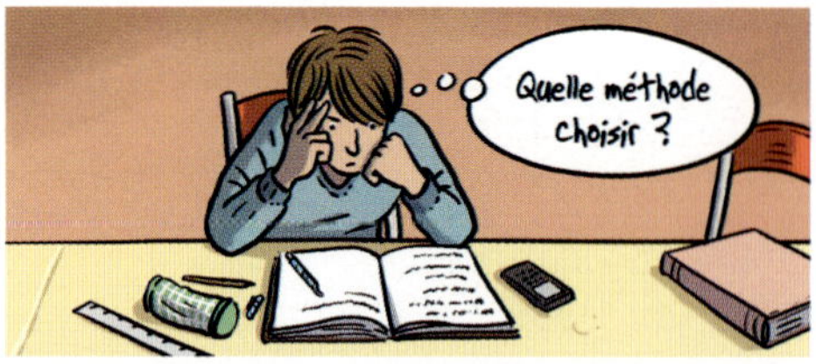

20 Résoudre par la méthode de votre choix les systèmes suivants.

a) $\begin{cases} 3x+2y=8 \\ 2x+5y=31 \end{cases}$ **b)** $\begin{cases} 2x+y=-13 \\ -x+2y=-1 \end{cases}$

21 Résoudre les systèmes.

a) $\begin{cases} 2x+y=3 \\ x-2y=9 \end{cases}$ **b)** $\begin{cases} 3x=4-(y+x) \\ x-y+1=-2 \end{cases}$

22 Résoudre les systèmes.

a) $\begin{cases} x+2y=0{,}4 \\ 3x+5y=0{,}9 \end{cases}$ **b)** $\begin{cases} 2x+7y=-3 \\ -3x+2y=-8 \end{cases}$

23 Résoudre les systèmes.

a) $\begin{cases} \dfrac{x}{5}=\dfrac{y}{2} \\ x-3y=-2 \end{cases}$ **b)** $\begin{cases} \dfrac{x}{2}=\dfrac{y-2}{3} \\ -6x+2y=-8 \end{cases}$

24 Résoudre les systèmes.

a) $\begin{cases} 2(x-1)-5y=-x+6 \\ 6x-2(y-1)=-4y+6 \end{cases}$

b) $\begin{cases} 3(x-y)=-1 \\ 9y-(6x-2)=6 \end{cases}$

25 **a)** Résoudre les systèmes.

(1) $\begin{cases} 2(x-y)=16 \\ 3x+2(y-3)=-6y-37 \end{cases}$

(2) $\begin{cases} 3(x-y)=19-y \\ 3(y+x)+9=-2(x+9) \end{cases}$

b) Quelle particularité ont les solutions de ces deux systèmes ?

26 Résoudre les systèmes.

a) $\begin{cases} 3(x-y)=24 \\ 2x-(y-3)=-6y-22 \end{cases}$

b) $\begin{cases} 3(x-y)=13-y \\ 3(y+x)=-2x+9 \end{cases}$

27 Résoudre les systèmes à l'aide de la calculatrice.

a) $\begin{cases} 15{,}7x+2{,}8y=7{,}87 \\ 3{,}7x-14{,}8y=-32{,}93 \end{cases}$

b) $\begin{cases} 5x+10y=-32{,}7 \\ 2{,}5x-12{,}8y=45{,}06 \end{cases}$

28 Voici un système : $\begin{cases} 3x+y=5 \\ -2x+y=-5 \end{cases}$

a) Calculer y en fonction de x dans ces deux équations.

b) On considère les fonctions :
$f : x \to -3x+5$ et $g : x \to 2x-5$ que l'on a représentées sur le graphique.

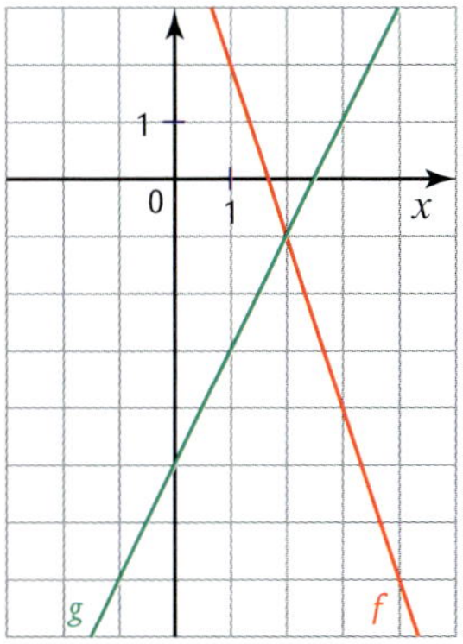

c) En utilisant les représentations graphiques, trouver la solution du système.

d) Vérifier si la solution trouvée à la question c) est bien la solution du système.

29 Voici un système : $\begin{cases} 2x+y=3 \\ x+y=2{,}4 \end{cases}$

a) Calculer y en fonction de x dans ces deux équations.

b) On considère les fonctions :
$f : x \to -2x+3$ et $g : x \to -x+2{,}4$
Représenter graphiquement f et g dans un repère.

c) En utilisant les représentations graphiques, trouver une valeur approchée de la solution du système.

d) La solution trouvée est-elle la solution exacte ? Si ce n'est pas le cas, trouver algébriquement la solution de ce système.

30 Voici un système :
$\begin{cases} -2x+2y=10 \\ 2x-y=-8 \end{cases}$
Résoudre graphiquement ce système en appliquant la méthode vue dans l'exercice 29.

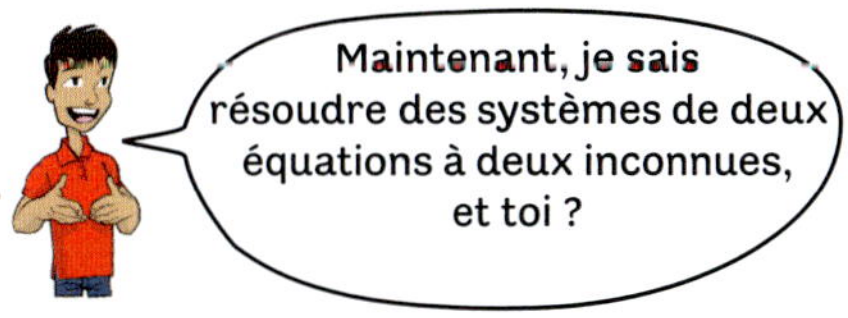

Résoudre des problèmes

31 Voici un énoncé :
À la boulangerie, Anatole achète 2 croissants et 3 pains au chocolat : il paie 4,35 €. Béatrice achète 3 croissants et 1 pain au chocolat et paie 3,20 €. Quel est le prix d'un croissant ? Quel est le prix d'un pain au chocolat ?
Soit x le prix d'un croissant et y le prix d'un pain au chocolat. ■
a) Écrire en fonction de x et y la dépense d'Anatole. En déduire une équation d'inconnues x et y.
b) Écrire en fonction de x et y la dépense de Béatrice. En déduire une équation d'inconnues x et y.
c) Résoudre le problème.

32 Une pièce de 2 € pèse 8,5 g et une pièce de 1 € pèse 7,5 g. Un tas de pièces de 2 € et de 1 € pèse 202,50 g pour un montant de 40 €. Combien y a-t-il de pièces de 2 € et de pièces de 1 € dans ce tas ?

33 La différence de deux nombres est 14 et leur somme est 56.
Quels sont ces deux nombres ?

34 Un train est constitué, à l'aller, de deux locomotives identiques et de dix wagons-citernes du même modèle. Ce train mesure alors 152 m de long.
Après avoir vidé le contenu de tous les wagons-citernes, on décroche une locomotive et on ajoute deux wagons-citernes vides.
Après ces changements, le train ainsi constitué mesure 160 m de long.
On cherche la longueur x d'une locomotive et la longueur y d'un wagon-citerne.
a) Écrire un système de deux équations à deux inconnues représentant la situation.
b) Résoudre le système :
$$\begin{cases} x+5y=76 \\ x+12y=160 \end{cases}$$
c) En déduire la longueur en mètre d'une locomotive et celle d'un wagon-citerne.

Brevet, Asie, juin 2009.

TRIANGLE INFO *métier*

Agent SNCF

Les métiers à la SNCF sont très nombreux : conducteur de train, contrôleur, commercial en gare, technicien de maintenance électrique, opérateur logistique...
Généralement, pour être recruté pour un de ces métiers, on passe par quatre étapes :
– Déposer un dossier de candidature en se connectant sur le site : https://www.emploi.sncf.com/
– Si la candidature est retenue, on passe des tests psychotechniques, on assiste à une présentation du métier et en fin de séance on doit répondre sur feuille à deux questions : « *Qu'avez-vous retenu de ce métier ?* » et « *Pourquoi êtes-vous fait pour ce métier ?* ».
– Si la candidature continue d'être retenue, on passe un entretien avec un psychologue du travail et un chargé de recrutement.
– Si on réussit cette étape, alors on passe une visite médicale avant le recrutement dans un centre de formation.
Le temps de formation pour devenir « conducteur de train » est de 11 mois.

35 Dans une classe de 24 élèves, le professeur d'EPS répartit ses élèves en deux ateliers : un atelier de saut en hauteur et un atelier de saut en longueur. Au bout de 30 minutes, il demande à deux élèves de l'atelier saut en hauteur de passer au saut en longueur. À ce moment, il y a deux fois plus d'élèves à l'atelier saut en longueur qu'à l'atelier saut en hauteur.
Combien y avait-il d'élèves au début dans l'atelier saut en hauteur, dans l'atelier saut en longueur ?

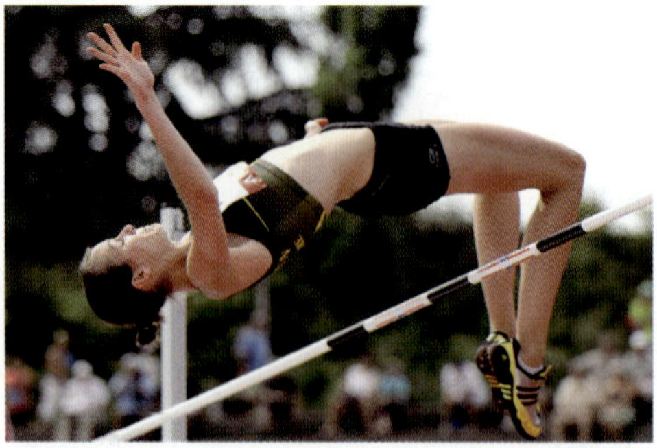

36 En utilisant les informations figurant sur le dessin (toutes les mesures sont exprimées en centimètre) et sachant que le quadrilatère ABED a un périmètre de 78 cm, calculer DA et EB.

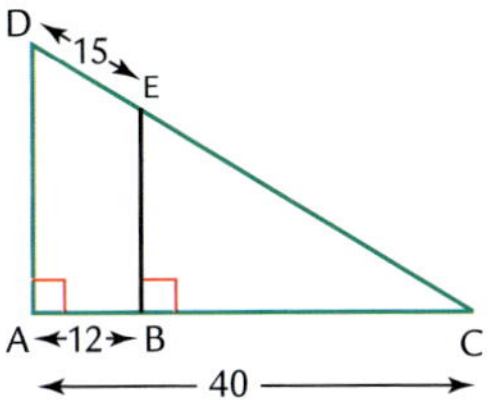

37 En utilisant les informations de la figure et sachant que le périmètre de BEDC est de 17,5 cm, calculer BE et CD.

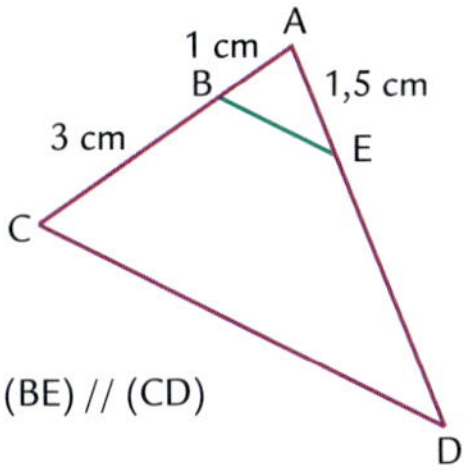

38 Une fonction affine f a une représentation graphique qui passe par les points A (3 ; – 1) et B (2 ; 2).

a) f est affine donc de la forme $x \to ax+b$
Écrire une équation qui traduit le fait que A appartient à la représentation de f.
b) Faire de même pour B.
c) Résoudre le système obtenu.
d) Quelle est l'expression algébrique de f ?

39 Avec un tableur

Fiches logiciels

Voici un énoncé.

Une enseignante achète 13 albums de littérature de jeunesse pour sa classe. Elle choisit des albums à 8 € et d'autres à 13 € pour une dépense totale de 109 €. Combien a-t-elle acheté d'albums de chaque type ?

Estelle voudrait résoudre ce problème, mais elle ne connaît pas les méthodes de résolution d'un système. Par contre, elle dispose d'un tableur.

Voici comment elle peut procéder.

a) (1) Avec un tableur, remplir le tableau.

	A	B	C	D	E
1	Nombre d'albums à 8 €	Prix total des albums à 8 €	Nombre d'albums à 13 €	Prix total des albums à 13 €	Prix total
2	0				

(2) Comment compléter ce tableau pour obtenir la solution de ce système ?
b) Résoudre algébriquement ce problème.
c) Quelle est la limite de cette méthode de résolution d'un système avec un tableur ?

40 Avec un logiciel de géométrie

Fiches logiciels

On considère le système : $\begin{cases} 2x+y=3 \\ 3x-y=7 \end{cases}$

a) Soit $f : x \to 3-2x$ et $g : x \to 3x-7$
Représenter f et g dans un repère.
b) Lire une solution du système.
c) Vérifier si cette solution est bien la solution du système.

Devoirs maison

41 Thomas et Laura collectionnent les timbres. S'ils mettent leurs timbres en commun, ils obtiennent 300 timbres. Si Thomas en donne 30 à Laura, alors il en aura exactement deux fois plus qu'elle.
Combien Thomas a-t-il de timbres ?

42 Sur la figure :
AB = 4 cm,
AD = 6 cm,
DC = 8 cm.

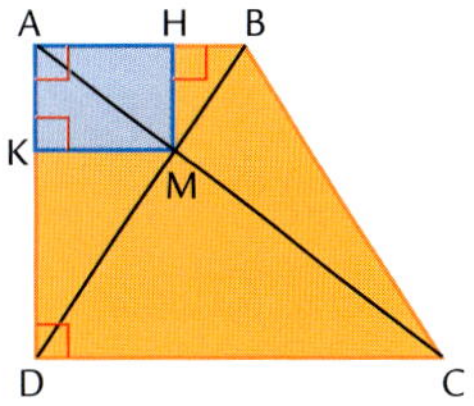

a) Démontrer que AHMK est un rectangle.
b) On pose x = HM et y = MK (en cm).
En utilisant deux fois le théorème de Thalès, trouver deux équations d'inconnues x et y.
c) Calculer le périmètre du rectangle AHMK.

Tâches complexes

SOCLE

43 Raisonner, argumenter, démontrer

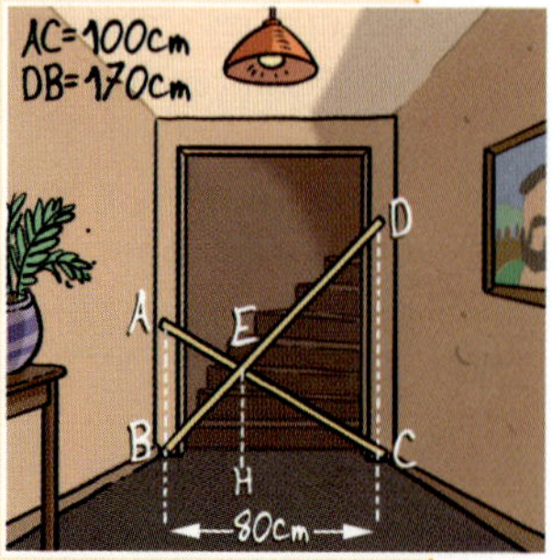

SITUATION

Pour éviter que leur petite sœur ne monte dans les escaliers et risque de tomber, Lucas et Théo décident de placer deux barres en bas de cet escalier.
Une des barres mesure 100 cm de long et l'autre 170 cm de long. L'escalier a une largeur de 80 cm. Lucas estime que les deux barres se couperont à moins de 45 cm de hauteur. Théo en doute !

CONSIGNE

Rédiger un texte présentant deux méthodes pour résoudre ce problème. Argumenter.

44 Rechercher l'information utile

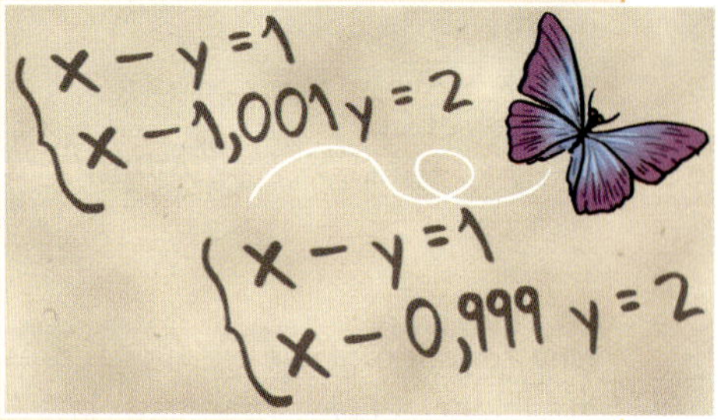

CONSIGNE

a) Que signifie « l'effet papillon » ? Rechercher l'information sur internet.

b) Résoudre ces deux systèmes :

(1) $\begin{cases} x-y=1 \\ x-1{,}001y=2 \end{cases}$ (2) $\begin{cases} x-y=1 \\ x-0{,}999y=2 \end{cases}$

c) En quoi ces deux systèmes peuvent-ils illustrer ce qu'on appelle « l'effet papillon » ?

45 Extraire, organiser l'information utile et appliquer des consignes

SITUATION

Méthode de la fausse position

Dès l'Antiquité, en Égypte ou en Chine, on utilisait une méthode dite « de la fausse position » pour résoudre certains problèmes à deux inconnues (alors qu'on ne connaissait pas les notations algébriques).

Application de la méthode de la fausse position sur un problème.
Un groupe de 27 personnes va au théâtre. Les adultes paient 45 € et les enfants paient moitié prix. Leur dépense totale s'élève à 877,50 €. On veut connaître le nombre d'adultes et le nombre d'enfants de ce groupe.
Pour appliquer cette méthode, on suppose, par exemple, qu'il y a 27 enfants et aucun adulte. On obtient alors une somme totale de 607,50 € ($27 \times 22{,}50$). Il manque donc 270 €. Or, un adulte de plus entraîne un enfant de moins, ce qui augmente la dépense de 22,50 € par rapport à notre hypothèse de départ ($45 - 22{,}50$). Or, $270 \div 22{,}50 = 12$. Il y a donc 12 adultes et 15 enfants.

CONSIGNE

a) Appliquer cette méthode au problème suivant.
À la braderie de son village, Laure a gagné 26 € en revendant des jeux de société dont elle ne se servait plus. Elle a empoché 21 pièces, uniquement des pièces de 1 € et des pièces de 0,20 €. Combien a-t-elle de pièces de 1 € ? De pièces de 0,20 € ?

b) Vérifier le résultat trouvé.

Pour approfondir

46 Trouver la fraction qui vérifie les conditions suivantes :
- la somme du numérateur et du dénominateur est égale à 27,
- si on ajoute 3 au numérateur et au dénominateur on obtient une fraction égale à $\frac{5}{6}$.

47 Trouver x et y de telle façon que chaque nombre du tableau soit la moyenne des deux nombres qui l'entourent.

20	x	y	5

48 Je dispose de deux types de cubes : des cubes de 3 cm d'arête et des cubes de 7 cm d'arête. En les alignant, j'obtiens une ligne de 5,2 m. Il me faut 10 L d'eau pour les remplir.
Combien ai-je de cubes ?

49 ***Théâtre***
Eugénie : « Rodolphe, je ne peux me marier avec vous. Vous êtes trois fois plus âgé que moi ! »
Rodolphe : « Et si j'étais simplement deux fois plus âgé que vous ? »
Eugénie : « Dans ce cas j'accepterais. »
Rodolphe pense : « Nous aurons alors 102 ans à nous deux ! »
Quel est l'âge actuel de Rodolphe ?

D'après Rallye Mathématique, Maine-et-Loire

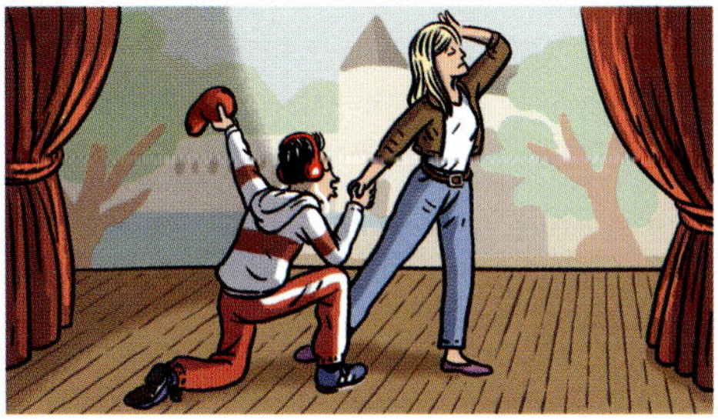

50 Adrien invite ses camarades. Il partage une tarte en parts égales. Chaque enfant (y compris Adrien) reçoit une part. Si Adrien mange en plus les parts qui restent, il aura cinq fois plus de tarte que chacun de ses camarades.
S'il avait fait cinq parts de plus, chaque enfant aurait eu deux parts.
Quel est le nombre d'enfants au total ?

D'après Rallye mathématique de Lorraine

51 ***En physique***
Une personne est propriétaire d'un bijou qu'elle souhaite vendre. Elle annonce qu'il est entièrement en or. Un acheteur potentiel soupçonne que ce bijou soit composé d'or et d'argent.
a) Cet acheteur dispose d'eau, d'un verre gradué, d'une balance de précision et connaît les masses volumiques de l'or et de l'argent. Expliquer comment il peut procéder pour vérifier que ce bijou contienne uniquement de l'or.
b) Le bijou est en réalité composé d'or et d'argent, il pèse 394,5 g et a un volume de 25 cm^3. Quel est le volume d'or et d'argent contenu dans ce bijou ?

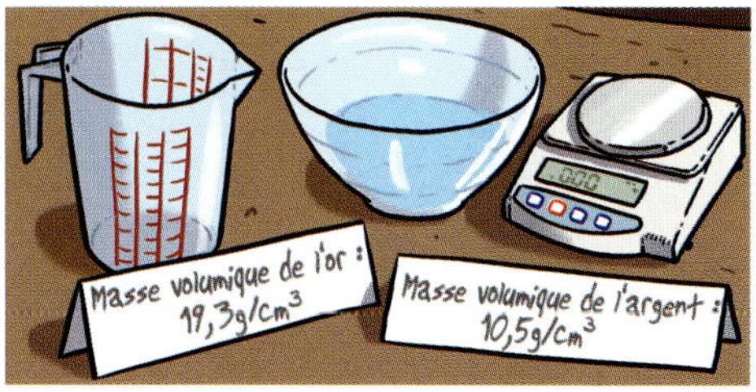

52 Au rugby, un essai transformé rapporte 7 points, un essai non transformé 5 points et une pénalité 3 points.
a) Une équipe a marqué deux essais transformés, trois non transformés et deux pénalités. Combien a-t-elle marqué de points ?
b) Lors de la coupe du monde 2011, la France à gagné 47 à 11 contre le Japon. Elle a marqué 9 essais ou pénalités. Parmi les essais marqués, seuls deux ont été transformés. Combien a-t-elle marqué d'essais ? Combien a-t-elle marqué de pénalités ?

53 Compléter cette facture adressée au collège.

Désignation	Nombre	PU TTC	Prix TTC
Calculatrice TEXO HD	124	?	?
Calculatrice CASIAS UT	253	?	?
Réduction sur une calculatrice TEXO		– 15 %	?
Réduction sur une calculatrice CASIAS		– 20 %	?
Réduction totale			1 135,10
Prix net à payer			5 082,90

Résoudre des systèmes

54 QCM Noter la (les) bonne(s) réponse(s).

Le système $\begin{cases} 3x+y=8 \\ 2x-4y=10 \end{cases}$ a pour solution

1 (2 ; 2) 2 (3 ; – 1) 3 (0 ; 8)

55 Résoudre ces systèmes par addition.

a) $\begin{cases} 2x+3y=-1 \\ 4x+2y=10 \end{cases}$ **b)** $\begin{cases} 3(x-2)+2y=0 \\ -2x-3(y+1)=-8 \end{cases}$

56 Résoudre ce système par substitution.

$\begin{cases} 3a+3b=9 \\ 2a+b=1 \end{cases}$

57 Résoudre les systèmes par la méthode de votre choix.

a) $\begin{cases} 2x+2y=2 \\ 3x+y=7 \end{cases}$ **b)** $\begin{cases} 7(x+y)-6=50 \\ 2x-(y+1)=-3x-3 \end{cases}$

c) $\begin{cases} 4(x-2)-y=-11 \\ 2x-y=(-x+y)-11 \end{cases}$

58 QCM Noter la (les) bonne(s) réponse(s).

Ce graphique sert à résoudre le système :

1 $\begin{cases} x-y=-5 \\ 3x+y=1 \end{cases}$

2 $\begin{cases} 2x+y=-2 \\ x+y=5 \end{cases}$

3 $\begin{cases} x-y=-5 \\ 2x+y=2 \end{cases}$

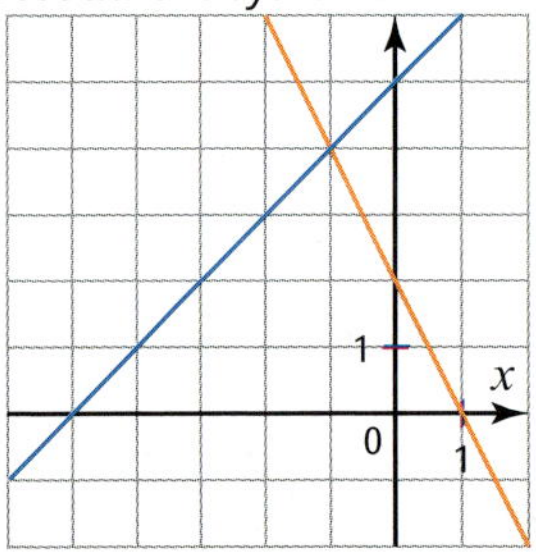

Résoudre des problèmes

59 **a)** Résoudre le système : $\begin{cases} x+y=45 \\ 3x+5y=163 \end{cases}$

b) Une entreprise artisanale fabrique deux types d'objets en bois, notés A et B.
Un objet de type A nécessite 3 kg de bois et un objet de type B nécessite 5 kg de bois.
Pendant une journée, l'entreprise a utilisé 163 kg de bois pour fabriquer 45 objets.
Déterminer le nombre d'objets réalisés pour chaque type.

Brevet, Pondichéry, mai 2008

60 Sur la plage, Léane vend deux types de cornets de glace :
– des cornets à une boule qu'elle vend 1,20 € pièce,
– des cornets à deux boules qu'elle vend 2,10 € l'un.
À la fin de la journée, elle a vendu 160 cornets et sa recette est de 277,50 €.
Combien a-t-elle vendu de cornets à une boule et de cornets à deux boules ?

61 Pour son anniversaire, Estelle invite 23 amis en début d'après-midi. En fin d'après-midi, parmi les invités, 4 filles s'en vont et 3 garçons rejoignent le groupe. À ce moment-là, il y a autant d'invités filles que d'invités garçons.
Combien y avait-il de filles et de garçons invités en début d'après-midi ?

62 Compléter cet extrait de classement de la Ligue 1 de football à l'issue de la 6e journée de la saison 2011/2012.

	Club	Points	Gagné [1]	Perdu	Nul
1	Lyon	14	?	0	?
⋮	⋮	⋮	⋮	⋮	⋮

Tous les clubs ont joué le même nombre de matchs.

Un match gagné rapporte 3 points, un perdu 0 point et un nul 1 point.

[1] Nombre de matchs gagnés

63 Le trapèze ci-dessous a une aire de 25 cm² et on sait que CD mesure 8 cm de plus que AB (les mesures sont exprimées en cm).
Calculer AB et CD.

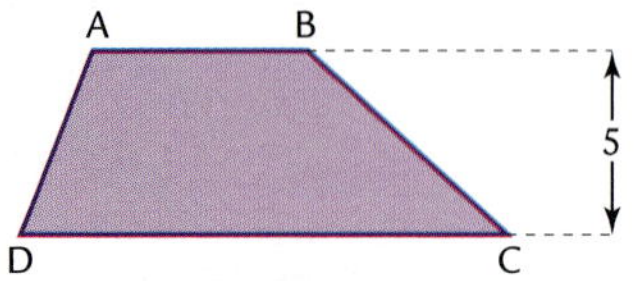

64 Une fonction affine f a une représentation graphique qui passe par les points G (– 1 ; 9) et H (2 ; – 2).
Déterminer l'expression algébrique de f.

Tâches complexes

65 Présenter la démarche suivie

SITUATION

Trouver tous les couples de nombres entiers positifs dont le produit de la somme par la différence est égale à 21.

CONSIGNE

Pour cet exercice, il est demandé de raconter en détail sa recherche, de décrire ses essais, de noter ce qu'on a pensé, même si cela ne conduit pas à la solution correcte.

66 Pratiquer une démarche expérimentale

SITUATION

Laurie passe un examen qui contient une épreuve de mathématiques de coefficient 3 et une épreuve de français de coefficient 2.

Quelles notes sur 20 peut-elle avoir en mathématiques et en français pour avoir juste la moyenne sachant que les notes sont forcément des nombres entiers ?

CONSIGNE

Rédiger un texte présentant la (les) solution(s).

67 Extraire et organiser l'information utile

SITUATION

Corinne souhaite installer des meubles bas contre la totalité du mur nord de sa cuisine. Elle choisit de ne mettre que des meubles présentés ci-dessous. Elle a un budget maximum de 500 €.

Extrait de plan de la cuisine.

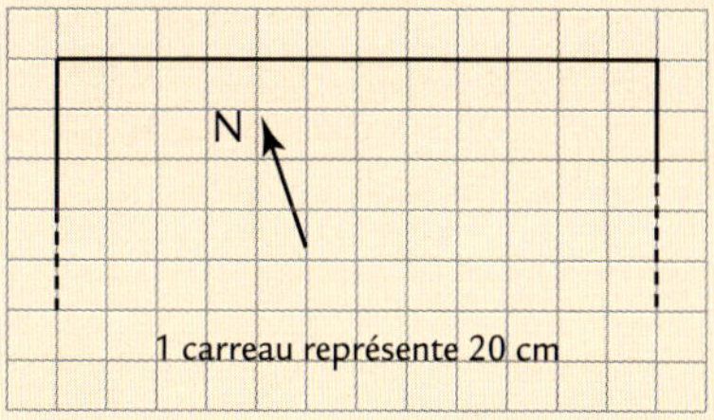

Meuble bas une porte.
Hauteur : 86 cm.
Longueur : 40 cm.
Profondeur : 60 cm.

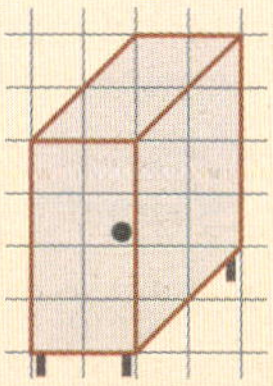

Meuble bas deux portes.
Hauteur : 86 m.
Longueur : 60 m.
Profondeur : 60 m.

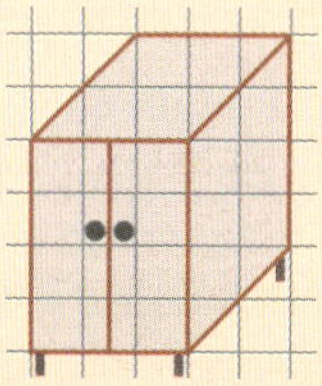

Deux exemples d'assemblages et leur prix. On peut bien sûr constituer d'autres assemblages.

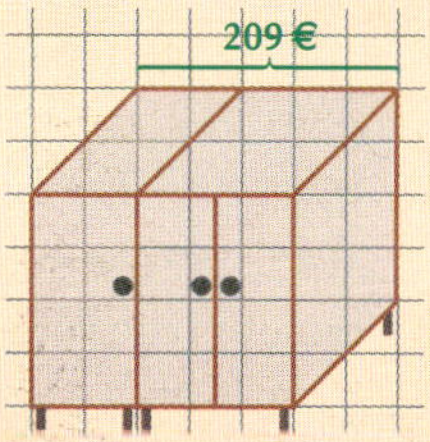

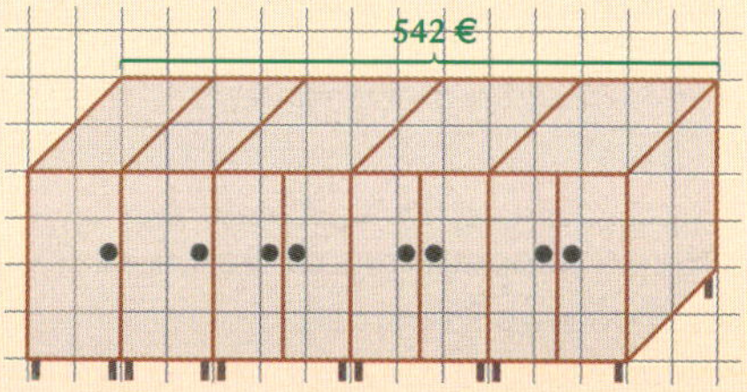

CONSIGNE

En utilisant les informations, préciser ce que Corinne peut acheter.
Si vous n'arrivez pas à la solution, décrivez les idées que vous avez eues.

Je prépare le brevet

68 Brevet *Étranger Nord, 2008.*

a) Résoudre le système suivant :

$$\begin{cases} 5x+4y=88 \\ x+2y=26 \end{cases}$$

b) Dans une grande surface, les DVD et les CD sont en promotion.
Les DVD coûtent tous le même prix. Les CD coûtent tous le même prix.
Paul achète 5 DVD et 4 CD pour 88 €.
Louis achète un DVD et 2 CD. Il paie 26 €.
Quel est le prix d'un DVD ?
Quel est le prix d'un CD ?

69 Brevet *Polynésie, juin 2007.*

a) Résoudre le système : $\begin{cases} 25x+12y=380 \\ x+y=23 \end{cases}$

b) Une pharmacie a commandé des bouteilles de 25 cL de jus de Noni et de 12 cL de Monoï de Tahiti. Cette commande a été livrée dans un carton contenant 23 bouteilles correspondant à un volume total de liquide de 380 cL.
Combien de bouteilles de jus de Noni a-t-elle reçu ?
Combien de bouteilles de Monoï de Tahiti a-t-elle reçu ?

70 Brevet *Centre étranger, juin 2007.*

a) Résoudre le système : $\begin{cases} 2x+3y=27 \\ 4x+y=24 \end{cases}$

b) On considère un parallélépipède rectangle. Si on prend le double de sa largeur et que l'on ajoute le triple de sa longueur, on trouve 27 cm. Si on prend le quadruple de sa largeur et que l'on ajoute sa longueur, on trouve 24 cm.
Déterminer la largeur et la longueur de ce parallélépipède rectangle.

c) Sachant que le volume du parallélépipède rectangle est 54 cm^3, déterminer sa hauteur.

71 Brevet *Métropole, 2008.*

Pour 6 kilogrammes de vernis et 4 litres de cire, on paie 95 euros.
Pour 3 kilogrammes de vernis et 3 litres de cire, on paie 55,50 euros.
Quels sont les prix du kilogramme de vernis et du litre de cire ? Justifier.

72 Brevet *Asie, juin 2010.*

Dans un magasin, tous les articles d'une même catégorie sont au même prix.
Pierre et Clothilde décident d'y acheter des DVD et des bandes dessinées.
Ils possèdent chacun 75 €. Pierre achète un DVD et quatre bandes dessinées ; il lui reste 14,50 €.
Clothilde dépense 73,50 € pour l'achat de deux DVD et trois bandes dessinées.
Calculer le prix de chaque article.

73 Brevet *Liban, 2008.*

Au moment des fêtes de Noël, un client achète six boules et une guirlande dans un grand magasin. Il paie 18,40 €.
Le client suivant possède une carte de fidélité de ce magasin lui donnant droit à une réduction de 20 % sur tous les articles. Il achète cinq boules et cinq guirlandes. En présentant sa carte de fidélité à la caisse, il paie alors 25,60 €.
Le problème est de retrouver le prix d'une boule et d'une guirlande.

a) En considérant l'achat du premier client, expliquer ce que représentent x et y quand on écrit l'équation : $6x + y = 18{,}40$.
Préciser l'unité de x et de y.

b) (1) Expliquer pourquoi appliquer une réduction de 20 % revient à multiplier ce prix par 0,8.
(2) En considérant l'achat du deuxième client, quelle équation peut-on écrire ?
Montrer que celle-ci peut se mettre sous la forme : $x + y = 6{,}40$.

c) Résoudre le système : $\begin{cases} 6x+y=18{,}40 \\ x+y=6{,}40 \end{cases}$

d) Donner le prix d'une boule et celui d'une guirlande.

74 Brevet *Pondichéry, avril 2009.*

a) -2 est-il solution de l'inéquation : $3x + 12 < 4 - 2x$? Justifier.

b) -2 est-il solution de l'équation : $(x - 2)(2x + 1) = 0$? Justifier.

c) -2 est-il solution de l'équation : $x^3 + 8 = 0$? Justifier.

d) Le couple $(-2 ; 1)$ est-il solution du système : $\begin{cases} 2x+3y=-1 \\ x+5y=3 \end{cases}$? Justifier.

Chapitre 7

Fonctions linéaires et fonctions affines

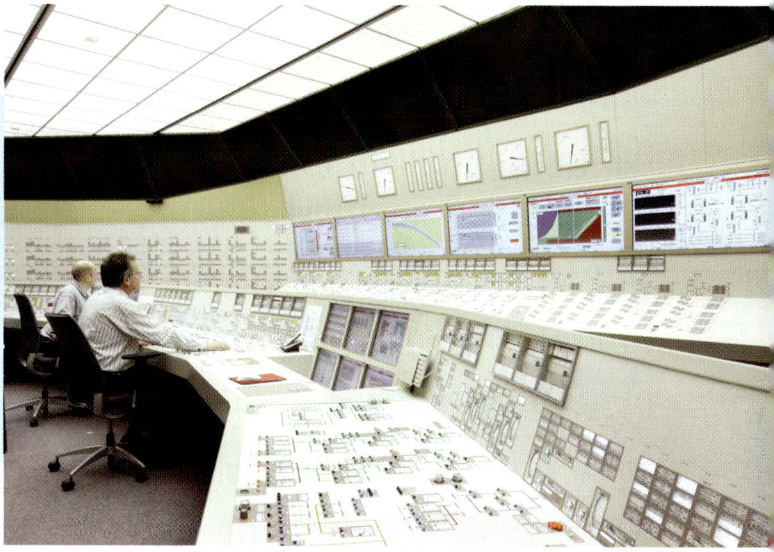

Les fonctions : des outils puissants
Le mot « fonction » a de multiples sens dans le langage commun (fonction de nutrition, fonction de reproduction, fonction publique...). En mathématiques, les fonctions sont des outils très puissants dans la mesure où elles permettent de résoudre de nombreux problèmes, en particulier des problèmes d'optimisation (trouver le maximum ou le minimum d'une grandeur). Cet outil permet aussi de résoudre des équations en physique, en astronomie...

PRÉREQUIS

1 Utiliser le vocabulaire abscisse, ordonnée, savoir placer des points dans un repère ou lire les coordonnées de points donnés dans un repère. SOCLE

2 Reconnaître une situation de proportionnalité à partir d'un graphique. SOCLE

OBJECTIFS

1 Déterminer l'image d'un nombre par une fonction donnée par une formule, un tableau de nombres, une courbe.
Déterminer l'antécédent d'un nombre par une fonction donnée par un tableau de nombres ou une courbe.

2 Reconnaître, utiliser, déterminer une fonction linéaire (donnée par une situation de proportionnalité, son expression algébrique, sa courbe).

3 Reconnaître, utiliser, déterminer une fonction affine (donnée par une situation, son expression algébrique, sa courbe).

4 Résoudre des problèmes se modélisant par une fonction.

LIVRET DE COMPÉTENCES

Compétence 3 : Les principaux éléments de mathématiques et la culture scientifique et technologique
- Pratiquer une démarche scientifique, résoudre des problèmes. → Exercices 76, 97.
- Savoir utiliser des connaissances et des compétences mathématiques : Reconnaître des situations de proportionnalité, utiliser des tableaux, des graphiques. → Exercices balisés « Socle ».

Compétence 4 : La maîtrise des techniques usuelles de l'information et de la communication
- S'approprier un environnement informatique de travail. → Exercices 11, 35, 36, 72, 73, 74.

Je fais le point sur mes connaissances

Pour réactiver mes connaissances

SOCLE

1. Lire l'abscisse et l'ordonnée d'un point

Rappel 29 p. 309

Exercices 7 à 11 p. 133

a) (1) Quelles sont les coordonnées des points A, B, C, D, E et F représentés dans le repère ci-contre ?

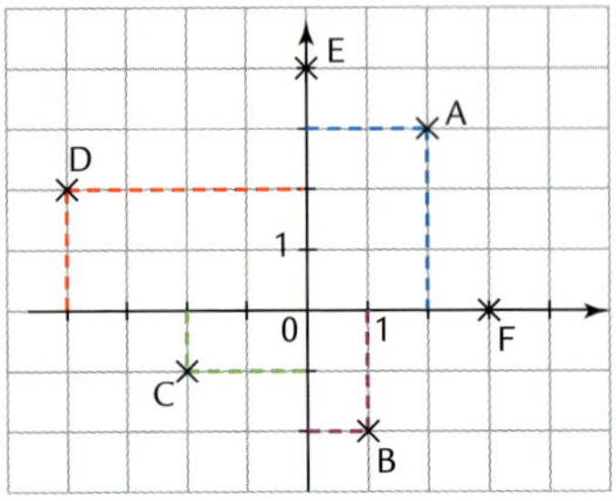

(2) Placer dans un repère les points :
M(5 ; 3), N(– 2 ; 4), P(– 4 ; – 1),
Q(3 ; – 4), R(0 ; 2), S(– 3 ; 0).

(3) À partir du point M(5 ; 3), compléter les phrases suivantes en utilisant les expressions « est l'abscisse », « est l'ordonnée » et « sont les coordonnées ».

- 3 ... du point M.
- (5 ; 3) ... du point M.
- 5 ... du point M.

(4) En s'inspirant de la question (3), faire de même avec les points A, F et E représentés dans le repère de la question (1).

b) Avec un logiciel de géométrie.

Fiches logiciels

(1) Ouvrir une feuille de travail, faire apparaître un repère.
(2) Placer dans ce repère les points O(0 ; 0), A(2 ; 3) et B(– 1 ; – 1,5)
(3) Tracer la droite (OA). Quelle constatation peut-on faire ?
(4) Placer un point M sur la droite (OA). Lire ses coordonnées. Déplacer ce point. Quelle relation semble-t-il y avoir entre l'ordonnée et l'abscisse de ces points ?

SOCLE

2. Lier proportionnalité et alignement

Rappel 15 p. 303

Exercices 12 et 13 p. 133

On a représenté, sur un graphique, les tarifs de deux instituts de mise en forme en fonction du nombre de séances.

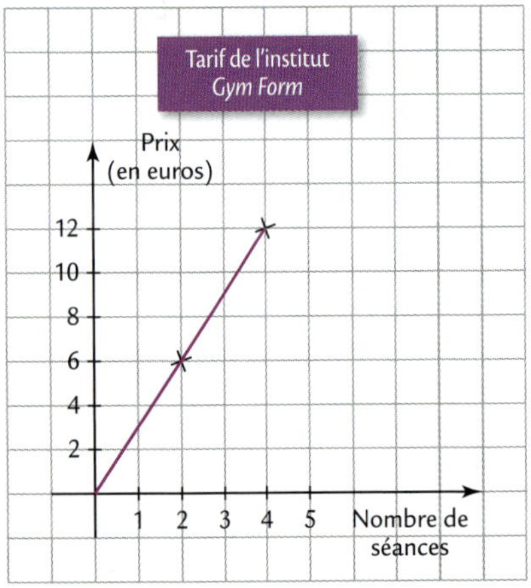

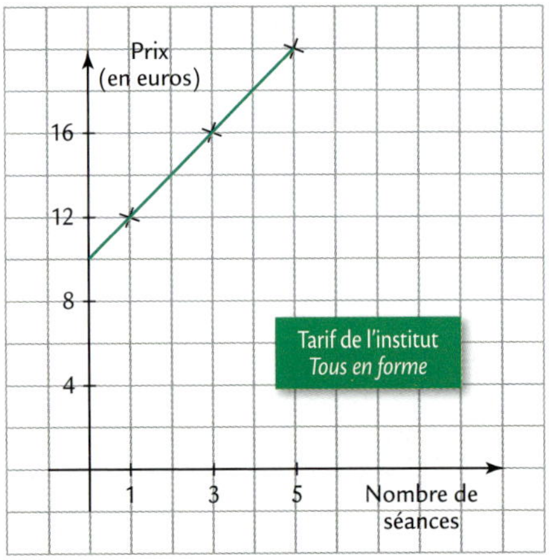

a) Dans chacun de ces cas, préciser s'il y a proportionnalité entre le nombre de séances et leur prix.

b) Un client ne comprend pas le graphique présentant le tarif de l'institut *Gym Form*. Expliquer en une phrase comment est établi le calcul du prix à payer en fonction du nombre de séances.

c) Même question pour le tarif de l'institut *Tous en forme*.

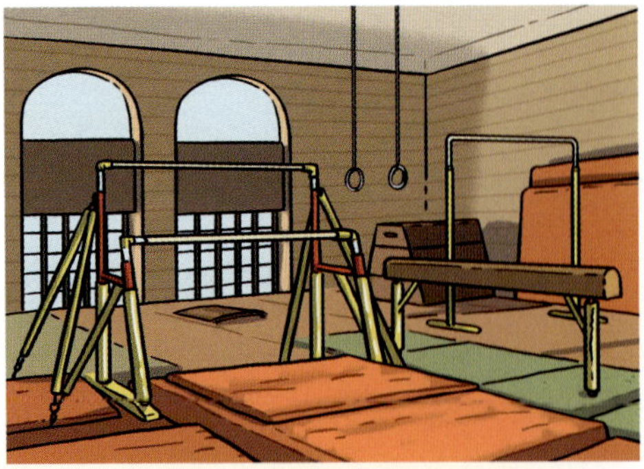

Activités

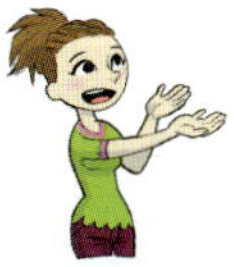

Dans ce chapitre, j'apprends à :

- Déterminer l'image, l'antécédent d'un nombre par une fonction
- Reconnaître, utiliser, déterminer une fonction linéaire
- Reconnaître, utiliser, déterminer une fonction affine
- Résoudre des problèmes

Déterminer l'image, l'antécédent d'un nombre par une fonction

1. Fonction et expression algébrique

Jérôme, moniteur d'un groupe de cinq enfants, veut leur aménager au bord d'un lac une zone de baignade rectangulaire. Il dispose pour cela de 21 m de corde sur laquelle sont réparties des petites bouées.

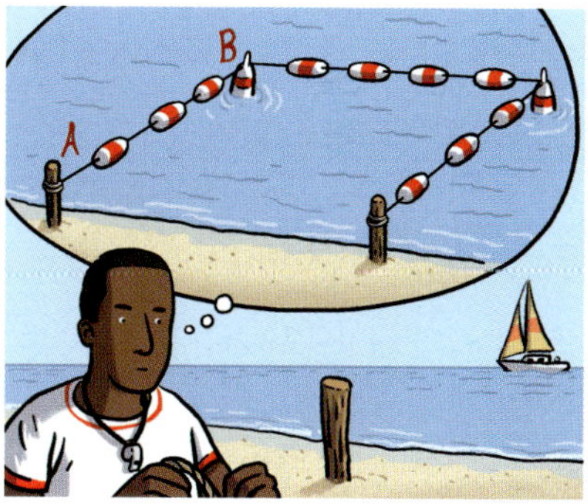

Il a placé un premier piquet en A. Il hésite maintenant sur l'emplacement du piquet B. En effet, il se demande si l'aire de la zone de baignade est toujours la même quelle que soit la distance AB.

a) (1) L'aire de la zone de baignade est-elle toujours la même quelle que soit la distance AB ? Faire un pronostic.

(2) Vérifier le pronostic en calculant l'aire pour AB = 2 m, puis pour AB = 3 m.

b) Jérôme veut que les enfants aient le plus de place possible pour se baigner. Pour cela, il pose AB = x (en m) et il écrit l'aire de la zone de baignade en fonction de x (x positif).

(1) Écrire cette formule.

(2) Contrôler si cette formule donne bien l'aire de la zone de baignade quand x vaut 2 m puis quand x vaut 3 m.

2. Vocabulaire : image et antécédent

▶ Exercices 14 à 20 p. 134

En utilisant les notations et le vocabulaire de la Connaissance 1 a) p. 129, on désigne par f la fonction qui à x associe l'aire de la zone de baignade de l'activité 1.

a) En utilisant le travail fait dans cette activité, compléter :

(1) $f : x \rightarrow$ ... (2) $f(x) =$ ... (3) $f(2) =$ ... (4) $f(3) =$ ...

b) (1) Calculer $f(6)$.

(2) Déterminer l'antécédent de 45 par f.

(3) Calculer l'image de 7 par f.

Connaissance 1 a) p. 129

Suite de l'activité 1

3. Fonction et tableau de nombres

▶ Exercices 21 à 24 p. 134

Pour déterminer la valeur de x pour laquelle l'aire est maximale, Jérôme a utilisé un tableur-grapheur. Il place sur la première ligne des valeurs de x et sur la deuxième les valeurs correspondantes de l'aire. Une valeur est effacée.

	A	B	C	D	E	F	G	H	I	J	K
1	x	1	2	3	4	5	6	7	8	9	10
2	$f(x)$	19	34	45	52	55	54	49	...	27	10

a) Utiliser les valeurs indiquées par le tableur pour compléter :

(1) $f(4) =$ ... (2) $f($...$) = 55$.

(3) L'image de 6 est ... (4) L'antécédent de 49 est ...

b) Calculer la valeur de l'aire pour $x = 8$.

c) Quelle est la valeur maximum de l'aire lue dans le tableau ?

Connaissance 1 b) p. 129

Pour quelle valeur de x est-elle trouvée ? Est-on sûr que c'est la plus grande valeur possible de l'aire, quelle que soit la valeur de x ?

Suite et fin de l'activité 1.

4. Fonction et représentation graphique

▶ Exercices 25 à 28 p. 135

Jérôme a fait afficher, à l'aide du tableur, la courbe représentant la fonction f qui à x (en m) fait correspondre l'aire de l'enclos.

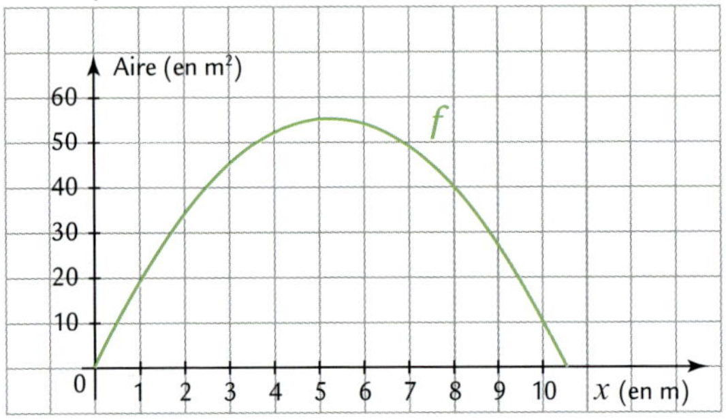

a) Quel lien y a-t-il entre cette courbe et le tableau de nombres de l'activité 3 ?

b) Lire sur le graphique et compléter : (1) $f(2{,}5) =$ ... (2) $f($...$) = 34$

Connaissance 1 c) p. 129

c) Lire sur le graphique l'image de 3,3 puis le(s) antécédent(s) de 45.

d) Lire sur le graphique quelle semble être la valeur maximum de l'aire.
Est-on sûr que c'est le maximum quelle que soit la valeur de x ?

5. Expression algébrique, tableau, formule

▶ Exercices 29 à 33 p. 135

Soit la fonction g qui à la longueur x (en cm) du côté d'un carré associe son aire.

a) Compléter : $g : x \to$ ...

b) Compléter le tableau.

x	0	1	2	3	4
$g(x)$	...	...	...	...	...

c) Dans un repère, représenter la fonction g.

d) Lire sur le graphique quelle semble être la valeur de l'aire quand le côté du carré vaut 2,5 cm.

e) Calculer l'aire pour $x = 2{,}5$ cm.

Retrouve-t-on les résultats de la question d) ?

6. Avec une calculatrice

▶ Exercice 34 p. 136

On considère la fonction $f : x \longrightarrow 4x^2 - 5$

Compléter le tableau avec une calculatrice.

x	1	2	3	4	5	6
$f(x)$	...	...	...	...	...	...

7. Avec un tableur ou un logiciel de géométrie

▶ Exercices 35 et 36 p. 136

Fiches logiciels

Fiches méthodes logiciels p. 310

On considère les rectangles de périmètre 12 cm.

a) Ont-ils tous la même aire ?

b) Soit x (en cm), une dimension d'un de ces rectangles. x est donc compris entre 0 cm et 6 cm.

(1) Calculer son autre dimension en fonction de x.

(2) Calculer son aire en fonction de x.

c) Soit f la fonction qui a x associe l'aire du rectangle. Représenter à l'aide d'un tableur ou d'un logiciel de géométrie la fonction f.

d) Pour quelle valeur de x, la valeur de $f(x)$ semble être maximale ? Quelle est, pour cette valeur, la particularité du rectangle correspondant ?

Reconnaître, utiliser, déterminer une fonction linéaire

8. Proportionnalité et fonctions linéaires

▶ Exercices 37 à 41 p. 136

a) Y a-t-il proportionnalité entre le côté d'un carré et son périmètre ? Si oui, quel est le coefficient de proportionnalité ?

b) Soit p la fonction qui au côté x d'un carré associe son périmètre.

(1) Recopier et compléter : $p : x \longrightarrow$ ...

(2) Quel est le lien entre le coefficient de x et la situation de proportionnalité ?

(3) Quelle est alors la représentation graphique de cette fonction ?

(4) Représenter, dans un repère, la fonction p en faisant le moins possible de calculs.

Connaissances 2 a) et 2 b) p. 129

9. Expression algébrique d'une fonction linéaire

▶ Exercices 42 à 48 p. 136

a) Soit g une fonction linéaire telle que $g(2) = 12$.

Quelle est l'expression algébrique de g ?

b) Trouver l'expression algébrique des fonctions h et i représentées graphiquement sur la figure ①.

c) Trouver l'expression algébrique de la fonction linéaire m représentée graphiquement sur la figure ②, sans reconstruire le quadrillage manquant et sans déterminer les coordonnées de points.

Connaissance 2 c) p. 130

①

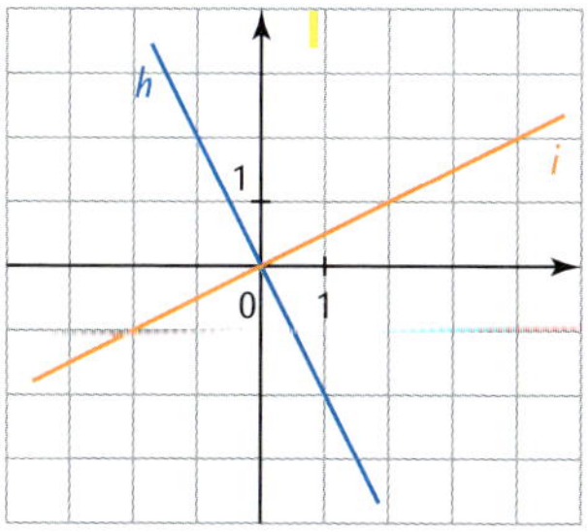

②

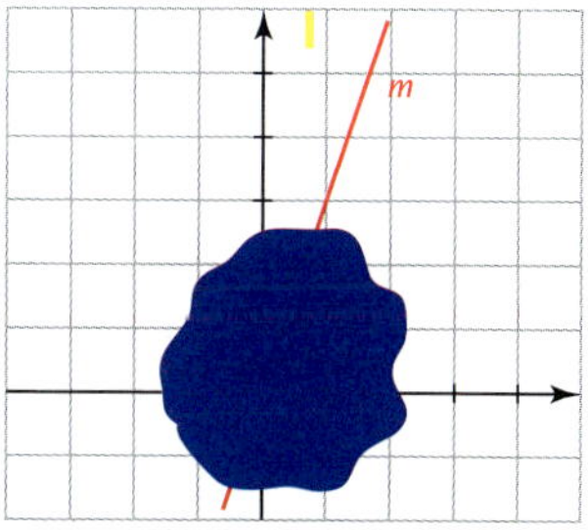

Reconnaître, utiliser, déterminer une fonction affine

10. À la découverte des fonctions affines

▶ Exercices 49 à 53 p. 137

a) Le tarif d'un site légal de téléchargement de films est :
- Abonnement annuel : 10 €.
- Prix par film téléchargé : 4 €.

Y a-t-il proportionnalité entre le nombre de films téléchargés en un an et le prix ?

b) Soit f la fonction qui au nombre x de films téléchargés associe la dépense annuelle. Compléter $f : x \rightarrow$ ...

c) Calculer $f(x)$ pour $x = 2$; $x = 5$; $x = 8$ et $x = 10$.

d) (1) Dans un repère, représenter graphiquement la fonction f : sur l'axe des abscisses (1 cm pour un film) et sur l'axe des ordonnées (1 cm pour 5 €).
(2) Quelle remarque peut-on faire ?

e) (1) Représenter sur le même graphique la fonction $g : x \rightarrow 4x$.
(2) Quelle remarque peut-on faire concernant les représentations de f et de g ? Pouvait-on prévoir cette remarque avant de tracer la représentation de g ?

f) (1) En reprenant les notations de la question b), compléter ce tableau.

Si on augmente le nombre de films de ...	3	5	8	10
Alors la dépense augmente de ...	...	...	...	...

Connaissances 3 a) et 3 b) p. 130

(2) Ce tableau est-il un tableau de proportionnalité ?

11. Représenter graphiquement une fonction affine

▶ Exercices 54 à 59 p. 138

a) Dans un repère, représenter graphiquement la fonction $k : x \rightarrow 3x - 1$.

b) Dans le même repère, représenter la fonction $l : x \rightarrow -2x + 5$.

Connaissance 3 c) p. 130

c) On a représenté graphiquement la fonction linéaire $g : x \rightarrow 2x$ ci-contre.

Méthode 2 p. 132

Comment peut-on, sans calcul, représenter les fonctions affines $f : x \rightarrow 2x + 3$ et $h : x \rightarrow 2x - 1$?

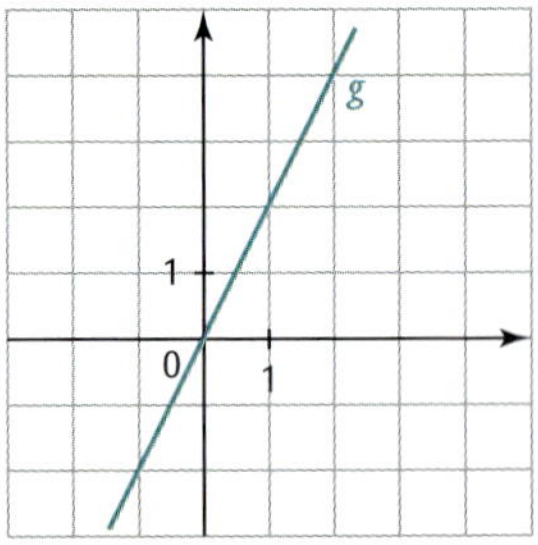

12. Expression algébrique des fonctions affines

▶ Exercices 60 à 66 p. 138

a) On considère la fonction affine $f : x \rightarrow ax + b$.
On a tracé la représentation graphique.
Sans faire de calcul, déterminer a et b.

Connaissance 3 b) p. 130

b) Utiliser la connaissance 3 b) pour déterminer l'expression algébrique de la fonction $f : x \rightarrow ax + b$ et dont la représentation graphique passe par A(3 ; 4) et B(2 , 6).

Méthode 1 p. 131.

c) Déterminer l'expression algébrique de la fonction g telle que $g(2) = 5$ et $g(3) = 6$.

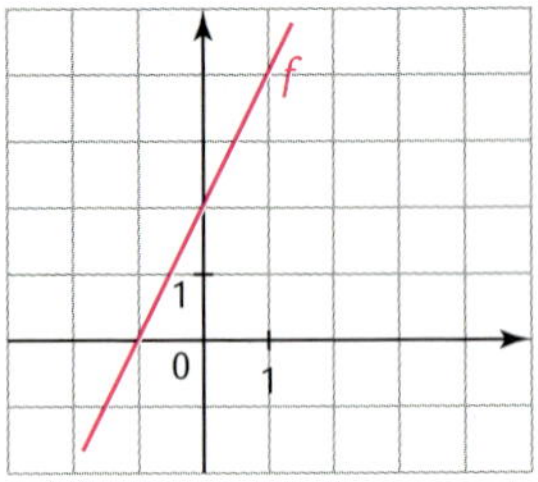

Résoudre des problèmes

13. Problèmes

▶ Exercices 67 à 71 p. 139

Connaissances

1 Notion de fonction

Exercices 14 à 36 p. 134

DÉFINITION

Le processus qui à un nombre fait correspondre un unique autre nombre s'appelle une fonction. On peut présenter une fonction sous trois formes : algébrique (expression algébrique), numérique (tableau de valeurs) ou graphique (représentation graphique).

➡ **Exemple :** Soit un rectangle de longueur $x + 2$ et de largeur x.
À chaque valeur de x correspond une valeur unique pour l'aire du rectangle.
Soit f la fonction qui à x associe l'aire du rectangle.

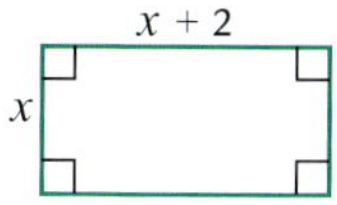

a) Expression algébrique

$f : x \rightarrow x(x + 2)$. Le nombre $x(x + 2)$ est **l'image** de x par la fonction f.
On note $f(x) = x(x + 2)$. Le nombre x est **l'antécédent** de $x(x + 2)$.

b) Tableau de valeurs

Le tableau de valeurs est formé de quelques valeurs de x et de leurs images par la fonction f.

x	**1**	**2**	3	4
$f(x)$	**3**	**8**	15	24

c) Représentation graphique

La représentation graphique de la fonction f est formée de l'ensemble des points de coordonnées $(x ; f(x))$.

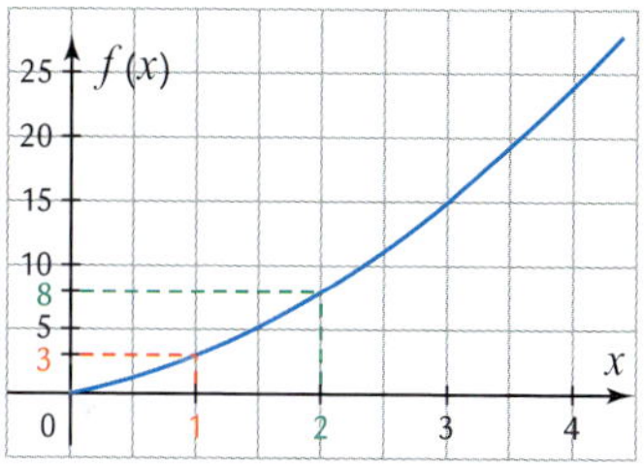

2 Fonction linéaire

Exercices 37 à 48 p. 136

a) Expression algébrique

DÉFINITION

La fonction qui à un nombre x fait correspondre le nombre ax (où a est un nombre fixé) est appelée fonction linéaire. On la note $f : x \rightarrow ax$.
L'image de x par la fonction f est le nombre ax. On a donc $f(x) = ax$.

➡ **Exemple :** La fonction qui à un nombre x fait correspondre son triple est une fonction linéaire.
On la note : $f : x \rightarrow 3x$. **L'image** de – 2 par la fonction f se note $f(-2)$. On la calcule :
$f(-2) = 3 \times (-2) = -6$. Donc l'image de – 2 par la fonction f est – 6. **L'antécédent** de – 6 est – 2.

b) Tableau de proportionnalité

PROPRIÉTÉ

Un tableau de valeurs associé à une fonction linéaire $f(x) = ax$ est un tableau de proportionnalité, car pour obtenir la deuxième ligne, on multiplie la première ligne par un nombre, toujours le même : le coefficient a.

c) Représentation graphique

PROPRIÉTÉ

La représentation graphique d'une fonction linéaire $f : x \to ax$ est une droite passant par l'origine du repère.
a s'appelle le **coefficient directeur** de la droite.

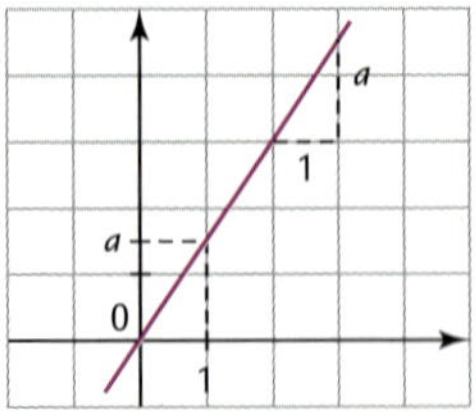

3 Fonction affine

Exercices 49 à 66 p. 137

a) Expression algébrique

PROPRIÉTÉ

La fonction qui à un nombre x fait correspondre le nombre $ax + b$ (où a et b sont des nombres fixés) est appelée **fonction affine**.
On la note $f : x \to ax + b$.
L'image de x par la fonction f est le nombre $ax + b$. On la note $f(x) = ax + b$.

➡ **Exemple :** La fonction qui à un nombre x associe « son triple augmenté de 5 » est une fonction affine.
On la note $f : x \to 3x + 5$.
L'image de 4 par la fonction f est le nombre $3 \times 4 + 5$. Donc : $f(4) = 17$.
L'image de 4 par la fonction f est 17. L'antécédent de 17 est 4.
Remarque : une fonction linéaire $f : x \to ax$ est une fonction affine particulière pour laquelle $b = 0$.

b) Proportionnalité des accroissements

PROPRIÉTÉ

Soit f une fonction affine définie par $f(x) = ax + b$.
Il y a proportionnalité entre les accroissements de $f(x)$ et les accroissements correspondants de x.

On a : $a = \dfrac{f(x_2) - f(x_1)}{x_2 - x_1}$ ⟵ $\dfrac{\text{Différence des ordonnées}}{\text{Différence des abscisses}}$ (avec $x_1 \neq x_2$)

➡ **Exemple :** Soit une fonction affine f telle que $f(3) = 8$ et $f(5) = 12$.

$a = \dfrac{f(5) - f(3)}{5 - 3} = \dfrac{12 - 8}{2} = \dfrac{4}{2}$ donc $a = 2$.

Donc $f(x) = 2x + b$. On calcule ensuite b.

c) Représentation graphique

PROPRIÉTÉ

La représentation graphique d'une fonction affine $f : x \to ax + b$ est une droite.
a s'appelle le **coefficient directeur** de la droite.
b s'appelle l'**ordonnée à l'origine** de la droite.

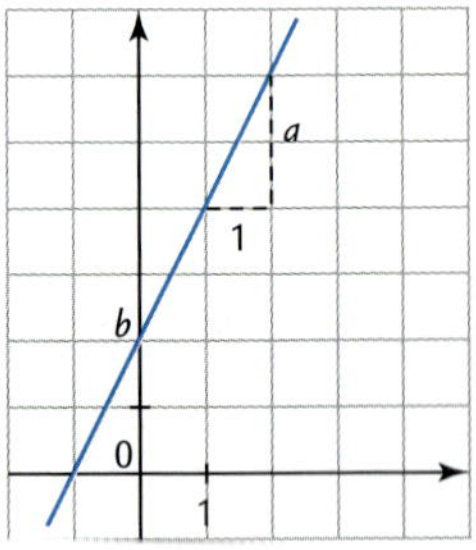

Méthodes

1. Déterminer l'expression algébrique d'une fonction affine

Méthode 1 **Connaissant sa représentation graphique**

>> **Exercice** : Déterminer l'expression algébrique de la fonction affine f représentée ci-contre.

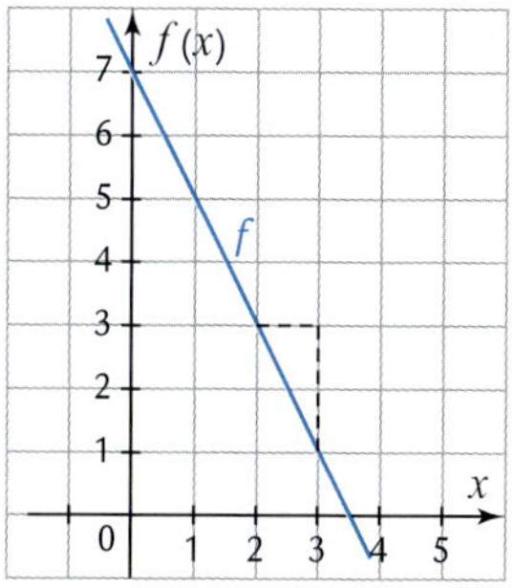

ÉTAPES

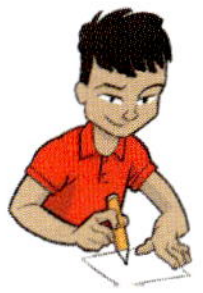

Pour rédiger

■ J'écris l'expression algébrique de la fonction.

■ Je lis sur le graphique la valeur du coefficient a.

■ Je lis sur le graphique la valeur de b, à l'intersection de la droite avec l'axe des ordonnées.

■ Je conclus.

Ma rédaction

➤ Comme f est une fonction affine, on a : $f : x \to ax + b$.

➤ Sur le graphique, on peut lire que $a = -2$ car quand x augmente d'une unité, $f(x)$ diminue de 2 unités.

➤ La droite coupe l'axe des ordonnées au point de coordonnées (0 ; 7) donc $b = 7$.

➤ L'expression algébrique de f est donc : $f : x \to -2x + 7$.

Méthode 2 **Connaissant deux points**

>> **Exercice** : Soit f une fonction affine. Les points M(4 ; 5) et N(6 ; 9) appartiennent à la représentation graphique de f.
Déterminer l'expression algébrique de la fonction f.

ÉTAPES

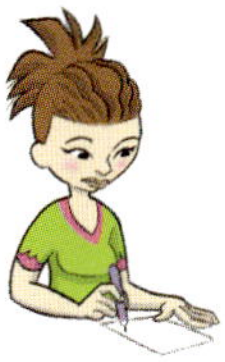

Pour rédiger

■ J'écris l'expression algébrique de la fonction.

■ Je calcule le coefficient directeur a à l'aide de la formule :

$$a = \frac{f(x_2) - f(x_1)}{x_2 - x_1}$$

■ Je calcule l'ordonnée à l'origine b, en remplaçant x et $f(x)$ par les coordonnées de l'un des points donnés.

■ Je conclus.

Ma rédaction

➤ Comme f est une fonction affine, on a : $f : x \to ax + b$.

➤ M(4 ; 5) et N(6 ; 9) appartiennent à la représentation graphique de f donc :

$$a = \frac{9 - 5}{6 - 4} = \frac{4}{2} = 2.$$

On a donc : $f(x) = 2x + b$.

➤ Comme M(4 ; 5) appartient à la représentation graphique de f, on a : $2 \times 4 + b = 5$ donc $8 + b = 5$ soit $b = -3$.

➤ Donc $f : x \to 2x - 3$.

2. Représenter une fonction affine

Méthode

Connaissant son expression algébrique

>> **Exercice** : Représenter la fonction : $f : x \rightarrow 0{,}5x + 3$.

ÉTAPES

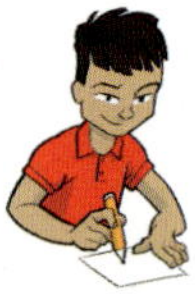

Pour rédiger

- Je précise la nature de la représentation.
- J'établis un tableau de valeurs (deux valeurs suffisent, mais je choisis une troisième valeur de x pour vérifier).
- Je place les points et je trace la droite.

Ma rédaction

➤ Comme f est une fonction affine, sa représentation est une droite.

➤

x	0	4	8
$f(x)$	3	5	7

➤

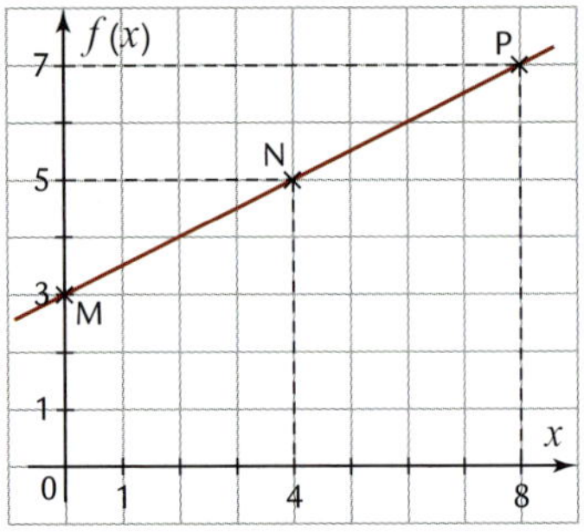

EXERCICES D'APPLICATION

1. Déterminer l'expression algébrique de la fonction affine représentée ci-dessous.

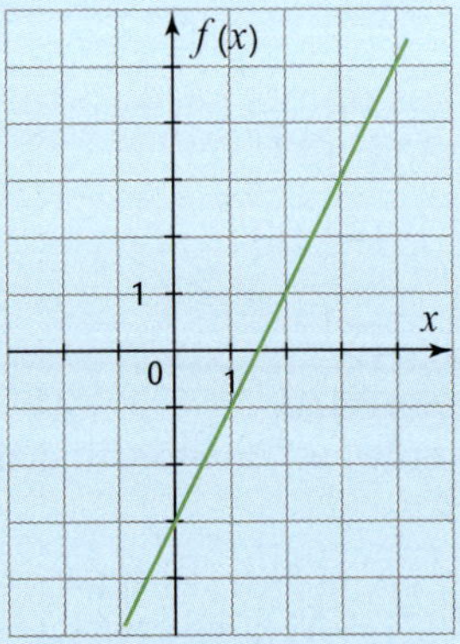

2. Déterminer l'expression algébrique de la fonction affine représentée ci-dessous.

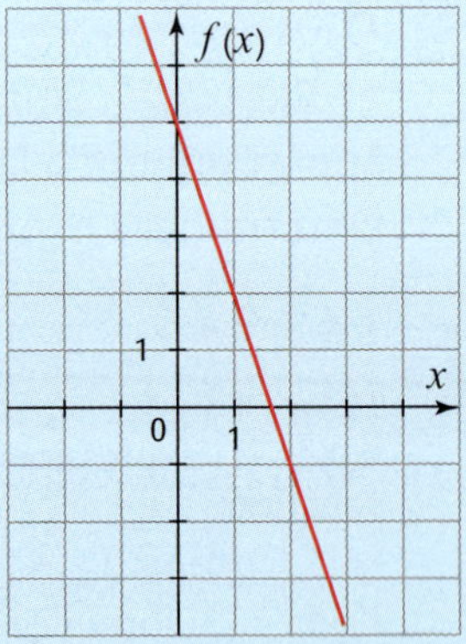

3. Soit f une fonction affine. Les points M(2 ; 4) et N(4 ; 10) appartiennent à la représentation graphique de f. Déterminer l'expression algébrique de la fonction f.

4. Même exercice que le précédent avec les points A(3 ; 5) et B(6 ; – 4).

5. Représenter la fonction $f : x \rightarrow 2x + 4$.

6. Représenter la fonction $g : x \rightarrow -0{,}5x + 2$.

Pour réactiver les connaissances

Lire l'abscisse et l'ordonnée d'un point

SOCLE

7 Gabriel a lu sur le graphique les coordonnées des points A, B, C, D, E, F, G, H, I et O.

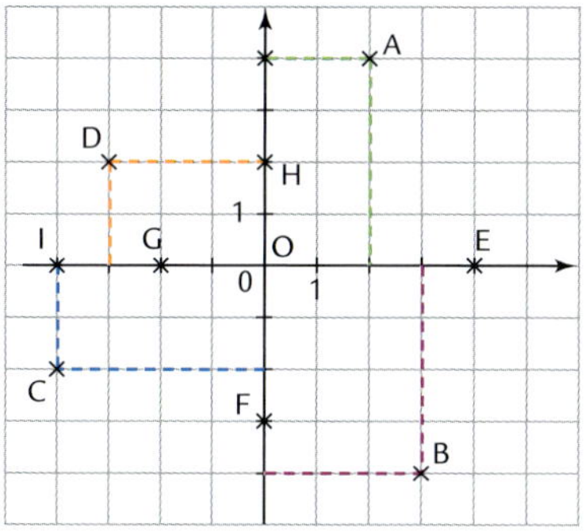

Voici ses réponses :

A(2 ; 4), B(3 ; – 4), C(– 2 ; – 4), D(– 3 ; 2), E(0 ; 4), F(0 ; – 3), G(0 ; – 2), H(0 ; 3), I(4 ; 0) et O(0 ; 0).

On attribue 1 point par bonne réponse. Quelle est la note de Gabriel ? Corriger les réponses fausses.

8 **a)** En reprenant le graphique de l'exercice précédent, compléter les phrases en utilisant les expressions « est l'abscisse », « est l'ordonnée » et « sont les coordonnées ».
(1) (– 3 ; 2) **...** du point D.
(2) 2 est **...** du point D.
(3) – 3 est **...** du point D.
b) Faire de même pour le point B en écrivant trois phrases.

9 Placer dans un repère les points :
A(– 1 ; 2), B(5 ; 3), C(3 ; – 2) et D(– 3 ; – 3).
Lire sur le graphique les coordonnées du point E, intersection des diagonales du quadrilatère ABCD.

10 **a)** Placer dans un repère les points :
A(– 3 ; 5), B(5 ; – 2), C(– 3 ; 3),
D(0 ; – 2), E(– 3 ; 0), F(– 4 ; – 2).
b) Marquer en rouge tous les points dont l'abscisse est – 3 et en vert tous les points dont l'ordonnée est – 2.

11 **AVEC UN LOGICIEL**

Fiches logiciels

a) Ouvrir une feuille de travail, faire apparaître « placer un repère ».
b) Placer dans ce repère les points A(2 ; 3), B(5 ; 2) et C(– 1 ; 1).
c) Placer le point D tel que ABCD soit un parallélogramme.
d) Lire les coordonnées de D.
e) Placer le point I (0,5 ; 2) en utilisant le logiciel. Tester si I est le milieu de [AC].
f) Tracer (AC) et (BD).
g) Que constatez-vous ? Était-ce prévisible ?

Lier proportionnalité et alignement

SOCLE

12 Dans chacun des cas, préciser si la grandeur x est proportionnelle à la grandeur y. Justifier.

a)

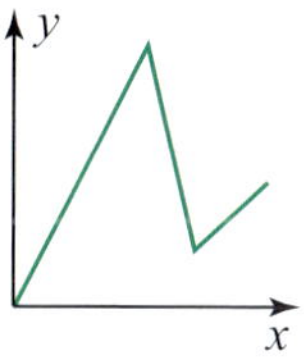

b)

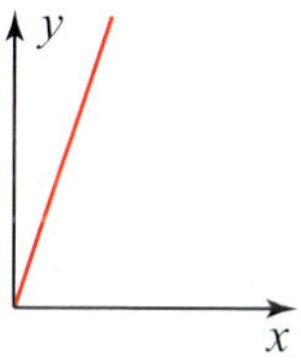

c)

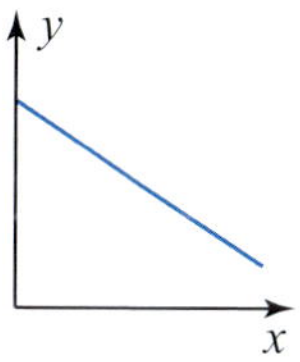

13 Voici un graphique qui met en relation la quantité d'oranges (en kg) avec le prix (en €).

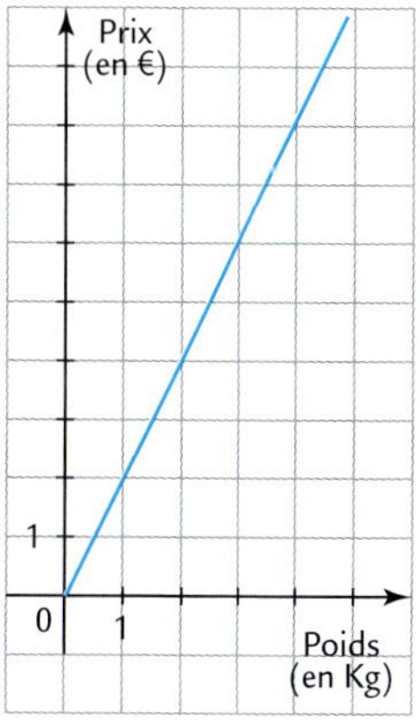

a) À l'aide de ce graphique :
(1) Lire le prix de 5 kg d'oranges.
(2) Donner une valeur approchée du prix de 6 kg d'oranges.
(3) Donner une valeur approchée du poids d'oranges que l'on achète avec 4 €.
b) Retrouver les résultats des questions a) (2) et a) (3) par le calcul.

Pour s'entraîner

Déterminer l'image, l'antécédent d'un nombre par une fonction

14 **a)** On sait que : $f(3) = 8$ et $f(-4) = -6$.
Traduire chaque égalité ci-dessus par une phrase contenant le mot « image ».
b) Traduire les phrases par une égalité.
(1) L'image de 4 par la fonction g est 8.
(2) L'image de – 3 par la fonction g est 10.

15 **a)** On sait que : $f(7) = 12$ et $f(-3) = -6$.
Traduire chaque égalité ci-dessus par une phrase contenant le mot « antécédent ».
b) Traduire les phrases par une égalité.
(1) L'antécédent de 9 par la fonction g est 6.
(2) L'antécédent de – 5 par la fonction g est – 4.

16 Traduire par une égalité les phrases :
a) L'antécédent de 6 par la fonction f est 5.
b) L'antécédent de 45 par la fonction g est 57.
c) L'antécédent de y par la fonction h est x.

17 ***Vocabulaire***
Le mot image est polysémique (c'est-à-dire qu'il a plusieurs sens). Donner le sens des phrases suivantes :
a) Il est sage comme une image.
b) L'image de 4 par la fonction f est 3.
c) L'image de ce téléviseur est floue.

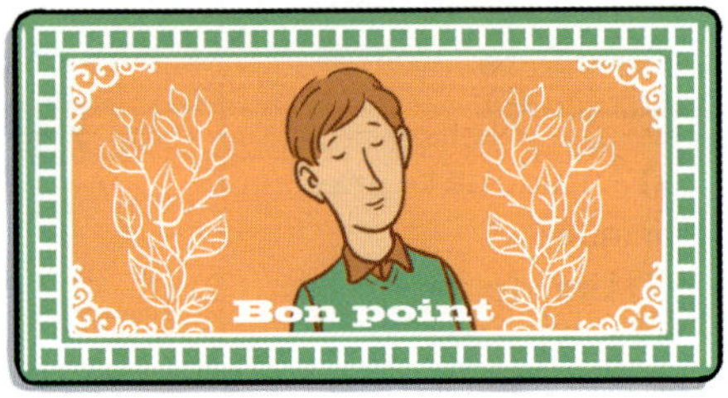

18 Soit la fonction $f : x \rightarrow -4x$.
a) Compléter.
$f(x) = ...$; $f(-3) = ...$; $f(5) = ...$
b) Quelle est l'image de – 3 par f ?
c) Quel est l'antécédent de – 20 par f ?
d) Calculer l'image de 4 par f.
e) Calculer l'antécédent de – 28 par f.

19 Soit la fonction $g : x \rightarrow 2x + 3$.
a) Compléter.
$g(x) = ...$ $g(-4) = ...$
$g(-3{,}5) = ...$
b) Quelle est l'image de – 4 par g ?
c) Quel est l'antécédent de – 4 par g ?
d) Calculer l'image de 5 par g.
e) Calculer l'antécédent de 9 par g.

20 Soit la fonction $h : x \rightarrow x^2 + 2$
a) Compléter.
$h(x) = ...$ $h(-3) = ...$
$h(-2) = ...$ $h(0) = ...$
$h(2) = ...$ $h(3) = ...$
b) Quelle est l'image de – 3 par h ?
c) Quels sont les antécédents de 6 par h ?
d) Calculer l'image de 6 par h.
e) Calculer les antécédents de 18 par h.

21 Voici un tableau de valeurs d'une fonction f.

x	4	– 3	12	2	5	8
$f(x)$	12	– 6	5	4	7	17

a) Compléter.
$f(-3) = ...$ $f(5) = ...$
$f(...) = 4$ $f(...) = 5$
b) Quelle est l'image de 8 par f ?
c) Quel est l'antécédent de 12 par f ?

22 Soit la fonction $f : x \rightarrow -3x$.
Compléter le tableau de valeurs suivant.

x	– 5		– 1	0	4	
$f(x)$		6				– 18

23 Soit la fonction $g : x \rightarrow 2x - 7$.
Compléter le tableau de valeurs suivant.

x	– 4	– 3		3	
$g(x)$			– 9		1

24 Soit la fonction $h : x \rightarrow 2x^2 + 3$.
Compléter le tableau de valeurs suivant.

x	– 3	– 1		5	10
$h(x)$			3		

25 On affiche, à l'aide d'un tableur, une partie de la courbe représentative de la fonction :
$g : x \rightarrow 0{,}5x - 2$.

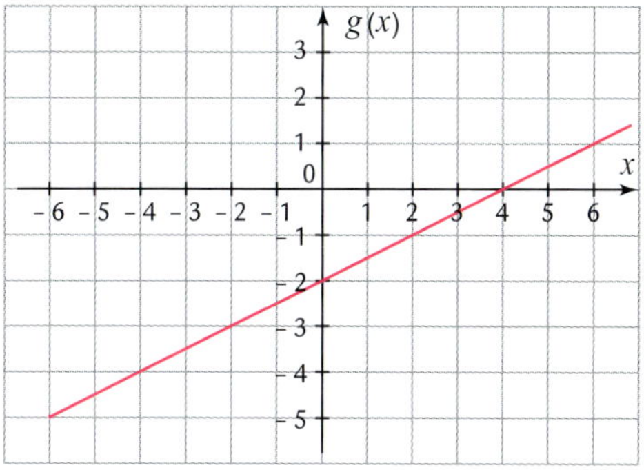

a) Lire sur le graphique et compléter.

$g(6) = \ldots$ $\quad$ $g(-4) = \ldots$

$g(\ldots) = -3$ $\quad$ $g(\ldots) = -5$

b) Lire sur le graphique l'image de -2, puis l'antécédent de 0.

c) Vérifier les résultats de la question b) par le calcul.

26 On affiche, à l'aide d'un tableur, une partie de la courbe représentative de la fonction :
$h : x \rightarrow x(17 - 2x)$.

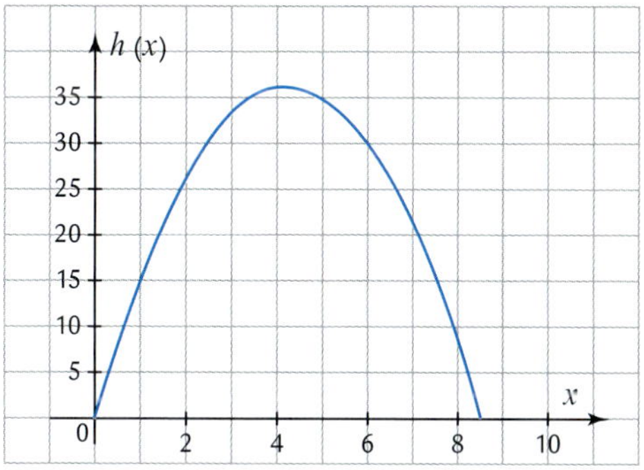

a) Lire sur le graphique et compléter.

$h(1) = \ldots$ $\quad$ $h(6) = \ldots$

b) Vérifier les résultats de la question a) par le calcul.

c) Lire sur le graphique l'image de 2 puis le(s) antécédent(s) de 21.

d) Lire sur le graphique quelle semble être la valeur maximale de $h(x)$.

27 On a représenté les fonctions f (en vert) et g (en orange) dans un repère.

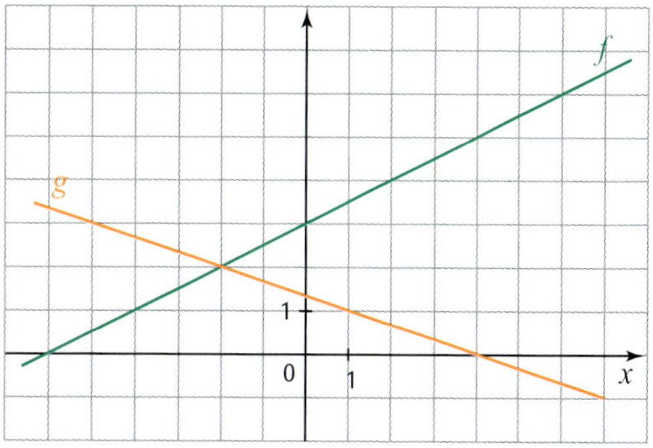

a) Lire sur le graphique les valeurs de $f(2)$, $f(-4)$, $f(0)$.

b) Quelle est l'image par la fonction g de -5 ? de 1 ? de 4 ?

c) Pour quelle valeur de x a-t-on $f(x) = g(x)$?

28 On a représenté les fonctions f (en violet) et g (en rose) dans un repère.

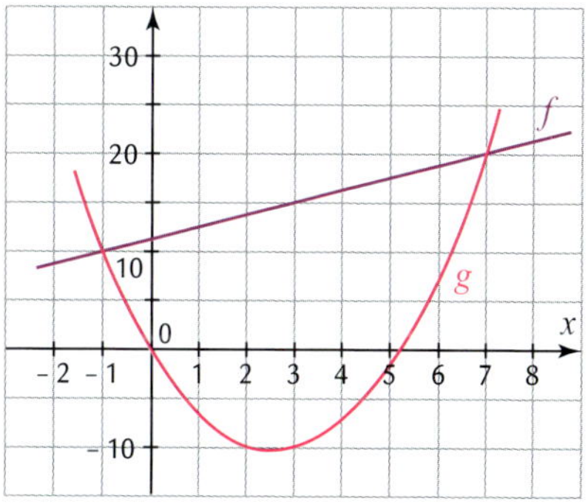

a) Lire sur le graphique la valeur de $f(3)$ puis celle de $g(3)$.

b) Pour quelle(s) valeur(s) de x a-t-on $f(x) = g(x)$?

c) Pour quelle valeur de x a-t-on $g(x) < f(x)$?

29 Soit la fonction $f : x \rightarrow x^2 - 3$.

a) Compléter le tableau suivant.

x	-3	-1	$-0{,}5$	0	0,5	1	3
$f(x)$							

b) Placer ces points dans un repère et représenter la fonction f pour des valeurs de x comprises entre -3 et $+3$.

30 Soit la fonction $g : x \mapsto \sqrt{x+3}$.

a) Compléter le tableau suivant.

x	-3	$-1{,}56$	1	6
$g(x)$				

b) Placer ces points dans un repère et représenter la fonction g pour des valeurs de x comprises entre -3 et 6.

31 Soit $m : x \rightarrow 3x^2 + 5$. Parmi les points A(1 ; 8) ; B(− 3 ; 22) ; C(− 2 ; 17), quels sont ceux qui sont sur la courbe représentative de la fonction m ?

32 A(− 2 ; 3) ; B(3 ; − 2) ; C(0 ; − 3) ; D(− 3 ; 0) sont des points de la courbe représentative d'une fonction f. Compléter si possible :

a) $f(-2) = ...$ **b)** $f(3) = ...$

c) $f(...) = -3$ **d)** $f(...) = 0$

33 A(− 1 ; − 2) , B(− 2 ; − 1) , C(0 ; 2), D(2 ; 0) sont des points de la courbe représentative d'une fonction g. Compléter si possible :

a) $g(-1) = ...$ **b)** $g(-2) = ...$

c) $g(...) = 2$ **d)** $g(...) = 0$

34 On considère la fonction $f : x \rightarrow 4x^2 - 8x$

a) Avec une calculatrice, calculer $f(-2)$; $f(-1)$; $f(0)$; $f(1)$; $f(1{,}5)$; $f(2)$.

b) Représenter graphiquement f pour des valeurs de x comprises entre -2 et 2.

35 Avec un tableur

Fiches logiciels

a) Soit $f : x \rightarrow 3x^2 - 5x$. Avec un tableur, représenter la fonction f pour des valeurs de x comprises entre -5 et $+5$.

b) Pour quelle valeur de x, $f(x)$ semble être minimale ?

36 Avec un logiciel de géométrie

Fiches logiciels

a) Soit $f : x \rightarrow 4x^3 - 8x$. Avec un logiciel de géométrie, représenter f.

b) (1) Placer un point A sur cette courbe.

(2) En déplaçant ce point, quelle est la valeur de x pour laquelle $f(x)$ semble être minimale ? Semble être maximale ?

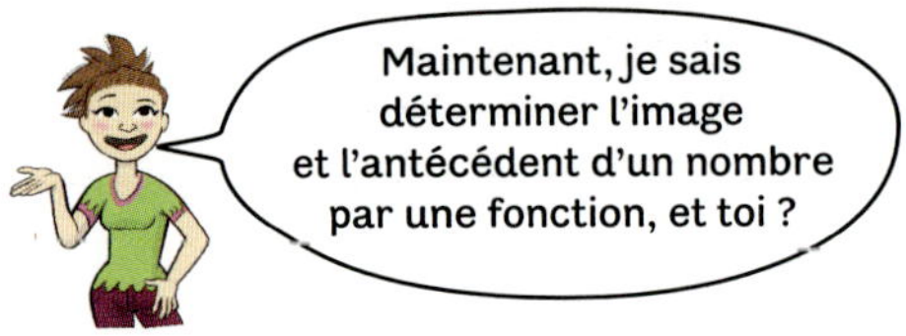

Reconnaître, utiliser, déterminer une fonction linéaire

37 Parmi les fonctions suivantes, lesquelles sont linéaires ?

$f : x \rightarrow 2x$ $g : x \rightarrow 2x + 5$

$h : x \rightarrow 3x^2$ $i : x \rightarrow -6x$

38 Parmi les fonctions suivantes, lesquelles sont linéaires ?

$f(x) = 6x + 4$ $g(x) = \frac{3}{5}x$

$h(x) = -4x$ $i(x) = -x^2$

39 Dans un repère, tracer la droite représentative de la fonction $f : x \rightarrow 4x$.

40 Dans un même repère, tracer les représentations graphiques des fonctions $f : x \rightarrow 3x$ et $g : x \rightarrow -x$

41 Dans un même repère, tracer les représentations graphiques des fonctions $f : x \rightarrow -2x$ et $g : x \rightarrow 5x$

42 **a)** Soit f la fonction linéaire telle que $f(3) = 15$.

Quelle est l'expression algébrique de f ?

b) Même question pour g telle que $g(3) = 7$.

c) Même question pour h telle que $h(-2) = 4$.

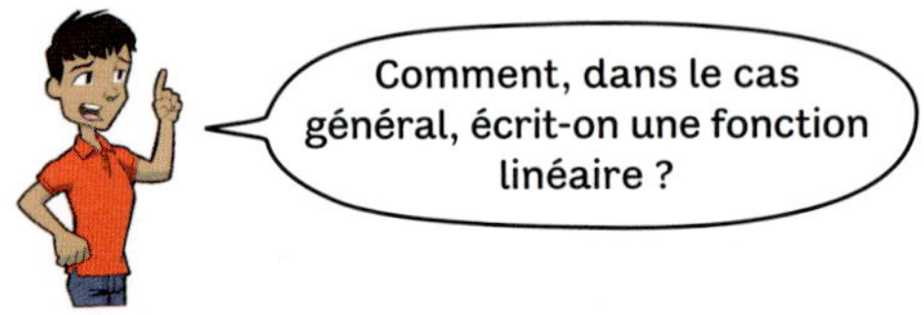

43 **a)** Soit g la fonction linéaire telle que $g(-2) = 4$.

Quelle est l'expression algébrique de g ?

b) Même question pour h telle que $h(5) = -2$.

c) Même question pour k telle que $k(-5) = 4$.

44 Soit i la fonction linéaire telle que $i(6) = 24$.

a) Quelle est l'expression algébrique de i ?

b) (1) Le point A(2 ; 8) est-il un point de la droite représentative de i ?

(2) Même question avec B(− 1 ; 4).

45 Associer à chacune des fonctions définies : $f : x \rightarrow -2x$ et $h : x \rightarrow -0{,}5x$ la représentation graphique qui convient.

(1)

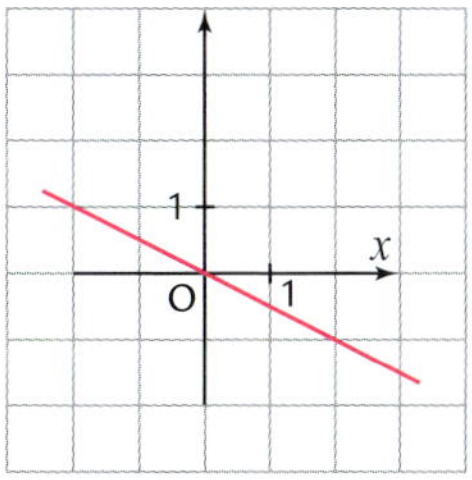

(2)

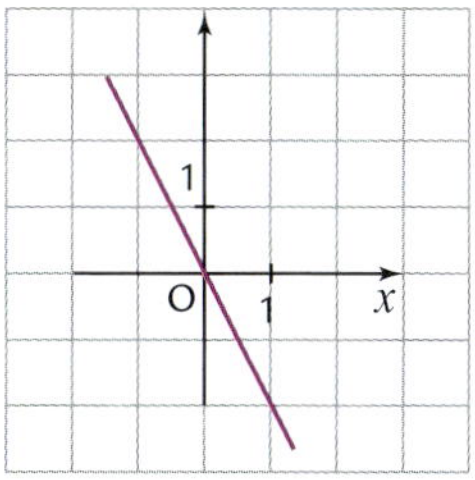

46 Donner la forme algébrique des fonctions f et g représentées ci-dessous.

a)

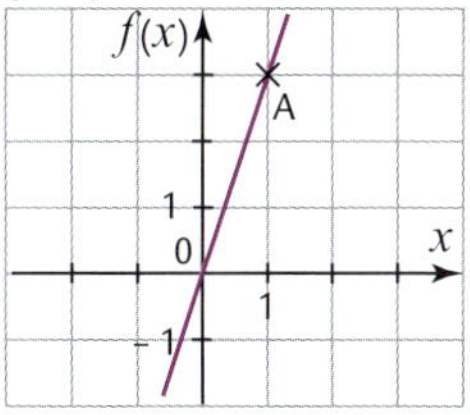

b)

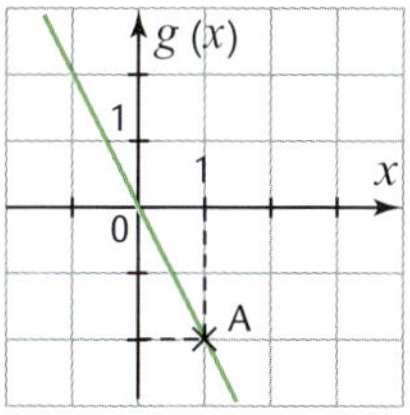

47 Trouver l'expression algébrique des fonctions f et g représentées ci-dessous.

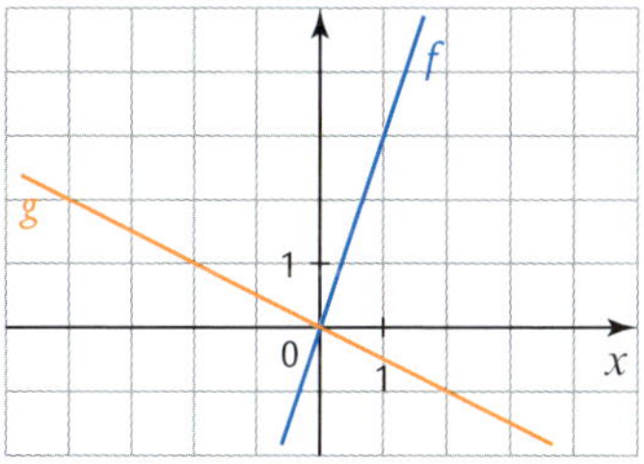

48 Léo, passionné de maths et de tags, a dessiné sur un mur prévu à cet effet le tag ci-contre. Trouver l'expression algébrique des fonctions linéaires f et g, sans reconstruire le quadrillage et sans déterminer les coordonnées de points. Les unités sont les mêmes sur les deux axes.

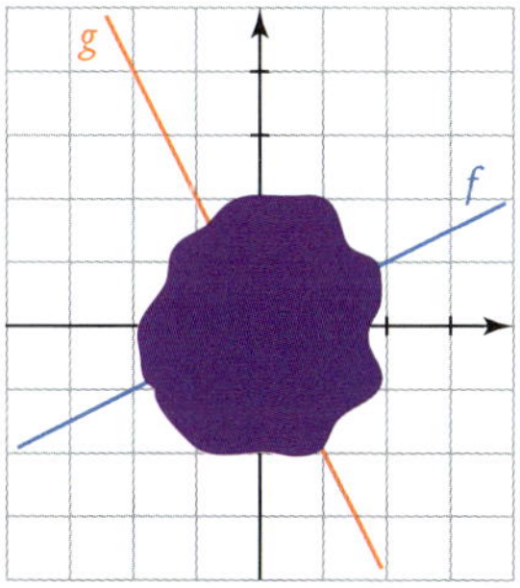

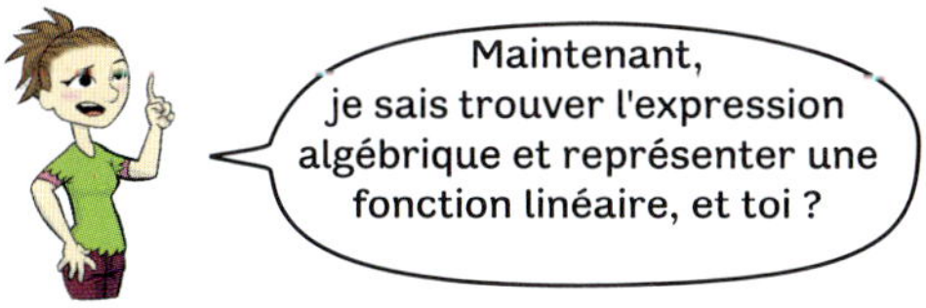

Reconnaître, utiliser, déterminer une fonction affine

49 Parmi ces fonctions, lesquelles sont affines ?

$f : x \rightarrow 4x + 5$ $\quad g : x \rightarrow -2x + 5$

$h : x \rightarrow 2x^2 + 4$ $\quad i : x \rightarrow -6x$

50 À l'occasion de la Fête du cinéma, Sophie a acheté une place à 8 €. Elle paie ensuite 3 € pour toutes les séances supplémentaires.

a) Elle assiste à n séances supplémentaires. Écrire sa dépense $d(n)$ en fonction de n.

b) Indiquer, si possible, la nature de la fonction trouvée.

TRIANGLE INFO *magazine*

Développement culturel

La littérature, la peinture, la musique, le cinéma, le théâtre... contribuent au développement culturel de l'Homme.

« La culture... ce qui a fait de l'Homme autre chose qu'un accident de l'univers. »

André Malraux

La Fête du cinéma se déroule la dernière semaine de juin. Elle a été mise en place en 1985 (deux ans après la fête de la musique). Le principe est toujours le même : on achète une place au prix en vigueur, puis on paie durant cette période les autres séances à un prix réduit. Cette fête a toujours été un grand succès populaire. Au total, en 26 éditions, il y a eu plus de 70 millions d'entrées.

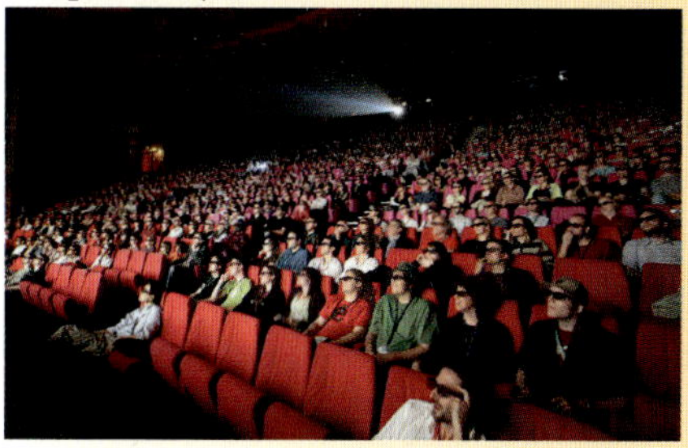

51 **a)** Une baguette de pain coûte 0,70 €. Florence achète x baguettes.

Écrire sa dépense $d(x)$ en fonction de x.

b) Indiquer, si possible, la nature de la fonction trouvée.

52 **a)** Un triangle ABC est tel que $\widehat{A} = 2x$ et $\widehat{B} = 40°$. Écrire la mesure de l'angle $\widehat{C}$ en fonction de x.
b) Indiquer si possible la nature de la fonction qui à x associe la mesure de l'angle $\widehat{C}$.

53 **a)** Un rectangle a pour longueur $x + 4$ et pour largeur $2x$. Écrire son périmètre $\mathscr{P}(x)$ et son aire $\mathscr{A}(x)$ en fonction de x.
b) Indiquer, si possible, la nature de chacune des fonctions trouvées.

54 Soit la fonction $f : x \rightarrow 2x + 3$.
Représenter la fonction f dans un repère.

55 Soit la fonction $g : x \rightarrow -3x + 2$.
Représenter la fonction g dans un repère.

56 Soit la fonction $h : x \rightarrow 2x - 4$.
Représenter la fonction h dans un repère.

57 **a)** Représenter dans un même repère les quatre fonctions suivantes.
(1) $f : x \rightarrow 3x + 2$ (2) $g : x \rightarrow 2{,}5x + 2$
(3) $h : x \rightarrow -2x + 2$ (4) $k : x \rightarrow -3x + 2$
b) Observer les tracés obtenus.
Quelle particularité ont les quatre droites ?
Pouvait-on le prévoir avant de faire le tracé ?

58 **a)** Représenter dans un même repère les quatre fonctions suivantes.
(1) $f : x \rightarrow -2x + 4$ (2) $g : x \rightarrow -2x + 2$
(3) $h : x \rightarrow -2x - 2$ (4) $k : x \rightarrow -2x - 5$
b) Observer les tracés obtenus.
Quelle particularité ont les quatre droites ?
Pouvait-on le prévoir avant de faire le tracé ?

59 Soit k la fonction définie par $k(x) = 2x - 7$ et (d) sa représentation graphique.
a) Soit A le point de (d) d'abscisse 2.
Quelle est son ordonnée ?
b) Soit B le point de (d) d'abscisse -1.
Quelle est son ordonnée ?
c) Soit C le point de (d) d'ordonnée -1.
Quelle est son abscisse ?
d) Soit D le point de (d) d'ordonnée -6.
Quelle est son abscisse ?
e) Soit E le point d'intersection de (d) avec l'axe des abscisses.
Quelles sont les coordonnées de E ?
f) Soit F le point d'intersection de (d) avec l'axe des ordonnées.
Quelles sont les coordonnées de F ?

60 On a représenté ci-contre la fonction $g : x \rightarrow ax + b$.

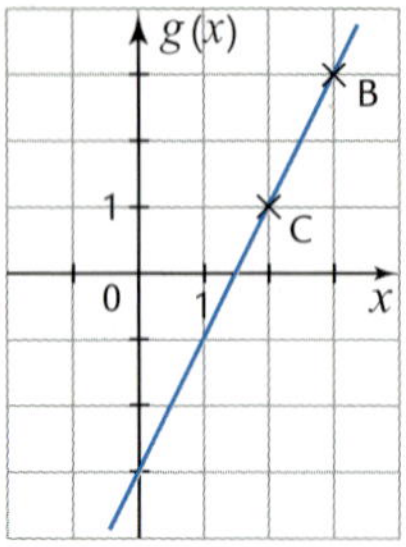

a) Lire la valeur de l'ordonnée à l'origine de la droite.
b) Lire la valeur du coefficient directeur de la droite.
c) Quelle est l'expression algébrique de la fonction g ?

61 On a représenté ci-dessous les fonctions f et g.

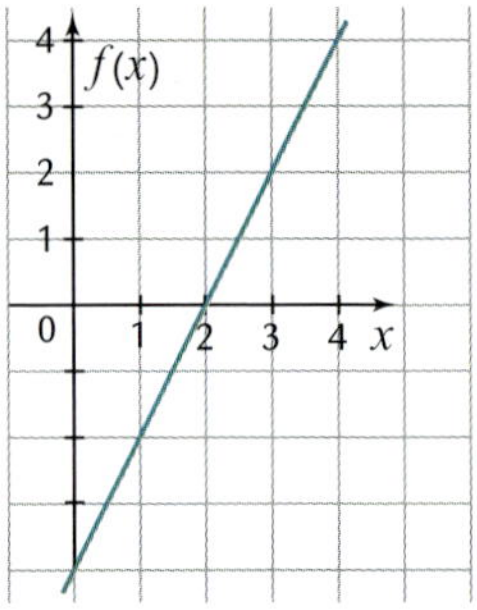

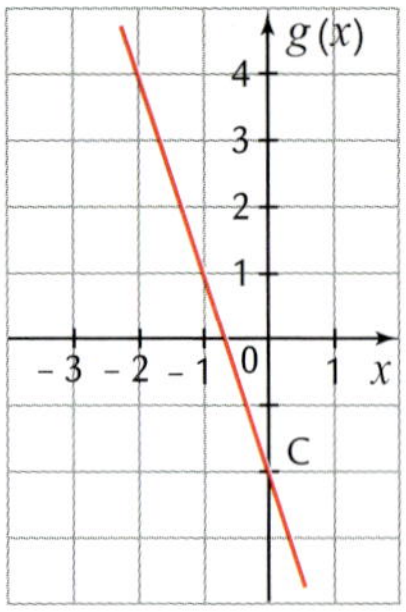

Quelle est l'expression algébrique de la fonction f ? de la fonction g ?

62 On a représenté les fonctions h et t.

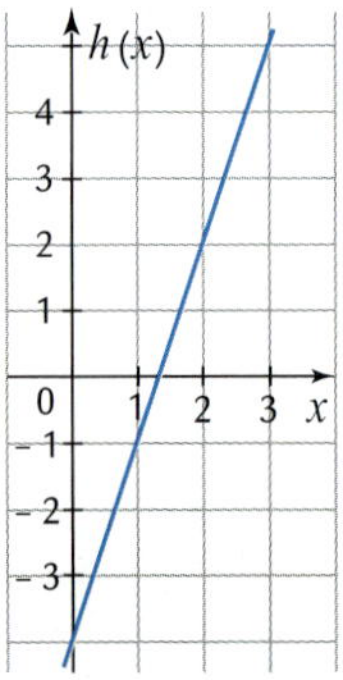

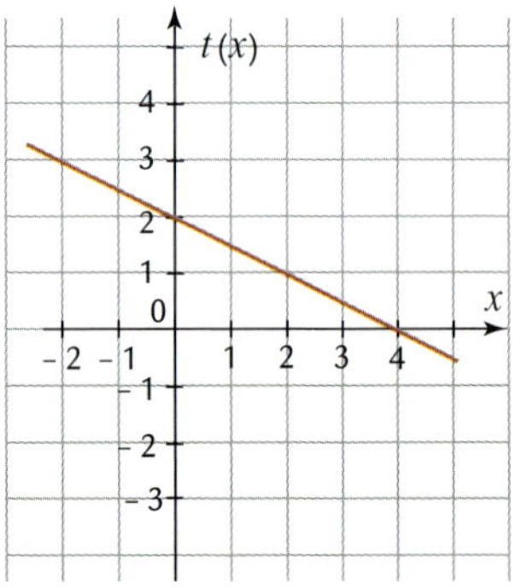

Quelle est l'expression algébrique de la fonction h ? de la fonction t ?

63 Soit une fonction affine f.
Les points A(2 ; 6) et B(5 ; 18) appartiennent à sa représentation graphique.
a) Calculer le coefficient directeur de la droite représentative de la fonction f.
b) Calculer l'ordonnée à l'origine de cette droite.
c) Quelle est l'expression algébrique de la fonction f ?

64 Soit une fonction affine g.
Les points B(3 ; 7) et C(9 ; 11) appartiennent à sa représentation graphique. Quelle est l'expression algébrique de la fonction g ?

65 Soit une fonction affine i.
Les points F(– 1 ; 2) et G(3 ; 2) appartiennent à sa représentation graphique. Quelle est l'expression algébrique de la fonction i ?

66 Soit une fonction affine h.
Les points D(– 2 ; 4) et E(3 ; – 11) appartiennent à sa représentation graphique. Quelle est l'expression algébrique de la fonction h ?

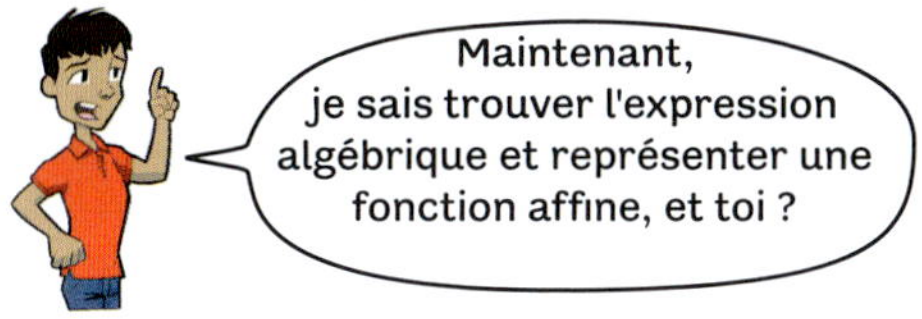

Résoudre des problèmes

67 Un robinet coule régulièrement et on constate qu'en 7 minutes il s'écoule 42 L d'eau.
Sans effectuer d'opérations, uniquement avec un graphique, trouver la quantité d'eau qui s'écoulera en 9 minutes.

TRIANGLE INFO *magazine*

Manque d'eau

L'eau douce ne représente que 2,5 % de l'eau présente sur la Terre. Ces réserves sont surexploitées (la consommation d'eau a été multipliée par six dans le monde en un siècle), souvent polluées ou asséchées. Selon l'Organisation météorologique mondiale, une grave pénurie d'eau risque de se produire d'ici 50 ans si rien ne change. Alors ne gaspillons pas l'eau.

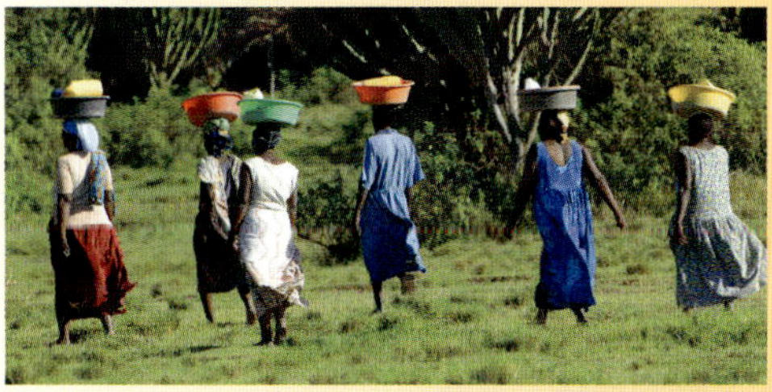

68 Un paysagiste doit aménager un terrain qui a la forme d'un trapèze rectangle ABCD tel que AB = 50 m, AD = 30 m, DC = 70 m. Les angles $\widehat{A}$ et $\widehat{D}$ sont droits.
Soit M un point de [AB]. On pose AM = x.
La parallèle à la droite (AD) passant par M coupe la droite (DC) en G. Le terrain est ainsi partagé en deux parties :
– le rectangle AMGD sera planté de fleurs ;
– le reste sera couvert de pelouse.
a) Calculer l'aire du terrain.
b) Exprimer, en fonction de x, l'aire du rectangle AMGD. En déduire l'aire de la pelouse BCGM.
c) Pour quelle valeur de x la pelouse et le terrain planté de fleurs ont-ils la même aire ? Quelle est alors la forme de la partie plantée de fleurs ? Justifier les réponses.
d) (1) Représenter, sur un même graphique, les fonctions donnant l'aire de la partie plantée de fleurs AMGD et l'aire de la pelouse BCGM en fonction de x.
(2) Retrouver graphiquement le résultat de la question c). Expliquer.
e) Sachant que dix kilos de semences sont nécessaires pour une pelouse de 500 m², quelle quantité est nécessaire pour ensemencer 900 m² ?

Extrait du CRPE, 2006, G 6, Exercice 2.

TRIANGLE INFO *métier*

Paysagiste

Le paysagiste non seulement met en valeur notre environnement en créant et aménageant des espaces verts (plantation d'arbres, de pelouses, de fleurs...), mais il intervient chaque fois qu'il y a un projet de construction (immeuble, autoroute, rond-point, ligne TGV...). Sa mission peut aller de l'avant-projet à la réalisation et au suivi de chantier.

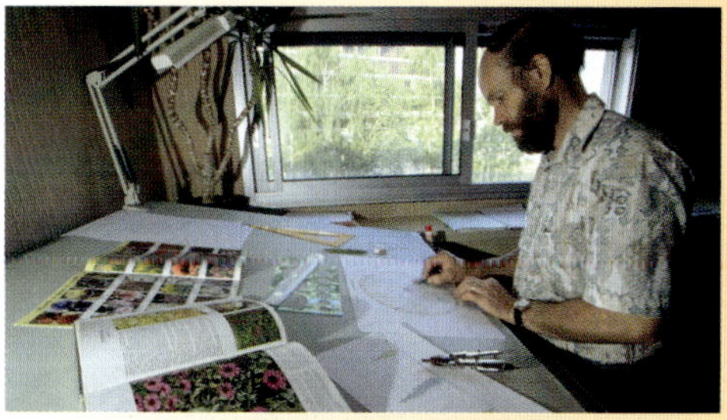

69 Les droites (DC) et (BE) sont parallèles.

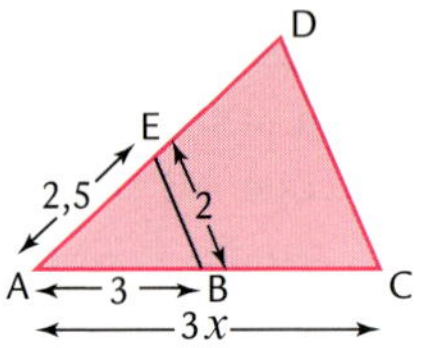

a) Démontrer que la fonction qui à x associe DC est une fonction linéaire.

b) Démontrer que la fonction qui à x associe BC est une fonction affine.

c) Dans un repère, représenter les fonctions f et g telles que $f(x) = 2x$ et $g(x) = 3x - 3$.

d) Lire sur le graphique, l'abscisse du point d'intersection des deux droites. Pour cette valeur de x, quelle est la nature du triangle BDC ?

e) Faire la figure pour la valeur de x trouvée ci-dessus et contrôler la réponse du d).

70 Stéphane part de la ville A à 0 h. Il roule à la vitesse moyenne de 60 km/h en direction de la ville B. Marie part de la ville A à 1 h, elle roule à la vitesse moyenne de 80 km/h en direction de la ville B.

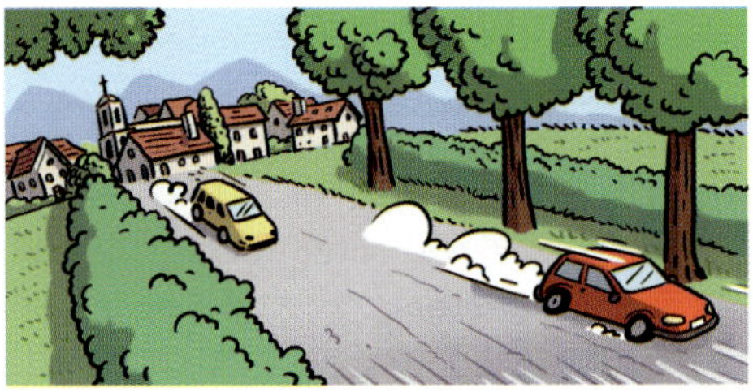

a) On considère la fonction f qui à chaque instant t (en heure) associe la distance qui sépare Stéphane de la ville A.
(1) Calculer $f(2)$, puis $f(3)$.
(2) Quelle est la nature de f ? Justifier.
(3) Donner l'expression algébrique de f.
(4) Dans un repère, représenter la fonction f. En abscisse, 1 cm représentera 1 h et en ordonnée, 1 cm représentera 20 km.

b) On considère la fonction g qui a chaque instant t (en heure avec $t \geqslant 1$) associe la distance qui sépare Marie de la ville A.
(1) Calculer $g(2)$, puis $g(3)$.
(2) Déterminer l'expression algébrique de g. Quelle est la nature de g ?
(3) Dans le repère précédent, représenter g.

c) En utilisant les représentations précédentes, donner une valeur approchée de l'heure à laquelle Marie rattrapera Stéphane.

d) Déterminer par le calcul au bout de combien de temps Marie rattrapera Stéphane.

71 **QU'EST-CE QUE J'AI APPRIS ?***

a) S'il y a proportionnalité entre les accroissements de x et les accroissements correspondants de $f(x)$, alors f est une fonction linéaire.

b) Toute fonction linéaire peut être associée à une situation de proportionnalité.

c) Si la représentation graphique d'une fonction est une droite, alors cette fonction sera une fonction linéaire ou affine.

d) Toute fonction est linéaire ou affine.

72 **AVEC UN LOGICIEL DE GÉOMÉTRIE ET UN TABLEUR**

Fiches logiciels

Le directeur d'un théâtre sait qu'il reçoit environ 500 spectateurs quand le prix d'une place est de 20 €. Il a constaté que chaque réduction de 1 euro du prix d'une place attire 50 spectateurs de plus.

a) Calculer la recette s'il baisse son prix :
(1) de 1 € (2) de 2 €

b) Il baisse son prix de x € (x est un nombre entier compris entre 0 et 20).
(1) Quel est le prix d'une place en fonction de x ?
(2) Calculer le nombre de spectateurs en fonction de x.
(3) Montrer alors que sa recette est égale à :
$R(x) = -50x^2 + 500x + 10\,000$
(4) À l'aide d'un logiciel de géométrie, tracer la courbe représentative de la fonction R.
(5) Trouver pour quelle valeur de x la recette semble maximale.

c) (1) À l'aide d'un tableur, réaliser cette feuille de calcul :

◇	A	B	C	D
1	Réduction	Prix d'une place	Nombre de spectateurs	Recette
2	1			
3	2			
⋮	⋮	⋮	⋮	⋮
21	20			

(2) Quelle formule rentrer en B2, C2 et D2 ?
(3) Copier et coller ces formules pour remplir le tableau jusqu'à la ligne 21.
(4) La valeur trouvée à la question b) (5) correspond-elle au maximum de recette trouvée avec le tableur ?

Fiches logiciels

73 AVEC UN LOGICIEL DE GÉOMÉTRIE

On considère tous les rectangles ABCD dont le périmètre est de 40 cm.

a) L'aire de ces rectangles est-elle constante ?
Justifier la réponse.

b) On pose AB = x (exprimé en cm).
(1) Calculer BC en fonction de x, et démontrer que l'aire du rectangle est $x(20 - x)$.
(2) On appelle A la fonction qui à x associe l'aire du rectangle ABCD. En utilisant un tableur grapheur (ou un logiciel de géométrie), représenter graphiquement A.
(3) Déterminer graphiquement la(les) valeur(s) de x pour la(les) quelle(s) $A(x) = 75$.
(4) Déterminer graphiquement une valeur approchée de la valeur de x pour laquelle $A(x)$ est maximale.

74 AVEC UN LOGICIEL DE GÉOMÉTRIE

Fiches logiciels

Il est possible avec un logiciel de géométrie de résoudre certaines équations pour lesquelles on n'a pas de méthode au programme de 3e.

a) Voici une équation : $x^2 - 3x + 2 = 0$.
(1) Est-il possible de résoudre cette équation avec les méthodes vues dans le chapitre « Équations » ?
(2) Soit $f : x \rightarrow x^2 - 3x + 2$. Représenter f à l'aide d'un logiciel de géométrie.
(3) Trouver les valeurs approchées des solutions de cette équation.
(4) Les valeurs trouvées sont-elles bien les solutions de cette équation ?

b) Utiliser une méthode analogue pour résoudre l'équation : $x^2 - 2x - 3 = 0$.

DEVOIRS MAISON

75 On a représenté les fonctions f et g.

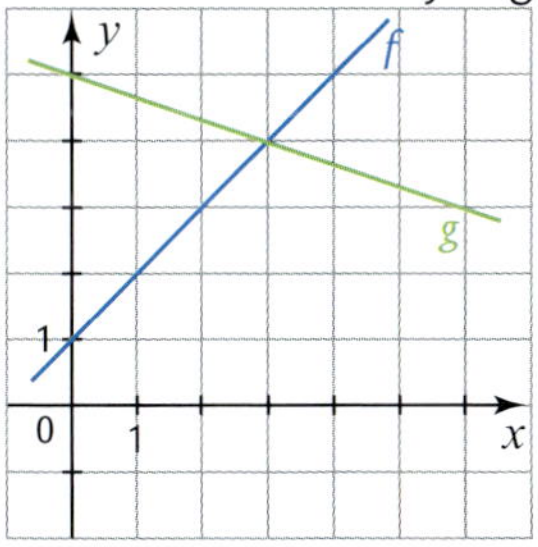

a) Pour quelle valeur de x a-t-on $f(x) = g(x)$?

b) Déterminer les expressions algébriques de f et g.

c) En utilisant les expressions trouvées précédemment, retrouver par le calcul les résultats de la question a).

76 Un disquaire en ligne propose de télécharger légalement de la musique.
– Offre A : 1,20 € par morceau téléchargé avec un accès gratuit au site.
– Offre B : 0,50 € par morceau téléchargé moyennant un abonnement annuel de 35 €.

a) Calculer, pour chaque offre, le prix pour 30 morceaux téléchargés par an.

b) (1) Exprimer, en fonction du nombre x de morceaux téléchargés, le prix avec l'offre A.
(2) Exprimer, en fonction du nombre x de morceaux téléchargés par an, le prix avec l'offre B.

c) Soit f et g les deux fonctions définies par :
$f : x \rightarrow 1{,}2x$ et $g : x \rightarrow 0{,}5x + 35$.
(1) Vrai ou faux ? « f et g sont toutes les deux des fonctions linéaires ». Justifier.
(2) Représenter sur une feuille de papier millimétré, dans un repère, les fonctions f et g. On prendra 1 cm pour 10 morceaux en abscisse et 1 cm pour 10 € en ordonnée.

d) Déterminer le nombre de morceaux pour lequel les prix, pour les deux offres, sont les mêmes.

e) Déterminer l'offre la plus avantageuse si on achète 60 morceaux à l'année.

f) Si on dépense 80 €, combien de morceaux peut-on télécharger avec l'offre B ?

Extraits du brevet, Pondichéry, 2010.

Tâches complexes

SOCLE

77 Extraire et organiser l'information utile, et présenter la démarche suivie

SITUATION

Charles souhaite s'inscrire à un club de squash. Ce club propose trois tarifs à ses adhérents :

– Tarif A : 8 € par séance.

– Tarif B : achat d'une carte privilège à 40 € pour l'année donnant droit à un tarif réduit de 5 € par séance.

– Tarif C : achat d'une carte confort à 160 € valable une année et donnant droit à un accès illimité à la salle.

Charles hésite.

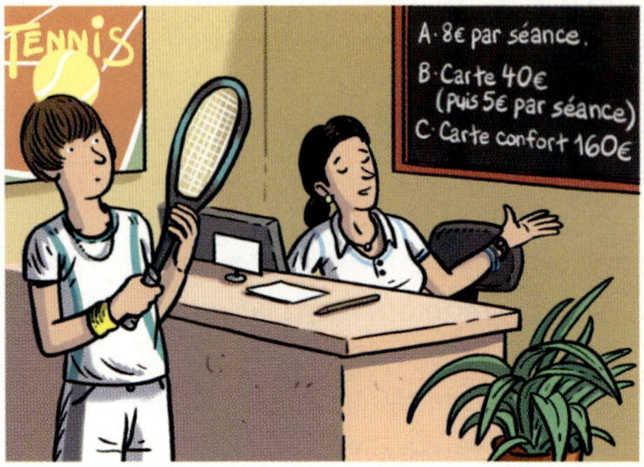

CONSIGNE

Rédiger un texte (ce texte peut être complété par des graphiques si nécessaire) qui permettra de comparer ces tarifs et qui aidera Charles à faire son choix.
Il faut bien sûr détailler la solution et la justifier.

78 Extraire et organiser l'information utile, et présenter la démarche suivie

SITUATION

Voici un thermomètre sur lequel figure à gauche les graduations en degré Celsius (noté °C) et à droite les degrés Fahrenheit (noté °F).

• En 1702, l'astronome Ole Roemer fabrique, au Danemark, le premier thermomètre. Il marque l'eau bouillante à 60° et la glace pilée à 7,5°.
• En 1717, le savant allemand Daniel Gabriel Fahrenheit donne au thermomètre sa forme définitive. Il décide de fixer le zéro de son échelle comme étant la plus basse température qu'il ait mesurée durant le rude hiver de 1708 à 1709 dans sa ville natale de Danzig.
• Le physicien suédois Anders Celsius fit construire en 1741 un thermomètre à mercure, gradué de sorte que 100 corresponde au point d'ébullition de l'eau, et 0 au point de congélation de l'eau.

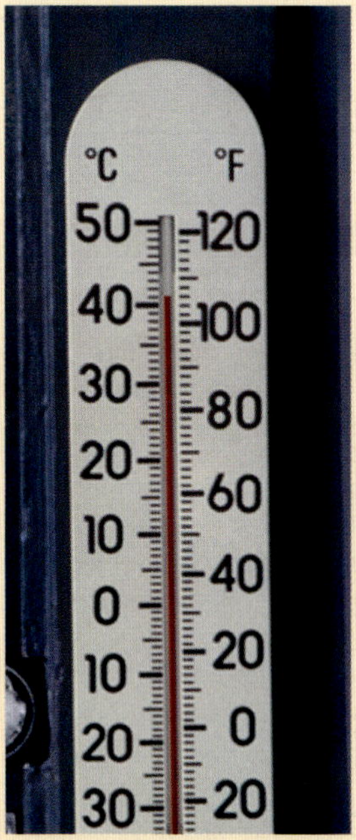

CONSIGNE

Existe-t-il une température qui soit identique en degré Celsius et en degré Fahrenheit ?
Il est demandé de raconter en détail la recherche : décrire ses essais, ce que l'on a pensé, même si cela n'a pas conduit à la solution correcte.

Pour approfondir

79 ABCD est un rectangle tel que AB = 6 cm et BC = 4 cm.
On appelle x (en cm) la mesure commune de [AM] ; [BN] ; [CP] et [DQ].

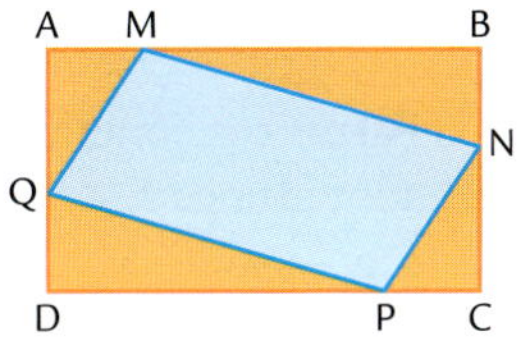

a) Dans cette question $x = 3$ (en cm).
Calculer les aires des triangles AMQ et BMN, en déduire l'aire du quadrilatère MNPQ.
À partir de la question suivante, x est un nombre compris entre 0 et 4.
b) Calculer, en fonction de x, les aires des triangles AMQ et BMN.
c) Démontrer que l'aire du quadrilatère MNPQ est $f(x) = 2x^2 - 10x + 24$.
d) On cherche maintenant à déterminer la(les) valeur(s) de x pour la(les)quelle(s) l'aire du quadrilatère MNPQ est égale à 13,5 cm^2.
(1) Avec les méthodes de résolution d'équation que vous connaissez, pouvez-vous trouver x ?
(2) Compléter ce tableau de valeurs de la fonction f.

x	0	0,5	1	2	2,5	3	3,5	4
$f(x)$								

(3) Représenter graphiquement f à l'aide du tableau de valeurs ci-dessus.
Sur l'axe des abscisses, 1 cm correspond à 1 cm pour AM et sur l'axe des ordonnées, 1 cm correspond à 2 cm^2 pour l'aire.
(4) Lire sur le graphique quelles semblent être les solutions du problème posé au début de la question d).
(5) Lire sur le graphique quelle semble être la valeur de x pour laquelle l'aire est minimale.
Quelle est alors cette aire ?

80 Un fabricant vend de la pâte d'amande dans un emballage ayant la forme d'un prisme droit dont la base est un triangle équilatéral.
On exprime les longueurs en cm, les aires en cm^2 et les volumes en cm^3.

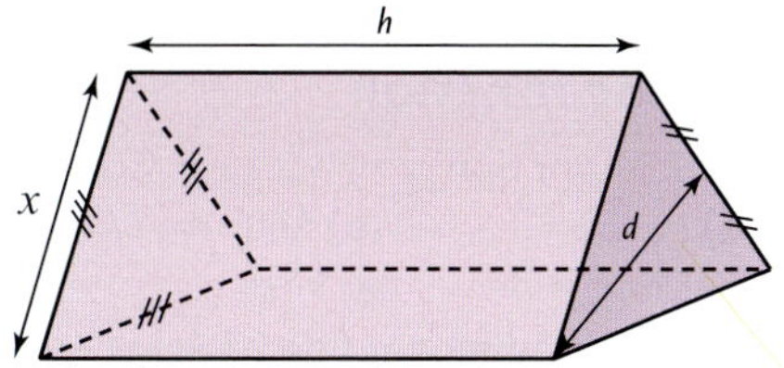

x est la longueur d'un côté de la base triangulaire.
d est la hauteur de cette base triangulaire.
h est la hauteur du prisme droit.

a) (1) Montrer que $d = \frac{\sqrt{3}}{2}x$.
(2) Démontrer que l'aire du triangle équilatéral de base est égale à $\frac{\sqrt{3}}{4}x^2$.
(3) Calculer en fonction de x et h le volume de cet emballage.
(4) Calculer en fonction de x et de h l'aire d'un patron de cet emballage.
b) On suppose maintenant que l'emballage a un volume de 100 cm^3.
(1) Calculer h en fonction de x.
(2) On désigne par $\mathcal{A}(x)$ l'aire du patron de cet emballage. Démontrer que :
$$\mathcal{A}(x) = \frac{\sqrt{3}}{2}x + \frac{1200}{x\sqrt{3}}.$$
(3) Donner une valeur approchée à 0,1 cm^3 près de l'aire du patron pour $x = 1$ cm.
(4) Avec un logiciel, on a représenté graphiquement la fonction $\mathcal{A} : x \to \mathcal{A}(x)$ pour des valeurs de x comprises entre 0,5 cm et 16,5 cm.

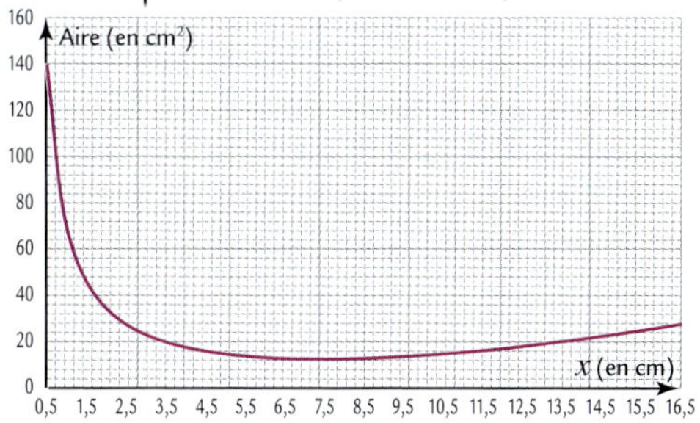

En utilisant cette représentation graphique, déterminer à 0,5 cm près la valeur de x pour laquelle l'aire du patron est minimale.

Extrait de CRPE, 2011, Gr 2.

Les exercices de cette double page sont corrigés page 277 et suivantes.

Déterminer l'image, l'antécédent d'un nombre par une fonction

81 Soit la fonction $f : x \rightarrow 2x + 7$. Compléter :
a) $f(-3) = ...$ **b)** Si $f(x) = 17$ alors $x = ...$
c) L'image de – 3 par f est ...
d) L'antécédent par f de 27 est ...

82 On a représenté ci-contre une fonction h.
Compléter :
a) $h(-3) = ...$
b) $h(1) = ...$
c) L'image de 0 par h est ...
d) Un antécédent par h de 1 est ...

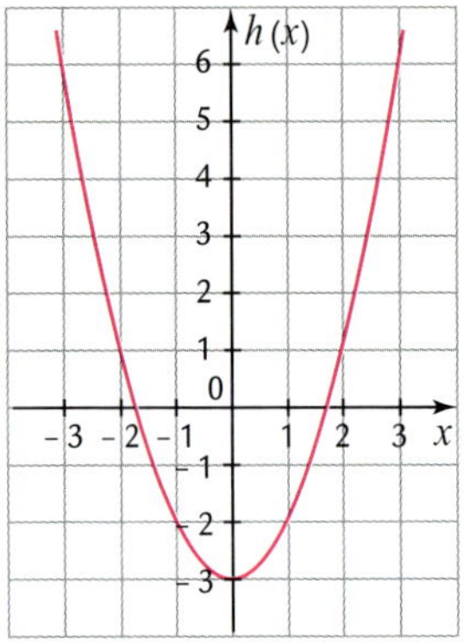

Travailler avec les fonctions linéaires

83 Parmi ces fonctions, quelles sont celles qui sont linéaires ?
$f : x \rightarrow 4x^2$ $g : x \rightarrow -4x$
$h : x \rightarrow 3x + 5$ $i : x \rightarrow -\dfrac{x}{2}$

84 Dans un même repère, tracer les droites représentatives des fonctions :
$f : x \rightarrow 3x$ et $g : x \rightarrow -2x$.

85 Déterminer l'expression algébrique :
a) de la fonction linéaire f dont la représentation passe par le point M(3 ; – 12).
b) de la fonction linéaire g dont la représentation passe par le point N(2 ; 7).

86 Déterminer l'expression algébrique de la fonction f.

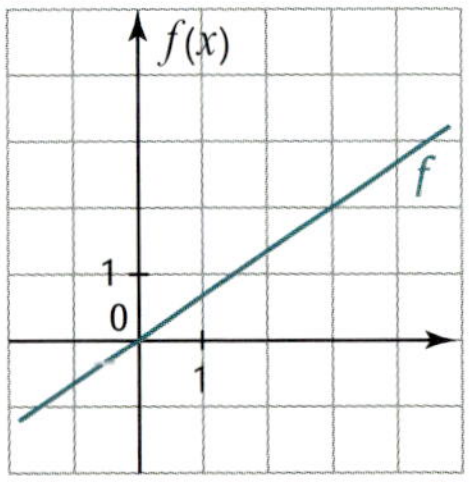

Travailler avec les fonctions affines

87 Parmi ces fonctions, quelles sont celles qui sont affines ?
$f : x \rightarrow 4x^2 - 5$ $g : x \rightarrow -2x$
$h : x \rightarrow 3x + 5$ $i : x \rightarrow -\dfrac{x}{2} + 7$

88 Dans un même repère, représenter graphiquement les fonctions :
$f : x \rightarrow 2x - 3$ et $g : x \rightarrow -3x + 4$

89 Déterminer l'expression algébrique de la fonction affine h dont la représentation graphique passe par les points F(2 ; 10) et P(5 ; 22).

90 On a représenté dans chacun des cas suivants une fonction affine $f : x \rightarrow ax + b$.

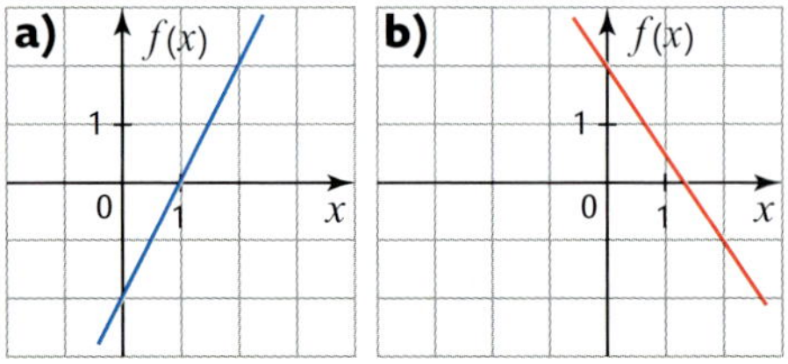

Déterminer, dans chaque cas, l'expression algébrique de f.

Résoudre des problèmes

91 Dans un magasin, les cartouches d'encre pour imprimante sont vendues 15 € l'une.
Sur internet, elles sont vendues 10 € l'une, mais on paye 40 € de livraison quel que soit le nombre de cartouches achetées.
Soit x le nombre de cartouches achetées.
a) Écrire en fonction de x les prix $P_M(x)$ en magasin et $P_I(x)$ sur internet.
b) Représenter, dans un même repère, les fonctions P_M et P_I. (1 cm représente 10 €.)
c) Par lecture sur le graphique :
(1) Déterminer le prix le plus avantageux pour l'achat de six cartouches.
(2) Quelle formule est la plus avantageuse si l'on dispose de 80 € ?
(3) À partir de quel nombre de cartouches le prix sur internet est-il inférieur au prix en magasin ?

Lire l'abscisse et l'ordonnée d'un point

92 QCM Indiquer la(les) bonne(s) réponse(s).

a) Si A a pour coordonnées (– 3 ; 4,5) alors :

1 son abscisse est 4,5

2 son ordonnée est 4,5

3 son abscisse est – 3

b) Si B a pour coordonnées (6,5 ; – 2) alors :

1 Son abscisse est 6,5

2 Son ordonnée est – 2

3 Son ordonnée est 6,5

93 **a)** Indiquer les coordonnées de A, B et C.
b) Quelle est l'abscisse de D ?
c) Quelle est l'abscisse de E ?

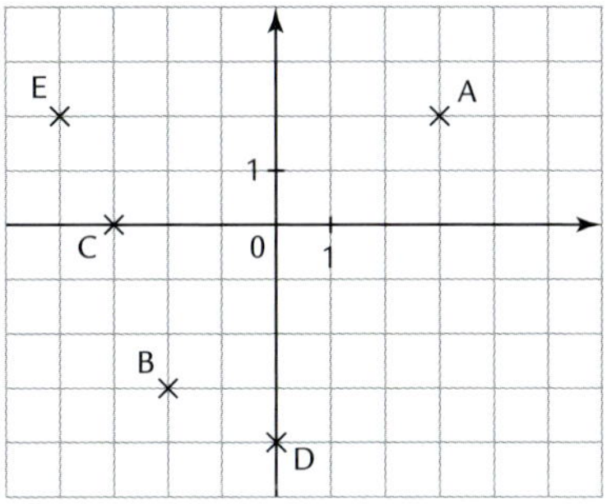

94 Tracer un repère.
a) Placer les points A(1 ; 3), B(– 2 ; – 1), C(6 ; 5) et D(4 ; 1).
b) Placer le point I, milieu de [CB]. Quelles sont les coordonnées de I ?
c) Quelles sont les coordonnées du milieu de [AD] ?

95 **AVEC UN LOGICIEL DE GÉOMÉTRIE**
Ouvrir une feuille de travail. Placer un repère.
a) Placer les points A (– 3 ; 5) ; B(1 ; 7) et C(5 ; 5).
b) Placer le point D tel que ABCD soit un parallélogramme.
c) Déterminer, à l'aide du logiciel, les coordonnées de D.
d) Tracer les segments [AC] et [BD]. Ils se coupent en I. Déterminer, à l'aide du logiciel, les coordonnées de I.

Lier proportionnalité et alignement

96 Sur un site légal de téléchargement de chansons, il y a proportionnalité entre le nombre de chansons téléchargées et le prix. Voici un graphique représentant cette situation.

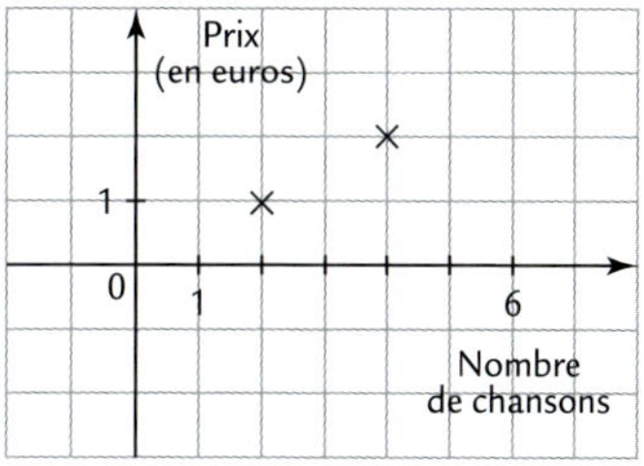

Est-il possible, sans effectuer de calcul, de trouver le prix de 6 chansons ?

97 À la banque, pour 6 €, on peut avoir 5 FS (francs suisses).
a) À l'aide d'un graphique, et sans faire de calcul, trouver une valeur approchée de ce qu'on peut obtenir en FS avec 4 €.
b) Vérifier le résultat par le calcul.

Tâche complexe

98 **Présenter la démarche suivie**

Éléonore dispose de quatre semaines de vacances ; elle souhaite se rendre dans un camping. On lui propose deux formules :
– Formule A : Un forfait de 480 € par semaine. Toute semaine commencée est payée !
– Formule B : 95 € par jour.
Elle hésite.

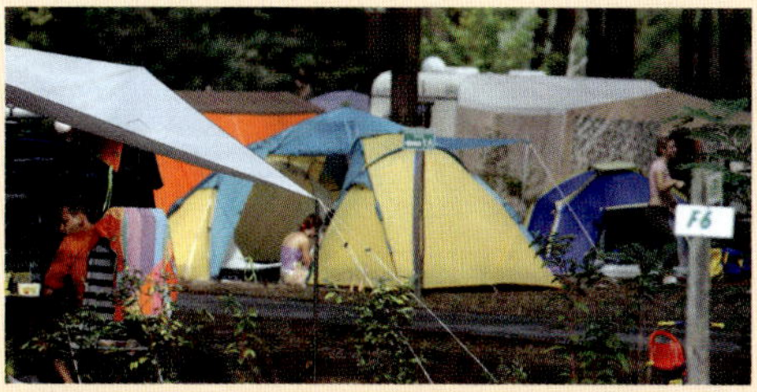

CONSIGNE

**Rédiger un texte qui permette de comparer ces tarifs et qui aidera Eléonore à faire son choix.
Il faut bien sûr détailler la solution et la justifier.**

99 Brevet *Asie, juin 2008.*

Une entreprise construit des boîtiers électriques qui servent à distribuer le courant électrique dans les appartements. Trois salariés Félix, Gaëlle et Henry fabriquent chaque mois le même nombre de boîtiers.

Leur salaire mensuel en euros est calculé de la façon suivante :

– Félix a un salaire fixe de 1 500 €.

– Gaëlle a un salaire de 1 000 € augmenté de 2 € par boîtier fabriqué.

– Henry a un salaire de 7 € par boîtier fabriqué.

Chaque salarié a fabriqué 260 boîtiers au mois de janvier, 180 boîtiers en février et 200 boîtiers en mars.

a) Compléter le tableau suivant.

	Salaire de Félix	Salaire de Gaëlle	Salaire de Henry
Mois de janvier			
Mois de février			
Mois de mars			

b) Soit x le nombre de boîtiers fabriquées pendant un mois.

Exprimer en fonction de x les salaires de Félix, Gaëlle et Henry.

c) Représenter graphiquement dans un repère les fonctions définies par :

$f(x) = 1\,500$

$g(x) = 1\,000 + 2x$

$h(x) = 7x$

On choisira comme unités :

- 1 cm pour 20 boîtiers sur l'axe des abscisses ;
- 1 cm pour 100 € sur l'axe des ordonnées.

d) Par lecture graphique, préciser à partir de combien de boîtiers fabriqués en un mois on peut dire qu'Henry aura un salaire supérieur ou égal à celui de Gaëlle (on laissera apparents les pointillés aidant à la lecture).

e) En avril, Félix et Gaëlle ont eu le même salaire. Combien de boîtiers Gaëlle a-t-elle fabriqués ? Justifier votre réponse par un calcul.

f) Les trois salariés pourront-ils toucher le même salaire mensuel ?

Expliquer la réponse.

100 Brevet *Antilles, septembre 2009.*

ABC est un triangle rectangle en A tel que AB = 3 cm et AC = 4 cm.

M est un point de [BC].

La perpendiculaire à (AB) passant par M coupe (AB) en P.

La perpendiculaire à (AC) passant par M coupe (AC) en Q.

Partie A

Justifier que :

a) BC = 5 cm.

b) Le quadrilatère APMQ est un rectangle.

c) $\frac{\text{BP}}{3} = \frac{\text{BM}}{5} = \frac{\text{PM}}{4}$.

Partie B

On suppose dans cette partie que BM = 2 cm.

a) Calculer BP, PM puis en déduire AP.

b) Calculer l'aire du rectangle APMQ.

Partie C

On suppose, dans cette partie, que BM = x avec $0 < x < 5$ et x exprimé en cm.

a) En utilisant la question c) de la Partie A, exprimer BP et PM en fonction de x.

b) En déduire AP en fonction de x.

c) Pour quelle valeur de x, APMQ est-il un carré ?

d) On note $\mathcal{A}(x)$ l'aire, en cm², du rectangle APMQ.

Justifier que $\mathcal{A}(x) = 2{,}4x - 0{,}48x^2$.

e) On donne la représentation graphique de la fonction $\mathcal{A}$ ci-contre :

(1) En s'aidant du graphique, trouver le(s) valeur(s) de x pour lesquelles l'aire du rectangle APMQ est de 1 cm².

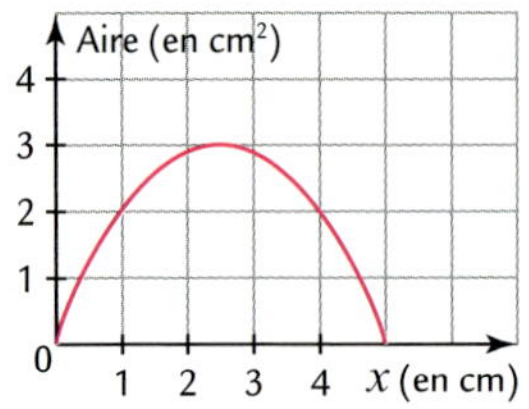

(2) Déterminer graphiquement la valeur de x pour laquelle l'aire de APMQ est maximale. Donner cette aire maximale.

Chapitre

8 Statistiques

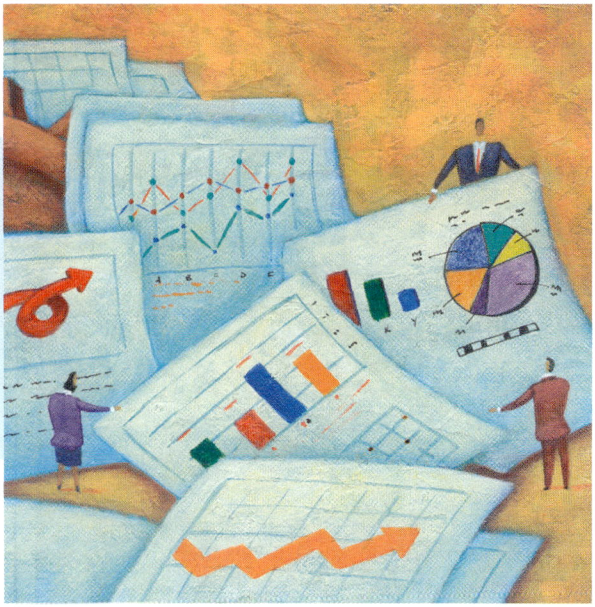

Les statistiques et leurs interprétations
Les statistiques (à travers les tableaux, les graphiques...) sont très présentes dans les médias (Internet, journaux, télévision...). Il est donc important de savoir interpréter ces données pour garder un œil critique sur la nature et la validité d'un résultat statistique, car, sans réflexion, on peut vite se laisser abuser, non par les statistiques, mais par ce que certains veulent leur faire dire.

PRÉREQUIS

1 Représenter des données sous forme d'un tableau ou d'un graphique à la main ou avec un ordinateur et choisir la représentation la plus pertinente pour analyser la série. SOCLE

2 Calculer (à la main, à la calculatrice ou avec un tableur) :
– une moyenne, SOCLE
– une moyenne pondérée.

OBJECTIFS

1 Déterminer une valeur médiane d'une série et calculer son étendue.

2 Déterminer le premier et le troisième quartiles d'une série, les représenter dans un diagramme en boîte et en donner la signification.

3 Résoudre des problèmes, en particulier :
– exploiter les résultats de mesure de grandeurs en prenant en compte leur incertitude ; SOCLE
– analyser une série statistique en fonction du problème posé, en utilisant la médiane et les quartiles ;
– comprendre la nature et la validité d'un résultat statistique. SOCLE

LIVRET DE COMPÉTENCES

Compétence 3 : **Les principaux éléments de mathématiques et la culture scientifique et technologique**
• Pratiquer une démarche scientifique, résoudre des problèmes. → Exercices 38, 56.
• Savoir utiliser des connaissances et des compétences mathématiques : Organisation et gestion de données. → Exercices balisés « Socle ».

Compétence 4 : **La maitrise des techniques usuelles de l'information et de la communication**
• S'approprier un environnement informatique de travail. → Exercices 5, 16, 27, 35.

Compétence 5 : **La culture humaniste**
• Faire preuve de sensibilité, d'esprit critique, de curiosité. → Exercices 31, 32, 44, 51, 55.

Je fais le point sur mes connaissances

Pour réactiver mes connaissances

SOCLE

1. Représenter des données sur un graphique

Exercice 1 p. 154

Voici un tableau donnant l'évolution de la population d'un village entre 1987 et 2012.

Année	1987	1992	1997	2002	2007	2012
Nombre d'habitants	650	800	900	950	1 100	1 400

a) (1) Représenter ces données sous forme d'une courbe.
(2) Si l'évolution de la population continue de la même manière, lire sur le graphique quelle sera approximativement la population de ce village en 2017.
b) (1) Rentrer ces données dans une feuille de calculs en vue de faire un graphique.
(2) Représenter ces données sous forme d'une courbe, puis d'un diagramme en barres et enfin d'un diagramme circulaire.
(3) Quelle représentation semble la mieux appropriée pour faire apparaître l'évolution de la population entre 1987 et 2012 ?

Fiches méthodes tableur p. 310

TRIANGLE INFO *histoire des arts*

Village d'Auvers

La carrière artistique de Vincent Van Gogh fut aussi courte qu'intense. Ce n'est qu'à partir de 1880, à l'âge de 27 ans, qu'il s'est mis à peindre. Aujourd'hui, il est l'un des peintres les plus renommés, alors qu'il était méconnu de son vivant !

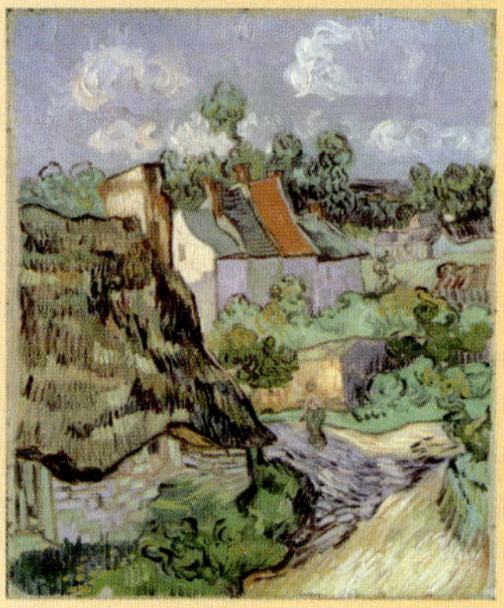

Vincent Van Gogh (1853-1890)
Maison à Auvers-sur-Oise (1890), huile sur toile, 49,9 × 60 cm (Museum of fine Arts, Boston)

SOCLE

2. Calculer des moyennes

Rappels 21 et 22 p. 307
Exercices 2 à 5 p. 154

a) (1) Yvan a eu 15 ; 10 ; 11 ; 7 et 9 à cinq devoirs de mathématiques.
Calculer sa moyenne en mathématiques.
(2) Yvan est surpris, car il a eu les mêmes notes en anglais, mais pas la même moyenne :
il a eu 15 ; 10 et 11 aux trois premiers devoirs de coefficient 2, puis 7 et 9 aux deux tests de coefficient 1.
• Calculer sa moyenne en anglais.
• Quelle note doit-il obtenir au prochain devoir d'anglais de coefficient 2 pour avoir 11,5 de moyenne ?
b) Voici une série de valeurs :
45 ; 67 ; 34 ; 24 ; 23,5 ; 68,8 ; 49 ; 56,7 ; 24,7 ; 96,4 ; 37,8 ; 604.
(1) Entrer ces données dans une feuille de calcul.
En utilisant la formule qui convient, calculer la moyenne de ces valeurs.
(2) Le professeur demande aux élèves d'enlever une valeur de la série pour que la moyenne change le plus possible.
Faire un pronostic, puis vérifier à l'aide du tableur.

Fiches méthodes tableur p. 310

c) Calculer la moyenne des valeurs de la série donnée à la question b), en utilisant une calculatrice et les touches appropriées.

Fiches calculatrices p. 313

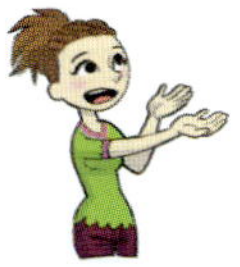

Dans ce chapitre, j'apprends à :

- Déterminer une valeur médiane et calculer une étendue
- Déterminer le premier et le troisième quartiles
- Résoudre des problèmes

Déterminer une valeur médiane et calculer une étendue

1. Découverte de la médiane

▶ Exercices 6 à 9 p. 155

a) Clément arrive chez lui et annonce à ses parents :

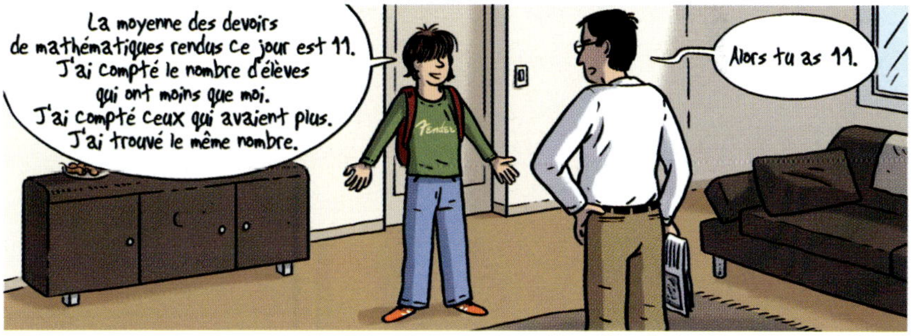

(1) La note annoncée par le père de Clément est-elle exacte ?
(2) Voici la liste des notes des élèves de la classe de Clément.
13 ; 5 ; 4 ; 12 ; 17 ; 6 ; 4 ; 8 ; 18 ; 14 ; 15 ; 7 ; 20 ;
6 ; 7 ; 8 ; 9 ; 5 ; 16 ; 15 ; 8 ; 7 ; 16 ; 15 ; 20.
Quelle est la note de Clément ? Vérifier la moyenne de la classe.

Connaissance 1 p. 153

b) Trouver la médiane de la série : 2 ; 17 ; 39 ; 4 ; 10 ; 13 ; 7 ; 44 ; 11.
c) Trouver une médiane de la série : 12 ; 4 ; 6 ; 7 ; 13 ; 11 ; 12 ; 13.

2. Tableau, graphique et médiane

▶ Exercices 10 à 12 p. 155

a) Voici les effectifs de la section « jeunes » d'un club de rugby répartis suivant les âges. Quel est l'âge médian ?

Âge (en années)	12	13	14	15
Effectif	10	1	8	10

b) Voici les notes obtenues pour un devoir de mathématiques en 3^{e}A.
Quelle est la note médiane ?

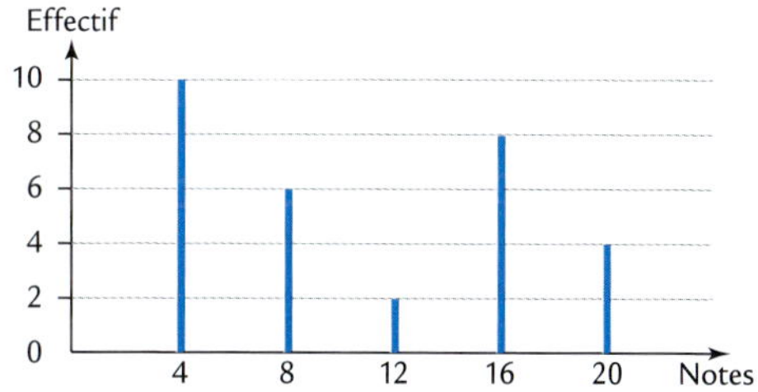

3. Découverte de l'étendue

► Exercices 13 et 14 p. 155

a) Écrire une série de sept notes dont la médiane est 9 et la différence entre la plus haute et la plus basse note est 6. Cette différence s'appelle **l'étendue** de la série.

b) Soit deux séries. **A** : 5 ; 7 ; 8 ; 12 ; 13. **B** : 2 ; 4 ; 7 ; 8 ; 11 ; 14 ; 17.

Pour chaque série :

Connaissance 2 p. 153

(1) Déterminer la médiane.

(2) Calculer la moyenne.

(3) Calculer l'étendue.

Fiches méthodes tableur p. 310

4. Avec un tableur

► Exercice 16 p. 156

a) Reproduire, sur une feuille de calcul, le document suivant.

	A	B	C	D	E	F	G
1	2				2		
2	3				3		
3	5				5		
4	6				6		
5	6				6		
6	6	moyenne	10		6	moyenne	
7	7	médiane	10		7	médiane	
8	8	étendue	17		8	étendue	
9	8				8		
10	9				9		
11	10				10		
12	10				10		
13	10				10		
14	12				12		
15	12				12		
16	12				12		
17	15				15		
18	16				16		
19	16				16		
20	18				18		
21	19				19		

b) Que se passe-t-il pour la moyenne, la médiane et l'étendue si on remplace les deux valeurs extrêmes 2 et 19 par 1 et 30 ? Faire un pronostic, puis vérifier avec le tableur.

c) Modifier deux données de la colonne E pour obtenir une étendue de 15.

d) Modifier deux données de la colonne E sans changer la médiane.

e) Modifier trois données de la colonne E pour que la médiane soit 12.

f) Modifier deux données de la colonne E pour avoir une médiane égale à 9 sans changer ni la moyenne, ni l'étendue de la série.

g) Modifier deux données de la colonne E pour avoir une moyenne de 9 sans changer ni la médiane, ni l'étendue de la série.

h) Modifier deux données de la colonne E sans changer ni la moyenne, ni la médiane, ni l'étendue de la série.

Déterminer le premier et le troisième quartiles

5. Découverte des quartiles

► Exercices 17 à 26 p. 156

Léa observe ses notes du trimestre en mathématiques :

3 ; 10,5 ; 12 ; 14 ; 11 ; 11,5 ; 15 ; 7 ; 9 ; 10 ; 11 ; 13.

a) Déterminer la médiane de cette série de notes.

b) Dire si les phrases suivantes sont vraies ou fausses. Justifier la réponse.

(1) Un quart des notes sont inférieures ou égales à 9.

(2) Trois quarts des notes sont inférieures ou égales à 12.

(3) Au moins 50 % des notes sont supérieures à 9 et inférieures ou égales à 12.

TRIANGLE INFO *magazine*

Les quantiles

Les quantiles sont les valeurs qui partagent une série en parties égales :
- les quartiles : en 4 parties égales,
- les déciles : en 10 parties égales,
- les centiles : en 100 parties égales.

Dans la série donnée, 9 est le premier quartile (noté Q1) et 12 le troisième quartile (noté Q3).

c) On a représenté les notes d'une classe par le schéma suivant appelé « diagramme en boîte ».

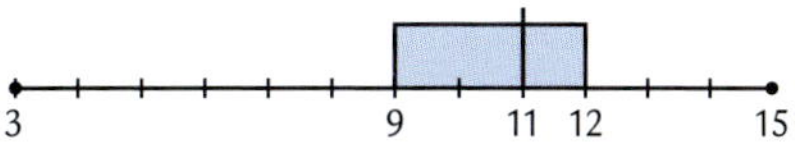

Ce diagramme signifie que les notes sont comprises entre 3 et 15, que la médiane est 11, que le premier quartile est 9 et que le troisième quartile est 12.

(1) Si la classe a 28 élèves, combien d'élèves ont une note inférieure ou égale à 9 ? inférieure ou égale à 12 ?

(2) Combien d'élèves ont une note supérieure à 9 et inférieure ou égale à 12 ?

(3) Construire un diagramme en boîte avec la série de notes suivantes.

Connaissance 3 p. 153

18 ; 14 ; 20 ; 9 ; 12 ; 15 ; 16 ; 11 ; 10 ; 8 ; 9 ; 12 ;
17 ; 13 ; 16 ; 13 ; 13 ; 15 ; 10 ; 9 ; 8 ; 20 ; 14 ; 11.

6. Avec un tableur

▶ Exercice 27 p. 157

Fiches méthodes tableur p. 310

a) Rentrer les données de la série suivante dans une feuille de calcul.
24 ; 32 ; 20 ; 4 ; 5 ; 8 ; 34 ; 25 ; 21 ; 45 ; 38 ; 10 ; 12 ; 15 ; 45 ; 24 ;
43 ; 24 ; 6 ; 43 ; 8 ; 21 ; 24 ; 65 ; 3 ; 5 ; 9 ; 34 ; 2 ; 42 ; 6 ; 8.

b) Déterminer la médiane en utilisant la formule qui convient.

c) Trouver les formules qui permettent de trouver le premier quartile et le troisième quartile.

d) Par quelles valeurs peut-on alors remplacer 4, sans changer le premier et le troisième quartiles ?

Résoudre des problèmes

7. Médiane, moyenne et dispersion

▶ Exercice 28 p. 157

Onze élèves révisent le brevet et, pour faire le point, leur professeur de mathématiques leur fait passer un test qu'il note sur 20.

Il leur donne les renseignements suivants sur les résultats du groupe :
- moyenne : 10,5
- médiane : 9
- étendue : 12

Toutes les notes sont différentes.

Dire, si possible, si les affirmations suivantes sont vraies ou fausses.

a) La moyenne du groupe est convenable.

b) Quelques élèves sont en difficulté.

c) Cinq élèves ont moins de 10,5.

d) Il y a 15 points d'écart entre la note la plus haute et la note la plus basse.

e) Le groupe est hétérogène : une partie des élèves a des notes très élevées, une autre a des notes très faibles.

8. Comparaison de deux séries

▶ Exercices 29 et 30 p. 158

Les séries suivantes donnent la durée d'attente au téléphone (en minute) relevée par 12 personnes (P1, P2, ...) auprès de deux entreprises A et B.

	P1	P2	P3	P4	P5	P6	P7	P8	P9	P10	P11	P12
A	3	5	10	13	14	18	22	30	22	17	11	8
B	17	14	12	10	9	8	10	13	16	19	22	23

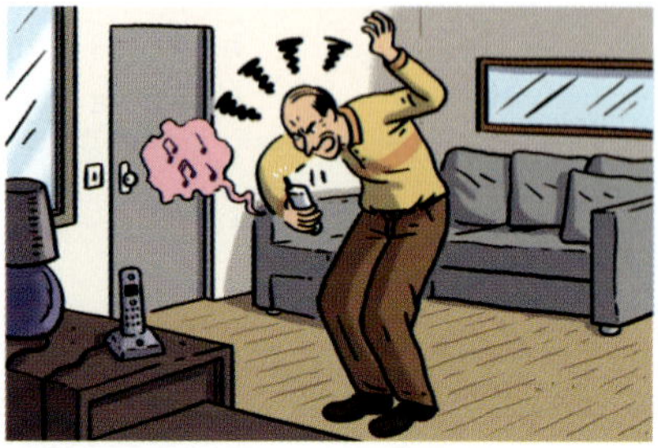

a) Calculer la moyenne de chaque série de valeurs.

b) Déterminer la médiane de chaque série.

c) Calculer l'étendue de chaque série.

d) Calculer le premier et le troisième quartiles de chaque série.

e) Construire le diagramme en boîte de chaque série avec une même graduation.

f) Quelles informations apportent les résultats des questions a) et e) pour comparer les deux séries ?

9. Contre-exemple et statistiques

▶ Exercices 31 et 32 p. 158

Lu dans un journal :

Une étude statistique montre que, dans un couple, une femme a une taille inférieure de 10 % par rapport à celle de son conjoint.

« C'est faux, répond Mathieu, ma mère est aussi grande que mon père. »

Que pensez-vous de l'affirmation de Mathieu ?

TRIANGLE INFO *magazine*

Attention aux raccourcis en statistiques !

Très souvent, des données statistiques sont interprétées un peu hâtivement : il y a fréquemment une cause autre que celle qui apparaît et qui explique les résultats.

Voici un exemple où une conclusion hâtive peut faire sourire : « 80 % des Français meurent dans leur lit. Peut-on en conclure qu'il vaut mieux éviter de se coucher ? »

10. Expérience en classe

▶ Exercice 33 p. 159

a) (1) Sans utiliser de règle graduée, placer sur une feuille deux points qui sont, selon vous, distants de 12 cm l'un de l'autre.

(2) Mesurer ensuite la distance entre les deux points tracés.

b) Le professeur regroupe les résultats de la classe.

Ces résultats forment une série statistique que l'on va étudier.

(1) Calculer la moyenne de la série.

(2) Déterminer la médiane de la série.

(3) Calculer l'étendue de la série.

(4) Construire un diagramme en boîte représentant cette série.

(5) Quelles informations apporte ce diagramme ?

1 Médiane

Exercices 6 à 12 p. 155

DÉFINITION

On appelle médiane d'une série, un nombre tel qu'il y ait autant de valeurs inférieures à ce nombre que de valeurs supérieures.

➡ **Exemple :** La série suivante de 13 éléments, rangés par ordre croissant, a comme médiane 12.

3 ; 3 ; 5 ; 6 ; 8 ; 10 ; 12 ; 13 ; 14 ; 17 ; 19 ; 24 ; 34

6 valeurs (3 ; 3 ; 5 ; 6 ; 8 ; 10) — 12 est la médiane — 6 valeurs (13 ; 14 ; 17 ; 19 ; 24 ; 34)

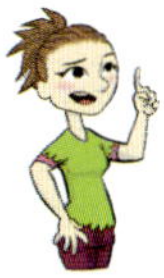

Attention !
Lorsque le nombre de valeurs est pair, la médiane n'est pas toujours un nombre de la série.

➡ **Exemple :** La série suivante, rangée par ordre croissant, a un nombre pair de valeurs : 6.

3 ; 4 ; 6 ; 7 ; 10 ; 12

3 valeurs (3 ; 4 ; 6) — 3 valeurs (7 ; 10 ; 12)

On peut prendre comme médiane tout nombre compris entre 6 et 7, par exemple 6,5.

2 Étendue

Exercices 13 à 16 p. 155

DÉFINITION

L'étendue d'une série est la différence entre la plus grande valeur et la plus petite valeur de cette série.

➡ **Exemple :** La série (15 ; 13 ; 14 ; 19 ; 14 ; 15 ; 15) a une étendue de 6 car 19 – 13 = 6.

3 Quartiles

Exercices 17 à 27 p. 156

Étant donné une série de valeurs rangées par ordre croissant :

- le premier quartile(*), noté Q_1, est la plus petite valeur telle qu'au moins 25 % des valeurs sont inférieures ou égales à Q_1.
- le troisième quartile, noté Q_3, est la plus petite valeur telle qu'au moins 75 % des valeurs sont inférieures ou égales à Q_3.

Remarque **:** Les quartiles donnent une information sur la répartition des valeurs autour de la médiane.

➡ **Exemple :** Soit la série : 15 ; 19 ; 20 ; 21 ; 22 ; 26 ; 27 ; 29. Pour chercher les quartiles, on partage la série en quatre groupes de même effectif. On peut représenter ces quartiles dans un diagramme en boîte.

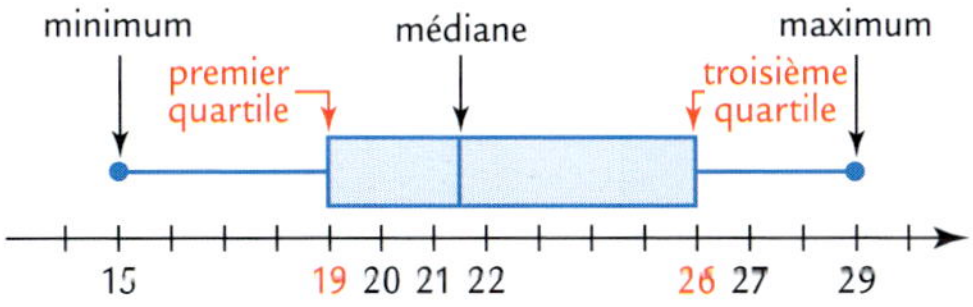

(*) Dans cet ouvrage, la notion de quartile est approchée de façon empirique conformément au document d'accompagnement des programmes (organisation et gestion de données) de 2007.

Pour réactiver les connaissances

Représenter des données sur un graphique

SOCLE

1 Voici un tableau donnant la consommation moyenne de pain (en g) par personne et par jour entre 1900 et 2010 en France.

Année	1900	1925	1960	1980	2000	2010
Pain (en g)	900	325	250	170	153	135

a) (1) Représenter ces données sous forme d'une courbe. Que peut-on dire de l'évolution de cette consommation ?
(2) Si l'évolution continue ainsi, lire sur le graphique quelle pourrait être la consommation approximative de pain en 2020.

b) (1) Rentrer ces données dans une feuille de calculs en vue de faire un graphique.
(2) Représenter ces données sous forme d'une courbe, puis d'un diagramme en barres et enfin d'un diagramme circulaire.
(3) Quelle représentation semble la mieux appropriée pour répondre aux questions a) (1) et a) (2) ?

Fiches logiciels

TRIANGLE INFO *histoire des arts*

Le pain

Pendant la Révolution française, la foule affamée va à Versailles chercher le « Boulanger » (Louis XVI), la « Boulangère » (Marie-Antoinette) et le « Petit Mitron » (le dauphin). Ces expressions témoignent de l'importance du pain dans la consommation quotidienne sous l'Ancien Régime.

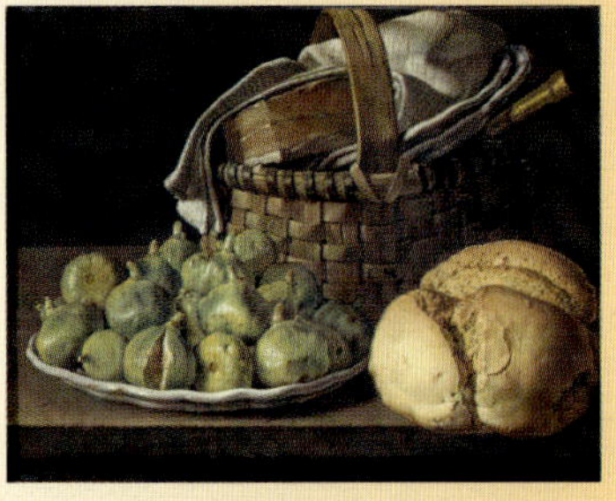

Luis Melendez (1716-1780), *Nature morte aux figues*, huile sur toile 37 × 49 cm, (musée du Louvre, Paris).

Calculer des moyennes

2 Voici une série de valeurs : SOCLE
23 ; 45 ; 34 ; 46 ; 12 ; 43 ; 3 ; 24 ; 100 ; 8 ; 25.
Calculer la moyenne de cette série.

3 **Concours et rallyes** SOCLE
Voici une liste de notes :
12 ; 17 ; 13 ; 5 ; 10 ; 14 ; 9 ; 16.
Quelles sont les deux notes que l'on peut enlever sans changer la moyenne ?
A) 12 et 17 B) 5 et 17 C) 9 et 16
D) 10 et 12 E) 14 et 10

Kangourou cadets, 2011.

4 Mathieu passe un concours où les mathématiques ont un coefficient 3, le français un coefficient 4 et l'anglais un coefficient 2. Il a eu 13 en mathématiques, 9 en français et 11 en anglais.
Calculer sa moyenne.

5 **AVEC UN TABLEUR**

Fiche méthode logiciel 6 p. 311

Voici, en euros, les retraits d'argent effectués dans un distributeur en une demi-journée.

100	80	60	40	20	10	10	30	50	40	20	50	10	20	30
20	10	70	40	50	20	10	20	30	40	50	60	10	10	20
40	60	80	80	50	10	20	80	80	50	20	30	40	10	20

a) Entrer ces données dans une feuille de calcul.
b) Faire afficher la moyenne de ces valeurs.
c) Augmenter chaque retrait de 10 €.
Que devient la moyenne ?
d) Changer le retrait de 100 € en deux retraits de 50 € chacun.
Que devient la moyenne ?
e) Changer les deux retraits des cases jaunes par un retrait de 120 € et un de 60 €.
Que devient la moyenne ?
f) Changer dix valeurs sans changer la moyenne.

Fiches logiciels

Pour s'entraîner

Déterminer une valeur médiane et calculer une étendue

6 Soit les deux séries suivantes :
A : 12 ; 14 ; 18 ; 21 ; 32 ; 48 ; 52.
B : 12 ; 14 ; 18 ; 21 ; 32 ; 48 ; 1 040.
a) Pour chacune des deux séries, déterminer la médiane et calculer la moyenne.
b) Léo dit : « Il y a autant de valeurs au-dessus de la moyenne qu'en dessous de la moyenne. ». Léo a-t-il raison ?
c) Léa dit : « Lorsque je connais la moyenne d'une série, je connais les valeurs de cette série ». Léa a-t-elle raison ?
d) Dans la série B, si on change 1 040 en 50, la médiane change-t-elle ? Et la moyenne ?
e) Mêmes questions si on change 1 040 en 15.

7 Déterminer la médiane de chaque série.
a) 34 ; 25 ; 78 ; 56 ; 25 ; 13 ; 45 ; 15 ; 56.
b) 46 ; 76 ; 81 ; 34 ; 23 ; 58 ; 35 ; 45.

8 Déterminer la médiane de chaque série.
a) 5 ; 65 ; 67 ; 9 ; 3 ; 53 ; 67 ; 11 ; 65 ; 35 ; 56.
b) 4 ; 7 ; 8 ; 19 ; 31 ; 19 ; 4 ; 13 ; 11 ; 19.

9 Soit une série de valeurs :
3 ; 6 ; 8 ; 4 ; 9 ; 1.
a) Ajouter une valeur à la série pour que la médiane soit 6.
b) Ajouter une valeur à la série pour que la médiane soit 4.
c) Ajouter une valeur à la série pour que la médiane soit 5.

10 Voici une série croissante de valeurs dont les effectifs sont donnés dans le tableau suivant.

Valeur	7	7,5	8	8,5	9	x
Effectif	1	2	4	3	1	y

a) Déterminer y pour que la médiane de cette série soit égale à 8.
b) Si $y = 4$, calculer x pour que la moyenne de cette série soit égale à 8.

11 Le tableau ci-dessous présente la série des notes obtenues par les élèves de 3^{e}B lors du dernier devoir en classe.

Note	5	6	8	9	11	12	13	15	18	19
Effectif	1	2	6	2	1	4	2	3	1	1

a) Quel est l'effectif de la classe de 3^{e}B ?
b) Calculer la note moyenne de ce devoir. En donner la valeur arrondie au dixième de point.
c) Quel pourcentage, arrondi à l'unité, de l'effectif total représentent les élèves ayant obtenu une note inférieure ou égale à 8 ?
d) Déterminer la note médiane de cette série. Que représente cette note ?

12 Voici le diagramme en bâtons des notes obtenues par une classe de 3e de 25 élèves au dernier devoir de mathématiques.

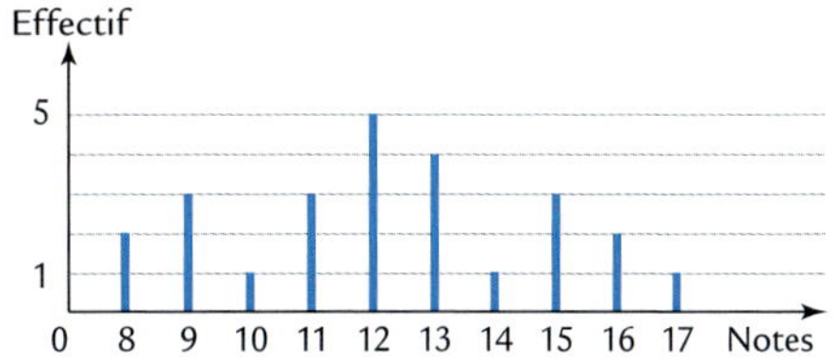

a) Calculer la moyenne des notes.
b) Déterminer la médiane des notes.
c) Calculer le pourcentage des élèves ayant obtenu une note strictement supérieure à 13.

13 Lors d'un contrôle, un groupe d'élèves de 3^{e}B a obtenu les notes suivantes :
6 ; 7 ; 7 ; 8 ; 9 ; 9 ; 9 ; 10 ; 12 ; 12 ; 13 ; 14 ; 15.
a) Quelle est l'étendue des notes ?
b) Quelle est la moyenne des notes, arrondie au dixième de point ?
c) Quelle est la note médiane ?

14 Dans chaque cas, construire, si possible, une série de neuf valeurs dont :
a) la médiane est 32.
b) la moyenne est 32.
c) la médiane est 28 et la moyenne est 24.
d) la médiane est 6 et l'étendue est 6.
e) la moyenne est 6 et l'étendue est 6.

15 Durant une compétition d'athlétisme, les 7 concurrents ont couru le 200 m avec les temps suivants (en secondes) : 20,25 ; 20,12 ; 20,48 ; 20,09 ; 20,69 ; 20,19 et 20,38.

a) Quelle est l'étendue de cette série ?

b) Quelle est la moyenne de cette série (arrondie au centième) ?

c) Quelle est la médiane de cette série ?

d) Quelle est la vitesse moyenne de l'athlète classé premier, en mètres par seconde (m/s), arrondie au millième ?

Brevet, Centres étrangers, 2009

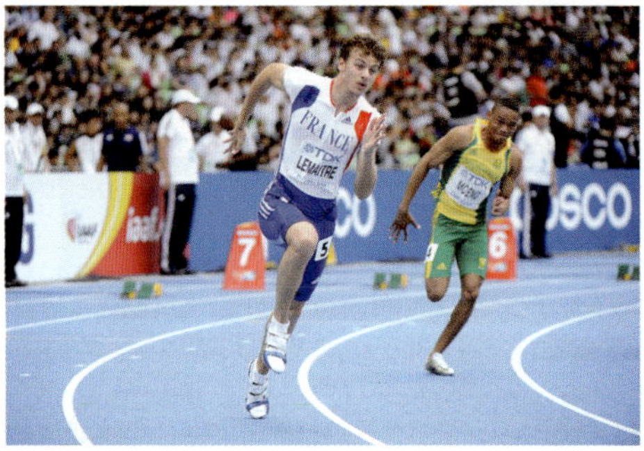

Christophe Lemaitre bat, le 3 septembre 2011, le record de France en 19,80 s et gagne la médaille de bronze au championnat du monde.

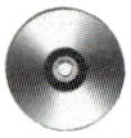

Fiches logiciels

16 **AVEC UN TABLEUR**

Fiche méthode logiciel 6 p. 311

Voici les 21 notes obtenues par une classe au dernier devoir :
15 ; 2 ; 12 ; 7 ; 5 ; 6 ; 9 ; 19 ; 6 ; 16 ;
8 ; 9 ; 10 ; 12 ; 12 ; 3 ; 6 ; 9 ; 16 ; 10 ; 18.

a) Entrer ces notes dans une feuille de calcul et calculer la moyenne, la médiane et l'étendue de cette série.

b) Modifier deux notes :

(1) Pour avoir une étendue de 15, sans changer ni la médiane ni la moyenne.

(2) Pour avoir une médiane de 10, en ne changeant ni la moyenne ni l'étendue.

(3) En ne changeant ni la moyenne, ni la médiane, ni l'étendue.

(4) Pour avoir une moyenne de 9 en ne changeant ni la médiane ni l'étendue.

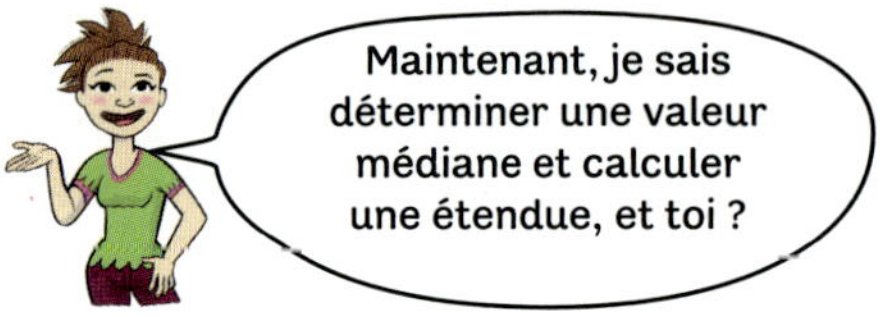

Déterminer le premier et le troisième quartiles

17 Voici une série statistique :
3 ; 2 ; 3 ; 1 ; 7 ; 9 ; 1 ; 5 .
Pour cette série :

a) Déterminer la médiane.

b) Déterminer le premier quartile.

c) Déterminer le troisième quartile.

18 Voici une série statistique :
5 ; 12 ; 13 ; 2 ; 17 ; 9 ; 1 ; 15 ; 8 ; 3 ; 14 ; 17.
Pour cette série :

a) Déterminer la médiane.

b) Déterminer le premier quartile.

c) Déterminer le troisième quartile.

19 Voici une série statistique :
11 ; 52 ; 63 ; 22 ; 7 ; 92 ; 12 ; 5 ; 82 ; 63 ; 4 ; 7 ; 22 ; 7 ; 63 ; 92.
Pour cette série :

a) Déterminer la médiane.

b) Déterminer le premier quartile.

c) Déterminer le troisième quartile.

20 Construire une série de 16 valeurs de telle sorte que la médiane soit 7, le premier quartile 3 et le troisième quartile 9.

21 Construire une série de 12 valeurs de telle sorte que la médiane soit 10 et la différence entre le premier quartile et le troisième quartile soit 5.

22 **QCM**

Voici le diagramme en boîte d'une série :

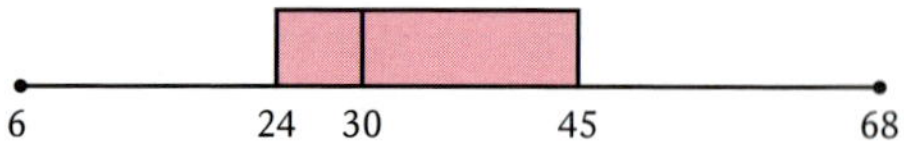

Indiquer la bonne réponse.

a) Le premier quartile de cette série est :

1 6 — 2 24 — 3 45

b) Le troisième quartile de cette série est :

1 68 — 2 30 — 3 45

c) Le pourcentage de valeurs entre le premier et le troisième quartile est de :

1 25 % — 2 50 % — 3 75 %

23 Construire le diagramme en boîte d'une série dont la valeur minimale est 2, le premier quartile 9, le troisième quartile 15, la médiane 11 et la valeur maximale 21.

24 Construire le diagramme en boîte d'une série dont l'étendue est 25, le premier quartile 12, le troisième quartile 25, la médiane 16 et la valeur maximale 29.

25 Voici une série statistique.
17 ; 29 ; 8 ; 19 ; 24 ; 10 ; 15 ; 27 ; 13 ; 13 ; 23 ; 19 ; 32 ; 30 ; 7 ; 24.
Pour cette série :
a) déterminer le premier quartile.
b) déterminer le troisième quartile.
c) déterminer la médiane.
d) construire le diagramme en boîte.

26 **Vrai ou faux ?**
Les affirmations sont-elles vraies ou fausses ?
Si on ajoute 2 à toutes les valeurs d'une série, on augmente :
a) la médiane de 2.
b) la moyenne de 2.
c) l'étendue de 2.
d) le premier quartile de 2.

Fiches logiciels

27 **Avec un tableur**
Fiche méthode logiciel 6 p. 311
Voici une série de valeurs :
15 ; 17 ; 10 ; 9 ; 7 ; 5 ; 14 ; 15 ; 18 ; 3 ; 7 ; 8 ; 14 ; 16 ; 19 ; 10 ; 6 ; 4 ; 17 ; 19 ; 14 ; 13 ; 4 ; 7 ; 13 ; 17 ; 11 ; 10.
a) Entrer ces données dans une feuille de calcul et déterminer le premier quartile, le troisième quartile, la moyenne, la médiane et l'étendue de cette série.
b) Changer deux valeurs sans changer les résultats de la question b).
c) Changer trois valeurs pour que le premier quartile augmente de 1 et le reste ne change pas.
d) Changer deux valeurs pour que la médiane soit égale à 11 et le reste ne change pas.

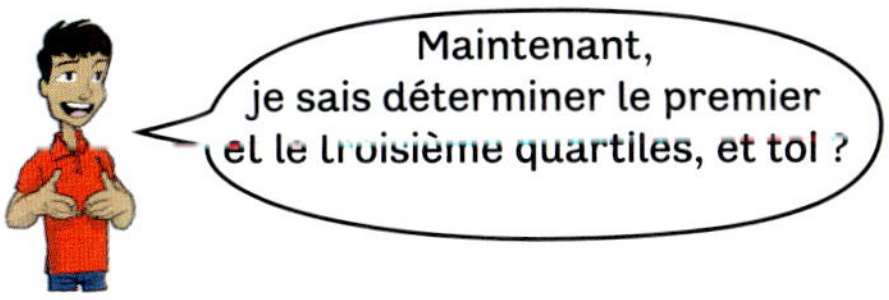

Résoudre des problèmes

28 **Vrai ou faux ?**
Un sondage effectué auprès de 201 jeunes sur l'âge qu'ils avaient lors de leur premier voyage scolaire à l'étranger donne les résultats suivants : la moyenne est de 15 ans, la médiane est de 16 ans, l'étendue est de 14 ans.
D'après ces données, dire, si possible, si les affirmations suivantes sont vraies ou fausses.
a) 100 jeunes avaient moins de 16 ans lors de leur premier voyage à l'étranger.
b) 100 jeunes avaient plus de 15 ans lors de leur premier voyage à l'étranger.
c) Il y a 10 ans d'écart entre le plus jeune et le plus âgé du groupe.
d) Les voyages à l'étranger ont souvent lieu en classe de 3e.

TRIANGLE INFO *métier*

Devenir statisticien

Le statisticien intervient dans de nombreux domaines : enquête marketing, sondage d'opinion, essai clinique ou thérapeutique... Il établit alors un questionnaire.
Une fois les informations collectées, le statisticien doit les traiter (à l'aide de logiciels informatiques), puis les analyser (courbes, graphiques...) ensuite effectuer un travail de synthèse et le présenter au commanditaire de l'étude afin de l'aider dans sa prise de décision.
Niveau d'accès : bac + 2.

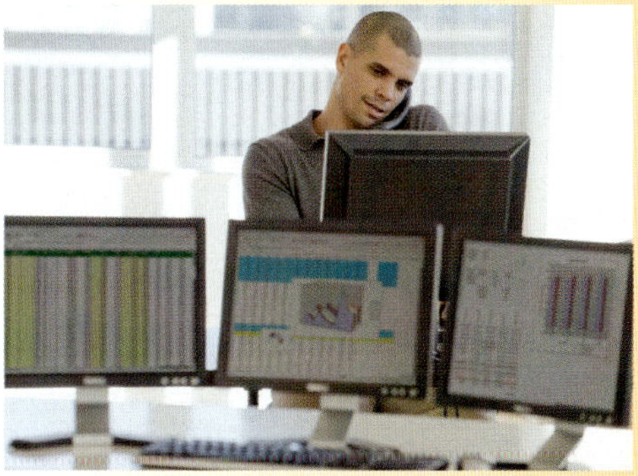

29 **a)** Un article relatif à l'évolution de la scolarité et du travail des femmes, a été publié dans la presse (d'après *Le Monde* du 8 mars 2010).

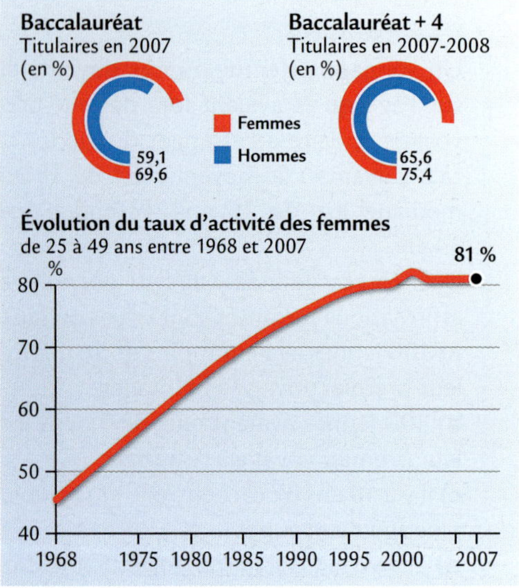

Source : INSEE.

(1) Que dire de la scolarité des femmes ?
(2) De quel pourcentage a augmenté le taux d'activité des femmes entre 1968 et 2007 ?

b) Suite de l'article :

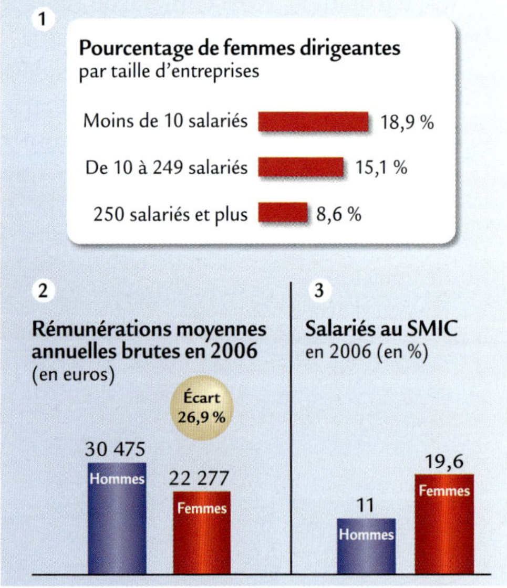

Source : ① INSEE (2008). ② ECMOSS (2006), INSEE, DARES
③ ECMOSS, INSEE, DARES, ACEMO

(1) Quelles informations donnent les trois graphiques ci-dessus ?
(2) Le titre général des deux articles est « *La révolution inaboutie* ». Expliquer ce titre.

30 Danaé, qui a 15 ans, décide de partir en voyage organisé au Canada. Elle contacte trois agences de voyages qui lui donnent les renseignements suivants :

- Agence Yavo : groupe de 21 personnes, moyenne d'âge de 15,4 arrondie à 0,1 près et âge médian de 5.
- Agence Gomo : groupe de 21 personnes, moyenne d'âge de 24,2 et âge médian de 32.
- Agence Exil : groupe de 21 personnes, moyenne d'âge de 15,4 arrondie à 0,1 près et âge médian de 15.

a) Danaé souhaite se retrouver avec des jeunes de son âge. Quelle agence doit-elle choisir ? Justifier.

b) Voici la répartition des effectifs de ces trois voyages organisés.

(1)

Âge	2	3	15	28	29	30
Effectif	3	7	1	8	1	1

(2)

Âge	4	5	6	48	50
Effectif	5	7	4	3	2

(3)

Âge	14	15	16	32	33
Effectif	2	5	3	6	5

Associer chaque répartition à une des trois agences de voyage.
Reprendre ensuite la question a).

c) Si les agences avaient précisé l'étendue des âges des participants en plus des âges moyens et médians, Danaé aurait-elle pu choisir son voyage sans avoir recours aux tableaux de la question b) ?

31 SOCLE Une étude statistique montre que 25 % des familles possède deux téléviseurs à la maison.
« C'est faux ! déclare Anissa, car dans ma classe, 25 familles sur 30 ont deux téléviseurs chez eux ».
Que pensez-vous de l'affirmation d'Anissa ?

32 SOCLE Une étude statistique a établi qu'une batterie de voiture durait en moyenne 7 ans.
« C'est faux ! dit Matéo, mon père a dû changer la sienne au bout de 3 ans. »
Que pensez-vous de la réponse de Matéo ?

SOCLE

33 *Expérience en classe*

a) (1) Sans utiliser de rapporteur, tracer un angle de 45° sur une feuille non quadrillée.
(2) Mesurer ensuite cet angle.
Le professeur regroupe les résultats de la classe. Ils forment une série statistique que l'on va étudier.

b) (1) Calculer la moyenne de la série.
(2) Déterminer la médiane de la série.
(3) Calculer l'étendue de la série.
(4) Construire un diagramme en boîte représentant cette série.
(5) Quelles informations apporte ce diagramme ?

34 Qu'est-ce que j'ai appris ?

Les phrases suivantes sont-elles vraies ou fausses ?

a) La médiane d'une série est toujours une valeur qui figure dans la série.

b) Dans une série, il y a autant de valeurs en dessous de la médiane qu'au dessus.

c) Pour calculer l'étendue d'une série, on fait une addition.

d) Pour trouver les quartiles, on partage la série en quatre groupes de même effectif.

35 Avec un tableur

Fiche méthode logiciel 6 p. 311

Fiches logiciels

Voici les résultats notés sur 40 de l'épreuve d'un brevet blanc.

Note	2	3	5	7	9	10	11	15
Effectif	5	4	16	12	10	15	18	21

Note	18	20	24	27	30	34	36
Effectif	30	12	16	20	12	7	2

a) (1) Rentrer ces données dans une feuille de calcul de tableur.
(2) Utiliser les formules afin de calculer la moyenne, la médiane, l'étendue, les premier et troisième quartiles de cette série.
(3) Interpréter ces résultats.

b) Les professeurs ne sont pas satisfaits des résultats obtenus. Ils organisent donc une deuxième épreuve dont voici les résultats.

Note	5	7	8	10	13	16
Effectif	13	11	8	13	17	25

Note	20	25	28	30	34	38
Effectif	26	28	30	16	11	2

c) Construire les deux diagrammes en boîte représentant la première et la deuxième série de notes en utilisant une même graduation. Comparer ces deux séries de résultats.

d) Les objectifs fixés par les professeurs ont-ils été atteints ? Justifier la réponse.

Devoirs maison

36

Dans un collège, une enquête a été menée sur « le poids des cartables des élèves ».
On a pesé le cartable de 48 élèves. Les résultats sont ci dessous.

Poids (en kg)	1	2	3	4	5	6	7	8	9	10
Effectif	1	2	4	2	5	11	8	8	3	4

a) Calculer l'étendue de cette série.
b) Déterminer la médiane de cette série.
c) Déterminer les valeurs du premier quartile et du troisième quartile de la série.
d) Une personne affirme :
« Plus des trois quarts des 48 élèves viennent en cours avec un cartable qui pèse 5 kg ou plus ».
A-t-elle raison ? Justifier votre réponse.

Brevet, Asie, juin 2009

37

Un statisticien a noté la durée passée en attente à la caisse par 16 consommateurs auprès de deux grandes surfaces A et B.

Durée d'attente (en min)	2	3,5	5	6	7,5	10	12	15
Effectif de A	2	3	1	4	2	1	1	2
Effectif de B	5	1	2	1	1	2	0	4

a) Pour chaque grande surface :
(1) Calculer la durée moyenne d'attente.
(2) Déterminer la durée médiane.
(3) Calculer l'étendue.
(4) Déterminer les premier et troisième quartiles.

b) Construire les deux diagrammes en boîte avec une même graduation. Comparer les deux séries.

Tâches complexes

SOCLE

38 Extraire et organiser l'information utile et présenter la démarche suivie

SITUATION

Le 30 mars 2011, le journal *Le Monde* publiait un article intitulé : *Les réticences des ménages à « verdir » leurs dépenses*. Cet article s'appuyait sur les données suivantes.

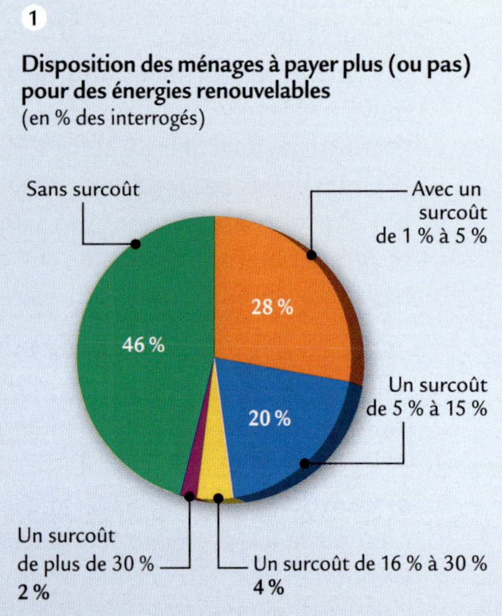

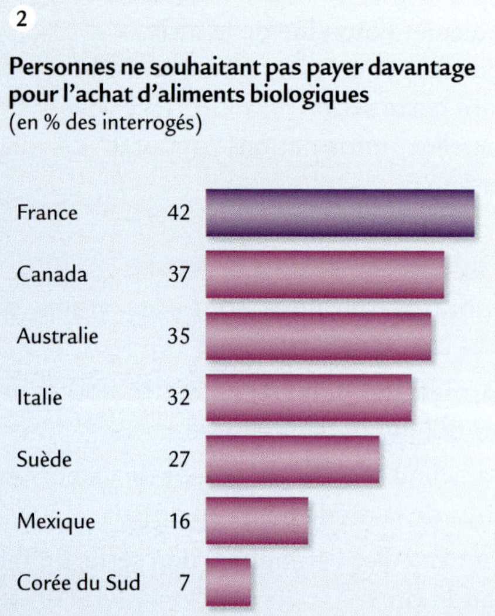

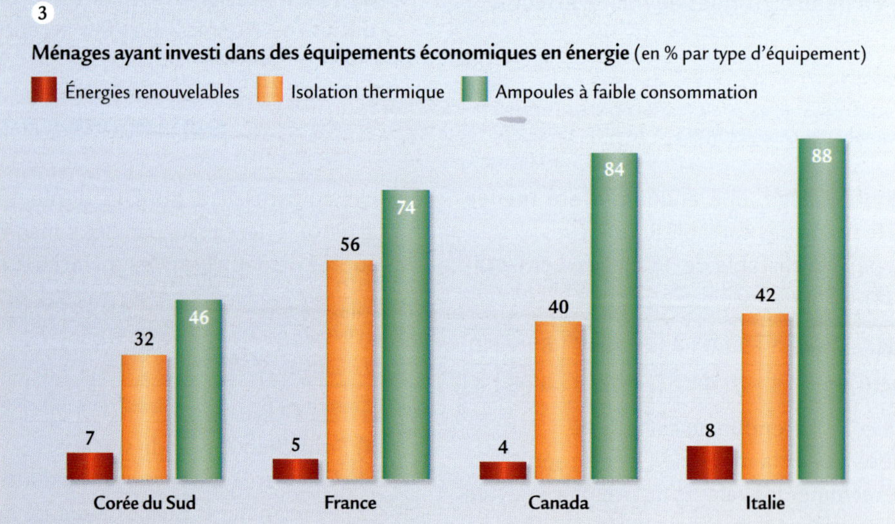

Source : OCDE.

CONSIGNE

Faire une analyse des différents graphiques, et expliquer le choix du titre : *Les réticences des ménages à « verdir » leurs dépenses.*

Pour approfondir

39 Madame A et Monsieur B sont tous les deux professeurs de mathématiques et ont tous les deux une classe de troisième de 20 élèves. Ils comparent les notes obtenues par leurs élèves au dernier devoir commun.

Notes attribuées par Madame A	Notes attribuées par Monsieur B
7 – 8 – 12 – 12 – 18 – 5 – 11 – 6 – 3 – 8 – 5 – 18 – 9 – 20 – 6 – 16 – 6 – 18 – 7 – 15	8 – 8 – 9 – 12 – 11 – 8 – 13 – 15 – 7 – 9 – 10 – 10 – 12 – 8 – 10 – 14 – 12 – 11 – 14 – 9

a) Construire, sur un même dessin, les diagrammes en bâtons représentant les deux séries de notes. (Utiliser deux couleurs.)
b) Calculer la moyenne de chaque série.
c) Déterminer une médiane de chaque série.
d) Comparer ces deux classes.

40 Voici l'histogramme des notes d'un contrôle noté sur 5 pour une classe de 25 élèves.

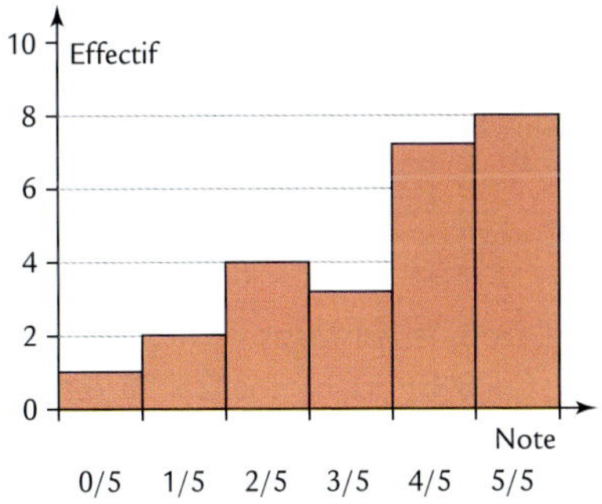

a) Reproduire et compléter le tableau de notes suivant.

Note	0	1	2	3	4	5
Effectif	...	...	...	...	...	...
Effectif cumulé croissant	...	...	...	...	...	...

b) Pour cette classe :
(1) Calculer la moyenne des notes.
(2) Quelle est la médiane des notes ?
(3) Calculer la fréquence des notes inférieures ou égales à 3 points sur 5.

41 Dans une classe de 35 élèves, la moyenne trimestrielle des filles est 12, celle des garçons est 9,5.
La moyenne de la classe est 10,5.
Combien y a-t-il de filles ?

42 ***Énigme***

5	A	B	26	C

Trouver A, B, C de telle façon que chaque nombre soit la moyenne des deux nombres qui l'encadrent.

43 Une enquête a été faite dans une école primaire.
On a compté le nombre de fautes d'orthographe faites par chaque élève à une même dictée et on a également noté la pointure de leurs chaussures.
Voici le résultat de cette enquête.

Pointure	25	26	27	28	29	30	31	32
Moyenne du nombre de fautes	30	26	19	15	10	6	3	1

Augustin conclut : « Plus on a de grands pieds, moins on fait de fautes d'orthographe ».
A-t-il raison ? Justifier la réponse.

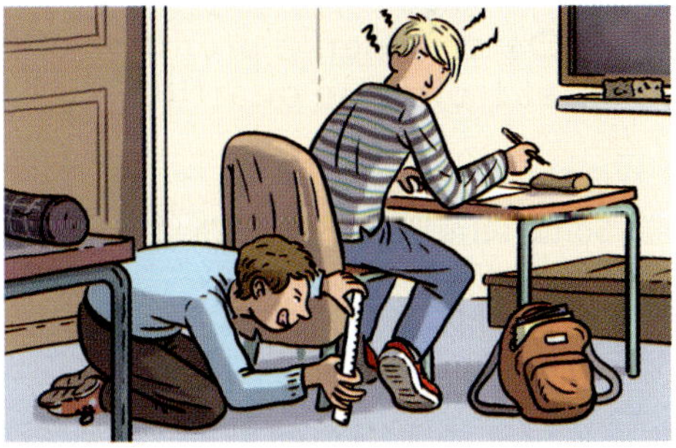

44 Une étude statistique montre que les personnes qui utilisent de la crème solaire ont beaucoup plus de maladies de la peau que ceux qui n'en utilisent pas. Des journalistes en ont conclu que les crèmes solaires provoquent des maladies de la peau.
Que pensez-vous de cette conclusion ?

Je préparer le contrôle

Les exercices de cette double page sont corrigés page 277 et suivantes.

Déterminer une valeur médiane et calculer une étendue

45 QCM

a) Série : 34 ; 87 ; 5 ; 23 ; 12 ; 14 ; 35 ; 45 ; 6.
La médiane de cette série est :

1 12 2 29 3 23

b) Série : 8 ; 24 ; 54 ; 74 ; 32 ; 12 ; 46 ; 74 ; 47 ; 54.
La médiane de cette série est :

1 46,5 2 22 3 42,5

46 QCM

Lors d'un stage de basket, on a mesuré les adolescents. Les tailles sont données en cm. On obtient la série suivante.
165 ; 175 ; 187 ; 165 ; 170 ; 181 ; 174 ; 184 ; 171 ; 166 ; 178 ; 177 ; 176 ; 174 ; 176.

a) La taille moyenne de ces sportifs est :

1 174,6 cm 2 175 cm 3 184 cm

b) La taille médiane de ces sportifs est :

1 174,6 cm 2 175 cm 3 184 cm

c) L'étendue de cette série est :

1 165 cm 2 187 cm 3 22 cm

Déterminer le premier et troisième quartiles

47 QCM

Soit la série : 14 ; 53 ; 46 ; 75 ; 34 ; 13 ; 45 ; 78 ; 35 ; 23 ; 14 ; 13.
Les premier et troisième quartiles de cette série sont :

1 13 et 78 2 34 et 35 3 14 et 46

48 Soit la série suivante : 102 ; 105 ; 160 ; 205 ; 100 ; 120 ; 240 ; 400.
Pour chacune des affirmations préciser si elle est vraie ou fausse.
a) L'étendue est de 400.
b) La moyenne est 179.
c) La médiane se situe entre 120 et 160.
d) Le premier quartile est 102.
e) Le troisième quartile est 205.

Résoudre des problèmes

49 La famille Dupond a noté la masse de ses ordures ménagères chaque mois.

Mois	J	F	M	A	M	J
Masse (en kg)	40	25	20	15	24	30

Mois	J	A	S	O	N	D
Masse (en kg)	32	28	36	24	35	51

a) Calculer la masse moyenne par mois.
b) Déterminer la masse médiane.
c) Déterminer les premier et troisième quartiles et construire un diagramme en boîte.
d) L'affirmation suivante est-elle exacte ? « 50 % des masses mensuelles des ordures ménagères de cette famille sont comprises entre 24 kg et 39 kg. »

50 Voici les deux diagrammes en boîte des notes des deux classes 3^{e}A et 3^{e}B.

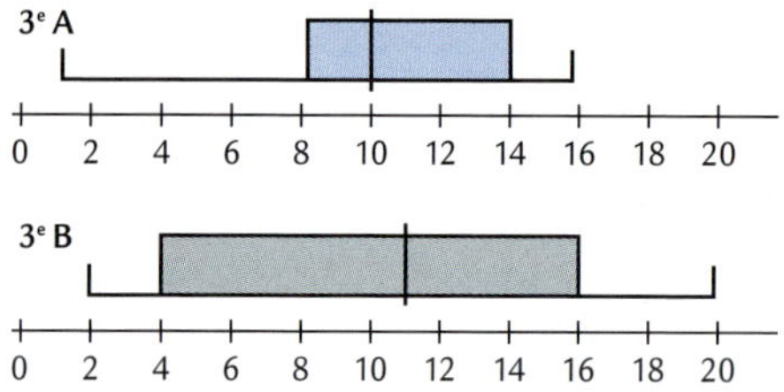

a) Dire si les phrases sont vraies ou fausses.
(1) En 3^{e}B, au moins 25 % des élèves ont moins de 4.
(2) En 3^{e}A, environ la moitié de la classe a des notes comprises entre 7 et 14.
(3) En 3^{e}A, il y a environ autant d'élèves qui ont une note entre 1 et 8 qu'entre 14 et 16.
(4) En 3^{e}B, il y a autant d'élèves qui ont une note entre 4 et 11 qu'entre 11 et 16.
b) Si la classe de 3^{e}A a 28 élèves, combien d'élèves ont une note supérieure à 10 ? Supérieure à 14 ?

51 SOCLE

Dans la ville de Ecolocity, une étude statistique a montré que les bus qui circulent en ville ne sont occupés en moyenne qu'à 45 %.
Sophia s'insurge : « C'est faux, le bus que je prends est bondé matin et soir ! ».
Que penser de cette affirmation ? Justifier.

SOCLE

Représenter des données sur un graphique

52 Voici un tableau donnant l'activité préférée des adolescents d'une association.

Activité	Football	Basket	Musique	Danse
Effectif	18	6	9	3

Représenter ces données dans un diagramme circulaire.

53 Voici un tableau donnant les notes d'un devoir de mathématiques dans une classe de 3e.

Note	4	6	7	9	12	13	18
Effectif	3	5	4	7	2	5	2

En utilisant un tableur, représenter ces données par un diagramme en barres.

QCM Calculer des moyennes

54 Voici une série : 24 ; 45 ; 78 ; 92 ; 3 ; 14 ; 192.
La moyenne de cette série est :
1 92 2 45 3 64.

Résoudre des problèmes

55 Une enquête affirme que 69 % des Français préfèrent les séries télévisées américaines aux séries françaises.
Des élèves concluent : « Cette étude est fausse car, dans notre classe, tous les élèves préfèrent les séries françaises ».
Qu'en pensez-vous ? Justifier.

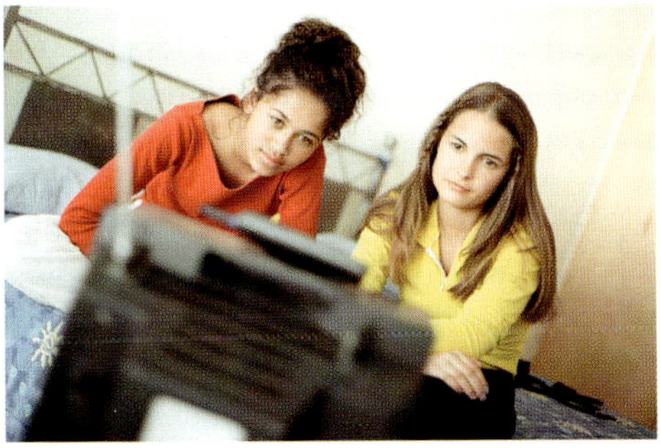

Tâche complexe

56 Présenter la démarche suivie

SITUATION

Les données de ces graphiques ont été publiées dans la presse en mars 2011.

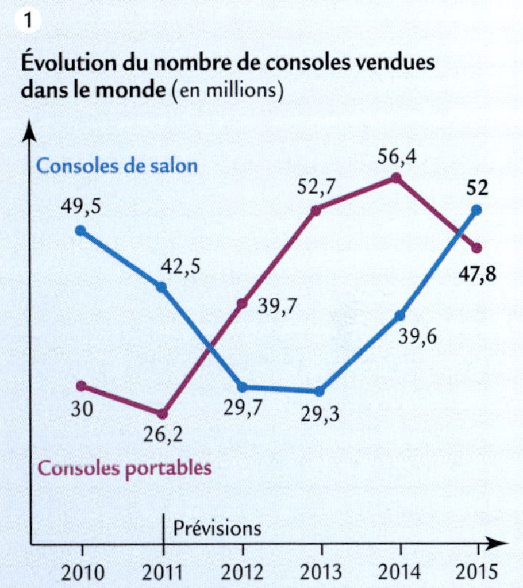

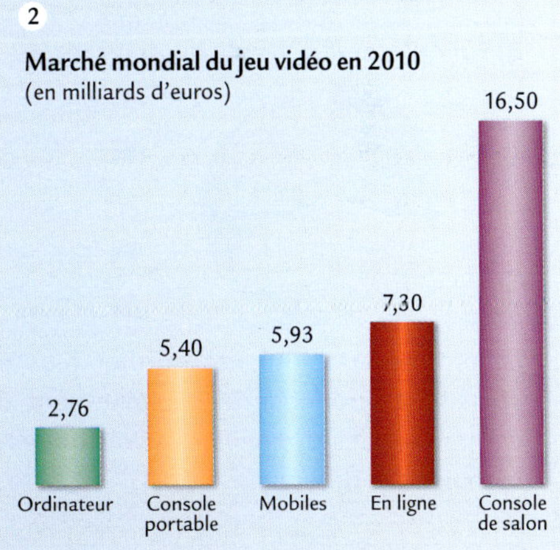

Source : IDATE.

CONSIGNE

Vous êtes journaliste, écrire un texte décrivant ce que vous inspirent ces graphiques et trouver un titre qui résume votre analyse de la situation décrite.

57 Brevet *Série technologique et professionnelle, 2011.*

On étudie la répartition de la production d'électricité photovoltaïque en France. Ces données sont présentées ci-dessous.

Zones géographiques	Nord-ouest	Nord-est	Sud-est
Ensoleillement annuel (en heure)	de 1 750 à 2 200	de 1 500 à 1 800	de 2 250 à 3 000
Production photovoltaïque (en MWh)	45	20	75

Zones géographiques	Sud-ouest	Centre
Ensoleillement annuel (en heure)	de 1 750 à 2 200	de 1 700 à 1 900
Production photovoltaïque (en MWh)	30	30

a) Quelle zone géographique produit le plus d'électricité photovoltaïque ?

b) Compléter le tableau.

Zones géographiques	Énergie produite (en MWh)	Parts (en pourcentage)
Nord-ouest	45	22,5 %
Nord-est	20	...
Sud-est	75	37,5 %
Sud-ouest	30	15 %
Centre	30	...
Total	...	...

c) Compléter la légende du diagramme.

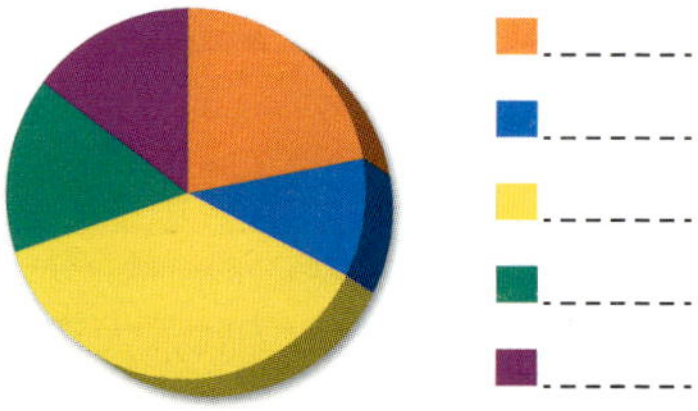

Le propriétaire souhaite étudier plus précisément les données d'ensoleillement de sa commune. Ces données sont résumées dans le tableau ci-dessous.

Mois	J	F	M	A	M	J
Ensoleillement (en heures)	73	99	147	187	211	239

Mois	J	A	S	O	N	D
Ensoleillement (en heures)	267	239	191	140	91	70

d) Dans quelle(s) zone(s) géographique(s) peut se situer la maison du propriétaire ? Justifier.

e) Calculer la durée moyenne d'ensoleillement en heures. Arrondir à l'unité.

f) Calculer pour le mois d'août, en pourcentage, le temps d'ensoleillement par rapport au nombre total d'heures. Arrondir le résultat à 0,1 près.

g) L'histogramme suivant donne la taille des installations présentes dans le département.

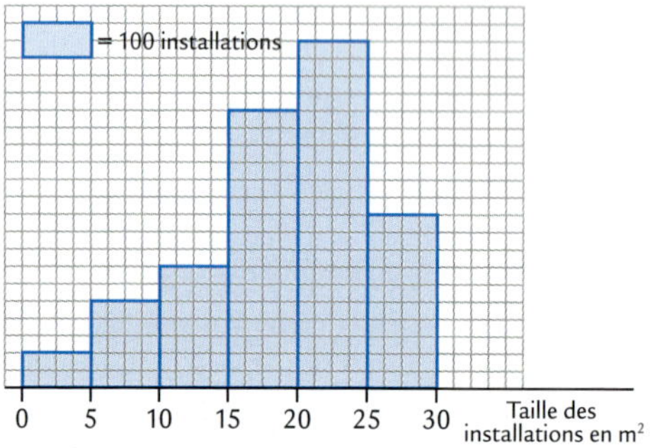

Taille des installations en m²	Nombre
[0 ; 5[	100
[5 ; 10[	250
[10 ; 15[	...
[15 ; 20[	...
[20 ; 25[	...
[25 ; 30[	...

(1) Compléter le tableau.

(2) Combien d'installations ont une taille inférieure à 25 m² ?

58 Brevet *Polynésie, juin 2011.*

Voici, pour la production de l'année 2009, le relevé des longueurs des gousses de vanille d'un cultivateur de Tahaa :

Longueur (en cm)	12	15	17	22	23
Effectif	600	800	1 800	1 200	600

a) Quel est l'effectif total de cette production ?

b) Le cultivateur peut seulement les conditionner dans des tubes de 20 cm de long. Quel pourcentage de cette production a-t-il pu conditionner sans plier les gousses ?

c) La chambre d'agriculture décerne une récompense (un « label de qualité ») aux agriculteurs :

• si la longueur moyenne des gousses de leur production est supérieure ou égale à 16,5 cm ;

• et si plus de la moitié des gousses de leur production a une taille supérieure à 17,5 cm.

Ce cultivateur pourra-t-il recevoir ce « label de qualité » ?

Chapitre 9

Probabilités

Probabilités au quotidien
Ce tableau est une œuvre de Paul Cézanne, un peintre français du XIXe siècle. Il fait partie du groupe des peintres impressionnistes qui représentent des scènes de la vie de tous les jours dont ils cherchent à saisir une impression fugitive.
Au moment de distribuer les cartes, on ne sait pas quelles cartes on va avoir. En revanche, il est possible de calculer « les chances » de voir apparaître telle ou telle combinaison de cartes (par exemple avoir les quatre as dans une main de 8 cartes).
De même, on ne connaît pas les numéros qui vont sortir au loto.
Cependant pour beaucoup d'événements, il est possible de calculer les « chances » de voir apparaître tel ou tel résultat. Le calcul des probabilités est la branche des mathématiques qui traite de ces questions.

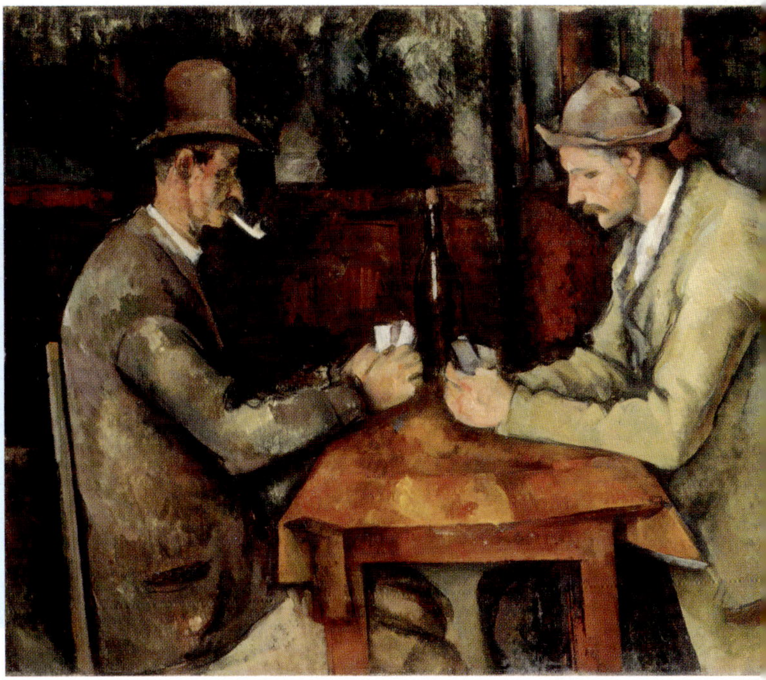

Paul Cézanne (1839-1906), *Les joueurs de cartes* (1890-1895), huile sur toile, 57 × 47,5 cm (musée d'Orsay, Paris).

PRÉREQUIS

1 Calculer les fréquences des données d'une série statistique à partir d'un tableau de données. SOCLE
2 Établir un arbre de choix ou un tableau à double entrée pour résoudre certains problèmes multiplicatifs.

OBJECTIFS

1 Reconnaître si une expérience donnée est aléatoire ou non. SOCLE
2 Calculer la probabilité d'un événement : SOCLE
– en utilisant la formule :
Nombre de cas favorables / Nombre de cas possibles,
– à partir des fréquences de cet événement observées expérimentalement.
3 Résoudre des problèmes.

LIVRET DE COMPÉTENCES

Compétence 3 : **Les principaux éléments de mathématiques et la culture scientifique et technologique**
• Pratiquer une démarche scientifique, résoudre des problèmes → Exercices 44, 65.
• Savoir utiliser des connaissances et des compétences mathématiques : Exploiter [...] et aborder des situations simples de probabilité. → Exercices balisés « Socle ».
Compétence 4 : **La maîtrise des techniques usuelles de l'information et de la communication**
• S'approprier un environnement informatique de travail. → Exercices 7, 30, 41.
• Créer, produire, traiter, exploiter des données. → Exercices 30, 33, 34.
Compétence 5 : **La culture humaniste**
• Faire preuve de sensibilité, d'esprit critique. → Exercices 33, 34.

Je fais le point sur mes connaissances

Pour réactiver mes connaissances

SOCLE

1. Calculer des fréquences

Exercices 1 à 7 p. 173

Rappel 23 p. 307

Fiches tableur www.editions-hatier.fr

Voici le nombre de films téléchargés en un mois par 33 jeunes de 15 à 25 ans.
1 ; 4 ; 8 ; 2 ; 3 ; 4 ; 5 ; 7 ; 2 ; 0 ; 1 ; 3 ; 2 ; 1 ; 5 ; 6 ;
8 ; 4 ; 2 ; 5 ; 3 ; 2 ; 0 ; 7 ; 8 ; 1 ; 2 ; 0 ; 3 ; 4 ; 1 ; 3 ; 5

a) Faire un tableau des effectifs de chaque valeur.

b) Calculer les fréquences en pourcentage de chaque effectif. Donner les résultats à 1 % près.

c) Mêmes questions en utilisant un tableur.

2. Établir un arbre de choix, un tableau à double entrée

Exercices 8 à 11 p. 174

a) Dans un restaurant scolaire, on propose aux élèves :
- deux entrées : salade (notée S) ou carottes râpées (notées C),
- trois plats : omelette (notée O), poulet (noté P) ou viande de bœuf (notée V),
- deux desserts : fruit (noté F) ou gâteau (noté G).

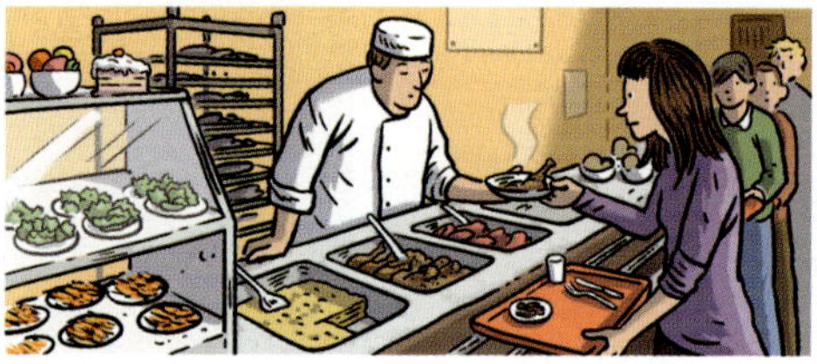

Reproduire l'arbre suivant et le compléter pour obtenir tous les menus possibles.

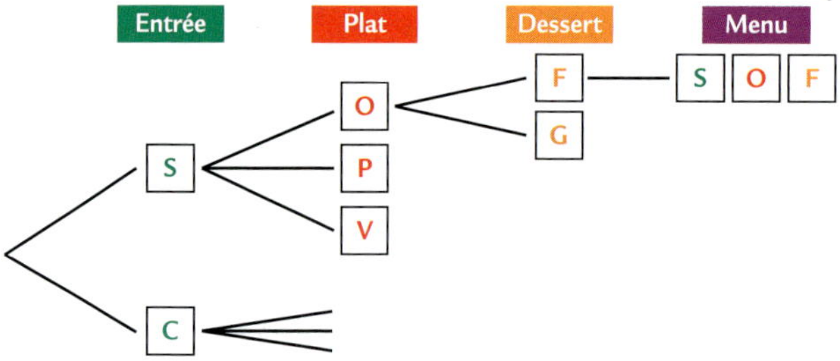

b) On lance un dé vert et un dé jaune numérotés de 1 à 6. Avec le résultat de ces deux dés, on constitue un nombre de la façon suivante : le résultat du dé vert est le chiffre des dizaines de ce nombre et le résultat du dé jaune est le chiffre des unités.

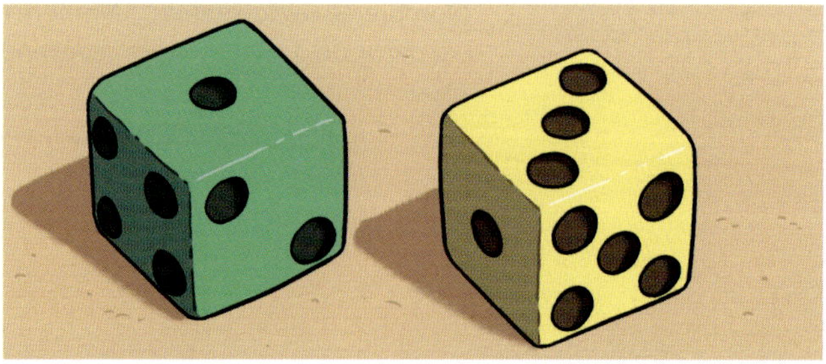

Compléter le tableau à double entrée, pour obtenir tous les nombres possibles.

Dé vert / Dé jaune	1	2	3	...
1	11	21	31	...
2	12	22		
...				

Activités

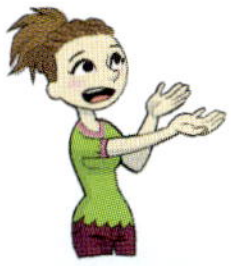

Dans ce chapitre, j'apprends à :

- Reconnaître une expérience aléatoire
- Calculer la probabilité d'un événement
- Résoudre des problèmes

Reconnaître une expérience aléatoire

1. Des expériences, des événements

▶ Exercices 12 à 15 p. 175

a) Pour les expériences, préciser si les affirmations (1) et (2) sont vraies.

Expérience (A) : « On lance une fois un dé à 6 faces. »

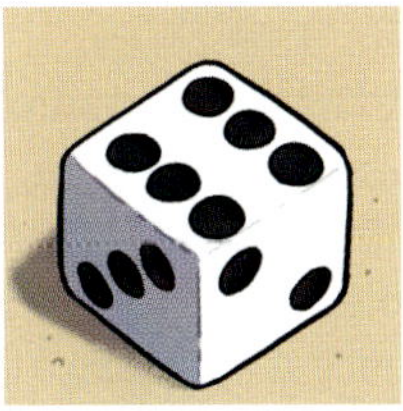

(1) On est sûr que le 1 va sortir.
(2) On est sûr que le 1 ou le 2 ou le 3 ou le 4 ou le 5 ou le 6 va sortir.

Expérience (B) : « Dans une urne, on a une boule rouge et six boules jaunes. Sans regarder, on tire une boule. »

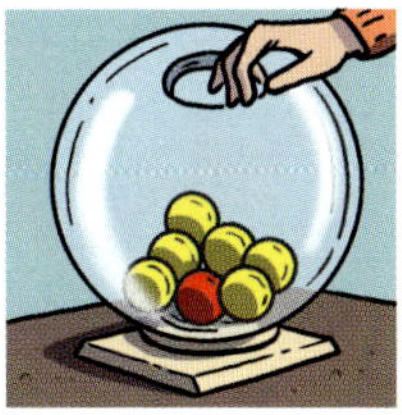

(1) On est sûr que l'on va tirer une boule rouge ou une boule jaune.
(2) On est sûr de tirer une boule jaune.

Expérience (C) : « Une bille est placée sur une planche lisse et horizontale. On lève la planche à une extrémité, puis on regarde le mouvement de la bille. »
(1) On ne sait pas ce que va faire la bille : elle peut soit descendre, soit monter, soit ne pas bouger.
(2) On est sûr qu'elle va descendre.

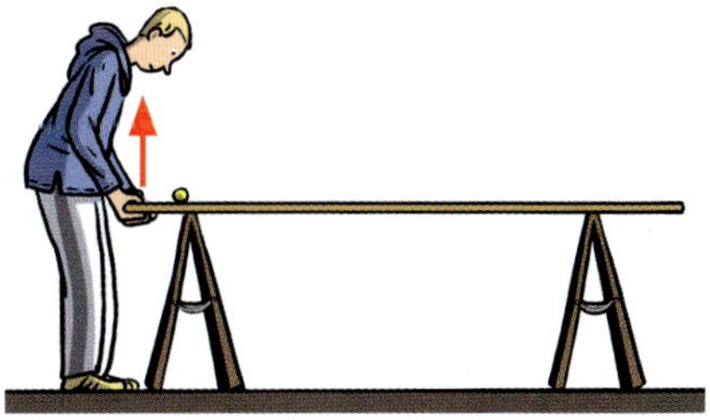

b) Parmi les expériences précédentes, quelles sont celles qui sont **aléatoires** (Voir définition p. 171) ? Justifier.

c) Lire (p. 171, paragraphe 1. b) la définition d'un **événement**. Préciser ensuite, pour chacune des phrases suivantes, si elle est vraie ou fausse.
(1) Pour l'expérience (A) : « Obtenir un nombre pair » est un événement.
(2) Pour l'expérience (B) : « Obtenir une boule rouge ou une boule jaune » est un événement.

Connaissance 1 p. 171

Calculer la probabilité d'un événement

2. Tirer une croix ou un cercle

Expérience : On dispose de cinq papiers identiques.

Sur deux de ces papiers est dessiné un cercle et sur les trois autres est dessinée une croix. On tire au hasard un de ces papiers et on s'intéresse au dessin qui est représenté.

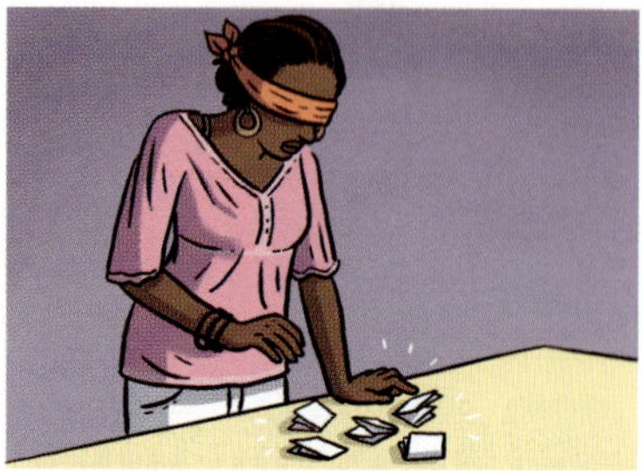

Fiche tableur
www.editions-hatier.fr

a) Cette expérience est-elle une expérience aléatoire ? Justifier.

b) Préciser, parmi les réponses suivantes de cinq élèves, celles qui sont vraies.

Sylvia : « Il y a autant de chance d'obtenir un cercle que d'avoir une croix. »
Théo : « Il est plus probable d'obtenir un cercle que d'avoir une croix. »
Danaé : « Il y a plus de chance d'avoir une croix que d'avoir un cercle. »
Antoine : « Il y a 2 chances sur 3 d'avoir un cercle. »
Julie : « Il y a 2 chances sur 5 d'avoir un cercle. »

c) On se livre maintenant à l'expérience suivante : « On tire au hasard un des cinq papiers. On note le dessin qui y figure, puis on remet le papier avec les quatre autres. On mélange et on refait un nouveau tirage. On recommence ainsi un grand nombre de fois. »

On calcule ensuite la fréquence d'apparition du cercle.

(1) Faire un pronostic concernant cette fréquence.

(2) Par groupe de deux, effectuer 20 fois l'expérience décrite au début de cette question. Le résultat trouvé est-il proche du pronostic fait à la question c) (1) ?

Le professeur rassemble tous les résultats des élèves de la classe.

(3) Calculer la fréquence d'apparition d'un cercle.

Le résultat trouvé est-il proche du pronostic fait à la question c) (1) ?

Connaissance 2 c)
p. 172

3. Lancer un dé

Fiche tableur
www.editions-hatier.fr

Expérience : « On lance un dé à 6 faces et on regarde si le nombre obtenu est un multiple de 3. »

a) Cette expérience est-elle une expérience aléatoire ? Justifier.

b) Compléter la phrase suivante avec deux nombres :

« On a ... chances sur ... d'avoir un multiple de 3 en lançant une seule fois le dé ».

c) On se livre maintenant à l'expérience suivante : « On lance un grand nombre de fois le dé et on note à chaque lancer le nombre obtenu ».

À la fin des lancers, on calcule la fréquence d'apparition d'un multiple de 3.

(1) Faire un pronostic concernant cette fréquence.

(2) Effectuer l'expérience ci-dessus dix fois de suite.

Calculer la fréquence d'apparition d'un multiple de 3.

Le résultat obtenu est-il proche du pronostic de la question c) (1) ?

Le professeur rassemble tous les résultats des élèves de la classe.

(3) Calculer la fréquence d'apparition d'un multiple de 3.

Le résultat trouvé est-il proche du pronostic fait à la question c) (1) ?

Connaissances 2 a)
p. 171 et 2 b) p. 172
Méthode 1 p. 173

4. Calculer des probabilités

▶ Exercices 16 à 24 p. 175

Activités mentales
Exercices rituels

a) Expérience : « On tire au hasard une boule dans un sac qui contient quatre boules bleues, une boule blanche, deux boules rouges. »

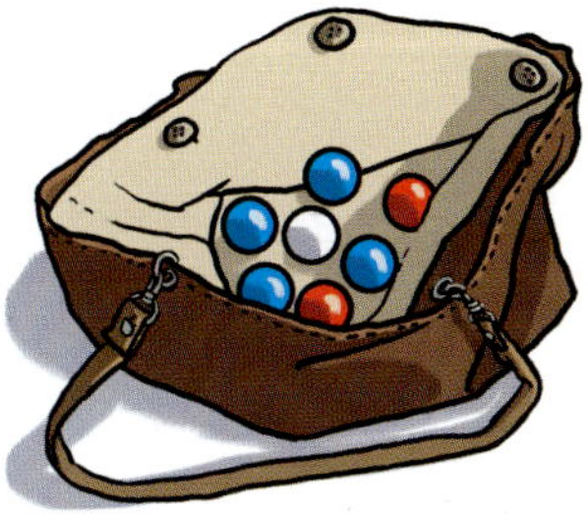

Calculer la probabilité d'obtenir :

(1) Une boule bleue. (2) Une boule blanche. (3) Une boule rouge.

b) Expérience : « On lance un dé à 6 faces numérotées de 1 à 6. »

(1) Calculer la probabilité d'obtenir un 5.

(2) Calculer la probabilité d'obtenir un nombre pair.

(3) Calculer la probabilité d'obtenir un nombre qui n'est pas pair.

(4) Trouver un événement dont la probabilité est égale à 1.

5. Contrôler

▶ Exercice 25 p. 176

a) Chloé vient de finir un exercice de probabilité, elle a écrit sur son cahier :

Probabilité d'avoir une boule verte : $\frac{6}{5}$

Connaissance 2 c) p. 172

Adrien lit le résultat de Chloé, sans lire l'énoncé, et lui dit :
« Tu as fait une erreur ». Il a effectivement raison. Comment a-t-il procédé ?

b) Léo vient de finir son exercice. Il a écrit sur son cahier :

Probabilité d'avoir :
– une boule verte : $\frac{1}{8}$
– une boule rouge : $\frac{3}{8}$
– une boule bleue : $\frac{2}{8}$

Samir lit ces résultats et demande à Léo : « Il n'y a que des boules vertes, rouges et bleues dans le sac ? » Léo lui répond que c'est effectivement le cas.
Alors, sans connaître le nombre de boules de chaque sorte, Samir conclut : « Tu t'es trompé ». Il a effectivement raison. Comment Adrien a-t-il procédé ?

6. Événement contraire

▶ Exercices 26 à 29 p. 176

a) Dans un sac, il y a des boules rouges et des boules vertes.
On sait que la probabilité de tirer une boule rouge est $\frac{2}{7}$.
Calculer, si possible, la probabilité de tirer une boule verte.

b) Dans une urne, il y a des boules vertes, rouges et bleues.
On sait que la probabilité de tirer une boule rouge est $\frac{2}{11}$.
(1) Calculer, si possible, la probabilité que la boule soit verte.
(2) Calculer, si possible, la probabilité que la boule ne soit pas rouge.

Connaissance 2 d) p. 172

7. Hasard, calculatrice, tableur

▶ Exercices 30 et 31 p. 177

a) Chercher sur la calculatrice la touche qui permet de « tirer un nombre au hasard ».

b) Rechercher sur un tableur la façon de faire « apparaître un nombre au hasard ».

c) Expérience : « À l'aide de la calculatrice, on tire au hasard un nombre parmi les nombres de 1 à 10. On s'intéresse au résultat. »
(1) Quelle est la probabilité du résultat : « Le nombre tiré est un multiple de 2 » ?
(2) Faire 100 fois ce tirage avec votre calculatrice et déterminer la fréquence du résultat : « Le nombre tiré est un multiple de 2 ».
Le résultat est-il conforme au résultat trouvé en (1) ?

d) Faire cet exercice avec un tableur.

8. Les jetons cachés

▶ Exercice 32 p. 177

Un professeur propose à ses élèves l'énigme suivante :
« J'ai un sac contenant des jetons blancs et des jetons noirs.
Vous pouvez tirer au hasard un jeton de ce sac, regarder sa couleur, puis le remettre dans le sac. Vous pouvez renouveler cette expérience aussi souvent que vous le souhaitez.
Par contre, je ne vous dis pas combien il y a de jetons blancs et noirs dans ce sac. Pouvez-vous, dans ces conditions, calculer la probabilité de tirer un jeton blanc ? »

Méthode 2 p. 173

Trouver une méthode pour résoudre cette énigme.

9. Influence du passé sur l'avenir

▶ Exercices 33 à 35 p. 177

On a lancé dix fois de suite une pièce de monnaie (parfaitement équilibrée) et, chaque fois, elle est tombée sur « face ». Si on lance la même pièce une onzième fois, dire laquelle des affirmations suivantes est correcte.

a) La onzième fois, la probabilité que la pièce tombe sur « face » est supérieure à la probabilité de tomber sur « pile ».

b) La onzième fois, la probabilité que la pièce tombe sur « face » est inférieure à la probabilité de tomber sur « pile ».

c) La onzième fois, la probabilité que la pièce tombe sur « face » est la même que la probabilité de tomber sur « pile ».

Résoudre des problèmes

Fiche tableur
www.editions-hatier.fr

10. Lancer de deux pièces

▶ Exercices 36 à 45 p. 178

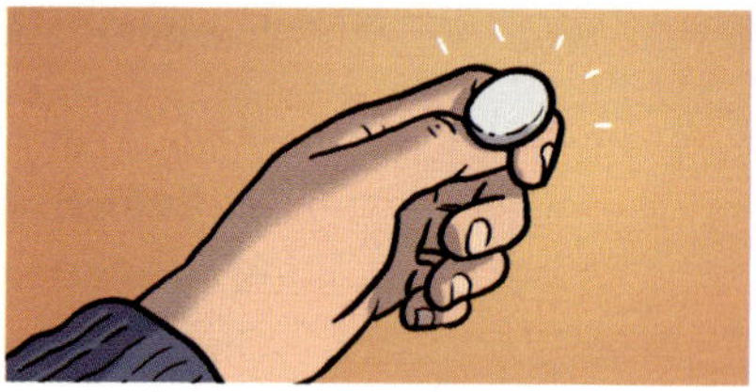

Expérience : « On lance en même temps deux pièces de monnaie. On note, pour chaque pièce, si elle tombe sur « pile » (noté P dans la suite) ou « face » (noté F dans la suite) ».

a) Quels sont les résultats possibles de cette expérience ?

b) Parmi les affirmations suivantes, quelles sont celles qui sont vraies ?
Faire un pronostic.

(1) On a autant de chance d'avoir les trois événements suivants : « Obtenir deux fois pile », « Obtenir deux fois face », « Obtenir une fois pile, une fois face ».

(2) On a plus de chance d'avoir l'événement « Obtenir une fois pile, une fois face » que l'événement « Obtenir deux fois face ».

(3) On a deux fois plus de chance d'avoir l'événement « Obtenir une fois pile, une fois face » que l'événement « Obtenir deux fois pile ».

c) Pour répondre à la question précédente, il faut calculer les probabilités des événements : « Obtenir deux fois pile », « Obtenir deux fois face », « Obtenir une fois pile, une fois face ». Pour cela, compléter l'arbre de choix ci-dessous.

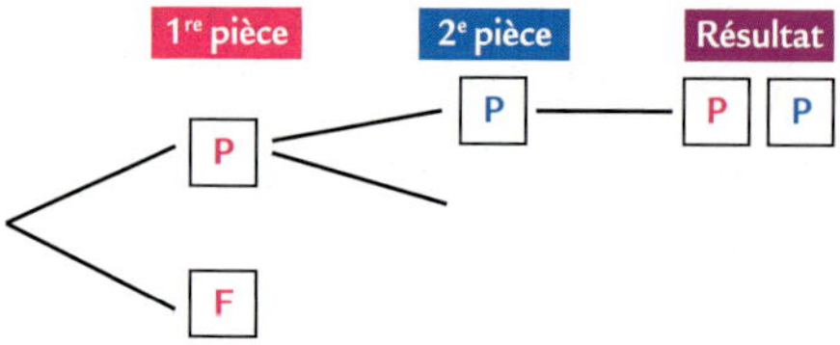

Connaissances

1 Vocabulaire

Exercices 12 à 15 p. 175

a) Expérience aléatoire

DÉFINITION

Une expérience est dite « aléatoire » si elle vérifie deux conditions (*) :
- **elle conduit à des résultats possibles qu'on est parfaitement capable de nommer,**
- **on ne sait pas lequel de ces résultats va se produire quand on réalise l'expérience.**

➡ **Exemples :**

Expérience (A) : « On lance une pièce de monnaie et on regarde sur quelle face elle tombe. »
Cette expérience est bien une expérience aléatoire car :
- il y a deux résultats possibles : « pile » ou « face »,
- quand on lance la pièce, on ne sait pas sur quelle face elle va tomber.

Expérience (B) : « On dispose d'un dipôle dont on connaît la résistance et dans lequel on fait passer un courant d'intensité connue. On mesure la tension aux bornes de ce dipôle . »
Cette expérience n'est pas aléatoire car, si on connaît la résistance d'un dipôle et l'intensité du courant, la loi d'Ohm permet de calculer la tension aux bornes du dipôle.

(*) Il y a une troisième condition : « L'expérience doit être reproductible dans les mêmes conditions », qu'il ne nous semble pas nécessaire de préciser dans une première approche.

b) Événement

DÉFINITION

À partir d'une expérience aléatoire, on peut définir ce qu'on appelle des événements qui sont des ensembles de résultats de cette expérience.

➡ **Exemples :**

Expérience aléatoire : « Lancer d'un dé à 6 faces numérotées de 1 à 6. »
- « Obtenir un nombre pair » est un événement car c'est l'ensemble des résultats suivants : « Obtenir un 2 » ou « Obtenir un 4 » ou « Obtenir un 6 ».
- « Obtenir un 3 » est aussi un événement.

2 Probabilité

Exercices 16 à 35 p. 175

a) Définition intuitive

DÉFINITION

Pour certaines expériences aléatoires, on peut déterminer par un quotient la « chance » qu'un événement a de se produire. Ce quotient est appelé probabilité de l'événement.

➡ **Exemple :**

Si on tire au hasard une boule dans un sac contenant huit boules dont trois sont rouges et cinq sont vertes, la probabilité de tirer une boule rouge est de $\frac{3}{8}$, car on a 3 « chances » sur 8 de tirer une boule rouge.

TRIANGLE INFO *magazine*

Les probabilités

Les probabilités sont nées en France au XVIe siècle à partir de problèmes de jeu. C'est Pierre de Fermat (1601-1665) et Blaise Pascal (1623-1662), deux célèbres mathématiciens, qui, en 1654, posèrent les bases des probabilités. Le mathématicien suisse Jacques Bernoulli (1654-1705) établit, par la suite, le lien entre la fréquence et les probabilités.

b) Probabilité et fréquence

PROPRIÉTÉ
Si on répète une expérience aléatoire un très grand nombre de fois, la fréquence de n'importe quel événement de cette expérience finit par se stabiliser autour d'un nombre qui est la probabilité de cet événement.

➡ **Exemple :**

Expérience : « On dispose d'un sac qui contient 3 boules bleues et 4 boules vertes. On tire une boule au hasard et on s'intéresse à la couleur de la boule tirée. »

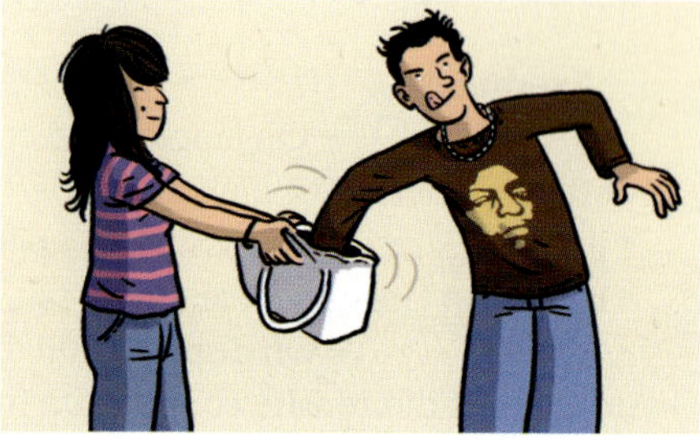

Si on renouvelle un très grand nombre de fois cette expérience, en remettant chaque fois la boule tirée dans le sac, la fréquence du résultat « la boule est bleue » se stabilise autour de $\frac{3}{7}$ qui est la probabilité de l'événement « Obtenir une boule bleue ».

c) Calculer une probabilité

PROPRIÉTÉ
Quand les résultats d'une expérience aléatoire ont tous la même probabilité, alors la probabilité d'un événement est égale au quotient : $\dfrac{\text{Nombre de résultats favorables à l'événement}}{\text{Nombre de résultats possibles}}$.

➡ **Exemple :**

Expérience : « On lance un dé à 6 faces numérotées de 1 à 6. Quelle est la probabilité d'obtenir un nombre inférieur à 5 ? »

Les résultats (« Obtenir un 1 », « Obtenir un 2 », ... , « Obtenir un 6 ») de cette expérience ont la même probabilité. Il y a 6 résultats possibles.

Les résultats favorables à l'événement « Obtenir un nombre inférieur à 5 » sont : « Obtenir 1 ; 2 ; 3 ou 4 ». Donc le nombre de résultats favorables est 4.

Donc la probabilité de l'événement « Obtenir un nombre inférieur à 5 » est $\frac{4}{6}$.

PROPRIÉTÉ
La probabilité d'un événement est toujours comprise entre 0 et 1.
La somme des probabilités de tous les résultats possibles d'une expérience aléatoire est égale à 1.

d) Événement contraire

PROPRIÉTÉ
Si p est la probabilité d'un événement, alors $1 - p$ est la probabilité de l'événement contraire.

➡ **Exemple :**

Si un sac ne contient que des boules blanches et des boules noires et si la probabilité d'obtenir une boule noire est $\frac{2}{5}$, alors la probabilité d'obtenir une boule blanche est de $1 - \frac{2}{5} = \frac{3}{5}$.

Calculer la probabilité d'un événement

Méthode 1 Par le calcul lorsque les résultats de l'expérience ont la même probabilité

>> Exercice : Avec la roue ci-contre, quelle est la probabilité que le numéro qui sort soit un multiple de 4 ?

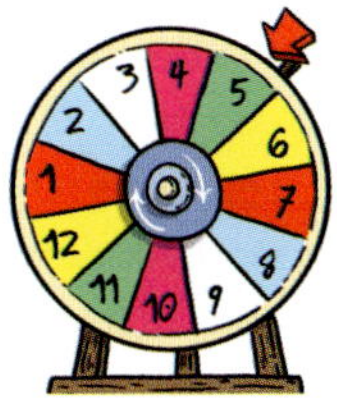

ÉTAPES

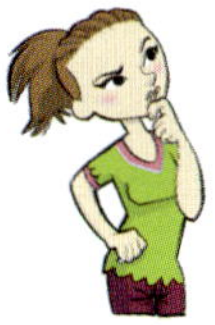

a) Pour chercher

■ Chaque résultat a-t-il la même probabilité ?

■ Comment procéder ?

a) Ma recherche

➤ Chaque résultat a la même probabilité, car les secteurs sont superposables et l'énoncé ne dit pas que la roue est truquée.

➤ Je peux donc utiliser la formule : $\dfrac{\text{Nombre de résultats favorables}}{\text{Nombre de résultats possibles}}$.

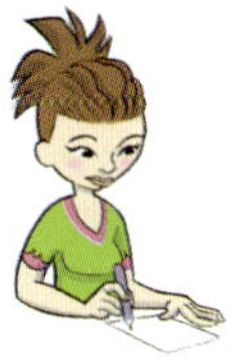

b) Pour rédiger

■ Je détermine le nombre de résultats possibles.

■ Je détermine le nombre de résultats favorables.

■ J'applique la formule : $\dfrac{\text{Nombre de résultats favorables}}{\text{Nombre de résultats possibles}}$

b) Ma rédaction

➤ Le nombre de résultats possibles est : 12.

➤ Le nombre de résultats favorables à l'événement est : « Obtenir un 4, un 8, un 12 ».
Il y a 3 résultats favorables.

➤ Probabilité d'obtenir un multiple de 4 : $\dfrac{3}{12} = \dfrac{1}{4}$.

Méthode 2 Par l'expérimentation lorsqu'on ne connaît pas la probabilité des résultats de l'expérience

>> Exemple : On dispose d'un dé cubique dont les faces sont numérotées de 1 à 6, que l'on sait truqué. On souhaite connaître la probabilité de sortie d'un nombre pair. Comment procéder ?

Le dé est truqué donc chaque résultat n'a pas la même probabilité. Il faut effectuer un grand nombre de lancers, noter les résultats et déterminer la fréquence de l'événement : « Obtenir un 2 », « Obtenir un 4 », « Obtenir un 6 ». La fréquence est une valeur approchée de la probabilité de l'événement.

EXERCICES D'APPLICATION

1. On tire au hasard une boule dans une urne qui contient cinq boules bleues, trois boules blanches et deux boules rouges. Quelle est la probabilité d'obtenir une boule :
a) rouge ? **b)** bleue ? **c)** blanche ?

2. Dans une urne, il y a des boules vertes et jaunes. On ne connaît pas leur nombre.
On tire au hasard une boule et on la remet. Comment peut-on déterminer la probabilité d'obtenir une boule verte ?

Pour réactiver les connaissances

SOCLE

Calculer des fréquences

3 On demande aux 25 élèves d'une classe de 3e combien ils ont de frères et sœurs. Voici les réponses : 0 ; 3 ; 1 ; 2 ; 4 ; 1 ; 2 ; 0 ; 1 ; 1 ; 2 ; 3 ; 0 ; 1 ; 1 ; 2 ; 1 ; 0 ; 2 ; 1 ; 0 ; 3 ; 2 ; 3 ; 1.
a) Faire un tableau des effectifs de chaque valeur.
b) Calculer les fréquences en pourcentage de chaque valeur.

4 On lance 20 fois une pièce de monnaie et on note la face sur laquelle elle tombe : « pile » (notée P) ou « face » (notée F).
Voici les résultats de ces 20 lancers.
P, P, F, P, F, F, P, P, F, F, F, P, P, P, F, F, F, P, F, F.
Calculer la fréquence d'apparition de « pile », et celle de « face ».

5 Dans une urne, il y a 3 boules rouges et deux blanches. On tire une boule, on note sa couleur, on la repose dans le sac, on en tire une deuxième... Au bout de 20 tirages, voici les résultats (R : signifie « obtenir une boule rouge » et B : « obtenir une blanche ») : R, R, R, B, B, R, B, B, R, R, R, B, B, R, B, R, B, R, R, B.
Quelle est la fréquence d'apparition d'une boule rouge ?

6 Le gérant d'un parc d'attractions a noté l'âge de ses visiteurs. La fréquence des « moins de 14 ans » est de 65 %. Peut-on calculer la fréquence des « 14 ans ou plus » ?

AVEC UN TABLEUR

Fiches logiciels

7 **a)** Ouvrir une feuille de calcul. Dans les cellules A1 à A100, entrer les 100 premiers entiers naturels.
b) Dans les cellules B1 à B100, afficher les carrés des nombres figurant dans les cellules A1 à A100.
c) Dans la cellule C1, entrer la formule « =Mod(B1 ; 5) » qui est le reste de la division du nombre figurant dans B1 par 5.
d) Afficher dans la cellule D1 la fréquence d'apparition du nombre 1 figurant dans la liste des nombres de C1 à C100.

Établir un arbre de choix, un tableau à double entrées

8 Stéphane a trois pantalons (un noir, un marron et un gris) et deux chemises (une blanche et une violette). Déterminer, à l'aide d'un arbre de choix, toutes les façons dont il peut s'habiller avec ces vêtements.

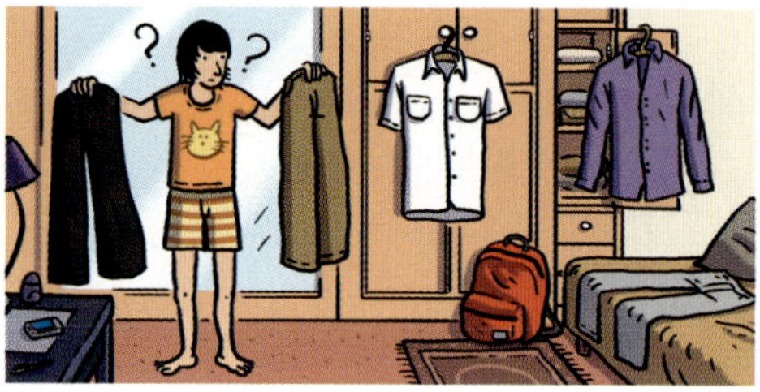

9 Établir tous les anagrammes du mot « PAIR » à l'aide d'un arbre de choix.
Combien de mots ont un sens ?

TRIANGLE INFO *magazine*

Anagramme

Un mot est un anagramme d'un autre s'il est formé des mêmes lettres, mais évidemment placées dans un ordre différent. Par exemple « aimer » et « maire ».

10 On lance deux dés à 6 faces et on calcule le produit des deux nombres obtenus.
Faire un tableau à double entrée pour déterminer tous les résultats possibles.

11 Dans un sac, il y a deux jetons numérotés 6 et 8. Dans un autre, il y a quatre jetons numérotés 3, 4, 9 et 12.
Jeanne tire un jeton du premier sac et un jeton du second et calcule le PGCD des nombres tirés.
Faire un tableau à double entrée pour déterminer tous les résultats possibles et la fréquence de chacun des résultats en pourcentage.

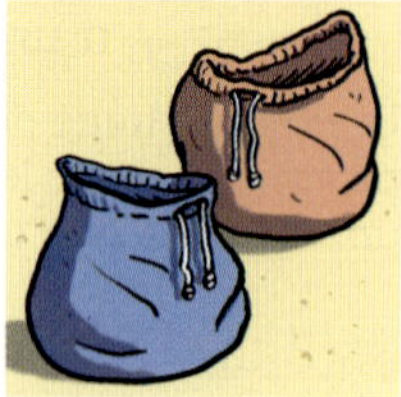

Pour s'entraîner

Reconnaître une expérience aléatoire

12 Voici une expérience : « Un sac contient trois boules rouges, deux boules blanches. On tire une boule au hasard et on regarde sa couleur. » Est-ce une expérience aléatoire ?
Si oui, quels sont les résultats possibles de cette expérience ?

13 Voici une expérience : « On dispose de boules identiques dont on connaît la masse de chacune. On tire trois boules au hasard et on les pèse. » Est-ce une expérience aléatoire ?

14 On lance deux dés cubiques dont les faces sont numérotées de 1 à 6 et on calcule la somme des points obtenus.
a) Justifier qu'il s'agit d'une expérience aléatoire.
b) Quels sont les résultats possibles de cette expérience ?
c) « Obtenir un nombre pair comme somme » : est-ce un événement ?
d) « Obtenir une somme inférieure à 6 » : est-ce un événement ?

15 Dans un stand de fête foraine, on fait tourner une roue, on attend qu'elle s'arrête et on note le numéro indiqué par la flèche.

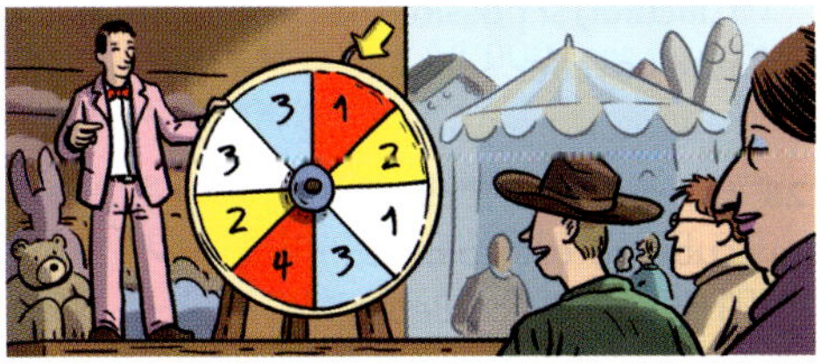

a) Justifier qu'il s'agit d'une expérience aléatoire.
b) Quels sont les résultats possibles de cette expérience ?
c) « Obtenir un multiple de 2 » : est-ce un événement ?

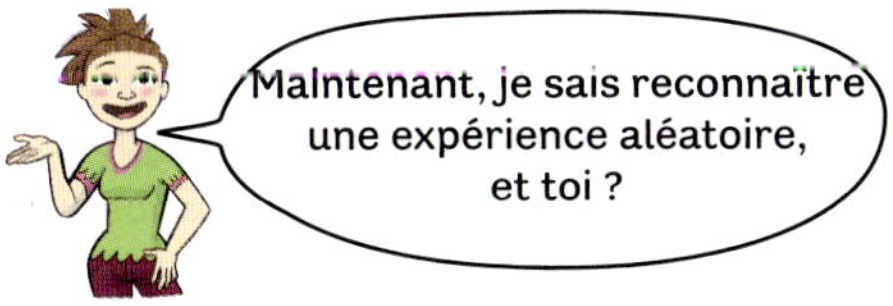

Calculer une probabilité

16 Dans une équipe de 8 élèves constituée de 5 filles et 3 garçons, il y a 6 demi-pensionnaires. Le professeur d'EPS désigne, au hasard, un élève pour être le capitaine de l'équipe.
a) Quelle est la probabilité pour que le capitaine soit une fille ?
b) Quelle est la probabilité pour que le capitaine soit un élève demi-pensionnaire ?

17 On dispose d'un dé à 12 faces numérotées de 1 à 12. On note le numéro sur lequel tombe le dé.
a) Cette expérience est-elle une expérience aléatoire ? Justifier.
b) Quelle est la probabilité de chacun des événements suivants :
(1) Obtenir un nombre pair ?
(2) Obtenir un multiple de 4 ?
(3) Ne pas obtenir un multiple de 3 ?
c) Si on lance le dé un très grand nombre de fois, quelle est la fréquence de l'événement : « On obtient un multiple de 5 » ?

18 On dispose d'un sac qui contient 10 boules : 5 boules vertes, 3 boules rouges et 2 boules blanches. On tire une boule au hasard et on note sa couleur.
Calculer la probabilité de chacun des événements suivants :
a) Obtenir une boule rouge.
b) Ne pas obtenir une boule verte.
c) Obtenir une boule rouge ou une boule blanche.

19 Pour un tirage au hasard, on a placé dans une urne 25 boules de même taille, les unes blanches, les autres noires. La probabilité de tirer une boule blanche est 0,32.
Quelles sont les boules les plus nombreuses dans l'urne : les blanches ou les noires ? Expliquer.

Brevet, Métropole, septembre 2009.

Tâches complexes

44 Rechercher l'information utile et présenter la démarche suivie SOCLE

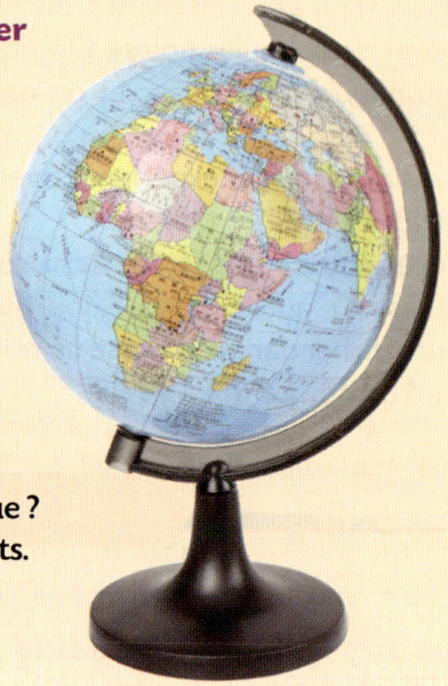

SITUATION

Ne sachant où partir en voyage, Léo qui dispose d'une globe terrestre, le fait tourner sur son support, ferme les yeux et lorsque le globe a fini de tourner, place son doigt au hasard dessus.

CONSIGNE

Avec quelle probabilité ira-t-il dans une mer ou un océan ?
Avec quelle probabilité ira-t-il dans une zone désertique ?
Rédiger un texte présentant la démarche et les résultats.

45 Raisonner, argumenter, démontrer

SITUATION

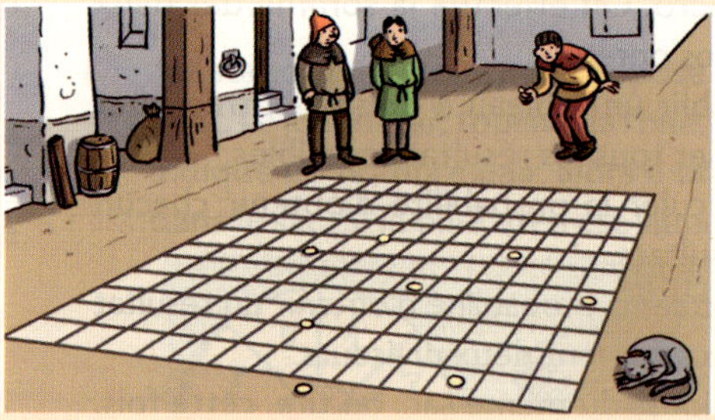

Le jeu du franc carreau était très pratiqué au Moyen Âge, à la cour du roi. Ce jeu consiste à jeter un écu (pièce de monnaie de l'époque) sur un carrelage et à parier sur la position finale de la pièce : sur un trait ou non (dans ce dernier cas, on parle de « franc carreau »).

Assembler en les scotchant deux feuilles quadrillées de façon à obtenir une feuille de 42 cm par 29,7 cm (placer le scotch au dos des feuilles).
Sur cette double feuille, tracer un quadrillage de 40 carrés de 5 cm de côté.
Prendre une pièce de 10 centimes, son diamètre est de 19,75 mm. Lancer au hasard cette pièce sur la feuille et noter si elle tombe sur un trait du quadrillage (on notera T le résultat) ou dans un carré sans toucher les côtés (on notera C le résultat). Si la pièce est tangente, on considérera qu'elle touche un trait. Si elle tombe en dehors de la feuille on ne compte pas l'essai.

CONSIGNE

a) Faire 100 essais. Calculer la fréquence du résultat C (franc carreau).
b) On va calculer la probabilité de l'événement : « La pièce tombe dans un carré ».
(1) Dessiner un carré de 5 cm et hachurer la surface dans laquelle peut se trouver le centre de la pièce pour qu'elle ne touche pas les côtés du carré.
(2) Calculer l'aire de cette surface hachurée.
(3) En déduire la probabilité de l'événement : « La pièce tombe dans un carré ».
c) Le résultat de la question b) (3) correspond-il avec celui de la question a).
SI ce n'est pas le cas, faites des hypothèses sur les raisons de l'écart.

Pour approfondir

46 Un jeu consiste à tirer au hasard une boule du sac A. Si on tire une boule jaune, alors on a le droit de tirer une boule dans le sac B. On gagne alors un cadeau si on tire une boule bleue du sac B.

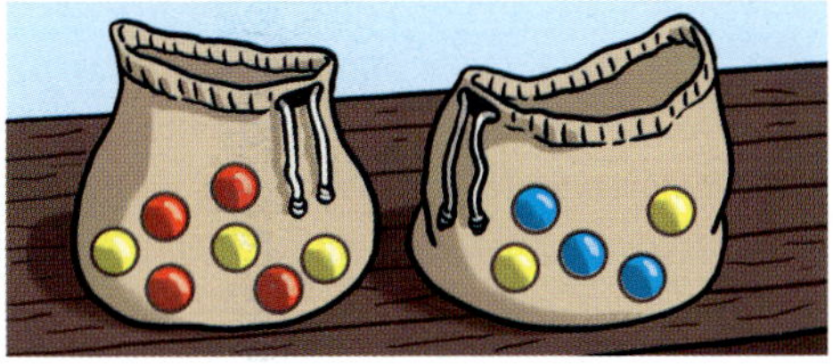

Sac A Sac B

Calculer la probabilité de gagner à ce jeu.
On pourra établir un tableau à double entrée pour identifier tous les résultats possibles et répondre à la question.

47 Devant la maison d'Adrien, il y a un arrêt de bus. Deux bus s'y arrêtent : le 33 et le 70.
– Le 33 arrive à l'arrêt à « 45 » (6 h 45, 7 h 45...).
– Le 70 arrive à l'arrêt à « 55 » (6 h 55, 7 h 55...).
Mais Adrien n'a pas de montre et quand il s'ennuie chez lui, il sort et prend le premier bus qui passe.
a) A-t-il la même probabilité de prendre le 33 que le 70 ?
b) Si ce n'est pas le cas, quel bus a la plus grande probabilité d'être pris par Adrien ? Justifier.

48 Dans un sac, il y a des jetons numérotés de 1 à 5. Le tableau ci-dessous donne des informations sur les probabilités d'obtenir chacun des numéros.

N°	1	2	3	4	5
Probabilité	$\frac{1}{4}$	x	x	$\frac{3}{8}$	x

Le nombre x correspond à la probabilité d'obtenir 2, ou celle d'obtenir 3, ou celle d'obtenir 5.
Célia dit : « La probabilité d'obtenir un nombre pair est la même que celle d'obtenir un nombre impair ».
A-t-elle raison ?

49 Lors de la fête d'un club sportif, les organisateurs mettent en place un jeu pour gagner de l'argent pour le club avec la roue suivante :

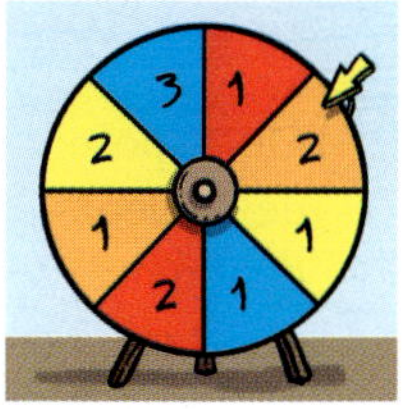

Il faut payer 2 € pour jouer à ce jeu.
Si on tire un 1, on ne gagne rien donc on perd 2 €.
Si on tire un 2, l'organisateur donne 4 € au joueur.
Si on tire le 3, l'organisateur donne 5 € au joueur.
a) Que gagne finalement le joueur s'il tire un 2 ? Même question s'il tire le 3.
b) Calculer la probabilité des événements.
(1) Perdre 2 €. (2) Gagner 2 €.
(3) Gagner 3 €.
c) Que penser de ce jeu ?

50 On dispose de 4 brins de paille qui mesurent 3 cm, 5 cm, 6 cm et 9 cm. On tire au hasard un premier brin, puis, sans remettre ce brin, on en tire un deuxième. On met bout à bout ces deux brins et on mesure la longueur du brin obtenu.
a) À l'aide d'un arbre, déterminer toutes les longueurs possibles.
b) Calculer la probabilité d'obtenir une longueur de 9 cm.
c) Calculer la probabilité d'obtenir une longueur inférieure à 11 cm.

51 Dans une urne, on place 5 jetons numérotés de 1 à 5. On tire au hasard des jetons dans cette urne. Une fois qu'un jeton est tiré, on ne le remet pas dans l'urne.
a) On tire ainsi deux jetons.
(1) Combien y a-t-il de tirages possibles ?
(2) Quelle est la probabilité d'obtenir un 4 et un 5 ? L'ordre des numéros n'intervient pas.
b) On tire trois jetons.
(1) Combien y a-t-il de tirages possibles ?
(2) Quelle est la probabilité d'obtenir un 3 ? un 4 ? un 5 ? L'ordre des numéros n'intervient pas.

Je préparer le contrôle

Les exercices de cette double page sont corrigés page 277 et suivantes.

Reconnaître une expérience aléatoire

52 On dispose d'un sac qui contient des boules de couleur. On ne connaît pas les couleurs des boules. On tire au hasard une boule de ce sac et on regarde la couleur de cette boule. Cette expérience est-elle aléatoire ?

Calculer une probabilité

53 Un sac contient 5 boules : 3 boules rouges numérotées 1 ; 2 et 3 et deux boules blanches numérotées 1 et 2. On tire une boule au hasard.

a) Calculer la probabilité de tirer une boule rouge.

b) Calculer la probabilité de tirer une boule qui porte le numéro 1.

c) On tire un très grand nombre de fois une boule de ce sac. Après chaque tirage, on remet la boule tirée dans le sac.

Quelle valeur va-t-on obtenir pour la fréquence de l'événement : « Tirer la boule blanche portant le numéro 2 » ?

54 Karine a le choix : soit faire tourner la roue, soit tirer une boule dans un sac. Dans tous les cas, elle gagne si elle obtient un 6.

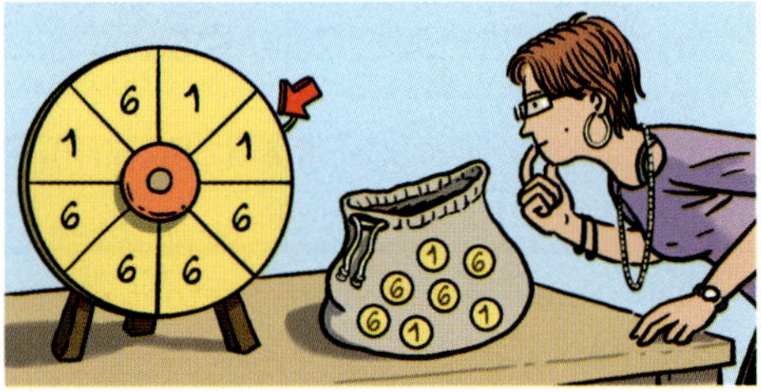

A-t-on plus de chance de gagner en faisant tourner la roue ? Justifier.

55 Dans une urne, il n'y a que des boules vertes, jaunes et rouges. On tire une boule au hasard. La probabilité de tirer une boule verte est de $\frac{4}{10}$ et celle de tirer une boule jaune est de $\frac{2}{10}$.

a) Calculer la probabilité de ne pas tirer une boule verte.

b) Calculer la probabilité de tirer une boule rouge.

56 Une pièce est truquée. Comment peut-on déterminer une valeur approchée de la probabilité d'apparition de chaque face ?

57 Voici une information du site « Loto » qui présente les fréquences de sorties des 49 numéros (1 à 49) du Loto de la Française des Jeux.

« *Ces statistiques ont été effectuées après le* ***5 162**^e^ *tirage du lundi 13 septembre 2010.*

La moyenne des fréquences est de ***632*** *sorties, la fréquence maxi est de* ***680*** *pour la boule* ***34*** *tandis que la fréquence mini est de* ***584*** *pour la boule* ***33*** ».

a) Dans ce texte est-ce que le mot « fréquence » est employé correctement ?

b) Comment la moyenne de 632 sorties a-t-elle été calculée ?

c) Ces informations peuvent-elles augmenter les chances de gagner ?

Résoudre des problèmes

58 Un sac contient quatre jetons numérotés 1 à 4. On tire un premier jeton dont on note le numéro, on le remet dans le sac et on tire un deuxième jeton.

On multiplie les nombres obtenus.

a) À l'aide d'un tableau à double entrée, calculer la probabilité de chaque résultat possible.

b) Calculer la probabilité de ne pas obtenir un résultat supérieur à 9.

59 On dispose d'une roue de loterie et d'un sac qui contient deux boules blanches et trois boules noires.

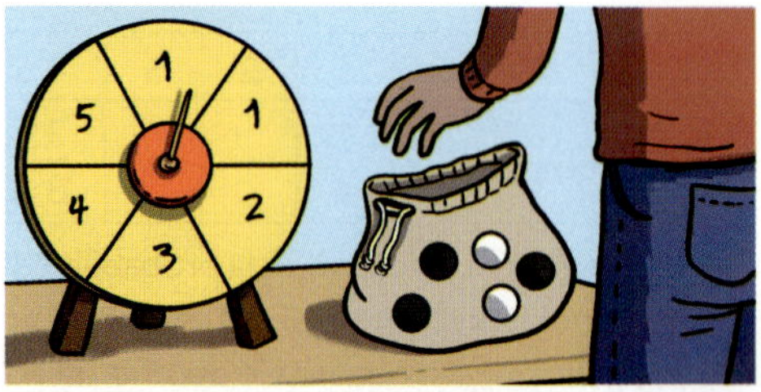

Si la roue de loterie indique un nombre pair, alors on tire une boule dans le sac.

Quelle est la probabilité d'obtenir une boule blanche ?

J'évalue mes compétences

SOCLE

QCM Calculer une fréquence

60 Carine lance un dé à 6 faces et note le numéro qui apparaît. Voici les résultats au bout de 20 lancers :
1 ; 3 ; 2 ; 5 ; 6 ; 6 ; 5 ; 4 ; 2 ; 2 ; 5 ; 1 ; 3 ; 3 ; 2 ; 6 ; 5 ; 5 ; 4 ; 2.
Dans chaque cas, indiquer la(les) bonne(s) réponse(s).

a) La fréquence, en pourcentage, de l'apparition du 2 est égale à :

1 5 2 $\frac{5}{20}$ 3 25 % 4 8 %

b) La fréquence de l'apparition du 6 est égale à : 1 $\frac{3}{20}$ 2 0,3 3 30 %

QCM Reconnaître une expérience aléatoire

61 On tire au hasard un jeton d'un sac. Sur chaque jeton est inscrite la lettre T, R ou I. On note la lettre figurant sur ce jeton.
Indiquer la (les) bonne(s) réponse(s).

1 Cette expérience est aléatoire.

2 « Tirer une voyelle » est un événement.

3 « Tirer un T » est un événement.

Calculer une probabilité

62 QCM
On dispose d'un sac contenant 5 boules rouges et 3 boules noires. On tire une boule au hasard.
Dans chaque cas, indiquer la bonne réponse.

a) La probabilité de tirer une boule rouge est égale à :

1 $\frac{5}{3}$ 2 $\frac{3}{5}$ 3 $\frac{5}{8}$

b) La probabilité de ne pas tirer une boule noire est égale à :

1 $\frac{3}{8}$ 2 $\frac{5}{8}$ 3 $\frac{2}{5}$

63 On dispose des 7 cartes suivantes.

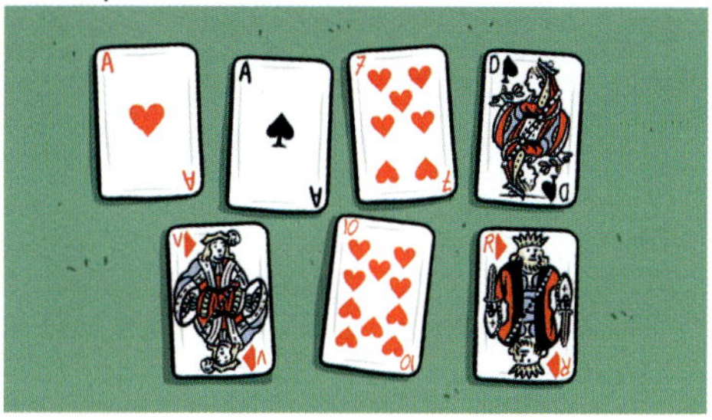

On tire une carte au hasard.

a) Calculer la probabilité de « tirer un as ».

b) Calculer la probabilité de « tirer une carte rouge ».

64 Un sac contient des boules rouges et jaunes. On tire une boule au hasard.
Est-il possible de déterminer une valeur approchée de la probabilité de tirer une boule jaune sans connaître la composition du sac ?

Tâche complexe

65 **Extraire l'information utile et présenter la démarche suivie**

SITUATION

Un nouveau jeu est lancé qui s'appelle « Une chance sur deux ». Pour jouer, il faut acheter un ticket à gratter à 5 €. Voici le recto et le verso de ce ticket.

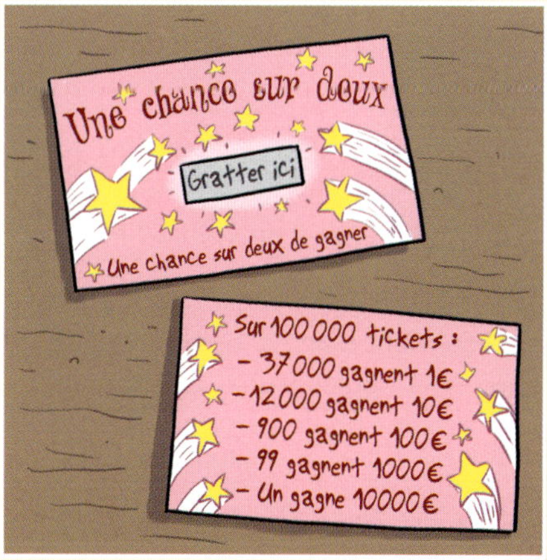

CONSIGNE

Que penser du titre du jeu ? Expliquer le raisonnement en présentant la démarche et les calculs.

Je prépare le brevet

66 Brevet *Pondichéry, avril 2010.*

Une classe de 3e est constituée de 25 élèves. Certains sont externes, les autres sont demi-pensionnaires.
Le tableau ci-dessous donne la composition de la classe.

	Garçon	Fille	Total
Externe	...	3	...
Demi-pensionnaire	9	11	...
Total	...	...	25

a) Recopier et compléter le tableau.

b) On choisit au hasard un élève de cette classe.
(1) Quelle est la probabilité pour que cet élève soit une fille ?
(2) Quelle est la probabilité pour que cet élève soit externe ?
(3) Si cet élève est demi-pensionnaire, quelle est la probabilité que ce soit un garçon ?

67 Brevet *Centres étrangers, juin 2009.*

Un sac contient 10 boules rouges, 6 boules noires et 4 boules jaunes. Chacune de ces boules a la même probabilité d'être tirée. On tire une boule au hasard.

a) Calculer la probabilité pour que cette boule soit rouge.

b) Calculer la probabilité pour que cette boule soit noire ou jaune.

c) Calculer la somme des deux probabilités trouvées aux deux questions précédentes.
Le résultat était-il prévisible ? Pourquoi ?

d) On ajoute dans ce sac des boules bleues. Le sac contient alors 10 boules rouges, 6 boules noires, 4 boules jaunes et les boules bleues. On tire une boule au hasard.
Sachant que la probabilité de tirer une boule bleue est égale à $\frac{1}{5}$, calculer le nombre de boules bleues.

68 Brevet *Métropole, juin 2009.*

Aline, Bernard et Claude ont chacun un sac contenant des billes. Chacun tire au hasard une bille de son sac.

a) Le contenu des sacs est le suivant.

Sac d'Aline	Sac de Bernard	Sac de Claude
5 billes rouges	10 billes rouges et 30 billes noires	100 billes rouges et 3 billes noires

Laquelle de ces personnes a la probabilité la plus grande de tirer une bille rouge ?

b) On souhaite qu'Aline ait la même probabilité que Bernard de tirer une bille rouge.
Avant le tirage, combien de billes noires faut-il ajouter pour cela dans le sac d'Aline ?

69 Brevet *Polynésie, juin 2009.*

À un stand du « Heiva », on fait tourner la roue de loterie ci-dessous. On admet que chaque secteur a autant de chance d'être désigné. On regarde la lettre désignée par la flèche : A, T ou M, et on considère les événements suivants :

- A : « on gagne un autocollant » ;
- T : « on gagne un tee-shirt » ;
- M : « on gagne un tour de manège ».

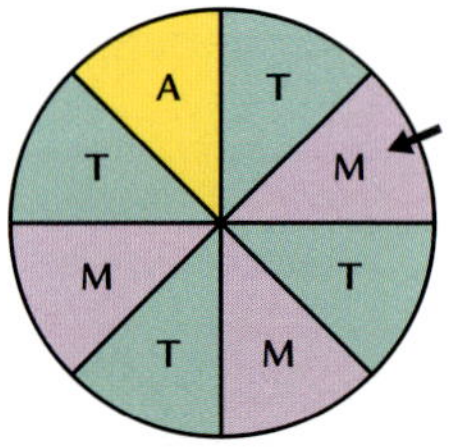

a) Quelle est la probabilité de l'événement A ?

b) Quelle est la probabilité de l'événement T ?

c) Quelle est la probabilité de l'événement M ?

d) Exprimer à l'aide d'une phrase ce qu'est l'événement « non A » puis donner sa probabilité.

Chapitre 10

Pourcentages Grandeurs composées Agrandissements Réductions

Proportionnalité au quotidien
Vitesses et pourcentages peuvent parfois être associés. Par exemple, lors d'un dépassement de limite de vitesse, il y a un pourcentage de tolérance.
Les pourcentages, les vitesses... sont des notions liées à la proportionnalité, très souvent utilisées dans la vie courante.
Ces notions, abordées dans les classes précédentes, sont reprises et approfondies en 3e.

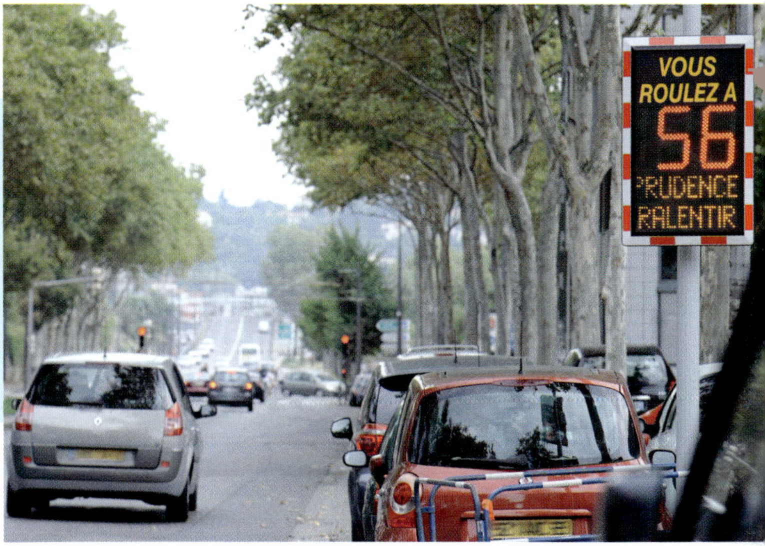

PRÉREQUIS

1 Reconnaître une situation de proportionnalité présentée sous forme d'un énoncé, d'un tableau ou d'une formule. SOCLE
2 Résoudre un problème de proportionnalité. SOCLE
3 Appliquer et calculer un pourcentage. SOCLE
4 Utiliser la formule $d = vt$ où v représente une vitesse, d une distance et t une durée, et savoir convertir les unités de vitesse. SOCLE
5 Agrandir ou réduire une figure. SOCLE
6 Calculer l'aire d'une figure (cas simples). SOCLE

OBJECTIFS

1 Utiliser des pourcentages de hausse ou de baisse. SOCLE
2 Utiliser une grandeur composée et changer d'unités : vitesse, masse volumique, débit... (cas simples). SOCLE
3 Étudier les effets des agrandissements ou des réductions sur les aires et les volumes. SOCLE
4 Résoudre des problèmes de proportionnalité où interviennent notamment des grandeurs composées et des pourcentages.

LIVRET DE COMPÉTENCES

Compétence 3 : **Les principaux éléments de mathématiques et la culture scientifique et technologique**
• Pratiquer une démarche scientifique, résoudre des problèmes. → Exercices 87, 122.
• Savoir utiliser des connaissances et des compétences mathématiques. → Exercices balisés « Socle ».
Compétence 4 : **La maîtrise des techniques usuelles de l'information et de la communication**
• S'approprier un environnement informatique de travail. → Exercices 82, 83.

Je fais le point sur mes connaissances

Pour réactiver mes connaissances

SOCLE

1. Reconnaître une situation de proportionnalité

Rappel 15 p. 303
Exercices 7 à 9 p. 194

a) Dans ce tableau, le prix des DVD est-il proportionnel à leur nombre ?

Nombre de DVD	1	2	3
Prix (en €)	22,50	42	60

b) Gaspard, à 15 ans, mesure 1,68 m. Peut-on dire que sa taille est proportionnelle à son âge ? Justifier la réponse.

SOCLE

2. Résoudre un problème de proportionnalité

Rappel 16 p. 303
Exercices 10 à 14 p. 194

a) Voici un tableau de proportionnalité représentant le prix de vente de stylos dans deux papeteries.

Nombre de stylos	8	6	14	32	26	30
Prix chez « *Au plaisir d'écrire* » (en €)	7	5,25				
Prix chez « *Bille et plume* » (en €)						

(1) Compléter le tableau de proportionnalité ci-dessus donnant les prix de stylos chez « *Au plaisir d'écrire* ».

(2) En utilisant la calculatrice, calculer les prix des stylos chez « *Bille et plume* » sachant qu'un stylo coûte 1,95 €.

b) Compléter les tableaux de proportionnalité suivants.

(1)

1,5	
0,8	3,6

(2)

	0,8
49	1,4

c) Au marché, 4 kg de figues coûtent 14,20 €.
Combien coûtent 6 kg des mêmes figues ?

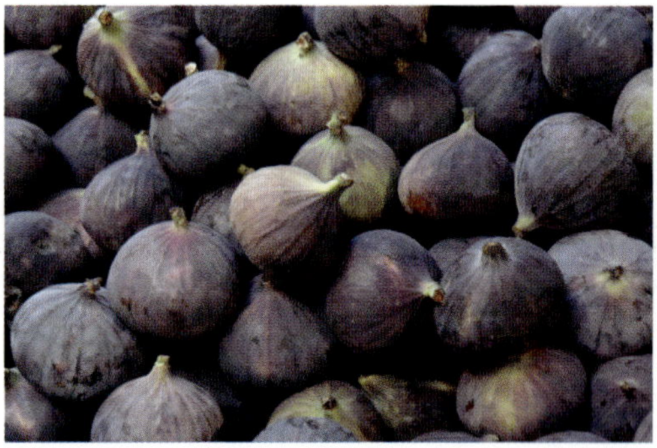

SOCLE

3. Appliquer et calculer un pourcentage

Rappels 17 et 18 p. 305
Exercices 15 à 21 p. 194

a) 35 % des 320 personnes d'une entreprise déjeunent à la cafétéria.
Combien de personnes déjeunent à la cafétéria ?

b) Dans un collège de 280 élèves, 210 élèves viennent au collège à pied.
Quel est le pourcentage d'élèves de ce collège qui viennent à pied ?

Je fais le point sur mes connaissances

Pour réactiver mes connaissances

SOCLE

4. Utiliser la formule $d = vt$

Rappel 19 p. 305

Exercices 22 à 28 p. 195

a) Si une voiture roule à une vitesse constante de 85 km/h, quelle distance parcourt-elle en 2 h 35 min ?
b) Lors d'essais, un TGV a parcouru 160 km en 24 minutes.
Quelle est sa vitesse moyenne sur ce trajet ?
c) Un cycliste roule à la vitesse moyenne de 15 km/h sur une distance de 20 km.
Quelle est la durée de son trajet ?

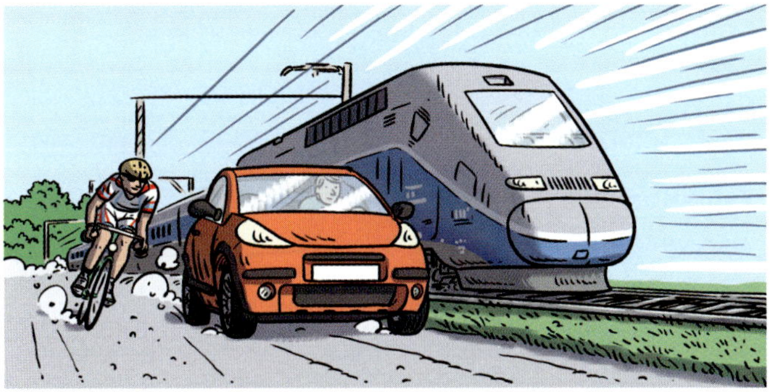

SOCLE

5. Agrandir ou réduire une figure

Rappel 20 p. 306

Exercices 29 et 30 p. 195

Soit deux parallélogrammes ABCD et EFGH.
Soit AB = 5 cm, BC = 3 cm et $\widehat{ABC} = 40°$.
Soit EF = 4 cm, FG = 2,4 cm et $\widehat{EFG} = 40°$.
Le parallélogramme EFGH est-il une réduction du parallélogramme ABCD ?
Justifier la réponse.

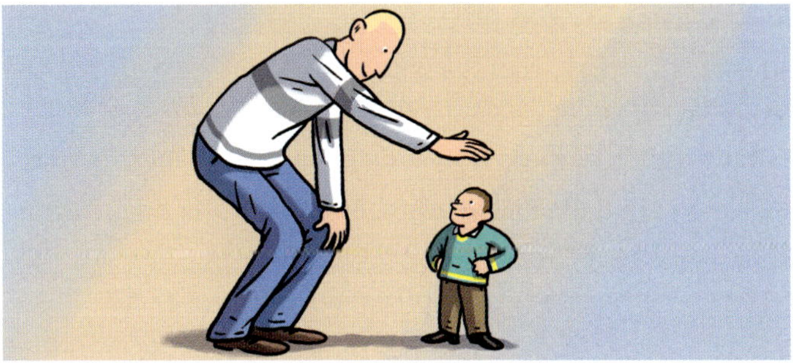

SOCLE

6. Calculer l'aire d'une figure

Formulaire en fin d'ouvrage

Exercices 31 et 32 p. 195

Calculer l'aire des deux figures suivantes.

a)

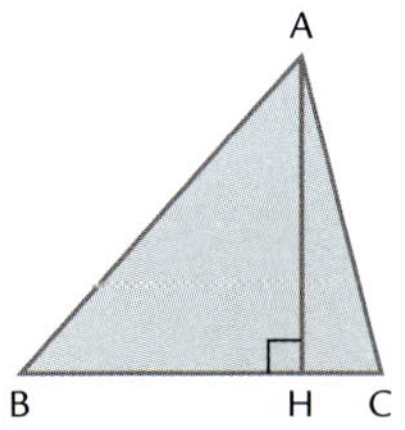

AB = 6,5 cm
BC = 6 cm
AH = 5 cm

b)

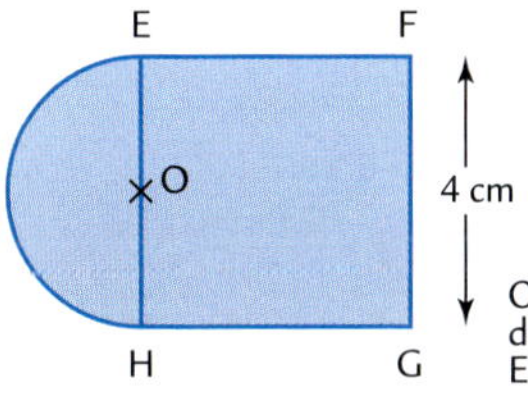

O est le centre du demi-cercle.
EFGH est un carré.

Activités

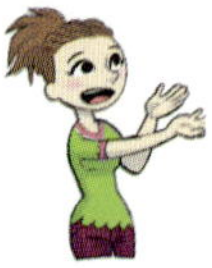

Dans ce chapitre, j'apprends à :

- Utiliser des pourcentages de hausse ou de baisse
- Utiliser une grandeur composée et changer d'unités
- Étudier les effets des agrandissements ou des réductions
- Résoudre des problèmes

Utiliser des pourcentages de hausse ou de baisse

1. Appliquer un pourcentage

▶ Exercices 33 à 39 p. 196

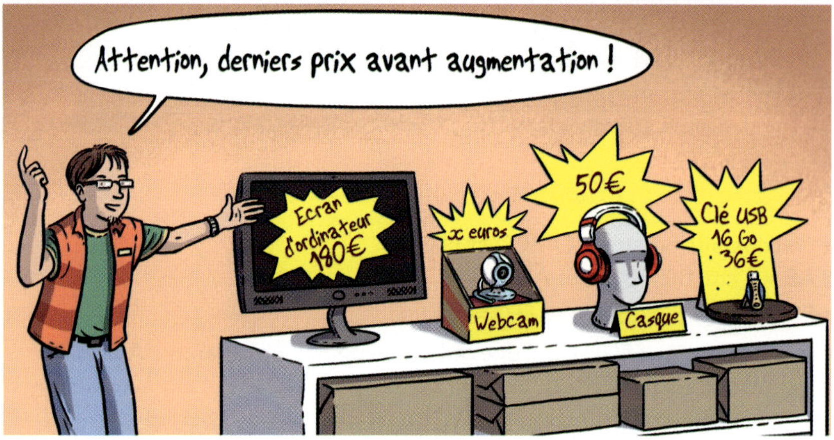

Un commerçant invite ses clients à faire rapidement leurs achats, une augmentation de 12 % est prévue dans un mois !

a) Quels sont les prix de la clé USB et du casque après augmentation ?

b) Si x est le prix initial de la webcam, écrire son prix final en fonction de x. Réduire le plus possible l'expression obtenue.

c) Y a-t-il proportionnalité entre le prix initial et le prix final ?

d) Utiliser la formule trouvée à la question b) pour calculer le prix final de l'écran d'ordinateur.

Activités mentales
Exercices rituels

Connaissance 1 p. 191

2. Calculer un pourcentage

▶ Exercices 40 à 44 p. 196

a) Soit x le prix initial d'un article et y son prix final après une augmentation ou une baisse.
Quel est le pourcentage d'augmentation ou de baisse dans chacun des cas suivants ?

(1) $y = 1{,}4x$ (2) $y = 0{,}9x$ (3) $y = 0{,}5x$ (4) $y = 1{,}05x$

b) Un loyer était de 550 € par mois. Le loyer est actuellement de 572 €.
Quel est le pourcentage d'augmentation ?

Utiliser une grandeur composée et changer d'unités

3. Débit

► Exercices 45 à 49 p. 197

a) Le débit du Rhône sous le pont de Tarascon – Beaucaire est de 1 683 m^3/s.

(1) Expliquer ce que signifie la phrase ci-dessus.

(2) Quel volume d'eau passera en 1 min sous ce pont ?

b) Le débit moyen de la Seine à l'entrée de Paris est de 328 m^3/s. Combien de temps faudra-t-il pour voir passer 100 000 m^3 d'eau ?

c) Arthur a rempli un seau de 5 L en 25 secondes.

Connaissance 2 p. 191

Quel est le débit (en L/min) du robinet utilisé par Arthur ?

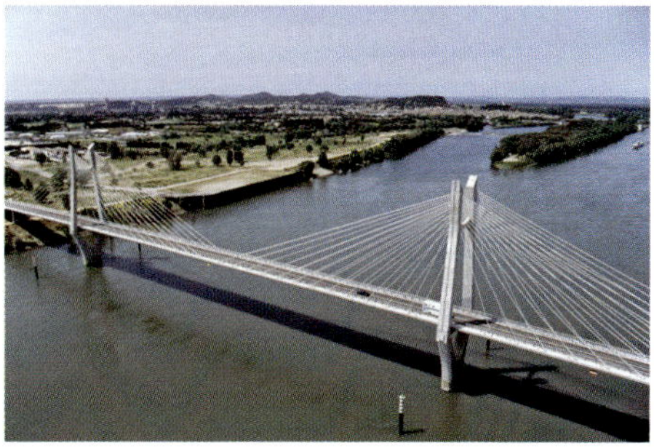

Pont de Tarascon – Beaucaire.

4. Conversion

► Exercices 50 à 52 p. 197

a) Compléter.

(1) Avec un débit de 400 m^3/s, combien de temps faut-il pour obtenir 400 L ?

Compléter : 400 m^3/s = ... L/s

(2) Compléter.

- 0,005 m^3/s = ... L/h
- 1 200 L/h = ... L/s
- 720 000 000 L/h = ... m^3/s.

b) (1) Quelle unité de vitesse semble la plus pertinente pour :

- une voiture ?
- un sprinter ?
- un escargot ?
- un bateau ?

(2) Compléter.

- 50 km/h = ... m/s.
- 10 m/s = ... km/h.
- 130 km/h = ... m/s.
- 70 m/s = ... km/h.

c) Deux camarades se querellent sur le poids de deux métaux.

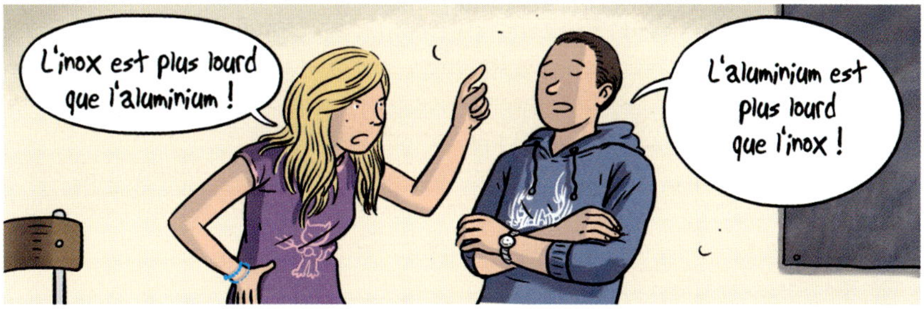

Qui a raison ? Comment trancher pour être sûr de la réponse ?

(2) Compléter :
- 3 600 g/dm^3 = … kg/dm^3
- 21,4 kg/dm^3 = … kg/m^3
- 325 kg/dm^3 = … g/cm^3
- 50 g/cm^3 = … kg/dm^3

Méthode p. 193

Étudier les effets des agrandissements ou des réductions

5 Longueur et aire

▶ Exercices 53 à 56 p. 198

Soit un rectangle ABCD tel que AB = 3,5 cm et BC = 6 cm.

a) Calculer

(1) Calculer le périmètre puis l'aire du rectangle ABCD.

(2) On agrandit le rectangle ABCD en multipliant par 3 les dimensions de ses côtés. Faire un pronostic sur le périmètre et l'aire du nouveau rectangle.

(3) Calculer les nouvelles dimensions du rectangle. En déduire son périmètre et son aire. Le pronostic fait à la question (2) était-il juste ?

b) Généraliser

(1) Soit un rectangle de dimensions a et b (en cm).
Calculer en fonction de a et b le périmètre et l'aire de ce rectangle.

(2) On agrandit ce rectangle en multipliant ses dimensions par un nombre k.
Par quel nombre faut-il multiplier le périmètre du premier rectangle pour trouver le périmètre du deuxième rectangle ? Justifier la réponse.

(3) Même question que (2) pour l'aire.

Connaissance 3a p. 192

6 Longueur et volume

▶ Exercices 57 à 60 p. 198

a) Calculer

(1) Soit un parallélépipède rectangle de dimensions 3 cm, 5 cm et 4 cm.
Calculer son volume.

(2) On double la longueur de chaque arête de ce parallélépipède rectangle.
Faire un pronostic sur le volume du nouveau parallélépipède rectangle.

(3) Calculer les nouvelles dimensions puis le volume du nouveau parallélépipède rectangle. Le pronostic fait au (2) était-il juste ?

b) Généraliser

(1) Soit un parallélépipède rectangle de dimensions a, b et c (en cm).
Calculer en fonction de a, b et c le volume de ce parallélépipède rectangle.

(2) On agrandit ce parallélépipède rectangle en multipliant chacune de ses dimensions par un nombre k.
Par quel nombre faut-il multiplier le volume du premier parallélépipède rectangle pour trouver le volume du deuxième parallélépipède rectangle ?
Justifier la réponse.

Connaissance 3b p. 192

Résoudre des problèmes

7 Problèmes

▶ Exercices 65 à 81 p. 199

1 Pourcentages de hausse ou de baisse

Exercices 33 à 44 p. 196

Les pourcentages sont utilisés dans différents types de calculs (voir rappels 11 et 12 p. 301).
Pour calculer rapidement un nouveau nombre après une baisse ou une augmentation connaissant le pourcentage de baisse ou d'augmentation, on peut utiliser les formules suivantes.

RÈGLE
Augmenter un nombre x de a %, c'est le multiplier par $1 + \frac{a}{100}$.

➡ **Exemple :** Un article coûtant 300 € augmente de 6 %. Quel est son nouveau prix ?

Augmenter un prix de 6 %, c'est le multiplier par $1 + \frac{6}{100}$ donc par 1,06.

$300 \times 1{,}06 = 318$. Le nouveau prix est 318 €.

RÈGLE
Diminuer un nombre x de a %, c'est le multiplier par $1 - \frac{a}{100}$.

➡ **Exemple :** L'effectif d'un club sportif de 350 membres diminue de 4 %.
Quel est le nouvel effectif de ce club sportif ?

Diminuer l'effectif de 4 %, c'est le multiplier par $1 - \frac{4}{100}$ donc par 0,96.

$350 \times 0{,}96 = 336$. Le nouvel effectif est de 336 membres.

2 Grandeurs composées

Exercices 45 à 60 p. 197

Une grandeur composée s'écrit comme produit ou quotient de grandeurs simples.
Voici des exemples de grandeurs composées.

a) Le débit

Le débit d'un fleuve à un endroit donné est le volume d'eau déplacé en une unité de temps.
Il s'exprime généralement en m^3/s.
➡ **Exemple :** À Cologne, le débit moyen du Rhin est de 2 100 m^3/s.
Cela signifie qu'en une seconde, il passe 2 100 m^3 d'eau à Cologne.

TRIANGLE INFO *magazine*

Le débit des fleuves

D'après une étude, le débit des plus grands fleuves de la planète a baissé en un demi-siècle. L'étude qui porte sur la période 1948-2004 et sur 925 cours d'eau majeurs montre un déclin global du débit des fleuves. Les ressources en eau douce vont donc probablement décliner au cours des décennies à venir dans de nombreuses régions densément peuplées à des latitudes moyennes et basses, essentiellement à cause des changements climatiques. La disparition rapide des glaciers sur le plateau tibétain et dans d'autres régions aggraveront la situation.

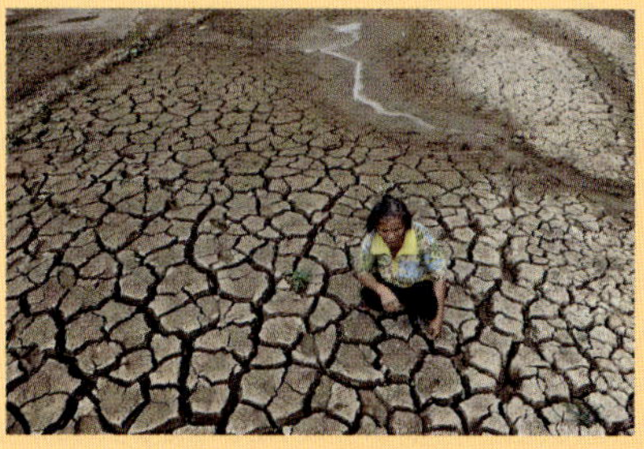

b) La vitesse

La vitesse est la distance parcourue pendant une unité de temps. Elle s'exprime par exemple en m/s (unité du système international aussi notée $m \cdot s^{-1}$) ou en km/h (aussi notée $km \cdot h^{-1}$),

➡ **Exemple :** Un cycliste roule à une vitesse moyenne de 14 km/h. Cela signifie que s'il roule durant une heure à cette vitesse, il parcourt 14 km.

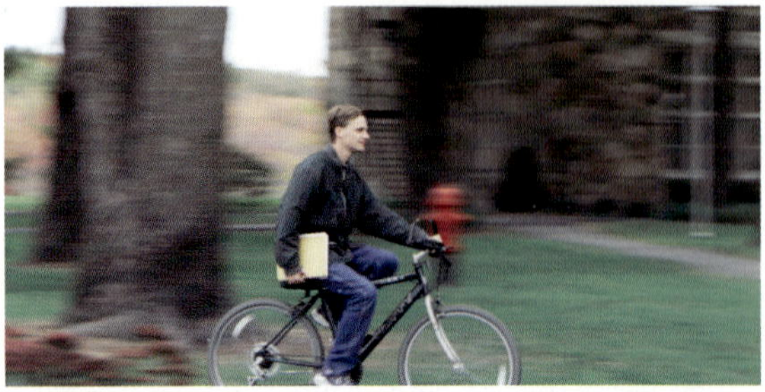

c) La masse volumique

La masse volumique d'un corps est la masse d'une unité de volume de ce corps.

Elle s'exprime généralement en kg/m^3 (unité du système international aussi notée $kg \cdot m^{-3}$) ou en g/cm^3 (aussi notée $g \cdot cm^{-3}$).

➡ **Exemple :** Le fer a une masse volumique de 7,8 g/cm^3. Cela signifie qu'un centimètre cube de fer pèse 7,8 g.

3 Réduction et agrandissement

Exercices 53 à 60 p. 198

a) Réduction et agrandissement d'une figure

Réduire des dimensions, c'est les multiplier par un nombre k avec $0 < k < 1$.

Agrandir des dimensions, c'est les multiplier par un nombre k avec $k > 1$.

PROPRIÉTÉ

Quand on agrandit ou on réduit une figure, si les dimensions sont multipliées par k, alors l'aire est multipliée par k^2.

Remarque : si les dimensions sont divisées par k, alors l'aire est divisée par k^2.

➡ **Exemple :** Un rectangle a une aire de 30 cm^2. On multiplie chacune de ses dimensions par 5.

Quelle est l'aire du rectangle agrandi ?

Les dimensions sont multipliées par 5 (ici $k = 5$) donc l'aire est multipliée par 25 (soit $k^2 = 25$).

L'aire après agrandissement est donc 750 cm^2 (car $30 \times 25 = 750$).

b) Réduction ou agrandissement d'un solide

PROPRIÉTÉ

Quand on agrandit ou on réduit un solide, si les dimensions sont multipliées par k, alors le volume est multiplié par k^3.

Remarque : si les dimensions sont divisées par k, alors le volume est divisé par k^3.

➡ **Exemple :** Un parallélépipède rectangle a un volume V de 125 cm^3.

Chacune de ses dimensions est multipliée par 2.

Quel est le volume du parallélépipède rectangle agrandi ?

Les dimensions sont multipliées par 2 (ici $k = 2$) donc le volume est multiplié par 8 (soit $k^3 = 8$).

Le volume du parallélépipède rectangle agrandi est donc de 1 000 cm^3 (car $125 \times 2^3 = 1\,000$).

Convertir les unités de grandeurs composées

Méthode **Convertir successivement les unités des deux grandeurs**

>> **Exercice 1** : Convertir 7 200 m³/min en L/s.

ÉTAPES

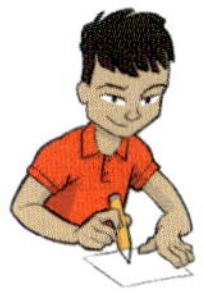

Pour rédiger
- Je convertis l'une des deux unités.
- Je convertis l'autre unité.
- J'effectue l'opération qui convient.
- Je conclus.

Ma rédaction
➤ 7 200 m³ = 7 200 000 L donc
7 200 m³/min = 7 200 000 L/min.
➤ 1 min = 60 s.
➤ 7 200 000 ÷ 60 = 120 000.
7 200 000 L/min = 120 000 L/s
➤ Donc 7 200 m³/min = 120 000 L/s.

>> **Exercice 2** : Convertir 125 km/h en m/s.

ÉTAPES

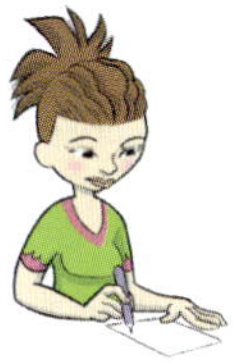

Pour rédiger
- Je convertis l'une des deux unités.
- Je convertis l'autre unité.
- J'effectue l'opération qui convient.
- Je conclus.

Ma rédaction
➤ 125 km = 125 000 m donc
125 km/h = 125 000 m/h.
➤ 1 h = 3 600 s.
➤ 125 000 ÷ 3 600 ≈ 34,7.
➤ Donc 125 km/h ≈ 34,7 m/s.

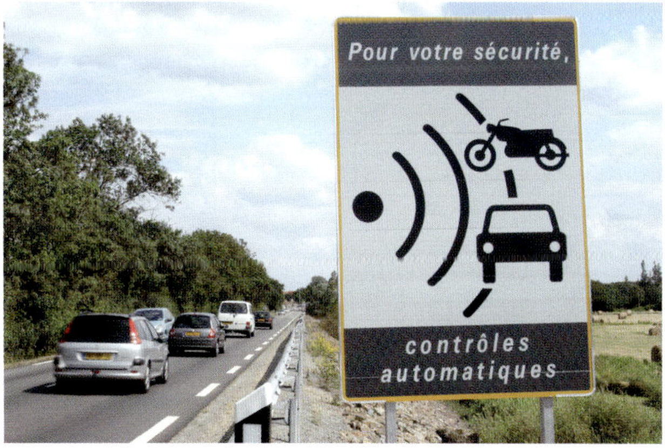

EXERCICES D'APPLICATION

1. Convertir 1 500 L/h et 12 L/min en dm³/s.
2. Convertir 216 000 m³/h et 5 400 000 L/min en m³/s.
3. Convertir 23,5 km/h et 0,06 km/min en m/s.
4. Convertir 9 m/s et 1 500 m/min en km/h.
5. Convertir 4,5 g/cm³ et 7 312 g/dm³ en kg/m³.
6. Convertir 2 245 kg/m³ et 14,6 kg/dm³ en g/cm³.

Pour réactiver les connaissances

Reconnaître une situation de proportionnalité

SOCLE

7 Les tableaux suivants représentent-ils des situations de proportionnalité ?
Justifier la réponse dans chacun des cas.

a)

36	45	54
$\frac{4}{10}$	$\frac{1}{2}$	$\frac{5}{3}$

b)

1,01	2,5	3,2
71,71	177,5	227,2

8 Le périmètre d'un cercle est-il proportionnel au diamètre du cercle ? Justifier la réponse.

9 Milos mesure 1,70 m et pèse 65 kg.
Le poids d'une personne est-il proportionnel à sa taille ? Justifier la réponse.

Résoudre un problème de proportionnalité

SOCLE

10 Compléter le tableau de proportionnalité.

Prix initial (en €)	**Nouveau prix** (en €)
15	16,65
21	23,31
36	...
7	...
...	47,73
6	...

11 Compléter le tableau de proportionnalité.

Quantité (en kg)	2,5	1,5	...
Prix (en €)	4,5	...	12,60

12 Compléter les tableaux de proportionnalité.

a)

8,1	1,53
	1,7

b)

30	3,6
7	

13 Au marché, un grossiste vend 52 kg de carottes pour 49,40 €. Combien fera-t-il payer 75 kg de ces mêmes carottes ?

14 6 stylos coûtent 7,50 €.
Combien coûteront 9 de ces mêmes stylos ?

Appliquer et calculer un pourcentage

SOCLE

15 Parmi les 1 240 employés d'une entreprise, 75 % sont des femmes.
Combien cette entreprise emploie-t-elle de femmes ?

16 Dans un parking, il y a 260 voitures. Parmi ces voitures, 5 % sont rouges.
Combien y a-t-il de voitures rouges dans ce parking ?

17 Dans un collège de 280 élèves, 60 élèves portent des lunettes.
Quel est le pourcentage des élèves ayant des lunettes dans ce collège ?

18 Parmi les nombres entiers de 1 à 10 000 (1, 2, 3, 4, ..., 9 999, 10 000), quel est le pourcentage de nombres qui sont des carrés de nombres entiers ?

19 La population d'un village est passée de 450 à 540 habitants.
Quel est le pourcentage d'augmentation ?

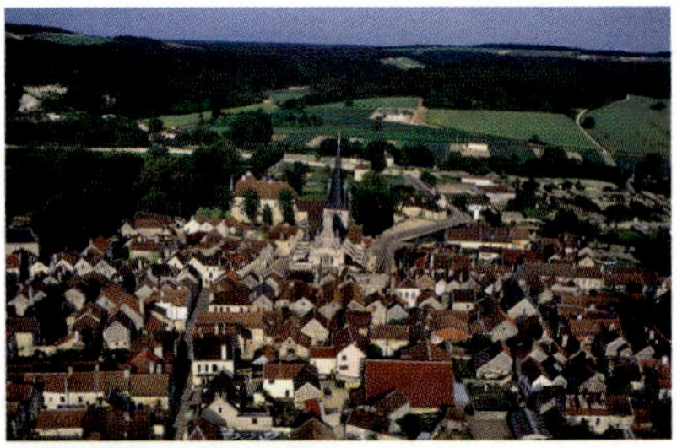

20 Le prix d'un microprocesseur est passé de 400 € à 193 €.
Quel est le pourcentage de baisse ?

21 **a)** Quelles sommes représentent 3,85 % de 150 000 € ? de 37 000 € ? de 50 000 € ? puis de 1 000 000 € ?
b) Quel pourcentage, valeur arrondie au centième près d'euros, de 500 000 € représente 14 553 € ?
c) Quel pourcentage, valeur arrondie au centième près d'euros, de 1 000 000 € représente 14 553 € ?

Utiliser la formule $d = vt$

22 Matéo met 6 minutes pour se rendre au collège et sa vitesse moyenne est de 4,2 km/h.
Quelle distance a-t-il parcourue ?

23 Arnaud met 12 minutes pour arriver au collège en vélo. Son domicile est situé à 2,3 km du collège.
Quelle est, en km/h, la vitesse moyenne d'Arnaud sur ce parcours ?

24 Un martinet plonge en piqué à 300 km/h sur une proie située à 600 m.
Quelle est la durée de son plongeon ?

25 Un avion vole à une vitesse moyenne de 800 km/h. Il a 4 160 km à parcourir.
Quelle sera la durée du vol ?

26 Mon chat a mis 2 s pour parcourir 22 m.
Quelle est alors sa vitesse en km/h ?

27 Un escargot se déplace 3 minutes à la vitesse moyenne de 5 m/h. Quelle distance a-t-il alors parcourue ?

28 Dans certains pays, comme en Inde par exemple, les camions sont très décorés.
Un routier quitte son entrepôt à 7 h 45 min.
Le compteur du camion indique 15 678 km.
Le routier roule sans arrêt et arrive chez son client à 10 h 45 min. Le compteur du camion indique alors 45 873 km.
a) Pendant combien de temps a-t-il roulé ?
b) Quelle distance a-t-il parcourue ?
c) Calculer sa vitesse moyenne.

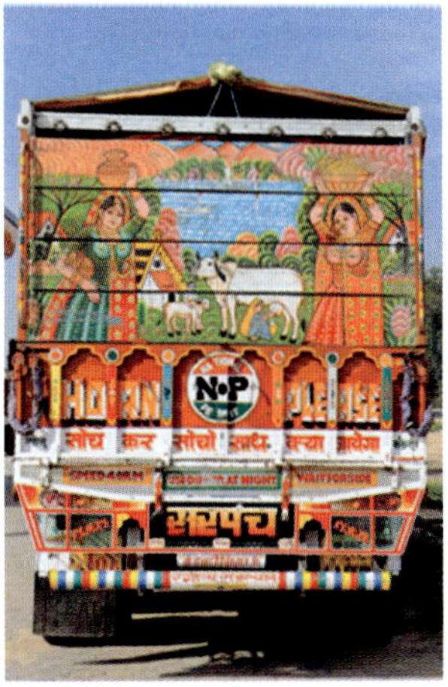

Agrandir ou réduire une figure

29 **a)** Tracer un triangle ABC tel que AB = 4 cm, BC = 3 cm et $\widehat{ABC} = 40°$.
b) Tracer un agrandissement du triangle ABC tel que le segment [AB] mesure alors 7,2 cm.

30 Le triangle EBF est-il une réduction du triangle ABC ?
Si oui, quel est le coefficient de réduction ?

(EF) // (AC)
BE = 5,5 cm
AB = 7 cm
BC = 10,5 cm
AC = 5 cm

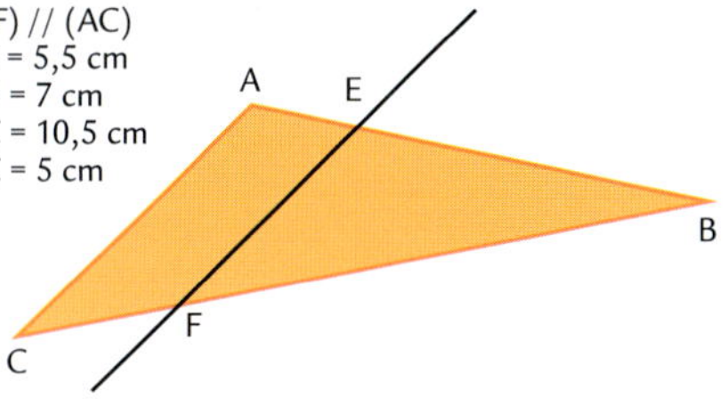

Calculer l'aire d'une figure

31 Calculer l'aire de chacune des figures et en donner une valeur exacte ou un arrondi au cm^2 près.
a) Un carré de périmètre 12 cm.
b) Un rectangle de périmètre 16 cm et dont un côté mesure 2,5 cm.
c) Un disque de diamètre 0,55 m.

32 Calculer l'aire de chacune des figures.
a) Aire du triangle ABC.

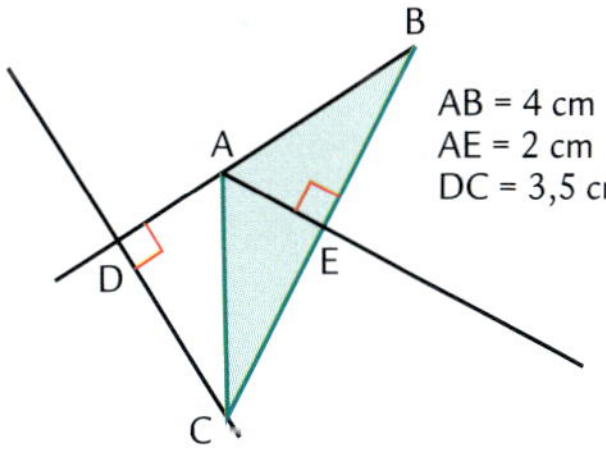

AB = 4 cm
AE = 2 cm
DC = 3,5 cm

b) Aire de la figure coloriée.

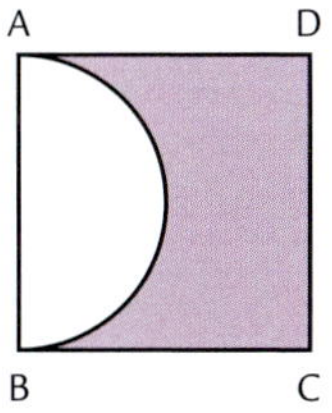

ABCD carré de 5 cm de côté
Demi-cercle de diamètre (AB)

c) Aire de la figure coloriée.

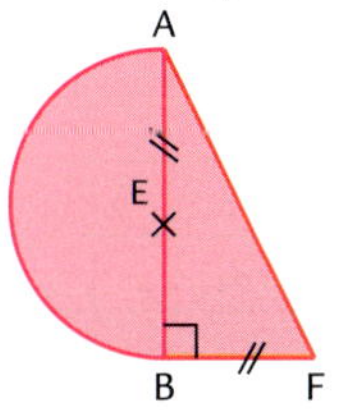

E centre du demi-cercle
AB = 10 cm

SOCLE

Utiliser des pourcentages de hausse ou de baisse

33 Dans un magasin de sport, le commerçant fait un rabais de 15 % sur tous les articles.
a) Aline achète un survêtement.
(1) Si on appelle x son prix (en €) avant le rabais, quel sera son nouveau prix en fonction de x ?
(2) Utiliser la formule trouvée au (1) pour calculer le prix du survêtement après le rabais sachant que $x = 57$ €.
b) Jamel achète un sac qui coûtait 45 €. Quel est le nouveau prix de ce sac ?

34 Lucas consulte un catalogue de vêtements datant de l'année précédente. Il apprend que tous les prix ont augmenté de 4 %.
a) Lucas achète un pantalon.
(1) Si on appelle x son prix (en €) avant l'augmentation, quel sera son nouveau prix en fonction de x ?
(2) Utiliser la formule trouvée au (1) pour calculer le prix du pantalon après l'augmentation sachant que $x = 45$ €.
b) Sa sœur achète une veste qui coûtait 56 €. Quel est le nouveau prix de cette veste ?

35 Soit x le prix en euro d'un article et y son prix après augmentation ou réduction.
Associer, si possible, les phrases **a)**, **b)**, **c)**, **d)** et **e)** aux égalités (1), (2), (3), (4) ou (5).

a) Augmenter de 2 % — (1) $y = 1{,}04\,x$
b) Diminuer de 4 % — (2) $y = 0{,}96\,x$
c) Augmenter de 4 % — (3) $y = 0{,}5\,x$
d) Diminuer de 50 % — (4) $y = 1{,}02\,x$
e) Augmenter de 100 % — (5) $y = x$

36 Compléter le tableau suivant.

Prix initial (en €)	Augmentation	Nouveau prix (en €)
13	2 %	...
120	12 %	...
45	32 %	...

37 Compléter le tableau suivant.

Prix initial (en €)	Baisse	Nouveau prix (en €)
125	5 %	...
25	15 %	...
240	32 %	...

38 Répondre aux questions suivantes en ne posant qu'une seule opération.
a) Un article qui coûte 46 € augmente de 5 %. Quel est son nouveau prix ?
b) Un article qui coûte 46 € diminue de 8 %. Quel est son nouveau prix ?
c) Un article qui coûte 5 € augmente de 12 %. Quel est son nouveau prix ?

39 **Vrai ou faux ?**
La remise annoncée sur le prix de ce tee-shirt est-elle exacte ? Justifier.

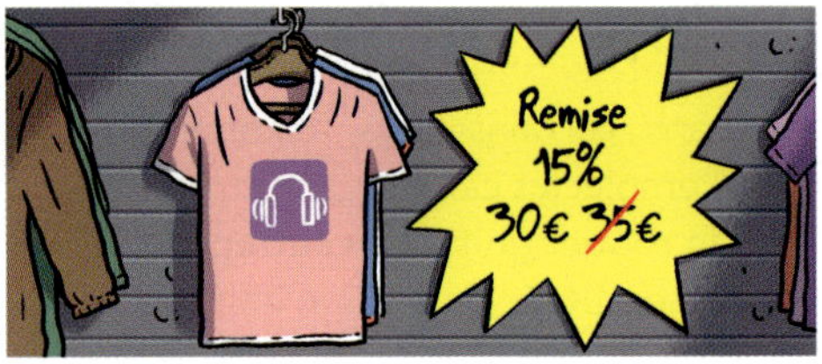

40 En 2005, la vente de CD, se décomposait en 24,7 millions de « CD singles » et 82,9 millions d'albums. Entre 2005 et 2006, le nombre de « CD singles » vendus a baissé de 30 % et celui des albums de 16,1 %.
Calculer combien de « CD singles » et combien d'albums ont été vendus en 2006.

41 Le réseau autoroutier français est passé de 4 862 km en 1980 à 10 843 km en 2006. De quel pourcentage a-t-il augmenté entre 1980 et 2006 ?

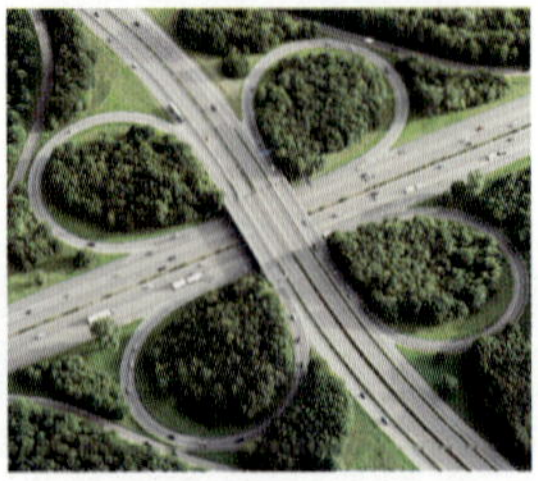

42 En voiture, Marie a été contrôlée par un radar à la vitesse de 62 km/h sur une route limitée à 50 km/h. Elle vient de recevoir la contravention suivante.

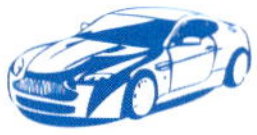

Excès de vitesse < 20 km/h
Limitation de vitesse ⩽ à 50 km/h

Amende forfaitaire	135 €
Amende forfaitaire minorée (payée dans les 15 jours)	90 €
Amende forfaitaire majorée (payée après 45 jours)	375 €

- 1 POINT

Elle décide de payer immédiatement cette contravention.
Quel pourcentage d'économie fait-elle ?

43 La superficie d'une forêt est passée de 3,2 ha à 3,28 ha.
De quel pourcentage la superficie de cette forêt a-t-elle augmenté ?

TRIANGLE INFO *histoire des arts*

La forêt et la peinture

Les forêts ont souvent inspiré les peintres. Voici par exemple un tableau de Vincent Willem van Gogh : *Couple marchant dans la forêt*.
Vincent Willem van Gogh est né en 1853 aux Pays-Bas et mort en 1890 à Auvers-sur-Oise en France. Son œuvre, pleine de naturalisme, inspirée par l'impressionnisme et le néo-impressionnisme, annonce le fauvisme et l'expressionnisme.

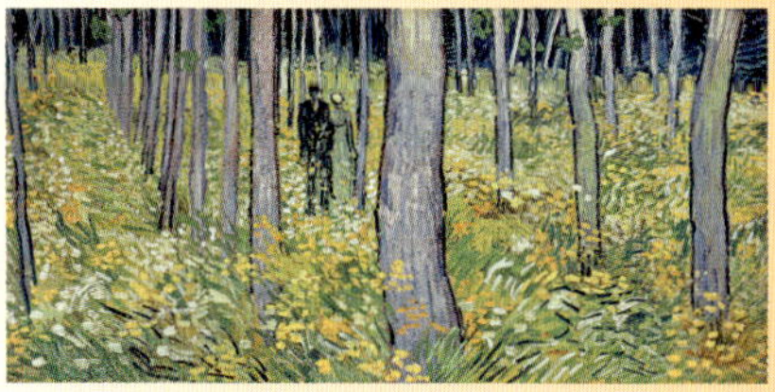

44 En 2002, un collège comptait 750 élèves. Actuellement, il y en a 650.
Quel est le pourcentage de baisse ?

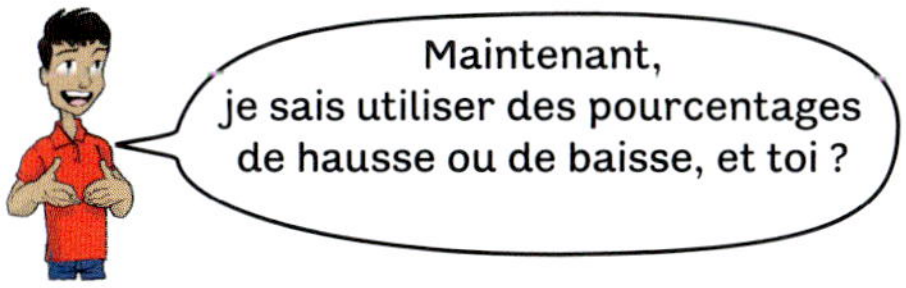

SOCLE

Utiliser une grandeur composée et changer d'unités

45 **a)** Le Nil, en Afrique orientale, est le fleuve le plus long du monde. Son débit moyen est de 3 100 m^3/s. Quel volume d'eau se déverse en une heure ?
b) L'Amazone, au Brésil, est le fleuve qui a le plus fort débit moyen : 200 000 m^3/s. Il est long de 6 150 km.
Quel volume d'eau est déversé en une heure ?

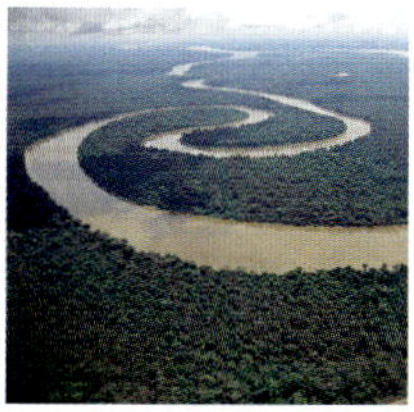

46 La masse volumique du fer est de 7,8 g/cm^3. Calculer la masse de 4,5 dm^3 de fer.

47 La masse volumique de l'aluminium est de 2,7 g/cm^3. Calculer le volume d'un bloc d'aluminium qui pèse 380 g.

48 Un bloc de métal pèse 28,95 g et occupe un volume de 1,5 cm^3. Calculer la masse volumique de ce bloc de métal.

49 Une éolienne fait 180 tours en 30 s.
Quelle est sa vitesse de rotation en tour/min ?
Et en tour/s ?

50 Compléter les égalités suivantes.
a) 27 km/h = ... m/s.
b) 10 m/s = ... km/h.
c) 0,95 km/min = ... km/h.
d) 1,5 km/min = ... m/s.

51 Compléter les égalités suivantes.
a) 270 tour/min = ... tour/s.
b) 7,5 tour/s = ... tour/min.

52 Compléter les égalités suivantes.
a) 3 kg/m^3 = ... kg/dm^3.
b) 1,5 kg/m^3 = ... kg/cm^3.
c) 2,145 kg/m^3 = ... g/m^3.
d) 1,5 kg/dm^3 = ... g/cm^3.
e) 2,5 g/cm^3 = ... kg/m.^{3}

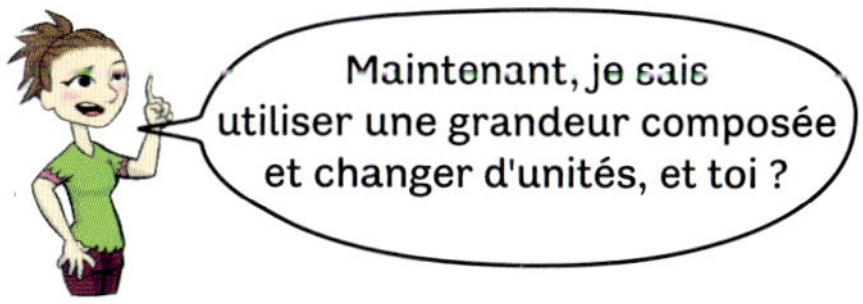

SOCLE

Étudier les effets des agrandissements ou des réductions

53 Soit un rectangle dont on multiplie les dimensions par 1,5.
a) Par quel nombre est multipliée son aire ?
b) Par quel nombre est multiplié son périmètre ?

54 Soit un disque dont on a divisé le rayon par 1,8. Par quel nombre est divisée son aire ?

55 **Vrai ou faux ?**
Un designer dit : « Les dimensions de mon écran d'ordinateur ont été multipliées par 2. Du coup, j'ai doublé la surface de mon écran. »
Que penser de cette remarque ? Justifier la réponse.

56 Un stade rectangulaire a une aire de 5 400 m^2.
On représente ce stade sur un plan.
On réduit les dimensions en les divisant par 100.
Quelle est l'aire du dessin sur le plan ?

57 Soit un parallélépipède rectangle dont on a multiplié toutes les dimensions par 3.
Par quel nombre a été multiplié son volume ?

58 Soit un prisme droit de volume 10 cm^3.
Toutes ses dimensions sont multipliées par 2.
Quel est son nouveau volume ?

59 **a)** On sait que le volume d'un cube a été multiplié par 8. Par quel nombre a été multiplié chaque arête ?
b) Même question si le volume a été multiplié par 64.

60 La classe de 3e A a fait une maquette de sa salle de cours. Cette maquette est un parallélépipède rectangle de volume 26 cm^3.
Les élèves ont divisé les dimensions réelles par 150 pour obtenir les mesures de la maquette.
Quel est le volume de la salle de classe en réalité ?

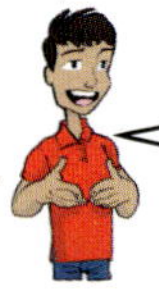

Calcul mental

61 **a)** Un article coûtait 20 € en 2005. Entre 2005 et 2012, il a augmenté de 100 %.
Quel est son prix en 2012 ?
b) Le prix d'un article qui était de 30 €, en 2008, a baissé de 50 % entre 2008 et 2012.
Quel est son prix en 2012 ?

62 **a)** Une automobiliste roule à une vitesse moyenne de 60 km/h.
Quelle est la distance parcourue en 2 h ?
b) Un cycliste parcourt 66 km en 3 h.
Quelle est sa vitesse moyenne sur ce parcours ?
c) Un piéton parcourt 18 km à une vitesse moyenne de 4 km/h.
Quelle est la durée de son parcours ?

63 Un dessinateur a fait le plan d'une maison en divisant les mesures de longueur par 100.
L'aire au sol de la maison est de 120 m^2.
Quelle est l'aire sur le dessin ?

64 Le volume d'une maquette de maison est de 0,5 m^3. Les mesures de la maison sont 10 fois celle de la maquette.
Quel est le volume de la maison ?

Résoudre des problèmes

65 En janvier, Marianne constate que le prix de ses céréales préférées a augmenté de 10 %. En avril, elle constate une nouvelle augmentation de 30 %.

a) Faire un pronostic sur le pourcentage total d'augmentation.

b) De quel pourcentage les céréales ont-elles augmenté entre janvier et avril ?

66 Le prix d'un lecteur de DVD baisse de 10 % puis, un mois après, le nouveau prix augmente de 10 %.

Alexia dit : « Le prix est revenu au prix de départ. »

Qu'en pensez-vous ? Justifier la réponse.

67 En 2011, une entreprise a augmenté ses ventes de 30 %. En 2012, les ventes ont encore augmenté, cette fois-ci de 20 %.

Calculer l'augmentation globale en pourcentage sur ces deux années.

68 Les prix de tous ses articles augmentent de 8 %. Un objet coûte x (en €). Après avoir subi cette augmentation, il coûte y (en €).

a) Exprimer y en fonction de x.

b) Un lecteur de DVD coûte 329 € avant augmentation. Combien coûtera-t-il après ?

c) Un téléviseur coûte 540 € après augmentation. Combien coûtait-il avant ?

69 Quel était le prix du stylo avant la baisse ?

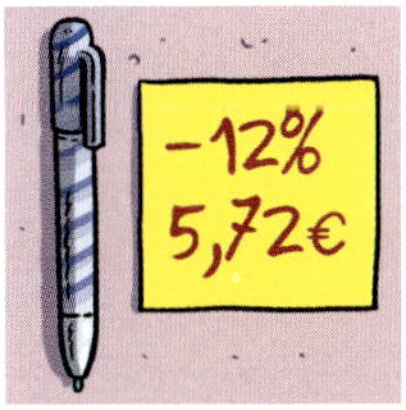

70 Après une augmentation de 6 %, un livre coûte 21,73 €.

Quel était son prix avant l'augmentation ?

71 Après deux baisses successives, la première de 2 % et la suivante de 25 %, une paire de rollers coûte 61,74 €.

a) Quel était son prix avant la deuxième promotion ?

b) Quel était son prix initial ?

72 Dans la librairie *Au plaisir de lire*, un album coûtant 21,30 € a baissé de 2 % et ensuite de 18 %.

Dans la librairie *Livres et merveilles*, le même album à 22,10 € a baissé de 11 % et ensuite de 9 %.

Pierre pense qu'il a intérêt à acheter cet album chez *Livres et merveilles*.

A-t-il raison ? Justifier la réponse.

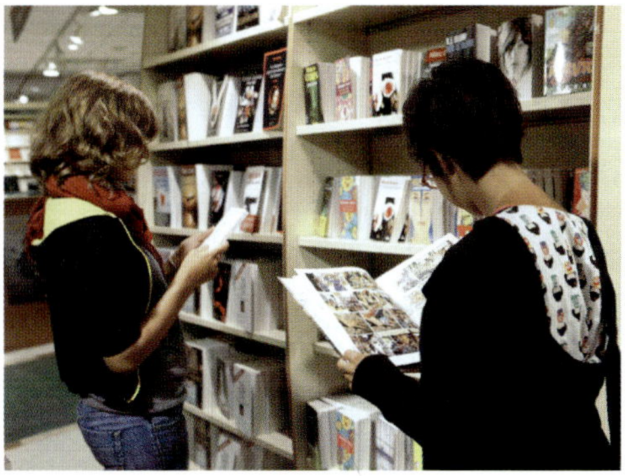

73 Dans un couple, les deux personnes travaillent. Par mois, l'un gagne 2 000 € et l'autre 1 500 €. Ce mois-ci, les deux salaires augmentent chacun de 10 %.

De quel pourcentage a augmenté le revenu du couple, ce mois ?

74 Voici trois énoncés sans question.

a) Isabelle achète un lecteur de CD qui coûte 117 €.

Le commerçant lui fait une remise de 3 %.

b) Noé a oublié de payer une facture de 117 € et il doit payer une amende de 3 %.

c) Alizée a placé une somme de 117 € à un taux annuel 3 %.

Voici six calculs. Utiliser les énoncés a), b) et c) et ajouter une question qui justifie à chacun des calculs. (Un calcul peut être associé à plusieurs questions.)

(1) $117 \times 1{,}03$ (4) $117 \times 0{,}97$

(2) $117 \times 0{,}03$ (5) $117 + 117 \times 0{,}03$

(3) $117 \times 1{,}03^2$ (6) $\dfrac{117 \times 3}{100}$

75 La Seine a un débit moyen de 400 m^3/s.

Si l'eau de la Seine était déversée pendant une minute dans un stade de 120 m sur 60 m, quelle serait alors la hauteur d'eau ?

76 Heimiri et son frère Tehui souhaitent gâter leur maman pour la fête des mères.
Ils disposent de 18 000 F (francs pacifiques) et profitent des soldes.
a) Dans la vitrine d'une bijouterie, ils aperçoivent de superbes boucles d'oreilles à 12 000 F.
Calculer le prix des boucles d'oreilles après une remise de 25 % ?
b) Dans la même bijouterie, ils repèrent une magnifique bague. Après une remise de 20 %, le prix de la bague est de 7 840 F.
Quel était son prix initial ?
c) En s'apprêtant à sortir de la bijouterie, Heimiri est sous le charme d'un pendentif en nacre.
Voici ce qu'indique l'étiquette :

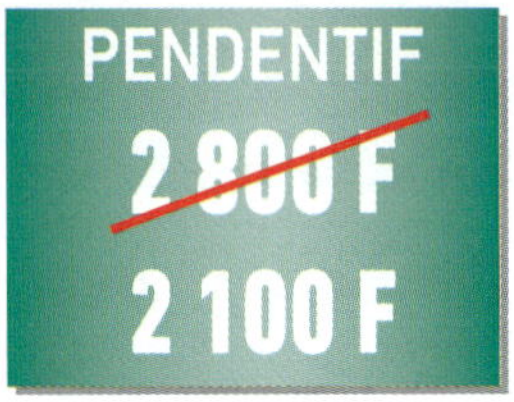

Déterminer le pourcentage de remise effectuée sur le prix de ce pendentif.

Brevet, Polynésie, septembre 2009.

77 Un professeur d'éducation physique et sportive fait courir ses élèves autour d'un stade rectangulaire mesurant 90 m de long sur 60 m de large.
a) Calculer, en mètre, la longueur d'un tour du stade.
b) Pour effectuer 15 tours en 24 minutes à vitesse constante, combien de temps un élève doit-il mettre pour faire un tour ? On donnera la réponse en minute et en seconde.
c) Un élève parcourt 6 tours en 9 minutes.
Calculer sa vitesse moyenne en m/min, puis en km/h.

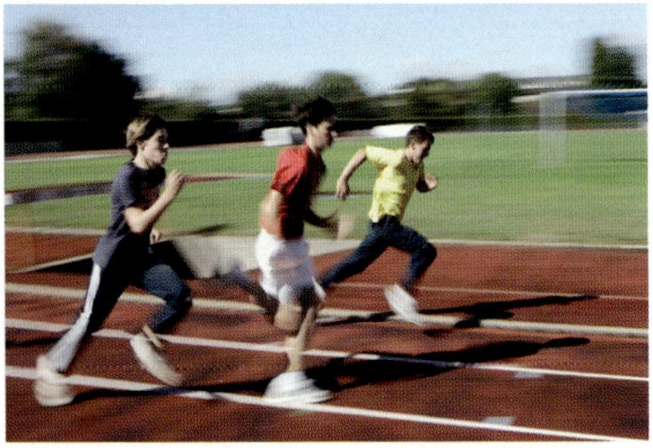

78 Lu dans un journal :

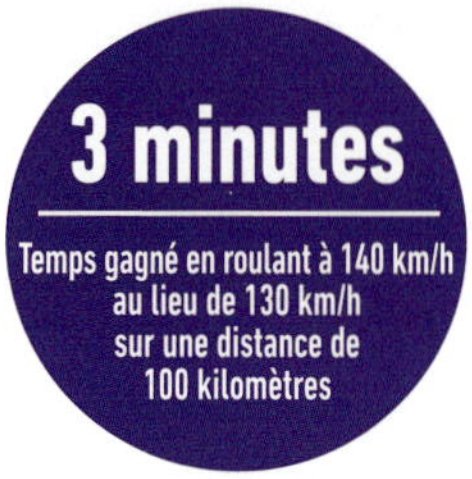

Cette information est-elle exacte ? Justifier la réponse.

79 Soit un rectangle.
a) On augmente sa longueur de 30 % et on diminue sa largeur de 30 %.
Que devient son aire ?
b) On diminue sa longueur de 30 % et on augmente sa largeur de 30 %.
Que devient son aire ?
c) Comparer les résultats obtenus aux questions a) et b).

80 Avant de faire fabriquer un objet en bois, un designer confectionne une maquette à l'échelle 1/50. Cette maquette a un volume de 100 cm^3.
Sachant que la masse volumique du bois utilisé est de 0,9 kg /dm^3, quelle est la masse de l'objet en réalité ?

TRIANGLE INFO *métier*

Devenir designer industriel

Concevoir un canapé, relooker une gamme de bagages, imaginer les stands de la Foire de Paris... autant de missions qui relèvent des compétences du designer industriel. Au service de l'entreprise, il crée pour séduire... et pour vendre.
Cette formation peut varier du niveau bac + 2 au niveau bac + 5.

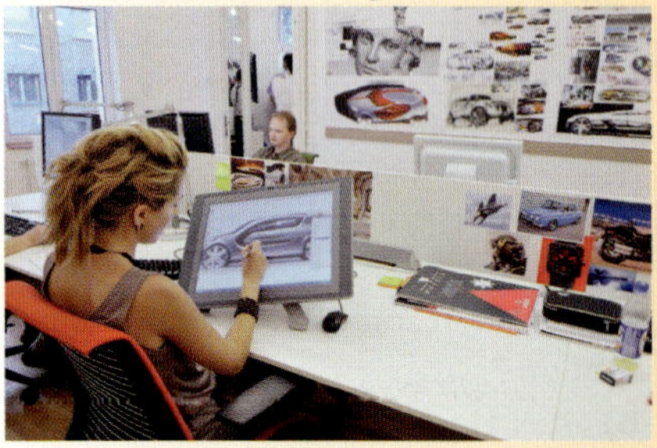

81 **QU'EST-CE QUE J'AI APPRIS ?**

Les phrases sont-elles vraies ou fausses ?

a) Après une augmentation de 10 %, un article à 200 € coûte 210 €.

b) Pour convertir 16 L/min en L/h, je dois multiplier par 60.

c) Pour convertir 3 100 m^3/s en L/s, je dois diviser par 1 000.

d) Si les côtés d'un carré sont multipliés par 3, alors son aire est multipliée par 12.

e) Si les arêtes d'un cube sont divisées par 2, alors son volume est divisé par 8.

AVEC UN TABLEUR

Fiches logiciels

82 **a)** On place 200 € au taux de 5 % par an. On souhaite savoir au bout de combien d'années on aura plus du double de la somme placée. Répondre à cette question en utilisant un tableur.

b) Même question avec un taux de 7 %. Puis de 10 %.

83 Une personne a emprunté une somme de 10 000 €. Le premier mois, elle rembourse 500 € et, chaque mois, elle rembourse 10 % de plus que le mois précédent.

Elle souhaite savoir au bout de combien de mois, elle aura terminé son remboursement.

a) Réaliser la feuille de calcul suivante.

◇	A	B	C
1	Mois	Remboursement (en €)	Somme restant à rembourser (en €)
2	1	500	9 500
3			

b) Dans les cellules A3, A4, ... écrire 2, 3, ... (qui représentent le nombre de mois) en utilisant une formule.

c) Quelle formule faut-il écrire en B3 pour obtenir le montant à rembourser ?

d) Quelle formule faut-il écrire en C3 pour obtenir la somme restant à rembourser ?

e) Répondre à la question du problème.

f) Si on décide de commencer par rembourser 400 €, au bout de combien de mois les 10 000 € seront-ils remboursés ?

DEVOIRS MAISON

84 Les nombres d'habitants dans les villes A, B, C et D en 2008 et en 2012 sont les suivants :

Ville A : 56 800 en 2008,

Ville B : 82 845 en 2012,

Ville C : 48 200 en 2008 et 49 650 en 2012,

Ville D : 71 090 en 2008 et 73 150 en 2012.

a) La population de la ville A a diminué de 2 % entre 2008 et 2012.

Quel est le nombre d'habitants en 2012 ?

b) La population de la ville B a augmenté de 5 % entre 2008 et 2012. Combien comptait-elle d'habitants en 2008 ?

c)

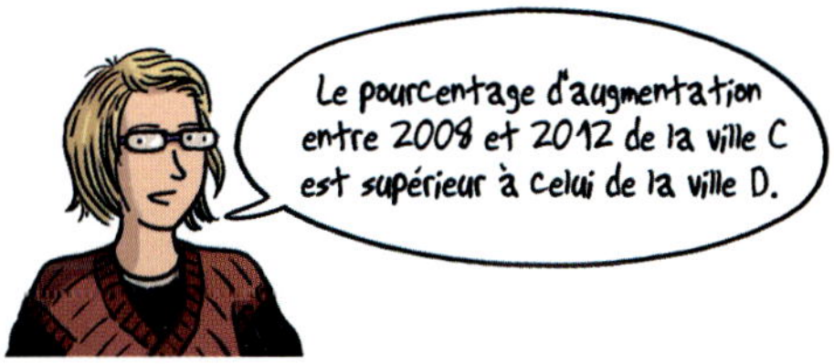

Alix a-t-elle raison ? Justifier la réponse.

85 Une statuette en marbre pèse 1 300 kg. Un artiste fait une maquette de cette statue à l'échelle 1/20.

a) Sachant que la masse volumique du marbre est de 2,6 g/cm^3, quel est le volume de la maquette ?

b) La maquette est en bois de tilleul de masse volumique 500 kg/m^3. Quelle est sa masse ?

c) Sachant que ce tilleul coûte 700 € le m^3, à combien revient le bois utilisé pour réaliser la maquette ?

86 Un parc de jeu à une forme triangulaire.

Les dimensions réelles de ce terrain sont : DE = 12 m, EF = 9 m, DF = 15 m.

a) On représente ce triangle à l'échelle 1/200. Calculer les dimensions de DE, EF et DF du schéma, puis construire le triangle DEF.

b) Montrer que ce terrain possède un angle droit.

c) Calculer l'aire réelle de ce parc.

Extrait de Brevet, Nouvelle Calédonie, décembre 2009.

Tâches complexes

SOCLE

87 Extraire et organiser l'information et utile

SITUATION

Deux étudiants lyonnais, Erwan et Emma, habitent près de l'IUT - Feyssine. Ils doivent se rendre à Mâcon pour un entretien d'embauche à 9 h 00 du matin. Erwan est convoqué le lundi et Emma le mercredi. Ils ont la carte de réduction étudiant.

- Erwan décide de prendre le tramway T1, puis le train à la gare de Lyon-Part-Dieu. Il prévoit 3 minutes pour aller prendre le tramway, 5 minutes pour accéder à la gare et 4 minutes de la gare de Mâcon à son lieu de rendez-vous. Le trajet coûte 16,40 €.
- Emma décide de prendre sa voiture. Elle doit aller jusqu'à Mâcon en utilisant l'autoroute. Elle compte 20 minutes supplémentaires en prévision d'éventuels bouchons, 2 minutes pour aller de son domicile à sa voiture et, à Mâcon, 10 minutes pour aller du parking à son lieu de rendez-vous. Elle doit payer 3 € de parking à Mâcon.

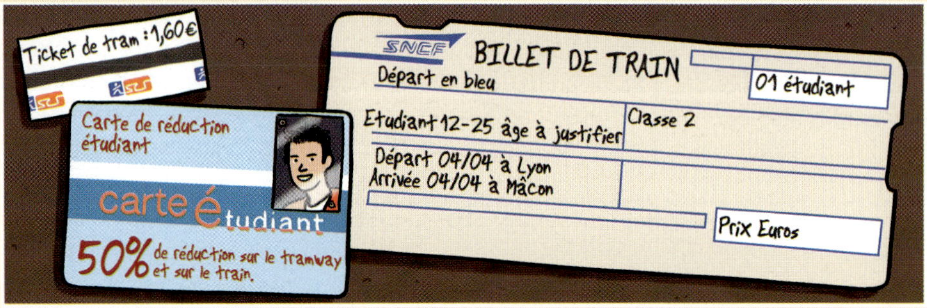

Jours de fête 14/07, 15/08, 01/11, 11/11	Lun à Ven et fériés ter	tous les jours ter	Lun à Sam et fériés ter	Lun à Sam et fériés ter	tous les jours ter	Lun à Ven et fériés ter	Lun à Sam et fériés ter	tous les jours ter	Lun à Ven et fériés ter
GRENOBLE					**05.46**				**06.46**
Lyon-Perrache	06.08								
LYON-PART-DIEU (ARRIVÉE)	06.17				06.17				08.12
LYON-PART-DIEU (DÉPART)	06.22				06.22				08.22
St-Germain-au-Mont-d'Or	06.39				06.39				08.39
Villefranche-sur-Soane	06.49				06.49				08.49
Belleville-sur-Soane	06.59				06.59				09.00
MÂCON-VILLE	07.13		07.30		07.13				09.13
Tournus	07.39		07.52		07.39				09.29
CHALON-SUR-SAÔNE	07.46	07.59	08.09		07.46	08.49		09.00	09.45
Chagny	07.55	08.09			07.55	08.59		09.12	09.55
Beaune	08.05	08.21		08.29	09.05	09.10			10.05
DIJON-VILLE	08.24	08.49		08.53	09.24		09.46		10.24
Paris-Bercy							**12.44**		
numéro de circulation	891500	891404	891054	891980	803181	801406	801502	801408	801902

Fiche horaire des trains qui effectuent le trajet Grenoble – Paris.

Lundi au vendredi

Fiche horaire du tramway T1 de Lyon.

IUT - FEYSSINE	-	-	-	-	-	-	-	5.34	5.47	5.59	6.07	-	6.17	-	6.27	-	6.37	-	-	-	6.48	6.56	7h00 … 20h00	20.05
CHARPENNES - C.HERNU	-	-	-	-	-	-	-	5.45	5.58	6.10	6.18	-	6.28	-	6.38	-	6.48	-	-	-	6.59	7.07		20.16
THIERS - LAFAYETTE	-	-	-	-	-	5.25	5.39	5.48	6.01	6.13	6.21	-	6.31	-	6.41	-	6.51	-	-	6.59	7.02	7.10		20.20
GARE PART-DIEU	-	-	-	-	-	5.27	5.41	5.51	6.03	6.15	6.23	-	6.33	-	6.43	-	6.53	-	-	7.02	7.04	7.12	Toutes	20.22
LIBERTE	-	-	-	-	-	5.34	5.48	5.57	6.09	6.21	6.29	-	6.39	-	6.49	-	6.59	-	-	7.08	7.10	7.18	les 3 à 7 minutes	20.28
QUAI CLAUDE BERNARD	-	-	-	-	-	5.41	5.55	6.04	6.15	6.27	6.35	-	6.45	-	6.55	-	7.05	-	-	7.14	7.16	7.24		20.34
PERRACHE	4.42	4.54	5.09	5.21	5.37	5.44	5.58	6.08	6.19	6.31	6.39	6.43	6.49	6.51	6.59	7.04	7.09	7.10	7.13	7.17	7.20	7.28		20.37
MONTROCHET	4.46	4.59	5.14	5.26	5.42	5.49	6.03	6.13	6.23	6.35	6.43	6.47	6.53	6.56	7.03	7.09	7.13	7.15	7.18	7.22	7.24	7.32		20.41

Par l'autoroute

Distance : 73 km dont 64 km sur voies rapides à la vitesse moyenne de 85 km/h.
Consommation de carburant : 7,5 L pour 100 km. Prix du carburant : 1,50 € le litre.
Péage : 4,70 €.

CONSIGNE

- **Comparer, pour les deux étudiants, la durée du trajet du domicile à Mâcon et le coût total du trajet. Préciser les avantages et les inconvénients de chaque mode de transport.**
- **Les réponses seront présentées et expliquées de façon claire, soignée et lisible.**

Pour approfondir

88 **a)** Un article augmente de 34 %.
De quel pourcentage doit-il diminuer pour revenir à son prix initial ?
b) Un article diminue de 34 %.
De quel pourcentage doit-il augmenter pour revenir à son prix initial ?

89 En prenant la position de l'œuf, les skieurs augmentent de 50 % leur vitesse et descendent les pistes à 120 km/h.
Quelle serait leur vitesse s'ils n'utilisaient pas cette technique ?

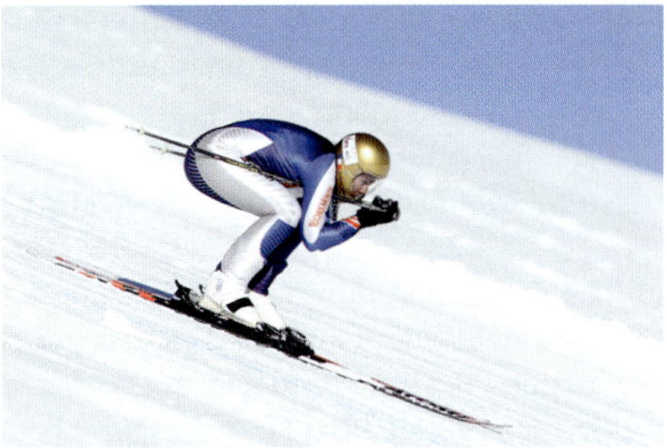

90 En roulant, chaque roue d'un camion fait 4 tours/s et le diamètre d'une roue est de 1,4 m.
Quelle est alors la vitesse de ce camion en km/h ?

91 L'indicateur de vitesse de la voiture de Gaston indique une valeur de 10 % supérieure à la vitesse réelle.
Quelle est la vitesse réelle lorsque l'aiguille du compteur indique 100 km/h ?

92 Pour aller au collège, Marion marche à 4 km/h et court à 6 km/h. Si Marion court pendant tout le trajet, elle gagne 3,75 minutes sur le temps réalisé lorsqu'elle marche pendant tout le trajet.
Quelle est la distance parcourue par Marion ?

93 Sur l'autoroute, entre deux péages, Samir constate que, s'il roule à 110 km/h, il met 12 minutes de plus que s'il roule à 130 km/h. Quelle est la distance entre les deux péages ?

94 En utilisant les informations portées sur la figure, calculer, si possible, l'aire des triangles CDE et ABC.

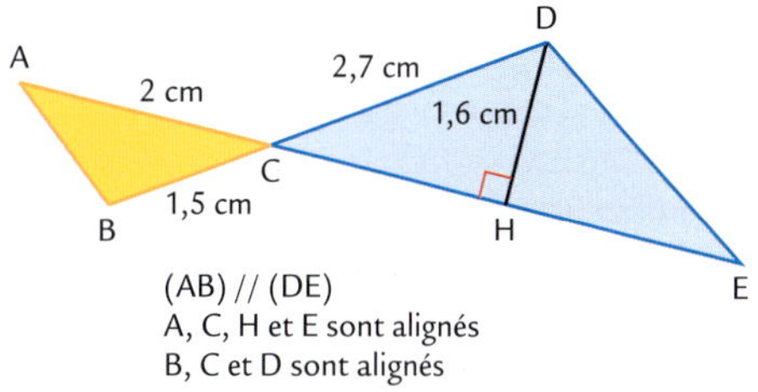

95 La fusée Ariane 5 est un lanceur européen qui permet de placer des satellites en orbite autour de la Terre.

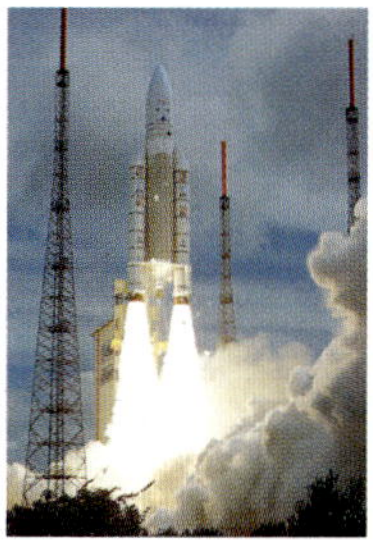

a) Lors de la première phase du décollage de la fusée, les deux propulseurs situés de part et d'autre du corps de la fusée permettent d'atteindre une altitude de 70 km en 132 secondes.
Calculez la vitesse moyenne, exprimée en m/s, de la fusée durant la première phase du décollage. Convertir ce résultat en km/h.
b) La vitesse de libération est la vitesse qu'il faut donner à un objet pour qu'il puisse échapper à l'attraction d'une planète.
Cette vitesse notée v se calcule grâce à la formule suivante : $v=\sqrt{\dfrac{13{,}4\times10^{-11}\times M}{r+h}}$.
où M est la masse de la planète en kg (pour la Terre, on a $M = 6 \times 10^{24}$ kg),
r est son rayon en mètre (pour la Terre, on a : $r = 6{,}4 \times 10^{6}$ mètres),
h est l'altitude de l'objet en mètre.
v est alors exprimée en m/s.
Ariane 5 libère un satellite de télécommunication à une altitude $h = 1{,}9 \times 10^{6}$ mètres.
(1) Calculer $r + h$.
(2) Quelle doit être la vitesse de la fusée à cette altitude ? On arrondira au m/s près.
Écrire ce résultat en notation scientifique.

Brevet, Centres étrangers, juin 2010.

Je prépare le contrôle

Les exercices de cette double page sont corrigés page 277et suivantes.

QCM Utiliser des pourcentages de hausse ou de baisse

SOCLE **96** Après une hausse de 15 % , pour trouver le nouveau prix, il faut multiplier l'ancien prix par : [1] 0,15 [2] 0,85 [3] 1,15

SOCLE **97** Après une baisse de 5 %, pour trouver le nouveau prix, il faut multiplier l'ancien prix par :
[1] 0,5 [2] 0,95 [3] 1,05

SOCLE **98** Un loyer de 300 € augmente de 10 %. Le nouveau loyer est de :
[1] 310 € [2] 400 € [3] 330 €

SOCLE **99** Le prix d'un DVD passe de 50 € à 46 €. Le pourcentage de baisse est de :
[1] 4 % [2] 9,2 % [3] 8 %

QCM Utiliser une grandeur composée et changer d'unités

SOCLE **100** Un bracelet en argent pèse 27,3 g et occupe un volume de 2,6 cm^3. Sa masse volumique est :
[1] 8,9 g/cm^3 [2] 10,5 g/cm^3 [3] 13,3 g/cm^3

SOCLE **101** Une masse volumique de 1,8 kg/m^3 est égale à : [1] 1,8 g/cm^3 [2] 1,8 g/dm^3 [3] 0,018 g/cm^3

SOCLE **102** Une vitesse de 72 km/h est égale à :
[1] 12 km/min [2] 20 m/s [3] 1,2 km/min

QCM Étudier les effets des agrandissements ou des réductions

SOCLE **103** Une photo est agrandie en multipliant ses dimensions par 1,5. Son aire est alors multipliée par : [1] 1,5 [2] 3 [3] 2,25

SOCLE **104** Une piscine a la forme d'un parallélépipède rectangle. Toutes ses dimensions sont multipliées par 2. Son volume est alors multiplié par : [1] 2 [2] 6 [3] 8.

SOCLE **105** On part d'une figure et on veut la réduire en divisant toutes les dimensions par 4.
Indiquer la (les) bonne(s) réponse(s).
[1] Son aire est divisée par 4.
[2] Son périmètre est divisé par 4.
[3] Son aire est divisée par 8.
[4] Son aire est divisée par 16.

Résoudre des problèmes

106 Entre septembre 2011 et septembre 2012, l'effectif d'un collège a diminué de 4 % et, en 2012, il a augmenté de 7 %.
De quel pourcentage l'effectif de ce collège a-t-il évolué depuis septembre 2011 ?

107 La population du village de Maxime a régulièrement augmenté de 2 % chaque année depuis 3 ans. Actuellement, son village compte 980 habitants.
Si l'augmentation reste régulière, la population aura-t-elle dépassé 1 200 habitants dans 10 ans ?

108 En 2012, l'aire de la forêt située près de l'habitation de Laura est de 100 ha. Cette forêt a perdu 5 % de son aire depuis 2000.
Quelle était son aire en 2000 ?

109 Monsieur Dupond gagne 1 500 € par mois, Madame Dupond gagne 10 % de moins que son mari, mais, grâce à une promotion, le salaire de Madame Dupond augmente de 10 %.
Calculer de quel pourcentage a augmenté le revenu mensuel du couple.

110 Une plaque de contreplaqué rectangulaire de 40 cm sur 1,8 m a une masse de 2,4 kg.
Quelle est la masse d'une plaque du même contreplaqué de forme carrée de côté 60 cm ?

QCM Reconnaître une situation de proportionnalité

111 Un des tableaux ne représente pas une situation de proportionnalité. Lequel ?

1

15	19,5	23
3	3,9	4,8

2

4	5,5	9,3
16	22	37,2

QCM Résoudre un problème de proportionnalité

111 Dans le tableau de proportionnalité, x est égal à :

4,9	3,5
x	1,4

1 2,8 2 12,25 3 1,96

113 Un véhicule consomme 7,5 litres de carburant aux 100 km. Avec 57 litres, il fera :
1 650 km 2 760 km 3 800 km

QCM Appliquer et calculer un pourcentage

114 Une famille a un revenu mensuel de 3 500 €. Pour son alimentation elle dépense 22 % de ce revenu. La dépense pour l'alimentation est de :
1 77 € 2 150 € 3 770 €

115 J'achète une voiture qui coûte 12 000 €. Le vendeur m'accorde une ristourne de 1 800 €. Le pourcentage de la remise est de :
1 6,6 % 2 15 % 3 1,5 %

QCM Utiliser la formule $d = vt$

116 Un cycliste dit : « J'ai roulé à la vitesse moyenne de 22 km/h pendant 3 h 30 min. »
Il a fait : 1 66 km 2 77 km 3 81 km

117 Un automobiliste a effectué un trajet de 598 km en 5 h 45 min.
Sa vitesse moyenne est de :
1 110 km/h 2 107 km/h 3 104 km/h

118 Un avion parcourt 5 510 km à la vitesse moyenne de 950 km/h.
La durée de son parcours est de :
1 5,8 h 2 5 h 48 min 3 6 h 10 min

QCM Calculer l'aire d'une figure

119 Une piscine circulaire a un diamètre de 3,50 m. Son aire est environ de :
1 3,50 m² 2 9,62 m² 3 10,99 m²

120 Deux terrains qui se touchent ont la forme, l'un d'un carré ABCD, l'autre d'un triangle CDE rectangle en D.
CD = 25 m et DE = 30 m. L'aire totale des deux terrains est de :
1 1 375 m² 2 1 000 m² 3 937,5 m²

121 Un pavillon rectangulaire de 10,50 m sur 8,25 m est construit sur un terrain rectangulaire de 22,50 m sur 13 m. L'aire du jardin est de :
CD = 25 m et DE = 30 m. L'aire totale des deux terrains est de :
1 205,875 m² 2 150 m² 3 213,75 m²

Tâche complexe

122 Extraire et organiser l'information

SITUATION

Carole, partie en vacances 10 jours, a laissé le robinet du lavabo de la salle de bain ouvert. Le débit était de 0,05 L/s.

En France
Prix moyen de l'eau : 2,50 € le m³.
Prix d'une baguette de pain : 0,90 €.
Prix d'un kilogramme de pommes : 1,20 €.

Consommation moyenne d'eau par personne et par jour :
– d'un Européen : 150 L,
– d'un Africain : 30 L.

CONSIGNE

Calculer les conséquences de la négligence de Carole, puis rédiger un slogan denonçant le gaspillage de l'eau.

123 Brevet *Amérique du Nord, juin 2011.*

La vitesse de la lumière est 300 000 km/s.

a) La lumière met $\frac{1}{75}$ de seconde pour aller d'un satellite à la Terre. Calculer la distance séparant le satellite de la Terre.

b) La lumière met environ 8 minutes et 30 secondes pour nous parvenir du Soleil. Calculer la distance nous séparant du Soleil. Donner le résultat en écriture scientifique.

124 Brevet *Polynésie, septembre 2010.*

Avec un projecteur de cinéma, une image sur un film est projetée sur un écran. Sur le film, une image rectangulaire de 70 mm de long et 52,5 mm de large peut être agrandie sur un écran jusqu'à 588 m^2.

a) On appelle format de l'image le rapport : $\frac{\text{longueur de l'image}}{\text{largeur de l'image}}$. Montrer que l'image sur le film est au format $\frac{4}{3}$. Justifier.

b) Calculer en mm^2 l'aire de l'image sur le film. Convertir en m^2.

c) Pour obtenir un image de 588 m^2 sur l'écran, la longueur et la largeur de l'image sur le film ont été multipliées par un coefficient.

Le format $\frac{4}{3}$ de l'image est conservé.

Quelles sont les dimensions sur l'écran ? Justifier votre démarche.

L'évaluation de cet exercice tiendra compte des observations et étapes de recherche même incomplètes.

125 Brevet *Série technologique et professionnelle, avril 2011.*

Le propriétaire d'une maison souhaite installer sur son toit des panneaux photovoltaïques pour produire de l'énergie électrique qui pourra ensuite être revendue à EDF.

Il pense pouvoir installer 25 m^2 de panneaux photovoltaïques sur son toit.

a) Il reçoit une publicité :

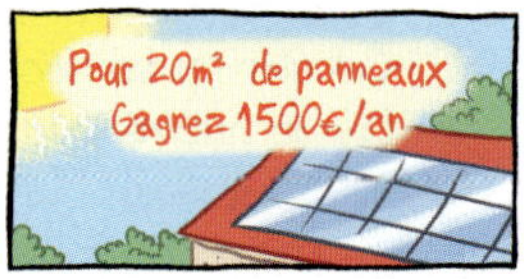

Sachant que les gains sont proportionnels à la surface des panneaux, calculer le gain pour 25 m^2.

b) Compléter le devis présenté par l'entreprise Sol'R sur l'annexe.

c) L'entreprise Sol'R arrondit à 12 800 € le coût TTC des matériaux. L'État aide le propriétaire en lui versant un quart du montant TTC des matériaux. Calculer le montant de l'aide de l'État.

d) Le propriétaire fait un emprunt auprès de sa banque pour financer ses travaux. Il devra rembourser en versant 140 € par mois pendant 120 mois.

Combien va-t-il payer au total ?

e) Le nombre d'années x nécessaires pour rentabiliser l'installation est solution de l'équation suivante : $18{,}75\,x + 32 = 156$.

Résoudre cette équation. Arrondir le résultat à l'unité.

f) Les câbles de sortie des panneaux ont une section S de 3 mm^2.

Calculer le rayon R des câbles. Donner le résultat au mm près.

On donne : $R = \sqrt{\frac{S}{\pi}}$

Annexe

Désignation	Quantité	Prix unitaire HT en €	Montant HT en €
Panneau (1,25 m^2)	20	480	...
Onduleur	1	1 500	...
Fournitures diverses			...
	Montant total HT		12 100
	Montant de la TVA à 5,5 %		...
	Coût TTC matériaux (montant HT + montant TVA)		...
	Coût de la main d'œuvre + frais de raccordement		2 800
	Coût total TTC de l'installation		...

Chapitre

11 Géométrie plane et théorème de Thalès

Lignes fuyantes et théorème de Thalès
En classe de 4e, on a étudié des propriétés de géométrie dont le théorème de Thalès dans le triangle.
Cette année, on aborde une extension de ce théorème : la réciproque.
Cette réciproque apportera une nouvelle méthode pour démontrer que deux droites sont parallèles.
Dans les lignes fuyantes qui apparaissent sur la façade de certains bâtiments, on peut imaginer des configurations du théorème de Thalès.

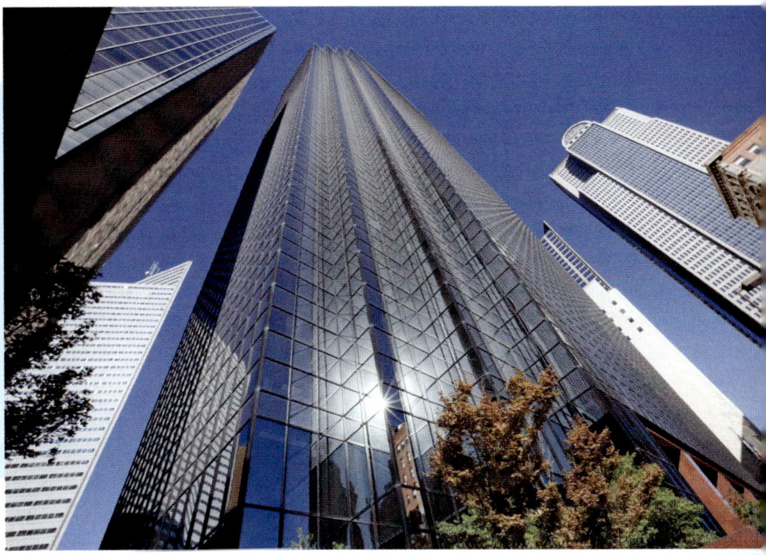

PRÉREQUIS

1 Effectuer le tracé d'une figure complexe. SOCLE
2 Démontrer que deux droites sont parallèles. SOCLE
3 Démontrer qu'un point est le milieu d'un segment :
– en utilisant la réciproque de la droite des milieux,
– en utilisant d'autres propriétés. SOCLE
4 Calculer la mesure d'une longueur :
– en utilisant les quadrilatères particuliers,
– le théorème de Pythagore,
– la droite des milieux dans un triangle, SOCLE
– en utilisant une médiane dans un triangle rectangle, les aires...
– en utilisant la propriété de Thalès dans un triangle. SOCLE

OBJECTIFS

1 Utiliser le théorème de Thalès pour calculer des longueurs.
2 Utiliser la réciproque du théorème de Thalès pour démontrer que deux droites sont parallèles.
3 Résoudre des problèmes :
– calculer la longueur d'un segment,
– démontrer que deux droites sont parallèles.

LIVRET DE COMPÉTENCES

Compétence 3 : **Les principaux éléments de mathématiques et la culture scientifique et technologique**
- Pratiquer une démarche scientifique, résoudre des problèmes. → Exercices 64, 83.
- Savoir utiliser des connaissances et des compétences mathématiques de géométrie. → Exercices balisés « Socle ».

Compétence 4 : **La maîtrise des techniques usuelles de l'information et de la communication**
- S'approprier un environnement informatique de travail. → Exercices 10, 57 à 60.

Compétence 5 : **La culture humaniste**
- Faire preuve de sensibilité, d'esprit critique, de curiosité. → Exercice 28.

Je fais le point sur mes connaissances

Pour réactiver mes connaissances

SOCLE

1. Effectuer le tracé d'une figure complexe

Formulaire à la fin du livre.

Exercices 4 à 10 p. 216

a) Tracer un triangle ABC tel que AB = 6 cm ; AC = 8 cm et BC = 7 cm.
(1) Tracer la hauteur issue de A dans le triangle ABC ; elle coupe (BC) en H.
(2) Construire le point D symétrique de A par rapport à H.
(3) Construire le point E tel que ABDE soit un losange.
(4) Construire le point F tel que BAFC soit un parallélogramme.

b) Tracer une figure respectant les mesures et les codages indiqués sur le schéma :

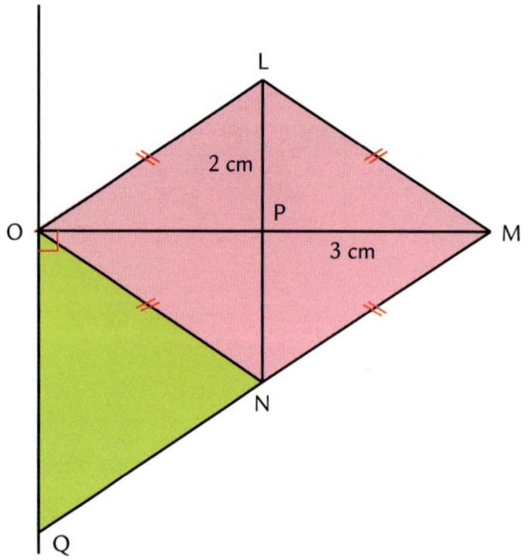

c) Tracer un parallélogramme ABCD tel que AB = 5,5 cm ; AC = 4 cm et BC = 3 cm.
d) Réaliser les figures des questions **a)**, **b)** et **c)** en utilisant un logiciel de géométrie.

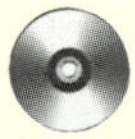

SOCLE

2. Démontrer que deux droites sont parallèles

Fiches méthodes p. 318

Exercices 11 à 13 p. 216

Pour chaque cas, en utilisant les informations indiquées sur la figure, démontrer que (CG) // (EF).

a)

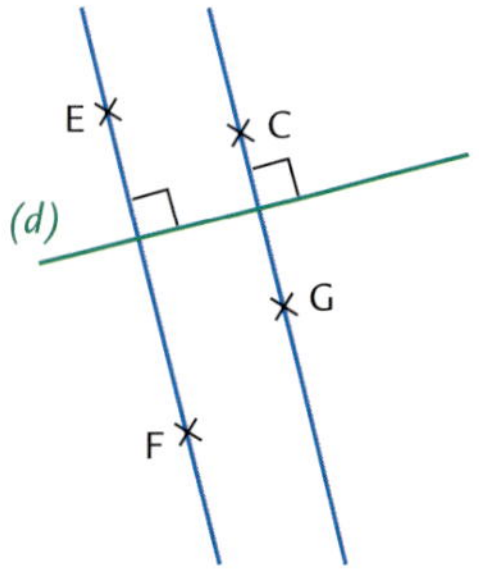

b)

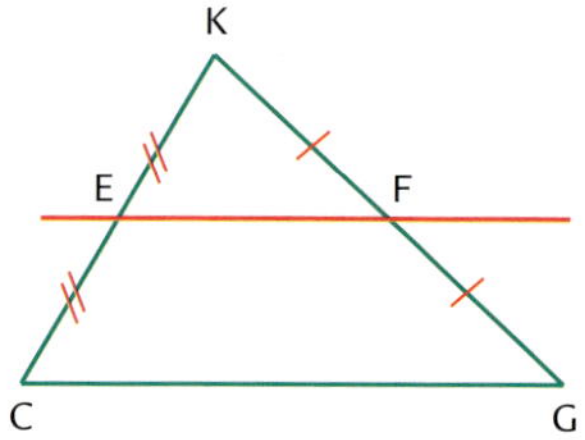

c)

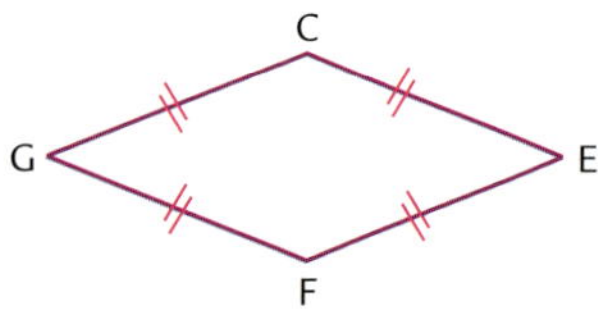

Je fais le point sur mes connaissances

Pour réactiver mes connaissances

SOCLE

3. Démontrer qu'un point est le milieu d'un segment

Fiches méthodes p. 318

Exercices 14 à 17 p. 216

Pour chaque cas, en utilisant les informations portées sur la figure, démontrer que E est le milieu de [CD].

a)

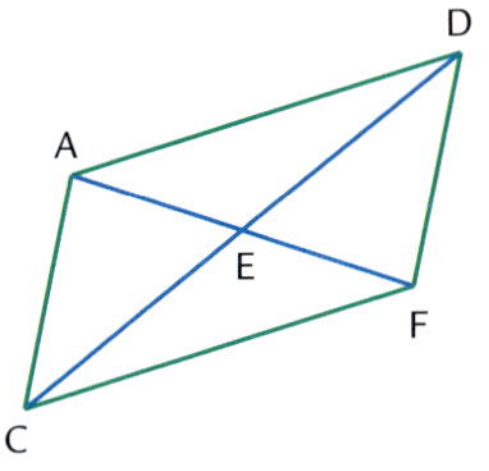

ADFC est un parallélogramme

b)

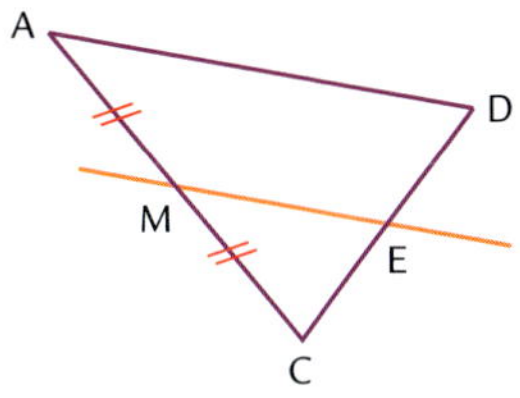

(ME) // (AD)

4. Calculer une longueur

Fiches méthodes p. 318

Exercices 18 à 24 p. 217

a) En utilisant une propriété.
Dans chacun des cas suivants, calculer, si possible, la longueur demandée.
Les mesures sont exprimées en centimètre. *Les figures ne sont pas réalisées à l'échelle.*

(1) SOCLE

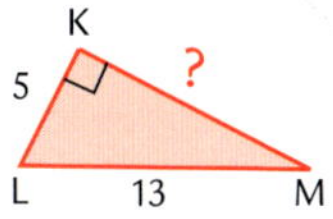

(2)

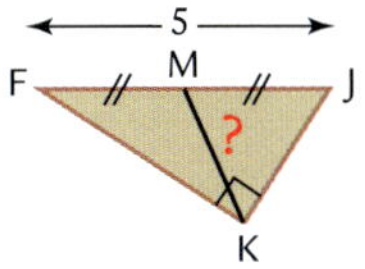

(3) SOCLE

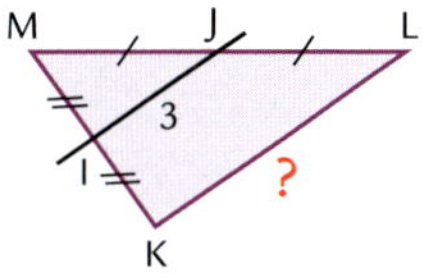

(4) SOCLE

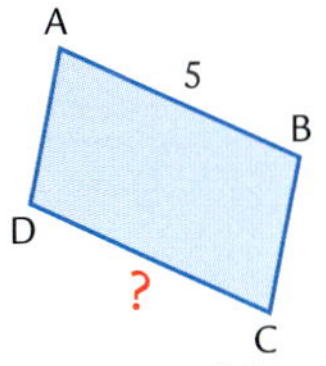

ABCD est un parallélogramme

(5) SOCLE

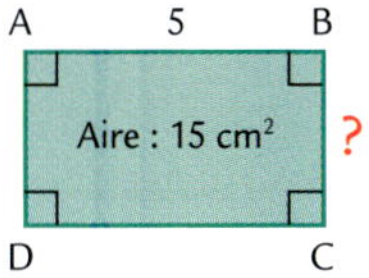

SOCLE

b) En utilisant le théorème de Thalès dans le triangle.
En utilisant les informations données sur la figure, calculer, si possible, CD dans chacun des cas suivants. (On donnera la valeur exacte ou l'arrondi à 0,1 cm près.) Les mesures sont exprimées en centimètre. *Les figures ne sont pas réalisées à l'échelle.*

(1)

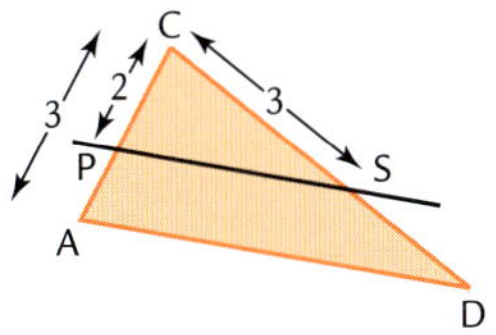

(PS) // (AD)

(2)

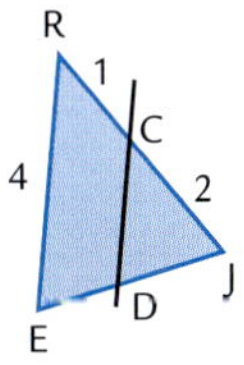

(CD) // (RE)

(3)

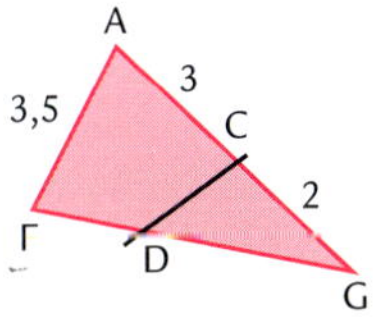

(4)

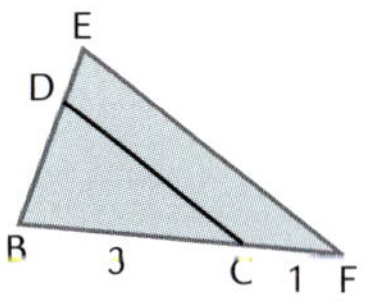

(DC) // (EF)

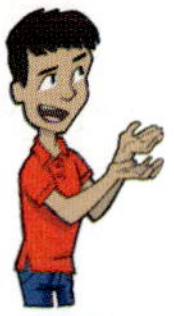

Dans ce chapitre, j'apprends à :

- Utiliser le théorème de Thalès pour calculer des longueurs
- Utiliser la réciproque du théorème de Thalès
- Résoudre des problèmes

Utiliser le théorème de Thalès pour calculer des longueurs

Démonstration des conjectures exercice 66 p. 225

1. À la découverte du « nœud papillon »

▶ Exercices 25 à 27 p. 218

Conjecturer

a) En prenant les mesures sur la figure ①, écrire des rapports qui semblent égaux à $\frac{FG}{IH}$.

b) De même, sur la figure ②, écrire des rapports qui semblent égaux à $\frac{RQ}{TS}$.

c) Avec les lettres de la figure ③, peut-on écrire des rapports égaux à $\frac{CG}{FE}$?

①

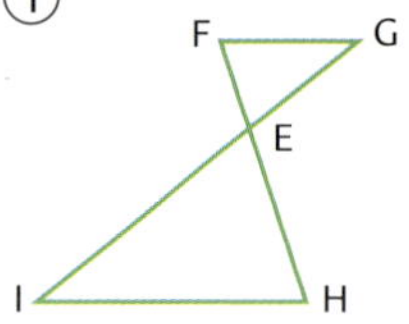

(IH) // (FG)

②

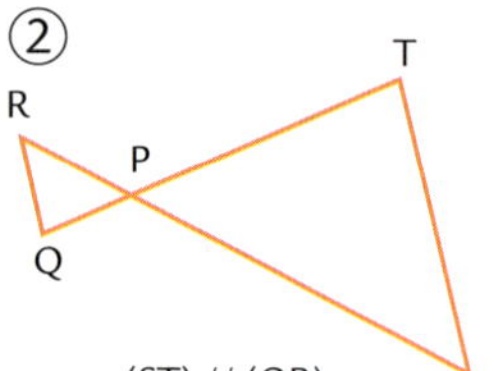

(ST) // (QR)

③

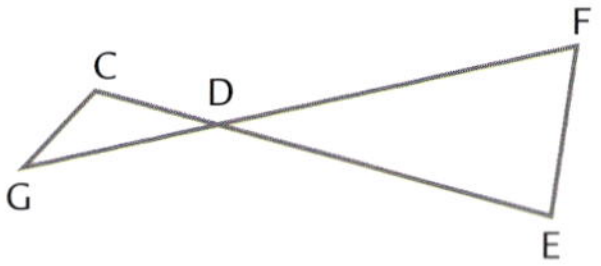

Connaissance 1 p. 213

2. Calculer une longueur

▶ Exercices 28 à 33 p. 218

a) Contrôler les résultats

Trois élèves ont calculé la mesure de AC à 0,1 cm près en utilisant les informations portées sur la figure suivante.

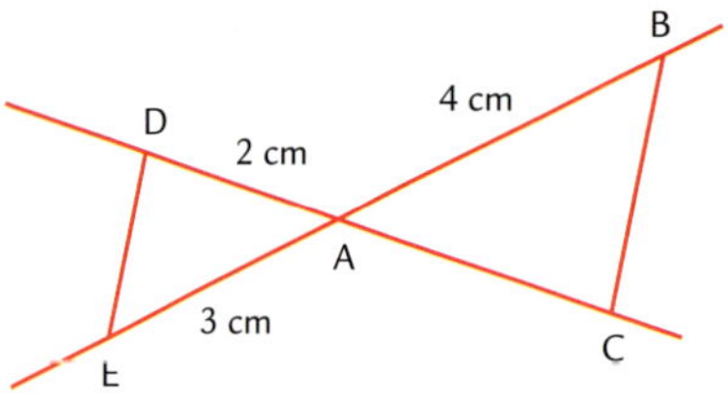

(BC) // (DE)

Voici leurs résultats :

Adrien AC = 1 cm

Audrey AC = 1,5 cm

Thomas AC = 2,7 cm

Sans effectuer de calcul et sans prendre de mesure sur le dessin, une quatrième élève, Viviane, affirme que les résultats d'Adrien et d'Audrey sont faux.

(1) Expliquer comment Viviane a procédé.

(2) Vérifier que Viviane a raison en calculant l'arrondi de AC.

Activités mentales
Exercices rituels

b) Appliquer

À partir des mesures données sur la figure (toutes les mesures sont exprimées dans la même unité), calculer, si possible, la longueur demandée dans chacun des cas suivants. Contrôler la vraisemblance du résultat.

Méthode 1 p. 214

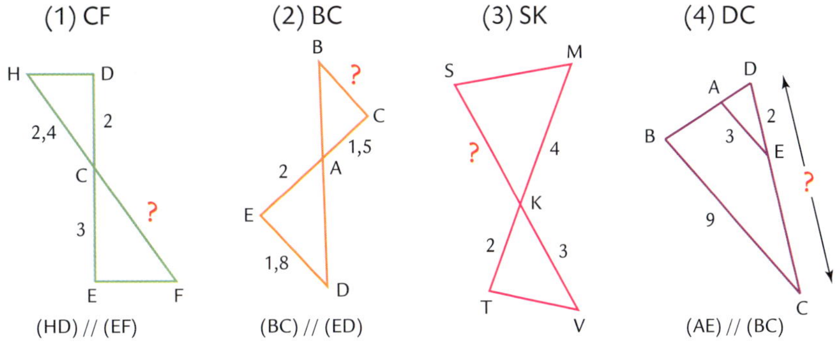

Utiliser la réciproque du théorème de Thalès

3. Démontrer que deux droites sont parallèles

a) Reproduire une figure analogue à la figure suivante.

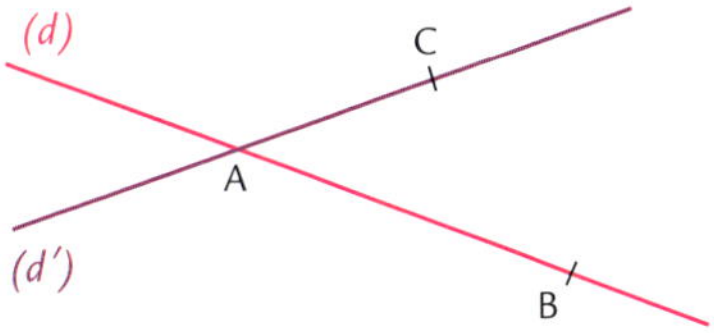

Soit un point M sur (d) tel que $\frac{AM}{AB} = \frac{1}{3}$

et un point N sur (d') tel que $\frac{AN}{AC} = \frac{1}{3}$ donc $\frac{AM}{AB} = \frac{AN}{AC}$.

Est-il possible de placer les points M et N tels que les droites (BC) et (MN) ne soient pas parallèles ?

b) Léonie énonce la propriété suivante.

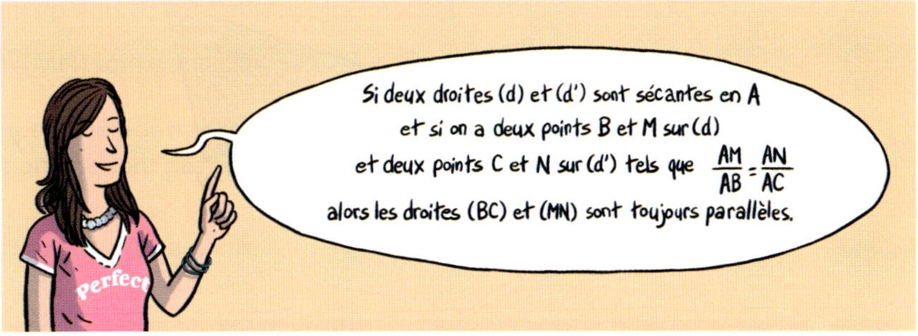

Connaissance 2
p. 213

La propriété énoncée par Léonie est-elle vraie ?
Si elle n'est pas vraie, que faut-il rajouter pour qu'elle le soit ?

1. Calculer la longueur d'un segment

Méthode **En utilisant le théorème de Thalès**

>> **Exercice** : En utilisant les informations portées sur la figure ci-contre et le fait que les droites (AB) et (CE) sont parallèles, calculer DE.
Les mesures sont exprimées en centimètre.
La figure n'est pas réalisée à l'échelle.

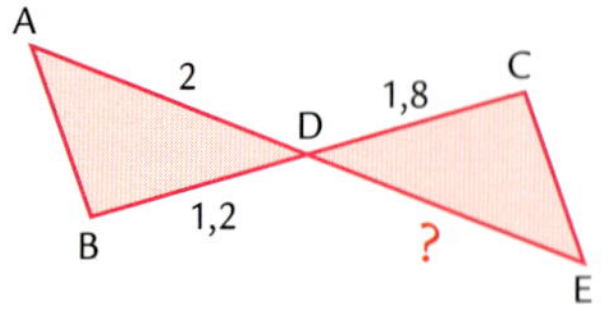

ÉTAPES

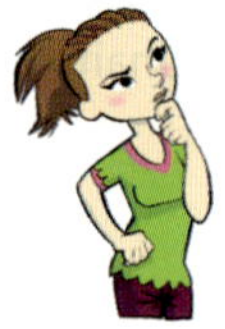

a) Pour chercher
- Que faut-il que je calcule ?
- Quelle propriété puis-je utiliser ?
- Laquelle choisir ?
- Ai-je les conditions de cette propriété ?

a) Ma recherche
➤ Je dois calculer une longueur.
➤ J'utilise une propriété qui permet de calculer une longueur (voir p. 318).
➤ Il y a deux droites parallèles et des longueurs. Je peux choisir le théorème de Thalès.
➤ Oui, il y a des points alignés A, D, E et B, D, C et deux droites parallèles (AB) et (CE) et trois longueurs qui conviennent.

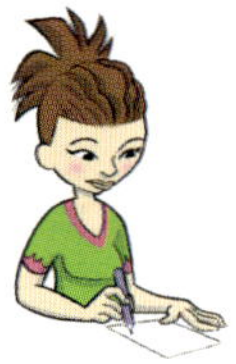

b) Pour rédiger
- J'écris les conditions du théorème de Thalès.
- J'écris des rapports égaux.
- Je remplace les lettres par des mesures connues.
- Je calcule la longueur cherchée et je contrôle la vraisemblance du résultat.

b) Ma rédaction
➤ Les points A, D, E et B, D, C sont alignés et les droites (AB) et (CE) sont parallèles.
➤ Donc d'après le théorème de Thalès :
$\frac{DA}{DE} = \frac{DB}{DC} = \frac{AB}{EC}$
➤ $\frac{2}{DE} = \frac{1,2}{1,8}$ donc $1,2 \times DE = 2 \times 1,8$.
➤ D'où $DE = \frac{2 \times 1,8}{1,2} = 3$ cm
La longueur DE trouvée est bien supérieure à AD.

EXERCICES D'APPLICATION

1 En utilisant les informations portées sur la figure, calculer :
a) IJ. **b)** FG.

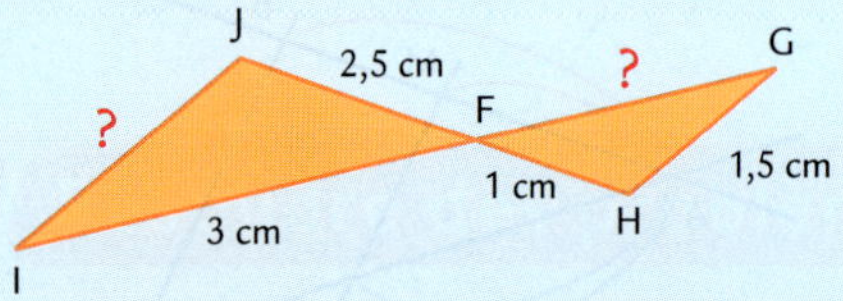

(IJ) // (GH)

2 En utilisant les informations portées sur la figure, calculer :
a) NP. **b)** NS.

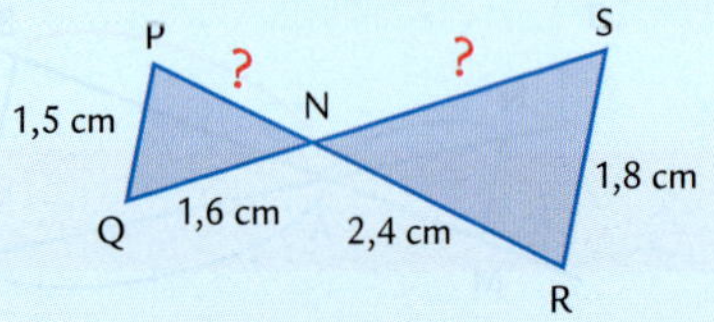

(QP) // (RS)

2. Démontrer que deux droites sont parallèles

Méthode **En utilisant la réciproque du théorème de Thalès**

>> Exercice : En utilisant les informations portées sur la figure, démontrer que les droites (UT) et (VW) sont parallèles. Les mesures sont exprimées en centimètre.
La figure n'est pas réalisée à l'échelle.

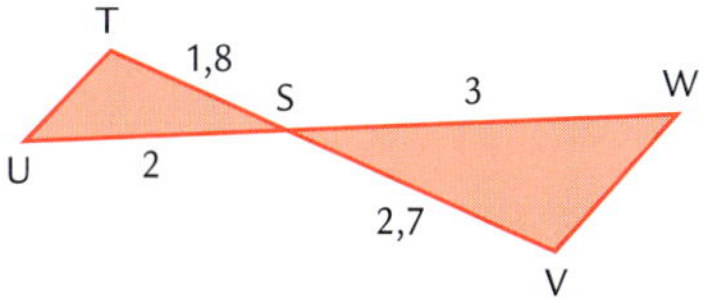

ÉTAPES

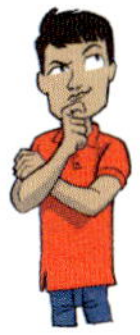

a) Pour chercher

- Que faut-il que je démontre ?
- Quelle propriété puis-je utiliser ?
- Laquelle choisir ?
- Ai-je les conditions de cette propriété ?

a) Ma recherche

➤ Que deux droites sont parallèles.
➤ J'utilise une propriété qui permet de démontrer que deux droites sont parallèles (voir p. 317).
➤ Il y a deux droites sécantes et des mesures de segment. Je peux choisir la réciproque du théorème de Thalès.
➤ Oui, les points U, S, W et T, S, V sont alignés dans le même ordre et on a les mesures de quatre segments qui conviennent. Il faut s'assurer que les rapports sont égaux.

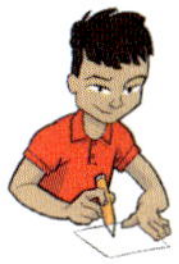

b) Pour rédiger

- Je calcule les rapports.
- Je vérifie qu'ils sont égaux.
- J'écris la condition de l'alignement des points et je conclus.

b) Ma rédaction

➤ $\frac{SU}{SW} = \frac{2}{3}$ et $\frac{ST}{SV} = \frac{1,8}{2,7} = \frac{18}{27} = \frac{2}{3}$

➤ Donc $\frac{SU}{SW} = \frac{ST}{SV}$

➤ De plus, les points U, S, W et T, S, V sont alignés dans le même ordre, donc d'après la réciproque du théorème de Thalès, les droites (UT) et (VW) sont parallèles.

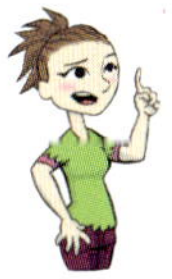

Attention !
On ne peut pas démontrer l'égalité de deux rapports en utilisant des valeurs approchées.

EXERCICES D'APPLICATION

3 En utilisant les informations portées sur la figure, démontrer dans chacun des cas suivants que les droites indiquées sont parallèles. (Les mesures sont exprimées dans la même unité.)

a) (TP) et (KR)

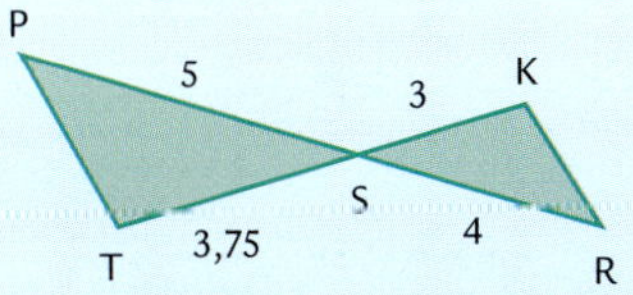

b) (VM) et (QN)

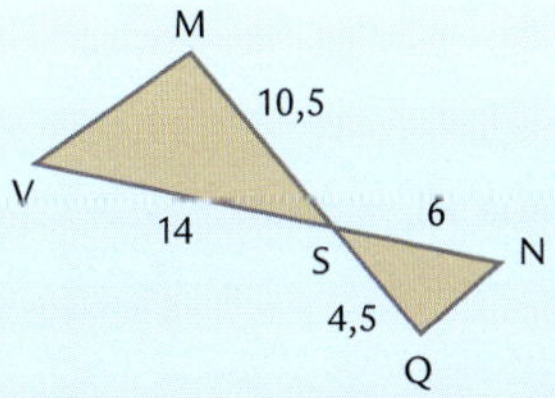

c) (DA) et (EB)

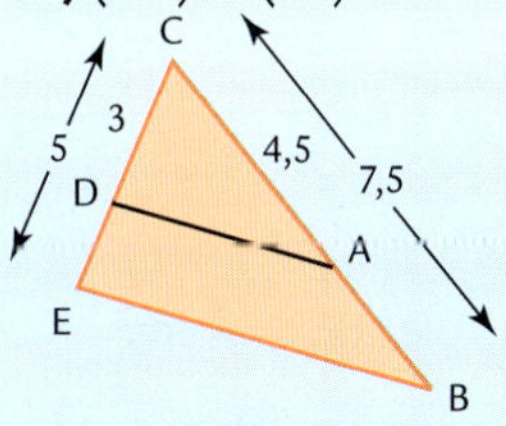

Pour réactiver les connaissances

SOCLE

Effectuer le tracé d'une figure complexe

4 **a)** Tracer un triangle ABC isocèle en A tel que AB = 6 cm et BC = 4 cm.
b) Tracer la hauteur issue de A.
c) Tracer la médiatrice de [AB].
d) Tracer la médiane issue de C.
e) Construire le point D symétrique de B par rapport au point C.
f) Construire le point E symétrique de B par rapport à la droite (AC).

5 Tracer le triangle EFG tel que EF = 4 cm ; FG = 5 cm et EG = 6 cm.
Tracer tous les parallélogrammes dont trois des sommets sont les points E, F et G.

6 **a)** Tracer un losange KLMN de centre O tel que KM = 5 cm et LN = 3 cm.
b) Tracer la parallèle à (LN) passant par K ; elle coupe (MN) en P.
c) Tracer la perpendiculaire à (KM) qui passe par M ; elle coupe (KL) en R.
d) Tracer (PR).

7 Tracer un parallélogramme RSTU en respectant les mesures et le codage notés sur le schéma.

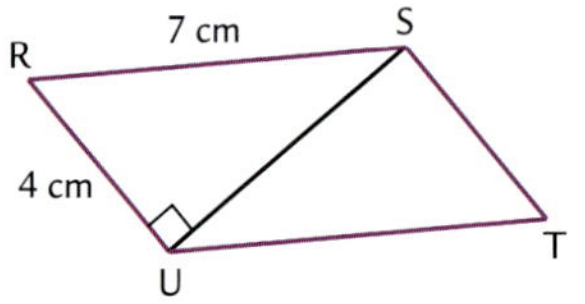

8 Tracer un parallélogramme ABCD en respectant les mesures et les codages notés sur le schéma.

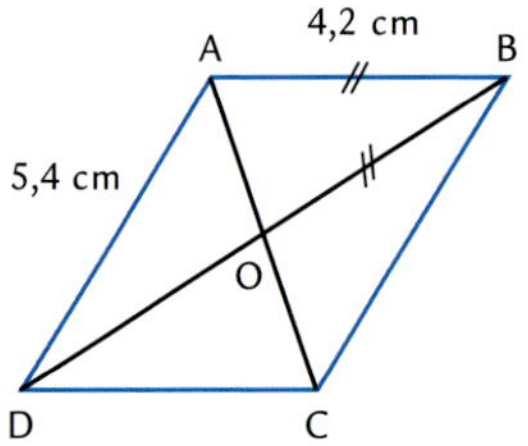

9 Tracer un losange KLMN tel que KL = 6 cm et KM = 4 cm.

10 AVEC UN LOGICIEL DE GÉOMÉTRIE
Faire les exercices 4 ; 5 ; 6 ; 7 ; 8 et 9 en utilisant un logiciel de géométrie.

Fiches logiciels

Démontrer que deux droites sont parallèles

SOCLE

11 En utilisant les informations portées sur la figure, démontrer que (AB) est parallèle à (CD).

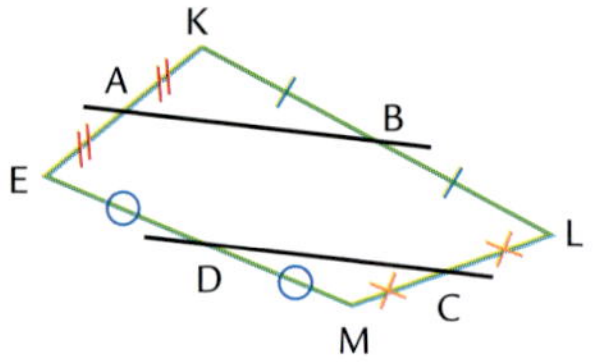

12 EFGH est un parallélogramme de centre A. Soit B le milieu de [FG]. Démontrer que (AB) est parallèle à (HG).

13 EFG est un triangle rectangle en E. (d) est la médiatrice de [EF]. Démontrer que (d) et (EG) sont parallèles.

Démontrer qu'un point est le milieu d'un segment

14 ABCD est un parallélogramme. La droite parallèle à (BD) qui passe par A, coupe (DC) en L. SOCLE
Démontrer que D est le milieu de [CL].

15 En utilisant les informations portées sur la figure : SOCLE
a) Démontrer que ADEC est un parallélogramme.
b) Démontrer que L est le milieu de [DC].

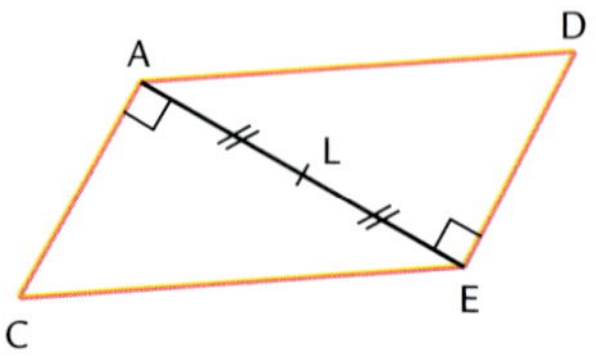

(AD) // (CE)

16 Tracer un triangle KLM.
Construire le point N symétrique de M par rapport à L.
Tracer la parallèle à (KM) passant par L ; elle coupe (KN) en P.
Démontrer que P est le milieu de [KN].

17 DFG est un triangle rectangle en D. Soit H le milieu de [DG]. La droite perpendiculaire à (DG) qui passe par H coupe (FG) en K.
Démontrer que K est le milieu de [GF].

Calculer la mesure d'une longueur

SOCLE **18** Calculer VW.

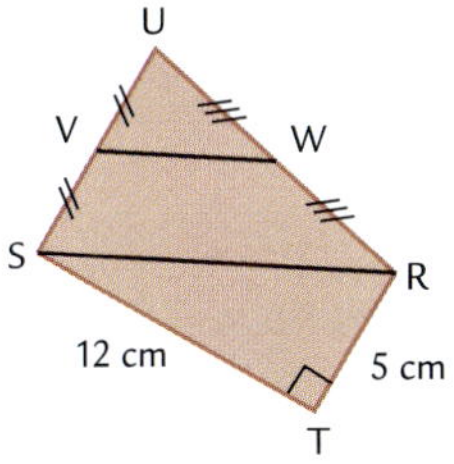

SOCLE **19** Calculer AC.

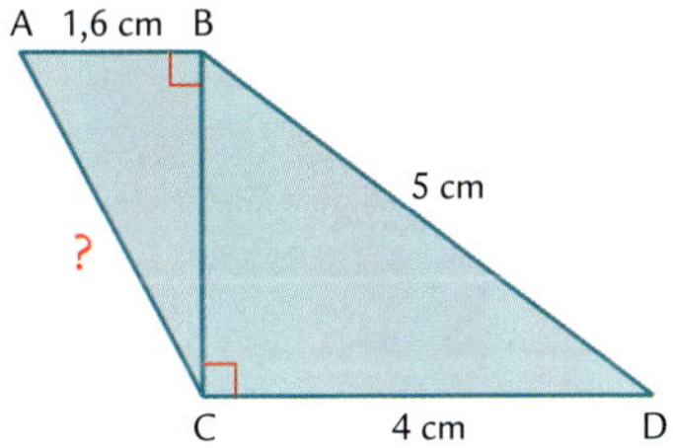

SOCLE **20** Calculer la troncature à 0,1 cm près de BE.

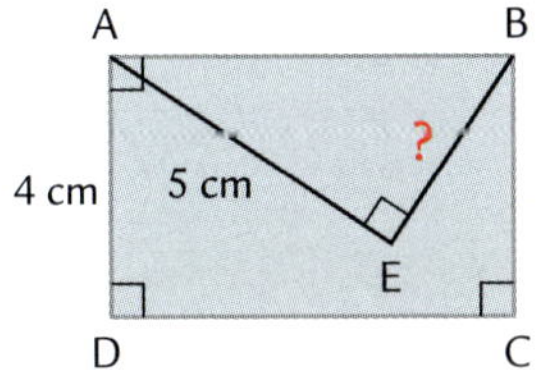

Aire (ABCD) = 28 cm^2

21 Calculer la troncature à 0,1 cm près de JF.

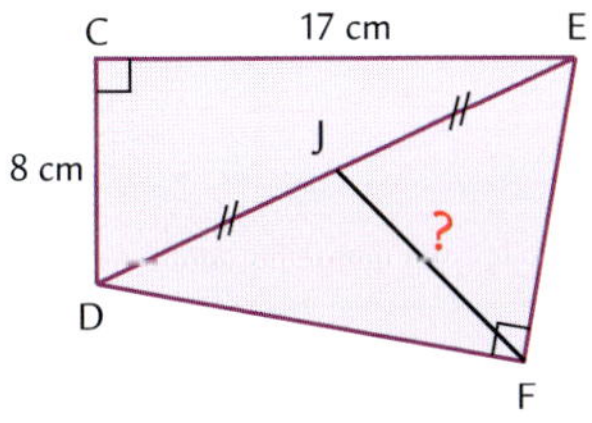

22 Dans chacun des cas suivants, écrire, si possible avec les lettres du dessin, des rapports égaux qui sont des conséquences du théorème de Thalès. SOCLE

a)

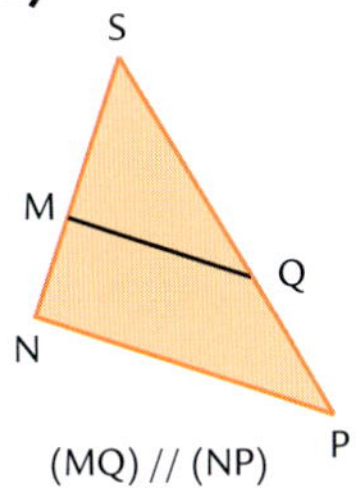

(MQ) // (NP)

b)

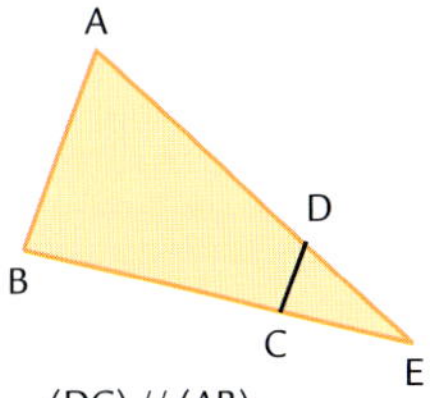

(DC) // (AB)

c)

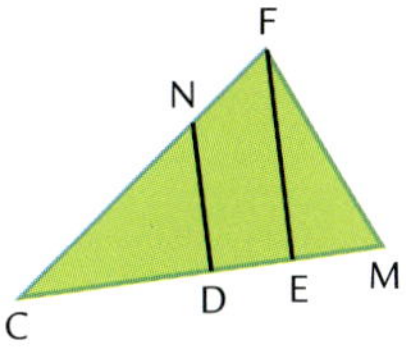

(DN) // (FE)

d)

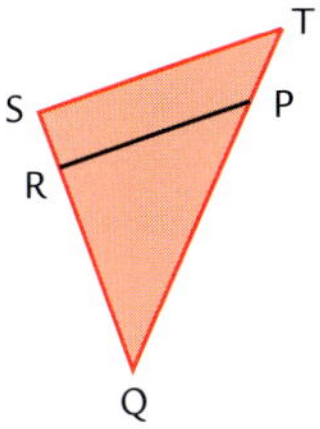

(ST) // (RP)

23 Calculer VP et TS. On donnera la valeur exacte ou l'arrondi à 0,1 cm près. SOCLE

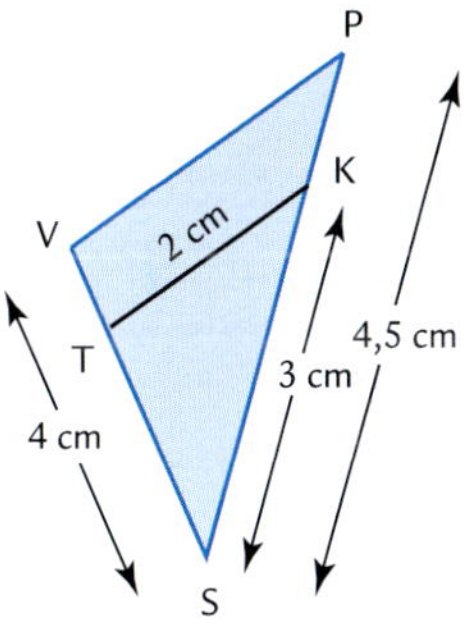

(TK) // (VP)

24 Calculer AE et FE. On donnera la valeur exacte ou l'arrondi à 0,1 cm près. SOCLE

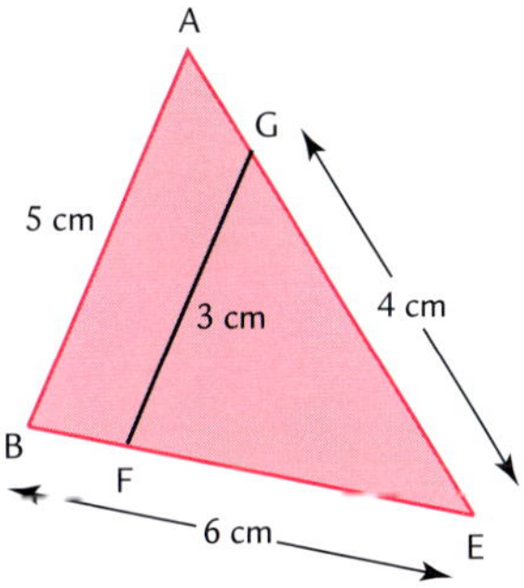

(FG) // (AB)

Pour s'entraîner

Utiliser le théorème de Thalès pour calculer des longueurs

25 Dans chacun des cas suivants, écrire, si possible, avec les lettres du dessin, des rapports égaux qui sont des conséquences du théorème de Thalès.

a)

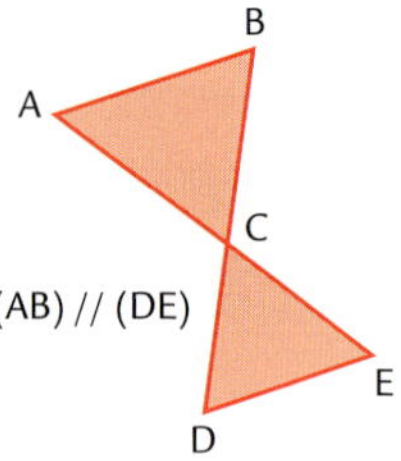

(AB) // (DE)

b)

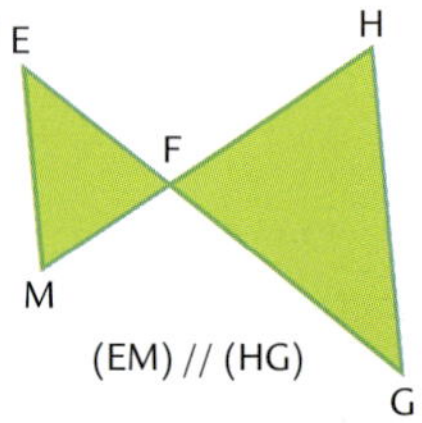

(EM) // (HG)

26 Écrire, avec les lettres du dessin, le plus de rapports égaux possibles qui sont des conséquences du théorème de Thalès.

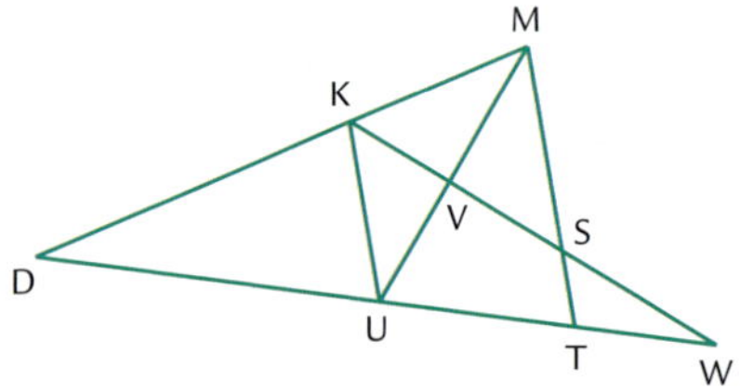

(KU) // (MT)

27 Écrire, avec les lettres du dessin, le plus de rapports égaux possibles qui sont des conséquences du théorème de Thalès.

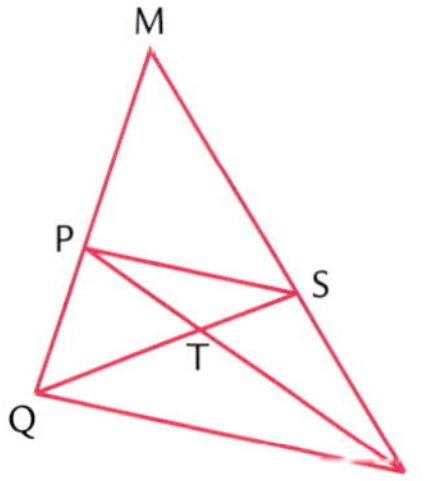

(PS) // (QR)

28 ***Regard critique***

Trois élèves ont calculé RP en utilisant les informations portées sur la figure suivante.

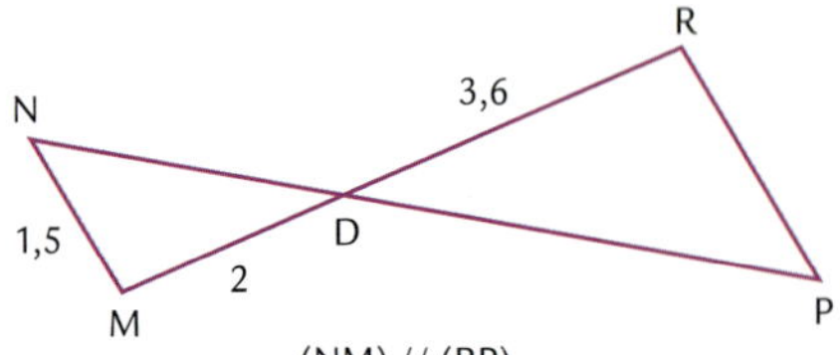

(NM) // (RP)

Voici leurs réponses :

Samia : RP = 0,8 cm

Igor : RP = 2,7 cm

Valérie : RP = 1 cm

a) Sans faire de calculs, indiquer quelle(s) est (sont) la (les) réponse(s) qui est (sont) sûrement fausse(s). Justifier.

b) Calculer RP.

29 **a)** Tracer un triangle CDL tel que CD = 3 cm, DL = 4 cm et CL = 2 cm.
Placer le point G sur la demi-droite [CD) tel que CG = 5 cm.
Tracer la droite parallèle à (CL) qui passe par G ; elle coupe (LD) en H.

b) Calculer la valeur exacte de GH et DH.

c) Contrôler, sur la figure, la vraisemblance des résultats trouvés.

30 Dans les deux cas suivants, calculer la longueur demandée en utilisant les informations portées sur la figure.
Les mesures sont exprimées dans la même unité.

a) MP

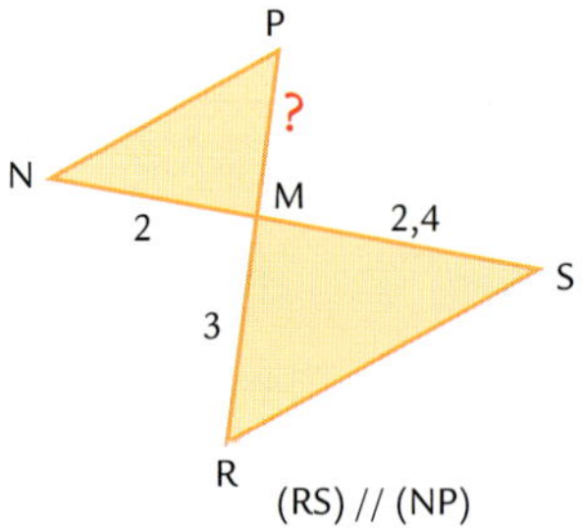

(RS) // (NP)

b) BS

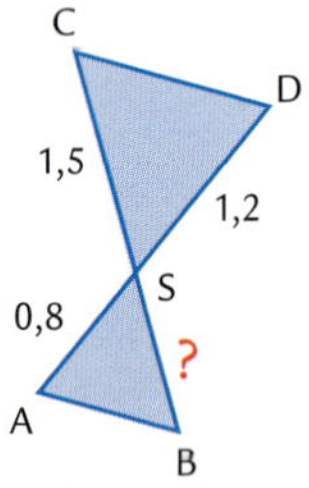

(AB) // (CD)

31 Dans les deux cas suivants, calculer les longueurs demandées en utilisant les informations portées sur la figure.
Les mesures sont exprimées dans la même unité.

a) EC et GF

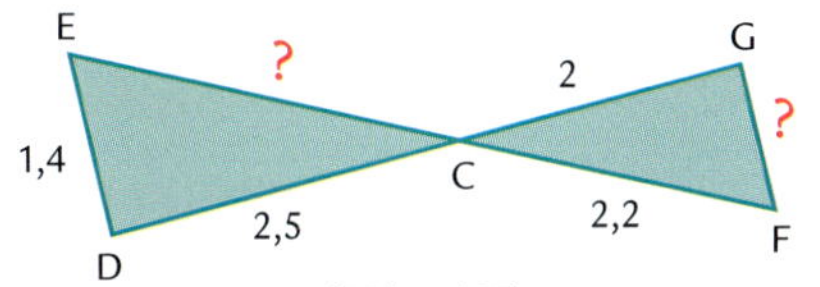

(ED) // (GF)

b) MN et DP

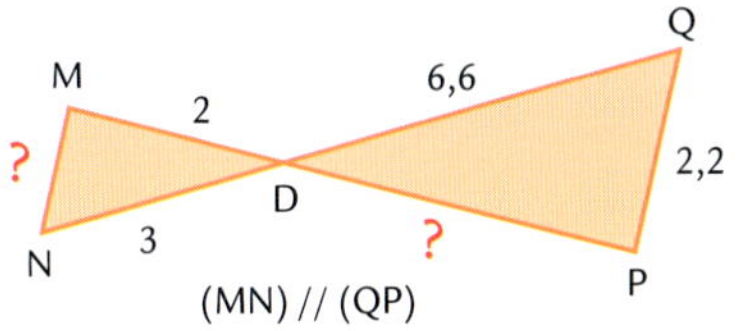

(MN) // (QP)

32 Dans les deux cas suivants, calculer les longueurs demandées en utilisant les informations portées sur la figure. On donnera si nécessaire l'arrondi à 0,1 cm près.

a) DG et DF

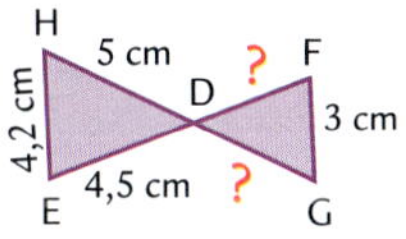

(GF) // (EH)

b) NP et MG

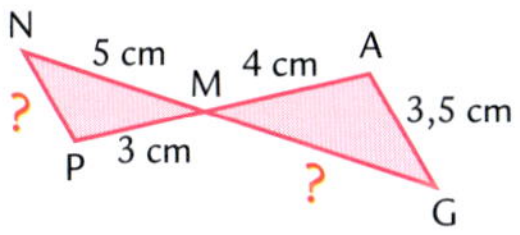

(NP) // (AG)

33 En utilisant les informations portées sur la figure, calculer la valeur exacte de SP et XT.
Les mesures sont exprimées dans la même unité.

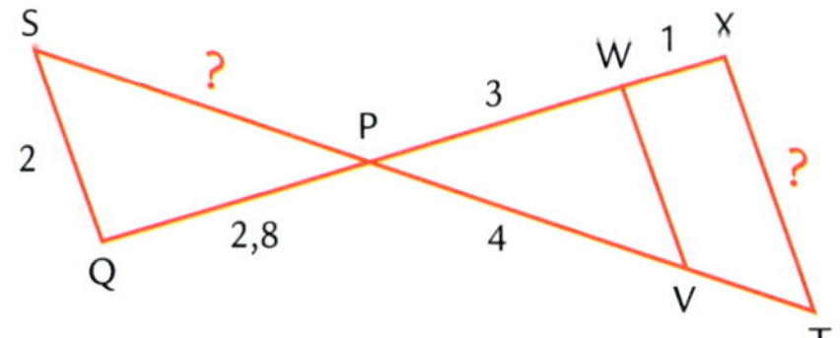

Les droites (SQ), (WV) et (XT) sont parallèles

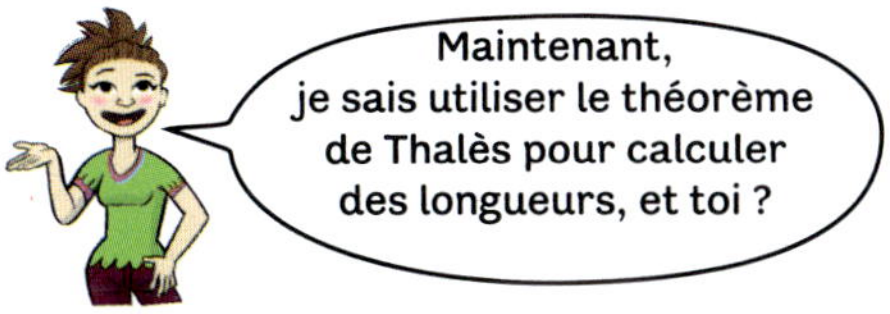

Utiliser la réciproque du théorème de Thalès

34 En utilisant les informations portées sur la figure, démontrer, dans chacun des cas, que (AB) et (DE) sont parallèles. Les mesures sont exprimées dans la même unité.

a)

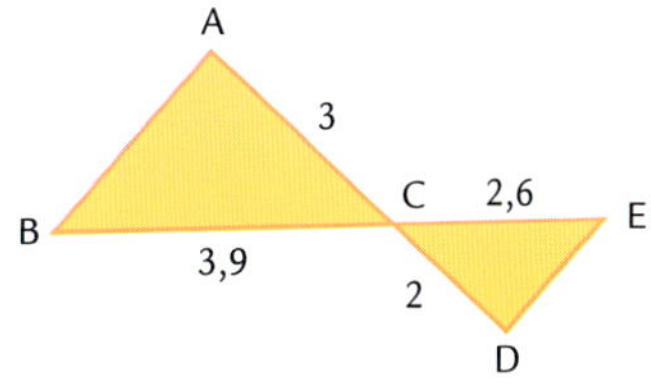

b)

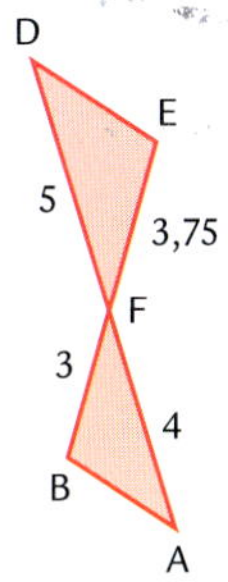

35 Tracer deux demi-droites de même origine A. Sur l'une de ces demi-droites, placer les points C et D tels que AD = 5 cm et AC = 7 cm.
Placer sur l'autre demi-droite les points F et G tels que AF = 4 cm et AG = 5,5 cm.
a) Sur le dessin, les droites (DF) et (CG) semblent-elles parallèles ?
b) La conjecture est-elle vraie ? Justifier la réponse.

36 Les droites (AM) et (KL) sont-elles parallèles ?

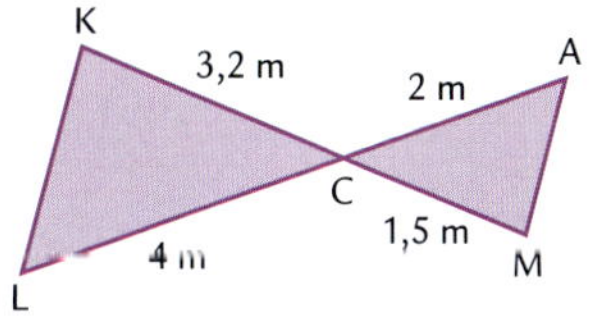

37 Dans les deux cas suivants, les droites indiquées sont-elles parallèles ? Le démontrer.
Les mesures sont exprimées dans la même unité.

a) (EH) et (FG)

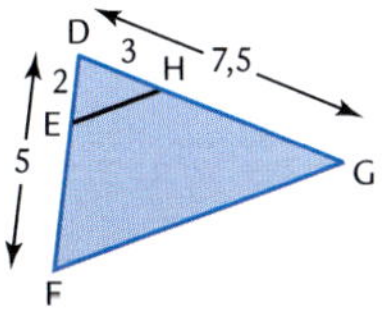

b) (FD) et (GA)

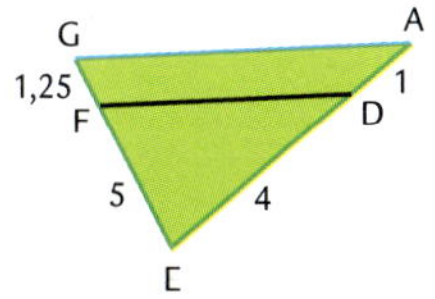

38 Dans les trois cas suivants, les droites indiquées sont-elles parallèles ? Le démontrer.

a) (EK) et (PN)

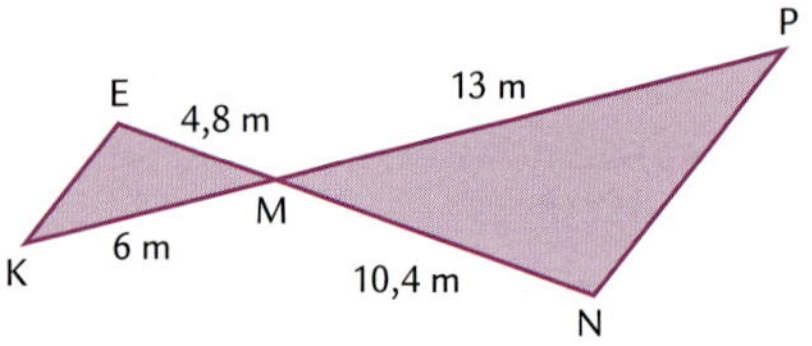

b) (AF) et (DE)

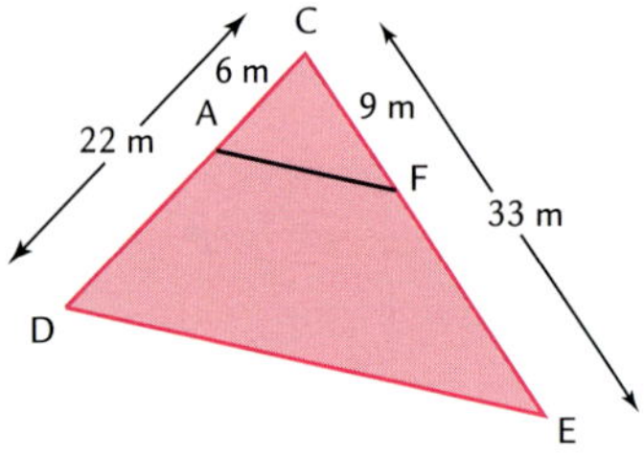

c) (XW) et (NY)

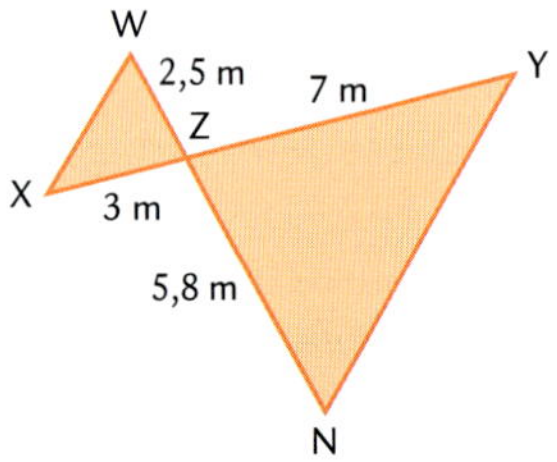

39 Préciser si les droites indiquées sont parallèles. Les mesures sont exprimées dans la même unité.

a) (DL) et (MN)

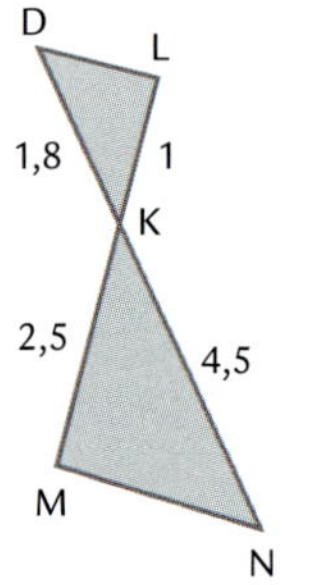

b) (DH) et (EG)

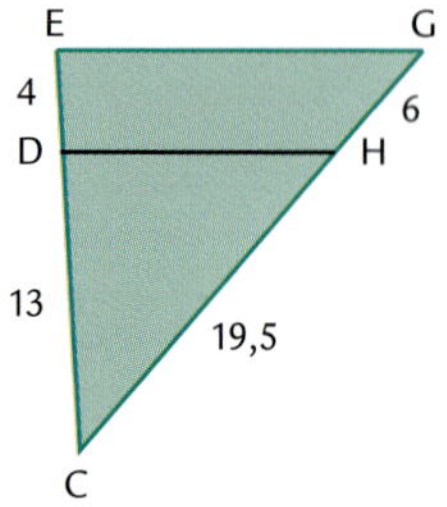

40 Démontrer que :

a) (FI) et (GH) sont parallèles.

b) (FI) et (AB) sont parallèles.

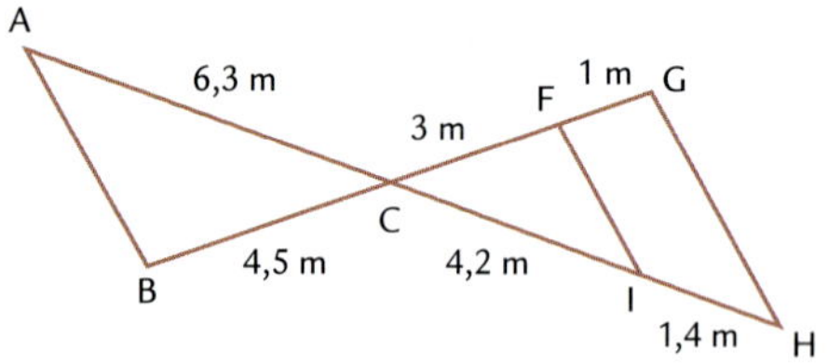

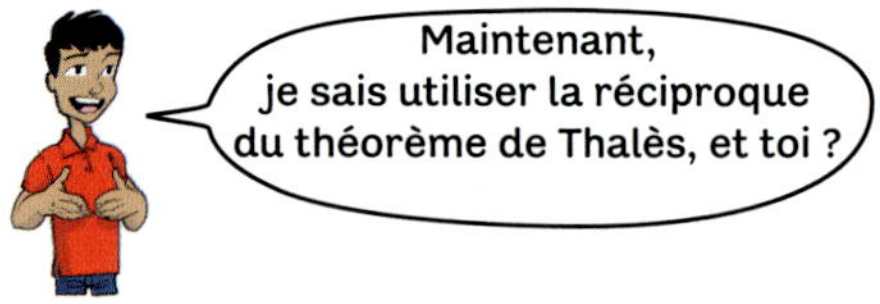

CALCUL MENTAL

41 Dans chacun des cas, calculer EF.

a) (ED) // (AB).

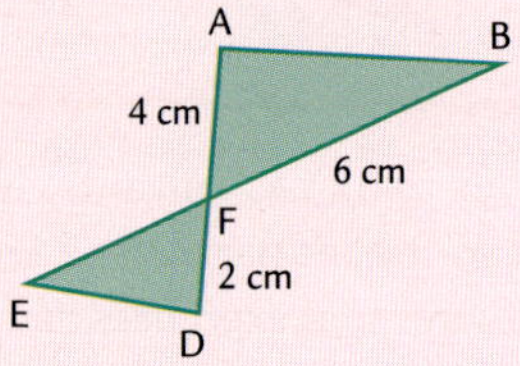

b) (EF) // (AB).

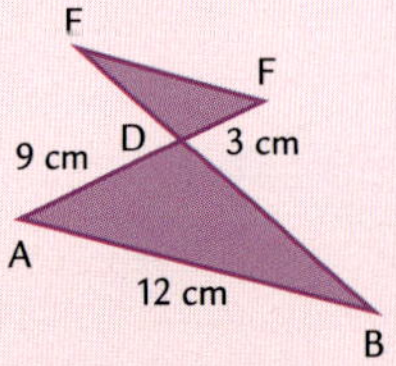

42 Dans chacun des cas, les droites (AB) et (EF) sont-elles parallèles ?

a)

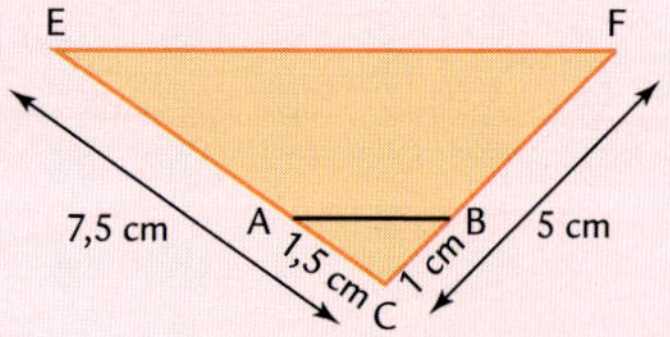

b)

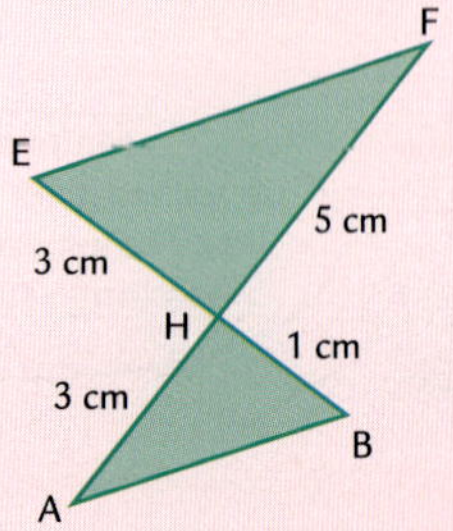

Résoudre des problèmes

43 On considère la figure suivante qui n'est pas réalisée en vraie grandeur.

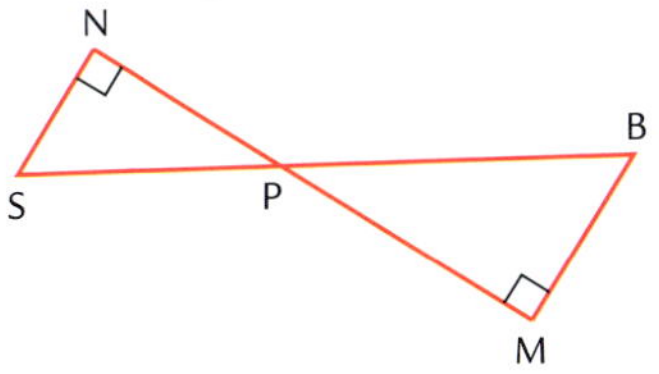

Les points S, P et B sont alignés ainsi que les points N, P et M. Le triangle PNS est rectangle en N et le triangle PBM est rectangle en M. On donne : PM = 12 cm, MB = 6,4 cm et PN = 9 cm.

a) Calculer la longueur PB.

b) Calculer la longueur NS.

c) On considère le point E du segment [PB] tel que PE = 3,4 cm et le point C du segment [PM] tel que PC = 3 cm.

Les droites (CE) et (MB) sont-elles parallèles ?

44 En utilisant les informations portées sur la figure, calculer la valeur exacte de EG.

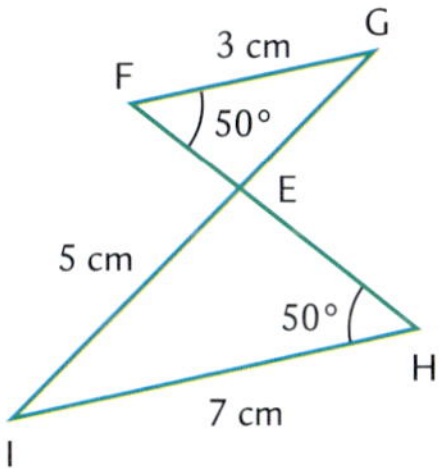

45 En utilisant les informations de la figure, calculer la valeur exacte de MN.

Les mesures sont exprimées dans la même unité.

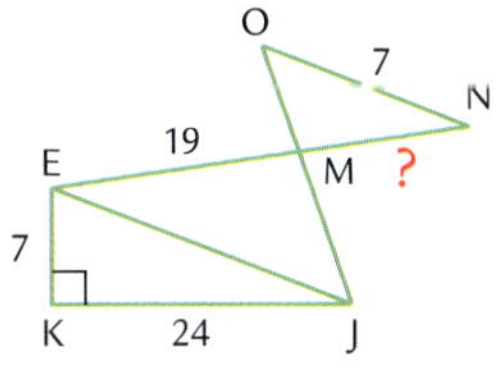

(ON) // (EJ)

46 En utilisant les informations portées sur la figure, calculer FG.

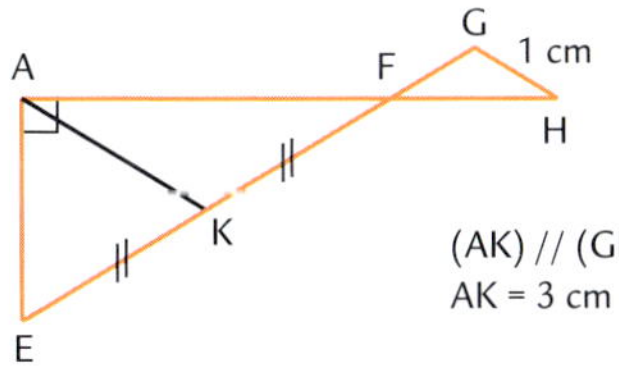

(AK) // (GH)
AK = 3 cm

47 Tracer un triangle ABC rectangle en A tel que AB = 3 cm et BC = 5 cm.

Sur la demi-droite [BC), placer le point D tel que BD = 12,5 cm. Tracer la droite perpendiculaire à (AC) qui passe par D ; elle coupe (AC) en E.

a) Calculer DE et CE.

b) Vérifier la vraisemblance du résultat sur le dessin.

48 En utilisant les informations portées sur la figure et le fait que l'aire du triangle ABC est 6 cm², calculer DC.

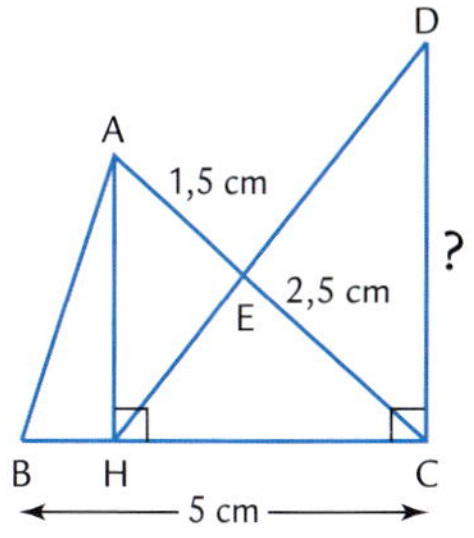

49 En utilisant les informations portées sur la figure, démontrer que les droites (DR) et (MP) sont parallèles.

Les mesures sont exprimées dans la même unité.

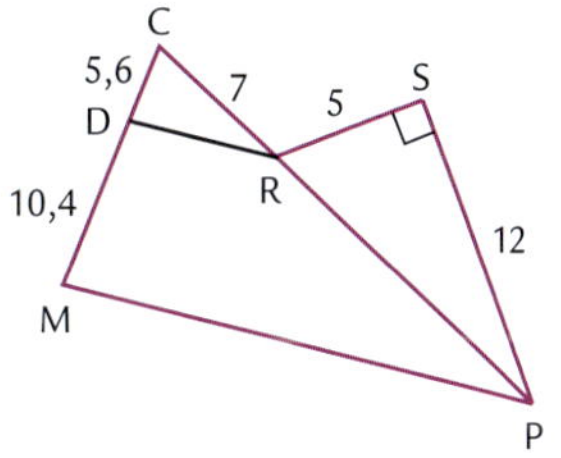

50 En utilisant les informations portées sur la figure, démontrer que (PV) et (ST) sont parallèles.

Les mesures sont exprimées dans la même unité.

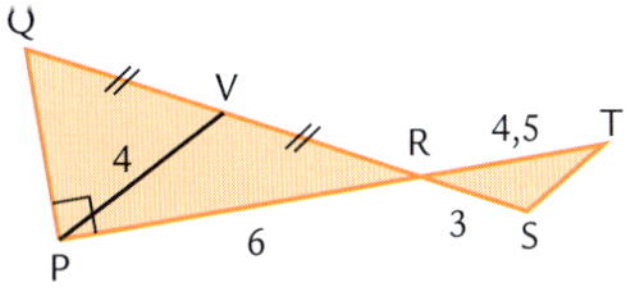

51 En utilisant les informations portées sur la figure, calculer la longueur d'un côté du quadrilatère ABCD et la longueur de AC.

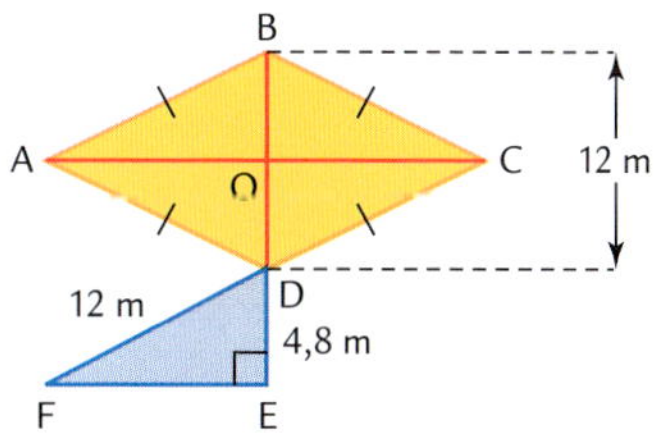

52 En utilisant les informations portées sur la figure, démontrer que (CF) et (BE) sont parallèles.

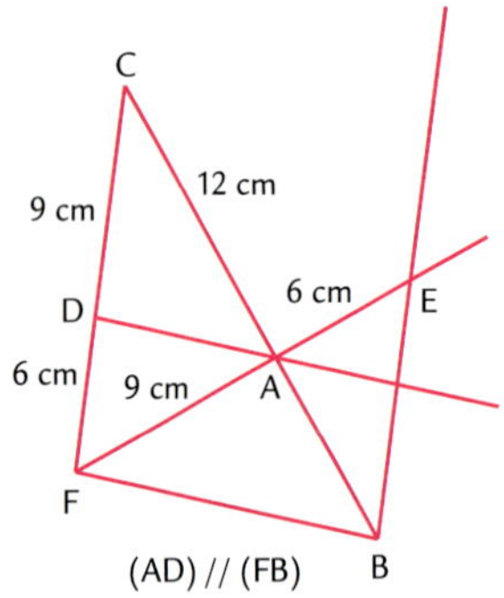

(AD) // (FB)

53 En utilisant les informations portées sur la figure et le fait que (AB) et (FD) sont parallèles, démontrer que ABFD est un parallélogramme.

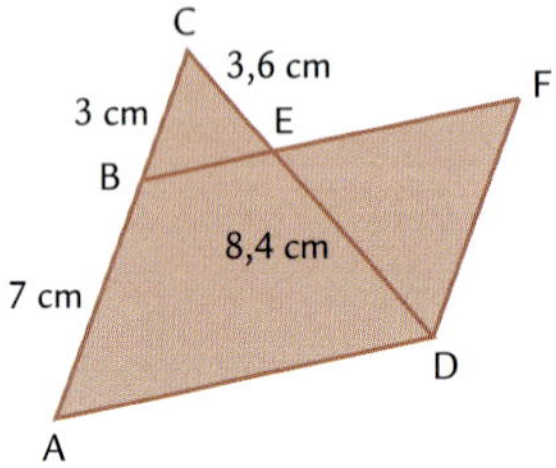

54 En utilisant les informations portées sur la figure :

a) Démontrer que (IF) // (GH).

b) Calculer la valeur exacte de GH.

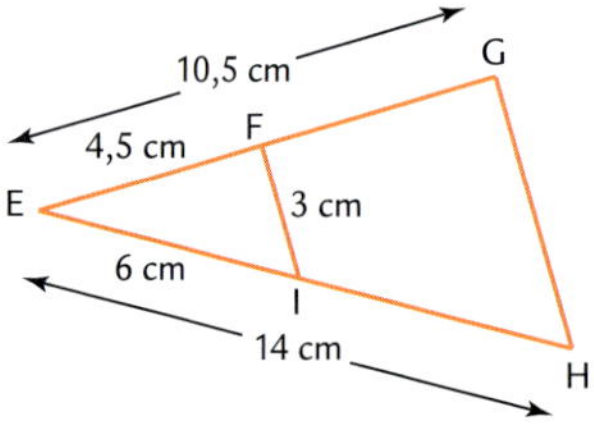

55 En utilisant les informations portées sur la figure :

a) Calculer DG.

b) Démontrer que (DG) // (IH).

c) Calculer IH.

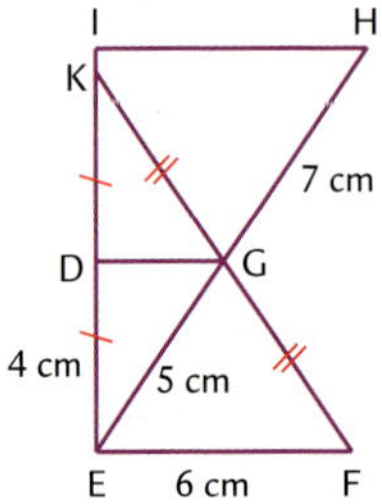

(EF) // (IH).

56 QU'EST-CE QUE J'AI APPRIS ?

a) En utilisant les informations de la figure :

(1) Je veux calculer AB. Quelles longueurs dois-je connaître ?

(2) Je connais AE, ED et CD. Est-ce que je peux calculer CE ?

(3) Je connais BE, ED et EC. Est-ce que je peux calculer AE ?

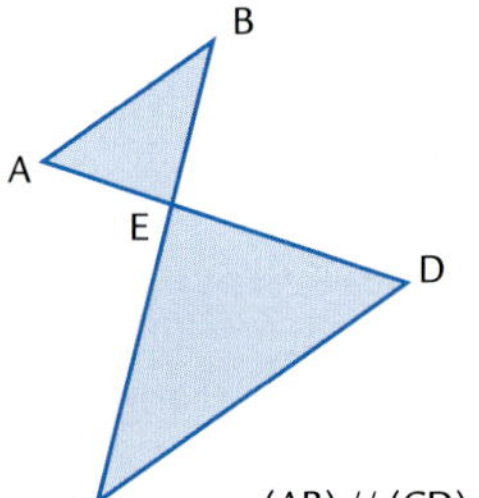

(AB) // (CD)

b) Dans chacun des cas, en utilisant les informations de la figure, est-ce je peux démontrer que les droites (GF) et (EH) sont parallèles ?

(1)

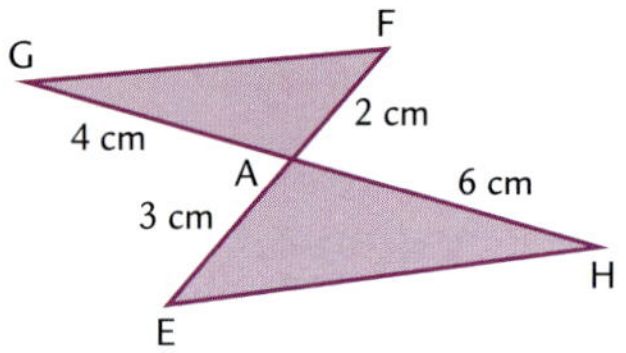

(2)

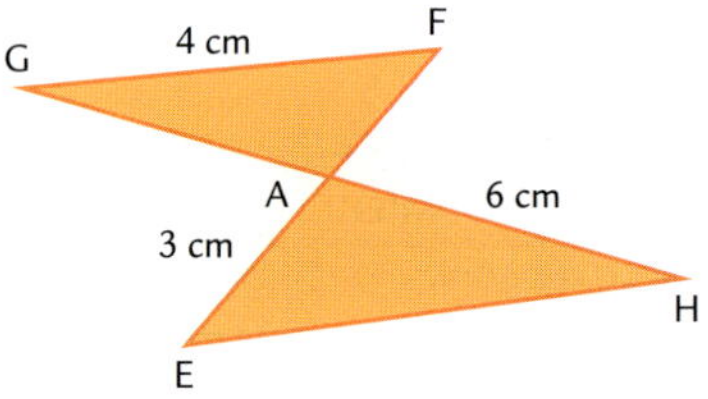

(3)

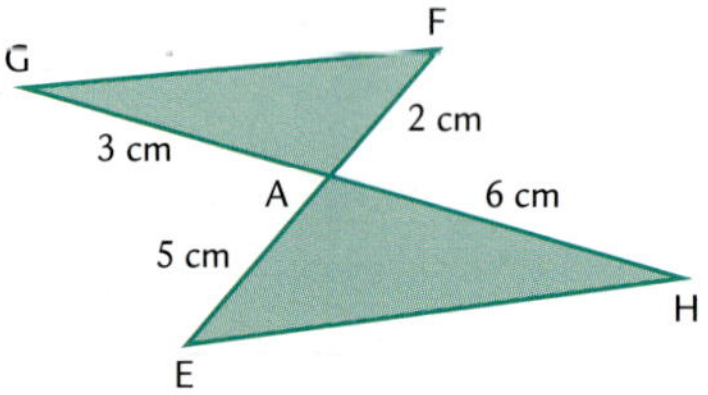

Fiches logiciels

Avec un logiciel de géométrie

57 Tracer un triangle ABC. Placer le point D milieu de [AB] et le point E milieu de [BC]. Placer le point F milieu de [ED]. La droite (AF) coupe (BC) en G. Y a-t-il une relation qui lie les longueurs GC et GE quel que soit le triangle ABC choisi au départ ? Démontrer votre réponse.

58 Tracer un segment [AB] tel que AB = 5 cm. Placer sur ce segment le point C tel que AC = 2 cm.
Tracer le cercle de centre A passant par C.
Placer un point M sur ce cercle.
Tracer la droite parallèle à (AM) qui passe par B ; elle coupe (MC) en N.
Déplacer le point M sur le cercle.
Sur quelle figure géométrique semble se déplacer le point N ? Le démontrer.

59 **a)** À l'aide d'un logiciel de géométrie, placer quatre points O, A, C et E et tracer les demi-droites : [OA), [OC) et [OE).
Placer un point B sur [OA).
Tracer la parallèle à (AC) qui passe par B ; elle coupe [OC) en D.
Tracer la parallèle à (CE) qui passe par D ; elle coupe [OE) en F.
b) Déplacer le point A ou le point C. Les droites (AE) et (BF) restent-elles parallèles ?
c) Démontrer la conjecture trouvée en b).

60 À l'aide d'un logiciel de géométrie, tracer un quadrilatère ABCD tel que (BC) // (AD). (AC) et (BD) se coupent en I ; (AB) et (DC) se coupent en O.
La droite (OI) coupe (BC) en J et (AD) en K.
a) Quelle conjecture peut-on faire sur la position de J sur [BC] et de K sur [AD] ?
b) Déplacer A et B. Que se passe-t-il ?

Devoirs maison

61 **a)** Construire un triangle ABC tel que : AB = 7,5 cm ; BC = 10 cm et AC = 12,5 cm.
b) Prouver que le triangle ABC est rectangle en B.
c) (1) Construire le point F appartenant au segment [AC] tel que CF = 5 cm.
(2) Construire le point G appartenant au segment [BC] tel que CG = 4 cm.
d) Montrer que (AB) et (FG) sont parallèles.
e) Montrer que FG est égale à 3 cm.
f) Les droites (FG) et (BC) sont-elles perpendiculaires ? Justifier.

62 Tracer un triangle EGF rectangle en E, tel que EF = 5 cm et FG = 13 cm.
Placer le point I, milieu de [EG].
Sur la demi-droite [EF), placer le point H tel que EH = 9 cm. Placer le point J milieu de [HG].
Sur [FG], placer le point K tel que GK = 5,2 cm et sur [HG] le point L tel que GL = 6 cm.
a) Calculer EI. **b)** Calculer HG. **c)** Calculer IJ.
d) Démontrer que (KL) // (EH).
e) Démontrer que (KL) // (IJ).
f) Calculer KL.

63 Tracer un triangle ABC rectangle en A tel que AC = 4,5 cm et AB = 2,8 cm.
Placer le point D sur la demi-droite [AB) tel que AD = 8,1 cm.
Tracer la droite parallèle à (BC) passant par D ; elle coupe (AC) en E.
a) Calculer l'aire du triangle ADE.
b) Calculer l'aire du quadrilatère BCED.
c) Calculer le périmètre du quadrilatère BCED.
d) Tracer la droite perpendiculaire à (AE) passant par C ; elle coupe (DE) en F.
(1) Quelle est la nature du quadrilatère BCFD ? Justifier la réponse.
(2) Calculer le périmètre de BCFD.
(3) Calculer l'aire de BCFD en utilisant deux méthodes.

Tâches complexes

64 Pratiquer une démarche expérimentale et la présenter SOCLE

SITUATION

Erwan vient de lire dans la presse locale :

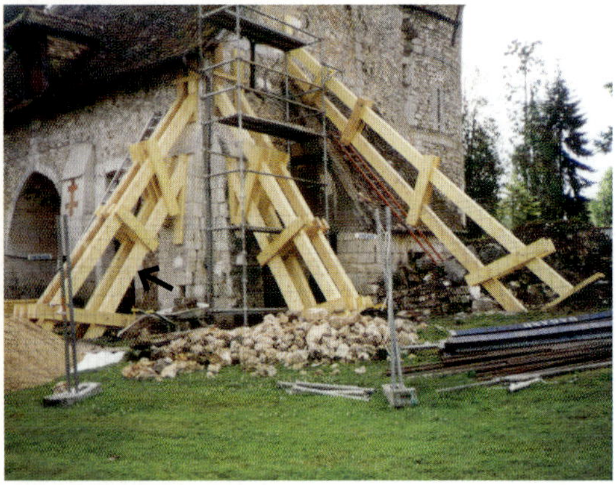

Cette vieille bâtisse a dû être étayée d'urgence en raison d'un risque d'effondrement provoqué par le dégel. Désormais soutenue par d'importants étais, la bâtisse ne présente plus de danger.

Erwan, curieux, va voir ce batiment et observe l'étai.
Il souhaite trouver la longueur de la partie intérieure de l'étai gauche (partie indiquée par une flèche sur la photographie).
Il ne dispose que d'un mètre et il ne peut pas atteindre le sommet de cet étai.

CONSIGNE

Trouver une méthode qui lui permette de déterminer la longueur de cet étai.

65 Pratiquer une démarche expérimentale et la présenter

SITUATION

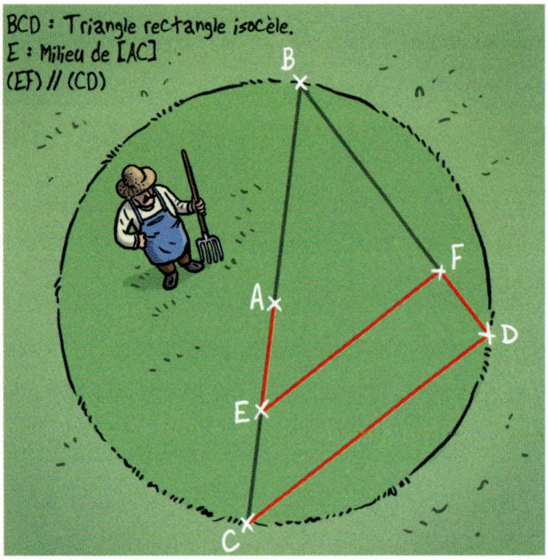

Nicolas, le jardinier, prépare son massif devant l'hôtel de ville.
Il a commencé un schéma de ce massif.
Ce massif est un cercle de 12 m de diamètre. Le massif est symétrique par rapport à A.
Nicolas décide de planter des rosiers le long de la ligne CDFEA prolongée de son symétrique par rapport à A.
Il plante un rosier en C, puis il espace les plants de 40 cm.

CONSIGNE

Décrire la méthode utilisée pour trouver le nombre de rosiers nécessaires.

Pour approfondir

66 Le but de cet exercice est de démontrer l'égalité des rapports $\frac{AB}{AE}$; $\frac{AC}{AD}$ et $\frac{BC}{DE}$ dans la configuration suivante.

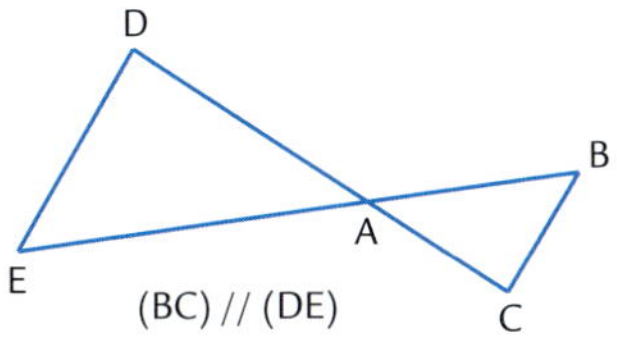

a) Reproduire une figure analogue.
b) Placer le point B′ de [AE] tel que AB′ = AB, et le point C′ de [AD] tel que AC′ = AC.
c) Démontrer que (BC) // (B′C′) et BC = B′C′.
d) Écrire les égalités des rapports qui résultent de l'application du théorème de Thalès dans le triangle ADE.
e) Comparer alors $\frac{AB}{AE}$; $\frac{AC}{AD}$ et $\frac{BC}{DE}$.

67 Sur la figure, BLEU est un rectangle. (EB) et (RI) sont parallèles. Le triangle UIR est-il rectangle ? Justifier.

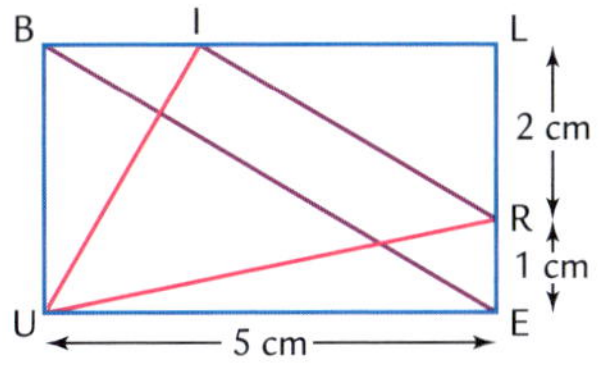

68 En utilisant les mesures et codages de la figure, démontrer que les droites (EA) et (GH) sont parallèles.

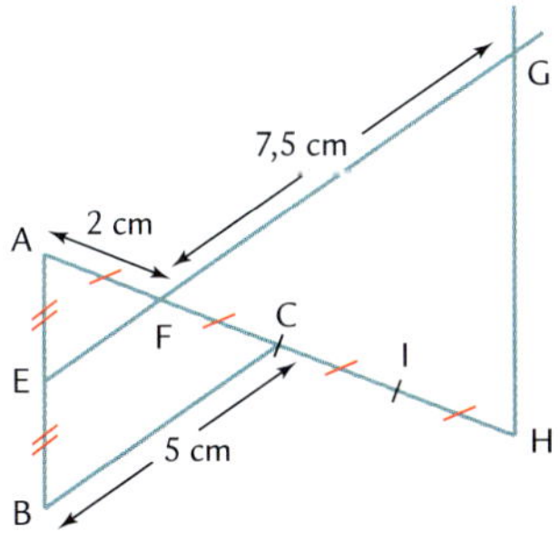

69 Sur la figure qui n'est pas tracée à l'échelle, on a AM = 1,000 001 ; AB = 1,000 002 ; AC = 1,000 001 et AN = 1.
Les mesures sont exprimées dans la même unité.
Les droites (MN) et (BC) sont-elles parallèles ?

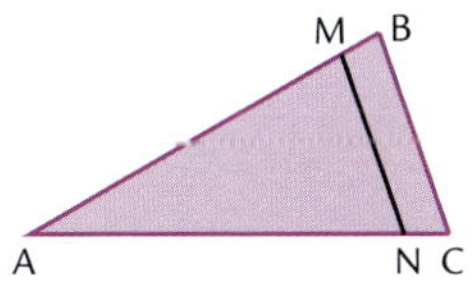

70 Rémi se tient à un mètre d'un puits et voit à la fois le bord du puits et le fond comme l'indique la figure. Il connaît le diamètre du puits, la distance entre ses yeux et le sol, et la distance qui le sépare du puits. Comment, avec ces informations, peut-il déterminer la profondeur du puits ?

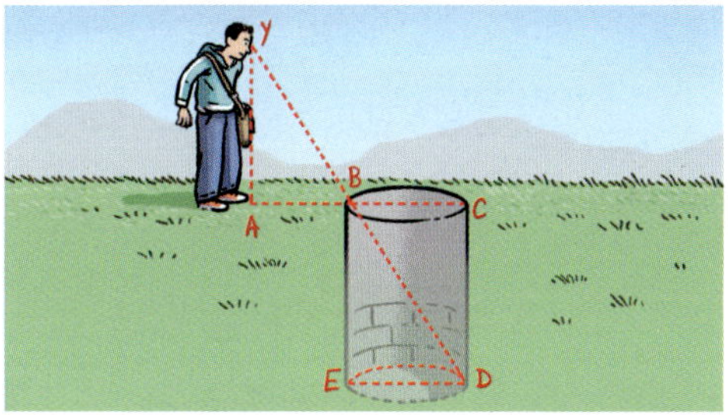

Où creuser pour trouver de l'eau ?

TRIANGLE INFO *magazine*

Depuis la haute Antiquité, certaines personnes font appel à un sourcier lorsqu'ils souhaitent creuser un puits. Le sourcier, avec une baguette de bois, est censé savoir où et à quelle profondeur il faut creuser pour trouver de l'eau. Des expériences scientifiques récentes ont montré que faire appel à un sourcier ne donne pas plus de chance de trouver de l'eau qu'en creusant au hasard !
En revanche, des connaissances géologiques ou la présence de puits dans un environnement proche sont des indicateurs qui peuvent être utiles.

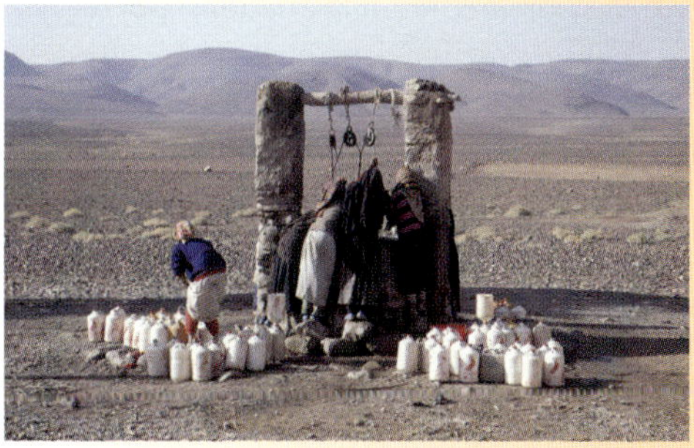

Les exercices de cette double page sont corrigés page 277 et suivantes.

Utiliser le théorème de Thalès pour calculer des longueurs

71 En utilisant les informations portées sur la figure, calculer la longueur demandée.

a) HG

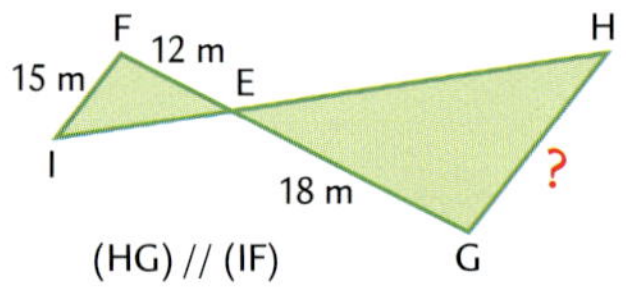

b) SP

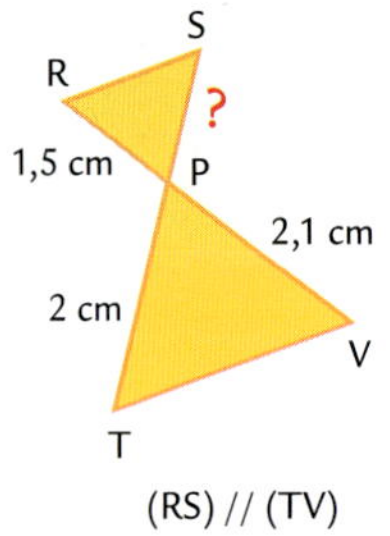

72 En utilisant les informations portées sur la figure, calculer les longueurs MN et VT.

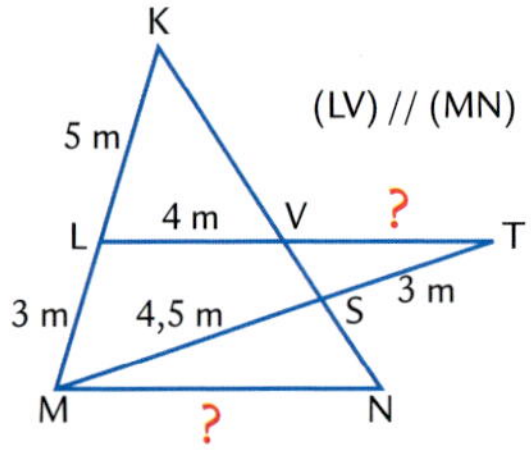

QCM Utiliser la réciproque du théorème de Thalès

73 En utilisant les informations portées sur la figure, préciser dans quel cas les droites (DE) et (AB) sont parallèles.

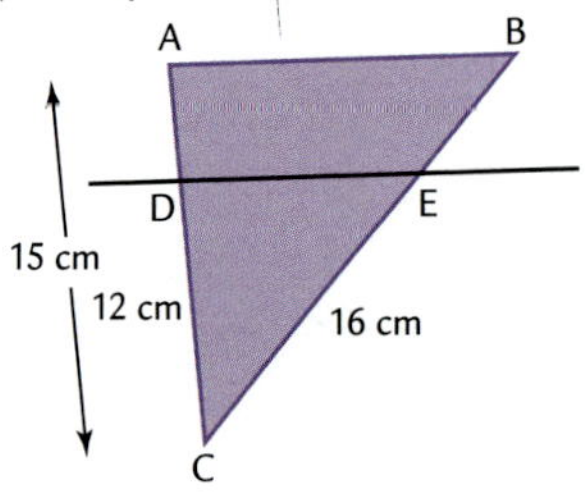

1 BC = 19 cm **2** BC = 20 cm **3** BE = 4 cm

74 En utilisant les informations portées sur la figure, préciser dans quel cas les droites (DA) et (BC) sont parallèles. Les mesures sont exprimées en cm.

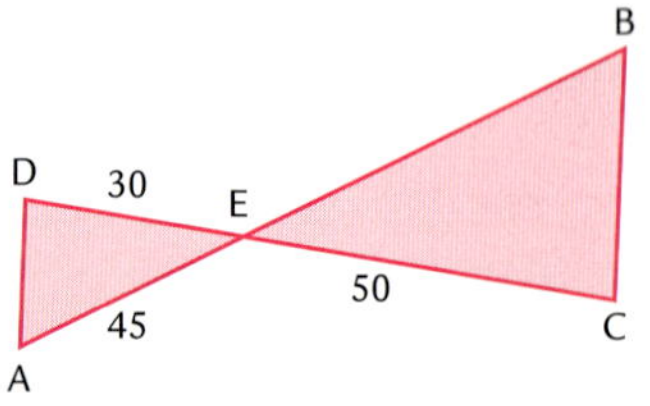

1 EB = 65 **2** AB = 120 **3** EB = 75

Résoudre des problèmes

75 En utilisant les informations portées sur la figure et le fait que EGHK est un parallélogramme, calculer la valeur exacte de EF et FG. Les mesures sont exprimées en cm.

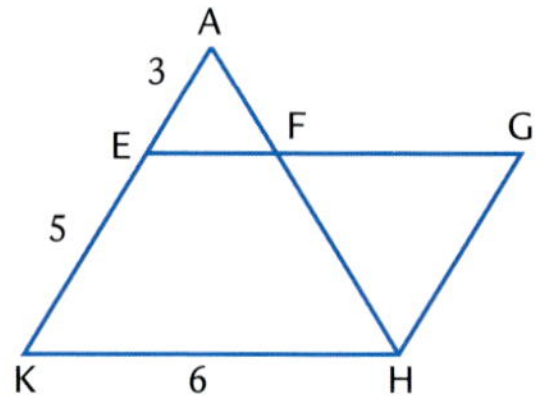

76 En utilisant les informations portées sur la figure et le fait que ABCD est un losange, calculer l'arrondi à 0,1 cm près de FC.

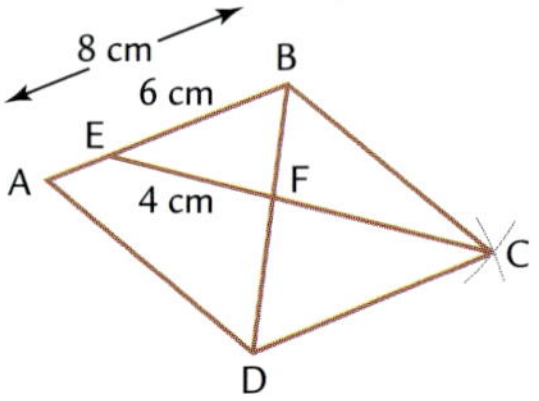

77 En utilisant les informations de la figure :

a) Calculer EG et FH.

b) Démontrer que (EH) et (JK) sont parallèles.

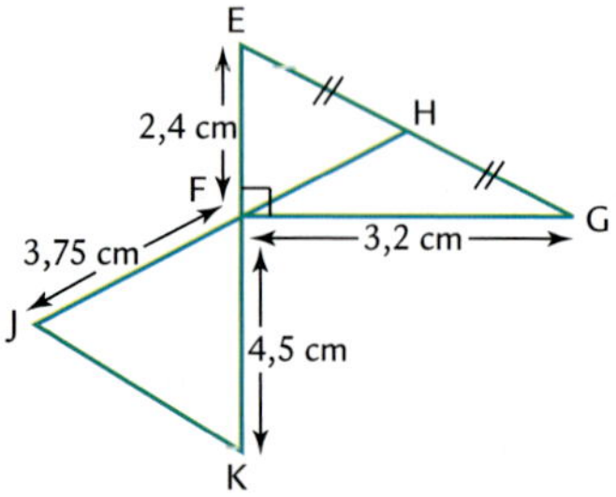

J'évalue mes compétences

SOCLE

QCM Effectuer le tracé d'une figure complexe

78 Tracer un triangle EFG isocèle en E.
Tracer la hauteur issue de E ; elle coupe (FG) en H. Soit K le symétrique de F par rapport à G. Soit L le symétrique de H par rapport à (EG).
Indiquer la bonne réponse.

a) [1] EF = FG [2] FH = HG [3] EF = EG

b) [1] F, G et H alignés [2] H, G et L alignés [3] F, H et L alignés

c) [1] G milieu de [HK] [2] G milieu de [HL] [3] G milieu de [FK]

Démontrer que deux droites sont parallèles

79 Dans chaque cas, quelle propriété utiliser pour démontrer que les droites (AB) et (EF) sont parallèles.

[1]

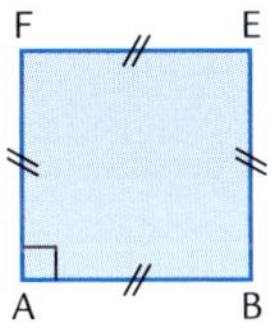

[2]

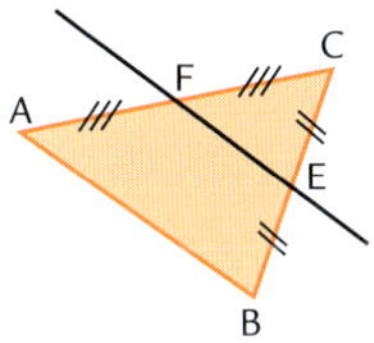

[3]

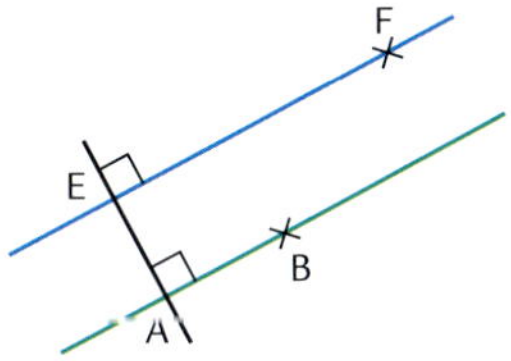

QCM Démontrer qu'un point est le milieu d'un segment

80 Indiquer la (les) bonne(s) réponse(s).
On peut démontrer que le point M est le milieu de [AB] dans le cas ...

[1] ADBC est un quadrilatère tel que (AC) // (BD) et (AD) // (CB). M est l'intersection de (AB) et (CD).

[2] ADBC est un quadrilatère tel que AD = AC = DB. M est l'intersection de (AB) et (CD).

QCM Calculer la mesure d'une longueur

81 En utilisant les informations de la figure, indiquer la bonne réponse.

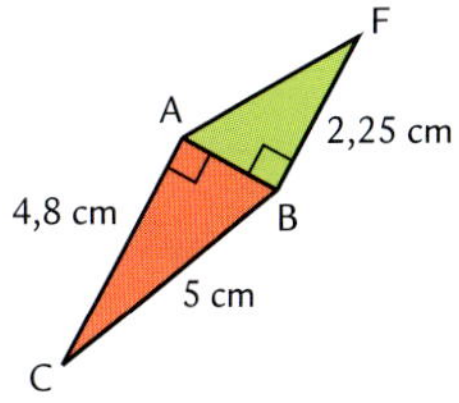

a) La longueur AB est :

[1] Environ 6,9 cm [2] 0,2 cm [3] 1,4 cm

b) La longueur AF est :

[1] 2,65 cm [2] Environ 1,8 cm [3] 3,65 cm

82 En utilisant les informations de la figure, indiquer la bonne réponse.

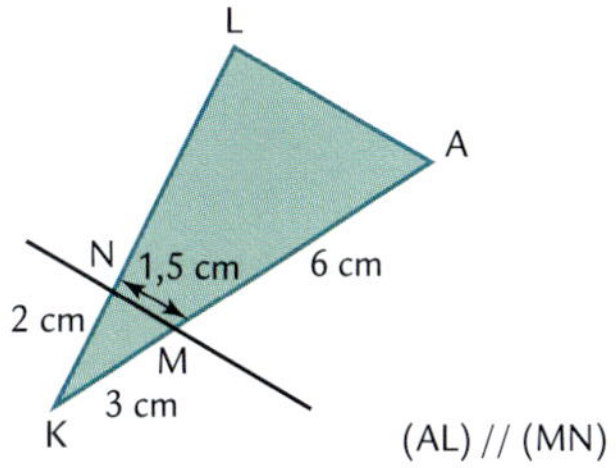

a) KL = ...

[1] 4 cm [2] 6 cm [3] 5 cm

b) LA = ...

[1] 3 cm [2] 2,5 cm [3] 4,5 cm

Tâche complexe

83 Pratiquer une démarche expérimentale et la présenter

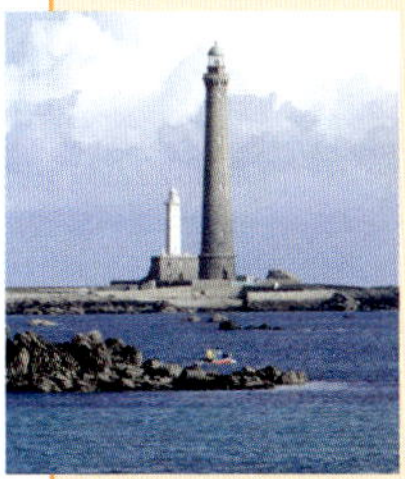

Le phare de l'île Vierge, en pierre de taille, est le phare le plus haut du monde. C'est l'un des deux derniers phares français encore gardiennés. Il peut se visiter en prenant un bateau au port de Perros ou au port de l'Aber Wrac'h.

CONSIGNE

Comment peut-on calculer sa hauteur ? Décrire une méthode qui peut être utilisée.

84 Brevet *Amérique du Nord, juin 2011.*

Dans la configuration ci-contre, les droites (SA) et (OK) sont parallèles. On sait que SA = 5 cm, OA = 3,8 cm, OR = 6,84 cm et KR = 7,2 cm.

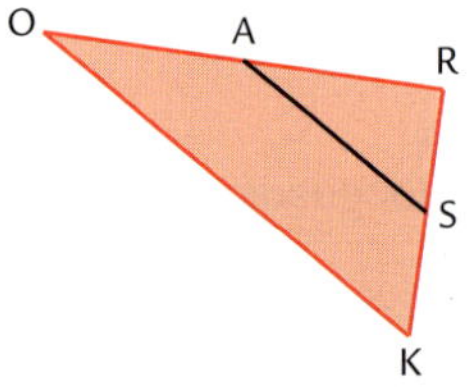

Les questions de cet exercice ont été effacées, mais il reste ci-dessous des calculs effectués par un élève, en réponse aux questions manquantes.

a) $6,84 - 3,8 = 3,04$

b) $\dfrac{5 \times 6,84}{3,84} = 11,25$

c) $7,2 + 6,84 + 11,25 = 25,29$

En utilisant tous les calculs précédents, écrire les questions auxquelles l'élève a répondu, et rédiger précisément ses réponses.

85 Brevet *Centres étrangers, juin 2010.*

Un centre nautique souhaite effectuer une réparation sur une voile.
La voile a la forme du triangle PMW ci-dessous.

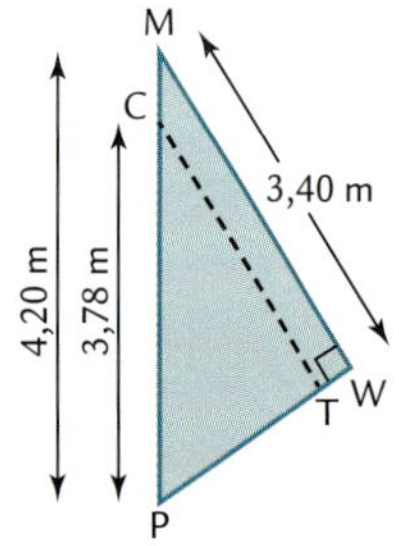

a) On souhaite faire une couture suivant le segment [CT].
(1) Si (CT) est parallèle à (MW), quelle sera la longueur de cette couture ?
(2) La quantité de fil nécessaire est le double de la longueur de la couture. Est-ce que 7 mètres de fil suffiront ?
b) Une fois la couture terminée, on mesure : PT = 1,88 m et PW = 2,30 m.
La couture est-elle parallèle à (MW) ?

86 *Asie, juin 2011.*

La figure ci-dessous n'est pas réalisée en vraie grandeur, elle n'est pas à reproduire.

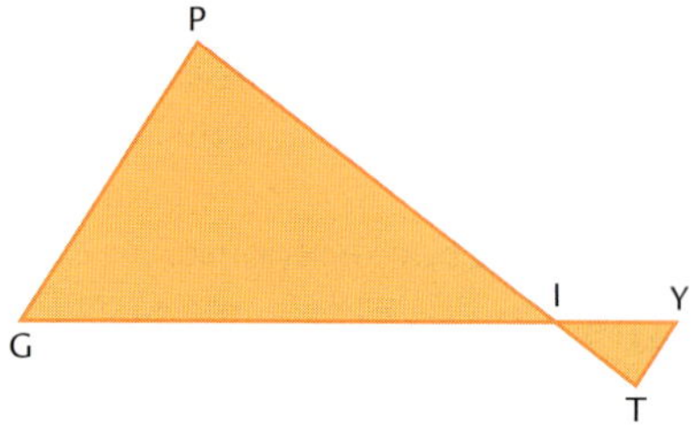

Les droites (TP) et (YG) sont sécantes en I.
On donne les longueurs : IP = 5 cm ; IG = 7 cm ; IY = 1,4 cm ; YT = 0,8 cm et TI = 1 cm.

a) Montrer que les droites (PG) et (YT) sont parallèles.

b) Calculer le périmètre du triangle IGP.

87 Brevet *Polynésie, septembre 2009.*

L'unité de longueur est le centimètre.
On donne :
– Les points C, D et A sont alignés.
– Les points B, E et A sont alignés.
– (DE) $\perp$ (AD).
– AB = 6,25 ; AC = 5 ; BC = 3,75 ; AD = 3,2.
– M $\in$ [AC] et N $\in$ [AB] tels que AM = 4 et AN = 5.

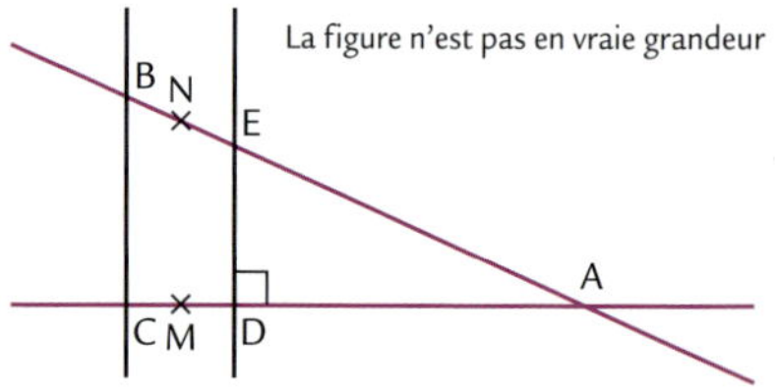

La figure n'est pas envraie grandeur

a) (1) Montrer que le triangle ABC est rectangle. Vous préciserez en quel point.
(2) En déduire que les droites (BC) et (DE) sont parallèles.

b) Calculer DE.

c) Les droites (MN) et (BC) sont-elles parallèles ? Justifier.

Chapitre 12

Trigonométrie
Angles inscrits
Angles au centre

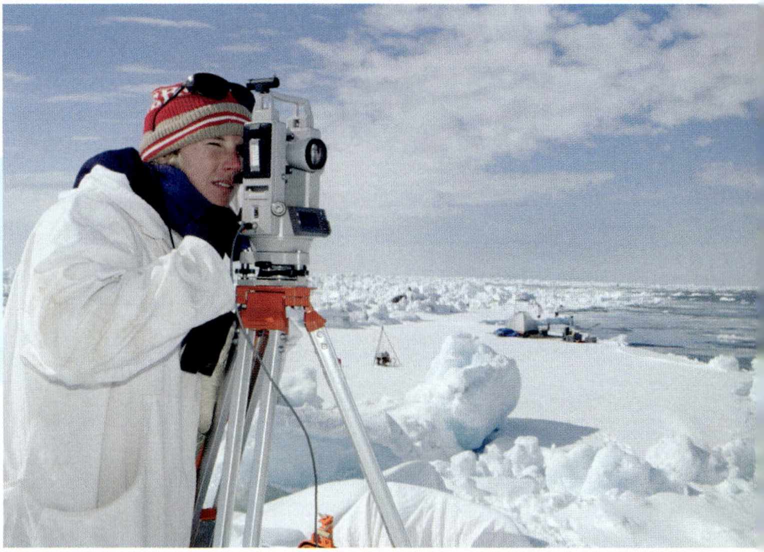

Les applications de la trigonométrie
De tout temps, on a cherché à établir des plans et des cartes précises. Pour ce faire, on mesure des distances et des angles bien choisis sur le terrain. À partir de ces mesures, on calcule ensuite, grâce aux formules trigonométriques, toutes les valeurs nécessaires.

PRÉREQUIS

1 Utiliser le cosinus dans un triangle rectangle.
2 Démontrer que deux droites sont perpendiculaires :
– en utilisant le théorème de Pythagore, SOCLE
– avec d'autres propriétés.
3 Calculer la mesure d'un angle :
– en utilisant la somme des angles d'un triangle, SOCLE
– avec d'autres propriétés.

OBJECTIFS

1 Utiliser le sinus et la tangente dans un triangle rectangle :
– pour calculer un côté,
– pour calculer un angle.
2 Utiliser les propriétés des angles inscrits et des angles au centre qui interceptent le même arc dans un cercle pour calculer un angle.
3 Construire, connaissant son centre et un sommet :
– un triangle équilatéral, un carré, SOCLE
– un hexagone régulier, un octogone.
4 Résoudre des problèmes en utilisant notamment la trigonométrie ou les propriétés d'un angle inscrit :
– pour calculer une longueur,
– pour calculer un angle.

LIVRET DE COMPÉTENCES

Compétence 3 : **Les principaux éléments de mathématiques et la culture scientifique et technologique**
• Pratiquer une démarche scientifique, résoudre des problèmes. → Exercice 103.
• Savoir utiliser des connaissances et des compétences mathématiques. Exercices balisés « Socle ».
Compétence 4 : **La maîtrise des techniques usuelles de l'information et de la communication**
• S'approprier un environnement informatique de travail. → Exercices 70 et 71.

Je fais le point sur mes connaissances

Pour réactiver mes connaissances

1. Utiliser le cosinus dans un triangle rectangle

Exercices 5 à 9 p. 238

Calculer une troncature, puis un arrondi de x à 0,1 cm ou 0,1 degré près.

a)

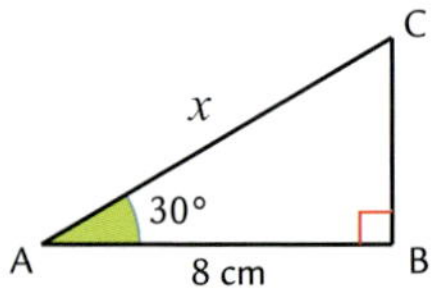

b)

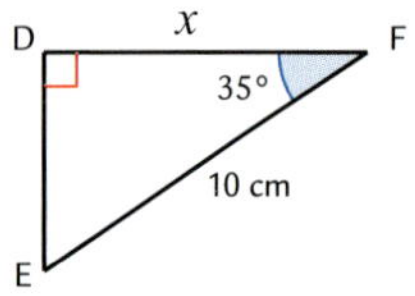

c)

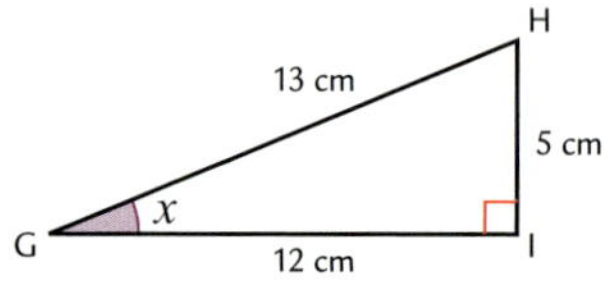

Fiches calculatrices p. 313

2. Démontrer que deux droites sont perpendiculaires

Exercices 10 et 11 p. 238

En utilisant les informations portées sur les figures, démontrer dans chacun des cas suivants que (BH) est perpendiculaire à (HC).

Fiches méthodes p. 317

a) SOCLE

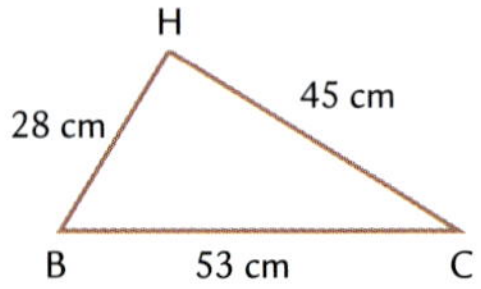

b)

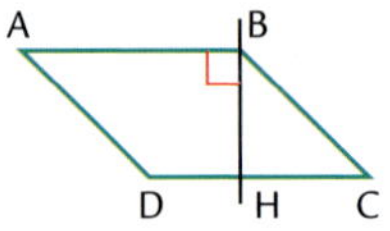

ABCD est un parallélogramme

c)

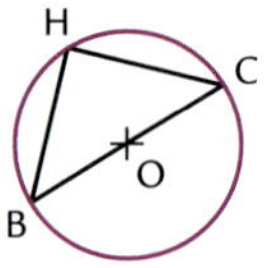

O centre du cercle

d)

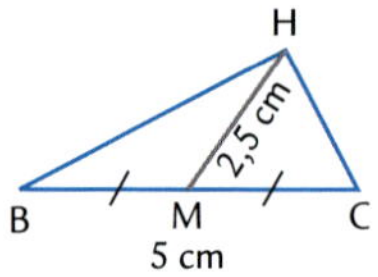

3. Calculer la mesure d'un angle

Exercices 12 et 13 p. 238

Soit x, y ou z les mesures des angles. Déterminer x, y et z dans chaque cas. Justifier les réponses.

Fiches méthodes p. 318

a) SOCLE

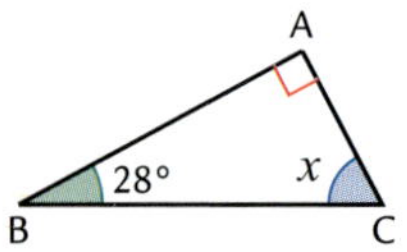

b)

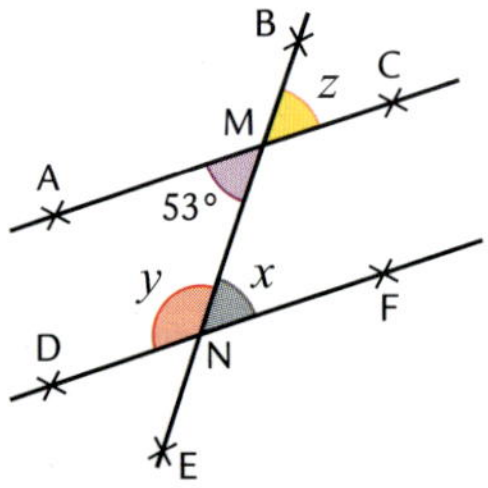

(AC) // (DF)

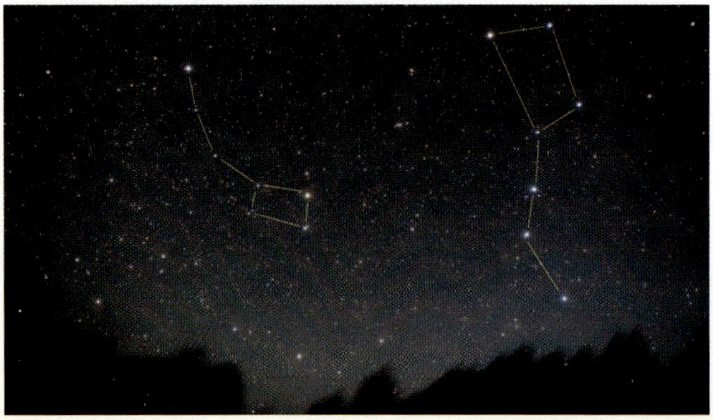

Activités

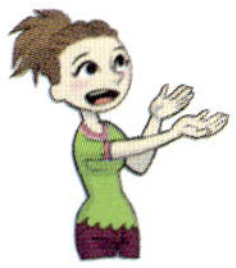

Dans ce chapitre, j'apprends à :

- Utiliser le sinus et la tangente dans un triangle rectangle
- Utiliser les propriétés des angles inscrits et des angles au centre
- Construire un polygone régulier
- Résoudre des problèmes

Utiliser le sinus et la tangente dans un triangle rectangle

1. À la découverte du sinus et de la tangente

▶ Exercices 14 à 19 p. 239

a) Conjecturer.

Dans chacun des quatre triangles ci-dessous, calculer un arrondi des rapports suivants en prenant les mesures nécessaires sur le dessin.

① $\dfrac{\text{Longueur du côté opposé à } \widehat{B}}{\text{Longueur de l'hypoténuse}}$ ② $\dfrac{\text{Longueur du côté opposé à } \widehat{B}}{\text{Longueur du côté adjacent à } \widehat{B}}$

En observant les résultats obtenus, quelle conjecture peut on faire ?

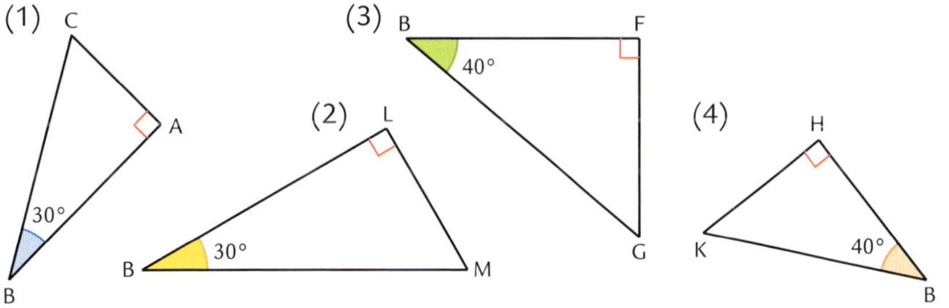

b) Retrouver les résultats de la question a) en utilisant uniquement les mesures des angles et la calculatrice.

c) Démontrer (Voir démonstration exercice 77 page 247).

d) Appliquer.

Tracer un triangle DEF rectangle en D, puis écrire avec les lettres de la figure : $\cos \widehat{E}$, $\sin \widehat{E}$, $\tan \widehat{E}$, $\sin \widehat{F}$ et $\tan \widehat{F}$.

e) Les affirmations suivantes sont-elles vraies ou fausses ? Justifier.

(1) Le sinus d'un angle aigu est compris entre 0 et 1.

(2) La tangente d'un angle aigu est comprise entre 0 et 1.

Connaissance 1 p. 234

2. Calculer la longueur d'un segment

▶ Exercices 20 à 26 p. 239

a) (1) Tracer un triangle ABC rectangle en C, tel que $\widehat{BAC} = 23°$ et BC = 4 cm.

(2) Calculer l'arrondi à 0,1 cm près de AB.

(3) Contrôler la vraisemblance du résultat sur le dessin.

Méthode 1 p. 236

Activités mentales
Exercices rituels

b) Déterminer, si possible, la troncature de x à 0,1 cm près.

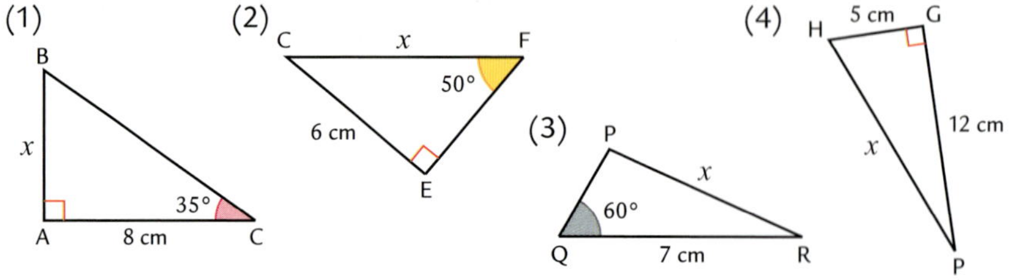

3. Calculer un angle

▸ Exercices 27 à 33 p. 240

a) À la calculatrice.

Soit x la mesure d'un angle en degré. En utilisant une calculatrice, déterminer dans chaque cas, si possible, l'arrondi de la mesure de l'angle au degré près.

(1) $\sin x = 0{,}469$ (2) $\tan x = \dfrac{19}{25}$ (3) $\sin x = \dfrac{14}{10}$ (4) $\tan x = \dfrac{14}{10}$

Méthode 2 p. 237

Activités mentales
Exercices rituels

b) En utilisant la trigonométrie.

(1) Tracer un triangle KOT rectangle en T tel que KO = 10 cm et KT = 5 cm.

(2) Calculer l'arrondi au degré près de l'angle $\widehat{KOT}$.

(3) Vérifier la vraisemblance du résultat trouvé en mesurant l'angle sur le dessin.

Utiliser les propriétés des angles inscrits et des angles au centre

4. À la découverte des angles inscrits et des angles au centre

▸ Exercices 34 à 38 p. 241

Observer la disposition de l'angle $\widehat{BAC}$ sur chacune des figures ci-dessous, puis répondre aux questions.

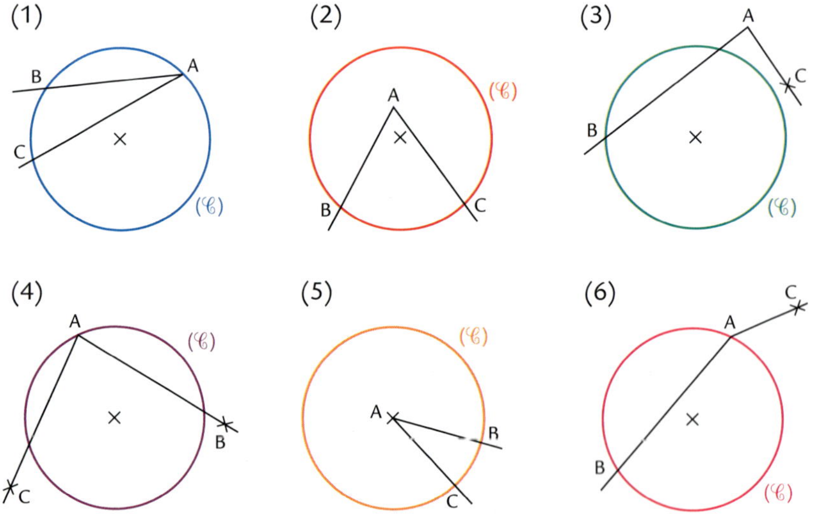

a) Sur les figures (1) et (4), on dit que l'angle $\widehat{BAC}$ est un angle inscrit dans le cercle $(\mathscr{C})$. Ce n'est pas le cas de $\widehat{BAC}$ sur les autres figures.

En déduire quelles semblent être les caractéristiques d'un angle inscrit.

Connaissance 2
p. 234

b) Sur la figure (5), on dit que l'angle $\widehat{BAC}$ est un angle au centre. Ce n'est pas le cas de $\widehat{BAC}$ sur les autres figures.
En déduire quelles semblent être les caractéristiques d'un angle au centre.

5. Propriété des angles inscrits et des angles au centre

▶ Exercices 34 à 38 p. 241

a) Sur les figures (1), (2) et (5) de l'activité 4, on dit que l'angle $\widehat{BAC}$ intercepte l'arc $\overset{\frown}{BC}$.
Sur la figure ci-contre, trouver les angles inscrits ou les angles au centre qui interceptent l'arc $\overset{\frown}{EF}$ (marqué en rouge).

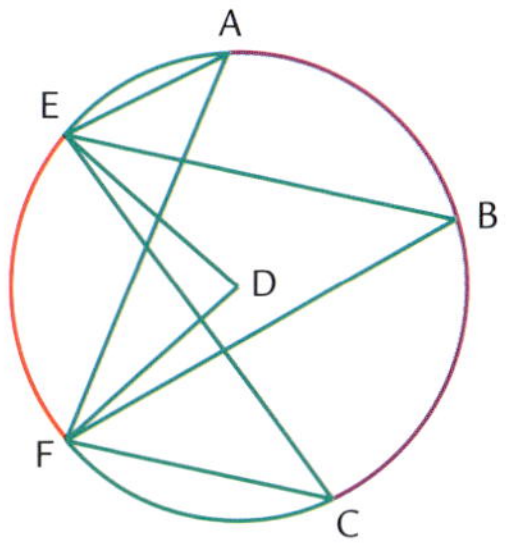

D est le centre du cercle

Activités mentales
Exercices rituels

b) Tracer un cercle de centre O. Tracer plusieurs angles inscrits dans ce cercle qui interceptent le même arc $\overset{\frown}{BC}$. Mesurer ces angles.
Quelle conjecture peut-on faire ?

c) Tracer un cercle de centre O. Tracer un angle au centre et un angle inscrit de ce cercle qui interceptent un arc $\overset{\frown}{BC}$. Mesurer ces deux angles. Recommencer plusieurs fois ces tracés.
Quelle conjecture peut-on faire ?

Construire un polygone régulier

Connaissance 3
p. 235

6. Construire un triangle équilatéral

Tracer un cercle de centre O. Tracer un rayon [OA]. Construire les points B et C sur le cercle tels que ABC soit un triangle équilatéral.

7. Construire un hexagone

▶ Exercices 39 et 40 p. 241

Tracer un cercle de centre O. Tracer un rayon [OA]. Construire les points B, C, D, E et F sur le cercle tels que ABCDEF soit un hexagone dont tous les côtés soient égaux.

Résoudre des problèmes

8. Problèmes

▶ Exercices 41 à 71 p. 241

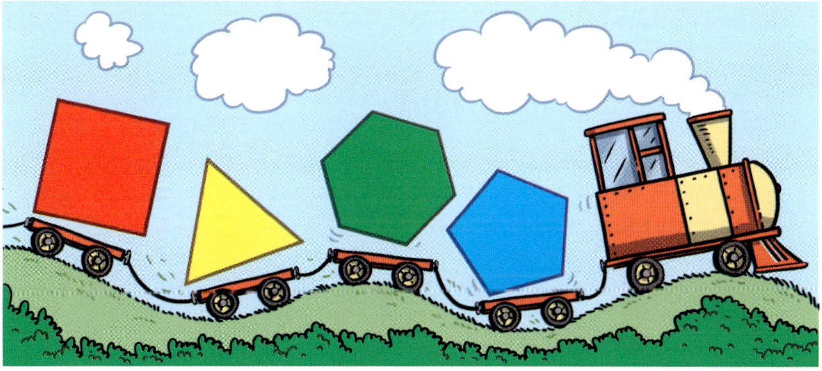

Connaissances

1 Cosinus, sinus, tangente

Exercices 14 à 33 p. 239

DEFINITION

Dans un triangle rectangle :

- **le cosinus d'un angle aigu est égal au rapport :** $\dfrac{\text{longueur du côté adjacent à cet angle}}{\text{longueur de l'hypoténuse}}$
- **le sinus d'un angle aigu est égal au rapport :** $\dfrac{\text{longueur du côté opposé à cet angle}}{\text{longueur de l'hypoténuse}}$
- **la tangente d'un angle aigu est égal au rapport :** $\dfrac{\text{longueur du côté opposé à cet angle}}{\text{longueur du côté adjacent à cet angle}}$

Ces trois rapports ne dépendent que de la mesure de l'angle considéré.

$\cos \widehat{B} = \dfrac{AB}{BC}$ $\sin \widehat{B} = \dfrac{AC}{BC}$ $\tan \widehat{B} = \dfrac{AC}{AB}$

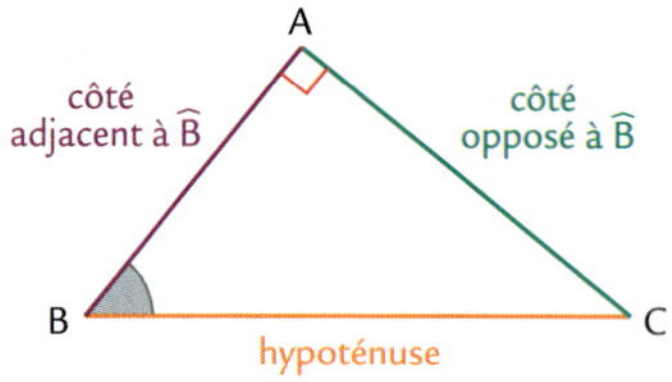

Remarque : En pratique, la « formule magique » SOHCAHTOA permet de retenir les définitions du cosinus, du sinus et de la tangente d'un angle aigu d'un triangle rectangle.

PROPRIETE

Dans un triangle rectangle, quelle que soit la mesure x d'un angle aigu, on a : $\tan x = \dfrac{\sin x}{\cos x}$ et $\sin^2 x + \cos^2 x = 1$

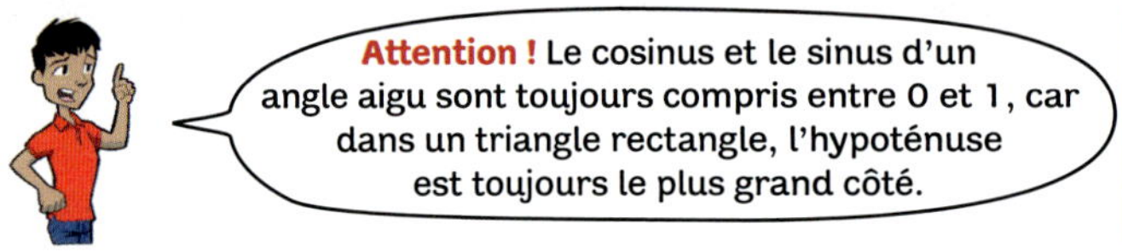

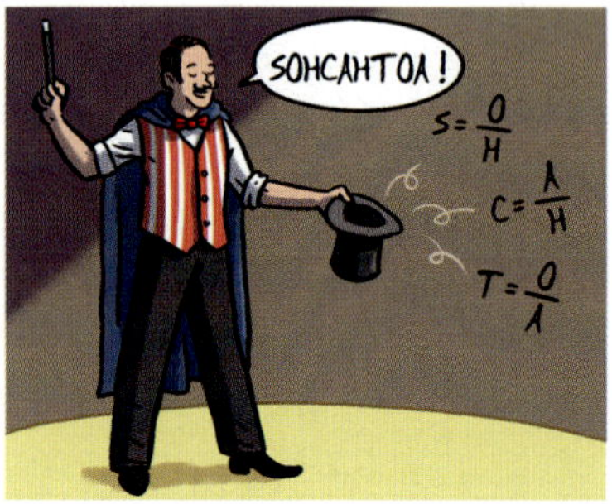

2 Angle inscrit, angle au centre

Exercices 34 à 38 p. 241

a) Arc de cercle

Sur un cercle, deux points A et B qui ne sont pas sur un même diamètre définissent deux arcs de longueurs différentes. Dans ce chapitre, on considérera que l'arc nommé désigne le plus petit des deux arcs. Sur la figure ci-contre $\overset{\frown}{AB}$ désigne l'arc marqué en rouge.

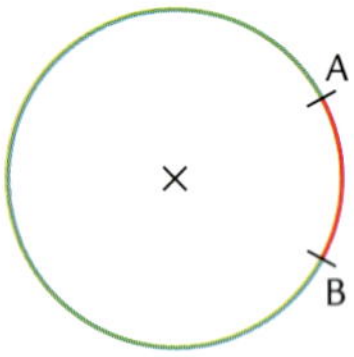

b) Angle inscrit dans un cercle

DEFINITION

Un angle dont le sommet est sur un cercle et dont les côtés coupent ce cercle est appelé angle inscrit dans ce cercle(*).

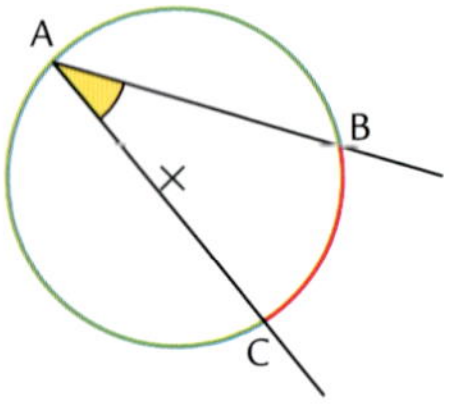

Sur la figure ci-contre, on dit que l'angle inscrit $\widehat{BAC}$ intercepte l'arc $\overset{\frown}{BC}$.

(*) En classe de 3e, on ne considérera pas le cas où l'un des côtés est tangent au cercle.

c) Angle au centre

DEFINITION
Un angle dont le sommet est le centre d'un cercle est appelé angle au centre de ce cercle.

Sur la figure ci-contre, où O est le centre du cercle, on dit que l'angle au centre $\widehat{AOB}$ intercepte l'arc $\overset{\frown}{AB}$.

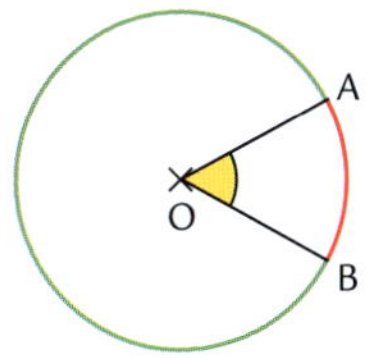

d) Propriétés

PROPIETE
Si deux angles inscrits dans un cercle interceptent le même arc, alors ils ont la même mesure.

Sur la figure ci-contre, $\widehat{CAD}$ et $\widehat{CBD}$ sont deux angles inscrits qui interceptent le même arc $\overset{\frown}{CD}$. Donc $\widehat{CAD} = \widehat{CBD}$.

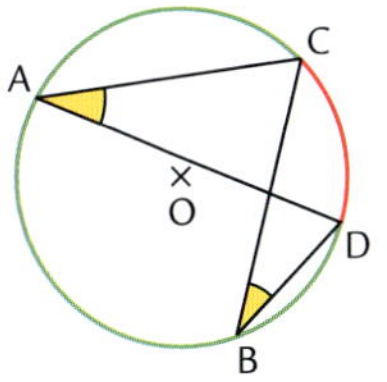

PROPRIETE
Si, dans un cercle, un angle au centre et un angle inscrit interceptent le même arc, alors la mesure de l'angle au centre est le double de la mesure de l'angle inscrit.

Sur la figure ci-contre, l'angle inscrit $\widehat{BAC}$ et l'angle au centre $\widehat{BOC}$ interceptent le même arc $\overset{\frown}{BC}$. Donc $\widehat{BOC} = 2\widehat{BAC}$.

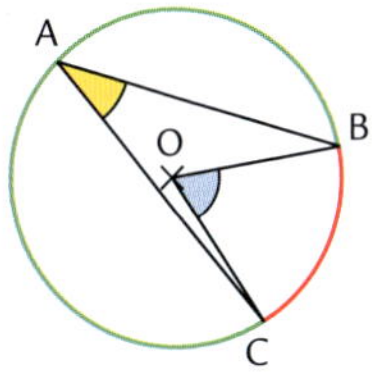

O est le centre du cercle

3 Polygones réguliers

Exercices 39 et 40 p. 241

DEFINITION
Un polygone est régulier lorsque tous ses côtés ont la même longueur et qu'il est inscriptible dans un cercle (c'est-à-dire dont tous les sommets sont sur un même cercle).
Le centre du cercle est appelé centre du polygone régulier.

➡ **Exemple :** L'hexagone ABCDEF est un polygone régulier de centre O.

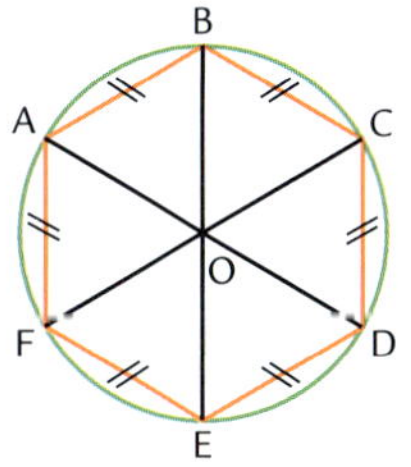

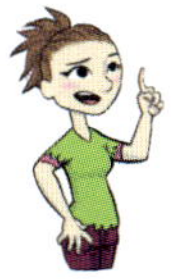

Attention ! Un losange n'est pas un polygone régulier, car il n'est pas inscriptible dans un cercle.

DEFINITION
Un polygone est régulier lorsque tous ses côtés ont la même longueur et ses angles ont la même mesure.

➡ **Exemple :** Le triangle équilatéral ABC est un polygone régulier.

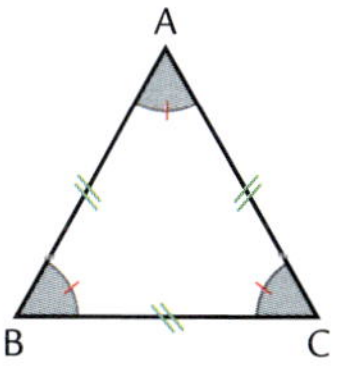

1. Calculer la longueur d'un segment

Méthode **En utilisant la trigonométrie**

>> Exercice : Calculer l'arrondi au mm près de AE.

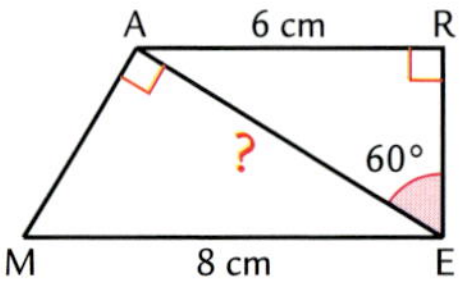

ÉTAPES

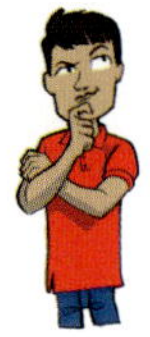

a) Pour chercher

- Que faut-il que je calcule ?
- Quelle propriété puis-je utiliser ?
- Laquelle choisir ?
- Ai-je les conditions ?

a) Ma recherche

➤ Je dois calculer une longueur.

➤ J'utilise une propriété qui permet de calculer une longueur (voir p. 318).

➤ Il y a un triangle rectangle, un côté et un angle connus, je peux choisir la trigonométrie.

➤ Oui, dans le triangle rectangle AER, on connaît l'angle $\hat{E}$ et le côté opposé à l'angle $\hat{E}$. On cherche l'hypoténuse ; on peut donc utiliser le sinus de l'angle $\hat{E}$.

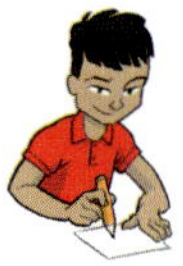

b) Pour rédiger

- J'écris la formule du sinus de l'angle connu du triangle rectangle choisi.
- Je remplace les lettres par les mesures connues.
- Je calcule le côté cherché avec la calculatrice.
- Je présente le résultat avec la précision demandée.
- Je contrôle la vraisemblance du résultat.

b) Ma rédaction

➤ Dans le triangle AER rectangle en R :

$\sin\widehat{REA} = \dfrac{RA}{AE}$

➤ $\sin 60° = \dfrac{6}{AE}$

➤ $AE \times \sin 60° = 6$

$AE = \dfrac{6}{\sin 60°}$

➤ $AE \approx 6{,}9$ cm

➤ L'hypoténuse AE est plus grande que le côté AR donc le résultat est vraisemblable.

EXERCICES D'APPLICATION

1 En utilisant les informations portées sur la figure suivante, calculer l'arrondi au mm près de JC.

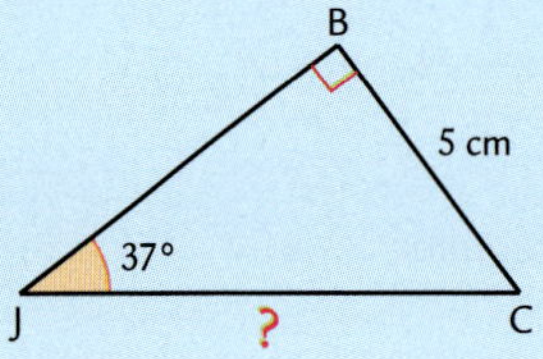

2 En utilisant les informations portées sur la figure suivante, calculer l'arrondi au mm près de CA.

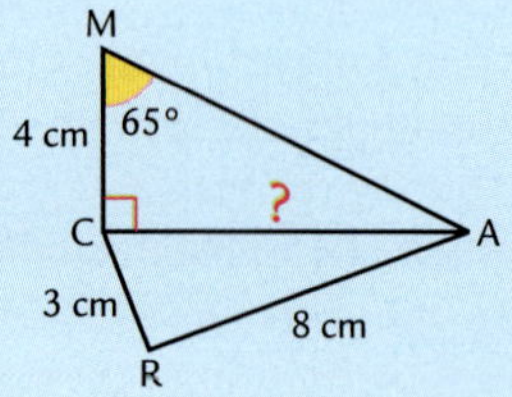

2. Calculer la mesure d'un angle

Méthode

En utilisant la trigonométrie

>> Exercice : Calculer l'arrondi au degré près de l'angle $\widehat{CRP}$.

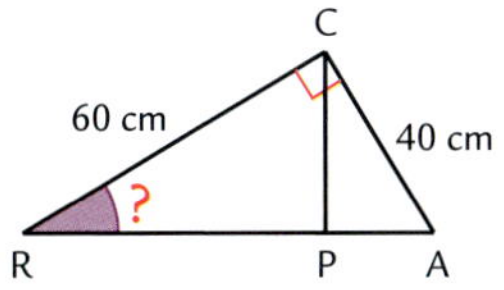

ÉTAPES

a) Pour chercher

- Que faut-il que je calcule ?
- Quelle propriété puis-je utiliser ?
- Laquelle choisir ?
- Ai-je les conditions ?

a) Ma recherche

➤ Je dois calculer un angle.
➤ J'utilise une propriété qui permet de calculer un angle (voir p. 318).
➤ Il y a un triangle rectangle dont on connaît deux côtés, je peux choisir la trigonométrie.
➤ Oui, dans le triangle rectangle CRA, on cherche l'angle $\widehat{R}$ et on connaît le côté opposé et le côté adjacent à $\widehat{R}$. On peut utiliser la tangente de $\widehat{R}$.

b) Pour rédiger

- J'écris la formule de la tangente de l'angle cherché.
- Je remplace les lettres par les mesures connues.
- Je calcule l'angle cherché avec la calculatrice.
- Je présente le résultat avec la précision demandée.

b) Ma rédaction

➤ Dans le triangle CRA rectangle en C :

$$\tan \widehat{CRA} = \frac{CA}{CR}$$

➤ $\tan \widehat{CRA} = \dfrac{40}{60}$

➤ $\widehat{CRA} \approx 3\ 3{,}690°$

➤ $\widehat{CRA} \approx 34°$ donc $\widehat{CRP} \approx 34°$.

EXERCICES D'APPLICATION

3 En utilisant les informations portées sur la figure suivante, calculer l'arrondi au degré près de l'angle $\widehat{CTU}$.

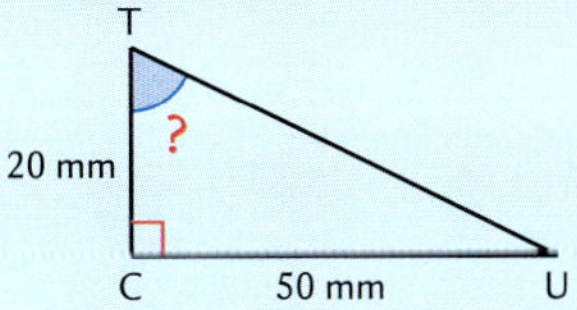

4 En utilisant les informations portées sur la figure suivante, calculer l'arrondi au degré près de l'angle $\widehat{PAT}$.

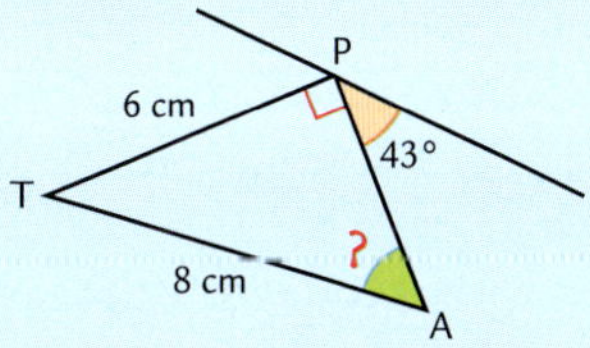

Pour réactiver les connaissances

Utiliser le cosinus dans un triangle rectangle

5 Calculer l'arrondi à 0,1 cm près de BC.

a) **b)**

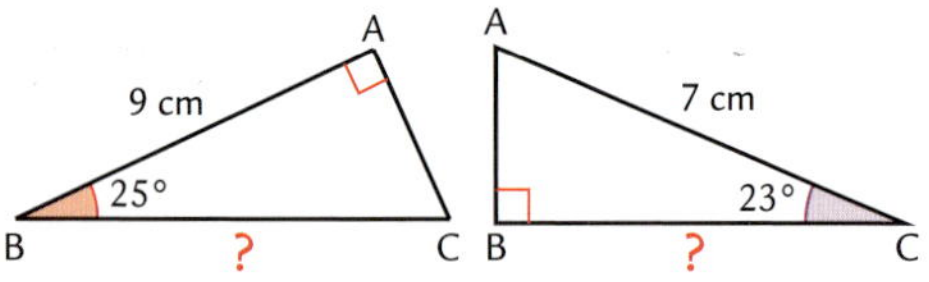

6 Soit un triangle ABC rectangle en A tel que BC = 8 cm et $\hat{B} = 36°$.

a) Calculer l'arrondi à 0,1 cm près de BA.

b) Tracer le triangle et vérifier la réponse a) avec les instruments.

7 Calculer la valeur arrondie à 0,1 cm près de PA.

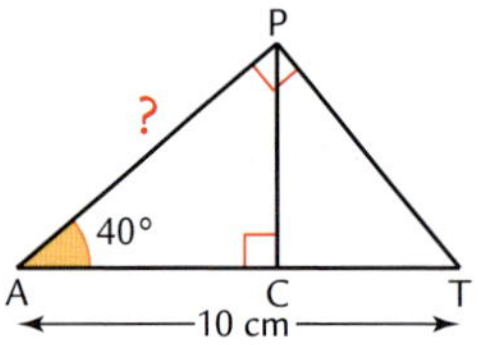

8 Dans chacun des cas suivants, calculer si possible l'arrondi au degré près de l'angle demandé.

a) $\widehat{KML}$ **b)** $\widehat{POT}$ **c)** $\widehat{ACB}$

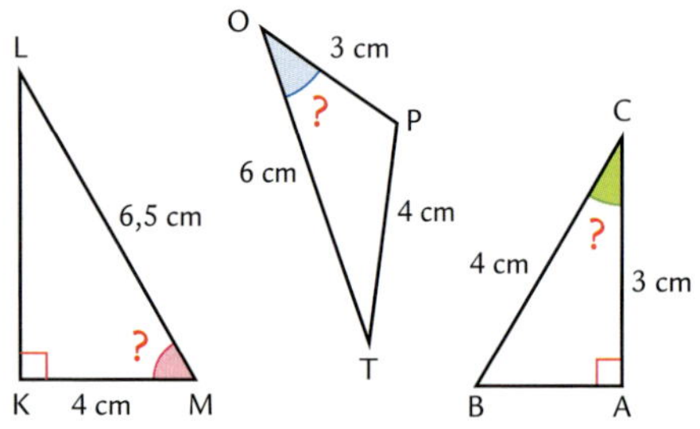

9 Soit un triangle ABC rectangle en A tel que BA = 5 cm et BC = 9 cm.

a) Calculer l'arrondi au degré près de l'angle $\hat{B}$.

b) Tracer le triangle et vérifier la réponse a) avec les instruments.

Démontrer que deux droites sont perpendiculaires

10 Compléter les chaînons déductifs suivants :

a) On sait que [EF] est un diamètre d'un cercle et M un point de ce cercle.
Si ... alors ...
donc ...

b) On sait que I est le milieu de [BC] dans le triangle ABC et que AI = 4 cm et BC = 8 cm.
Si ... alors ...
Donc ...

c) On sait que (PR) // (UV) et (TL) ⊥ (PR)
Si ... alors ...
Donc ...

11 Dans chacun des cas suivants, les droites (IJ) et (IK) sont-elles perpendiculaires ? SOCLE

a) **b)**

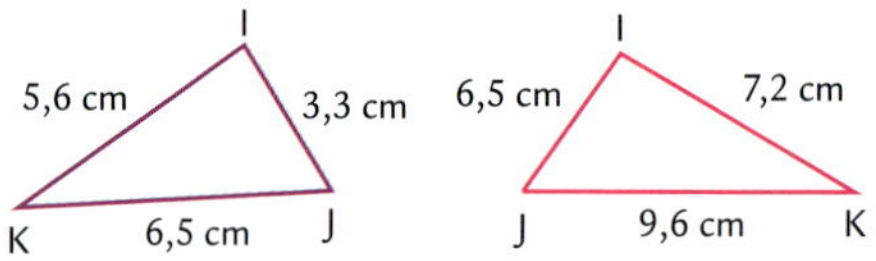

Calculer la mesure d'un angle

12 **a)** Un triangle TAP est tel que $\hat{T} = 34°$ et $\hat{A} = 56°$. Déterminer la mesure de l'angle $\hat{P}$. SOCLE

b) Un triangle TIP isocèle en T est tel que $\hat{P} = 26°$. Déterminer la mesure des deux autres angles.

c) Un triangle TOP isocèle en T est tel que $\hat{T} = 32°$. Déterminer la mesure des deux autres angles.

13 En utilisant les informations du dessin, déterminer les angles $\widehat{ABD}$, $\widehat{FEH}$, $\widehat{GEH}$ et $\widehat{FEH}$. Justifier les réponses.

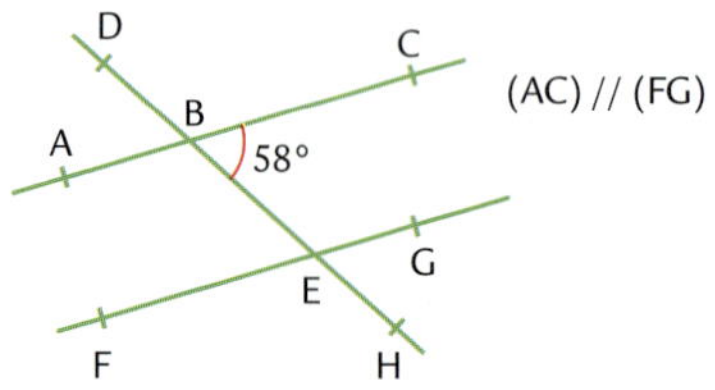

Pour s'entraîner

Utiliser le sinus et la tangente dans un triangle rectangle

14 **a)** Dans ce triangle, quelle est l'hypoténuse, le côté adjacent à $\widehat{R}$, le côté opposé à $\widehat{R}$?

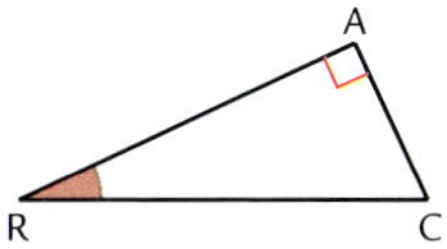

b) Écrire $\sin\widehat{R}$ et $\tan\widehat{R}$ avec les lettres du dessin.

15 Écrire $\sin\widehat{E}$ et $\tan\widehat{E}$ de deux façons différentes en utilisant les lettres du dessin.

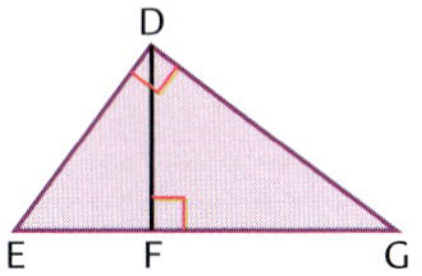

16 **VRAI OU FAUX ?**

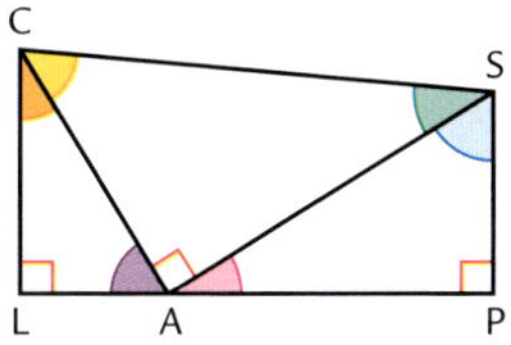

a) Dans le triangle CAS : $\tan\widehat{C} = \dfrac{AS}{CA}$

b) Dans le triangle CAS : $\sin\widehat{S} = \dfrac{SA}{SC}$

c) Dans le triangle CLA : $\tan\widehat{C} = \dfrac{AL}{CA}$

d) Dans le triangle ASP : $\sin\widehat{S} = \dfrac{AP}{SA}$

17 Donner dans chaque cas, l'arrondi à 10^{-3} près de :

a) sin 28° **b)** sin 64°
c) tan 35° **d)** tan 45°

18 Donner dans chaque cas la troncature à 10^{-3} près de $\sin\widehat{ABC}$ et de $\tan\widehat{ABC}$.

a)

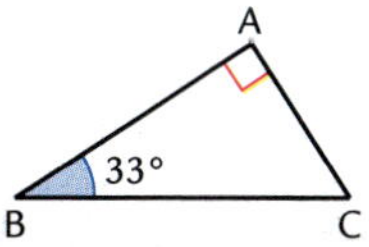

b)

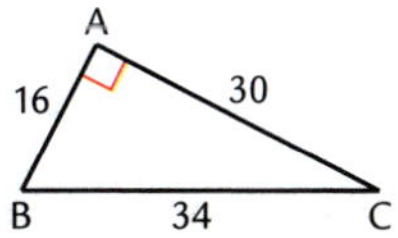

19 Donner dans chaque cas l'arrondi à 10^{-3} près de $\sin\widehat{BGV}$ et $\tan\widehat{BGV}$.

a)

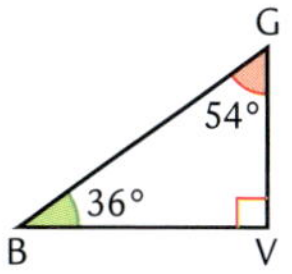

b)

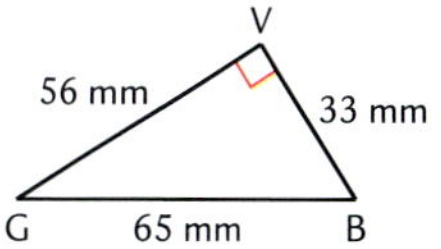

20 Calculer dans chaque cas l'arrondi à 0,1 cm près de AC.

a)

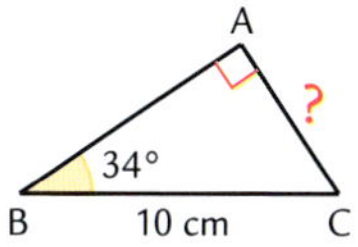

b)

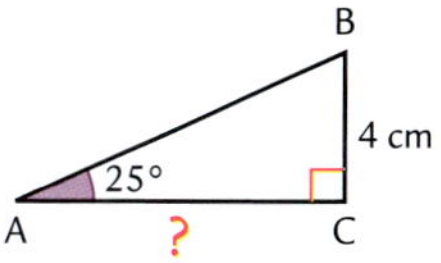

21 **a)** Tracer un triangle CAR rectangle en R tel que $\widehat{RCA} = 58°$ et AR = 5 cm.
b) Calculer l'arrondi à 0,1 cm près de AC.
c) En prenant les mesures nécessaires sur le dessin, vérifier la vraisemblance du résultat de la question b).

22 **a)** Tracer un triangle BUS rectangle en B tel que $\widehat{BUS} = 35°$ et BU = 6 cm.
b) Calculer l'arrondi à 0,1 cm près de BS.
c) En prenant les mesures nécessaires sur le dessin, vérifier la vraisemblance du résultat de la question b).

23 Julie est une fan de kytesurf.

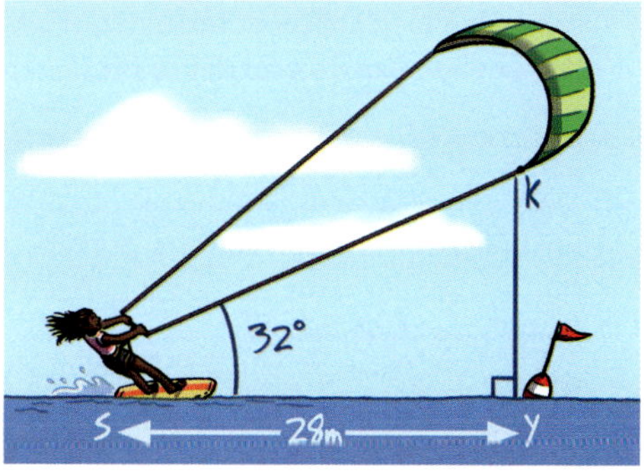

Calculer la troncature de la hauteur KY à 0,1 m près et l'arrondi de la longueur du fil SK à 0,1 m près.

24 En utilisant les informations portées sur la figure, calculer l'arrondi au mm près de MR.

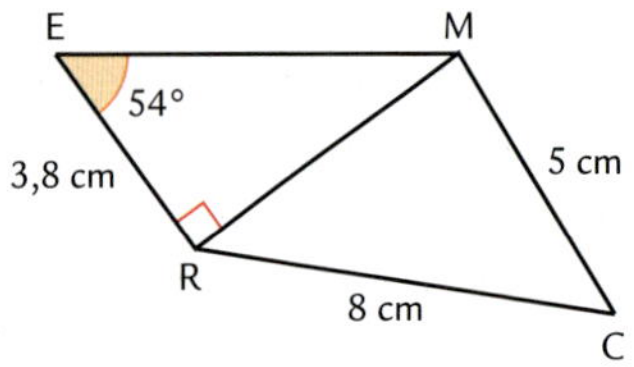

25 En utilisant les informations portées sur la figure, calculer l'arrondi au mm près de CA.

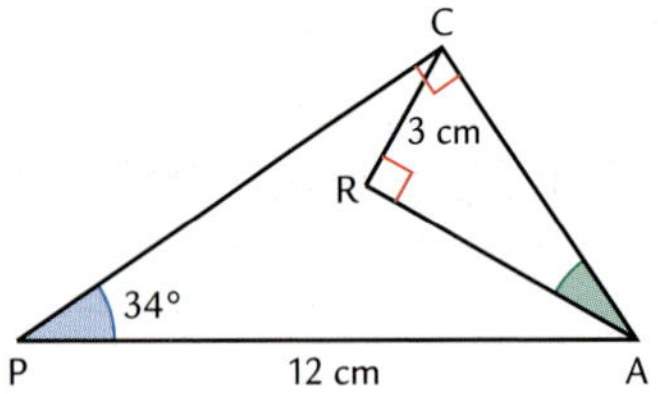

26 Monsieur Téo Dolite se trouve sur la plage. Il souhaite connaître la distance AB entre le canoë où pagaie son fils et le point A près du bord de la plage. Quelles mesures peut-il prendre et comment utiliser ces mesures pour trouver la distance cherchée ?

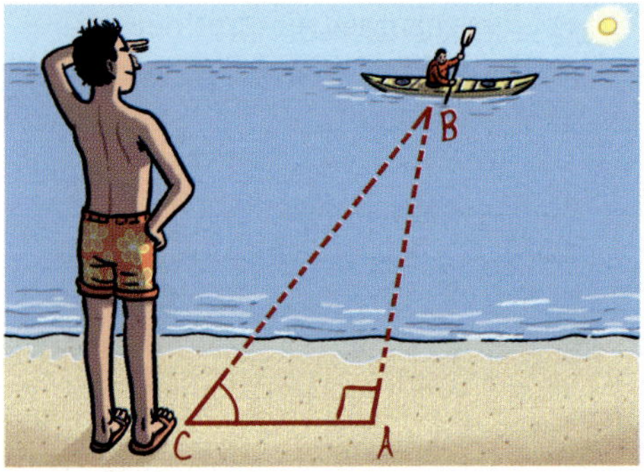

27 Soit x la mesure en degré d'un angle. En utilisant une calculatrice, déterminer, si possible, l'arrondi de l'angle x au degré près.

a) $\sin x = \dfrac{17}{26}$ **b)** $\sin x = \dfrac{13}{10}$ **c)** $\tan x = \dfrac{23}{10}$

28 En utilisant les informations portées sur la figure, calculer dans chaque cas l'arrondi au degré près de l'angle $\widehat{A}$.

a)

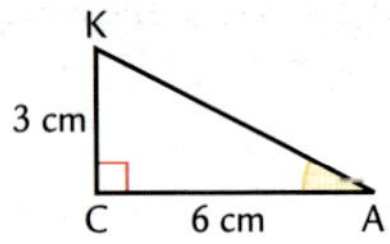

b)

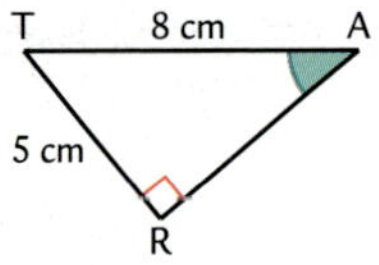

29 **a)** Tracer un triangle ABS rectangle en S tel que BS = 6 cm et AS = 4 cm.
b) Calculer l'arrondi au degré près de l'angle $\widehat{A}$.
c) Vérifier la vraisemblance du résultat trouvé en mesurant l'angle sur le dessin.

30 **a)** Tracer un triangle RFO rectangle en F tel que RO = 8 cm et RF = 4 cm.
b) Calculer l'arrondi au degré près de l'angle $\widehat{O}$.
c) Vérifier la vraisemblance du résultat trouvé en mesurant l'angle sur le dessin.

31 **a)** Calculer l'arrondi au degré près de l'angle $\widehat{IAL}$.

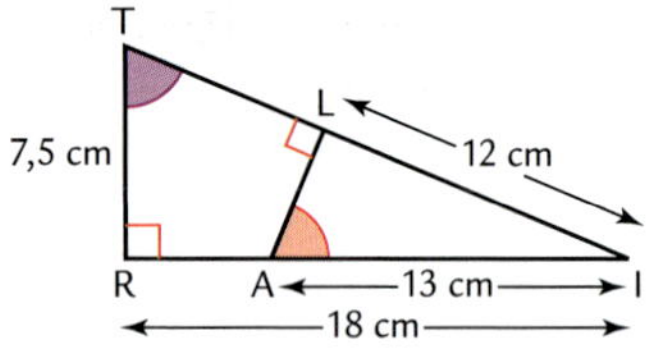

b) Calculer l'arrondi au degré près de l'angle $\widehat{RTI}$.

32 **a)** Calculer l'arrondi au degré près de l'angle $\widehat{TAC}$.

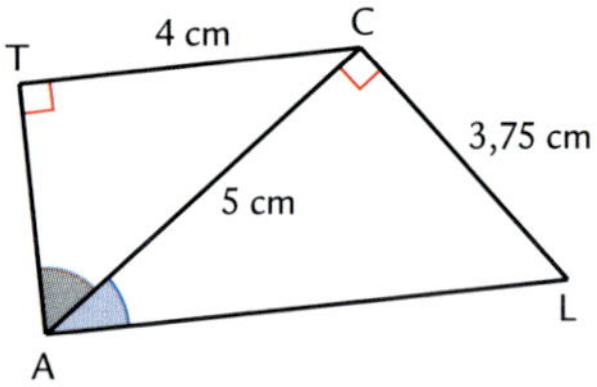

b) Calculer l'arrondi au degré près de l'angle $\widehat{CAL}$.
c) Si la somme des deux résultats ci-dessus fait 90°, bravo ! Sinon vérifier vos calculs.

33 Calculer l'arrondi au degré près de l'angle $\widehat{CRP}$.

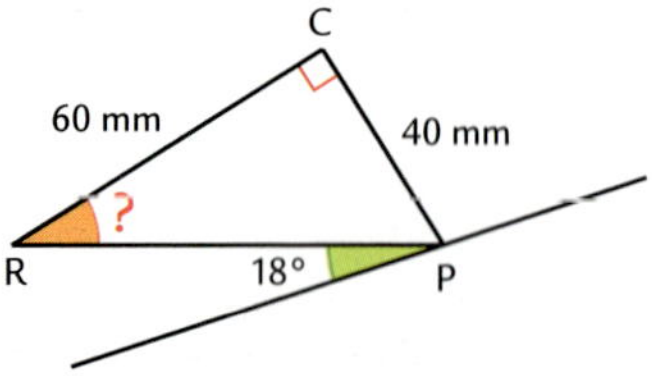

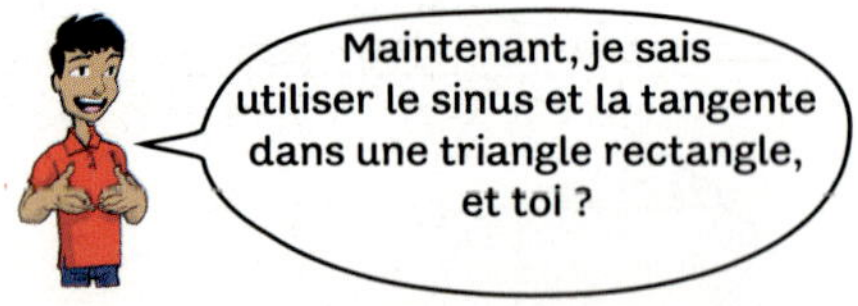

Utiliser les propriétés des angles inscrits et des angles au centre

34 Sur la figure ci-contre, quels sont les angles inscrits qui interceptent :

a) l'arc $\overset{\frown}{EA}$?

b) l'arc $\overset{\frown}{BC}$?

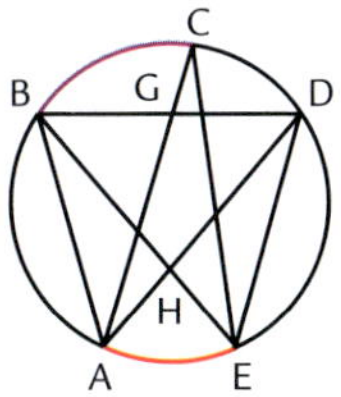

35 Quelle est la mesure de l'angle $\widehat{ACD}$?

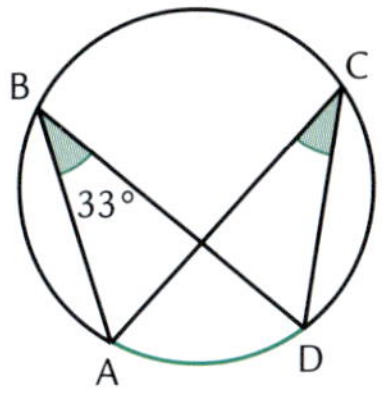

36 **a)** Quelles sont les mesures des angles $\widehat{LSI}$? $\widehat{EIL}$?

b) Quelles sont les mesures des angles $\widehat{ESI}$? $\widehat{ELI}$?

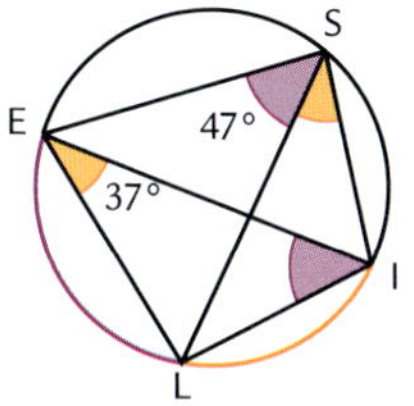

37 **a)** Calculer l'angle $\widehat{RSC}$.

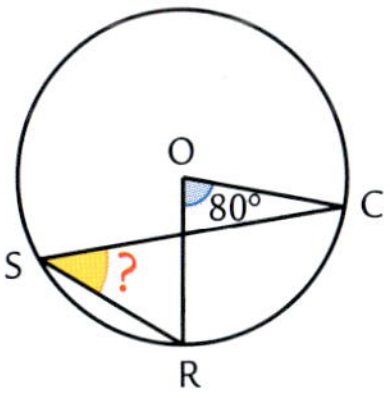

O est le centre du cercle

b) Calculer l'angle $\widehat{AOC}$.

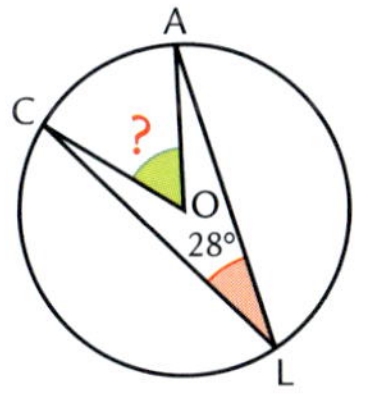

O est le centre du cercle

38 En utilisant les informations portées sur la figure suivante, calculer l'angle $\widehat{MOK}$.

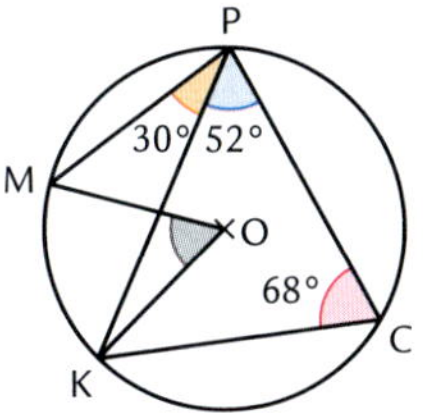

O est le centre du cercle

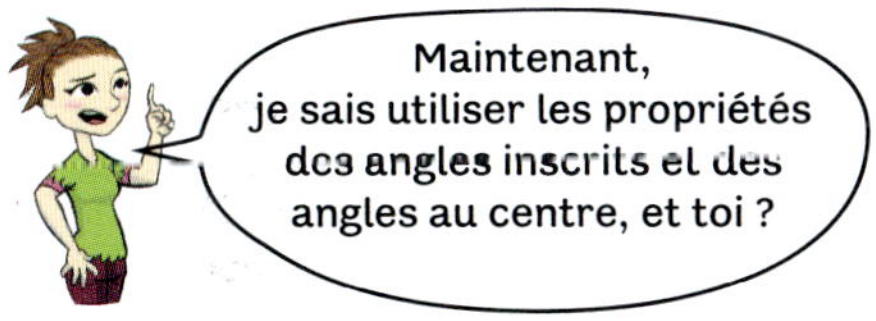

Construire un polygone régulier

39 Tracer un cercle de centre O. Tracer un rayon [OM]. Construire les points N, P et Q sur le cercle tels que MNPQ soit un carré.

40 Tracer un cercle de centre O. Tracer un rayon [OL]. Construire les points M, N, P, Q, R, S et T sur le cercle tels que LMNPQRST soit un octogone régulier.

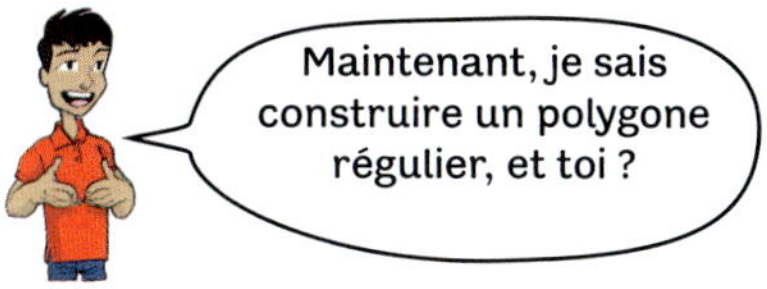

Résoudre des problèmes

41 Calculer la troncature à 10^{-1} cm près de PM.

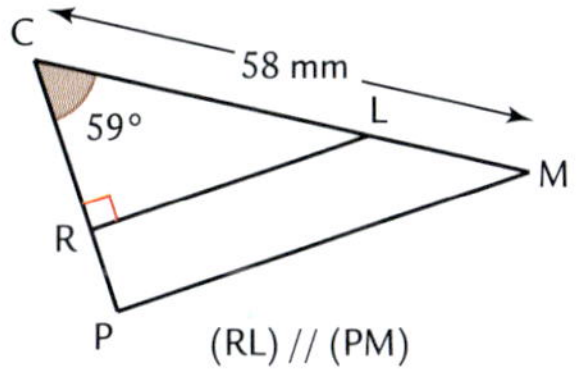

42 Calculer l'arrondi à 10^{-1} cm près de CR.

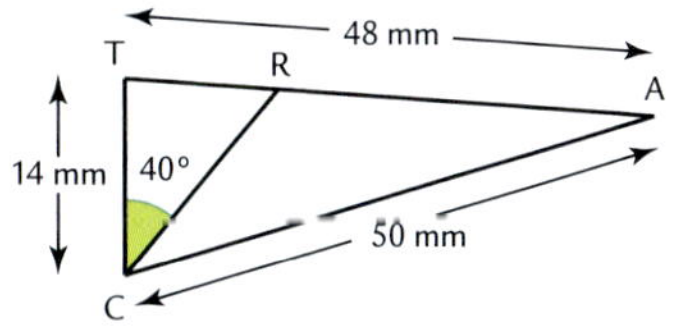

43 Calculer la troncature à 0,1 cm près de GF.

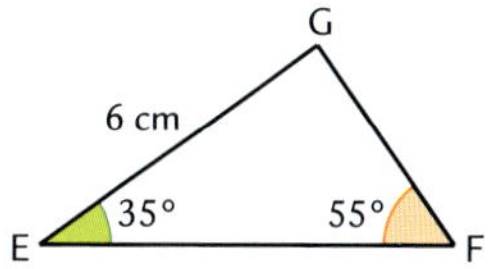

44 **a)** Tracer un cercle $\mathscr{C}$ de diamètre AB = 8 cm, puis placer un point F sur le cercle tel que l'angle $\widehat{BAF}$ soit égal à 60°.

b) Montrer que le triangle ABF est rectangle en F.

c) Calculer AF.

Brevet, Antilles – Guyane, septembre 2008.

45 Calculer la troncature à 10^{-1} mm près de OB.

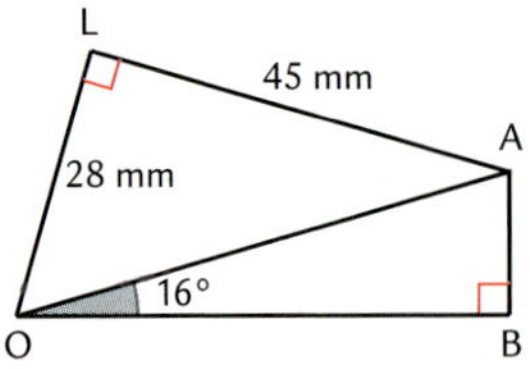

46 Calculer l'arrondi à 10^{-1} cm près de EK.

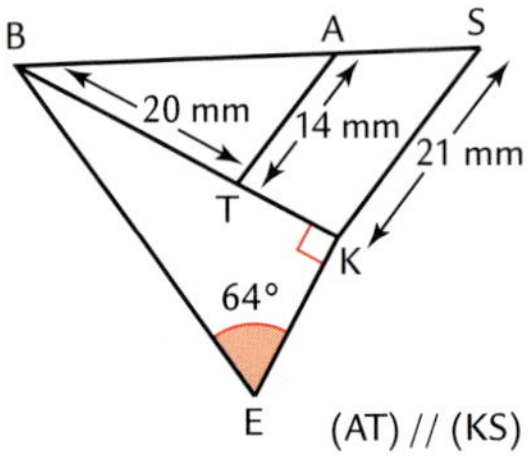

47 Calculer l'arrondi de SP à 10^{-1} cm près.

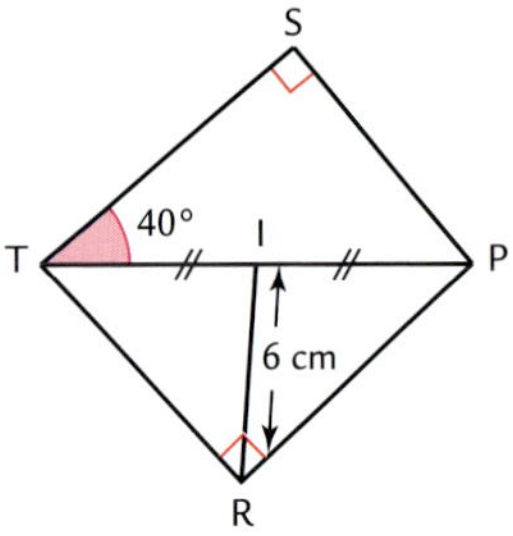

48 Monsieur Thomas, viticulteur, dispose d'une parcelle AETU de forme rectangulaire qui est close et d'une parcelle HAE qui a la forme d'un triangle rectangle. Il veut la clôturer en mettant une barrière en HE et en HA.

Son ami Géo Maitre, après avoir pris des mesures, lui remet le croquis ci-dessous.

M. Thomas estime qu'il ne peut pas calculer la longueur de barrière nécessaire avec ces seules informations. Mr Géo Maître estime que c'est possible.

Qui a raison ? Si c'est possible, calculer les longueurs des deux barrières HE et HA. Donner les réponses arrondies au mètre près.

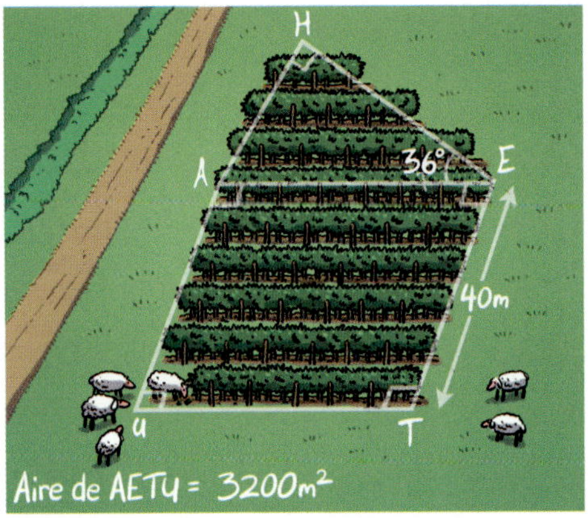

Devenir géomètre-topographe

TRIANGLE INFO *métier*

Le géomètre-topographe est une personne spécialisée dans la mesure : il intervient, par exemple, dès qu'il y a un projet de construction pour préciser les limites des terrains et l'implantation des bâtiments ou des routes à construire. Il peut également mesurer la surface d'un logement avant une vente. Il utilise des instruments de mesure sur le terrain, en ville ou à la campagne et pratique le dessin assisté par ordinateur au bureau. De nombreux diplômes peuvent mener à cette profession (BEP, BTS, diplôme d'ingénieur) et conduisent à différents niveaux de pratique : technicien, ingénieur, expert.

49 En utilisant les informations du dessin, calculer la troncature à 0,1 cm près de EF.

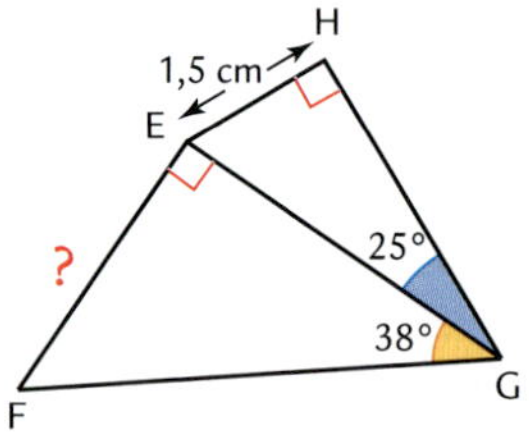

50 Marc est parti du point R pour traverser la rivière. Emporté par le courant, il est arrivé au point M au lieu d'arriver en E.

Sachant que les deux rives de la rivière sont parallèles et que le pont est perpendiculaire aux rives, calculer la distance parcourue par Marc en nageant.

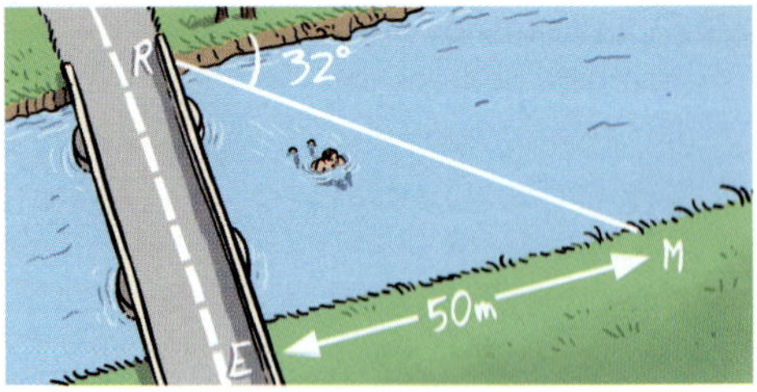

51 **a)** Tracer un triangle SRT tel que SR = 45 mm ; ST = 28 mm et RT = 53 mm.

b) Calculer l'arrondi au degré près de l'angle $\widehat{STR}$.

c) Vérifier la vraisemblance du résultat de la question b) en mesurant sur le dessin !

52 **a)** Tracer un cercle de centre O et de rayon 4 cm. Soit [CT] un diamètre du cercle. Placer sur le cercle un point L tel que CL = 3 cm.
b) Calculer la troncature à l'unité près de l'angle $\widehat{LCT}$.

53 Un losange ABCD dont les diagonales se coupent en O est tel que AC = 7 cm et AD = 9 cm. Calculer l'arrondi au degré près de l'angle $\widehat{ADC}$.

54 Calculer l'arrondi au degré près de l'angle $\widehat{PLA}$.

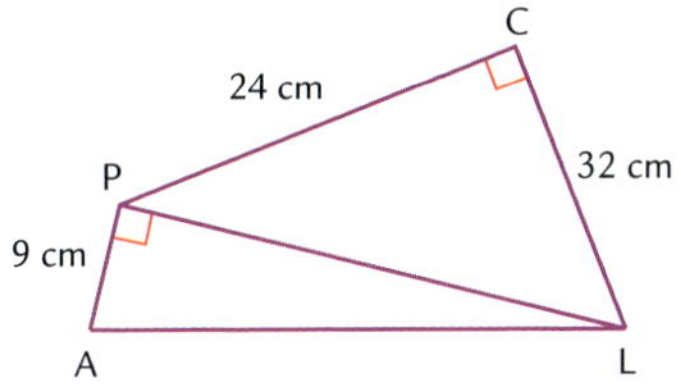

55 Calculer l'arrondi au degré près de l'angle $\widehat{AIM}$.

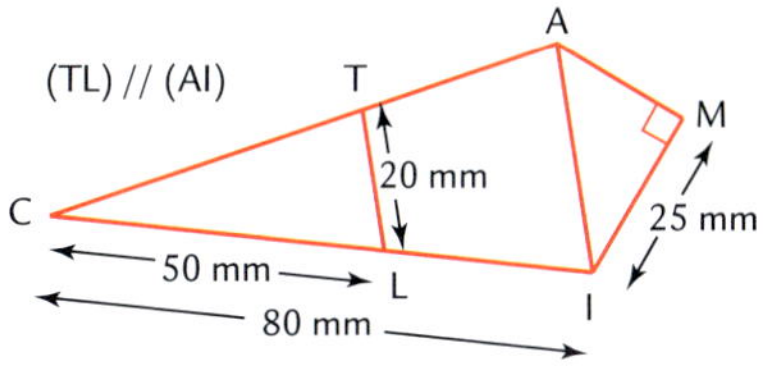

56 Calculer l'arrondi au degré près de l'angle $\widehat{MAS}$.

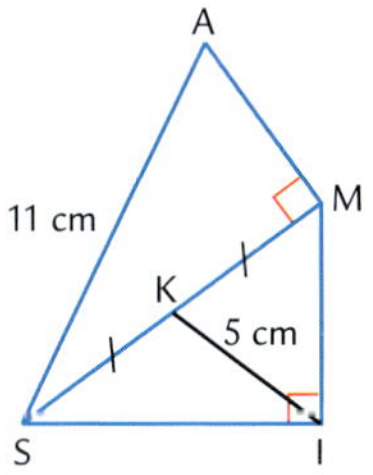

57 L'unité de longueur est le centimètre.
ABCD est un carré tel que : AB = 4.
Le point M est situé dans le carré ABCD et vérifie : AM = 2,4 et DM = 3,2.
La droite (AM) coupe la demi-droite [DC) au point I.
a) Faire une figure en vraie grandeur.
b) Montrer que AMD est rectangle en M.
c) Calculer au degré près la mesure de l'angle $\widehat{DAM}$.
d) Dans le triangle ADI rectangle en D, exprimer tan $\widehat{DAI}$. En déduire une valeur approchée au mm près de la longueur DI.

Brevet Liban, juin 2009.

58 Antoine a fabriqué une étagère d'angle avec deux triangles. Il veut mettre une baguette sur l'arête BD.

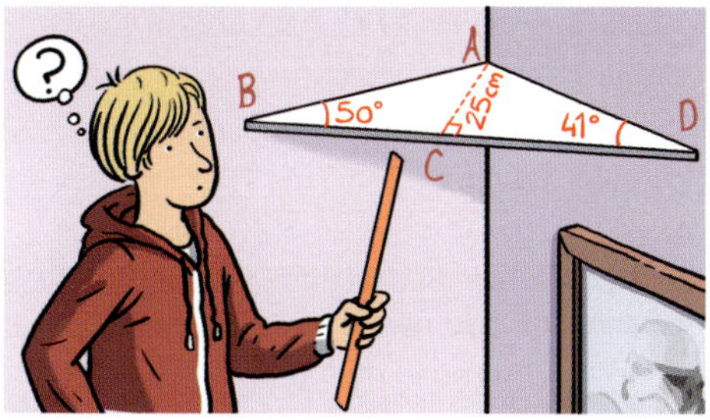

a) Calculer l'arrondi au cm près de BC.
b) Calculer l'arrondi au cm près de CD.
c) Déduire des deux résultats précédents la longueur de la baguette BD. Si vous trouvez 50 cm, bravo ! Sinon vérifier les calculs.

59 Un propriétaire souhaite aménager le grenier de sa ferme. Voici le croquis de son grenier.

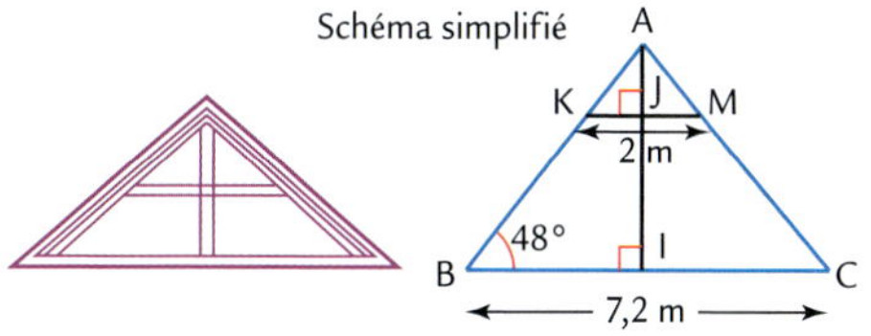

Ce propriétaire mesurant 1,75 m souhaite savoir s'il peut rester debout sans se cogner la tête sur une des poutres représentée par le segment [KM]. I est le milieu du segment [BC].
a) Calculer la longueur du segment [AI]. On donnera une valeur approchée par défaut au centimètre près.
b) Calculer la longueur du segment [AJ]. On donnera une valeur approchée par excès au centimètre près.
c) Le propriétaire peut-il se tenir debout sans se cogner la tête ?

Brevet Asie, 23 juin 2011.

60 Calculer l'arrondi au mm près de ET.

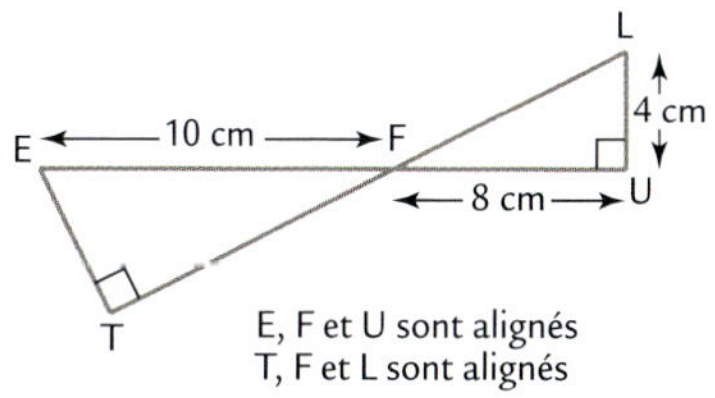

61 Soit la figure suivante où ABC est un triangle rectangle en B.
AC = 13 cm et BC = 12 cm.
La figure n'est pas en vraie grandeur.

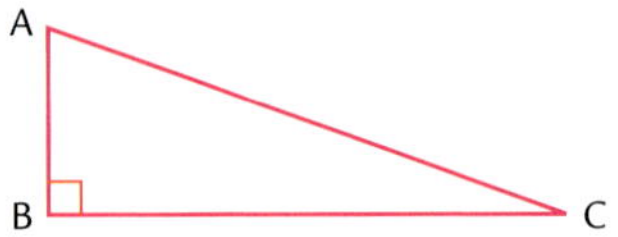

a) Calculer la mesure de l'angle $\widehat{BAC}$ (on arrondira au degré).
b) O désigne le milieu de [AC].
(1) Déterminer la longueur OB.
(2) Déterminer la mesure de l'angle $\widehat{BOA}$.
Brevet des collèges Antilles – Guyane, septembre 2009.

62 Calculer la distance entre le joueur en F et le ballon B.

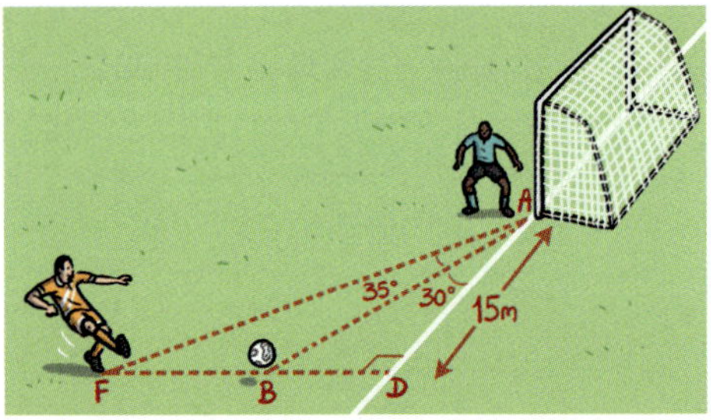

63 Quand sa laisse est tendue, le chien arrive juste au point I.

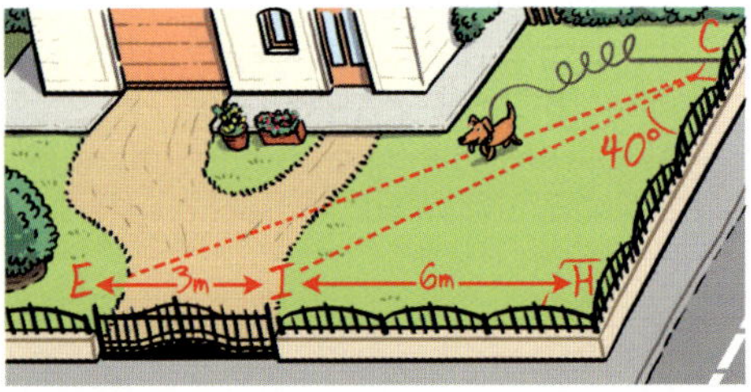

a) Quelle est la longueur de la laisse ?
b) Le propriétaire de la maison souhaite que son chien puisse atteindre le point E pour surveiller toute l'entrée.
De quelle longueur doit-il rallonger la laisse ?

64 Déterminer la mesure de l'angle $\widehat{CAB}$.
O est le centre du cercle.
$\widehat{ACB} = 68°$

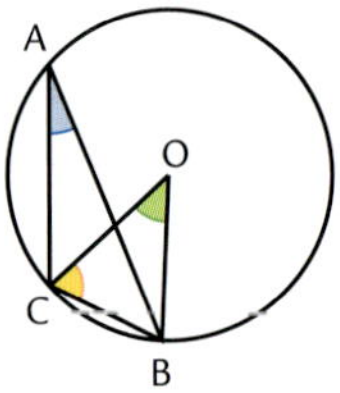

65 Raphael dit « Je suis sûr que [BC] est un diamètre ».
Anatole dit : « Je suis sûr que [BC] n'est pas un diamètre ».
Qui a raison ?

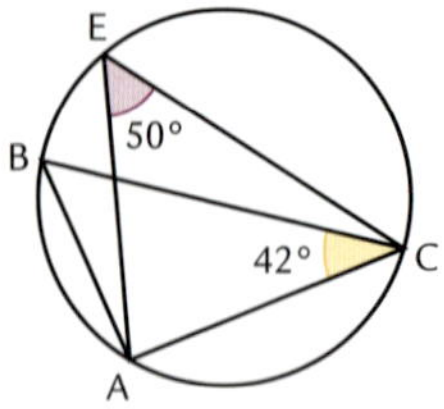

66 Démontrer que, quel que soit le triangle ABC rectangle en A et la mesure x d'un angle aigu de ce triangle, on a :

a) $\dfrac{\sin x}{\cos x} = \tan x$ **b)** $\sin^2 x + \cos^2 x = 1$

67 Sachant que $\sin x = \sqrt{\dfrac{3}{4}}$, en déduire $\cos x$.

68 Sachant que $\cos x = \sqrt{\dfrac{8}{9}}$, en déduire $\sin x$.

69 **QU'EST-CE QUE J'AI APPRIS ?**

a) Soit un triangle MNP rectangle en M. Compléter les phrases ci-dessous par « le cosinus », « le sinus » ou « la tangente ».
(1) Si on cherche l'angle $\hat{N}$ et que l'on connaît MP et MN, on utilise ...
(2) Si on cherche l'angle $\hat{N}$ et que l'on connaît MN et NP, on utilise ...
(3) Si on cherche l'angle $\hat{N}$ et que l'on connaît MP et NP, on utilise ...
(4) Si on cherche MN et que l'on connaît PM et l'angle $\hat{P}$, on utilise ...
(5) Si on cherche MN et que l'on connaît PN et l'angle $\hat{P}$, on utilise ...
b) Soit un cercle. Compléter.
(1) Si un angle inscrit dans ce cercle mesure 20°, un autre angle inscrit dans ce cercle et interceptant le même arc mesure ...
(2) Si un angle inscrit dans ce cercle mesure 30°, un angle au centre interceptant le même arc mesure ...

AVEC UN TABLEUR

Fiches logiciels

70 **a)** Faire afficher, dans une feuille de calcul, les valeurs de $\sin x$ pour toutes les valeurs entières de x de 1 à 90.
b) Faire tracer la courbe obtenue en mettant x en abscisse et $\sin x$ en ordonnée.
c) Le sinus est-il proportionnel à la mesure de l'angle ? Justifier.

Fiches logiciels

Avec un logiciel de géométrie

71 **Pratiquer une démarche scientifique**

a) Tracer un cercle. Placer quatre points A, B, C et D dans cet ordre sur ce cercle.

b) Faire afficher les mesures des angles $\widehat{ABC}$ et $\widehat{ADC}$.

Quelle conjecture peut-on faire sur la somme de deux angles opposés d'un quadrilatère inscriptible ?

c) Prouver que $\widehat{ABC} + \widehat{BAC} + \widehat{BCA} = 180°$ ①

d) Prouver que $\widehat{BCA} = \widehat{ADB}$ et $\widehat{BAC} = \widehat{BDC}$.

e) Prouver que $\widehat{BAC} + \widehat{BCA} = \widehat{ADC}$ ②

f) Déduire des égalités ① et ② que $\widehat{ABC} + \widehat{ADC} = 180°$.

g) Compléter : La somme des angles opposés d'un quadrilatère inscriptible est ....

Devoirs maison

72 Données de la figure ci-dessous :

- CDE est un triangle rectangle en C.
- A appartient au segment [CD], B appartient au segment [CE] et la droite (AB) est parallèle à la droite (DE).
- Le point F est le milieu du segment [AC] et le point O est le milieu de [AB].
- Le point G est le symétrique de F par rapport à O.
- DE = 12 cm ; AB = 4,5 cm et AC = 1,8 cm.

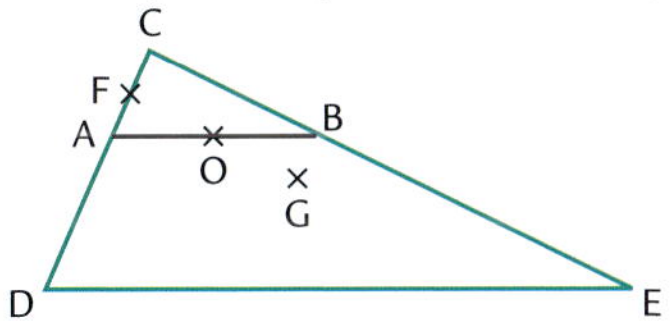

Parmi les quatre questions suivantes, en choisir deux et rédiger avec soin leur solution. Les deux questions non choisies n'ont pas à être traitées.

a) Quelle est la nature du quadrilatère AFBG ?

b) Montrer que la droite (FO) est parallèle à la droite (CB).

c) Calculer la longueur CD.

d) Calculer une valeur approchée au degré près de l'angle $\widehat{BAC}$.

Brevet des collèges Métropole, septembre 2009.

73 La formule d'Al-Kashi permet de calculer le troisième côté d'un triangle connaissant deux côtés et un angle. Pour un triangle ABC, on a :

$BC^2 = AB^2 + AC^2 - 2 \times AC \times AB \times \cos\widehat{BAC}$.

On considère pour tout l'exercice que : AB = 6 cm, AC = 12 cm et $\widehat{BAC} = 60°$.

a) Construire un triangle ABC vérifiant les conditions précédentes.

b) Donner la valeur de $\cos\widehat{BAC}$.

En déduire avec la formule d'Al-Kashi que l'on a : $BC^2 = AC^2 + AB^2 - AC \times AB$.

c) Montrer que $BC^2 = 108\ \text{cm}^2$.

d) En déduire que ABC est rectangle en B.

Brevet des collèges Polynésie, septembre 2010

74 Voici un projet de logo pour l'entrée d'un club de voile.

Ce logo va être réalisé en tige métallique, y compris la partie circulaire.

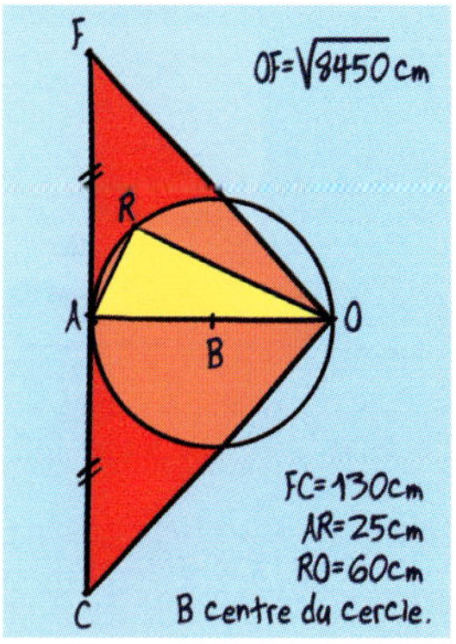

a) Quelle est la longueur totale de tige à commander avant la fabrication ?

b) Pour fabriquer le logo, déterminer les angles $\widehat{AFO}$ et $\widehat{RAO}$.

Tâches complexes

75 Raisonner, argumenter, démontrer

SITUATION

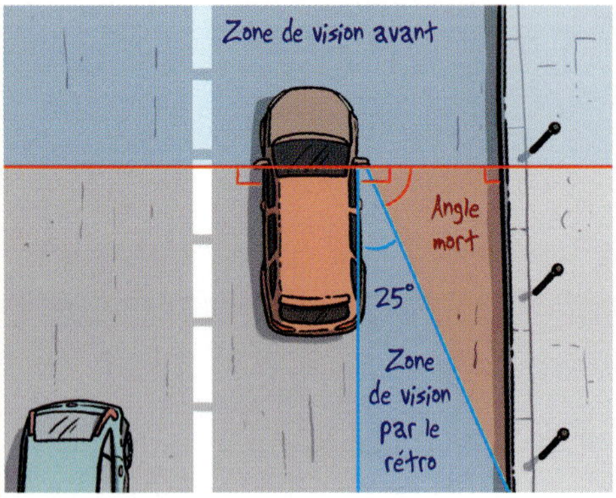

On considère, approximativement, qu'un automobiliste voit vers l'avant du véhicule et dans un certain angle vers l'arrière dans son rétroviseur extérieur comme indiqué sur le schéma.

CONSIGNE

Une file de voitures roule au ralenti à 1,7 m du trottoir.
Un cycliste double par la droite les voitures en roulant à 20 cm du trottoir. Le vélo mesure 1,6 m de longueur. Est-il toujours visible par le conducteur d'une voiture ?

76 Pratiquer une démarche expérimentale

SITUATION

On considère qu'en montagne un randonneur s'élève de 300 m par heure (c'est sa vitesse ascensionnelle). Il passe par exemple de 1 500 à 1 800 m d'altitude en une heure. Stéphanie a schématisé le profil de sa randonnée du chalet au sommet du pic enneigé.

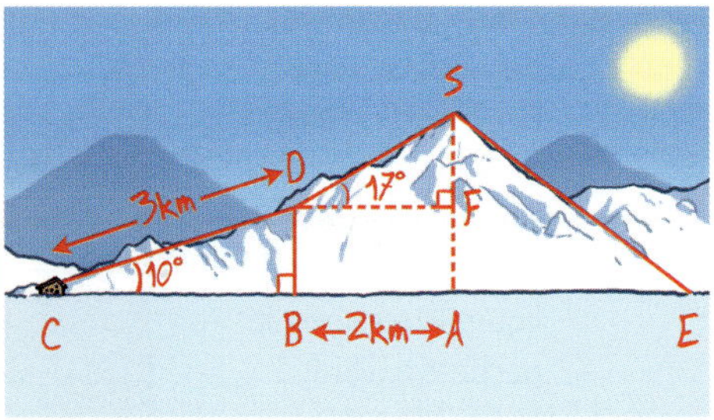

Un touriste tient le raisonnement suivant : « Si la pente est plus forte, je monte moins vite, la règle de la vitesse ascensionnelle est donc fausse ». Un guide expérimenté lui dit : « Vous avez tort ». Un mathématicien regarde la scène et dit « Le guide a raison et je peux expliquer pourquoi ».

CONSIGNES

a) Combien de temps mettra Stéphanie pour effectuer la randonnée du chalet C au sommet S ?
b) Trouver quelle explication peut donner le mathématicien au guide et au touriste. (On pourra s'aider de quelques exemples.)

Pour approfondir

77 Démonstration de la conjecture de l'activité 1.
À partir de la figure, écrire le rapport ① :

① $\dfrac{\text{Longueur du côté opposé à } \widehat{B}}{\text{Longueur de l'hypoténuse}}$

dans le triangle BAC, puis dans le triangle BA′C′ avec les lettres de la figure.
Démontrer que les deux rapports obtenus sont égaux. Faire la même chose avec la rapport ②.

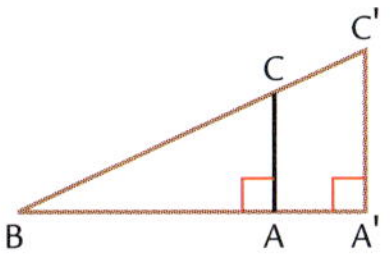

② $\dfrac{\text{Longueur du côté opposé à } \widehat{B}}{\text{Longueur du côté adjacent à } \widehat{B}}$

78 Un grimpeur est accroché à la paroi à l'aide d'un piton situé au point C. Calculer la troncature à 10^{-2} mètre près de la distance entre les pitons situés aux points C et D sachant que $\widehat{BAD} = 60°$, $\widehat{BAC} = 30°$, $\widehat{ABD} = 90°$ et AB = 8 m.

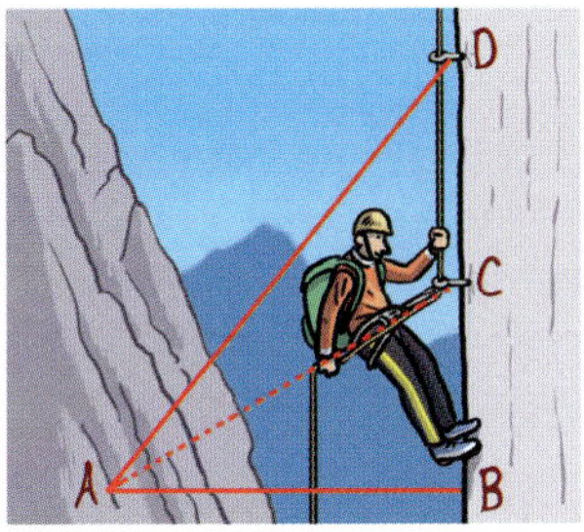

79 CLIP est un carré de côté 8 cm.
Calculer l'arrondi à 10^{-1} degré près de l'angle $\widehat{LAI}$.

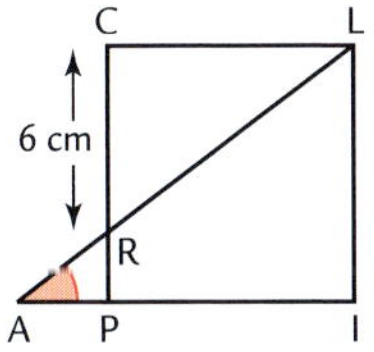

80 L'entraîneur a placé trois fanions aux points A, B et D. Les joueurs doivent faire le tour du triangle ABD. Quelle distance parcourent-ils à chaque tour ?
Donner l'arrondi du résultat au mètre près.

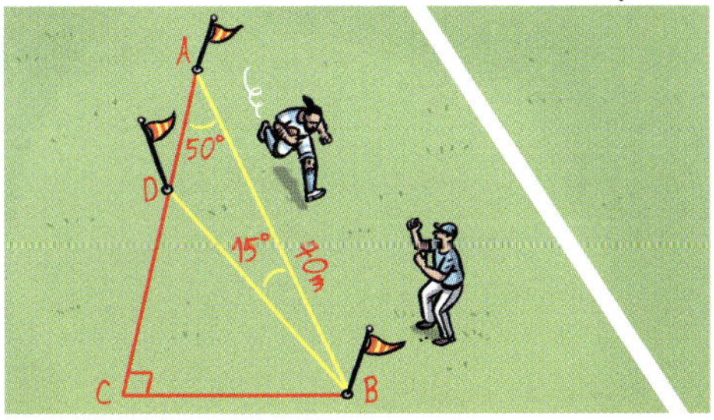

81 TRUC est un rectangle de périmètre 28 cm et de longueur 8 cm.
O est l'intersection de ses diagonales.

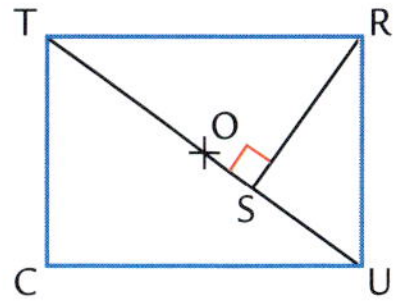

a) Calculer l'arrondi de RS à 10^{-1} cm près.

b) Calculer l'arrondi de OS à 10^{-2} cm près.

82 La pyramide a une base BCDE de forme carrée de côté 230 m et une hauteur AH de 147 m. I est le milieu de [BC].

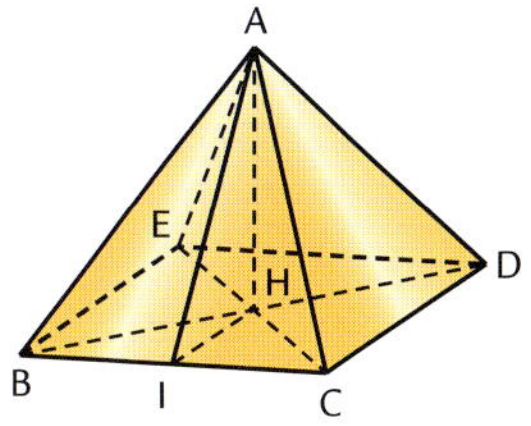

Calculer l'arrondi au degré près des angles $\widehat{ABH}$ et $\widehat{AIH}$.

83 CALCUL LITTÉRAL

Calculer la mesure des angles $\widehat{ACR}$ et $\widehat{AOR}$. Les mesures des angles sont exprimées en degré.

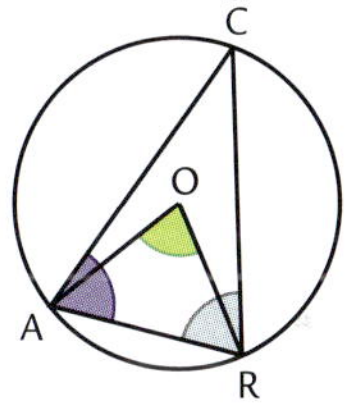

$\widehat{AOR} = 2x + 18$
$\widehat{CAR} = 2x$
$\widehat{ARC} = 2x + 11$

O est le centre du cercle

84 Sur la figure, a et b sont les mesures, exprimées dans la même unité, des longueurs AB et AC.
x est la mesure en degré de l'angle aigu $\widehat{A}$.

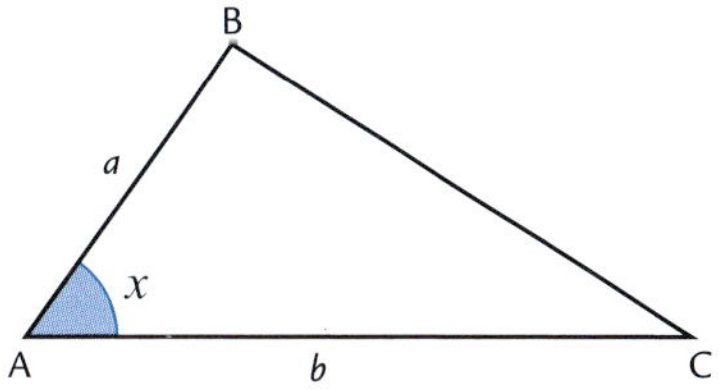

a) Trouver une formule donnant l'aire du triangle ABC en fonction de a, b et x.
b) Tracer un triangle ABC tel que AB = 4 cm, AC = 5 cm et $\widehat{BAC} = 40°$.
c) Calculer l'arrondi à 0,1 cm² près de l'aire de ce triangle en utilisant la formule trouvée à la question a).
d) Contrôler la vraisemblance du résultat en prenant les mesures nécessaires sur la figure.

Je prépare le contrôle

Les exercices de cette double page sont corrigés page 277 et suivantes.

QCM Utiliser le sinus et la tangente dans un triangle rectangle

85 Choisir, dans chaque cas, la bonne réponse.

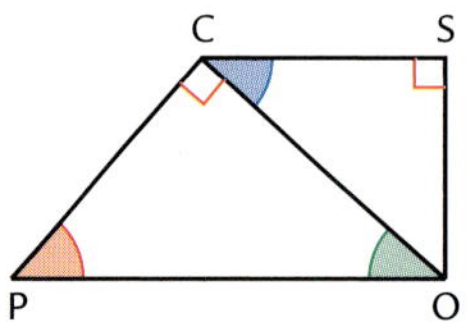

a) $\tan \widehat{SCO} = ...$ 　 1 $\frac{PO}{CO}$ 　 2 $\frac{SO}{CO}$ 　 3 $\frac{SO}{CS}$

b) $\sin \widehat{CPO} = ...$ 　 1 $\frac{PC}{PO}$ 　 2 $\frac{CO}{PO}$ 　 3 $\frac{CO}{PO}$

86 Choisir la bonne réponse.
L'arrondi à 0,1 près de TO est :

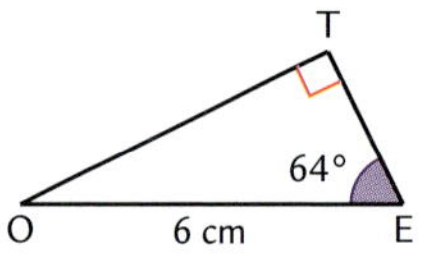

1 2,6 cm 　 2 5,3 cm 　 3 5,4 cm

87 Choisir la bonne réponse.
Soit un triangle ABC rectangle en A tel que AC = 12 cm et $\widehat{B} = 25°$. La troncature à 0,1 cm près de AB est :

1 5,6 cm 　 2 25,7 cm 　 3 13,2 cm

88 Choisir la bonne réponse.
Soit un triangle FAT rectangle en F, tel que AF = 39 mm et AT = 89 mm. L'arrondi au degré près de l'angle $\widehat{T}$ est :

1 26° 　 2 64° 　 3 24°

89 Choisir la bonne réponse.

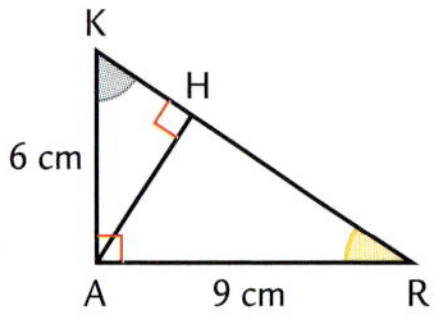

a) L'arrondi au degré près de l'angle $\widehat{K}$ est :

1 34° 　 2 56° 　 3 48°

b) La troncature au degré près de l'angle $\widehat{R}$ est :

1 56° 　 2 41° 　 3 33°

c) L'arrondi au mm près de KR est :

1 11 cm 　 2 10,8 cm 　 3 10,9 cm

QCM Utiliser les propriétés des angles inscrits et des angles au centre

90 Choisir la bonne réponse.

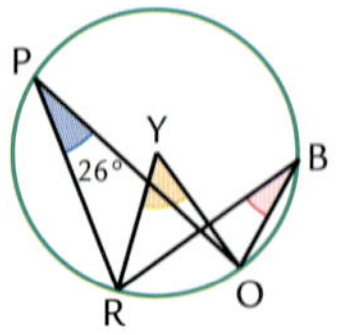

a) La mesure de l'angle $\widehat{RYO}$ est :

1 13° 　 2 52° 　 3 154°

b) La mesure de l'angle $\widehat{RBO}$ est :

1 52° 　 2 154° 　 3 26°

Construire un polygone régulier

91 Tracer un triangle FIN rectangle en I tel que FI = 28 mm et NI = 45 mm. Tracer le carré de centre I et dont un des sommets est F.

Résoudre des problèmes

92 En utilisant les informations portées sur le dessin, calculer la troncature à 0,1 près de GF.

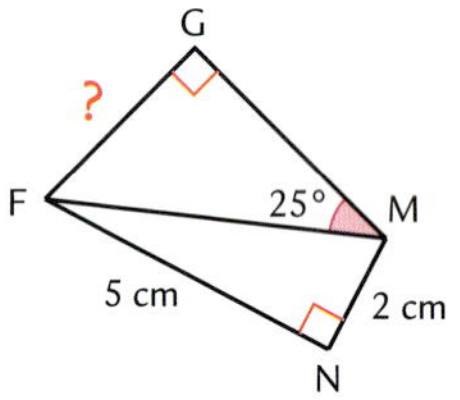

93 Soit un triangle ABC tel que BC = 7 cm ; $\widehat{BCA} = 37°$ et $\widehat{CBA} = 53°$.
Calculer la longueur CA puis donner la valeur arrondie au mm.

94 Soit un cercle de centre O et de diamètre [AB] tel que AB = 6 cm.
M est un point du cercle tel que BM = 4,8 cm.

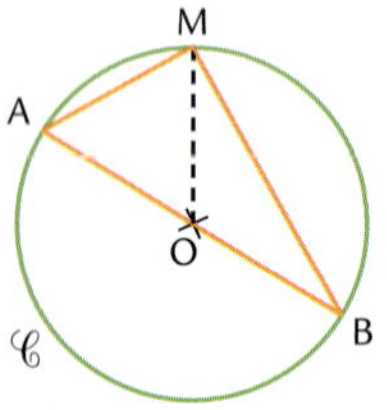

a) Calculer la mesure de l'angle $\widehat{ABM}$, arrondie au degré.

b) En déduire la mesure de l'angle $\widehat{AOM}$, arrondie au degré.

J'évalue mes compétences

SOCLE

QCM Démontrer que deux droites sont perpendiculaires

95 Choisir la bonne réponse.
On donne les dimensions d'un triangle. Soit un triangle ABC. Dans quel cas deux côtés de ce triangle sont-ils perpendiculaires ?

1 2 ; 6 ; 6,32 2 6 ; 8 ; 10 3 4 ; 2 ; 2

Calculer la mesure d'un angle

96 **QCM** Choisir la bonne réponse.
Dans le triangle FUT, on a : $\widehat{F} = 36°$ et $\widehat{U} = 24°$.
La mesure de l'angle $\widehat{T}$ est :

1 60° 2 30° 3 120°

97 **QCM** Choisir la bonne réponse.
Le triangle CPR est isocèle en C. L'angle $\widehat{P}$ mesure 32°. La mesure de l'angle $\widehat{C}$ est :

1 116° 2 74° 3 32°

98 **QCM** Choisir la bonne réponse.
Le triangle IFE est isocèle en I. L'angle $\widehat{I}$ mesure 28°. La mesure de l'angle $\widehat{F}$ est :

1 124° 2 76° 3 28°

99 **QCM** Choisir la bonne réponse.
Le triangle ORT est rectangle en T. L'angle $\widehat{O}$ mesure 29°. La mesure de l'angle $\widehat{R}$ est :

1 151° 2 122° 3 61°

100 Démontrer que le triangle LAC est un triangle rectangle.

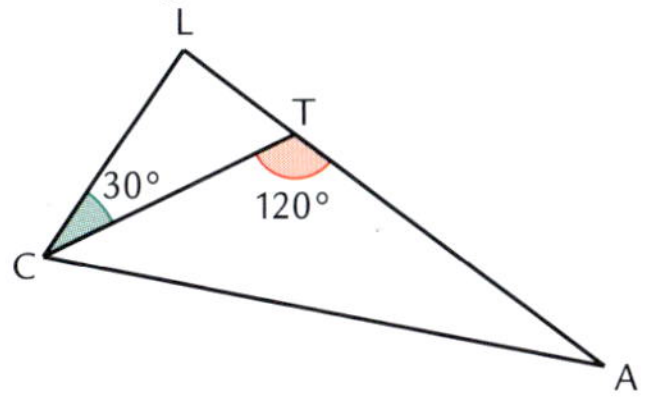

101 Démontrer que le triangle ATG est un triangle rectangle.

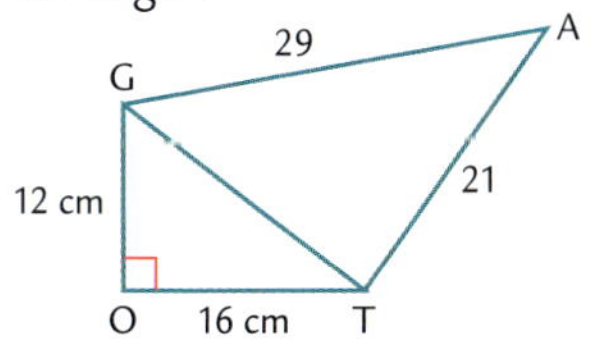

Construire un polygone régulier

102 **a)** Tracer un segment [AO] tel que : AO = 4 cm.

b) A est un sommet d'un triangle équilatéral ABC et O est le centre de ce triangle. Tracer le triangle ABC.

Tâche complexe

103 **Faire preuve d'initiative, expliquer sa démarche**

SITUATION

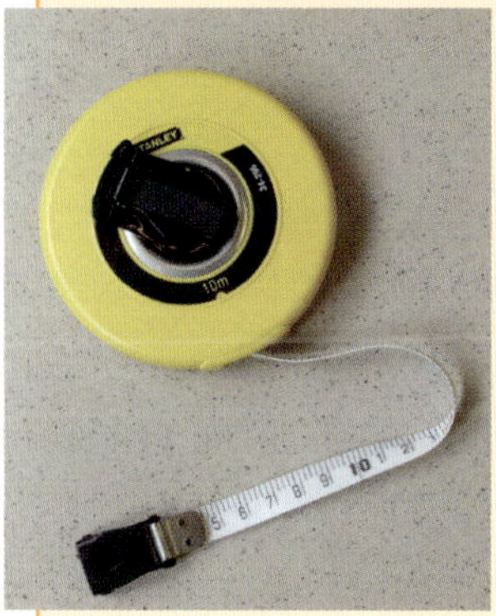

Le décamètre ruban (10 m) est un instrument de mesure utilisé, par exemple, par les géomètres pour prendre des mesures sur les chantiers.

Margot, apprentie paysagiste, veut placer quatre piquets pour repérer les quatre coins d'un parterre de fleurs ayant la forme d'un rectangle. Elle dispose uniquement d'un décamètre ruban.

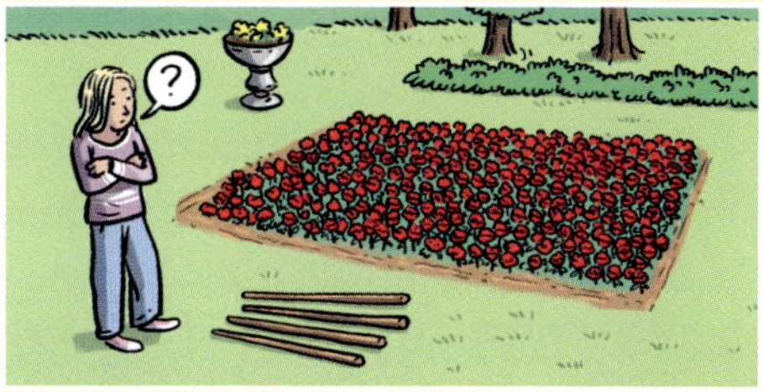

CONSIGNE

Trouver et décrire une méthode pour résoudre le problème de Margot.

104 Brevet *Nouvelle-Calédonie, mars et décembre 2009.*

Cet exercice est un questionnaire à choix multiples (QCM). Pour chacune des questions, une seule des réponses proposées est exacte.
Aucune justification n'est demandée.

a) $\frac{3}{5}$ est égal à :

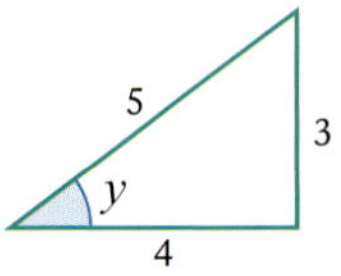

1 sin y 2 cos y
3 tan y

b) Avec les données de cette figure, l'arrondi au mm près de AB est :

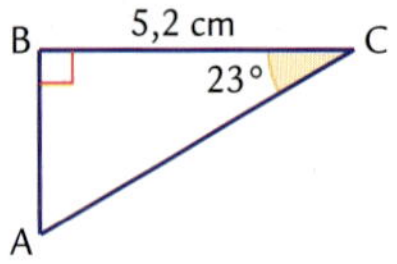

1 4,8 cm
2 2,2 cm
3 2 cm

c) Si tan $x = 54$ alors la valeur approchée de x arrondie au degré près est égale à :

1 1° 2 88° 3 89°

105 Brevet *Asie, juin 2010.*

Lors d'une intervention, les pompiers doivent atteindre une fenêtre F située à 18 mètres au-dessus du sol en utilisant leur grande échelle [PF]. Ils doivent prévoir les réglages de l'échelle.
Le pied P de l'échelle est situé sur le camion à 1,5 m du sol et à 10 m de l'immeuble.

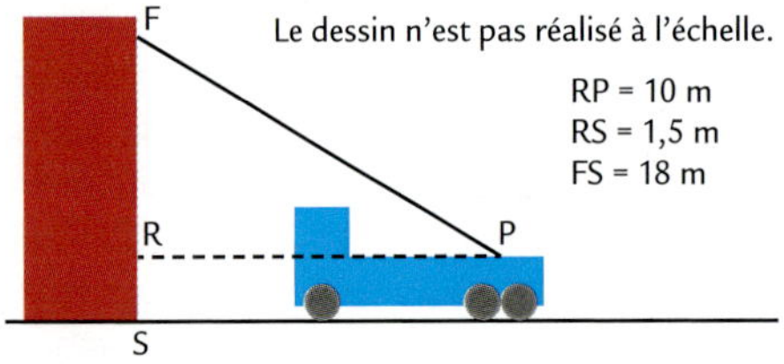

a) D'après les informations, déterminer la longueur RF.

b) Déterminer l'angle que fait l'échelle avec l'horizontale, c'est-à-dire $\widehat{FPR}$, arrondi à l'unité.

c) L'échelle a une longueur maximale de 25 mètres. Sera-t-elle assez longue pour atteindre la fenêtre F ?

106 Brevet *Nouvelle-Calédonie, mars 2009.*

La figure ci-contre n'est pas en vraie grandeur. Il n'est pas demandé de la reproduire.
L'unité est le centimètre.

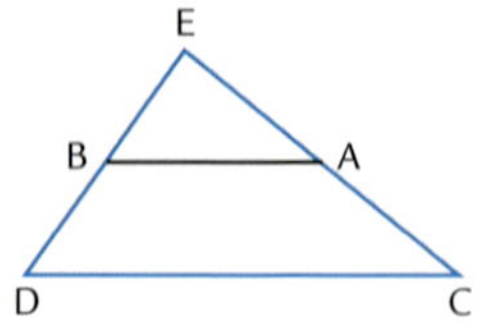

Le point B appartient au segment [DE] et le point A au segment [CE].
On donne : ED = 9 ; EB = 5,4 ; EC = 12 ; EA = 7,2 ; CD = 15.

a) Montrer que les droites (AB) et (CD) sont parallèles.
b) Calculer la longueur du segment [AB].
c) Montrer que les droites (CE) et (DE) sont perpendiculaires.
d) Calculer la valeur arrondie au degré près de l'angle $\widehat{ECD}$.
e) En déduire, sans faire de calcul, celle de l'angle $\widehat{EAB}$. Justifier.

107 Brevet *Pondichéry, avril 2011.*

On considère la figure ci-dessous qui n'est pas en vraie grandeur. On ne demande pas de refaire la figure.
- ABD est un triangle isocèle en A tel que $\widehat{ABD} = 75°$;
- $\mathscr{C}$ est le cercle circonscrit au triangle ABD ;
- O est le centre du cercle $\mathscr{C}$;
- [BM] est un diamètre de $\mathscr{C}$.

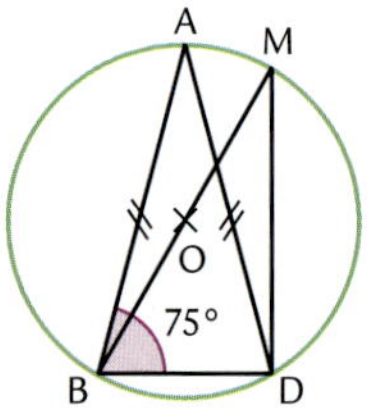

a) Quelle est la nature du triangle BMD ? Justifier la réponse.
b) (1) Calculer la mesure de l'angle $\widehat{BAD}$.
(2) Citer un angle inscrit qui intercepte le même arc que l'angle $\widehat{BMD}$.
(3) Justifier que l'angle $\widehat{BMD}$ mesure 30°.
(4) Quelle est la mesure de l'angle $\widehat{BOD}$?
c) On donne : BD = 5,6 cm et BM = 11,2 cm.
Calculer DM. On arrondira le résultat au dixième près.

Chapitre 13

Géométrie dans l'espace et sphères

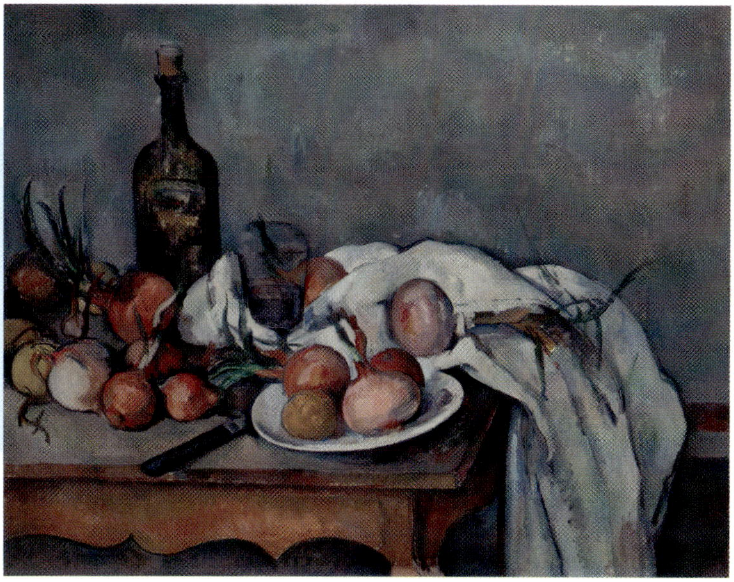

La géométrie au quotidien
Le célèbre peintre Paul Cézanne disait : « Il faut traiter la nature par le cylindre, la sphère et le cône ». Dans les objets qui nous entourent, nous retrouvons d'ailleurs souvent ces solides étudiés au collège. Les architectes, designers, artistes, tout en s'inspirant de ces formes simples, en inventent de nouvelles pour construire des bâtiments, pour réaliser des objets et des œuvres d'art.

Paul Cézanne (1839-1906),
Nature morte aux oignons (1896-1898),
huile sur toile 82 × 66 cm, (musée d'Orsay, Paris).

PRÉREQUIS

1 Reconnaître à partir de représentations en perspective :
– un parallélépipède rectangle, un prisme droit, un cylindre ; SOCLE
– une pyramide, un cône.

2 Représenter à main levée en perspective :
– un cube, un parallélépipède rectangle, un prisme droit, un cylindre ; SOCLE
– une pyramide, un cône.

3 Reconnaître et tracer le patron :
– d'un parallélépipède rectangle, SOCLE
– d'un prisme droit, d'un cylindre, d'une pyramide.

4 Reconnaître des arêtes, des faces parallèles et perpendiculaires, des longueurs égales dans un parallélépipède rectangle, un prisme droit. SOCLE

5 Calculer le volume :
– d'un parallélépipède rectangle, d'un cône, d'une pyramide, la formule étant donnée ; SOCLE
– d'un prisme droit d'un cylindre.

OBJECTIFS

1 Étudier la sphère et certains de ses grands cercles :
– calculer le volume d'une boule de rayon donné, SOCLE
– calculer l'aire d'une sphère de rayon donné.

2 • Connaître et utiliser la nature des sections : SOCLE
– du cube, du parallélépipède rectangle par un plan parallèle à une face, à une arête ;
– du cylindre de révolution par un plan parallèle ou perpendiculaire à son axe ;
– d'une sphère par un plan.
• Connaître et utiliser la nature des sections d'un cône de révolution et d'une pyramide par un plan parallèle à la base.

3 Résoudre des problèmes, en particulier les problèmes :
– de calcul de longueur et de volume,
– d'agrandissement et de réduction de solides.

LIVRET DE COMPÉTENCES

Compétence 3 : **Les principaux éléments de mathématiques et la culture scientifique et technologique**
• Pratiquer une démarche scientifique, résoudre des problèmes. → Exercices 61, 62, 84.
• Savoir utiliser des connaissances et des compétences mathématiques. → Exercices balisés « Socle ».

Compétence 4 : **La maîtrise des techniques usuelles de l'information et de la communication**
• Créer, produire, traiter, exploiter des données. → Exercices 57, 58.

Je fais le point sur mes connaissances

Pour réactiver mes connaissances

1. Reconnaître un solide

Exercices 5 à 9 p. 260

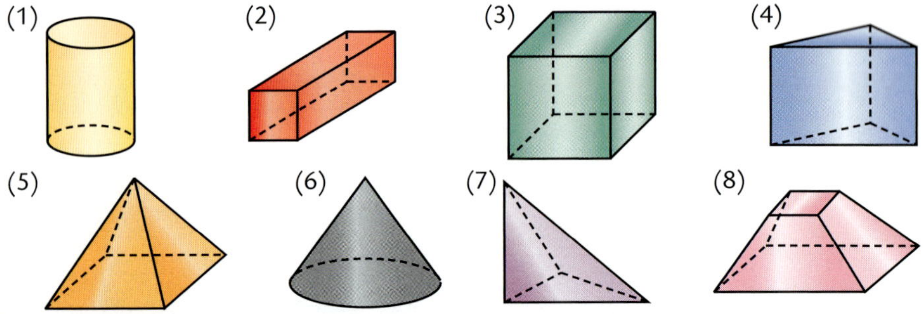

SOCLE

a) Parmi les solides représentés, quels sont les parallélépipèdes rectangles, les prismes, les cylindres ?

b) Nommer, si possible, les autres solides.

SOCLE

2. Représenter un solide en perspective

Exercices 10 à 12 p. 260

Représenter à main levée en perspective :

(1) Un cube.
(2) Un parallélépipède rectangle.
(3) Un prisme droit.
(4) Un cylindre.

SOCLE

3. Tracer un patron

Exercices 13 à 17 p. 260

Tracer un patron d'un parallélépipède rectangle de dimension 6 cm ; 4 cm ; 3 cm. Colorer de la même couleur les arêtes en contact.

SOCLE

4. Reconnaître des arêtes perpendiculaires, parallèles, des longueurs égales

Exercices 18 et 19 p. 261

En utilisant le parallélépipède rectangle ci-contre, nommer des arêtes perpendiculaires, des faces parallèles, des longeurs égales.

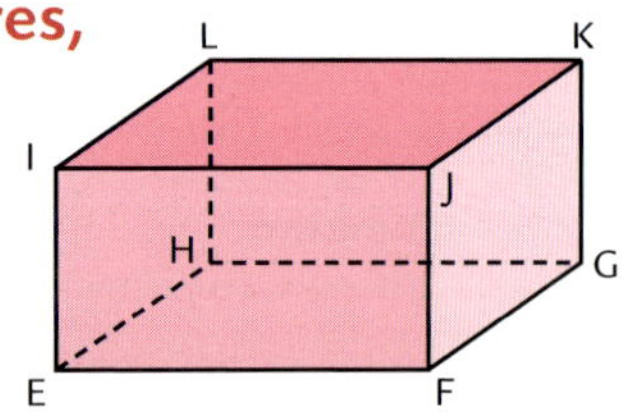

SOCLE

5. Calculer le volume d'un solide

Exercices 20 à 22 p. 261

a) Calculer le volume d'un parallélépipède rectangle de dimensions :
8 cm, 6 cm et 4 cm.

b) Calculer le volume d'un cube d'arête 3 cm.

c) Calculer le volume :
(1) d'un cône de 4 cm de hauteur et de 2 cm de rayon ;
(2) d'une pyramide de 6 cm de hauteur dont la base est un rectangle de dimensions 4 cm et 5 cm.

Voir formulaire en fin d'ouvrage

d) Calculer le volume :
(1) D'un prisme de 2 cm de hauteur et dont la base est un triangle de dimensions : 3 cm, 4 cm et 5 cm ;
(2) D'un cylindre de 4 cm de hauteur et 1,5 cm de rayon.

e) Écrire en fonction de π :
(1) le volume d'un cylindre de 5 cm de rayon et 2 cm de hauteur ;
(2) le volume d'un cône de 2 cm de rayon et 4 cm de hauteur.

Activités

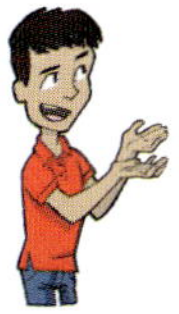

Dans ce chapitre, j'apprends à :

- Étudier la sphère
- Connaître et utiliser des sections de solides par un plan
- Résoudre des problèmes

Étudier la sphère

1. Représenter un ensemble de points

▶ Exercice 23 p. 262

a) Soit un point O. On imagine tous les points situés à 3 cm de O.
Quel ensemble de points obtient-on ?

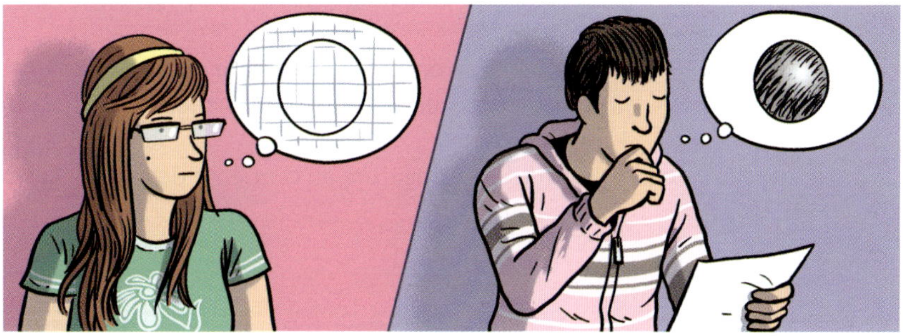

Qui a la bonne image en tête ?

b) Soit un point O.
On place tous les points situés à une distance inférieure ou égale à 3 cm.
Quelle figure obtient-on ?

c) Alicia a fait cet exercice à la maison.
Sa réponse convient-elle ?

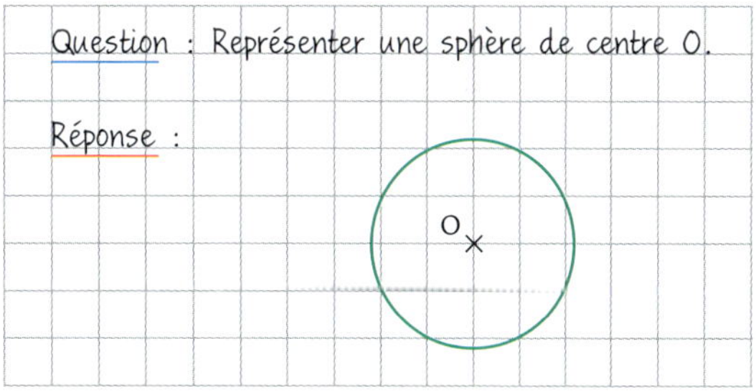

2. Distance et sphère

▶ Exercices 24 à 29 p. 262

La figure ci-contre représente une sphère de rayon 5 cm et de centre O. Les droites (AB) et (CD) sont perpendiculaires ainsi que les droites (FE) et (AB).

a) Peut-on déterminer AB ?

b) Peut-on déterminer OG ?

c) Donner la nature des triangles EOB, AFB, CBD et COA.

d) Tracer à l'échelle 1, les triangles EOB et AFB.

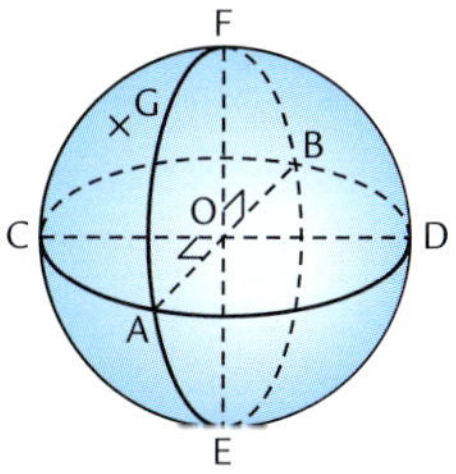

Connaissance 1 a) p. 257

3. Volume et aire d'une boule

▶ Exercices 30 à 37 p. 262

Archimède a comparé l'aire et le volume d'une boule et du cylindre dans lequel on peut l'inscrire comme ci-contre. (Le diamètre de la boule, le diamètre du cylindre et la hauteur du cylindre sont égaux.)

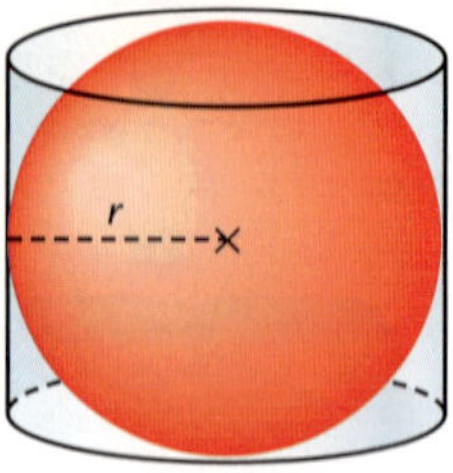

Il a démontré les résultats suivants :
- La boule occupe les deux tiers du cylindre.
- L'aire de la sphère est égale aux deux tiers de l'aire du cylindre.

a) Découvrir les formules.

Les travaux d'Archimède permettent d'écrire les formules donnant le volume d'une boule et l'aire d'une sphère.

(1) Écrire en fonction de π la formule du volume du cylindre, puis en déduire la formule qui donne le volume de la boule de rayon r.

(2) Écrire en fonction de r et de π l'aire du cylindre, puis en déduire la formule qui donne l'aire de la sphère.

b) Appliquer les formules.

(1) Calculer la valeur exacte en fonction de π du volume d'une boule de rayon 4 cm.

(2) Calculer l'arrondi au millième de cm^3 de ce volume.

(3) Calculer la valeur exacte en fonction de π de l'aire d'une sphère de rayon 4 cm.

Connaissance 1 b) p. 257

(4) Calculer la troncature au centième de cm^2 de cette aire.

La médaille Fields

TRIANGLE INFO *magazine*

C'est la plus prestigieuse récompense pour un chercheur en mathématiques. Sur l'une des faces, figure un portrait de profil d'Archimède et une citation en latin du poète Manilius, « *Transire suum pectus mundoque potiri* » que l'on peut traduire par « Franchir tes limites et te rendre maître de l'univers (par la connaissance) ».

Sur l'autre face, une autre inscription latine : « Les mathématiciens s'étant rassemblés du monde entier ont remis cette récompense en raison de remarquables écrits. » et dans l'arrière-plan, une représentation de la tombe d'Archimède, avec la gravure de son théorème « De la sphère et du cylindre », travail dont il était le plus fier. La tranche porte le nom du lauréat.

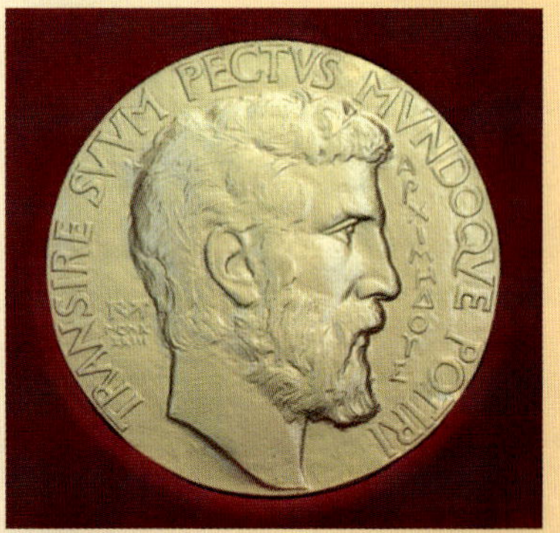

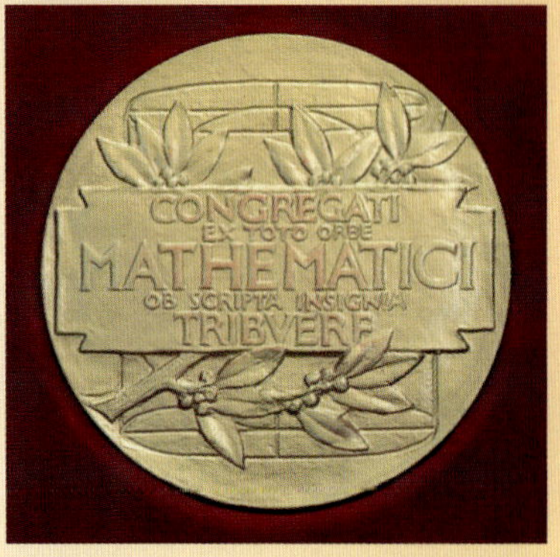

Connaître et utiliser des sections de solides par un plan

4. Section d'un cube, d'un parallélépipède, rectangle d'un cylindre

► Exercices 38 à 40 p. 263

On sectionne un cube par un plan $(\mathcal{P})$.

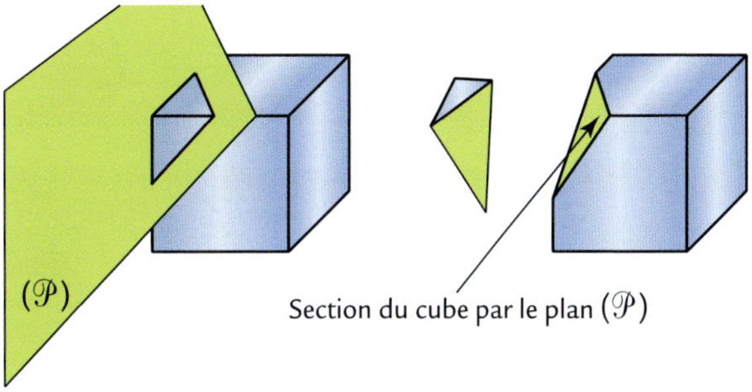

a) Section d'un cube.

(1) On sectionne un cube par un plan $(\mathcal{P})$ parallèle à une face, et on observe la section obtenue. Quelle est la nature de la section ?

(2) Même question si on sectionne le cube par un plan $(\mathcal{P})$ parallèle à une arête.

b) Section d'un parallélépipède rectangle.

(1) On sectionne un parallélépipède rectangle par un plan parallèle à une face. Parmi les dessins ci-dessous, quel(s) dessin(s) correspond(ent) à cette situation ? Dans chacun des cas, préciser quelle est la nature de la section.

(2) Même question si on sectionne le parallélépipède rectangle par un plan parallèle à une arête.

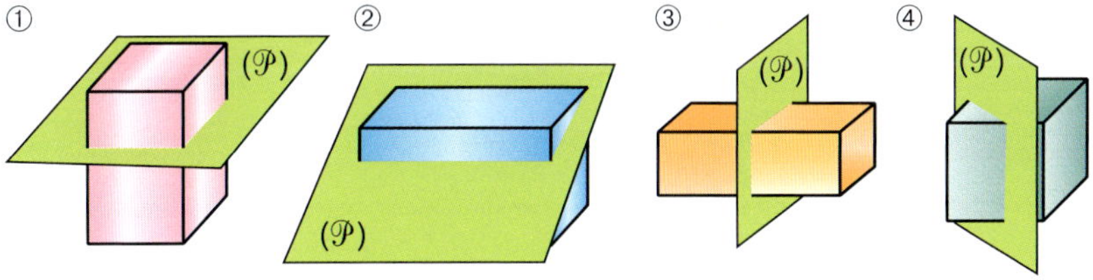

c) Section d'un cylindre.

(1) On sectionne un cylindre par un plan perpendiculaire à l'axe du cylindre. Quelle est la nature de la section (figure ①) ?

(2) Même question si on sectionne le cylindre par un plan parallèle à l'axe du cylindre (figure ②).

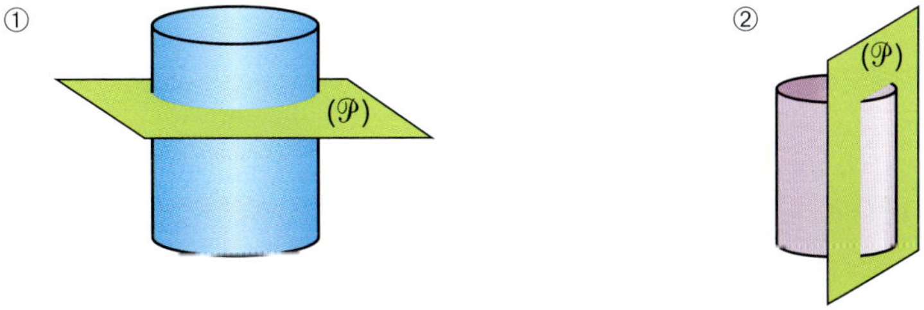

Connaissance 2 b) p. 258

5. Section d'un cône, d'une pyramide

▶ Exercices 41 et 42 p. 264

a) On sectionne un cône par un plan parallèle à la base.
Quelle semble être la nature de la section ?

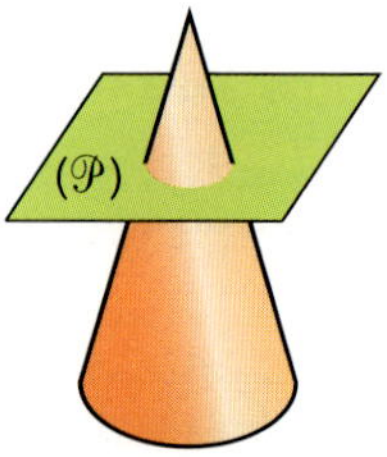

b) On sectionne une pyramide par un plan parallèle à la base.
Quelle semble être la nature de la section ?

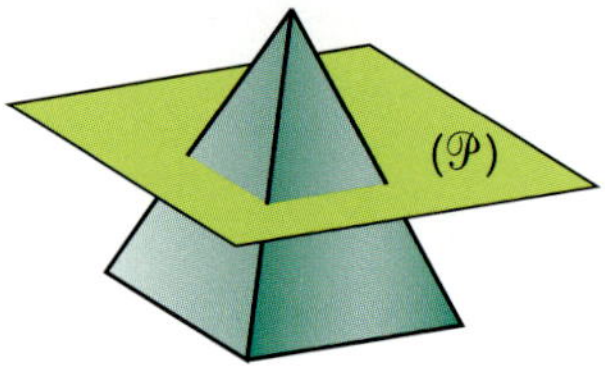

c) On admet que la section d'un cône ou d'une pyramide par un plan parallèle à la base est une réduction de la base. Dans chacun des cas :
(1) déterminer le coefficient de réduction,
(2) calculer l'aire de la section.

Connaissance 2 c) p. 258

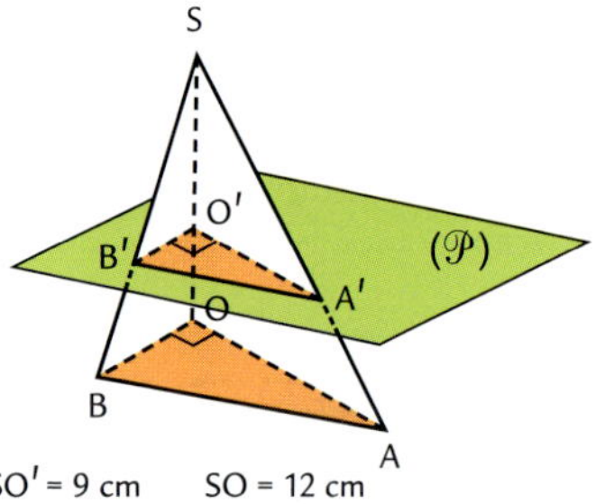

SO' = 9 cm   SO = 12 cm
OB = 3 cm   OA = 6 cm
[SO] hauteur de la pyramide

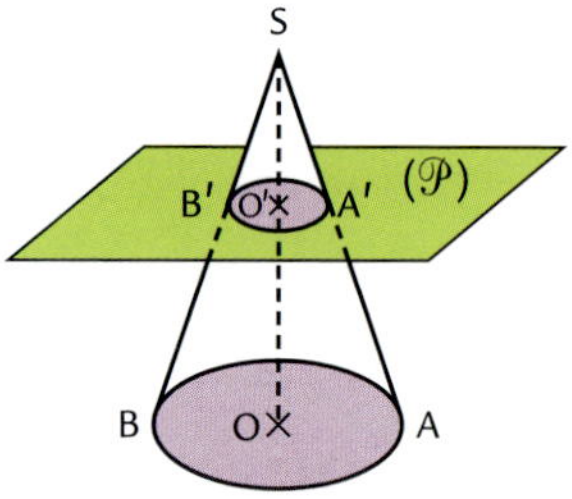

SO' = 3 cm   SO = 5 cm
Aire de la base : 12,5 cm²
[SO] hauteur du cône

6. Section d'une sphère

▶ Exercices 43 à 45 p. 264

a) On sectionne une sphère par un plan.
Quelle(s) section(s) peut-on obtenir ?
b) On sectionne une sphère de centre O et de rayon 4 cm par un plan (𝒫) tel que OC = 3 cm.
Calculer la troncature à 0,1 cm près du rayon du cercle de section.
c) Que se passe-t-il si OC = 4 cm ?
Remarque : On dit que OC est la distance du point O au plan (𝒫).

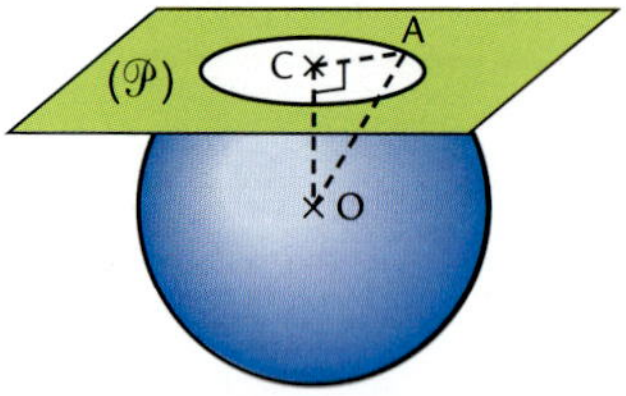

C est le centre du cercle de section

Connaissance 2 d) p. 258

Résoudre des problèmes

7. Problèmes

▶ Exercices 46 à 58 p. 264

1 Sphère et boule

Exercices 23 à 37 p. 262

a)

DÉFINITION

Une sphère de centre O et de rayon r est l'ensemble des points M de l'espace tels que $OM = r$.
Une boule de centre O et de rayon r est l'ensemble des points M de l'espace tels que $OM \leqslant r$.

Une sphère peut être représentée comme ci-contre.

- Les segments $[AA']$ et $[BB']$ sont des diamètres de la sphère.
- Les points appartenant à une sphère sont représentés sur des cercles de la sphère de centre O appelés **grands cercles**.
- $[OB]$ et $[OC]$ sont deux rayons de la sphère, donc $OB = OC$.

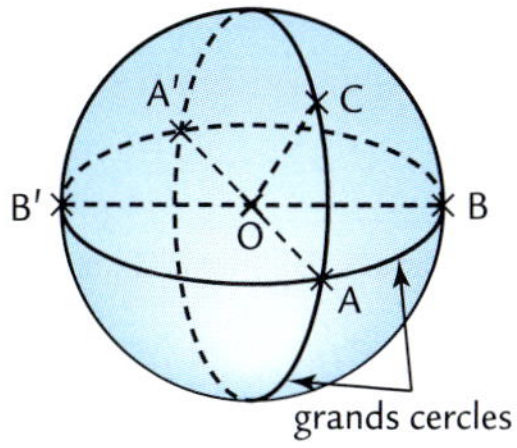

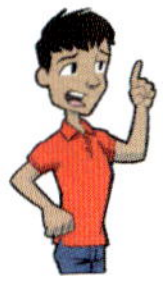

b)

PROPRIÉTÉ

Le volume V d'une boule de rayon r est donné par la formule : $V = \frac{4}{3} \times \pi \times r^3$

L'aire A d'une sphère de rayon r est donnée par la formule : $A = 4 \times \pi \times r^2$

2 Section de solides par un plan

Exercices 38 à 45 p. 263

Pour avoir une représentation d'un plan, on peut, par exemple, imaginer une plaque métallique très fine et rigide dont on peut indéfiniment augmenter les dimensions. Un plan $(\mathscr{P})$ est souvent représenté ainsi.

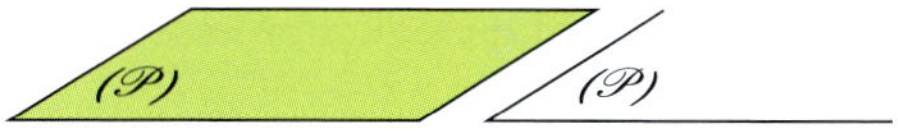

DÉFINITION

L'intersection d'un plan et d'un solide est appelée section du solide par ce plan.

DÉFINITION

La distance d'un point A à un plan $(\mathscr{P})$ est la distance AH où H est le point d'intersection du plan $(\mathscr{P})$ et de la droite perpendiculaire à ce plan passant par H.

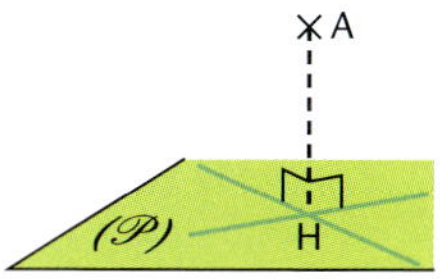

a) Section d'un parallélépipède rectangle par un plan

PROPRIÉTÉ

La section d'un parallélépipède rectangle par un plan parallèle à une face ou une arête est un rectangle.

b) Section d'un cylindre par un plan

PROPRIÉTÉ

La section d'un cylindre de révolution par un plan perpendiculaire à l'axe du cylindre est un cercle ou un disque dont le centre est situé sur l'axe du cylindre.

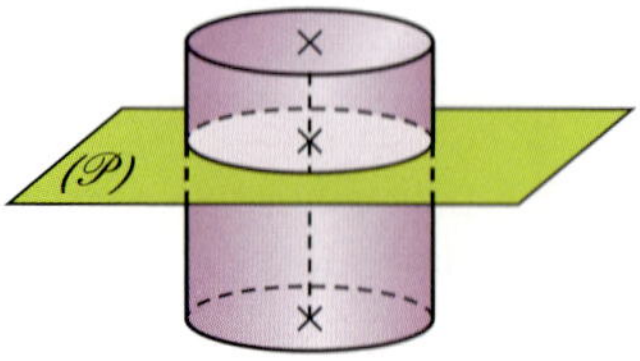

PROPRIÉTÉ

La section d'un cylindre de révolution par un plan parallèle à l'axe du cylindre est un rectangle.

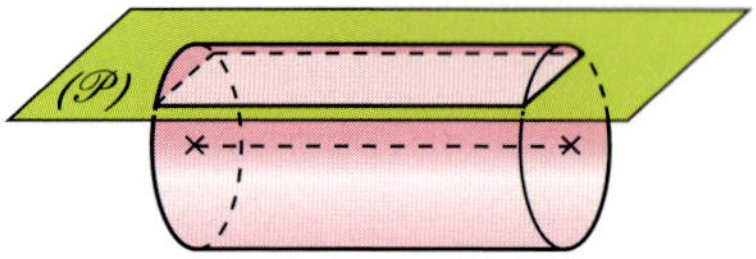

c) Section d'un cône ou d'une pyramide par un plan

PROPRIÉTÉ

La section d'un cône de révolution ou d'une pyramide par un plan parallèle à la base est une figure qui est une réduction de la base.

(1)

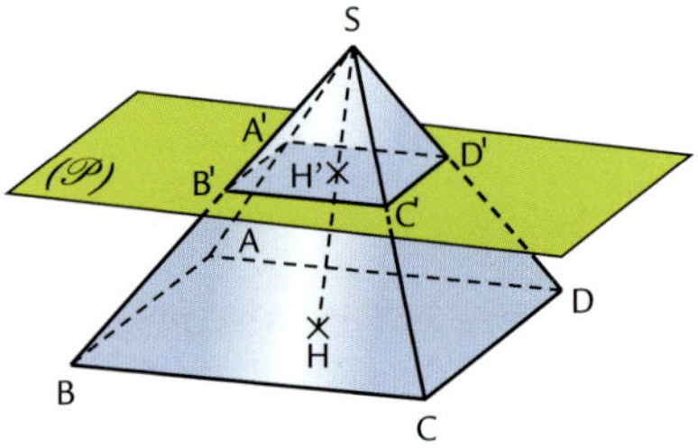

(2)

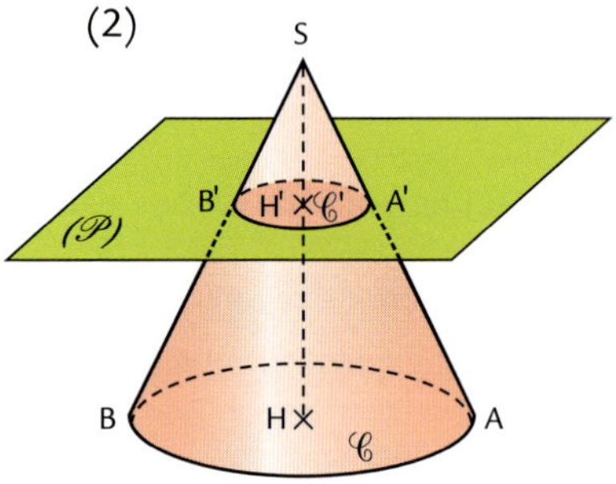

A′B′C′D′ est une réduction de ABCD

Le coefficient de réduction est : $k = \frac{SH'}{SH} = \frac{SA'}{SA} = \frac{SB'}{SB}$

d) Section d'une sphère par un plan

DÉFINITION

La section d'une sphère par un plan est un cercle.
La droite qui joint le centre du cercle de section et le centre de la sphère est perpendiculaire au plan de section.

Sur la figure ci-contre,
O est le centre de la sphère et H le centre du cercle de section :
- (OH) est perpendiculaire à (𝒫).
- (OH) est perpendiculaire à (AH).
- (OH) est perpendiculaire à tous les rayons du cercle de section.
- OH est la distance de O au plan (𝒫).

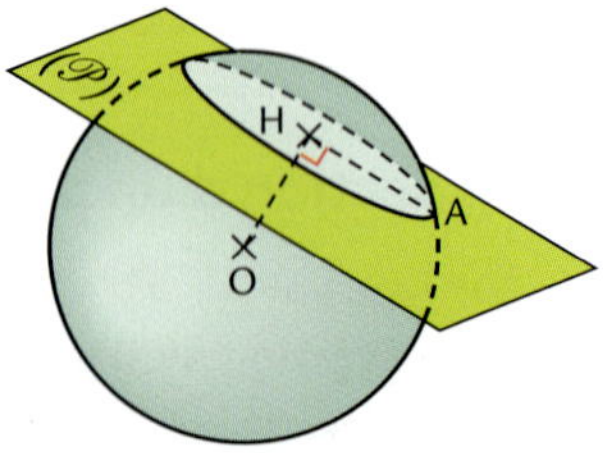

Remarques :
- Si OH = r, où r est le rayon de la sphère, alors l'intersection de la sphère et du plan est un point. On dit que le plan est tangent à la sphère.
- Si OH = 0, alors la section est un grand cercle de la sphère.

Calculer la longueur d'un segment dans l'espace

Méthode

Se placer dans un triangle ou un quadrilatère et utiliser les méthodes de géométrie plane

>> Exercice : La figure ci-contre représente une sphère « sectionnée » de centre O et de rayon 5 cm. H est le centre du cercle de section. On sait que OH = 4 cm. Calculer HB.

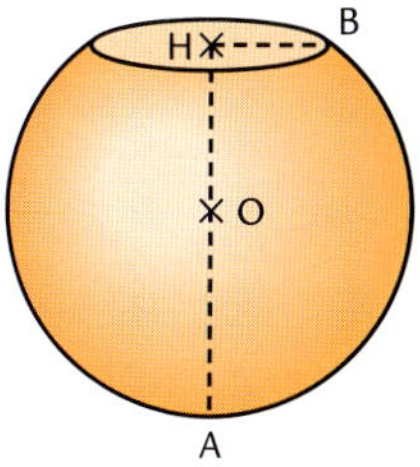

ÉTAPES

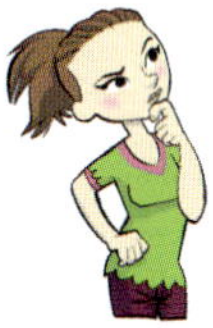

a) Pour chercher
- Que faut-il que je calcule ?
- Quelle propriété puis-je utiliser ?
- Laquelle choisir ?
- Ai-je les conditions ?

a) Ma recherche
- ➤ Je dois calculer une longueur.
- ➤ J'utilise une propriété qui permet de calculer une longueur (voir p. 318).
- ➤ Il y a un triangle rectangle donc je choisis le théorème de Pythagore.
- ➤ Oui, dans le triangle OHB rectangle en H, on connaît OH et le rayon OB.

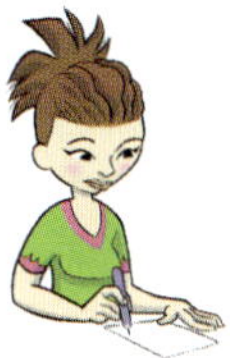

b) Pour rédiger
- Je nomme la figure plane que je vais utiliser.
- J'applique les propriétés.
- Je conclus.

b) Ma rédaction
- ➤ On sait que OHB est un triangle rectangle en H.
- ➤ Donc, d'après le théorème de Pythagore, dans ce triangle : $OB^2 = OH^2 + HB^2$
$5^2 = 4^2 + HB^2$
$HB^2 = 5^2 - 4^2 = 9$
- ➤ HB = 3 cm.

EXERCICES D'APPLICATION

1 On a sectionné une sphère de centre O et de rayon 4,5 cm. H est le centre du cercle de section. On sait que AB = 5,4 cm. Calculer OH.

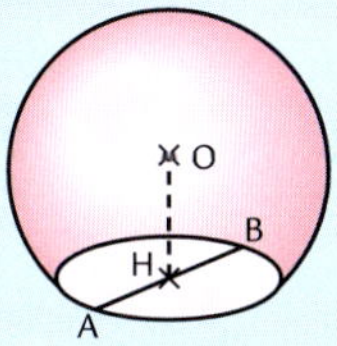

2 On sectionne un cône de sommet S, de rayon 6 cm et de hauteur [SO] par un plan parallèle à la base. SO = 10 cm et ST = 4 cm. Calculer TR.

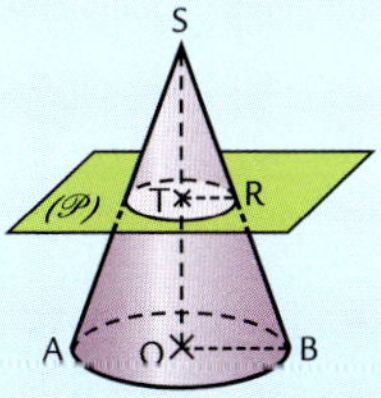

3 ABCDEFGH est un parallélépipède rectangle. Calculer AC et AG. Les dimensions sont données en centimètre.

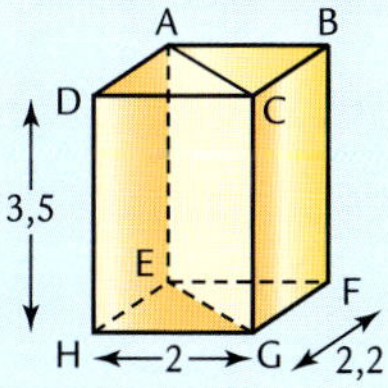

4 On sectionne une pyramide par un plan parallèle à sa base.
DE = 1,5 cm ;
SD = 3 cm ;
SA = 8 cm et
AC = 4,2 cm.
Calculer AB et CB.

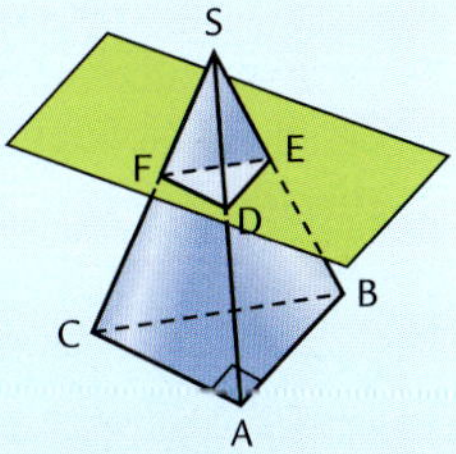

Pour réactiver les connaissances

Reconnaître un solide

SOCLE

5 ABCDEFGH est un cube découpé en 4 morceaux.
AB = 4 cm
S, V, R, M, N, T et P sont les milieux de [MU], [CD], [VX], [AD], [MJ], [SY] et [DH].
Quelles sont la nature et les dimensions de chacun des morceaux ?

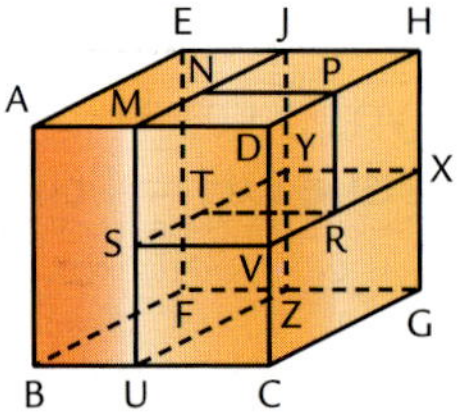

SOCLE

6 De quels solides est composé cet objet ?

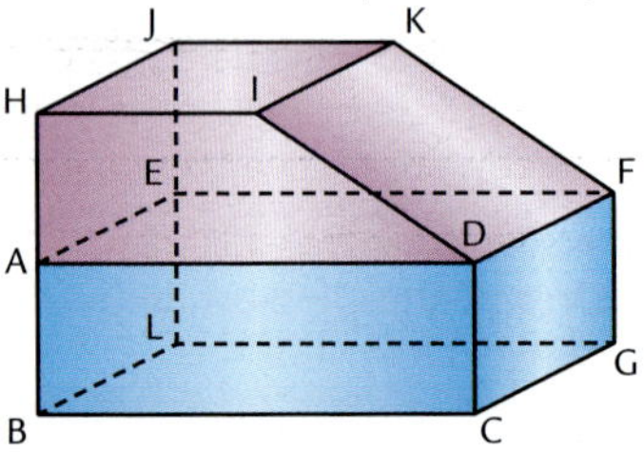

SOCLE

7 ***Histoire des arts***

a) Quel est le solide qui se rapproche le plus de cette sculpture de César ?

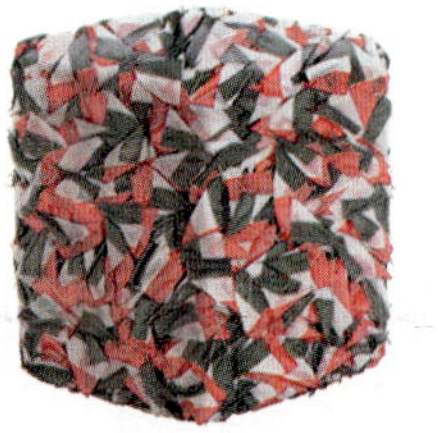

César Baldaccini (1921-1998).

b) Rechercher qui était le sculpteur César et quelles sont les caractéristiques de son œuvre.

8 De quels solides sont composés les objets suivants ?

a)

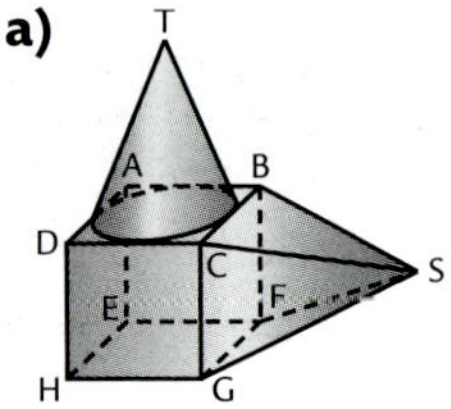

b)

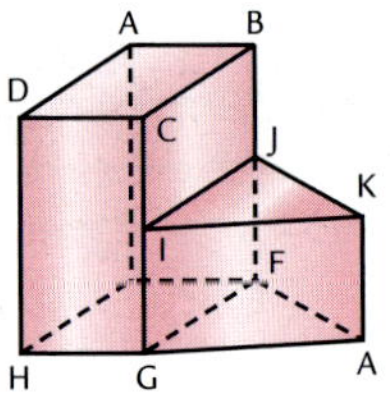

9 ABCDEFGH est un cube de 4 cm d'arête.
Dans chacun des cas, donner la nature et les caractéristiques des solides colorés.

a)

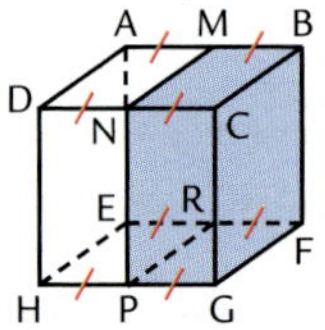

b)

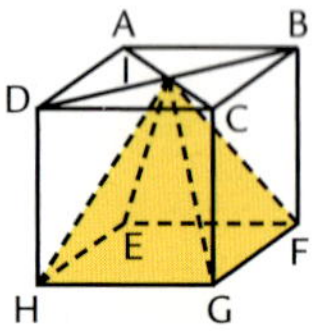

c)

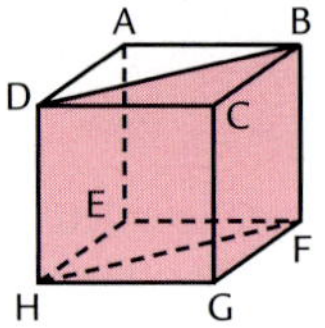

d)

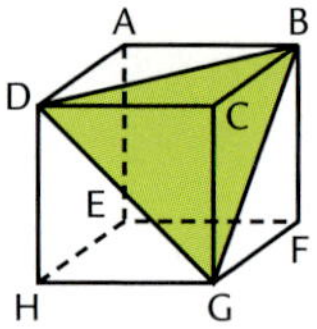

Représenter un solide en perspective

SOCLE

10 **a)** Tracer en perspective à main levée un parallélépipède rectangle.
b) À main levée, reproduire le carré ci-contre et tracer en perspective le cube dont ce carré est la face avant.

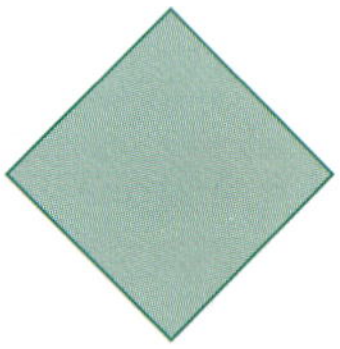

SOCLE

11 **a)** À main levée, tracer un prisme droit dont la face avant est un triangle rectangle.
b) À main levée, tracer un prisme droit dont la face avant est un losange.
c) À main levée, tracer un rectangle, puis tracer en perspective un prisme à base triangulaire dont ce rectangle est la face avant.
d) À main levée, tracer un segment [AB], puis tracer un cylindre dont la base a pour diamètre [AB].

12 À main levée, tracer en perspective :
a) Un cône.
b) Une pyramide à base carrée.
c) Une pyramide à base triangulaire dont une arête est la hauteur de la pyramide.

Tracer un patron - Fabriquer un solide

SOCLE

13 **a)** Tracer un patron de cube d'arête 3 cm.
b) Tracer un patron de parallélépipède rectangle de dimensions 4 cm, 3 cm et 5 cm.

14 **a)** Tracer un rectangle de dimensions 6,2 cm et 3 cm.

b) Compléter la figure pour tracer un patron d'un cylindre de hauteur 3 cm. (On prendra $\pi \approx 3{,}1$).

15 Tracer un patron d'un cylindre de 3 cm de rayon et 6 cm de hauteur (prendre $\pi \approx 3$).

16 Tracer un patron d'un prisme droit de 3 cm de hauteur dont la base est un triangle de dimensions 4 cm, 6 cm et 5 cm.

17 Tracer un patron de cette pyramide.

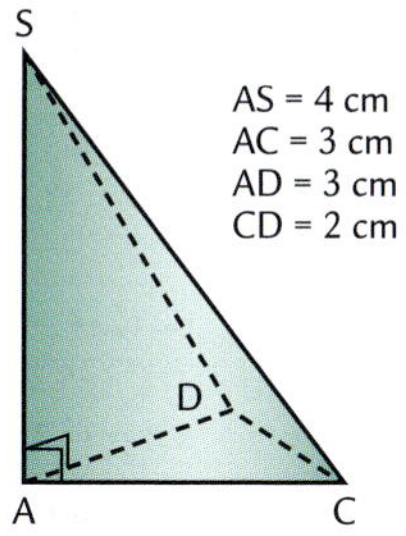

Reconnaître des arêtes perpendiculaires, parallèles, des longueurs égales

18

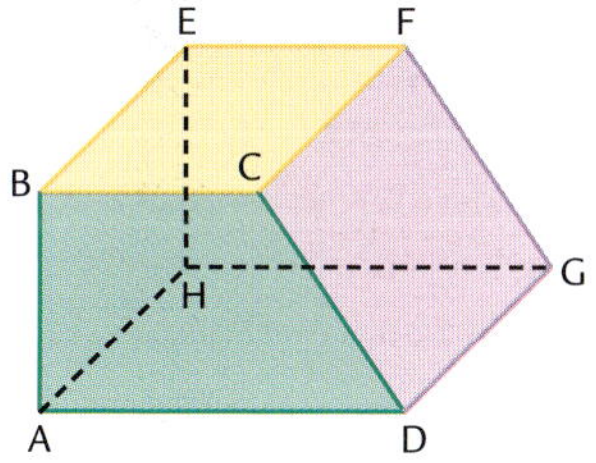

AHGDBEFC est un prisme droit dont la base est un trapèze.

a) Les arêtes [AD], [AH], [BE] et [AB] sont-elles parallèles à la face CFGD ?

b) Les faces ABEH et CFGD sont-elles parallèles ?

c) Nommer les faces du solide perpendiculaires à BEFC.

d) Nommer les faces du solide perpendiculaires à ABCD.

e) Nommer deux faces parallèles du solide.

f) Quelles sont les longueurs égales à AH ? à AB ? à EF ?

19 **VRAI OU FAUX ?** SOCLE

ABCDEF est un prisme droit dont la base ABC est un triangle quelconque. Les affirmations suivantes sont-elles vraies ou fausses ?

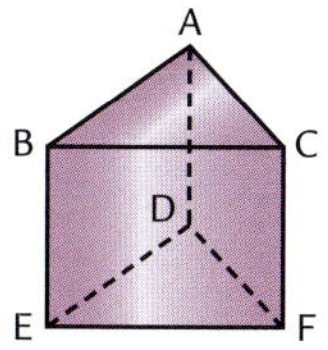

a) Les arêtes [BE] et [BC] sont perpendiculaires.

b) Les arêtes [AC] et [AD] sont perpendiculaires.

c) Les arêtes [DE] et [EF] sont perpendiculaires.

d) Les faces ABC et DEF sont parallèles.

e) AB = AC.

f) AC = DF.

g) AC = AD.

Calculer le volume d'un solide

20 Calculer le volume des solides. SOCLE

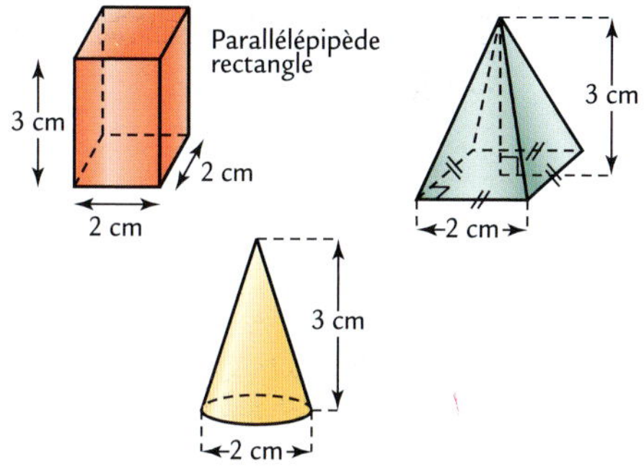

Rappel : Le volume d'un cône ou d'une pyramide est donné par la formule :

$$\text{Volume} : \frac{\mathcal{B} \times h}{3}$$

$\mathcal{B}$: aire de la base ; h : hauteur du solide.

21 **a)** Calculer le volume d'un cube de 6 cm d'arête. SOCLE

b) Trouver des dimensions d'un parallélépipède rectangle de même volume.

22 Calculer le volume du cylindre et du prisme droit.

a)

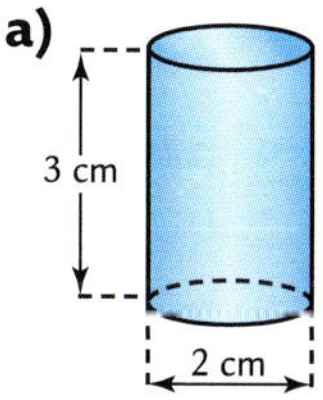

b)

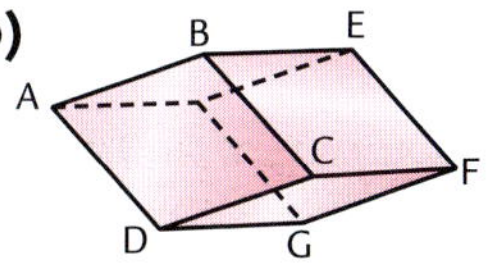

ABCD est un losange
AC = 8 cm ; BD = 6 cm ;
BE = 6 cm ; AB = 5 cm

Pour s'entraîner

Étudier la sphère

23 ***Histoire des arts***

Décrire le tableau ci-dessous.

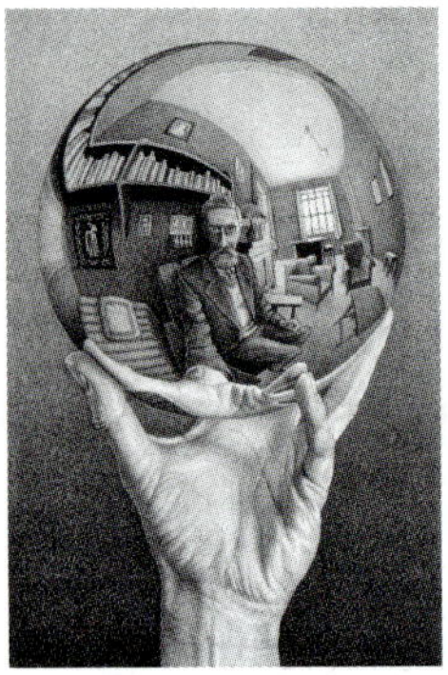

Maurits Cornelis Escher (1898-1972), *Main avec sphère réflechissante,* (1935).

24 **VRAI OU FAUX ?**

A, B, C sont trois points de l'espace tels que : OA = 12 cm, OB = 6 cm, OC = 8 cm.

Les points O, A, B et C appartiennent-ils à :

a) la sphère de centre O et de rayon 8 cm ?

b) la boule de centre O et de rayon 8 cm ?

25 La figure ci-contre représente une sphère de centre O et de 2 cm de rayon. Déterminer, si possible, les longueurs OA, CB, OF et OE.

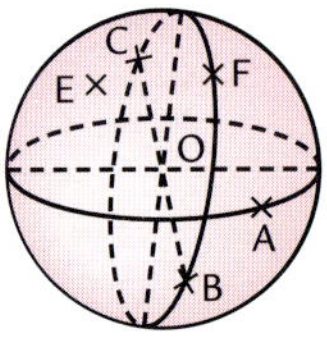

26 Sur la sphère ci-contre, on sait que OA = 1,2 cm.

a) Déterminer BC.

b) Quelle est la nature du triangle ABC ?

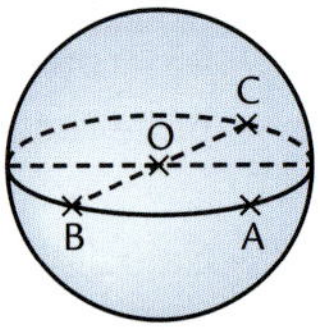

27 [AB] est un diamètre de la sphère de centre O. D et C sont des points de la sphère.

À partir des informations portées sur la figure, déterminer la nature des triangles AOD, DOC, AOC, ADC et ABC.

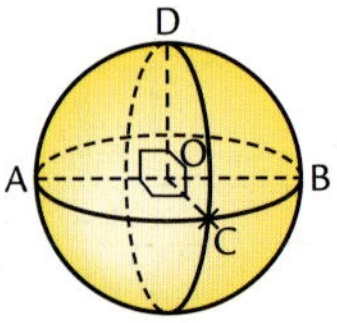

28 On considère que la planète Terre est une boule de 6 400 km de rayon.

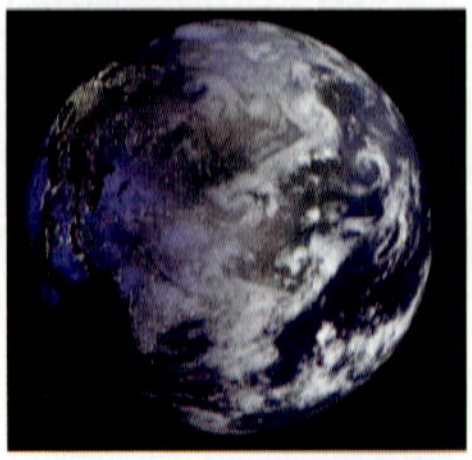

a) Calculer la longueur de l'équateur.

b) Calculer la distance qu'il faudrait parcourir le long du méridien de Greenwich pour aller du pôle Nord au pôle Sud.

29 M, N, P et R sont des points de la sphère de rayon 4 cm.

On sait que OP = MP.

a) Déterminer RP et MP.

b) Quelle est la nature des triangles OMP, MPN et ROM ?

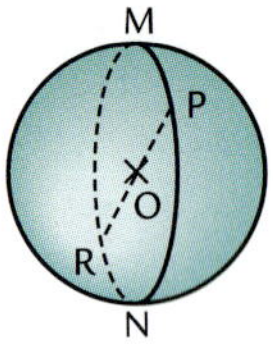

30 SOCLE Calculer le volume des objets suivants. Donner l'arrondi au dixième de cm^3.

a) Un cochonnet de pétanque de diamètre 2,5 cm.

b) Une boule lyonnaise de rayon 40 mm.

c) Une balle de golf de diamètre 42,7 mm.

d) Une balle de tennis de diamètre 6,5 cm.

31 SOCLE Un stylo bille possède à sa pointe une bille de 0,9 mm de diamètre.

Quel est le volume de cette petite bille ? En donner l'arrondi au dixième de mm^3 près.

Le stylo bille

TRIANGLE INFO *magazine*

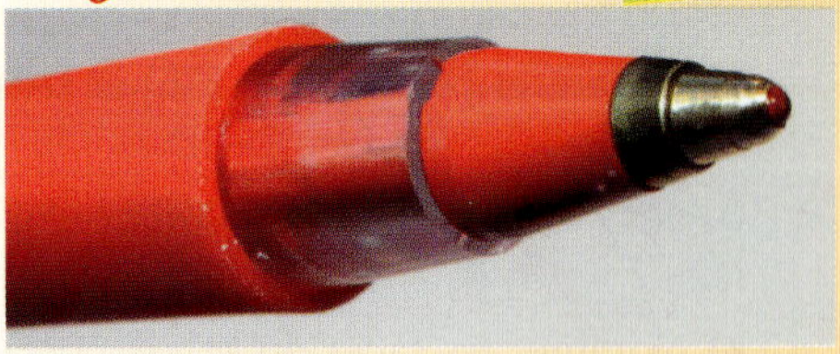

Un journaliste hongrois du nom de Làszlò Birò, en observant des enfants jouant avec des billes, remarque que lorsque la bille passe dans une flaque d'eau, elle entraîne derrière elle un mince filet d'eau. Il a ainsi l'idée de concevoir un stylo. L'encre est étalée sur le papier lors de l'écriture par une petite bille qui tourne.

SOCLE **32** **a)** Déterminer la valeur exacte en fonction de π, du volume d'une boule de diamètre 6 cm.
b) Déterminer l'arrondi au dixième de ce volume.

SOCLE **33** ***Architecture***
La Géode est un bâtiment de la Cité des sciences et de l'industrie à Paris. Il s'agit d'une sphère de 36 mètres de diamètre. Quel est son volume ?

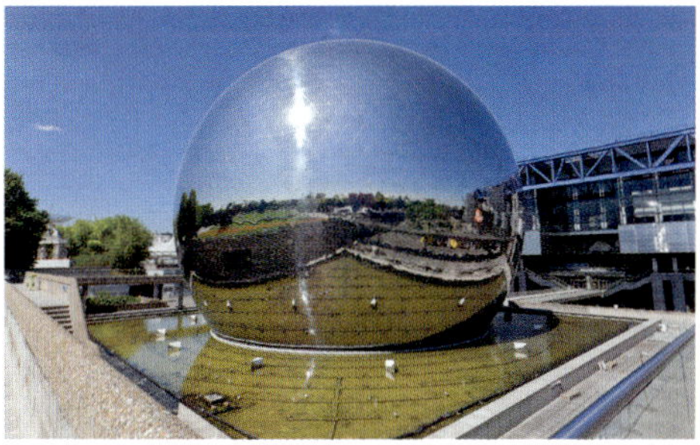

SOCLE **34** Margaud a quatre boules :
B_1 de rayon 3 cm, B_2 de rayon 4 cm, B_3 de rayon 5 cm et B_4 de rayon 6 cm.
Elle affirme que le volume de l'une des boules est égal à la somme des volumes des trois autres.
A-t-elle raison ? Justifier la réponse.

35 Calculer l'aire des objets suivants. Donner l'arrondi au dixième de cm^2.
a) Un ballon de football de diamètre 22 cm.
b) Un ballon de basket de rayon 12 cm.
c) Un ballon de volley-ball de diamètre 21 cm.

36 **a)** Déterminer la valeur exacte en fonction de π de l'aire d'une sphère de diamètre 6 cm.
b) Déterminer l'arrondi au dixième de cm^3 de cette aire.

37 Calculer l'aire et le volume de chacun des solides suivants :
- une boule de 8 cm de diamètre,
- un cylindre de 8 cm de hauteur et 8 cm de diamètre,
- un cube de 8 cm de côté.

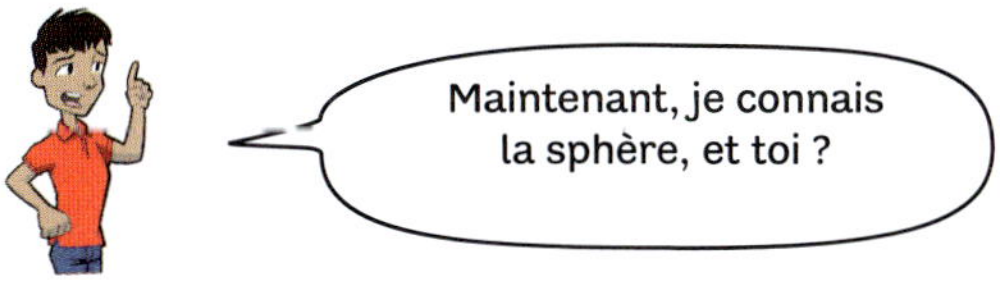

Connaître des sections de solides par un plan

38 ABCDEFGH est un cube de 4 cm d'arête. On coupe ce cube par un plan parallèle à une face ou une arête. SOCLE
a) Dans chacun des cas, déterminer la nature de la section du cube par le plan ($\mathcal{P}$).

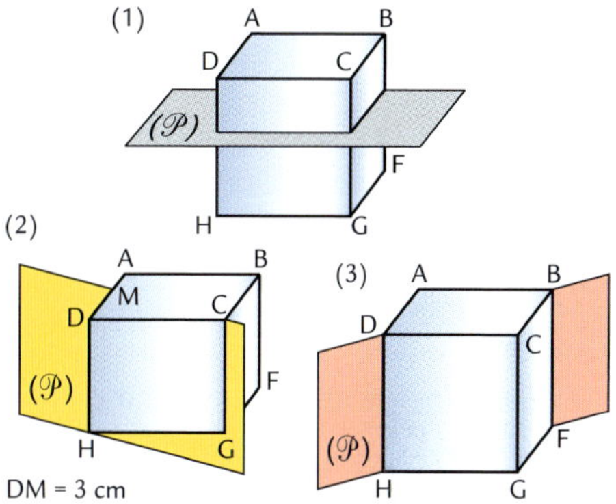

b) Déterminer les dimensions des trois sections et les construire en vraie grandeur.

39 ABCDEFGH est un parallélépipède rectangle tel que : AB = 3,5 cm, AD = 1,2 cm et DH = 1,8 cm. SOCLE
On coupe ce solide par un plan parallèle à une face. Dans chacun des cas, déterminer la nature et les dimensions de la section.

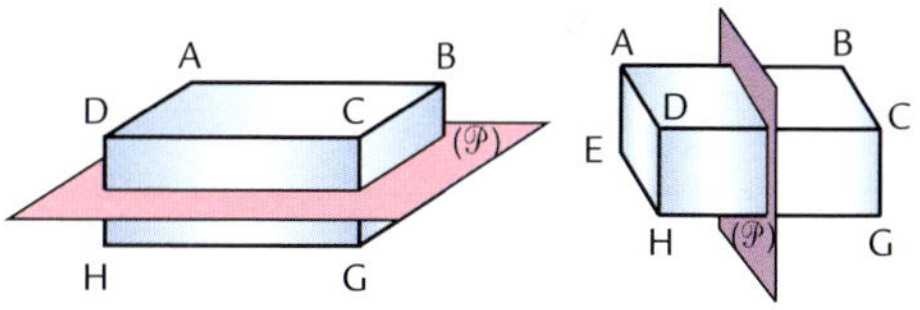

40 On sectionne un cylindre de 3 cm de rayon et de 4 cm de hauteur par un plan ($\mathcal{P}$) qui est parallèle à l'axe. SOCLE
Dans chacun des cas, déterminer la nature de la section et déterminer les dimensions de chaque section.

a)

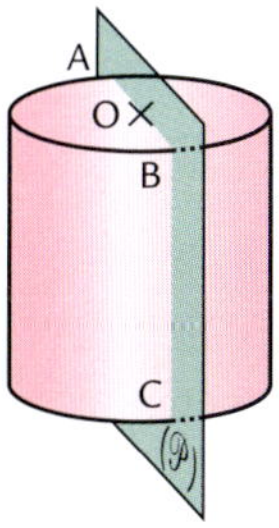

b)

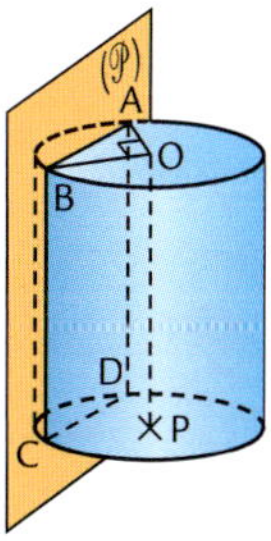

41 On sectionne un cône de rayon 0,9 m et de hauteur SO = 2,1 m par un plan parallèle à sa base. Ce plan coupe (SO) en H tel que SH = 1,4 m.
Calculer le rayon du cercle de section.

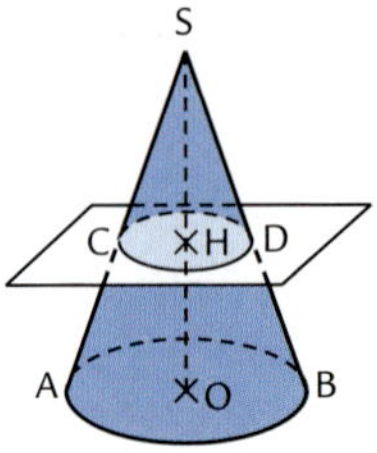

42 SDEF est une pyramide à base triangulaire telle que SD = DE = 15 cm, DF = 18 cm et EF = 9 cm.

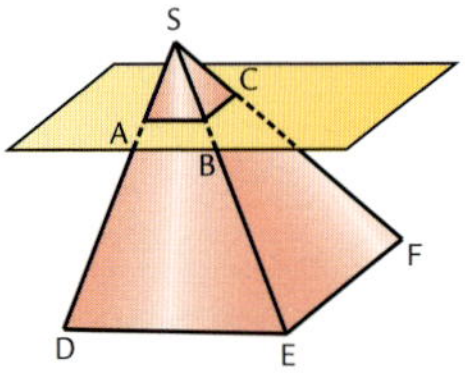

On sectionne cette pyramide par un plan parallèle à la base. Ce plan coupe [SD] en A tel que SA = 6 cm.
Déterminer la nature et les dimensions de la section.

43 $\mathscr{S}$ est une sphère de centre M et de 4 cm de rayon. Elle a été sectionnée par un plan.

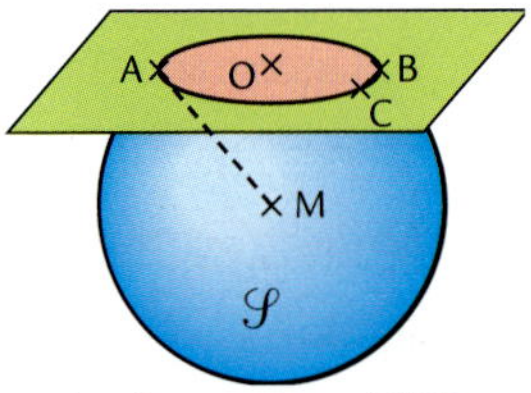

O est le centre du cercle de section. [AB] en est un diamètre. OM = 3,2 cm.
a) Calculer le rayon du cercle de section.
b) Quelle est la nature des triangles AOC, MOC et ABC ?

44 On sectionne une sphère de centre O par un plan. Soit H le centre du cercle de section et A un point de ce cercle.
a) Représenter cette situation en perspective.
b) Sachant que OH = 5 cm et AH = 12 cm, calculer le rayon de la sphère.

45 On sectionne une sphère de centre O et de rayon 4 cm par un plan et on constate que le rayon du cercle de section est de 2 cm.
a) Faire une figure à main levée représentant cette situation.
b) Calculer la distance OH du centre O au plan de section.

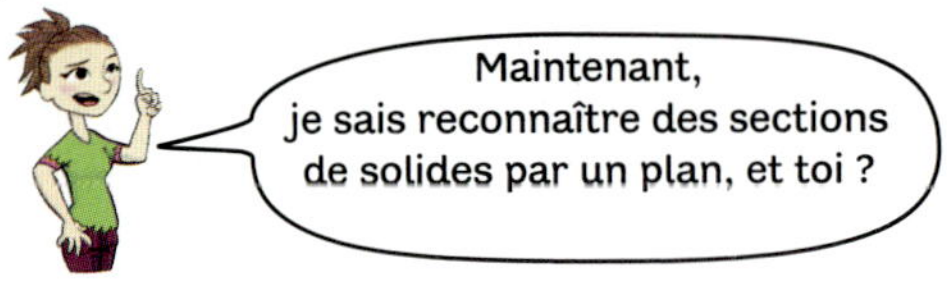

Résoudre des problèmes

46 Sur la sphère de centre O, on sait que AB = 7 cm et AC = 2,4 cm.
Calculer le volume de cette sphère.

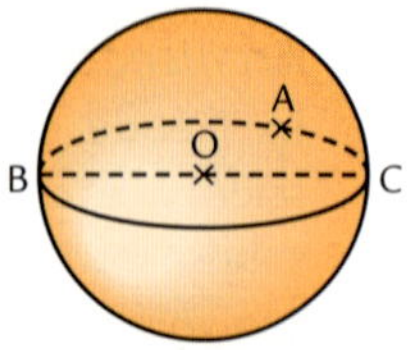

47 Calculer le volume et l'aire de ce solide découpé dans une boule de centre O et de 4 cm de rayon. On donnera la valeur exacte en fonction de π.

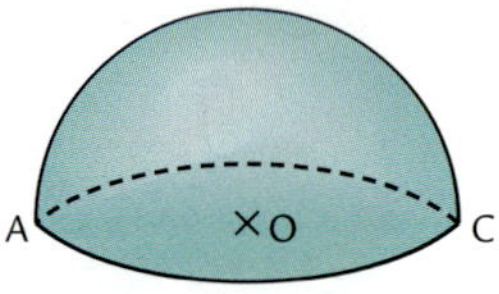

48 Calculer le volume des deux solides suivants.
On donnera l'arrondi à 0,1 cm^3 près.

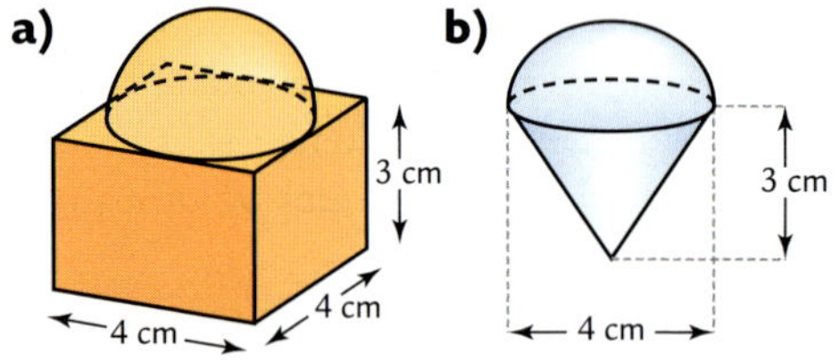

49 Quel est le volume d'un ballon de handball de circonférence 56 cm ?

50 **a)** Quel est le rayon r d'une boule dont le volume, en cm^3, est de 36π ?
b) Quel est le rayon r d'une boule dont l'aire, en cm^2, est de 8π ? Donner la valeur exacte.

51 On place une boule de rayon 5 cm au fond d'un aquarium ayant la forme d'un parallélépipède rectangle. La base est un rectangle de dimensions 40 cm par 30 cm. Il faut alors 30 000 cm^3 d'eau pour le remplir.
a) Calculer le volume de la boule.
b) Calculer le volume total de l'aquarium.
c) Calculer la hauteur de l'aquarium.

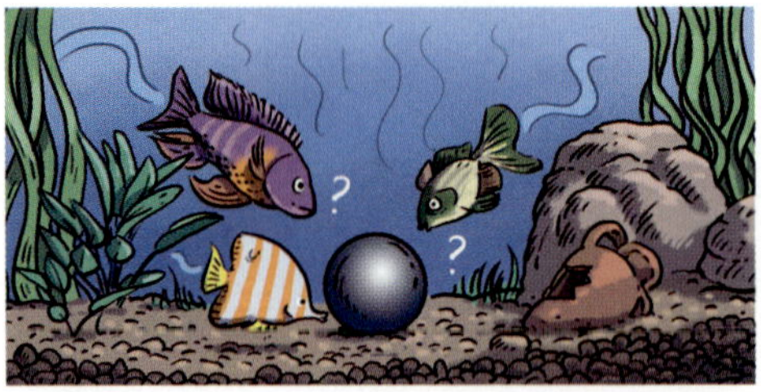

52 On place une boule de 10 cm de diamètre à l'intérieur des boîtes suivantes :
– un cube de 12 cm d'arête,
– un cylindre de 12 cm de diamètre et de hauteur 12 cm,
– une sphère de 12 cm de diamètre,
– un prisme dont la base est un triangle rectangle dont les côtés de l'angle droit mesurent 20 cm et de hauteur 12 cm.

On appelle coefficient de remplissage le rapport entre le volume de la boule et celui de la boîte.

Pour quelle boîte le coefficient de remplissage est-il le plus important ?

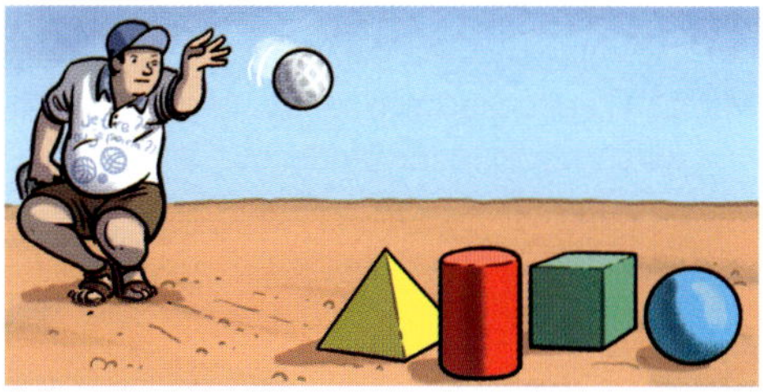

53 On sectionne un cylindre de hauteur 5 cm et de rayon 4 cm par un plan parallèle à l'axe (OO′) tel que la distance de O au plan de section est de 2 cm.

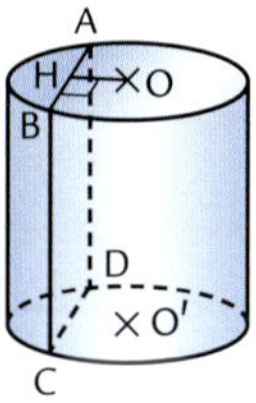

a) Calculer BH, puis en déduire AB. On donnera la valeur exacte.

b) Calculer l'aire de la section. On donnera la valeur exacte.

54 SDEF est une pyramide de hauteur [SD] et qui a pour base un triangle rectangle en E tel que : DE = 1,8 cm et EF = 2,4 cm. On sectionne la pyramide par un plan parallèle à la base passant par le point A de [SD] tel que : SA = 2,4 cm et AD = 4,8 cm.

a) Calculer DF.

b) Quelle est la nature de la section ? Calculer ses dimensions.

c) Calculer le volume de la pyramide SABC.

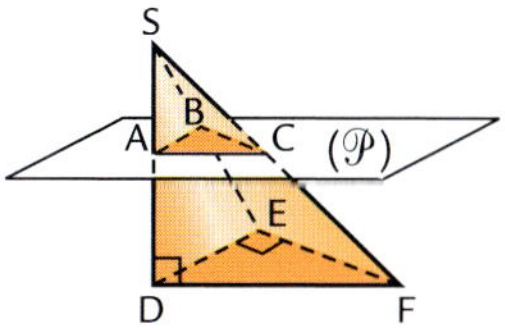

55 La figure représente un cône de révolution d'axe (OH).

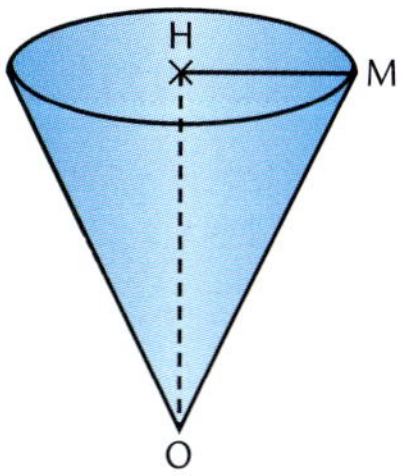

• OH = 5 cm
• l'angle $\widehat{HOM}$ mesure 30°.

a) Dessiner le triangle HOM en vraie grandeur.

b) Dessiner la base du cône en vraie grandeur.

c) Calculer la longueur HM. Donner le résultat arrondi au mm.

d) On verse de l'eau dans le cône jusqu'au quart de sa hauteur. Quel pourcentage du volume total du cône est occupé par l'eau ?

Brevet, Métropole, septembre 2009.

56 QU'EST-CE QUE J'AI APPRIS ?

Chacune des phrases suivantes est-elle vraie ou fausse ?

a) La section d'un parallélépipède rectangle par un plan est toujours un rectangle.

b) Le section d'une sphère par un plan est toujours un cercle.

c) Le rayon du plus grand cercle de section d'une sphère par un plan est le rayon de la sphère.

AVEC DES LOGICIELS

Fiches logiciels

57 Sur la figure ci-contre, SABCD est une pyramide à base carrée de hauteur [SA] telle que AB = 9 cm et SA = 12 cm.

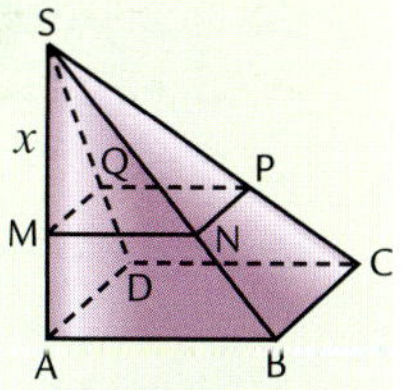

Soit M un point de [SA] tel que SM = x cm, où x est compris entre 0 et 12.

On appelle MNPQ la section de la pyramide SABCD par le plan parallèle à la base passant par M.

a) Montrer que MN = 0,75x.

b) Soit f la fonction qui à x associe l'aire du carré MNPQ.

c) Créer et compléter un tableau donnant les valeurs de $f(x)$ pour toutes les valeurs entières de x comprises entre 0 et 12, puis représenter sur un graphique la fonction f.

58 Un barman veut réaliser de gros glaçons de décoration dans des moules qui ont la forme d'une sphère de 30 mm de rayon.
Dans tout le problème, on prendra 3 comme valeur de π.

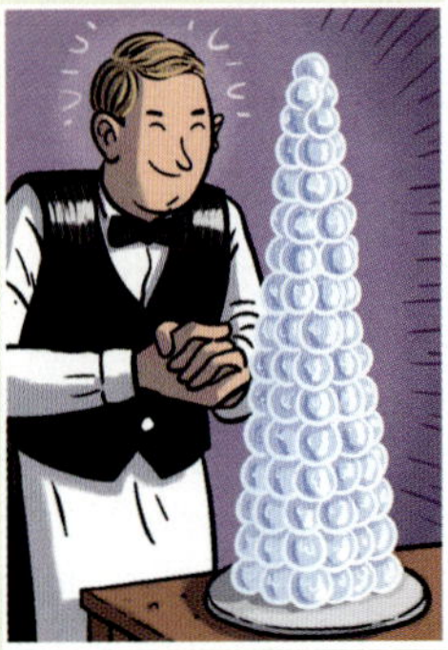

a) Quel est le volume d'un moule à glaçon sphérique ?
b) On considère que l'eau en gelant augmente de 8 % de volume.
Vérifier qu'il faut verser 100 000 mm^3 d'eau dans le moule pour que l'eau en gelant occupe tout le volume du moule.
c) Le barman cherche la hauteur d'eau h qu'il faut verser dans le moule pour avoir 100 000 mm^3 d'eau.
Pour cela, un client mathématicien lui a donné le document suivant.

$$V = \frac{\pi h^2(3r - h)}{3}$$

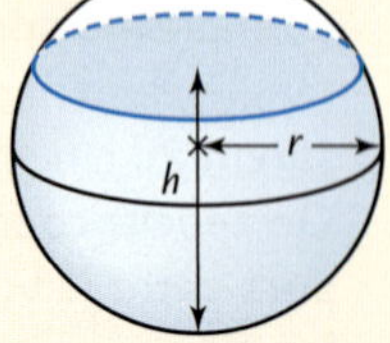

Vérifier que h est solution de l'équation : $90h^2 - h^3 = 100\,000$.
d) Pour résoudre cette équation, utiliser un tableur.
e) Quelle hauteur d'eau le barman doit-il verser dans le moule ?

Devoirs maison

59 Données de la figure ci-dessous :
- BHGDAEFC est un parallélépipède rectangle.
- AB = 5 cm.
- AE = 3 cm.
- BD = 11 cm.
- Soit I un point de [BD] et x la longueur BI (en cm).

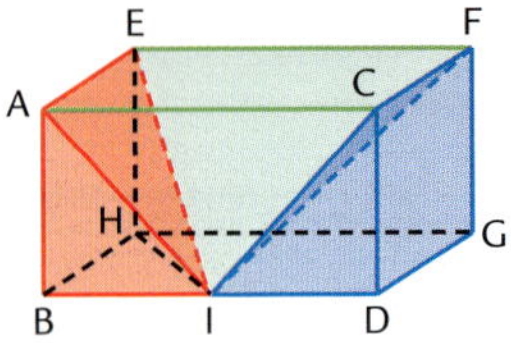

a) Calculer en fonction de x le volume des pyramides IBAEH et ICDGF.
b) Pour quelle valeur de x le volume de la pyramide ICDGF est-il le double du volume de la pyramide IBAEH ?
c) Pour quelle valeur de x le volume de la pyramide IBAEH est-il le double du volume de la pyramide ICDGF ?
d) Calculer le volume de la pyramide IAEFC.
e) Les trois pyramides IDCFG, IBAEH et IAEFC remplissent-elles complètement le parallélépipède rectangle BHGDAEFC ?

60 On considère la pyramide SABCD dont la base est le rectangle ABCD de centre O.
AD = 40 cm et
AC = 50 cm.
La hauteur [SO] mesure 75 cm.

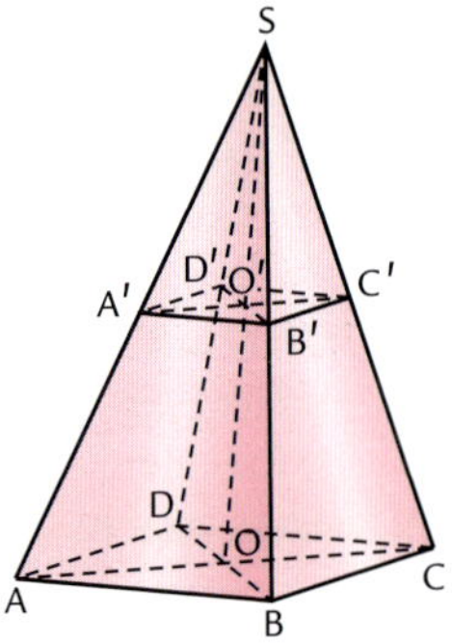

a) Calculer l'aire de ABCD.
b) Calculer, en cm^3, le volume de la pyramide SABCD.
c) Soit O′ le point de [SO] tel que SO′ = 45 cm.
On coupe la pyramide par un plan passant par O′ et parallèle à sa base.
Quelle est la nature de la section A′B′C′D′ ?
d) La pyramide SA′B′C′D′ est une réduction de la pyramide SABCD.
Donner le coefficient de réduction.
e) (1) Quelle est l'aire de A′B′C′D′ ?
(2) Quel est le volume de SA′B′C′D′ ?
f) Donner une valeur approchée de l'angle $\widehat{SAO}$ arrondie au degré près.

Tâches complexes

SOCLE

61 Rechercher, extraire et organiser l'information utile

SITUATION

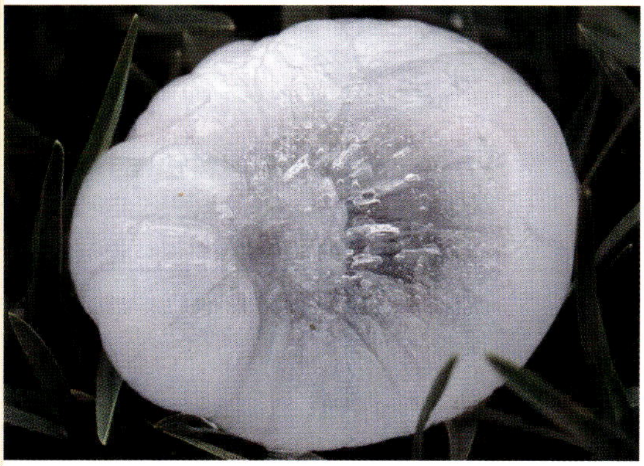

Lu dans la presse :
« Un bloc de glace de la taille d'un ballon de football est tombé du ciel sur le toit d'un bâtiment industriel à Madrid, a annoncé jeudi la police. Cet incident peu commun a abîmé le toit mais n'a fait aucun blessé. »

CONSIGNE

Combien pesait environ ce bloc de glace ?

62 Pratiquer une démarche expérimentale

SITUATION

Leila a reçu en cadeau une boule de verre de couleur bleue de 12 cm de diamètre. Elle souhaite poser la boule sur un socle : un cylindre de métal creux pour l'exposer dans une petite vitrine.
Cette vitrine est un parallélépipède rectangle de 15 cm de hauteur, 13 cm de profondeur et 13 cm de largeur.
Elle fabrique un socle en coupant un tuyau cylindrique de 5 cm de diamètre.

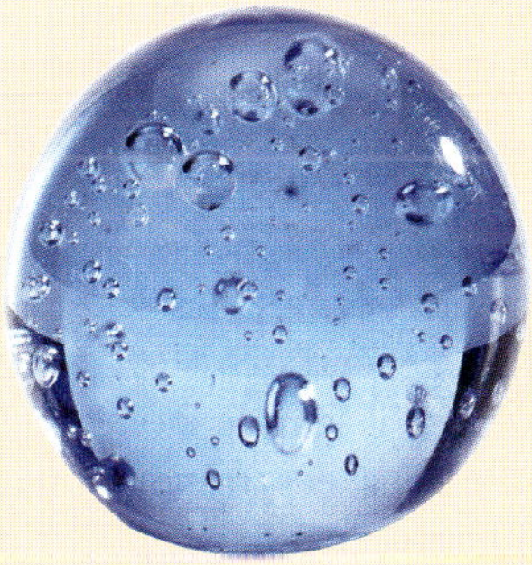

CONSIGNE

Quelle est la plus grande longueur de tuyau que Leila peut couper pour que la boule, posée sur son socle, entre dans la vitrine ?

Sujets de Brevet

Les sujets proposés sont conformes à la nouvelle épreuve du brevet (B.O. du 29 mars 2012).

Sujet-type 1

Exercice 1

Cet exercice est un questionnaire à choix multiples (QCM). Aucune justification n'est demandée.
Pour chacune des questions, trois réponses sont proposées. Une seule est exacte.
Une réponse fausse ou une absence de réponse n'enlève aucun point.
Recopier le numéro de chaque question et la réponse exacte correspondante.

1. $\frac{3}{4}-\frac{5}{4}\times\frac{1}{2}$ est égale à :

1 $-\frac{2}{4}$ 2 $-\frac{2}{8}$ 3 $\frac{1}{8}$

2. L'écriture scientifique de 0,000 0549 est :

1 5,49 2 549×10^{7} 3 $5,49\times10^{-5}$

3. Le nombre $(5\sqrt{2})^2$ est égal à :

1 10 2 50 3 100

4. Une voiture parcourt 230 km en 2 h 30 min. Sa vitesse moyenne est :

1 100 km/h 2 60 km/h 3 92 km/h

5. $f(x)=2x^2-5x+3$. L'image de -3 par f est :

1 36 2 -36 3 -6

Exercice 2

Dans le tableau, ci-contre, on a calculé, en colonne B, les valeurs prises par l'expression x^2+x-2 pour les valeurs de x inscrites en colonne A.
On souhaite résoudre l'équation d'inconnue x :
$x^2+x-2=4$

1. Margot dit que le nombre 2 est solution.
A-t-elle raison ? Justifier la réponse.

2. Léo pense que le nombre 18 est solution.
A-t-il raison ? Justifier la réponse.

3. Peut-on trouver une autre solution ?
Justifier la réponse.

A	B
x	x^2+x-2
-5	18
$-4,5$	13,75
-4	10
$-3,5$	6,75
-3	4
$-2,5$	1,75
-2	0
$-1,5$	$-1,25$
-1	-2
$-0,5$	$-2,25$

A	B
0	-2
0,5	$-1,25$
1	0
1,5	1,75
2	4
2,5	6,75
3	10
3,5	13,75
4	18
4,5	22,75
5	28

Exercice 3

Un fabricant de cheminées contemporaines propose une cheminée pyramidale ayant comme base le carré ABCD, de côté 120 cm.
H est le centre du carré.
La hauteur [SH] de la pyramide mesure 80 cm.

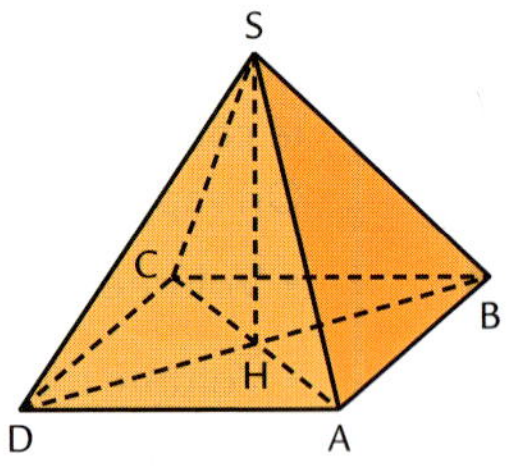

1. Le fabricant place sous la cheminée une plaque de fonte. Cette plaque a la forme d'un pavé droit de base ABCD et d'épaisseur 1 cm.
a) Justifier que son volume est 14 400 cm^3.
b) La masse volumique de la fonte est 6,8 g/cm^3.
Quelle est la masse de cette plaque de fonte ?

2. Dans cette question, on ne demande aucune justification géométrique.
On désigne par I le milieu du segment [AB].
a) Dessiner à l'échelle 1/10 le triangle SHI.
b) Dessiner à l'échelle 1/10 le triangle SAB représentant une des faces latérales de la pyramide.
c) Ces faces latérales sont en verre. Quelle est l'aire totale de la surface de verre de cette cheminée ?

Exercice 4

Les droites (AD) et (BE) se coupent en C.

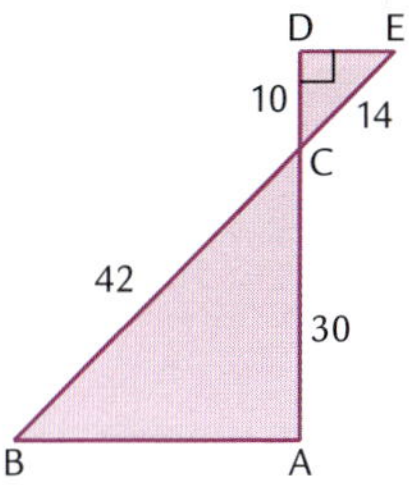

1. Démontrer que les droites (DE) et (AB) sont parallèles.

2. En déduire que le triangle ABC est rectangle.

Exercice 5

La puissance fournie par l'éolienne dépend de la vitesse du vent. Lorsque la vitesse du vent est trop faible, l'éolienne ne fonctionne pas.
Lorsque la vitesse du vent est trop importante, par sécurité, on arrête son fonctionnement.
Pour le modèle choisi par une commune, on a tracé la courbe représentant la puissance fournie, en kW, en fonction de la vitesse du vent en m/s.

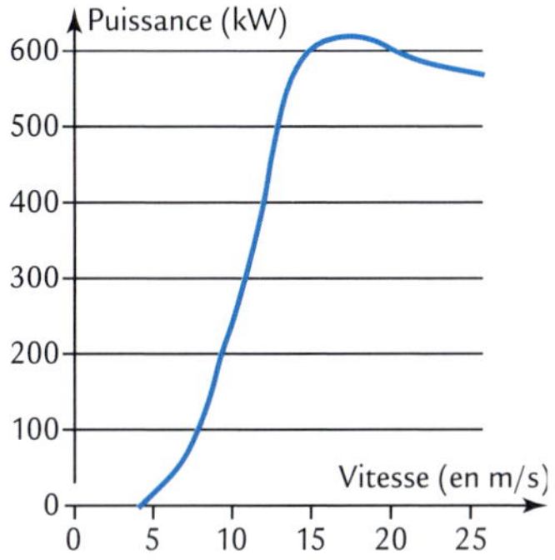

1. Utiliser ce graphique pour répondre aux questions suivantes.
a) Quelle vitesse le vent doit-il atteindre pour que l'éolienne fonctionne ?
b) Indiquer une vitesse du vent pour laquelle la puissance de l'éolienne est au moins 200 kW.
c) La puissance fournie par cette éolienne est-elle proportionnelle à la vitesse du vent ? Justifier.

2. On arrête l'éolienne lorsque le vent souffle à plus de 25 m/s. Exprimer cette vitesse en km/h.

Exercice 6

On a relevé, dans une commune qui a fait installer des éoliennes, la vitesse du vent en m/s toutes les minutes pendant une année de 365 jours.
Le nombre de relevés étant trop important, la série est présentée par les éléments suivants.

minimum	1er quartile	médiane	3e quartile	maximum
0 m/s	4 m/s	6,2 m/s	14,6 m/s	28,4 m/s

1. Pendant combien de temps peut-on estimer que le vent a soufflé à moins de 6,2 m/s durant l'année ?

2. Expliquer pourquoi on peut considérer qu'une éolienne (qui a besoin de 4 m/s pour démarrer) n'a pu fonctionner faute de vent suffisant pendant une durée totale de trois mois.

3. Combien la série contient-elle de relevés ?

Exercice 7

Deux compositions de meubles sont exposées en magasin, la première au prix de 234 € et la deuxième au prix de 162 €.

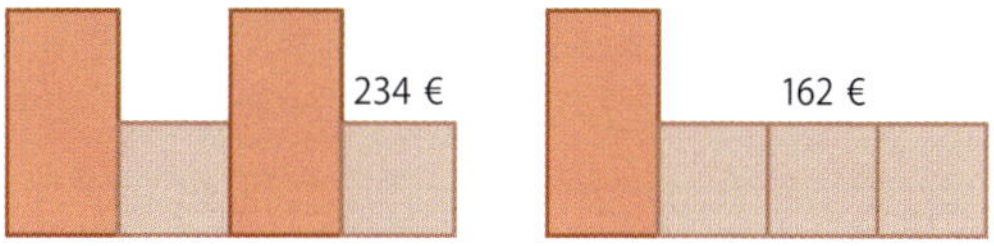

Quel est le prix de la composition ci-dessous ?
Expliquer la démarche suivie.

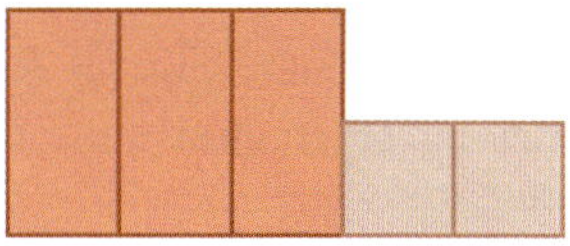

Inspiré du brevet Métropole, La Réunion, Mayotte, Antilles, Guyane, 2010.

Sujet-type 2

Exercice 1

1. Déterminer le PGCD de 120 et 144 par la méthode de votre choix. Faire apparaître les calculs intermédiaires.

2. Un vendeur possède un stock de 120 flacons de parfum au tiare et de 144 savonnettes au Monoï.

Il veut écouler tout ce stock en confectionnant le plus grand nombre de coffrets « Souvenirs de Polynésie » de sorte que :
– le nombre de flacons de parfum au tiare soit le même dans chaque coffret ;
– le nombre de savonnettes au Monoï soit le même dans chaque coffret ;

– tous les flacons et savonnettes soient utilisés.

Trouver le nombre de coffrets à préparer et la composition de chacun d'eux.

L'évaluation de cette question tiendra compte des observations et étapes de recherche, même incomplètes ; les faire apparaître sur la copie.

3. L'algorithme des soustractions successives permet de trouver le PGCD de deux entiers donnés.

Il utilise la propriété suivante : « a et b étant deux entiers positifs tels que a supérieur à b,
$\text{PGCD}(a\,;b) = \text{PGCD}(b\,;a-b)$. »

Sur un tableur, Heiarii a créé cette feuille de calcul pour trouver le PGCD de 2 277 et 1 449.

◇	A	B	C
1	*a*	*b*	*a-b*
2	2 277	1 449	828
3	1 449	828	621
4	828	621	207
5	621	207	414
6	414	207	207
7	207	207	0

a) En utilisant sa feuille de calcul, dire quel est le PGCD de 2 277 et 1 449.

b) Quelle formule a-t-il écrite dans la cellule C2 pour obtenir le résultat indiqué dans cette cellule par le tableur ?

Exercice 2

Sur le manège « Carrousel », il y a quatre chevaux, deux ânes, un coq, deux lions et une vache.

Sur chaque animal, il y a une place. Vaite s'assoit au hasard sur le manège.

1. Quelle est la probabilité qu'elle monte sur un cheval ? Exprimer le résultat sous forme d'une fraction irréductible.

2. On considère les événements suivants :

A : « Vaite monte sur un âne. »

C : « Vaite monte sur un coq. »

L : « Vaite monte sur un lion. »

Définir par une phrase l'évènement « non L » puis calculer sa probabilité.

Quelle est la probabilité de l'évènement « A ou C » ?

Exercice 3

Hiti et Kalu sont deux entreprises de cent personnes qui ont fait paraître les informations suivantes.

Salaire moyen (en franc polynésien)	Entreprise Hiti	Entreprise Kalu
Hommes	168 000	180 000
Femmes	120 000	132 000

Effectif Hommes/Femmes	Entreprise Hiti	Entreprise Kalu
Hommes	50	20
Femmes	50	80

Kévin dit à sa sœur : « En moyenne, on est mieux payé chez Kalu. »

Qu'en pensez-vous ?

L'évaluation de cet exercice tiendra compte des observations et étapes de recherche, même incomplètes ; les faire apparaître sur la copie.

Exercice 4

Cet exercice est un questionnaire à choix multiples. Aucune justification n'est demandée.

Pour chaque question, quatre réponses sont proposées, mais une seule est exacte.

Écrire sur votre copie le numéro de la question et la réponse exacte A, B, C ou D choisie.

1. IJK est un triangle rectangle tel que : IK = 2,7 cm et KJ = 4,5 cm. Quelle est la longueur du côté [IJ] ?

1 12,96 cm   2 3,6 cm   3 1,8 cm   4 5,2 cm

2. On rappelle la formule du volume d'une boule de rayon r :

$V = \frac{4}{3} \times \pi \times r^3$. Le volume exact en cm^3 d'une balle de tennis de 3,3 cm de rayon est :

1 $13{,}2\pi$ 2 150   3 47π 4 $47{,}916\pi$

3. Dans le cube ABCDEFGH, le quadrilatère ADGF est un :

1 losange

2 carré

3 rectangle

4 parallélépipède rectangle

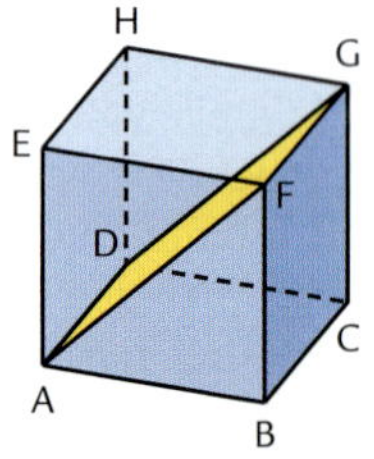

Exercice 5

Une compagnie de transport maritime met à disposition deux bateaux appelés CatamaranExpress et FerryVogue pour une traversée inter-îles de 17 kilomètres.

1. Le premier départ de CatamaranExpress est à 5 h 45 min pour une arrivée à 6 h 15 min.

Calculer sa vitesse moyenne en km/h.

2. La vitesse moyenne de FerryVogue est de 20 km/h.

À quelle heure est prévue son arrivée s'il quitte le quai à 6 h ?

Exercice 6

Une compagnie de transport maritime propose trois tarifs pour un voyage quel que soit le bateau choisi :

- Tarif M : on paie 2 500 francs chaque voyage (il s'agit du franc polynésien).
- Tarif N : on paie une carte mensuelle à 6 000 francs auquel s'ajoute 1 000 francs pour chaque voyage.
- Tarif P : on paie 3 000 francs par voyage jusqu'au septième voyage, puis on effectue gratuitement les autres traversées jusqu'à la fin du mois.

1. Les prix à payer en fonction du nombre de voyages, avec deux de ces tarifs, sont représentés par les courbes $\mathscr{C}_1$ et $\mathscr{C}_2$. Indiquer sur votre copie pour chaque courbe, le tarif associé. (Aucune justification attendue)

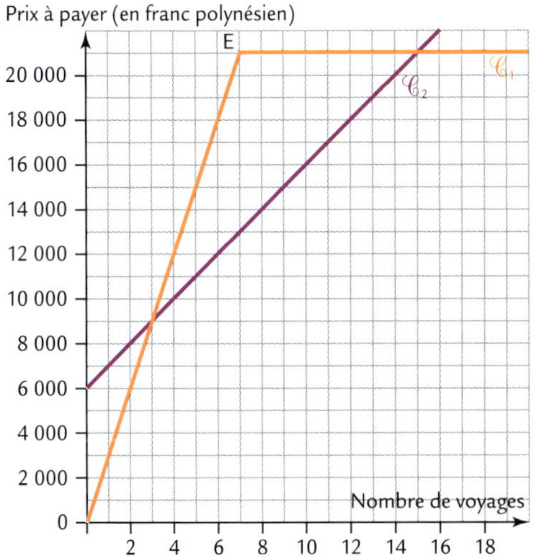

2. Sur une feuille de papier millimétré, reproduire les courbes $\mathscr{C}_1$ et $\mathscr{C}_2$ et construire la représentation graphique de la fonction f définie par : $f : x \rightarrow 2\,500x$.

c) Par lecture graphique et en faisant apparaître les tracés utiles sur le graphique, trouver pour combien de voyages le tarif N est plus avantageux que les deux autres.

Exercice 7

Dans le dessin ci-contre qui n'est pas tracé à l'échelle, ABC est un triangle rectangle en B. De plus, D est un point de $[AB]$.

(DE) et (AB) sont perpendiculaires ainsi que (EF) et (BC).

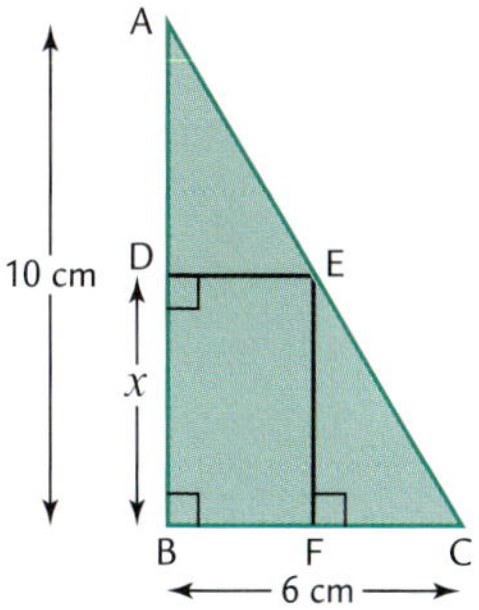

Pour quelle valeur de x (en cm) BDEF est-il un carré ?

Rédiger votre démarche, même si celle-ci n'aboutit pas.

Inspiré du brevet Polynésie, juin 2010.

Sujet-type 3

Exercice 1

Aucune justification n'est demandée pour cet exercice, les calculs pourront être réalisés à la calculatrice. On donne les nombres suivants :

$A = \dfrac{927}{486 - 13 \times 8}$ $\qquad B = \dfrac{3 \times 10^5 - 6 \times 10^3}{3 \times 10^{11}}$

$C = \sqrt{\dfrac{442{,}5 - 7^2 \times 2{,}5}{5}}$ $\qquad D = \sqrt{6} - \sqrt{5}$

$E - \dfrac{1}{\sqrt{6} + \sqrt{5}}$

1. Calculer A et donner un arrondi à 0,01 près.

2. Donner l'écriture scientifique de B.

3. Calculer C.

4. Comparer les nombres D et E.

Exercice 2

Un carré a pour aire 225 cm². Quel est le périmètre de ce carré ? Justifier votre réponse.

EXERCICE 3

On rappelle dans cet exercice que :

$(a+b)^2 = a^2 + 2ab + b^2$; $(a-b)^2 = a^2 - 2ab + b^2$

et $(a+b)(a-b) = a^2 - b^2$

On donne les expressions numériques suivantes :

$A = (3\sqrt{2}+5)^2$ et $B = (\sqrt{7}+3)(\sqrt{7}-3)$

Pour les deux questions suivantes, vous indiquerez au moins une étape de calcul.

1. Écrire A sous la forme $a + b\sqrt{2}$ où a et b sont des nombres entiers.

2. Calculer B.

EXERCICE 4

1. On considère le système suivant :

$$\begin{cases} 45x + 30y = 510 \\ 27x + 20y = 316 \end{cases}$$

a) Les nombres $x = 10$ et $y = 2$ sont-ils solution de ce système ? Justifier.

b) Les nombres $x = 8$ et $y = 5$ sont-ils solution de ce système ? Justifier.

2. Pour les fêtes de fin d'année, un groupe d'amis souhaite emmener leurs enfants assister à un spectacle au Palais des Congrès à Paris.

Les tarifs sont les suivants :

- 45 € par adulte et 30 € par enfant s'ils réservent en catégorie 1.
- 27 € par adulte et 20 € par enfant s'ils réservent en catégorie 2.

Le coût total pour ce groupe d'amis est de 510 € s'ils réservent en catégorie 1 et 316 € s'ils réservent en catégorie 2.

Déterminer le nombre d'adultes et d'enfants de ce groupe.

EXERCICE 5

1. Construire un triangle ABC tel que AB = 6 cm ; AC = 8 cm et BC = 10 cm.

2. Démontrer que ce triangle est rectangle en A.

3. On appelle O le centre du cercle circonscrit de ce triangle.

a) Où se trouve le point O ? Justifier votre réponse.

b) En déduire le rayon de ce cercle.

4. Construire le point D pour que le quadrilatère ABDC soit un rectangle.

Le point D appartient-il au cercle circonscrit du triangle ABC ? Justifier.

EXERCICE 6

EFG est un triangle rectangle en E tel que EF = 5 cm et FG = 13 cm.

La figure donnée n'est pas réalisée à l'échelle.

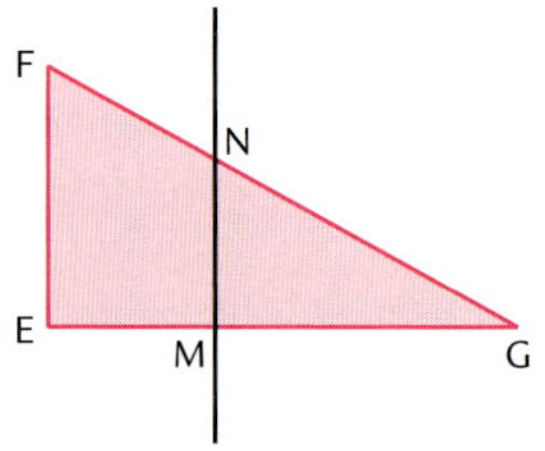

1. Calculer la mesure de l'angle $\widehat{EFG}$. Arrondir au degré près.

2. Montrer que EG = 12 cm.

3. On considère le point M sur [EG] tel que EM = 3 cm. Calculer GM.

4. La perpendiculaire à (EG) passant par M coupe [FG] en N.

Les droites (MN) et (EF) sont-elles parallèles ? Justifier.

5. Calculer GN.

EXERCICE 7

Laura décide de partir en croisière. Une société lui propose trois tarifs :

- Tarif A : 75 € par jour.
- Tarif B : un forfait de 450 € auquel il faut ajouter 25 € par jour.
- Tarif C : un forfait de 550 € auquel il faut ajouter 20 € par jour.

Elle souhaiterait connaître le tarif le plus avantageux en fonction du nombre de jours.

En utilisant les représentations graphiques des fonctions $f : x \rightarrow 75x$; $g : x \rightarrow 450 + 25x$ et $h : x \rightarrow 550 + 20x$, aider Laura dans son choix en justifiant vos réponses.

Inspiré du brevet Amérique du Sud, novembre 2010.

Correction des exercices

1. Nombres entiers et nombres rationnels

Exercices d'application

1 **a)** $75 - 50 = 25$
$50 - 25 = 25$
Le PGCD de 50 et 75 est 25.
b) $159 - 106 = 53$
$106 - 53 = 53$
Le PGCD de 159 et 106 est 53.

2 **a)** $85 - 68 = 17$
$68 - 17 = 51$
$51 - 17 = 34$
$34 - 17 = 17$
Le PGCD de 85 et 68 est 17.
b) $136 - 102 = 34$
$102 - 34 = 68$
$68 - 34 = 34$
Le PGCD de 136 et 102 est 34.

3 **a)**

Dividende	Diviseur	Reste
368	276	92
276	92	0

Le PGCD de 276 et 368 est 92.

b)

Dividende	Diviseur	Reste
3 870	602	258
602	258	86
258	86	0

Le PGCD de 602 et 3 870 est 86.

4 **a)**

Dividende	Diviseur	Reste
598	506	92
506	92	46
92	46	0

Le PGCD de 598 et 506 est 46.

b)

Dividende	Diviseur	Reste
5 355	595	0

Le PGCD de 595 et 5 355 est 595.

5 **a)** $\frac{14}{7} = 2$

b) $\frac{27}{36} = \frac{3}{4}$

c) $\frac{22}{121} = \frac{2}{11}$

d) $\frac{3 \times 5}{7 \times 3 \times 2} = \frac{5}{14}$

e) $\frac{7}{49} = \frac{1}{7}$

6 **a)** $\frac{234}{456} = \frac{39}{76}$ **b)** $\frac{750}{1250} = \frac{3}{5}$

c) $\frac{7\,400}{560} = \frac{185}{14}$

7 **a)** Calculons le PGCD de 68 et 51 par l'algorithme des soustractions successives :
$68 - 51 = 17$
$51 - 17 = 34$
$34 - 17 = 17$
$17 - 17 = 0$
Le PGCD de 51 et 68 est 17.
$51 = 3 \times 17$ et $68 = 4 \times 17$
$\frac{51}{68} = \frac{3}{4}$
b) Calculons le PGCD de 104 et 78 par l'algorithme d'Euclide.
$104 = 78 \times 1 + 26$
$78 = 26 \times 3 + 0$
Le PGCD de 104 et 78 est 26.
$104 = 4 \times 26$; $78 = 3 \times 26$
$\frac{104}{78} = \frac{4}{3}$
c) $\frac{240}{360} = \frac{2}{3}$

8 **a)** Calculons le PGCD de 530 et 371 par l'algorithme d'Euclide.

Dividende	Diviseur	Reste
530	371	159
371	159	53
159	53	0

$530 = 371 \times 1 + 159$
$371 = 159 \times 2 + 53$
$159 = 53 \times 3 + 0$
Le PGCD de 530 et 371 est 53.
$530 = 53 \times 10$ et $371 = 53 \times 7$
$\frac{530}{371} = \frac{10}{7}$.
b) Calculons le PGCD de 9 240 et 3 822 par l'algorithme d'Euclide.

Dividende	Diviseur	Reste
9 240	3 822	1 596
3 822	1 596	630
1 596	630	336
630	336	294
336	294	42
294	42	0

Le PGCD de 9 240 et 3 822 est 42.
$\frac{9\,240}{3\,822} = \frac{42 \times 220}{42 \times 91} = \frac{220}{91}$.

Pour réactiver les connaissances

13 **a)** Nombres divisibles par 3 : 129, 144, 141, 132, 216, 201, 204, 213.
Nombres divisibles par 4 : 144, 132, 216, 204.
Nombres divisibles par 9 : 144, 216.
Nombres divisibles par 6 : 144, 132, 204, 216.
b) On trouve 690 en ajoutant les quatre nombres d'une ligne, d'une colonne, d'une diagonale et même d'un « petit carré » constitué de quatre cases (il y en a 9).
Le carré est « magique » et « enchanté ».

Pour s'entraîner

23 Les diviseurs 100 sont : 1, 2, 3, 4, 5, 10, 20, 25, 50 et 100.
Les diviseurs de 200 sont : 1, 2, 3, 4, 5, 8, 10, 20, 25, 40, 50, 100 et 200.
les diviseurs de 300 est : 1, 2, 3, 4, 5, 6, 10, 12, 15, 20, 25, 30, 50, 60, 75, 100, 150, 300.

27 **a)** Vrai.
b) Faux : 2 n'est pas un diviseur de 9.
c) Faux : 56 n'est pas un diviseur de 7 et de 8.
d) Faux le PGCD est 44.

39 **a)** Les nombres inférieurs à 15 et premiers avec 15 sont : 2 ; 4 ; 7 ; 8 ; 11 ; 13 ; 14.
b) On peut utiliser l'algorithme d'Euclide pour calculer le PGCD des deux nombres.

Dividende	Quotient	Reste
256	225	31
225	31	8
31	8	7
8	7	1

Le PGCD de 256 et 225 est 1. Donc 256 et 225 sont premiers entre eux.

46 **a)** Nombres premiers entre eux : 27 et 77 ; 27 et 88 ; 63 et 88.
b) $\frac{27}{77}$; $\frac{27}{88}$; $\frac{63}{88}$.

52 **a)** (1) Le PGCD de 160 et 1060 est 20.
(2) Le PGCD de 68 et 85 est 17.
b) $\frac{160}{1060}=\frac{8}{53}$ $\qquad$ $\frac{68}{85}=\frac{4}{5}$.

64 **a)** Nombres qui sont le produit d'au moins deux des nombres de la liste : 2; 3 ; 5 ; 7 ; 6; 10 ; 14 ; 15 ; 21 ; 35 ; 30 ; 42 ; 105 ; 210.
c) Cette liste n'est pas la liste des diviseurs d'un nombre.
On a tous les diviseurs de 210 sauf un : 1.

Pour approfondir

76 Les diviseurs communs à 180 et 170 sont 1, 2, 5 et 10.
Il peut donc y avoir 2 ; 5 ou 10 joueurs.

Je prépare le contrôle

82 3

83 2 et 3

84 3

85 2 et 3

86 1

87 3

88 1 et 3

89 3

90 Le PGCD de 322 et 1 035 est 23.
322 et 1 035 ne sont pas premiers entre eux.
La fraction $\frac{322}{1035}$ n'est pas irréductible.
$1\,035 = 23 \times 45$
$322 = 23 \times 14$
donc $\frac{322}{1035}=\frac{14}{45}$

91 **a)** Tous les choristes sont dans un groupe et les groupes comportent tous le même nombre de filles et le même nombre de garçons.
Ce nombre est donc un diviseur commun à 144 et 160.
Le nombre maximal de groupes que l'on peut faire est donc le PGCD de 144 et de 160.
PGCD (144 ; 160) = 16
On peut donc faire 16 groupes de répétition.
b) $144 \div 16 = 9$
$160 \div 16 = 10$
Dans chaque groupe, il y aura 9 filles et 10 garçons.

92 **a)** $x = 6$; S = 48
$x = 7$; S = 63
$x = 8$; S = 80
$x = 15$; S = 255
b) Le PGCD de 6 et de 48 est 6.
Le PGCD de 7 et de 63 est 7.
Le PGCD de 8 et de 80 est 8.
Le PGCD de 15 et de 225 est 15.
c) $S = x^2 + 2x$
$S = x(x+2)$
S est un multiple de x donc S et x ne sont pas premiers entre eux.

93 2

94 3

95 1 et 3

96 2 et 3

97 3

98 1

99 $4{,}5 \times 1{,}5 = 6{,}75$
Aire plantée en tulipes rouges : 6,75 m^2.
$80 \times 6{,}75 = 540$
Nombre de tulipes rouges plantées : 540.
$4{,}5 \times 1 = 4{,}5$
Aire plantée en tulipes jaunes : 4,5 m^2.
$4{,}5 \times 100 = 450$
Nombre de tulipes jaunes plantées : 450.
Cherchons le nombre de bouquets que l'on peut faire avec toutes ces tulipes.
Les bouquets sont tous identiques.

Le nombre de bouquets est donc un diviseur commun au nombre de tulipes jaunes et au nombre de tulipes rouges. Chaque bouquet comporte chacun le plus grand nombre possible de tulipes jaunes et de tulipes rouges.
Le nombre de bouquets est donc le PGCD du nombre de tulipes jaunes et du nombre de tulipes rouges.

PGCD (540,450) = 90.
On fait donc 90 bouquets comportant chacun 6 tulipes rouges et 5 tulipes jaunes.

$90 \times 10 = 900$
Le prix de vente des bouquets est donc : 900 €.

Remarque :
$0,30 \times 540 = 162$
Prix d'achat des tulipes rouges : 162 €.
$0,4 \times 450 = 180$
Prix d'achat des tulipes jaunes : 180 €.
Prix d'achat total des tulipes 342 €.
Ce qui fait un bénéfice de 558 € si on ne compte pas les frais de culture.

2. Calcul numérique et puissances

Exercices d'application

1 $A = 3 \times 10^{-8}$ $B = 1,6 \times 10^{4}$

2 $A = 4 \times 10^{8}$ $B = 2 \times 10^{-3}$

3 $A = 7,5 \times 10^{0}$ $B = 1,000\,1 \times 10^{0}$

4 $A = 6,6 \times 10^{3}$ $B = 7,5 \times 10^{-3}$

Pour réactiver les connaissances

17 $A = \frac{9}{14}$ $B = \frac{5}{6}$ $C = \frac{1}{12}$
$D = -\frac{5}{3}$ $E = \frac{27}{28}$ $F = \frac{14}{5}$
$G = 16$ $H = -\frac{14}{5}$ $I = -2$

22 $A = \frac{37}{16}$ $B = \frac{13}{8}$ $C = -\frac{25}{8}$ $D = \frac{5}{48}$

32 **e)** $5,678 \times 10^{5}$ **f)** $8,03 \times 10^{8}$
g) $7,8 \times 10^{-4}$ **h)** $7,2 \times 10^{5}$

Pour s'entraîner

43 $A = 4^{9}$ $B = 5^{7}$
$C = 12^{11}$ $D = 9^{5}$
E : On ne peut pas. $F = (0,1)^{10}$

53 $A = 17^{2}$ $B = 12^{3}$ $C = 7^{5}$ $D = 4^{3}$

58 $A = 21^{6}$ $B = 6^{4}$ $C = \left(\frac{5}{8}\right)^{8}$ $D = 4^{5}$

62 $A = 3^{25}$ $B = 5^{12}$ $C = 8^{15}$ $D = 18^{24}$

66 $A = 15^{5}$ $B = (-4)^{10}$ ou 16^{5} $C = 6^{5}$
$D = 4^{8}$ $E = 3^{4}$

70 $A = 4^{-8}$ $B = 7^{-3}$ $C = 9^{11}$
$D = 8^{-12}$ $E = 5^{12}$ $F = 6^{-8}$

82 $A = 2,4 \times 10^{-8}$ $B = 2,012 \times 10^{-3}$ $C = 6 \times 10^{-3}$

Je prépare le contrôle

103 **a)** Réponse 3.
b) 1
c) 2
d) 1
e) 2
f) 3

104 **a)** Réponse 2.
b) 1
c) 2
d) 1
e) 2
f) 1
g) 2

105 $A = 6^{5}$ $B = 5^{4}$ $C = 8^{5}$

106 $A = 12$ $B = 24$ $C = -20$
$D = -24$ $E = 100$

107 $A = 7,2 \times 10^{13}$ $B = 1,204 \times 10^{9}$
$C = 8 \times 10^{4}$ $D = 2,5 \times 10^{2}$

108 $A = 22$ $B = 10$ $C = 2$

109 30 cL = 0,3 L = 0,3 kg
$0,3 \div 2,99 \times 10^{-26} \approx 10^{25}$
On absorbe en buvant un verre de 30 cL d'eau 10^{25} molécules d'eau.

110 **a)** $AC = 2^{3} \times 2 = 2^{4}$ cm
b) $(2^{4} \times 2^{3}) \div 2 = 2^{6}$
L'aire du triangle ADC est 2^{6} cm².

J'évalue des compétences

111 **a)** $(-8) + (-6) = -14$
b) $(-5) \times (-3) = 15$
c) $(-8) - (-3) = -5$
d) $(-15) \div (-3) = 5$
e) $(-4) + (+15) = 11$
f) $8 - 13,5 = -5,5$
g) $-18 \div (-2) = 9$
h) $-8,5 - 4 = -12,5$

112 **a)** 32,6 (32,625) **b)** 81,8 (81,833...)

113 **a)** $\frac{3}{7} + \frac{6}{7} = \frac{9}{7}$

b) $\frac{3}{7} \times \frac{6}{7} = \frac{18}{49}$

c) $\frac{5}{8} + \frac{3}{10} = \frac{37}{40}$

d) $\frac{5}{8} \times \frac{3}{10} = \frac{15}{80}$

e) $\frac{13}{9} - \frac{6}{9} = \frac{7}{9}$

f) $\frac{7}{6} - \left(-\frac{3}{2}\right) = \frac{16}{9}$

g) $-\frac{4}{5} - \frac{3}{7} = -\frac{43}{35}$

h) $-\frac{4}{7} \times \left(-\frac{3}{5}\right) = \frac{12}{35}$ **i)** $3 \times \frac{3}{5} = \frac{9}{5}$

114 **a)** 36 32 81 1 6
b) 25 – 9
c) 10 000 0,1 100 1 0,01
d) 0,2 0,0 625

115 **a)** 1 296
b) – 1 296
c) – 243
d) – 243
e) – 536 870 912

116 **a)** K = – 4 L = – 11 M = 16 N = – 18 P = – 1
Q = – 30
b) $R = \frac{15}{16}$ $S = \frac{25}{24}$
c) A = 31 B = – 132 C = 405 D = 500
E = – 24

117 $420 \div \frac{3}{5} = 700$
Il y a 700 élèves au collège.

118 $560 \times \frac{5}{8} = 350$
Il y a 350 votants.

119 $1 - \frac{3}{7} = \frac{4}{7}$
$\frac{4}{7}$ des membres du club ne jouent pas au foot.

120 $\frac{3}{8} + \frac{5}{12} = \frac{19}{24}$
Ils ont regardé les $\frac{19}{24}$ des photos.

121

Préfixe	Valeur usuelle	Valeur en informatique
Kilo (k)	1 000 (10^3)	1 024 (2^{10})
Mega (M)	1 000 000 (10^6)	1 048 576 (2^{20})
Giga (G)	1 000 000 000 (10^9)	1 073 741 824 (2^{30})
Tera (T)	1 000 000 000 000 (10^{12})	1,099 511 628 × 10^{12} (2^{40})

3. Racines carrées

Exercices d'application

1 $A=8\sqrt{7}$ $B=7\sqrt{5}$ $C=-\sqrt{11}$

2 $D=3\sqrt{3}$ $E=4\sqrt{5}$ $F=7\sqrt{2}$

3 $G=9\sqrt{6}$ $H=-2\sqrt{2}$ $I=68\sqrt{7}$

4 $J=6\sqrt{5}$ $K=6\sqrt{10}$

Pour s'entraîner

18 **a)** 2 **b)** 5 **c)** 2,3 **d)** 45 **e)** 14 **f)** 110

22 **a)** 421
b) 29

28 **a)** Deux solutions : – 0,1 et 0,1.
b) Pas de solutions.
c) Deux solutions : – 7 et 7.

35 **a)** $x^2 = 9$ donc deux solutions : 3 et – 3
b) $x^2 = 5$ donc deux solutions : $-\sqrt{5}$ et $\sqrt{5}$
c) $(x+1)^2 = 4$ donc $x + 1 = 2$ ou $x + 1 = -2$
Deux solutions : 1 et – 3.

40 $A=\sqrt{21}$ $B=\sqrt{36}=6$ $C=\sqrt{25}=5$
$D=\sqrt{\frac{1}{4}}=\frac{1}{2}$ $E=\sqrt{\frac{1}{3}}$ $F=\sqrt{4}=2$

49 **a)** $5\sqrt{3}$
b) $15\sqrt{2}$
c) $18\sqrt{5}$

51 $A=-4\sqrt{7}$ $B=12\sqrt{2}$ $C=-3\sqrt{11}$ $D=-2\sqrt{5}$

56 $A=13\sqrt{5}$ $B=150\sqrt{5}$ $C=60\sqrt{3}$ $D=-10\sqrt{11}$

59 $L=-2\sqrt{2}$ $M=-30$ $N=-4\sqrt{7}$
$P=6\sqrt{3}-\sqrt{2}$

65 $E=-30\sqrt{6}+79$ $F=-44$

71 On sait que $\frac{EC}{ED}=\frac{\sqrt{2}}{\sqrt{3}}$
Et $\frac{EA}{EB}=\frac{\sqrt{5}}{\sqrt{7,5}}=\frac{\sqrt{5}}{\sqrt{5}\times\sqrt{1,5}}=\frac{1}{\sqrt{1,5}}=\frac{\sqrt{2}}{\sqrt{3}}$
On constate que $\frac{EC}{EB}=\frac{EA}{EB}$, avec E, C, D dans le même ordre que E, A, B. D'après la réciproque du théorème de Thalès, les droites (AC) et (BD) sont parallèles.

92 $v \approx 11134$ m/s et $v \approx 40082$ km/h.

Je prépare le contrôle

94 1 et 3
95 3
96 2
97 3
98 2
99 2 et 3
100 1 et 3
101 3
102 1
103 2
104 2
105 3

106 **a)** $L^2 = \frac{1}{4}\left(2 \times \frac{25}{9} + 2 \times \frac{16}{9} - 2\right) = \frac{1}{4}\left(\frac{50}{9} + \frac{32}{9} - \frac{18}{9}\right)$

$= \frac{1}{4}\left(\frac{64}{9}\right) = \frac{16}{9}$

Valeur exacte de $L^2 = \frac{16}{9}$.

$L = \frac{4}{3}$

$L \simeq 1{,}3$ cm.

107 Les triangles ABH et AHC sont rectangles en H donc on peut utiliser le théorème de Pythagore.

a) $AB^2 = HB^2 + HA^2$ et $AC^2 = HA^2 + HC^2$

Soit $AB^2 = 4 + 16 = 20$ et $AC^2 = 16 + 64 = 80$

Donc $AB^2 + AC^2 = 20 + 80 = 100$

D'autre part $BC^2 = (8 + 2)^2 = 102 = 100$

On constate que $AB^2 + AC^2 = BC^2$

D'après le théorème de Pythagore, le triangle ABC est rectangle en A.

b) $AB^2 = 20$ donc $AB = \sqrt{20}$ cm ; $AB = 2\sqrt{5}$ cm

On sait que les droites (AB) et (HG) sont parallèles.

D'après le théorème de Thalès dans le triangle CBA :

$\frac{CH}{CB} = \frac{HG}{AB}$ donc $\frac{8}{10} = \frac{HG}{2\sqrt{5}}$ donc $10HG = 16\sqrt{5}$.

D'où $HG = \frac{16\sqrt{5}}{10} = \frac{2 \times 8\sqrt{5}}{2 \times 5} = \frac{8\sqrt{5}}{5}$ donc $HG = \frac{8\sqrt{5}}{5}$ cm.

c) $AC^2 = 80$ donc $AC = \sqrt{80}$ cm

$AC = 4\sqrt{5}$ cm

$p = AB + BC + AC$

$= 2\sqrt{5} + 10 + 4\sqrt{5}$

$= 10 + 6\sqrt{5}$ cm

J'évalue mes compétences

108 3

109 2

110 3

111 3

112 1

113 2 et 3

114 3

115 3

116 Si le nombre entier se termine par 0, son carré se termine par 0.

Si le nombre entier se termine par 1, son carré se termine par 1.

En continuant ainsi le raisonnement, on trouve que le chiffre des unités du carré d'un nombre entier peut donc être 0 ; 1 ; 4 ; 9 ; 6 ; 5.

117 Le carré qui a pour côté la diagonale du carré initial a pour aire le double de celle du carré initial.

En effet soit x la longueur du côté du carré initial.

D'après le théorème de Pythagore, la longueur de la diagonale d est telle que :

$d^2 = x^2 + x^2 = 2x^2$, donc l'aire du carré de côté d (d^2) est bien le double de l'aire du carré de côté x (x^2).

Avec le fil tendu, on trace la diagonale, puis avec l'équerre, le carré cherché.

4. Calcul littéral et identités remarquables

Exercices d'application

1 $A = x(x + 6)$ $B = x(9 - x)$

2 $C = x(x - 8)$ $D = x(8 + x)$

3 $E = x(5x + 4)$ $F = x(3 - 7x)$

4 $G = x(7x - 2)$ $H = x(5 - 3x)$

5 $A = (2x + 5)(4x + 9)$

6 $B = (4x + 3)(11x + 9)$

7 $C = (3x + 6)(10x + 1)$

8 $D = (4 - 7x)(3x - 6)$

9 $A = (2x + 3)^2$ B : On ne peut pas.

10 $C = (3 + 4x)^2$ $D = (x + 3)^2$

11 $E = (3x - 5)^2$ $F = (6x - 1)^2$

12 G : On ne peut pas. $H = (x - 5)^2$

13 $A = (9x + 4)(9x - 4)$ $B = (5 + 2x)(5 - 2x)$

14 $C = (4x + 12)(4x - 2)$ $D = (1 + 3x)(9 - 3x)$

15 $E = (14x + 8)(2x + 4)$ $F = (7x - 7)(3x + 1)$

Pour réactiver les connaissances

20 $G = -4y$ $H = -14y$ I : On ne peut pas.
$J = -21y$ K : On ne peut pas. $L = -11y$

22 $G = 4a^2$ H : On ne peut pas $I = -40a^2$
$J = 9b^2$ K : On ne peut pas $L = -20b^2$

24 $C = -10x^2 - 5x - 9$ $D = -2x^2 - 6x - 15$

26 $E = 40x + 32$ $F = 24 - 18x$
$G = 12x - 20$ $H = 24 + 16x$

28 $E = 23x + 26$ $F = 34x - 33$ $G = 7x - 4$ $H = -3x - 12$

30 $E = 12x^2 + 26x + 10$ $F = 12x^2 + 31x + 20$
$G = -32x^2 + 44x - 12$ $H = 9x^2 - 30x + 25$

32 **a)** $A = 14$ $B = 14$
b) $A = -28$ $B = -28$
c) On a A = B quel que soit x car :
$2(3x + 5) = 2 \times 3x + 2 \times 5 = 6x + 10$

Pour s'entraîner

44 $M = a(8a - 9)$ $N = b(7b + 1)$;
$P = c(11c + 9)$ $Q = d(3 - 7d)$.
$R = e(2 + 7e)$ $S = f(5 - 3f)$

47 $I = (7x + 2)^2$ $J = (5 + 2x)^2$
$K = (6x + 1)^2$ $L = (8 + 5x)^2$

50 $I = (9x - 3)^2$ $J = (5 - 2x)^2$
$K = (x - 6)^2$ $L = (10x - 2)^2$

54 $I = (5x + 6)(5x - 6)$ J : On ne peut pas.
$K = (10 + x)(10 - x)$ $L = (9x + 3)(9x - 3)$

57 G = $y(6y + 7)$ H = $(4y + 3)^2$ I = $(7y + 3)(7y - 3)$
J = $(2 - 10y)^2$ K = $y(8 - 9y)$ L = $(6 + 2y)(6 - 2y)$

59 I = $(8x - 3)(7x + 2)$ J = $(4x + 5)(3x + 5)$
K = $(7x + 3)(12x - 1)$ L = $(2x + 6)(5x - 2)$

61 G = $(8x + 3)(2x + 5)$ H = $(4x - 2)(8x - 2)$
I = $(3x + 5)(-4x + 1)$ J = $(6x - 4)(-4x + 7)$
K = $(3x - 5)(-3x + 6)$

63 E = $(6x - 10)(2x - 2)$ F = $(9x + 4)(3x + 12)$
G = $(4x + 14)(4x - 4)$ H = $(6 + 4x)(10 - 4x)$

68 G = $16m^2 + 48m + 36$ H = $36x^2 - 48x + 16$ I = $100x^2$
J = $64 - 32x + 4x^2$ K = $25 + 20R + 4R^2$ L = $36x^2$

71 I = $49x^2 - 16$ J = $64 - 4x^2$
K = $1 - 100x^2$ L = $64x^2 - 4$

73 G = $25a^2 - 64$ H = $64b^2 - 48b + 9$
I = $9c^2 - 21c + 6$ J = $25 + 20d + 4d^2$
K = $36 - e^2$ L = $49 - 14f + f^2$

77 I = $28x^2 + 40x + 25$ J = $-36x^2 - 17x - 4$
K = $-32x^2 + 9$ L = $32x^2 - 24x - 20$

Je prépare le contrôle

114 1

115 2

116 1

117 3

118 3

119 3

120 1

121 **a)** Les deux expressions sont égales à : $50x^2 - 40x$.
b) Les deux expressions sont égales à : $25x^2 + 36x + 13$.

122 $(a + b)^2 + (a + b)(a - b) = 2a^2 + 2ab = a(2a + 2b) = 8$

123 **a)** $A = (x - 3)^2 + (x - 3)(1 - 2x)$
$A = x^2 - 6x + 9 + x - 2x^2 - 3 + 6x$
$A = -x^2 + x + 6$
b) $A = (x - 3)^2 + (x - 3)(1 - 2x)$
$A = (x - 3)[(x - 3) + (1 - 2x)]$
$A = (x - 3)(-x - 2)$

124 Pour ce nombre n.
$(n - 10)^2 = n^2 - 1\,000$
D'où : $n^2 - 20n + 100 = n^2 - 1\,000$
D'où $-20n + 100 = -1\,000$
D'où $-20n = -1\,100$
D'où $n = 55$
Le nombre cherché est 55.

125 **a)** $(x + 1)^2 - 1 = x^2 + 2x + 1 - 1 = x^2 + 2x$
b) $(x + 2)\,x = x^2 + 2x$
Les deux figures ont des aires égales.

126 **a)** (1) $(10 + 1)^2 - 10^2 - 1 = 121 - 100 - 1 = 20$
(2) $(-3 + 1)^2 - (-3)^2 - 1 = 4 - 9 - 1 = -6$
(3) $(1{,}5 + 1)^2 - 1{,}5^2 - 1 = 6{,}25 - 2{,}25 - 1 = 3$
b) On peut conjecturer que le résultat est le double du nombre de départ.
Soit x le nombre choisi.
$(x + 1)^2 - x^2 - 1 = x^2 - 2x + 1 - x^2 - 1 = 2x$
Donc le résultat est le double du nombre choisi.

J'évalue mes compétences

127 **a)** 16 **b)** 28 **c)** 169 **d)** 45

128 **a)** – 18 **b)** 10 **c)** 29 **d)** 39

129 **a)** 25 **b)** 38 **c)** 19,5 **d)** 128

130 **a)** Dans la cellule A2, on entre « = A1 + 1 », puis on recopie cette cellule vers le bas.
b) Dans la cellule B1, on entre « = A1^2 – 6*A1 + 5 », puis on recopie cette cellule vers le bas.
c) La plus petite valeur prise par T est – 4, obtenue lorsque $x = 3$.
T = 0 pour $x = 1$ et pour $x = 5$.

131 **a)** A = 14 B = 14
b) A = 27 B = 27
c) On n'a pas A = B car, par exemple, $x = 0$ est un contre exemple.

132 **a)** C'est l'identité 3.
b) $102^2 - 98^2 = (102 + 98)(102 - 98) = 200 \times 4 = 800$

133 **a)** (1) 100 (2) 16 (3) 40
b) (1) 100 (2) 16 (3) 40

134 On utilise l'identité $a^2 - b^2 = (a + b)(a - b)$.
Si les deux entiers a et b sont consécutifs $(b < a)$ alors $a - b = 1$ et la différence de leur carré vaut $a + b$.

5. Équations et inéquations

Exercices d'application

1 Les solutions sont :
a) $\frac{1}{3}$ et $-\frac{7}{5} = -1{,}4$;
b) 4 et $-\frac{3}{5} = -0{,}6$;
c) 2 et – 3 ;
d) $\frac{5}{4} = 1{,}25$ et $-\frac{7}{2} = -3{,}5$.

2 **a)** La solution est : $\frac{5}{3}$.
b) $(2a + 1)^2 = 0$. La solution est : $-\frac{1}{2} = -0{,}5$.
c) $(a - 5)(a + 5) = 0$. Les solutions sont : 5 et – 5.
d) $(6 - 3a)(6 + 3a) = 0$. Les solutions sont – 2 et 2.
e) $(3a - 2)^2 = 0$. La solution est $\frac{2}{3}$.
f) $(2x + 3)(2x - 3) = 0$. Les solutions sont : $-\frac{3}{2} = -1{,}5$ et $\frac{3}{2} = 1{,}5$.

3 **a)** $x(x-3)=0$. Les solutions sont : 0 et 3.
b) $x(4x-1)=0$. Les solutions sont : 0 et $\frac{1}{4}$.
c) $(3x-1)(7x+7)=0$. Les solutions sont : $\frac{1}{3}$ et -1.
d) $(2x+5)(x+7)=0$. Les solutions sont : $-\frac{5}{2}=-2,5$ et -7.

4 **a)** Pas de solution. **b)** Les solutions sont : -3 et 3.
c) La solution est : 0. **d)** $(x-5)^2=0$. La solution est : 5.

5 Les solutions sont les nombres :
a) inférieurs ou égaux à $-\frac{5}{2}=-2,5$;
b) inférieurs ou égaux à $-\frac{3}{4}=-0,75$;
c) supérieurs ou égaux à 2 ;
d) supérieurs ou égaux à 2 ;
e) inférieurs ou égaux à -2.

6 **a)** Les solutions sont les nombres inférieurs ou égaux à 3.
b) Les solutions sont les nombres inférieurs ou égaux à 2.
c) Les solutions sont les nombres supérieurs ou égaux à 3.

7 **a)** $-10-x \leqslant 7x-3$. Les solutions sont les nombres supérieurs ou égaux à $-\frac{7}{8}=-0,875$.
b) $17-8x \geqslant -13+6x$. Les solutions sont les nombres inférieurs ou égaux à $\frac{15}{7}$.

Pour réactiver les connaissances

13 **a)** La solution est : -2.
b) La solution est : $-\frac{5}{2}=-2,5$.
c) La solution est : $\frac{15}{8}=1,875$.
d) La solution est : $-\frac{3}{2}=-1,5$.

16 **a)** L'équation a la même solution que : $-1-3b=b+9$.
La solution est : $-\frac{5}{2}=-2,5$.
b) L'équation a la même solution que : $-2b+22=3b-7$.
La solution est : $\frac{29}{5}=5,8$.
c) L'équation a la même solution que : $-4b+4=12-4b$.
Pas de solution car $0b=8$ est une égalité toujours fausse.

25 Soit x le nombre de pièces de 1 €.
Nombre de pièces de 2 € : $3x$.
Somme d'argent en € : $5+x\times 1+3x\times 2=5+7x$.
Donc, $5+7x=40$ donc $x=5$.
Il a 5 pièces de 1 €.

29 **a)** $3,5 \leqslant 3,67$ **b)** $45,9 \leqslant (\text{ou} \geqslant) 45,90$
c) $5,69 \leqslant 5,8$ **d)** $5,9 \leqslant 6,05$

Pour s'entraîner

38 **a)** Les solutions sont : 0 et 4.
b) La solution est : 4.
c) Les solutions sont : 0 et 5.
d) Les solutions sont : 0 et 2.

41 **a)** L'équation a la même solution que : $(2x-3)(8x+5)=0$.
Les solutions sont : $\frac{3}{2}$ et $-\frac{5}{8}$.
b) L'équation a la même solution que : $(5x-10)(2x-4)=0$.
La solution est : 2.

45 **a)** Les solutions sont : $\frac{1}{4}=0,25$ et $-\frac{2}{3}$.
b) Les solutions sont : 0 et $\frac{3}{2}$.
c) Les solutions sont : 0 et $\frac{6}{5}$.
d) L'équation a la même solution que : $(2x-1)^2=0$.
La solution est : $\frac{1}{2}$.
e) L'équation a la même solution que : $(3x-1)(3x-13)=0$.
Les solutions sont : $\frac{1}{3}$ et $\frac{13}{3}$.

49 **a)** L'équation a la même solution que : $(4a-1)^2=0$.
La solution est : $\frac{1}{4}$.
b) Les solutions sont : $\frac{1}{2}$ et $-\frac{7}{5}$.
c) L'équation a la même solution que : $(a-6)(a+2)=0$.
Les solutions sont : 6 et -2.

60 **a)** 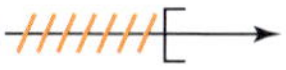
-3
b) 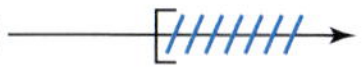
$-7,5$
c) Pas de solution. **d)** 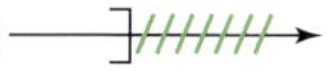
-6

63 **a)** L'inéquation a la même solution que :
$-2a-14>11-6a$.
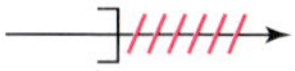
$\frac{25}{4}$
b) L'inéquation a la même solution que : $9+6a<7a-63$.
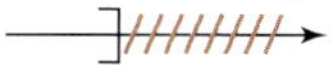
72
c) L'inéquation a la même solution que : $4a+12 \geqslant -6-6a$.
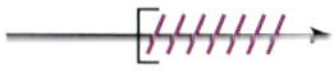
$-1,8$

67 Soit x la longueur en cm du côté du carré.
Aire du carré : x^2.
Aire du rectangle $x(x+6)$.
Donc $x(x+6)=3x^2$
$-2x^2+6x=0$
Donc $x(-2x+6)=0$
Donc $x=0$ ou $x=3$.
Or $x>0$ donc il y a une seule solution : le côté du carré doit être égal à 3 cm.

82 **a)** $9x^2-1=(3x-1)(3x+1)$.
b) $C=(9x^2-1)+(3x-1)(x-1)$
$C=(3x-1)(3x+1)+(3x-1)(x-1)$
$C=(3x-1)[(3x+1)+(x-1)]$
$C=4x(3x-1)$.
c) Les solutions sont : 0 et $\frac{1}{3}$.

Je prépare le contrôle

91 **a)** Les solutions sont : 2 et – 4.
b) Les solutions sont : – 2 et $\frac{5}{13}$.

92 **a)** Les solutions sont : 0 et 3.
b) Cette équation a les mêmes solutions que l'équation $(3a-1)^2=0$. La solution est $\frac{1}{3}$.
c) Les solutions sont : $-\sqrt{3}$ et $\sqrt{3}$.
d) Cette équation a les mêmes solutions que l'équation : $(2-3a)(-a+8)=0$. Les solutions sont : $\frac{2}{3}$ et 8.

93 Les réponses justes sont : 2 et 4.

94 La réponse juste est : 3.

95 Aucune réponse n'est juste.

96 Les solutions sont les nombres inférieurs ou égaux à : $-\frac{1}{4}$.

97 **a)** $(10\times 3+10^2)\times 2=130\times 2=260$.
b) $((-5)\times 3+(-5)^2)\times 2=20$

$$\left(\frac{2}{5}\times 3+\left(\frac{2}{3}\right)^2\right)\times 2=\frac{44}{9}$$

$$\left(\sqrt{5}\times 3+\left(\sqrt{5}\right)^2\right)\times 2=6\sqrt{5}+10.$$

c) Soit x le nombre cherché :
$(3x+x^2)\times 2=0$
$3x+x^2=0$
$x(3+x)=0$
Pour que le résultat obtenu soit zéro on peut choisir 0 ou – 3.

98 **a)** On doit avoir $0<x<5$ et $0<x+3<5$ donc $0<x<2$.
b) Aire(BCDJIH) = Aire(AHIJ) – Aire(ABCD)
Aire(BCDJIH) $=25-x^2$
Aire(BCDJIH) = 16 signifie $25-x^2=16$ donc $x^2=9$ cette équation a deux solutions – 3 et 3 mais aucune de ces deux valeurs ne convient car d'après a) on doit avoir $0<x<2$.
c) Aire(EFGJIH) = Aire(AHIJ) – Aire(AEFG)
donc Aire(EFGJIH) $=25-(x+3)^2$
Aire(EFGJIH) = 9 s'écrit $25-(x+3)^2=9$ donc
$(x+3)^2=16$
$(x+3)^2-16=0$
$(x+3+4)(x+3-4)=0$
$(x+7)(x-1)=0$.
Cette équation a deux solutions : – 7 et 1.
Une seule solution convient : 1.
Pour que l'aire de EFGJIH soit égale à 9 cm² il faut que x soit égal à 1.

99 Soit x le nombre de beignets vendus par chacune des deux amies. (x est un entier naturel).
Somme gagnée par Karine : $4\times 6+0{,}50x$ (en euros).
Somme gagnée par Adèle : $4\times 5+0{,}75x$ (en euros).
On veut $4\times 6+0{,}50x>4\times 5+0{,}75x$.
Donc $-0{,}25x>-4$ donc $x<16$.
Elles doivent donc vendre moins de 16 beignets chacune pour que Karine gagne davantage qu'Adèle.

J'évalue mes compétences

100 Méthode possible : en tâtonnant, ou en réalisant un schéma, ou en raisonnant, ou en utilisant une équation on obtient 35 €.
Par exemple, en raisonnant on peut constater qu'il a dépensé au total trois fois le prix dépensé dans le 1er magasin augmenté de 105 € (45 + 60). Comme on sait qu'Adrien a dépensé 210 €. La somme 210 € – 105 € = 105 € correspond au triple de sa dépense dans le 1er magasin. Il a donc dépensé 105 € ÷ 3 = 35 € dans le 1er magasin.

101 Ici encore on peut utiliser un tâtonnement, un raisonnement ou la mise en équation.
Par exemple en raisonnant on peut constater que :
Aire (ABM) = Aire(ABCD) – Aire (MDCB).
Or, Aire(MBCD) = 21 cm² et Aire(ABCD) = 5 cm × 6 cm = 30 cm².
Donc, Aire(ABM) = 30 cm² – 21 cm² = 9 cm².
Un côté de l'angle droit fait 6 cm donc l'autre doit faire 3 cm.
Donc, la valeur de AM pour laquelle l'aire de MBCD est égale à 21 cm² est 3 cm.

102 Les trois phrases sont vraies.

103 (1) et (3) sont vraies.

104 (1) et (2) sont vraies.

105 Toutes les phrases sont vraies.

106 (1) et (2) sont vraies.

107 **a)** Prix payé en € avec le tarif « Heures pleines/Heures creuses » :
225,47 + 0,1 311 × 3 124 + 0,0 893 × 3 080 = 910,0 704
Prix payé en € avec le tarif de base :
166,67 + 0,1 209 × (3 124 + 3 080) = 916,7 336.
Ils ont donc économisé environ 6 € !
b) Ici plusieurs méthodes sont possibles. Si on ne veut pas (ou peut pas) utiliser les inéquations on peut faire des essais.
Si la consommation est de 3 000 kWh en heures creuses et donc autant en heures pleines (c'est-à-dire pour une consommation de 6 000 kWh) on paye en € :
– avec le tarif « Heures pleines/Heures creuses » :
225,47 + 0,1 311 x 3 000 + 0,0 893 × 3 000 = 886,67
– avec le tarif de base :
166,67 + 0,1 209 × (3 000 + 3 000) = 892,07.
Dans ce cas c'est le tarif « Heures pleines/Heures creuses » qui est le plus avantageux.
Si la consommation est de 4 000 kWh (donc 2 000 kWh en heures pleines et autant en heures creuses) on obtient :
– avec le tarif « Heures pleines/Heures creuses » : 666,27 €
– avec le tarif de base : 650,27 €
Dans ce cas, c'est le tarif de base qui est le plus avantageux.

On peut donc penser que le changement intervient entre 4 000 et 6 000 kWh.
Essayons avec 5 000 kWh, on obtient :
– avec le tarif « Heures pleines/Heures creuses » : 776,47 €
– avec le tarif de base : 771,17 €
On peut donc penser que le changement intervient entre 5 000 et 6 000 kWh.
Essayons 5 500 kWh :
– avec le tarif « Heures pleines/Heures creuses » : 831,57 € ;
– avec le tarif de base : 831,62 €.
On peut considérer que pour une consommation supérieure à environ 5 500 kWh que le tarif « Heures pleines/Heures creuses » est plus avantageux. On peut bien-sûr continuer les essais pour augmenter la précision. À noter que l'usage d'un tableur permet d'effectuer rapidement les essais.
Le passage par les inéquations (non exigible pour le socle) permet d'obtenir la réponse exacte :
Soit $2x$ la consommation cherchée en kWh :
– avec le tarif « heures pleines/heures creuses » :
$225{,}47 + 0{,}1\,311 \times x + 0{,}0\,893 \times x = 225{,}47 + 0{,}2\,204x$
– avec le tarif de base :
$166{,}67 + 0{,}1\,209 \times 2x = 166{,}67 + 0{,}2\,418x$.
Le tarif « Heures pleines/Heures creuses » est plus avantageux si
$225{,}47 + 0{,}2\,204x < 166{,}67 + 0{,}2\,418x$.
Donc, $58{,}8 < 0{,}0\,214x$ donc $x > 2\,747{,}66$.
Donc, c'est pour une consommation supérieure à $2\,747{,}66 \times 2 = 5\,495{,}32$ kWh que le tarif « Heures pleines/Heures creuses » est plus avantageux.

6. Systèmes de deux équations à deux inconnues

Exercices d'application

1 **a)** La solution est $\left(-\frac{1}{2}\,;2\right)$.

b) La solution est : (2 ; 3).

2 **a)** La solution est : (1 ; 2). **b)** La solution est : (1 ; – 2).

3 **a)** $\begin{cases}3x-2y=-7\\2x+4y=6\end{cases}$ La solution est : (– 1 ; 2).

b) $\begin{cases}5x+4y=6\\3x+5y=1\end{cases}$ La solution est : (2 ; – 1).

c) $\begin{cases}3x+3y=9\\4x+2y=8\end{cases}$ La solution est : (1 ; 2).

4 **a)** La solution est (2 ; 3) **b)** La solution est (– 2 ; 1).

5 **a)** $\begin{cases}4x+y=-6\\3x+2y=-2\end{cases}$ La solution est : (– 2 ; 2).

b) $\begin{cases}-3x+2y=0\\2x+y=7\end{cases}$ La solution est : (2 ; 3).

Pour s'entraîner

8 **a)** $y = 5x + 3$ **b)** $x = y + 3$

14 **a)** La solution est (2 ; – 1). **b)** La solution est $\left(\frac{1}{2};\frac{1}{3}\right)$.

18 **a)** La solution est $=\left(\frac{17}{11};\frac{7}{11}\right)$ **b)** La solution est (4 ; – 2).

21 **a)** La solution est : (3 ; – 3) ; **b)** La solution est $\left(\frac{1}{5};\frac{16}{5}\right)$.

26 **a)** La solution est (3 ; – 5).
b) La solution est (3 ; – 2).

30 Avec la 1e équation on obtient : $y = x + 5$.
Avec la 2e équation on obtient ; $y = 2x + 8$.
Soit $f : x \mapsto x + 5$.
Soit $g : x \mapsto 2x + 8$.

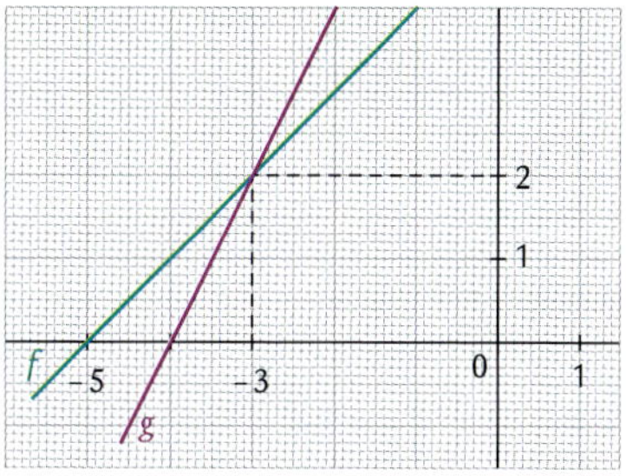

On trouve (– 3 ; 2), on vérifie que c'est bien la solution du système.

52 **a)** Elle a marqué : $2 \times 7 + 3 \times 5 + 2 \times 3 = 35$ points.
b) Soit x le nombre d'essais et y le nombre de pénalités marqués. (x et y sont des entiers naturels).
Donc $x + y = 9$.
Il y a $x - 2$ essais non transformés.
Nombre de points marqués : $(x - 2) \times 5 + 2 \times 7 + 3y = 47$
donc $5x + 3y = 43$
Donc $\begin{cases}x+y=9\\5x+3y=43\end{cases}$
La solution est (8 ; 1).
Donc l'équipe de France a marqué 8 essais et une pénalité.

Je prépare le contrôle

54 Réponse 2.

55 **a)** La solution est : (4 ; – 3).
b) $\begin{cases}3x+2y=6\\-2x-3y=-5\end{cases}$ La solution est (1,6 ; 0,6).

56 La solution est : (– 2 ; 5).

57 **a)** La solution est : (3 ; – 2).
b) $\begin{cases}7x+7y=56\\5x-y=-2\end{cases}$ La solution est (1 ; 7).
c) $\begin{cases}4x-y=-3\\3x-2y=-11\end{cases}$ La solution est (1 ; 7).

58 Réponse 3.

59 **a)** La solution est (31 ; 14).

b) Soit x le nombre d'objets de type A et y le nombre d'objets de type B. (x et y sont des entiers naturels).
Masse totale des objets : $3x + 5y = 163$.
Nombre total d'objets : $x + y = 45$.
On retrouve le système de la question a) donc on a réalisé : 31 objets de type A et 14 de type B.

60 Soit x le nombre de cornets à une boule et y le nombre de cornets à deux boules vendus. (x et y sont des entiers naturels).
Nombre total de cornets vendus : $x + y = 160$.
Recette de la journée : $1{,}2x + 2{,}1y = 277{,}5$.
Le système $\begin{cases} x+y=160 \\ 1{,}2x+2{,}1y=277{,}5 \end{cases}$ a une solution (65 ; 95).
Estelle a donc vendu 65 cornets à une boule et 95 à deux boules.

61 Soit x le nombre de filles et y le nombre de garçons en début d'après-midi. Donc $x + y = 23$.
En fin d'après midi, il y a $x - 4$ filles et $y + 3$ garçons.
Donc $x - 4 = y + 3$
$\begin{cases} x+y=23 \\ x-y=7 \end{cases}$
La solution est : (15 ; 8).
En début d'après-midi, il y avait 15 filles et 8 garçons.

62 Soit x le nombre de matchs gagnés et y le nombre de matchs perdus.
Il y a donc eu 6 matchs de joués au moment de l'établissement de ce classement.
Donc avec la ligne du tableau de Lyon on peut en déduire que $x + y = 6$ et $3x + y = 14$. La solution du système est (4 ; 2). Donc Lyon a gagné 4 matchs et fait 2 matchs nuls.

63 Soit AB = x et CD = y (en cm).
Aire du trapèze en cm² : $\dfrac{x+y}{2}\times 5=25$ donc $x + y = 10$
$y = x + 8$ on trouve $x = 1$ et $y = 9$ donc AB = 1 cm et CD = 9 cm.

64 Soit a et b tels que $f(x) = ax + b$.
On a $f(-1) = 9$ donc $-a + b = 9$.
On a $f(2) = -2$ donc $2a + b = -2$.
Donc $a=-\dfrac{11}{3}$ et $b=\dfrac{16}{3}$.
L'expression algébrique de f est : $f(x) = -\dfrac{11}{3} + \dfrac{16}{3}$.

J'évalue mes compétences

65 Ici on peut tâtonner en réajustant les essais en fonction des résultats trouvés.
Par exemple on essaie 3 et 5 : la somme est 8 et la différence 2, on obtient 16. Il faut augmenter le produit, pour cela on peut essayer 4 et 6 : somme 10 et différence 2, on obtient 20, etc. Pour organiser les essais on peut les placer dans un tableau.
Pour réaliser plus rapidement des essais on peut utiliser un tableur. Mais cette méthode peut s'avérer longue.
On peut diminuer le nombre d'essais en constatant que la somme et la différence des nombres cherchés sont des diviseurs de 21. Or, 21 a 4 diviseurs : 1 ; 21 ; 3 et 7. Donc si on appelle S la somme et D la différence on arrive à deux cas (sachant que D < S) : D = 1 et S = 21 ou D = 3 et S = 7.
1er cas : D = 1 et S = 21 ici soit on tâtonne, soit on pose x et y les deux nombres cherchés $(x > y)$ (non exigible pour le socle) et on résout le système. On trouve les nombres 11 et 10.
2e cas : D = 3 et S = 7 idem ci-dessus, on trouve 5 et 2.
Il y a donc deux couples solutions : (11 ; 10) et (5 ; 2).

66 Si F est la note en français et M la note en maths on obtient : $\dfrac{3F+2M}{5}=10$ donc $3F + 2M = 50$.
En faisant des essais systématiques on trouve les notes :

F	M
4	19
6	16
8	13
10	10
12	7
14	4
16	1

67 Pour trouver le prix d'un meuble de 60 cm de longueur on peut soustraire le prix de l'assemblage de 542 € au prix de deux assemblages de 209 €, on obtient : 124 €.
Cela permet de calculer le prix d'un meuble de 40 cm de longueur : 85 € (209 – 124).
Longueur du mur nord : 240 cm.
Possibilité de meubles et prix :

Assemblage possible	Prix en €
6 meubles de 40 cm de longueur	510
4 meubles de 60 cm de longueur	496
3 meubles de 40 cm de longueur et deux de 60 cm.	503

Elle peut seulement acheter 4 meubles de 60 cm de longueur.

7. Fonctions linéaires et fonctions affines

Exercices d'application

1 Comme f est une fonction, affine :
$f : x \to ax+b$
Pour les points situés sur la droite, quand x augmente d'une unité, (par exemple de 2 à 3) y augmente de 2 unités (Ici de 1 à 3).
On a donc a = 2 et :
$f : x \to ax+b$
De plus le point (0 ; – 3) est sur la droite, donc b = – 3
L'expression algébrique de f est donc :
$f : x \to 2x-3$.

2 Comme f est une fonction, affine :
$f: x \rightarrow ax+b$
Pour les points situés sur la droite, quand x augmente d'une unité, (par exemple de 2 à 3) y diminue de 3 unités (Ici de – 1 à – 4).
On a donc a = – 3 et :
$f: x \rightarrow -3x+b$
De plus le point (0 ; 5) est sur la droite, donc $b = 5$
L'expression algébrique de f est donc :
$f: x \rightarrow -3x+5$

3 Comme f est une fonction, affine :
$f: x \rightarrow ax+b$
$a=\frac{10-4}{4-2}=\frac{6}{2}=3$
donc $f(x) = 3x + b$
Comme M(2 ; 4) appartient à la représentation graphique de f on a :
$3 \times 2 + b = 4.$
$6 + b = 4$
$b = -2$
donc $f(x) = 3x - 2.$

4 Comme f est une fonction, affine :
$f: x \rightarrow ax+b$
$a=\frac{-4-5}{6-3}=\frac{-9}{3}=-3$
donc $f(x) = -3x + b$
Comme A(3 ; 5) appartient à la représentation graphique de f on a :
$-3 \times 3 + b = 5$
$-9 + b = 5$
$b = 14$
donc $f(x) = -3x + 14$

5 Vérifier que votre tracé passe, par exemple, par les points A(0 ; 4) et B(2 ; 8).

6 Vérifier que votre tracé passe, par exemple, par les points A(0 ; 2) et B(6 ; – 1).

Pour s'entraîner

16 **a)** $f(6) = 5$
b) $g(57) = 45$
c) $h(x) = y$

20 **a)** $h(x) = x^2 + 2$; $h(-3) = 11$; $h(-2) = 6$;
$h(0) = 2$; $h(2) = 6$; $h(3) = 11.$
b) L'image de – 3 par la fonction h est 11.
c) Les antécédents de 6 par la fonction h sont – 2 et 2.
$x^2 + 2 = 6$ donc $x^2 = 4$ d'où $x = 2$ ou $x = -2.$
d) $h(6) = 38$
e) $x^2 + 2 = 18$
d'où $x^2 = 16$
d'où $x = 4$ ou $x = -4$
Les antécédents de 18 par la fonction h sont 4 et – 4.

24

x	– 3	– 1	0	5	10
$h(x)$	21	5	3	53	203

26 **a)** $h(1) = 15$
$h(6) = 30$
b) $h(1) = 1 \times (17 - 2) = 15$
$h(6) = 6 \times (17 - 12) = 30$
c) L'image de 2 par la fonction h est environ 26.
Les antécédents de 21 par la fonction h sont environ 1,5 et 7.
d) La valeur maximum de $h(x)$ semble être d'environ 37.

41 On peut vérifier que la représentation de f est une droite passant par (0 ; 0) et (1 ; – 2) et la représentation de g est une droite passant par les points (0 ; 0) et (1 ; 5).

43 **a)** $g(x) = -2x$
b) $h(x) = \frac{-2}{5}x = -0{,}4x$
c) $k(x) = \frac{4}{-5}x = -0{,}8$

47 $f(x) = 3x$
$g(x) = -0{,}5x$

53 **a)** $p(x) = 6x + 8$
$A(x) = 2x^2 + 8x.$
b) $p(x)$ est une fonction affine.
$A(x)$ n'est pas une fonction affine.

58 **b)** Les quatre droites sont parallèles. On pouvait le prévoir : les quatre droites représentatives des fonctions ont le même coefficient directeur – 2.

62 $h(x) = 3x - 4$
$t(x) = -0{,}5x + 2$

66 $a = -3$
$-3 \times (-2) + b = 4$ donc $b = -2$
$h(x) = -3x - 2$

Je prépare le contrôle

81 **a)** 2 **b)** 3 **c)** 1 **d)** 1

82 **a)** 1 **b)** 2
c) 3 **d)** 2 et 3

83 Les fonctions g et i sont linéaires.

84

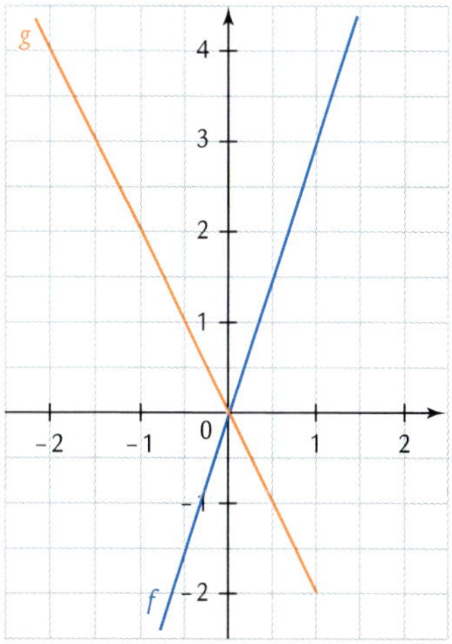

85 **a)** $f(x) = -4x$ **b)** $f(x) = 3{,}5x$

86 $f(x)=\frac{2}{3}x$

87 Réponses g ; h ; i.

88

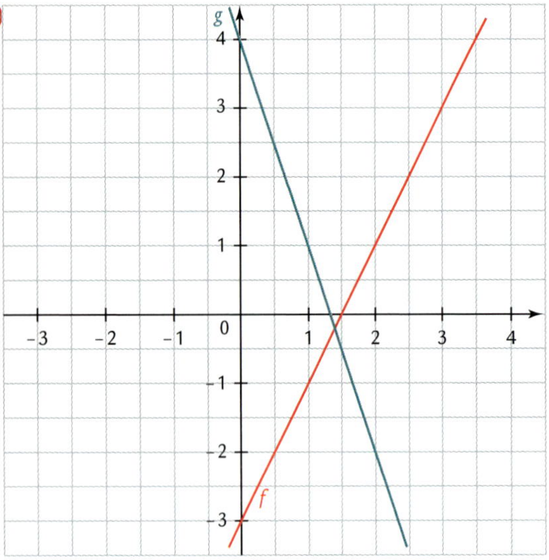

89 $a=\frac{22-10}{5-2}=\frac{12}{3}=4$ D'ou $h(x) = 4x + b$

On a F(2 ; 10)

$10 = 4 \times 2 + b$

$b = 2$ Donc : $h(x) = 4x + 2$

90 **a)** $f(x) = 2x - 2$ **b)** $f(x)=-\frac{3}{2}x+2$

91 **a)** (1) $Pm(x) = 15x$ (2) $Pi(x) = 10x + 40$

b)

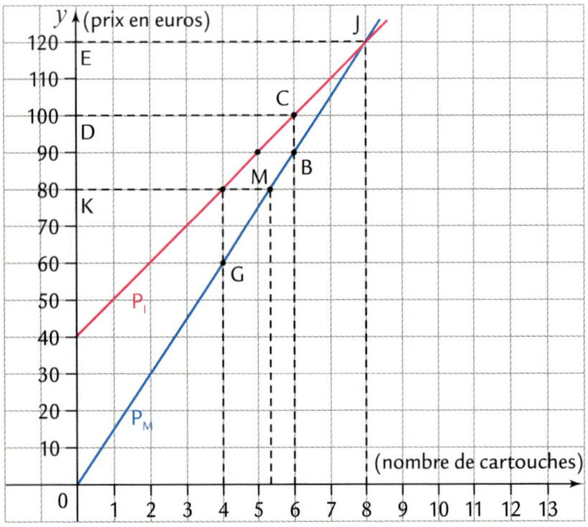

c) (1) Pour l'achat de 6 cartouches c'est l'achat en magasin qui est le plus avantageux.

(2) Avec 80 euros on peut acheter 5 cartouches en magasin (et 4 seulement sur internet).

(3) À partir de 9 cartouches le prix sur internet est inférieur au prix en magasin.

J'évalue mes compétences

92 **a)** Réponses 2 et 3.

b) Réponses 1 et 2.

93 **a)** A(3 ; 2) ; B(− 2 ; 3) ; C(− 3 ; 0).

b) L'abscisse de D est 0.

c) L'abscisse de E est − 4.

94 **a)**

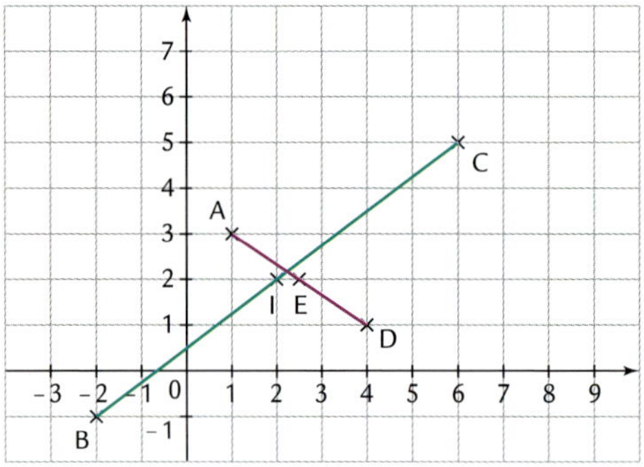

b) I(2 ; 2)

c) E(2,5 ; 2)

95 **a)** et **b)**

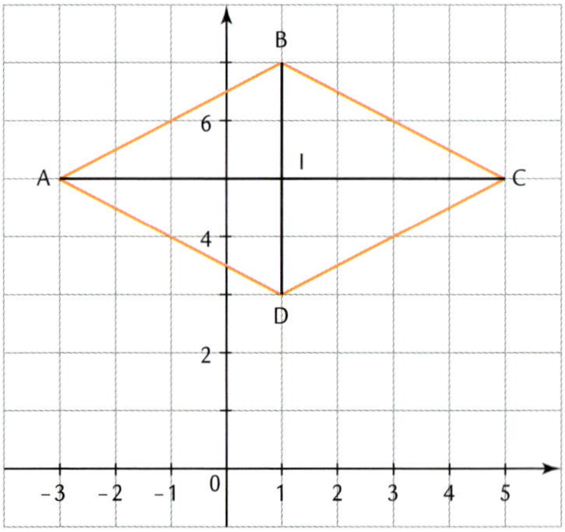

c) D(1 ; 3).

d) I(1 ; 5).

96 On trace la droite reliant les points. Pour 6 chansons on paye 3 euros.

97 **a)** La valeur approchée de 4 € est d'environ 3 FS.

b) $(5 \div 6) \times 4 \approx 3{,}33$

98 Soit x le nombre de jours de vacances d'Eléonore.
Formule B : $95x$.
Dans un repère on représente ces deux formules :

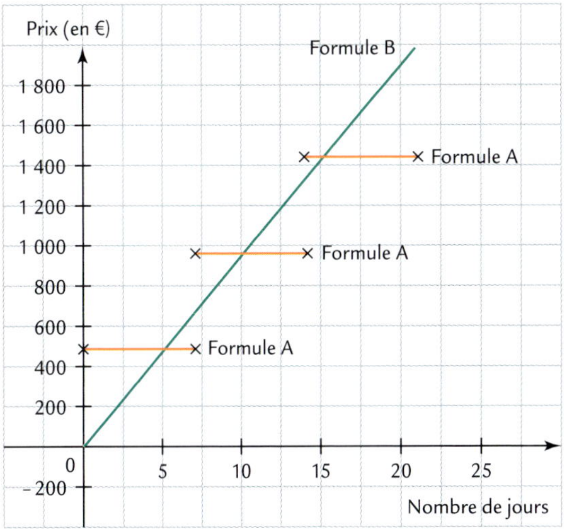

Jusqu'à 5 jours c'est la formule B qui est la moins chère.
Entre 5 et 7 jours, c'est la formule A.
Entre 7 et 10 jours, c'est de nouveau la formule B.
Entre 10 et 14 jours, c'est la formule A.
Entre 14 et 15 jours, c'est la formule B.
Entre 15 et 21 jours, c'est la formule A.

8. Statistiques

Pour s'entraîner

8 **a)** On écrit les valeurs de la série en ordre croissant :
3 ; 5 ; 9 ; 11 ; 35 ; 53 ; 56 ; 65 ; 65 ; 67 ; 67.
La médiane est la valeur centrale : 53.
b) On écrit les valeurs de la série en ordre croissant :
4 ; 4 ; 7 ; 8 ; 11 ; 13 ; 19 ; 19 ; 19 ; 31.
Une médiane est, par exemple : 12.

15 **a)** 0,6 s
b) 20,31
c) 20,25
d) 9,955 m/s (9,9 555…)

19 4 ; 5 ; 7 ; 7 ; 7 ; 11 ; 12 ; 22 ; 22 ; 52 ; 63 ; 63 ; 63 ; 82 ; 92 ; 92.
a) Médiane : 22.
b) Premier quartile : 7.
c) Troisième quartile : 63.

21 Par exemple : 7 ; 7 ; 8 ; 9 ; 9 ; 10 ; 10 ; 12 ; 13 ; 14 ; 15 ; 15.

24

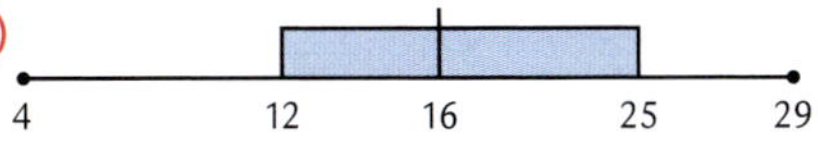

Je prépare le contrôle

45 **a)** On écrit la série par ordre croissant :
5 ; 6 ; 12 ; 14 ; 23 ; 34 ; 35 ; 45 ; 87.
Comme il y a 9 valeurs, la médiane est celle placée en 5e position : la médiane est 23.
Donc réponse 3.
b) On écrit la série par ordre croissant :
8 ; 12 ; 24 ; 32 ; 46 ; 47 ; 54 ; 54 ; 74 ; 74.
Comme il y a 10 valeurs, la médiane est celle placée entre la cinquième et la sixième valeur : la médiane est, par exemple, 46,5 (moyenne entre 46 et 47).
Donc réponse 1 et les autres valeurs ne conviennent pas.

46 **a)** La moyenne se calcule en additionnant les 15 valeurs et en divisant le résultat par 15.
La moyenne est de 174,6 cm.
Donc réponse 1.
b) On range la série par ordre croissant :
165 ; 165 ; 166 ; 170 ; 171 ; 174 ; 174 ; 175 ; 176 ; 176 ; 177 ; 178 ; 181 ; 184 ; 187.
Il y a 15 valeurs donc la médiane est la 8e valeur : 175 cm.
Donc réponse 2.
c) L'étendue se calcule en faisant la différence entre les deux valeurs extrêmes :
187 – 165 = 22
Étendue : 22 cm.
Donc réponse 3.

47 On écrit les valeurs par ordre croissant :
13 ; 13 ; 14 ; 14 ; 23 ; 34 ; 35 ; 45 ; 46 ; 53 ; 75 ; 78.
La série a 12 valeurs donc on partage en 4 parties égales : chaque groupe a 3 éléments. Le premier quartile est 14 et le troisième quartile est 46.
Donc réponse 3.

48 On écrit la série par ordre croissant :
100 ; 102 ; 105 ; 120 ; 160 ; 205 ; 240 ; 400.
a) Faux car 400 – 100 = 300.
b) c) d) e) Vrai.

49 **a)** Moyenne : 30 kg.
b) On écrit la série par ordre croissant :
15 ; 20 ; 24 ; 24 ; 25 ; 28 ; 30 ; 32 ; 35 ; 36 ; 40 ; 51.
Médiane : entre 28 et 30 donc par exemple 29 kg.
c) Premier quartile : 24 kg et troisième quartile : 35 kg.

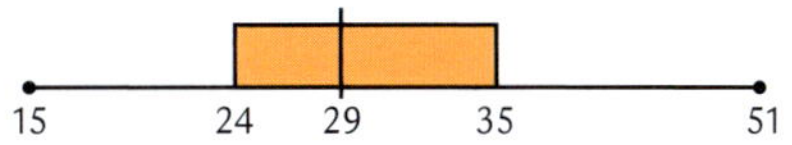

d) L'affirmation est fausse (entre 24 kg et 35 kg).

50 **a)** (1) Vrai.
(2) Faux : c'est entre 8 et 14.
(3) À peu près vrai, car il y en a au moins 25 % entre 1 et 8 et au plus 25 % entre 14 et 16.
(4) Vrai car 11 est la médiane.
b) En 3e A, 50 % des élèves ont plus de 10 donc 14 élèves ont une note supérieure ou égale à 10. Au plus 25 % des élèves ont plus de 14 donc 7 élèves au plus ont une note supérieure ou égale à 14.

51 Le bus utilisé par Sophia n'est pas représentatif de l'ensemble des bus de la ville. Le fait qu'un ou deux bus soient bondés ne signifie pas que l'enquête est fausse.

J'évalue mes compétences

52

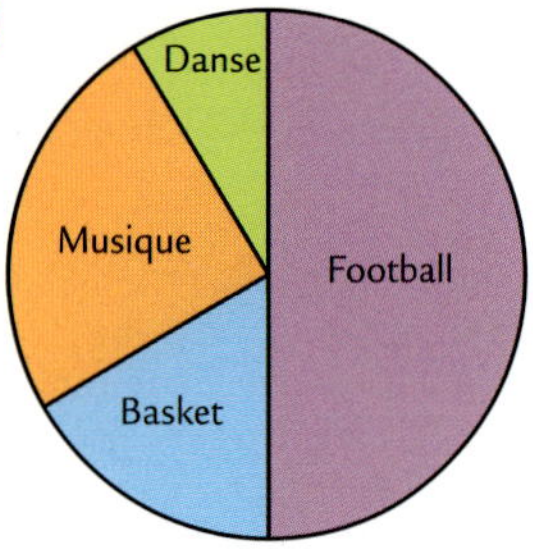

53 Effectifs

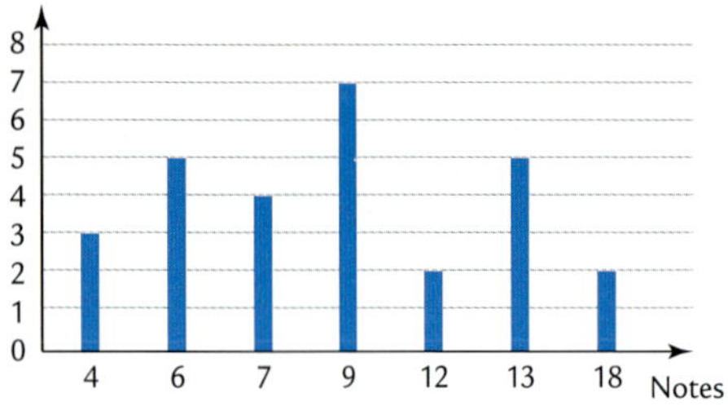

54 Réponse 3.

55 La classe n'est pas représentative de l'ensemble de la population. Les résultats pour une classe ne signifient pas que l'enquête est fausse.

56 Menaces sur les consoles portables !
Après une baisse régulière prévue jusque vers 2013, les consoles de salon semblent espérer faire un grand retour. Cette nouvelle embellie peut s'expliquer par le démarrage fulgurant des smartphones et des tablettes.
Il semble qu'il y ait un essoufflement prévu dans la vente des consoles portables, même si actuellement leur vente est en progression constante. Si on regarde le marché mondial du jeu vidéo, on voit bien que les consoles portables sont loin d'atteindre le chiffre d'affaires des consoles de salon en 2010.
Entre 2012 et 2014, il semblerait que ce seront les consoles portables qui auront la préférence puis en 2015, il y aurait une inversion du système.

9. Probabilités

Exercices d'application

1 Probabilité d'obtenir une boule :

a) Rouge : $\frac{2}{10}$ **b)** Bleue : $\frac{5}{10}$ **c)** Blanche : $\frac{3}{10}$.

On peut vérifier que la somme des probabilités est bien égale à 1.

2 Il faut répéter un très grand nombre de fois l'expérience suivante : « Tirer une boule du sac, regarder sa couleur et la reposer ».
On calcule ensuite la fréquence de l'événement : « Tirer une boule verte ».

Pour réactiver les connaissances

5 Nombre de tirages rouges : 11.
Fréquence : $\frac{11}{20} = 0{,}55 = \frac{55}{100}$.

9 Il ya 24 anagrammes possibles et trois ont un sens : pair, pari, pria.

15 **a)** et **b)** On connait les numéros possibles (1 ; 2 ; 3 ; 4 ; 5) mais on ne sait quel numéro sortira.
c) Oui, c'est l'événement formé des résultats : 2 et 4.

18 **a)** $\frac{3}{10}$ **b)** $\frac{5}{10} = \frac{1}{2}$ **c)** $\frac{8}{10} = \frac{4}{5}$.

21 **a)** Probabilité de tirer le 5 de carreau par le joueur A : $\frac{1}{32}$.

Probabilité de tirer le 5 de carreau par le joueur B : $\frac{1}{54}$.

b) Probabilité de tirer un cœur par le joueur A :
$\frac{8}{32} = \frac{1}{4} = 0{,}25$.
Probabilité de tirer un cœur par le joueur B :
$\frac{13}{52} = \frac{1}{4} = 0{,}25$.
Chaque joueur a la même probabilité de tirer un cœur.
c) C'est le joueur A qui a le plus de chance de tirer une dame car il y a le même nombre de dames dans les deux jeux (4 cas favorables) mais il y a moins de cartes dans le jeu du joueur A (nombre de cas possibles).

Je prépare le contrôle

52 Cette expérience n'est pas aléatoire car on ne connait pas les couleurs des boules qui figurent dans ce sac.

53 **a)** $\frac{3}{5}$.

b) $\frac{2}{5}$.

c) La fréquence se rapproche de la probabilité de tirer le n° 2, c'est-à-dire $\frac{1}{5}$.

54 Avec la roue, probabilité d'obtenir un 6 : $\frac{5}{8} = 0{,}625$.

Avec le tirage dans le sac, probabilité d'obtenir un 6 :
$\frac{4}{7} < 0{,}572$.
On a plus de chance de gagner en faisant tourner la roue.

55 **a)** La probabilité de ne pas tirer une boule verte est de :
$1 - \frac{4}{10} = \frac{6}{10}$.
b) La probabilité de tirer une boule rouge est de :
$1 - \left(\frac{4}{10} + \frac{2}{10}\right) = \frac{4}{10}$.

56 On peut déterminer une valeur approchée de la probabilité d'apparition d'une face en effectuant de très nombreux lancés de ce dé et de calculer la fréquence d'apparition de chacune des faces.

57 **a)** Il s'agit en réalité d'effectif.
b) $(5162 \div 49) \times 6 \approx 632(632{,}0816327)$
c) Ces informations ne permettent pas d'augmenter les chances de gagner car la probabilité de sortie du 34 ou du 33 est la même quels que soient les résultats antérieurs.

58 **a)**

	1	2	3	4
1	1	2	3	4
2	2	4	6	8
3	3	6	9	12
4	4	8	12	16

Probabilité d'obtenir 1 : $\frac{1}{16}$.

Probabilité d'obtenir 2 : $\frac{2}{16}$.

Probabilité d'obtenir 3 : $\frac{2}{16}$.

Probabilité d'obtenir 4 : $\frac{3}{16}$.

Probabilité d'obtenir 6 : $\frac{2}{16}$.

Probabilité d'obtenir 8 : $\frac{2}{16}$.

Probabilité d'obtenir 9 : $\frac{1}{16}$.

Probabilité d'obtenir 12 : $\frac{2}{16}$.

Probabilité d'obtenir 16 : $\frac{1}{16}$.

On vérifie que la somme des probabilités de tous les résultats est bien égale à 1.
b) Probabilité de ne pas obtenir un résultat strictement supérieur à 9 = Probabilité d'obtenir 1 ou 2 ou 3 ou 4 ou 6 ou 8 ou 9 = $\frac{13}{16}$.
On peut aussi passez par l'événement contraire.

59 On peut établir un tableau à double entrée pour déterminer l'ensemble des cas possibles.

Loterie / Sac	1	1	2	3	4	5
N	X	X	N	X	N	X
N	X	X	N	X	N	X
N	X	X	N	X	N	X
B	X	X	B	X	B	X
B	X	X	B	X	B	X

Il y a 30 cas possibles.
Il y a 4 cas favorables.
Donc la probabilité d'obtenir une boule blanche est de $\frac{4}{30} = \frac{2}{15}$.

J'évalue mes compétences

60 **a)** Réponses 2 et 3.
b) Réponse 1.

61 Les trois phrases sont vraies.

62 **a)** Réponse 3.
b) Réponse 2.

63 **a)** Probabilité de tirer un as : $\frac{2}{7}$.

b) Probabilité de tirer une carte rouge : $\frac{5}{7}$.

64 Il est possible de calculer une valeur approchée de la probabilité de tirer une boule jaune sans connaître la composition du sac en effectuant un très grand nombre de fois l'expérience de tirer une boule au hasard du sac, de noter sa couleur et de la remettre dans le sac.
On calcule la fréquence d'apparition d'une boule jaune.
Cette fréquence se rapproche de la probabilité de tirer une boule jaune.

65 Pour résoudre ce problème il y a trois approches qui dépendent du sens qu'on donne à « gagner ». Deux sont accessibles aux élèves, la 3e est tout de même présentée pour information.
– « Gagner » = « obtenir un billet gagnant ». Pour répondre il suffit de calculer la probabilité d'obtenir un billet gagnant et on obtient 0,5. Dans ce cas le slogan est bon.
– « Gagner » = « Gagner plus que 5 € qui est la dépense pour un billet ». Pour répondre il suffit de calculer la probabilité de tirer un billet qui gagne 10 € ou 100 € ou 1 000 € ou 10 000 €, On obtient : 0,13. Donc on est loin de 0,5. Il n'y a d'ailleurs pas besoin de faire de calcul. Puisqu'on est a 0,5 de probabilité pour un ticket gagnant or gagné 1 € c'est en perdre 4 ! ! ! Donc le slogan est mensonger avec cette interprétation de « gagner ».

10. Pourcentages – Grandeurs composées – Agrandissements – Réductions

Exercices d'application

1 $1500\,L/h = 1500\,dm^3/h \simeq 0{,}42\,dm^3/s$.
$12/min = 12\ dm^3/min = 0{,}2\ dm^3/s$.

2 $216\ 000\ m^3/h = 60\ m^3/s$.
$5\ 400\ 000\ L/min = 5\ 400\ m^3/min = 90\ m^3/s$.

3 $23{,}5\,km/h = 23\,500\,m/h \simeq 6{,}53\,m/s$.
$0{,}06\ km/min = 60\ m/min = 1\ m/s$.

4 $9\ m/s = 0{,}009\ km/s = 32{,}4\ km/h$.
$1\ 500\ m/min = 1{,}5\ km/min = 90\ km/h$.

5 $4{,}5\ g/cm^3 = 0{,}0045\ kg/cm^3 = 4\ 500\ kg/m^3$
$7\ 312\ g/dm^3 = 7{,}312\ kg/dm^3 = 7\ 312\ kg/m^3$.

6 $2\ 245\ kg/m^3 = 2\ 245\ 000\ g/m^3 = 2{,}245\ g/cm^3$.
$14{,}6\ kg/dm^3 = 14\ 600\ g/dm^3 = 14{,}6\ g/cm^3$.

Correction des exercices

Pour réactiver les connaissances

18 Il y a 100 nombres qui ont leur carré entre 1 et 10 000.
Donc $\frac{100}{10\,000} = 0{,}01 = \frac{1}{100}$.
Le pourcentage des nombres qui sont des carrés de nombres entiers est donc de 1 %.

21 **a)** $150\,000 \times 0{,}038\,5 = 5\,775$ (en euros)
$37\,000 \times 0{,}0\,385 = 1\,424{,}5$
$50\,000 \times 0{,}0\,385 = 1\,925$
$1\,000\,000 \times 0{,}0\,385 = 38\,500$
b) $14\,553 \div 500\,000 = 0{,}029\,106$
Le pourcentage est d'environ 2,91 %.
c) $14\,553 \div 1\,000\,000 = 0{,}014\,553$
Le pourcentage est d'environ 1,46 %.

28 **a)** 10 h 45 – 7 h 45 = 3 h
Le trajet dure 3 h.
b) $45\,873 - 45\,678 = 195$
La distance parcourue est de 195 km.
c) $d = vt$
donc $195 = v \times 3$ d'où $v = 195 \div 3 = 65$
La vitesse moyenne est de 65 km/h.

Pour s'entraîner

40 $24{,}7 \times 0{,}7 = 17{,}29$.
En 2006, il y a eu 17,29 millions de « CD singles » vendus.
$82{,}9 \times 0{,}839 = 69{,}5\,531$
En 2006, il y a eu 69,5 531 millions d'albums vendus.

44 $650 \div 750 \simeq 0{,}8666$ et $1 - 0{,}8666 \simeq 0{,}13$
Le pourcentage de baisse est d'environ 13 %.

48 $p = 28{,}95 \div 1{,}5 = 19{,}3$
La masse volumique de ce métal est de 19,3 g/cm^3. C'est donc de l'or.

52 **a)** 3 kg/m^3 = 0,003 kg/dm^3
b) 1,5 kg/m^3 = 0,000 001 5 kg/cm^3
c) 2,145 kg/m^3 = 2 145 g/m^3
d) 1,5 kg/dm^3 = 1 500 g/dm^3 = 1,5 g/cm^3
e) 2,5 g/cm^3 = 0,0 025 kg/cm^3 = 2 500 kg/m^3

55 Cette remarque est fausse car si les dimensions sont multipliées par 2, son aire est multipliée par 2^2 donc par 4.
La surface de l'écran a été quadruplée.

59 **a)** Chaque arête est multipliée par 2 (car $2^3 = 8$).
b) Chaque arête est multipliée par 4 (car $4^3 = 64$).

Je prépare le contrôle

96 Réponse 3.

97 Réponse 2.

98 Réponse 3.
Augmenter de 10 %, revient à multiplier par 1,10.
$300 \times 1{,}10 = 330$.

99 Réponse 3.
Car : $46 \div 50 = 0{,}92$
$1 - 0{,}92 = 0{,}08$ soit 8 %.

100 Réponse 2.
$27{,}3 \div 2{,}6 = 10{,}5$

101 Réponse 2.
1,8 kg = 1 800 g
1,8 kg/m^3 = 1 800 g/m^3 = 1 800 ÷ 1 000 = 1,8 g/dm^3

102 Réponses 2 et 3.
72 km/h = 72 000 m/h = 72 000 ÷ 3 600 = 20 m/s.
72 m/h = 72 ÷ 60 = 1,2 km/min.

103 Réponse 3.
Car : $1{,}5^2 = 2{,}25$.

104 Réponse 3.
Car $2^3 = 8$.

105 Réponses 2 et 4.

106 Soit x l'effectif du collège (x entier positif).
Effectif en septembre 2011 : $0{,}96x$.
Effectif en septembre 2012 : $1{,}07 \times (0{,}96x) = 1{,}0\,272$.
L'effectif du collège a augmenté de 2,72 % entre 2010 et 2012.

107 $980 \times 1{,}02^{10} \approx 1\,194{,}6\,145$
Dans 10 ans la population sera d'environ 1 195 habitants donc elle ne dépassera pas 1 200 habitants.
Remarque : on peut calculer la nouvelle population chaque année en multipliant par 1,02 (et faire ce calcul 10 fois). Attention aux arrondis !

108 Soit x l'aire initiale de la forêt (en ha).
$0{,}95x = 100$ donc $x = 100 \div 0{,}95 \approx 105{,}2\,631$
L'aire de la forêt était d'environ 105 ha.

109 Salaire initial de Madame Dupond (en €) :
$1\,500 \times 0{,}9 = 1\,350$
Son salaire après promotion (en €) : $1\,350 \times 1{,}10 = 1\,485$
Salaire du couple après promotion (en €) :
$1\,500 + 1\,485 = 2\,985$
Le couple touche 2 985 € alors qu'il touchait 2 850 €.
$2\,985 \div 2\,850 \approx 1{,}04\,736$
Le salaire a augmenté d'environ 4,7 %.

110 1,8 m = 180 cm
$40 \times 180 = 7\,200$
L'aire du rectangle est de 7 200 cm^2.
$60^2 = 3\,600$
L'aire du carré est de 3 600 cm^2.
$(2{,}4 \div 7\,200) \times 3\,600 = 1{,}2$
La masse du contreplaqué de forme carrée est de 1,2 kg.

J'évalue mes compétences

111 Réponse 2 (le coefficient de proportionnalité est 4).
La réponse 1 ne convient pas car $3 \times 5 = 15$ et $3{,}9 \times 5 = 19{,}5$ mais $4{,}8 \times 5 \neq 23$.

112 Réponse 3.
$(4{,}9 \times 1{,}4) \div 3{,}5 = 1{,}96$

113 Réponse 2.
$(57 \div 7{,}5) \times 100 = 760$

114 Réponse 3.
$3\,500 \times 0{,}22 = 770$

115 Réponse 2.
$1\,800 \div 12\,000 = 0{,}15$ soit 15 %

116 Réponse 2.
3 h 30 = 3,5 h
$d = vt$
$d = 22 \times 3,5 = 77$

117 Réponse 3.
5 h 45 min = 5,75 h
$d = vt$ donc $v = d \div t$
$v = 598 \div 5,75 = 104$

118 Réponses 1 et 2.
$d = vt$ donc $t = d \div v$
$t = 5\,510 \div 950 = 5,8$ h.
5,8 h = 5 h 48 min (car $0,8 \times 60 = 48$)

119 Réponse 2.
Rayon : $3,5 \div 2 = 1,75$
Aire : $1,75^2 \times \pi \approx 9,62$ (en m²).

120 Réponse 2.
Aire du carré (en m²) : $CD^2 = 25^2 = 625$.
Aire du triangle rectangle (en m²) :
$(CD \times DE) \div 2 = (25 \times 30) \div 2 = 375$
Aire totale : $625 + 375 = 1\,000$.

121 Réponse 1.
$22,90 \times 13 = 292,50$
Aire du terrain : 292,50 m².
$10,50 \times 8,25 = 86,625$
Aire du pavillon : 86,625 m².
$292,50 - 86,625 = 205,875$
Aire du jardin : 205,875 m².

122 0,05 L/s = 180 L/h = 4 320 L/jour
Donc, en 10 jours, il y a eu 43 200 L d'eau gaspillée.
43 200 L = 43,2 m³
$43,2 \times 2,50 = 108$.
La dépense est alors de 108 €.
On peut faire des comparaisons :
4 320 L d'eau gaspillée en un jour, correspond à près d'un mois de consommation moyenne d'eau en Europe.
4 320 L d'eau gaspillée en un jour, c'est la consommation moyenne d'un Africain en 144 jours soit près de 5 mois !
Avec 108 €, on peut acheter 120 baguettes de pain ou 90 kg de pommes !
Et on peut payer 90 kg de pommes.

11. Géométrie plane et théorème de Thalès

Exercices d'application

1 J, F, K et I, F, G sont alignés et (JI)//(GH).
Donc d'après le théorème de Thalès on a $\frac{FJ}{FH} = \frac{FI}{FG} = \frac{IJ}{GH}$.
Donc $\frac{2,5}{1} = \frac{3}{FG} = \frac{IJ}{1,5}$. Donc IJ = 3,75 cm et FG = 1,2 cm.

2 NS = 1,92 cm et NP = 2 cm.

3 **a)** $\frac{SP}{SR} = \frac{5}{4} = 1,25$ et $\frac{ST}{SK} = \frac{3,75}{3} = 1,25$.
Donc $\frac{SP}{SR} = \frac{ST}{SK}$ de plus les points P, S, R et les points T, S, K sont alignés dans le même ordre donc d'après la réciproque du théorème de Thalès on a (TP)//(KR)
b) $\frac{SV}{SN} = \frac{14}{6} = \frac{7}{3}$ et $\frac{SM}{SQ} = \frac{10,5}{4,5} = \frac{7}{3}$ donc $\frac{SV}{SN} = \frac{SM}{SQ}$ de plus les points V, S, N et M, S, Q sont alignés dans le même ordre donc d'après la réciproque du théorème de Thalès les droites (VM) et (QN) sont parallèles.
c) On démontre que $\frac{CD}{CE} = \frac{CA}{CB} = 0,6$ de plus les points C, D, E et les points C, A, B sont alignés dans le même ordre donc d'après la réciproque du théorème de Thalès les droites (DA) et (EB) sont parallèles.

Pour s'entraîner

27 $\frac{MP}{MQ} = \frac{MS}{MR} = \frac{PS}{QR}$ et $\frac{TP}{TR} = \frac{TS}{TQ} = \frac{PS}{QR}$
(On a 5 rapports égaux)

32 **a)** $\frac{DF}{DE} = \frac{FG}{HE}$ d'où $DF = \frac{7,5}{4,2} = \frac{4,5}{1,4}$ donc DF ≃ 3,2 cm
et $\frac{DG}{DH} = \frac{FG}{HE}$ donc $\frac{DG}{5} = \frac{3}{4,2}$ d'où $DG = \frac{15}{4,2} = \frac{5}{1,4}$ donc DG ≃ 3,6 cm.
b) MG ≃ 6,7 cm et NP ≃ 2,6 cm.

39 **a)** On démontre que $\frac{KD}{KN} = \frac{KL}{KM} = 0,4$ donc les droites sont parallèles.
b) De même on a $\frac{CD}{CE} = \frac{CH}{CG} = \frac{13}{17}$ donc les droites sont parallèles.

Je prépare le contrôle

71 **a)** GH = 22,5 m.
b) SP ≃ 1,4 cm.

72 **a)** MN = 6,4 m.
b) $VT = \frac{64}{15}$ m.

73 Réponse 2.

74 Réponse 3.

75 EGHK est un parallélogramme donc (EG)//(KH) et GH = EK = 5 cm et EG = KH = 6 cm.
Dans le triangle AKH, on a (EF)//(KH) donc d'après le théorème de Thalès on a :
$\frac{AE}{AK} = \frac{EF}{KH}$ donc EF = 2,25 cm.
FG = EG – EF, on sait que EG = 6 cm donc
FG = 6 – 2,25 = 3,75 cm.

76 ABCD est un losange donc DC = AB = 8 cm et (AB)//(DC).
Les droites (EC) et (BD) se coupent en F et les droites (AB) et (DC) sont parallèles donc d'après le théorème de Thalès on a :
$\frac{FE}{FC} = \frac{EB}{DC}$ donc $\frac{4}{FC} = \frac{6}{8}$ donc FC ≈ 5,3 cm.

77 **a)** D'après le théorème de Pythagore dans le triangle rectangle EFG on a :
$EG^2 = EF^2 + FG^2$ donc $EG2 = 2{,}4^2 + 3{,}2^2$ donc $EG^2 = 16$ donc EG = 4 cm.
b) (FH) est la médiane issue du sommet de l'angle droit du triangle EFG donc $FH = \frac{EG}{2} = 2$ cm.
c) $\frac{FH}{FJ} = \frac{2}{3{,}75} = \frac{8}{15}$ et $\frac{FE}{FK} = \frac{2{,}4}{4{,}5} = \frac{8}{15}$ donc $\frac{FH}{FJ} = \frac{FE}{FK}$ de plus les points E, F, K et H, F, J sont alignés dans le même ordre donc d'après la réciproque du théorème de Thalès les droites (EH) et (JK) sont parallèles.

J'évalue mes compétences

78 **a)** Réponses 2 et 3.
b) Réponse 1.
c) Réponse 3.

79 (1) Si un quadrilatère a quatre côtés de même longueur alors c'est un carré.
Si un quadrilatère est un carré alors ses côtés opposés sont parallèles.
(2) Si dans un triangle, une droite passe par les milieux de deux côtés alors elle est parallèle au troisième côté.
(3) Si deux droites sont perpendiculaires à une même troisième alors elles sont parallèles entre elles.

80 (1) M est bien le milieu de [AB] car ADBC est un parallélogramme (ses côtés opposés sont parallèles) et M est l'intersection des diagonales (qui se coupent en leur milieu).
(2) Non on ne peut pas démontrer que M est le milieu de [AB] car ADBC n'est pas un quadrilatère particulier.

81 **a)** Réponse 3.
b) Réponse 1.

82 **a)** Réponse 2.
b) Réponse 3.

83 Voici une méthode qui utilise seulement deux baguettes de même longueur, par exemple 20 cm. Une première baguette OM est placée horizontalement avec une extrémité contre un œil. La seconde baguette AB est placée verticalement, contre la deuxième extrémité de la première baguette. On recule ensuite jusqu'à ce que notre œil O soit simultanément aligné avec :
• d'une part l'extrémité supérieure B de la baguette verticale et le sommet D du phare,
• d'autre part l'extrémité inférieure A de la baguette verticale et le pied C du phare.
Ensuite on fait les calculs en utilisant le théorème de Thalès dans le triangle ODC.

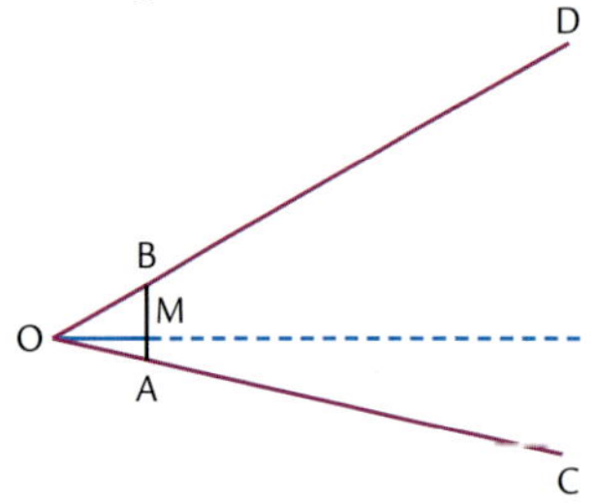

12. Trigonométrie – Angles inscrits – Angles au centre

Exercices d'application

1 Dans le triangle BJC rectangle en B :
$\sin(\widehat{BJC}) = \frac{BJ}{JC}$ donc $\sin(37°) = \frac{5}{JC}$
$JC \times \sin(37°) = 5$ donc $JC = \frac{5}{\sin(37°)}$
Donc $JC \approx 8{,}3$ cm (8,308...).

2 Dans le triangle MCA rectangle en C :
$\tan(\widehat{AMC}) = \frac{CA}{MC}$ donc $\tan(65°) = \frac{CA}{4}$
$AC = 4 \times \tan(65°)$ donc $AC \approx 8{,}6$ cm(8,578...)

3 Dans le triangle TCU rectangle en C :
$\tan(\widehat{CTU}) = \frac{UC}{TC}$ donc $\tan(\widehat{CTU}) = \frac{50}{20}$
Donc $\widehat{CTU} \approx 68°$ (68,198...)

4 Dans le triangle PAT rectangle en P :
$\sin(\widehat{PAT}) = \frac{PT}{AT}$ donc $\sin(\widehat{PAT}) = \frac{6}{8}$
Donc $\widehat{PAT} \approx 49°$ (48,590).

Pour réactiver les connaissances

7 Dans le triangle APT rectangle en P :
$\cos \widehat{A} = \frac{PA}{TA}$
$\cos 40° = \frac{PA}{10}$
$AP = 10 \times \cos 40°$
$AP \approx 7{,}7$ cm (7,66...)

Pour s'entraîner

16 **a)** Vrai **b)** Faux **c)** Faux **d)** Vrai

23 **a)** Dans le triangle SYK rectangle en Y :
$\tan 32° = \frac{YK}{28}$
d'où $KY \approx 17{,}4$ m (17,496...)
b) Dans le triangle SYK rectangle en Y :
$\sin 32° = \frac{YK}{SK}$
d'où $SK \approx 33$ m (33,016...)

25 Dans le triangle CAP rectangle en C :
$\sin 34° = \frac{CA}{PA}$
d'où CA = 6,7cm (6,710...)

30 **a)** Le schéma ne peut être réalisé à l'échelle dans le manuel.
b) Dans le triangle RFO rectangle en F :
$\sin \widehat{O} = \frac{4}{8} = \frac{1}{2}$
d'où $\widehat{O} = 30°$ (Valeur exacte).
c) Le schéma ne peut être réalisé à l'échelle dans le manuel.

33 Dans le triangle CRP rectangle en C :
$\tan \widehat{CRP} = \frac{40}{60}$
$\widehat{CRP} \approx 34°$ (33,690...)

Pour approfondir

78 Dans ABC rectangle en B :
$\tan \widehat{CAB} = \frac{BC}{BA}$
$\tan 30° = \frac{BC}{8}$
$BC = 8 \times \tan 30°$
$BC = 4{,}618$
Dans le triangle BAD rectangle en B.
$\tan \widehat{DAB} = \frac{BD}{BA}$
$\tan 60° = \frac{BD}{8}$
$BD = 8 \times \tan 60°$
$BD = 13{,}856...$
$DC = DB - BC$ donc $DC \approx 13{,}858 - 4{,}618$ donc $DC \approx 9{,}238$
La distance entre les pitons est de 9,23 m.

Je prépare le contrôle

85 **a)** 3 **b)** 2

86 3

87 2

88 1

89 **a)** 2
b) 3
c) 2

90 **a)** 2
b) 3

91 On trace le triangle FIN puis le cercle de centre I et de rayon IF. La droite (NI) coupe le cercle en A et E. La droite (FI) coupe le cercle en M.
Les quatre points F, A, M et E sont les sommets d'un carré.

92 Dans le triangle MFN rectangle en N, d'après le théorème de Pythagore on trouve :
$FM = \sqrt{29}$
Dans le triangle MFG rectangle en G.
$\sin 25° = \frac{GF}{MF}$
$GF \approx 2{,}2$ (2,275...)

93 $\widehat{BAC} = 180 - (53 + 37) = 90°$ donc le triangle ABC est rectangle en A.
$\sin 53° = \frac{AC}{7}$
$AC \approx 5{,}6$ cm (5,590...)
On peut aussi utiliser $\cos \widehat{BCA}$.

94 **a)** On montre que le triangle AMB est rectangle en M avec la propriété du triangle inscrit dans un cercle.
Dans le triangle AMB rectangle en M :
$\cos \widehat{ABM} = \frac{4{,}8}{6}$
d'où $\widehat{ABM} \approx 37°$ (36,869...)
b) L'angle au centre $\widehat{AOM}$ et l'angle inscrit $\widehat{ABM}$ interceptent le même arc $\overset{\frown}{AM}$.
$\widehat{AOM} = 2 \times \widehat{ABM}$
$\widehat{AOM} \approx 74°$

J'évalue mes compétences

95 2

96 3

97 1

98 2

99 3

100 $\widehat{LTC} = 180° - 120° = 60°$
$\widehat{CLT} = 180° - (30° + 60°) = 90°$
Donc le triangle LAC est rectangle en A.

101 Dans le triangle GOT rectangle en O, avec le théorème de Pythagore on calcule :
$GT = 20$.
Avec le théorème de Pythagore on montre que le triangle ATG est rectangle en T.

102 $360° \div 3 = 120°$
On trace [AO] puis on trace un segment [OB] tel que OB = 4 cm et faisant un angle de 120° avec [OA] puis on trace un segment [OC] tel que OC = 4 cm et faisant un angle de 120° avec [OB].

103 On peut tracer les diagonales d'un rectangle (même mesure et se coupant en leur milieu).
On peut aussi commencer par tracer un triangle de mesures 3 ; 4 et 5 pour avoir un triangle rectangle.

13. Géométrie dans l'espace et sphères

Exercices d'application

1 $AH = \frac{AB}{2} = 2{,}7$ cm et OA = 4,5 cm.
Le triangle OAH est rectangle en H.
D'après le théorème de Pythagore dans ce triangle :
$OA^2 = OH^2 + AH^2$
$OH^2 = 4{,}5^2 - 2{,}7^2$ donc OH = 3,6 cm.

2 $\frac{ST}{SO} = \frac{4}{10} = \frac{2}{5}$.
Le coefficient de réduction est $\frac{2}{5}$.
$TR = \frac{2}{5} \times OB$
TR = 2,4 cm.

3 ADC est un triangle rectangle en D.
D'après le théorème de Pythagore dans ce triangle :
$AC^2 = AD^2 + DC^2$ donc $AC^2 = 8{,}84$ et $AC \approx 2{,}97$ cm.
Dans le triangle ACG rectangle en C,
D'après le théorème de Pythagore dans ce triangle :
$AG^2 = AC^2 + CG^2$ donc $AG \approx 4{,}59$ cm

4 Dans le triangle SAB, les droites (DE) et (AB) sont parallèles.
D'après le théorème de Thalès dans ce triangle :
$\frac{SD}{SA} = \frac{DE}{AB}$ donc AB = 4 cm.
Le triangle ABC est rectangle en A.
D'après le théorème de Pythagore dans ce triangle :
$CB^2 = AB^2 + AC^2$ donc CB = 5,8 cm.

8 **a)** Le solide semble constitué d'un parallélépipède rectangle, d'une pyramide et d'un cône.
b) Le solide semble constitué d'un parallélépipède rectangle et d'un prisme droit à la base triangulaire.

Pour réactiver les connaissances

15 Le patron est composé d'un rectangle qui a pour dimensions 6 cm (hauteur du cylindre) et 18 cm (périmètre du disque de base) et de deux disques de 3 cm de rayon.

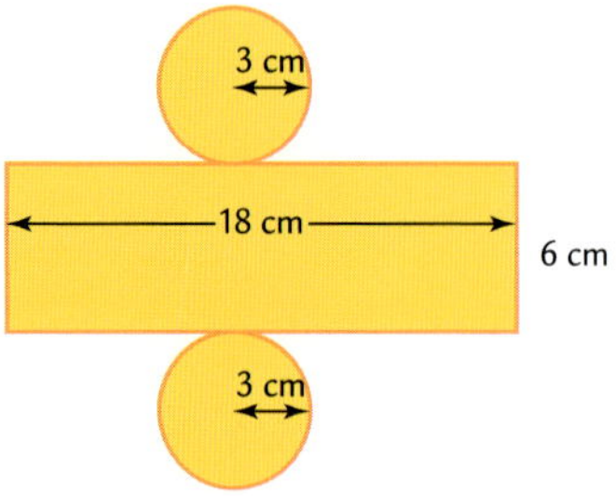

19 Les phrases vraies sont les phrases a) b) d) et f)

29 **a)** RP = 8 cm ; MP = 4 cm.
b) OMP est un triangle équilatéral.
P est un point du cercle de diamètre [MN] donc MPN est un triangle rectangle en P.
ROM est un triangle isocèle en O.

34 Volume de la boule B_1 (en cm^3) : $V_1 = \frac{3}{4} \times \pi \times 3^3 = 36\pi$

Volume de la boule B_2 (en cm^3) : $V_2 = \frac{4}{3} \times \pi \times 4^3 = \frac{256}{3}\pi$

Volume de la boule B_3 (en cm^3) : $V_3 = \frac{4}{3} \times \pi \times 5^3 = \frac{500}{3}\pi$

Volume de la boule B_4 (en cm^3) : $V_4 = \frac{4}{3} \times \pi \times 6^3 = 288\pi$

$36\pi + \frac{256}{3}\pi + \frac{500}{3}\pi = \left(36 + \frac{256}{3} + \frac{500}{3}\right)\pi = 288\pi$
Margaux a raison.

45

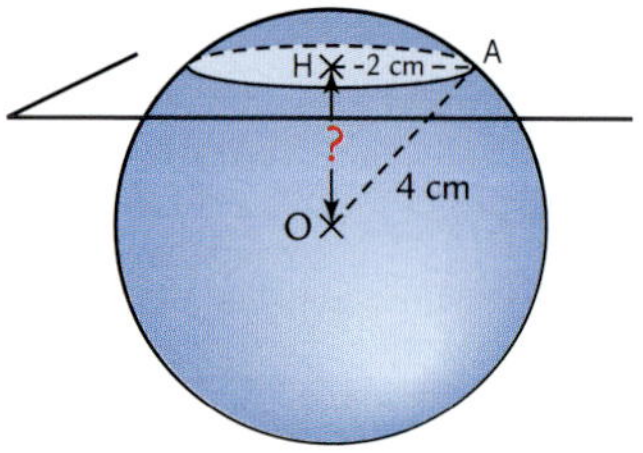

Le triangle OAH est rectangle en H. D'après le théorème de Pythagore dans ce triangle.
$OA^2 = AH^2 + OH^2$ donc $4^2 = 2^2 + OH^2$
Donc $OH^2 = 4^2 - 2^2$
$OH^2 = 12$
$OH = \sqrt{12}$ cm donc $OH \approx 3{,}5$ cm.

64 Aire du cylindre en m^2 : 12π
Aire de la sphère en m^2 : 16π
Nombre de pots de peinture nécessaires : 16.

Je prépare le contrôle

69 3

70 2

71 3

72 3

73 1

74 2

75 **a)** La section est le cercle de centre H et de rayon AH.
b) Le triangle OAH est rectangle en H.
On peut appliquer le théorème de Pythagore dans ce triangle :
$OA^2 = OH^2 + HA^2$.
$5{,}3^2 = 4{,}5^2 + HA^2$.
$HA^2 = 5{,}3^2 - 4{,}5^2 = 7{,}84$
HA = 2,8 cm donc AB = 5,6 cm

76 **a)** ABCD est un rectangle donc (AB) est perpendiculaire à (AD). Le triangle ADB est rectangle en A.
Dans ce triangle, on peut appliquer le théorème de Pythagore.
$AD^2 + AB^2 = BD^2$ donc $AD^2 = BD^2 - AB^2$
$AD^2 = 5^2 - 3^2 = 16$ donc AD = 4 cm.

b) Soit V le volume de la pyramide.

$V = \frac{4 \times 3 \times 6}{3} = 24\,\text{cm}^3$.

c) (1) La section de la pyramide par un plan parallèle à la base est une réduction de la base. C'est donc un rectangle.

(2) O′ est le milieu de [SO] donc $\frac{SO'}{SO} = \frac{1}{2}$.

Le rapport de réduction est $\frac{1}{2}$.

(3) Soit V le volume de la pyramide SA′B′C′D′.

$V = \left(\frac{1}{2}\right)^3 \times V = \frac{1}{8} \times 24 = 3\,\text{cm}^3$.

J'évalue mes compétences

77 2 et 3

78 1, 2 et 3

79 3

80 3

81 3

82 **a)** Rectangle de dimensions 3 cm et 4 cm.
b) Rectangle de dimensions 4 cm et 3 cm.

83 2

84 Soit V, le volume de la boule :

$V = 4\pi \times \frac{36^3}{3} = 62\,208\,\pi$

$V \approx 195\,432\ \text{mm}^3$

$4\pi \times \frac{36^3}{3} = 195\,432\,\text{mm}^3$ soit $195{,}4\ \text{cm}^3$

Masse de la boule si elle était pleine :
195,4 × 7,85 = 1 533,89 g ce qui est nettement supérieur au poids annoncé donc elle n'est pas pleine.

1 Appliquer un critère de divisibilité

>> **Exemple :** Les nombres : 26 ; 51 ; 45 ; 132 ; 314 et 403 sont-ils divisibles par 2 ? par 3 ? par 4 ? par 5 ? par 9 ?

RÈGLE :	SOLUTION :
• Un nombre est divisible par 2 s'il se termine par 0, par 2, par 4, par 6 ou par 8.	• 26 ; 132 ; 314 sont divisibles par 2.
• Un nombre est divisible par 3 si la somme de ses chiffres est divisible par 3.	• 51 ; 45 ; 132 sont divisibles par 3.
• Un nombre est divisible par 4 si le nombre formé par ses deux derniers chiffres est divisible par 4.	• 132 est divisible par 4.
• Un nombre est divisible par 5 s'il se termine par 0 ou par 5.	• 45 est divisible par 5.
• Un nombre est divisible par 9 si la somme de ses chiffres est divisible par 9.	• 45 est divisible par 9.

2 Déterminer une troncature ou un arrondi

>> **Exemple :** Écrire la troncature à l'unité, la troncature à 0,1 près, l'arrondi à l'unité et l'arrondi à 0,1 près de 3,17 et de 3,62.

SOLUTION :

Troncature	La troncature à l'unité de 3,17 est 3.	La troncature à l'unité de 3,62 est 3.
	La troncature à 0,1 près de 3,17 est 3,1.	La troncature à 0,1 près de 3,62 est 3,6.
Arrondi	L'arrondi à l'unité de 3,17 est 3 car 1 < 5.	L'arrondi à l'unité de 3,62 est 4 car 6 > 5.
	L'arrondi à 0,1 près de 3,17 est 3,2 car 7 > 5.	L'arrondi à 0,1 près de 3,62 est 3,6 car 2 < 5.

3 Additionner deux nombres relatifs

Méthode 1 **Lorsque les nombres relatifs sont de même signe**

>> **Exemple :** Calculer A = (− 6) + (− 2) et B = (+ 4) + (+ 5)

RÈGLE :

Pour additionner deux nombres relatifs **de même signe :**
• on additionne leurs distances à zéro ;
• on met le signe commun aux deux nombres.

SOLUTION :

A = (− 6) + (− 2)
A = (− 8)

B = (+ 4) + (+ 5)
B = (+ 9)

Méthode 2 **Lorsque les nombres relatifs sont de signes différents**

>> **Exemple :** Calculer C = (− 8) + (+ 3) et D = (− 3) + (+ 7)

RÈGLE :

Pour additionner deux nombres relatifs **de signes différents :**
• on soustrait leurs distances à zéro ;
• on met le signe du nombre qui a la plus grande distance à zéro.

SOLUTION :

C = (− 8) + (+ 3)
C = (− 5)

D = (− 3) + (+ 7)
D = (+ 4)

4 Soustraire un nombre relatif

>> **Exemple :** Calculer A = (+ 13) − (− 6)

RÈGLE :

Pour soustraire un nombre relatif, on ajoute son opposé.

SOLUTION :

A = (+ 13) − (− 6)
A = (+ 13) + (+ 6)
A = (+ 19)

5 Multiplier des nombres relatifs

>> **Exemple :** Calculer A = (− 2) × 5 B = (− 7) × (− 5)
C = (− 3) × (+ 5) × (− 1) × (+ 6) × (− 2)

RÈGLE :

Quand on multiplie plusieurs nombres relatifs différents de zéro :

- si le nombre de facteurs négatifs est pair, le produit est positif ;
- si le nombre de facteurs négatifs est impair, le produit est négatif.

SOLUTION :

- A contient un seul facteur négatif donc A est négatif : A = − 10.
- B contient deux facteurs négatifs donc B est positif : B = 35.
- C contient trois facteurs négatifs donc C est négatif : C = − 180.

6 Diviser des nombres relatifs

>> **Exemple :** calculer A = (− 5) ÷ (+ 2) et B = (− 10) ÷ (− 5)

RÈGLE :

Pour diviser deux nombres relatifs (le diviseur n'étant pas nul) :

- on détermine le signe du quotient en appliquant la règle des signes de la multiplication ;
- on divise leurs distances à zéro.

SOLUTION :

- A = − 2,5
- B = + 2

7 Reconnaître si les écritures fractionnaires sont égales

>> **Exemple :** Compléter avec = ou ≠

$\frac{14}{21} \dots \frac{2}{3}$; $\frac{5}{6} \dots \frac{25}{30}$; $\frac{-2}{-3} \dots -\frac{2}{3}$; $\frac{6}{-5} \dots -\frac{6}{5}$; $-\frac{3}{8} \dots \frac{-3}{8}$; $\frac{56}{32} \dots \frac{21}{12}$; $\frac{45}{35} \dots \frac{18}{13}$

RÈGLE :

On change pas la valeur d'une écriture fractionnaire en multipliant ou en divisant par un même nombre non nul le numérateur et le dénominateur.

Pour $k \neq 0$ et $b \neq 0$, $\frac{k \times a}{k \times b} = \frac{a}{b}$ et $\frac{a \div k}{b \div k} = \frac{a}{b}$

SOLUTION :

$\frac{14}{21} = \frac{2}{3}$ car $\frac{14 \div 7}{21 \div 7} = \frac{2}{3}$

$\frac{5}{6} = \frac{25}{30}$ car $\frac{5}{6} = \frac{5 \times 5}{6 \times 5}$

RÈGLE :

Pour $b \neq 0$, $\frac{-a}{-b} = \frac{a}{b}$ et $\frac{a}{-b} = \frac{-a}{b} = -\frac{a}{b}$

SOLUTION :

$\frac{-2}{-3} \neq -\frac{2}{3}$ $\frac{6}{-5} = -\frac{6}{5}$ $-\frac{3}{8} = \frac{-3}{8}$

RÈGLE :

Pour tous les nombres a, b, c et d (avec $a \neq 0$, $b \neq 0$ et $d \neq 0$) :

- si $\frac{a}{b} = \frac{c}{d}$ alors $a \times d = b \times c$
- si $a \times d = b \times c$ alors $\frac{a}{b} = \frac{c}{d}$ et $\frac{d}{b} = \frac{c}{a}$

SOLUTION :

$\frac{56}{32} = \frac{21}{12}$ car $56 \times 12 = 672$ et $32 \times 21 = 672$

$\frac{45}{35} \neq \frac{18}{13}$ car les produits 45×13 et 35×18 ne sont pas égaux. En effet, le dernier chiffre de 45×13 est 5 et le dernier chiffre de 35×18 est 0.

8 Additionner et soustraire des fractions

Méthode 1 Lorsque les dénominateurs sont identiques

>> Exemple : $A = \frac{3}{17} + \frac{4}{17}$

RÈGLE :

Pour calculer la somme (ou la différence) de deux fractions de même dénominateur :

- on additionne (ou on soustrait) les numérateurs,
- on garde le dénominateur commun.

SOLUTION :

$A = \frac{3}{17} + \frac{4}{17}$

$A = \frac{3+4}{17}$

$A = \frac{7}{17}$

Méthode 2 Lorsque les dénominateurs sont différents

>> Exemple : $A = \frac{8}{25} + \frac{4}{15}$

RÈGLE :

Pour calculer la somme (ou la différence) de deux fractions dont les dénominateurs sont différents :

- on cherche un multiple commun aux deux dénominateurs,
- on écrit des fractions égales aux fractions données et qui ont le même dénominateur,
- on applique la règle d'addition (ou de soustraction) de deux fractions de même dénominateur.

SOLUTION :

Les premiers multiples de 25 sont : 25 ; 50 ; 75 et 100.

Les premiers multiples de 15 sont : 15 ; 30 ; 45 ; 60 et 75.

- On choisit 75 comme dénominateur commun.

$75 = 3 \times 25$ et $75 = 5 \times 15$

- $A = \frac{8}{25} + \frac{4}{15} = \frac{8 \times 3}{25 \times 3} + \frac{4 \times 5}{15 \times 5}$
- $A = \frac{24+20}{75}$ donc $A = \frac{44}{75}$

9 Multiplier des fractions

>> **Exemple :** Calculer $B = \frac{25}{42} \times \left(\frac{-14}{45}\right)$

RÈGLE :

Pour calculer le produit de deux fractions :

- on cherche le signe du produit,
- on multiplie les numérateurs entre eux et les dénominateurs entre eux.

Remarque : il est souhaitable de simplifier le plus possible la fraction avant d'effectuer le produit.

SOLUTION :

- $B = \frac{25}{42} \times \left(\frac{-14}{45}\right)$

le produit est négatif.

- $B = -\frac{25}{42} \times \frac{14}{45}$

$B = -\frac{25 \times 14}{42 \times 45}$

$B = -\frac{5 \times 5 \times 2 \times 7}{2 \times 3 \times 7 \times 5 \times 9}$

$B = -\frac{5}{3 \times 9}$ donc $B = -\frac{5}{27}$

10 Diviser des fractions

>> **Exemple :** Calculer $C = -\frac{5}{27} \div \frac{2}{3}$

RÈGLE :

Pour calculer le quotient de deux fractions :

- on cherche le signe du quotient,
- on remplace la division par « la multiplication par l'inverse ».

SOLUTION :

- $C = -\frac{5}{27} \div \frac{2}{3}$

Le quotient est négatif.

- $C = -\frac{5}{27} \times \frac{3}{2}$

$C = -\frac{15}{54}$

11 Puissances

>> **Exemples :** Calculer 2^5 ; 5^1 ; 3^0 ; 2^{-3}

RÈGLE :

Quel que soit le nombre a et quel que soit l'entier n supérieur à 1 :

- $a^n = \underbrace{a \times a \times ... \times a}_{n \text{ facteurs}}$
- $a^1 = a$;
- pour $a \neq 0$: $a^0 = 1$
- pour $a \neq 0$: $a^{-n} = \frac{1}{a^n}$

SOLUTION :

- $2^5 = 2 \times 2 \times 2 \times 2 \times 2 = 32$
- $5^1 = 5$
- $3^0 = 1$
- $2^{-3} = \frac{1}{2^3} = 0{,}125$

12 Puissances de 10

>> Exemple : Calculer 10^5 ; 10^{-3} ; $25{,}1 \times 10^5$; $25{,}1 \times 10^{-5}$

RÈGLE :

Quel que soit l'entier positif n :

- $10^n = 1\underbrace{0\ldots\ldots0}_{n \text{ zéros}}$
- $10^{-n} = \underbrace{0{,}0\ldots\ldots0}_{n \text{ zéros}}1$

PROPRIÉTÉ

- **Pour multiplier un nombre décimal par 10^n (où n est un entier positif), on déplace la virgule de n rangs vers la droite.**
- **Pour multiplier un nombre décimal par 10^{-n} (où n est un entier positif), on déplace la virgule de n rangs vers la gauche.**

SOLUTION :

- $10^5 = 100\ 000$
- $10^{-3} = 0{,}001$
- $25{,}1 \times 10^5 = 2\ 510\ 000$
- $25{,}1 \times 10^{-5} = 0{,}000\ 251$

13 Écrire un nombre en notation scientifique

>> Exemple : Écrire en notation scientifique : $x = 0{,}38 \times 10^4$ et $y = 5\ 200 \times 10^{-7}$.

DÉFINITION

Un nombre positif est écrit en notation scientifique quand il est écrit sous la forme $a \times 10^n$ où :

- **a est un nombre décimal tel que $1 \leqslant a < 10$ (c'est-à-dire que a s'écrit avec un seul chiffre autre que zéro avant la virgule),**
- **n est un nombre entier relatif.**

SOLUTION :

$x = 0{,}38 \times 10^4$

x n'est pas écrit en notation scientifique, car 0,38 est inférieur à 1.

$x = 3{,}8 \times 10^{-1} \times 10^4$

$x = 3{,}8 \times 10^3$

$y = 5\ 200 \times 10^{-7}$

y n'est pas écrit en notation scientifique, car 5 200 est supérieur à 10.

$y = 5{,}2 \times 10^3 \times 10^{-7}$

$y = 5{,}2 \times 10^{-4}$

14 Règles de priorité des calculs

1 Calculs sans parenthèses

>> Exemple : $A = 3 \times 7^2 + 3 \times 8$

RÈGLE :

Dans un calcul sans parenthèses, on effectue, en priorité, les puissances, puis les multiplications et les divisions, et enfin les additions et les soustractions.

SOLUTION :

$A = 3 \times 7^2 + 3 \times 8$

$A = 3 \times 49 + 3 \times 8$

$A = 147 + 24$

$A = 171$

2 Calculs avec parenthèses

>> **Exemple :** $B = 18 - (10 - 3 \times 2)$

RÈGLE :

Dans un calcul avec parenthèses, on effectue d'abord les calculs entre parenthèses.

SOLUTION :

$B = 18 - (10 - 3 \times 2)$
$B = 18 - (10 - 6)$
$B = 18 - 4$
$B = 14$

15 Reconnaître une situation de proportionnalité

Méthode 1 Dans un tableau

Un tableau représente une situation de proportionnalité quand on peut passer des nombres de la première ligne à ceux correspondant de la deuxième ligne en les multipliant (ou divisant) par un même coefficient. Ce coefficient est appelé **coefficient de proportionnalité**.

Par exemple :

0,7	4,6	10,8	
3,5	23	54	× 5

Méthode 2 Sur un graphique

Un graphique représente une situation de proportionnalité si les points sont alignés sur une droite passant par l'origine du repère.

Par exemple :

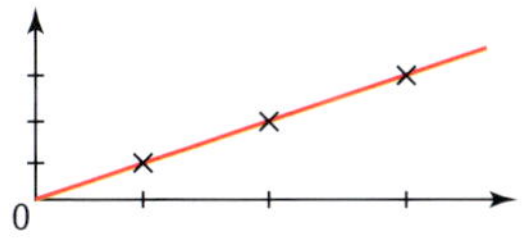

Méthode 3 Dans une formule

Une formule représente une situation de proportionnalité entre deux grandeurs x et y lorsqu'il existe un nombre fixé a tel que $y = ax$.
a est le coefficient de proportionnalité.

Par exemple : $y = 4x$.

16 Résoudre un problème de proportionnalité

Méthode 1 En utilisant les propriétés de la proportionnalité

>> **Exemple :** Une voiture roule à une vitesse constante. Elle parcourt 175 km en 2,5 h. Quelle distance parcourt-elle en 5h ? en 7,5 h ?

ÉTAPES :

(1) On repère les grandeurs qui interviennent (et leurs unités).

SOLUTION :

- Les deux grandeurs sont :
  – la distance parcourue (en km) ;
  – la durée du parcours (en h).

(2) On reconnaît si les deux grandeurs sont proportionnelles.

• Il y a proportionnalité entre ces grandeurs, car la vitesse est constante.

(3) On cherche des liens entre les nombres et on effectue les calculs nécessaires.

• En passant de 2,5 h à 5 h, la durée est multipliée par 2 donc la distance est multipliée par 2 :
$175 \times 2 = 350$
$7{,}5 = 5 + 2{,}5$.
Il faut donc additionner les distances parcourues pendant ces durées :
$350 + 175 = 525$.
La voiture parcourt 350 km en 5 h et 525 km en 7,5 h.

Méthode 2

En calculant le coefficient de proportionnalité

>> **Exemple :** Martin fait six tours de circuit pour s'entraîner à la course à pied. Il parcourt ainsi 21 km en courant. Compléter le tableau.

Nombre de tours	6	5	2	7
Distance (en km)	21			

ÉTAPES :

(1) On repère les grandeurs qui interviennent (et leurs unités).

(2) On reconnaît si les deux grandeurs sont proportionnelles.

(3) On calcule le coefficient de proportionnalité.

(4) On effectue les calculs nécessaires.

(5) On complète le tableau.

SOLUTION :

• Les deux grandeurs sont :
– le nombre de tours du circuit ;
– la distance parcourue (en km).

• Il y a proportionnalité entre ces deux grandeurs car le tour de circuit a une longueur fixe et Martin court régulièrement.

• $21 \div 6 = 3{,}5$.
Le coefficient de proportionnalité est 3,5.

• $5 \times 3{,}5 = 17{,}5$;
$2 \times 3{,}5 = 7$;
$7 \times 3{,}5 = 24{,}5$.

Nombre de tours	6	5	2	7
Distance (en km)	21	17,5	7	24,5

Méthode 3

En utilisant le retour à l'unité

>> **Exemple :** 18 bouteilles d'eau coûtent 6,30 €.
Combien coûtent 7 de ces bouteilles ?

ÉTAPES :

(1) On repère les grandeurs qui interviennent (et leur unité).

(2) On reconnaît si les deux grandeurs sont proportionnelles.

(3) On ramène à l'unité.

(4) On effectue le calcul pour répondre à la question.

(5) On conclut.

SOLUTION :

• Les deux grandeurs sont :
– le nombre de bouteilles ;
– le prix de ces bouteilles (en €).

• Le prix est proportionnel au nombre de bouteilles.

• Prix d'une bouteille : $6{,}30 \div 18 = 0{,}35$
Une bouteille coûte 0,35 €.

• $7 \times 0{,}35 = 2{,}45$

• 7 bouteilles coûtent 2,45 €.

Méthode 4 **En utilisant le « produit en croix »**

>> Exemple : Dans le tableau de proportionnalité suivant, utiliser le produit en croix pour trouver x.

x	13
14	72,8

ÉTAPES :

(1) On écrit l'égalité des produits en croix.

(2) On résout l'équation.

(3) On conclut.

SOLUTION :

• $72,8x = 14 \times 13$

• $72,8x = 182$
$x = 182 \div 72,8$

• $x = 2,5$

17 Appliquer un pourcentage

>> Exemple : Un groupe de 250 habitants voit sa population augmenter de 2 %.
De combien d'habitants la population augmente-t-elle ?

RÈGLE :

Calculer a % d'un nombre x, c'est multiplier ce nombre par $\frac{a}{100}$.

Formule : $y = \frac{a}{100}x$

SOLUTION :

On multiplie le nombre d'habitants par $\frac{2}{100}$ donc par 0,02.
$y = 0,02 \times 250 = 5$.
La population augmente de 5 habitants.

18 Calculer un pourcentage

>> Exemple : Dans un groupe de 30 personnes, 12 personnes ont un vélo.
Quel pourcentage représentent les personnes ayant un vélo ?

RÈGLE :

Calculer le pourcentage p que représente x par rapport à y consiste à diviser x par y.

Formule : $p = \frac{x}{y}$

SOLUTION :

Pourcentage $p = \frac{12}{30} = 0,4 = \frac{40}{100}$,
c'est-à-dire 40 %.
Dans ce groupe, 40 % des personnes ont un vélo.

19 Utiliser la formule : $d = vt$

Dans la formule : $d = vt$,
d représente la distance parcourue, v la vitesse et t la durée du parcours.
Cette formule permet de calculer une des trois valeurs connaissant les deux autres.
Attention ! à la correspondance entre les unités.

Méthode 1

Calculer une distance d

>> Exemple : Une voiture roule à une vitesse moyenne de 65 km/h pendant 3 h 15 min. Quelle est la distance parcourue ?

RÈGLE :

Pour calculer d, on doit connaître v et t. On remplace ces deux données par leurs valeurs dans la formule $d = vt$.

SOLUTION :

$d = vt$

3 h 15 min = 3,25 h (car $\frac{15}{60} = 0{,}25$)

$d = 65 \times 3{,}25 = 211{,}25$

La distance parcourue est de 211,25 km.

Méthode 2

Calculer une vitesse v

>> Exemple : Une voiture roule 2 h 30 min et parcourt 200 km. Quelle est sa vitesse moyenne ?

RÈGLE :

Pour calculer v, on doit connaître d et t. On remplace ces deux données par leurs valeurs dans la formule $d = vt$.

SOLUTION :

$d = vt$

2 h 30 min = 2,5 h (car $\frac{30}{60} = 0{,}5$)

$200 = v \times 2{,}5$ donc $v = \frac{200}{2{,}5} = 80$

La vitesse moyenne est de 80 km/h.

Méthode 3

Calculer une durée t

>> Exemple : Une voiture roule à une vitesse moyenne de 75 km/h et parcourt 262,5 km. Quelle est la durée du parcours ?

RÈGLE :

Pour calculer t, on doit connaître d et v. On remplace ces deux données par leurs valeurs dans la formule $d = vt$.

SOLUTION :

$d = vt$

$262{,}5 = 75 \times t$ donc $t = \frac{262{,}5}{75} = 3{,}5$

La durée est de 3,5 h ou 3 h 30 min.

20 Agrandir ou réduire des figures

>> Exemple : Un parallélogramme ABCD tel que AB = 5 cm, BC = 3 cm et $\widehat{ABC} = 70°$ est agrandi en A′B′C′D′ de telle sorte que A′B′ = 9 cm. Quelles sont les dimensions de A′B′C′D′ ?

RÈGLE :

Lorsqu'on agrandit une figure, tous les segments ont leurs dimensions multipliées par le même coefficient de proportionnalité supérieur à 1.
Par contre les mesures d'angles ne changent pas.
Remarque : si on réduit une figure, le travail est identique, le coefficient de proportionnalité est, par contre, compris entre 0 et 1.

SOLUTION :

$\frac{A'B'}{AB} = \frac{9}{5} = 1{,}8$

1,8 est le coefficient de proportionnalité.

$B'C' = BC \times 1{,}8 = 3 \times 1{,}8 = 5{,}4$ cm

$C'D' = A'B' = 9$ cm et $A'D' = B'C' = 5{,}4$ cm

$\widehat{A'B'C'} = \widehat{A'D'C'} = 70°$

21 Calculer une moyenne

>> Exemple : Calculer la moyenne des valeurs suivantes :
7 ; 4 ; 12 ; 17 ; 15 ; 8.

ÉTAPES :

(1) On effectue la somme des valeurs.
(2) On détermine le nombre de valeurs.
(3) On divise la somme des valeurs par le nombre de valeurs.
(4) On conclut.

SOLUTION :

- $7 + 4 + 12 + 17 + 15 + 8 = 63$
- Le nombre des valeurs est 6.
- $\frac{63}{6} = 10{,}5$
- La moyenne est 10,5.

22 Calculer une moyenne pondérée

>> Exemple : Dans un concours, chaque discipline est notée sur 20 : les mathématiques ont un coefficient 5, la physique un coefficient 3 et la géologie un coefficient 2. Carine a eu 11 en mathématiques, 9 en physique et 12 en géologie. Quelle est sa moyenne ?

ÉTAPES :

(1) On effectue la somme des produits de chaque note par son coefficient.
(2) On calcule la somme des coefficients.
(3) On divise la somme des produits par la somme des coefficients.
(4) On conclut.

SOLUTION :

- $11 \times 5 + 9 \times 3 + 12 \times 2 = 106$
- $5 + 3 + 2 = 10$.
- $\frac{106}{10} = 10{,}6$
- La moyenne de Carine est 10,6 sur 20

23 Calculer une fréquence

>> Exemple : Voici les âges d'un groupe d'élèves de 3e :
15 ; 13 ; 15 ; 14 ; 15 ; 15 , 16 ; 15 ; 14 ; 15 ; 15 ; 16 ; 14 ; 15 ; 15
Quelle est la fréquence des élèves qui ont 15 ans ?

> **DÉFINITION**
> **La fréquence d'une donnée est le quotient de son effectif par le nombre total des données.**

ÉTAPES :

(1) On détermine l'effectif de la donnée dont on cherche la fréquence.
(2) On détermine le nombre total des données.
(3) On effectue le quotient.
(4) On conclut.

SOLUTION :

- Il y a 9 élèves qui ont 15 ans.
- Il y a 15 élèves au total.
- $\frac{9}{15} = 0{,}6$
- La fréquence des élèves qui ont 15 ans dans ce groupe est de 0,6 soit 60 %.

24 Prouver que deux expressions littérales sont égales

>> **Exemple :** Y a-t-il égalité entre : $A = 4x + 7 + 6x + 13$ et $B = 10 \times (x + 2)$?

> **PROPRIÉTÉ**
> **Deux expressions numériques sont égales si elles donnent le même résultat quelle que soit la valeur numérique attribuée à la lettre.**

ÉTAPES :

(1) On simplifie, si possible, les deux expressions.
(2) On compare les expressions trouvées.
(3) On conclut.

SOLUTION :

- $A = 4x + 7 + 6x + 13$
  $A = 10x + 20$

  $B = 10 \times (x + 2)$
  $B = 10 \times x + 10 \times 2$
  $B = 10x + 20$
- Donc $A = B$

25 Prouver que deux expressions littérales ne sont pas égales

>> **Exemple :** Y a-t-il égalité entre : $C = 2 \times (2 + 3x)$ et $D = 3x + 7x$?

ÉTAPES :

(1) On simplifie les deux expressions.
(2) Les deux expressions trouvées ne sont pas identiques.
(3) On teste pour une valeur de x choisie.
(4) On compare les résultats trouvés.
(5) On conclut.

SOLUTION :

- $C = 2 \times (2 + 3x)$ — $D = 3x + 7x$
- $C = 4 + 6x$ — $D = 10x$
- Si $x = 2$, alors :
  $C = 4 + 6 \times 2$ — $D = 10 \times 2$
  $C = 4 + 12$ — $D = 20$
  $C = 16$
- Donc il n'y a pas égalité entre $2 \times (2 + 3x)$ et $3x + 7x$.
- $C \neq D$

26 Résoudre une équation du 1er degré à une inconnue

>> **Exemple :** Résoudre l'équation $2(x + 3) = 9 - (x - 3)$.

ÉTAPES :

(1) On simplifie au maximum chacun des membres.
(2) On supprime le terme contenant l'inconnue dans l'un des deux membres en ajoutant l'opposé de ce terme à chaque membre.
(3) On supprime, de même, le terme ne contenant pas l'inconnue dans l'autre membre.
(4) On divise chaque membre de l'équation par le coefficient de l'inconnue (s'il est non nul).

SOLUTION :

- Les équations suivantes ont les mêmes solutions :
  $2(x + 3) = 9 - (x - 3)$
  $2x + 6 = 9 - x + 3$
  $2x + 6 = 12 - x$
- $2x + 6 + x = 12 - x + x$ (*)
  $3x + 6 = 12$
- $3x + 6 - 6 = 12 - 6$ (*)
  $3x = 6$
- $\frac{3x}{3} = \frac{6}{3}$

(5) On conclut.

(6) On peut éventuellement vérifier que le résultat trouvé est juste.

• $x = 2$
La solution est 2.
• Vérification (*) : $2(2+3) = 10$
$9 - (2 - 3) = 9 - (-1) = 10$

Remarque : les équations ou expressions suivies d'un astérisque (*) ne sont pas forcément à écrire.

27 Comparer des nombres relatifs

DÉFINITION
$a \leqslant b$ signifie $a < b$ ou $a = b$
Ainsi $3 \leqslant 5$; $4 \leqslant 4$ sont des phrases mathématiques vraies.

>> **Exemple :** Compléter avec $\leqslant$ ou $\geqslant$.

a) -5 ... 3 **b)** -3 ... -7 **c)** $-5{,}0$ ... -5

RÈGLE :

• Quand **un nombre est négatif et l'autre positif**, le nombre négatif est le plus petit.
• Quand **deux nombres sont négatifs**, le nombre le plus petit est celui qui a la plus grande distance à zéro.

SOLUTION :

a) $-5 \leqslant 3$
b) $-3 \geqslant -7$
c) $-5{,}0 \leqslant -5$ ou $-5{,}0 \geqslant -5$

28 Inégalité et opérations

>> **Exemple :** On sait que $a \leqslant b$. Compléter avec $\leqslant$ ou $\geqslant$.

a) $a + 5$ ... $b + 5$ **b)** $a - 11$ ... $b - 11$ **c)** $3a$ ... $3b$ **d)** $-6a$ ... $-6b$

RÈGLE :

Quels que soient les nombres relatifs a, b et c :
• si $a \leqslant b$ alors $a + c \leqslant b + c$
• si $a \leqslant b$ alors $a - c \leqslant b - c$
• si $a \leqslant b$ et $c \geqslant 0$ alors $a \times c \leqslant b \times c$
• si $a \leqslant b$ et $c \leqslant 0$ alors $a \times c \geqslant b \times c$

SOLUTION :

a) $a + 5 \leqslant b + 5$
b) $a - 11 \leqslant b - 11$
c) $3a \leqslant 3b$
d) $-6a \geqslant -6b$ (car $-6 \leqslant 0$)

29 Abscisse, ordonnée, coordonnées

>> **Exemple :** Placer dans un repère les points A(3 ; – 2), B(0 ; 2) ; C(– 3 ; 0).

DÉFINITION
Dans un repère, la position d'un point est représentée par deux nombres relatifs, ses coordonnées :
• la première est lue sur l'axe horizontal : c'est l'abscisse du point.
• la deuxième est lue sur l'axe vertical : c'est l'ordonnée du point.

SOLUTION :

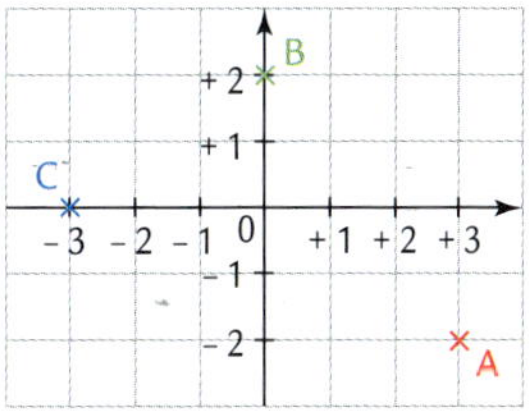

Le point A a pour abscisse + 3 et pour ordonnée – 2.
Ses coordonnées sont : (+ 3 ; – 2).

Tableurs

Attention ! Les fiches suivantes ont été établies à partir des tableurs « Open Office » et « Excel ». Des nouvelles versions de ces tableurs peuvent rendre caduques certaines instructions.

1 Calculer la valeur d'une expression littérale connaissant la valeur de la variable

>> Exercice : Calculer $x^2 - 2x + 4$ pour $x = 3$.

ÉTAPES

(1) Écrire la valeur de x dans une cellule (ici, A1).

(2) Sélectionner la cellule dans laquelle on veut afficher le résultat (ici, B1).

(3) Écrire la formule de calcul :
- on commence par le signe « = »,
- x est remplacé par le nom de la cellule dans laquelle on a saisi sa valeur.

(4) Faire exécuter le calcul en appuyant sur la touche « Entrée ».

Remarque : « * » remplace le signe « × ».
« ^ » permet de calculer une puissance.

AFFICHAGE

B1 | f(x) Σ = | =A1^2 – 2*A1 + 4

	A	B	C	D
1	3	7		
2				
3				
4				
5				
6				

2 Copier et coller une formule

>> Exercice : Calculer $x^2 - 2x + 4$ pour $x = 3$, pour $x = 5$, pour $x = 6$ et pour $x = 9$.

ÉTAPES

(1) Écrire les valeurs de x dans les cellules (en colonne, par exemple).

(2) Sélectionner la cellule dans laquelle on veut afficher le premier résultat.

(3) Écrire la formule de calcul :
- on commence par le signe « = »,
- x est remplacé par le nom de la cellule dans laquelle on a saisi sa valeur.

(4) Positionner le curseur sur le petit carré noir de la cellule sélectionnée puis « tirer » vers le bas, ce qui a pour effet de recopier la formule dans les cellules qui sont alors sélectionnées.

Remarque : On peut aussi, pour recopier une formule, utiliser les fonctions « Copier » et « Coller ».

AFFICHAGE

B1 | f(x) Σ = | =A1^2 – 2*A1 + 4

	A	B	C	D
1	3	7		
2	5	19		
3	6	28		
4	9	67		
5				
6				

3 Afficher une liste de nombres de 1 en 1 ou de 0,5 en 0,5 ...

>> Exercice : Afficher la liste des nombres entiers de 1 à 25.

ÉTAPES

(1) Écrire les deux premiers nombres de la liste (dans une colonne, par exemple).

(2) Sélectionner les deux cellules.

(3) Mettre le curseur sur le petit carré noir en bas et à droite des cellules sélectionnées puis « tirer » vers le bas.

AFFICHAGE

A2 | f(x) Σ = |

	A	B	C	D
1	1			
2	2			
3	3			
4	4			
5	5			
6	6			
7	7			
8	8			
9	9			

4 Calculer le PGCD de deux nombres

>> Exercice : Calculer le PGCD de 15 795 et 32 175.

ÉTAPES

(1) Écrire chacun des nombres dans une cellule, par exemple A1 et B1.
(2) Écrire la formule permettant de calculer le PGCD dans une autre cellule (ici, C1) : « =PGCD(A1;B1) ».

AFFICHAGE

C1 | =PGCD(A1;B1)

	A	B	C	D
1	15795	32175	585	
2				
3				
4				
5				
6				
7				

5 Calculer une fréquence

>> Exercice : Quelle est la fréquence de « 1 » dans la série 1 ; 2 ; 4 ; 1 ; 6 ; 7 ; 1 ?

ÉTAPES

(1) Écrire les termes de la série dans la colonne A, par exemple.
(2) Sélectionner la cellule dans laquelle on veut afficher le résultat (ici, C4).
(3) Écrire la formule permettant de calculer l'effectif d'une valeur dans une série.
« =NB.SI(A1:A7;1) ».
(4) Faire exécuter le calcul en appuyant sur la touche « Entrée ».

Remarque : pour compter le nombre de valeurs inférieures ou égales à 2, on utiliserait la formule :
« =NB.SI(A1:A7;«<=2») ».

AFFICHAGE

C4 | f(x) Σ | = NB.SI(A1:A7;1)

	A	B	C	D
1	1			
2	2			
3	4			
4	1		3	
5	6			
6	7			
7	1			

6 Calculer la somme, la moyenne, la médiane, l'étendue, les premier et troisième quartiles d'une série statistique

>> Exercice : Soit la série 2 ; 45 ; 67 ; 4 ; 56 ; 7 ; 32 ; 21 ; 3 ; 24. Calculer la moyenne de cette série.

ÉTAPES

(1) Écrire les termes de la série dans la colonne A, par exemple.
(2) Sélectionner la cellule dans laquelle s'affichera la moyenne (ici, C5).
(3) Écrire la formule permettant de calculer la moyenne, ici : « =MOYENNE(A1:A10) ».
(4) Faire exécuter le calcul en appuyant sur « Entrée ».

Pour cette série, on peut de la même manière calculer :
- la médiane : « =MEDIANE(A1:A10) »
- la somme : « =SOMME(A1:A10) »
- l'étendue : « =MAX(A1:A10)–MIN(A1:A10) »
- le premier quartile : « =QUARTILE (A1:A10;1) »
- le troisième quartile : « =QUARTILE (A1:A10;3) »

AFFICHAGE

C5 | f(x) Σ | = MOYENNE (A1:A10)

	A	B	C	D
1	2			
2	45			
3	67			
4	4			
5	56		26,1	
6	7			
7	32			
8	21			
9	3			
10	24			
11				

7 Construire une représentation graphique d'une série statistique

>> Exercice : Un professeur a regroupé les notes d'un devoir. Représenter ces données par un diagramme en barres.

Notes	2	4	6	9	11	12	14	17
Effectif	1	3	4	3	5	3	5	3

ÉTAPES

(1) Écrire les données :
- première colonne, par exemple, les données à mettre en abscisse,
- deuxième colonne, les données à mettre en ordonnées.

(2) Sélectionner l'ensemble des deux colonnes.
(3) Dans « insertion », sélectionner « diagramme ».
(4) Suivre les instructions du logiciel en choisissant le graphique souhaité.

AFFICHAGE

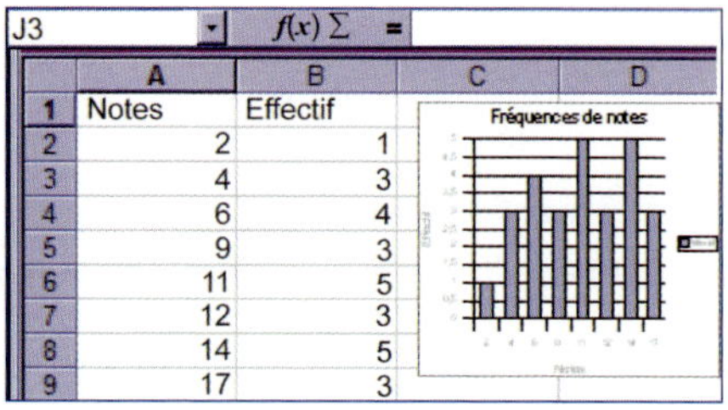

8 Afficher un nombre entier aléatoire compris entre 1 et *n*

>> Exercice : Afficher dans la cellule A1 un nombre entier aléatoire compris entre 1 et 6 (1 et 6 compris).

ÉTAPES

(1) Sélectionner la cellule dans laquelle on veut que ce nombre apparaisse.
(2) Entrer dans cette cellule la formule :
« =ALEA.ENTRE.BORNES(1;6) »
(3) Appuyer sur la touche « Entrée ».

Remarque : Si on veut afficher une série de nombres entiers aléatoires de 1 à 6, il suffit de copier et coller la cellule A1.

AFFICHAGE

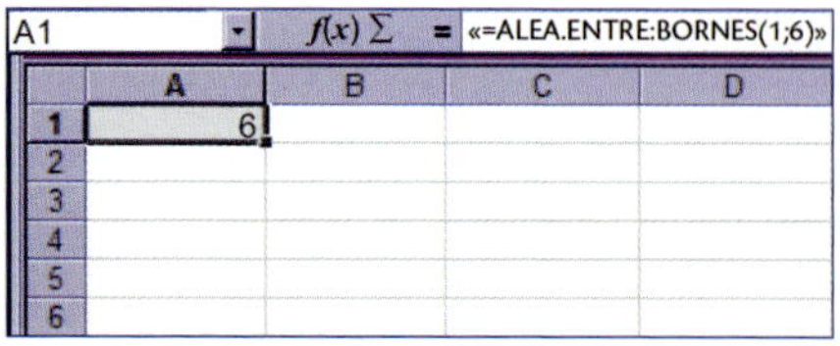

Commentaire : Si l'on souhaite afficher un nombre aléatoire compris entre 0 et 10 (1 et 10 compris), il suffit dans la formule ci-dessus de remplacer 6 par 10.

Logiciel de géométrie

9 Construire la représentation graphique d'une fonction avec Geogebra.

>> Exercice : Tracer la représentation graphique de la fonction f telle que : $f(x) = x^2 - 3$.

ÉTAPES

(1) Afficher les axes (menu affichage).
(2) Dans la barre de saisie, écrire la valeur de $f(x)$. Appuyer sur la touche « entrée ». La représentation graphique est tracée.

Remarque :
On peut afficher un quadrillage (menu affichage – grille).

AFFICHAGE

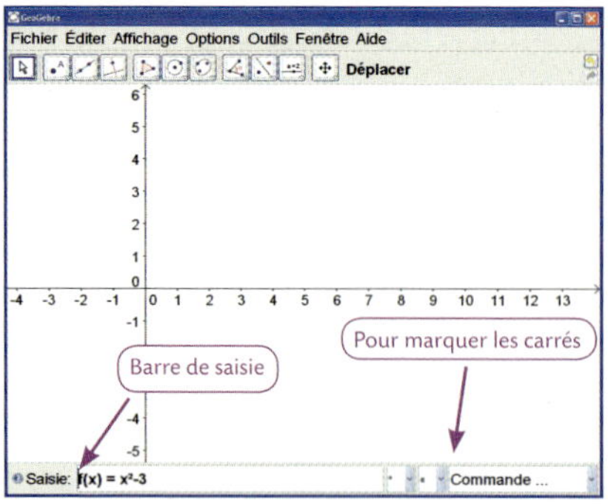

CASIO *fx-92* *Collège 2D+*

Calculer le PGCD de deux entiers
- Appuyer sur la touche PGCD (SECONDE CALC)
- Saisir le premier nombre
- Appuyer sur la touche ; (SECONDE 3)
- Saisir le deuxième nombre
- Appuyer sur la touche EXE

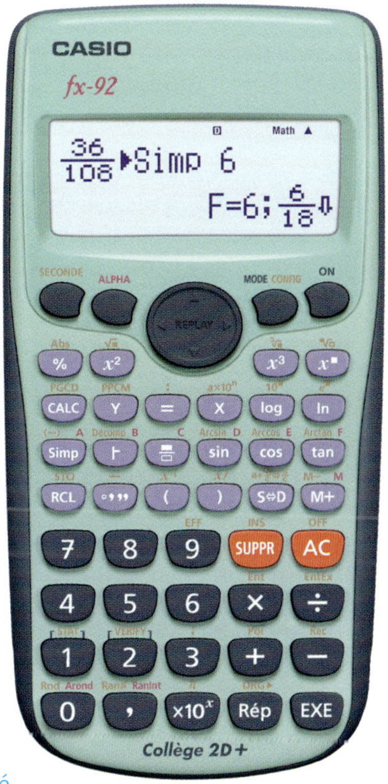

Saisir une fraction
- Saisir le numérateur
- Appuyer sur la touche (fraction)
- Saisir le dénominateur
- Déplacer le curseur avec ▶

Simplifier une fraction
- Saisir la fraction
- Appuyer sur la touche Simp
- Appuyer sur la touche EXE

Calculer une puissance
- Saisir le nombre
- Appuyer sur la touche $x^{\blacksquare}$
- Saisir l'exposant
- Appuyer sur la touche EXE

Déterminer un angle de sinus donné
- Appuyer sur arcsin (SECONDE sin)
- Saisir la valeur du sinus
- Appuyer sur la touche EXE
- La valeur de l'angle en degré s'affiche

Même principe pour cosinus et tangente.

Remarque :
Dans le bandeau supérieur de l'écran « D » indique que l'unité d'angle est le degré.

Résoudre un système de deux équations à deux inconnues
- Appuyer sur MODE
- Choisir 3 : SYST
- Choisir 1 : anX bnY = cn
- Saisir les coefficients des deux équations : appuyer sur la touche EXE après chaque saisie
- X s'affiche
- Appuyer sur la touche EXE pour obtenir Y

Calculer l'image de nombres par une fonction
- Saisir l'expression $f(x)$: pour écrire x, appuyer sur la touche X
- Appuyer sur la touche CALC
- X ? apparaît à l'écran : saisir la valeur de x
- Appuyer sur la touche EXE pour obtenir $f(x)$

Calculer, l'effectif, la moyenne, la médiane
- Appuyer sur la touche MODE
- Choisir 2 : STAT puis 1 : 1-VAR
- Saisir les données dans la colonne : appuyer sur la touche EXE après chaque saisie
- Appuyer sur la touche AC à la fin de la saisie
- Appuyer sur STAT (SECONDE 1)
- Choisir 4 : Var puis 1 : n puis appuyer sur la touche EXE pour afficher l'effectif
- Choisir 2 : $\overline{X}$ puis appuyer sur la touche EXE pour afficher la moyenne,
- Choisir 5 Quart1 puis 4 méd et appuyer sur la touche EXE pour afficher la médiane

Passer d'une fraction à sa valeur décimale
- Saisir la fraction
- Appuyer sur la touche EXE
- Appuyer sur la touche S⇔D

Remarque :
La touche S⇔D permet de permuter à l'écran entre une réponse sous forme exacte (fraction, racine carrée...) et une réponse sous forme approchée.

TI-Collège Plus
Texas Instruments

Calculer le PGCD de deux entiers
- Appuyer sur maths
- Sélectionner 1. PGCD ou taper sur 1
- Saisir le premier nombre
- Appuyer sur ; (2nde ,)
- Saisir le deuxième nombre
- Appuyer sur entrer

Saisir une fraction
- Saisir le numérateur
- Appuyer sur la touche $\frac{n}{d}$
- Saisir le dénominateur
- Déplacer le curseur avec ▶

Simplifier une fraction
- Saisir la fraction
- Appuyer sur la touche simp puis sur entrer
- Recommencer tant qu'une flèche apparaît à l'écran à côté de la fraction

Calculer une puissance
- Saisir le nombre
- Appuyer sur la touche x^n
- Saisir l'exposant
- Appuyer sur la touche entrer

Déterminer un angle de sinus donné
- Appuyer sur arcsin (2nde, sin)
- Saisir la valeur du sinus
- Appuyer sur la touche entrer
- La valeur de l'angle en degré s'affiche

Même principe pour cosinus et tangente.

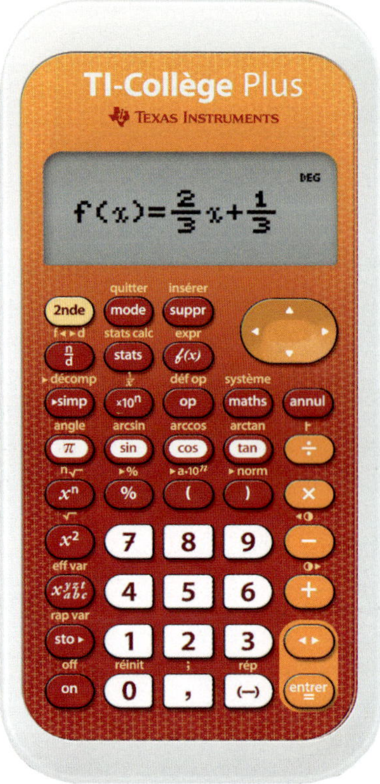

Résoudre un système de deux équations à deux inconnues
- Appuyer sur système (2nde maths)
- Saisir les coefficients et les signes : appuyer sur la touche entrer après chaque saisie

Calculer l'image de nombres par une fonction
- Appuyer sur $f(x)$
- Saisir l'expression $f(x)$: pour écrire x, appuyer sur la touche x^{yzt}_{abc}
- Appuyer sur entrer puis sélectionner :

– Auto pour des valeurs définies pas à pas
ou
– x=? pour calculer $f(x)$ pour une valeur choisie

Calculer l'effectif, la moyenne, la médiane
- Appuyer sur la touche Stats
- Saisir les données dans une colonne
- Appuyer sur stats calc (2nde Stats)
- Sélectionner 1-Var Stats
- Sélectionner CALC puis appuyer sur la touche entrer

Passer d'une fraction à sa valeur décimale
- Saisir la fraction
- Appuyer sur la touche entrer
- Appuyer sur f ◀▶ d (2nde $\frac{n}{d}$)
- Appuyer sur la touche entrer

Remarque :
La touche ◀▶ permet de permuter à l'écran entre une réponse sous forme exacte (fraction, racine carrée...) et une réponse sous forme approchée.

Propriétés de géométrie

En plus des propriétés ci-dessous, il faut évidemment connaître les définitions qui ne sont pas citées ici : par exemple, la définition d'un triangle isocèle, d'une hauteur, d'une médiane, etc.

Les propriétés étudiées en classe de 3e sont indiquées par un carré ; celles étudiées dans les classes précédentes sont indiquées par un rond.

Droites

D1 Si deux droites sont parallèles à une même troisième, alors elles sont parallèles entre elles.

D2 Si deux droites sont perpendiculaires à une même troisième, alors elles sont parallèles entre elles.

D3 Si deux droites sont parallèles et si une troisième est perpendiculaire à l'une, alors elle est perpendiculaire à l'autre.

D4 Si AC + CB = AB, alors A, C et B sont alignés.

Médiatrice

M1 Si une droite est perpendiculaire à un segment et passe par son milieu, alors c'est la médiatrice de ce segment.

M2 Si une droite est la médiatrice d'un segment, alors elle est perpendiculaire à ce segment et passe par son milieu.

M3 Si un point est sur la médiatrice d'un segment, alors il est équidistant des extrémités de ce segment.

M4 Si un point est équidistant des extrémités d'un segment, alors il est sur la médiatrice de ce segment.

M5 Si une droite passe par deux points équidistants des extrémités d'un segment, alors c'est la médiatrice de ce segment.

Triangle

T1 Dans un triangle rectangle, le carré de la longueur de l'hypoténuse est égal à la somme des carrés des longueurs des deux autres côtés (*théorème de Pythagore*). Si ABC est un triangle rectangle en A alors $BC^2 = AB^2 + AC^2$. Si dans un triangle ABC, on a $BC^2 = AB^2 + AC^2$, alors le triangle ABC est rectangle en A.

T2 Si dans un triangle, le carré de la longueur du plus grand côté n'est pas égal à la somme des carrés des longueurs des deux autres côtés, alors ce triangle n'est pas rectangle.

T3 Si un triangle est rectangle, alors la longueur de la médiane issue de l'angle droit est égale à la moitié de la longueur de l'hypoténuse.

T4 Si un triangle est rectangle, alors son hypoténuse est un diamètre du cercle circonscrit à ce triangle (donc le milieu de l'hypoténuse est le centre du cercle).

T5 Si dans un triangle, la médiane issue d'un sommet a une longueur égale à la moitié de la longueur du côté opposé, alors le triangle est rectangle en ce sommet.

T6 Si une droite passe par les milieux de deux côtés d'un triangle, alors elle est parallèle au troisième côté du triangle.

T7 Si un segment joint les milieux de deux côtés d'un triangle, alors sa longueur est égale à la moitié de la longueur du troisième côté du triangle.

T8 Si une droite passe par le milieu d'un côté d'un triangle et est parallèle à un deuxième côté, alors cette droite passe par le milieu du troisième côté du triangle.

T9 Si une droite passe par un sommet et l'intersection de deux bissectrices d'un triangle, alors c'est une bissectrice de ce triangle.

T10 Soit (d) et (d') deux droites sécantes en A. Soit B et M deux points de (d), distincts de A. Soit C et N deux points de (d'), distincts de A. Si les droites (BC) et (MN) sont parallèles, alors $\frac{AM}{AB} = \frac{AN}{AC} = \frac{MN}{BC}$ (*théorème de Thalès*).

T11 Soit deux droites (d) et (d') sécantes en A. Soit B et M deux points de (d), distincts de A. Soit C et N deux points de (d'), distincts de A. Si deux des rapports $\frac{AM}{AB}$, $\frac{AN}{AC}$ et $\frac{MN}{BC}$ sont différents, alors les droites (BC) et (MN) ne sont pas parallèles.

T12 Soit (d) et (d') deux droites sécantes en A. Soit B et M deux points de (d), distincts de A. Soit C et N deux points de (d'), distincts de A. Si $\frac{AM}{AB} = \frac{AN}{AC}$ et si les points A, B, M et les points A, C, N sont alignés dans le même ordre, alors les droites (BC) et (MN) sont parallèles (*réciproque du théorème de Thalès*).

Parallélogramme

P1 Si un quadrilatère a ses côtés opposés parallèles deux à deux, alors c'est un parallélogramme.

P2 Si un quadrilatère est un parallélogramme, alors ses côtés opposés sont parallèles deux à deux.

P3 Si un quadrilatère a ses diagonales qui ont le même milieu, alors c'est un parallélogramme.

P4 Si un quadrilatère est un parallélogramme, alors ses diagonales ont le même milieu.

P5 Si un quadrilatère est un parallélogramme, alors ses côtés opposés sont de même longueur.

P6 Si un quadrilatère (non croisé) a deux côtés opposés parallèles deux à deux et de même longueur, alors c'est un parallélogramme.

P7 Si un quadrilatère est un parallélogramme, alors ses angles opposés sont égaux.

Losange

L1 Si un quadrilatère a ses quatre côtés de même longueur, alors c'est un losange.

L2 Si un quadrilatère est un losange, alors ses côtés opposés sont parallèles deux à deux et ses quatre côtés sont de même longueur.

L3 Si un quadrilatère a ses diagonales qui ont le même milieu et sont perpendiculaires, alors c'est un losange.

L4 Si un quadrilatère est un losange, alors ses diagonales ont le même milieu et sont perpendiculaires.

L5 Si un parallélogramme a deux côtés consécutifs de même longueur, alors c'est un losange.

L6 Si un parallélogramme a ses diagonales perpendiculaires, alors c'est un losange.

Rectangle

R1 Si un quadrilatère a trois angles droits, alors c'est un rectangle.

R2 Si un quadrilatère est un rectangle, alors ses côtés opposés sont parallèles deux à deux et de même longueur, et ses quatre angles sont droits.

R3 Si un quadrilatère a ses diagonales de même milieu et de même longueur, alors c'est un rectangle.

R4 Si un quadrilatère est un rectangle, alors ses diagonales ont le même milieu et sont de même longueur.

R5 Si un parallélogramme a un angle droit, alors c'est un rectangle.

R6 Si un parallélogramme a ses diagonales de même longueur, alors c'est un rectangle.

Carré

C1 Si un quadrilatère a quatre côtés de même longueur et un angle droit, alors c'est un carré.

C2 Si un quadrilatère est un carré, alors il a quatre côtés de même longueur, quatre angles droits et ses côtés opposés sont parallèles deux à deux.

C3 Si un quadrilatère a ses diagonales de même milieu, de même longueur et perpendiculaires, alors c'est un carré.

C4 Si un quadrilatère est un carré, alors ses diagonales ont le même milieu, sont perpendiculaires et sont de même longueur.

C5 Si un losange a un angle droit, alors c'est un carré.

C6 Si un losange a ses diagonales de même longueur, alors c'est un carré.

C7 Si un rectangle a deux côtés consécutifs de même longueur, alors c'est un carré.

Cercles

C'1 Si deux points sont sur un cercle, alors le centre de ce cercle est équidistant de ces deux points.

C'2 Si, dans un cercle, un triangle a pour sommets les extrémités d'un diamètre et un point du cercle, alors ce triangle est rectangle en ce point.

Angles

A1 Dans un triangle, la somme des mesures des trois angles est égale à 180°.

A2 Si deux droites sont parallèles et sont coupées par une sécante, alors elles forment des angles alternes-internes de même mesure.

A3 Si deux droites sont parallèles et sont coupées par une sécante, alors elles forment des angles correspondants de même mesure.

A4 Si deux angles sont opposés par le sommet, alors ils ont la même mesure.

A5 Si $\widehat{ABC} = 180°$, alors les points A, B et C sont alignés.

A6 Si deux droites coupées par une sécante forment deux angles alternes-internes de même mesure, alors ces deux droites sont parallèles.

A7 Si deux droites coupées par une sécante forment deux angles correspondants de même mesure, alors ces deux droites sont parallèles.

A8 Si un triangle a deux angles de même mesure, alors il est isocèle.

A9 Si un triangle est isocèle, alors il a deux angles de même mesure.

A10 Si un triangle a trois angles de même mesure, alors il est équilatéral.

A11 Si un triangle est équilatéral, alors il a trois angles de même mesure.

A12 Si deux angles inscrits dans un cercle interceptent le même arc, alors ils ont la même mesure.

A13 Si, dans un cercle, un angle au centre et un angle inscrit interceptent le même arc, alors la mesure de l'angle au centre est le double de la mesure de l'angle inscrit.

Symétries

S1 Par une symétrie axiale, par une symétrie centrale :
- l'image d'une droite est une droite ;
- l'image d'un segment est un segment de même longueur ;
- l'image d'un angle est un angle de même mesure.

S2 Par une symétrie centrale, l'image d'une droite est une droite parallèle.

Fiches méthodes

Les fiches méthodes correspondent aux problèmes étudiés en 4e et en 3e.
Les numéros renvoient aux propriétés répertoriées pages 315 à 317 ou au formulaire en fin d'ouvrage.

1. Démontrer que deux droites sont parallèles

Méthode Utiliser

a) La propriété des droites parallèles à une même troisième D1

b) La propriété des droites perpendiculaires à une même troisième D2

c) La propriété des côtés opposés d'un parallélogramme, d'un rectangle, d'un losange, d'un carré P2 R2 L2 C2

d) La propriété de la droite qui passe par le milieu de deux côtés d'un triangle T6

e) La réciproque du théorème de Thalès T12

f) Une propriété de la symétrie centrale S2

g) Une propriété des angles alternes-internes A6

h) Une propriété des angles correspondants A7

2. Démontrer que deux droites sont perpendiculaires

Méthode Utiliser

a) La propriété des deux droites parallèles et de la droite perpendiculaire à l'une des deux D3

b) La propriété de la médiatrice d'un segment M2

c) Les propriétés des diagonales d'un losange, d'un carré L4 C4

d) Les propriétés des côtés consécutifs d'un rectangle, d'un carré (angles droits) R2 C2

e) Le fait que les droites forment un angle droit .... Voir méthode **6**

f) Les propriétés permettant de démontrer qu'un triangle est rectangle, c'est-à-dire :

- le théorème de Pythagore T1
- la propriété du triangle inscrit dans un cercle dont un côté est un diamètre C2
- la propriété du triangle dans lequel la longueur d'une médiane est égale à la moitié de la longueur du côté opposé T5

3. Démontrer qu'un point est le milieu d'un segment

Méthode Utiliser

a) La définition (le point est sur le segment et le partage en deux segments de même longueur)

b) La propriété de la droite parallèle à un côté d'un triangle et qui passe par le milieu d'un autre côté T8

c) La propriété des diagonales d'un parallélogramme, d'un rectangle, d'un losange, d'un carré P4 R4 L4 C4

d) Une propriété de la médiatrice d'un segment M2

4. Démontrer que trois points A, B et C sont alignés

Méthode **Démontrer que**

a) $\widehat{ABC} = 180°$ A5

b) $AB + BC = AC$ D4

c) Les trois points appartiennent à une droite connue (médiatrice, diagonale).

d) Un des points est le milieu du segment formé par les deux autres.

5. Calculer la longueur d'un segment

Méthode **Utiliser**

a) Le théorème de Pythagore T1

b) Le théorème de Thalès T10

c) La propriété d'une médiane d'un triangle rectangle T4

d) Les formules de calcul de périmètres, d'aires, de volumes .... (voir formulaire en fin d'ouvrage)

e) La trigonométrie .... (voir formulaire en fin d'ouvrage)

f) L'égalité avec une longueur connue à l'aide de la propriété :

- des longueurs des côtés d'un triangle isocèle, d'un triangle équilatéral
- des longueurs des côtés d'un parallélogramme, d'un losange, d'un rectangle, d'un carré P5 R2 L2 C2
- des longueurs des diagonales d'un rectangle, d'un carré R4 C4
- du milieu d'un segment
- d'égalité des rayons d'un même cercle .... C'1
- de la médiatrice M3
- des symétries axiale ou centrale S1

6. Calculer la mesure d'un angle

Méthode **Utiliser**

a) La propriété de la somme des angles d'un triangle A1

b) Les propriétés des angles adjacents, supplémentaires, complémentaires

c) La trigonométrie .... (voir formulaire en fin d'ouvrage)

d) L'égalité avec un angle connu à l'aide de la propriété :

- des angles d'un triangle isocèle, d'un triangle équilatéral, d'un parallélogramme A9 A11 P7
- des bissectrices
- des angles alternes-internes ou correspondants définis par des parallèles A2 A3
- des angles opposés par le sommet A4
- des symétries axiales ou centrales S1
- des angles inscrits ou des angles au centre dans un cercle A12 A13

Index

Table des illustrations

Iconographie : Pierre Philippon / Hatier Illustration

Achevé d'imprimer par Grafica Veneta à Trebaseleghe - Italie
Dépôt légal : 95487-0/01 - Avril 2012

Formulaire

Aires

Carré

Aire : c^2

Rectangle

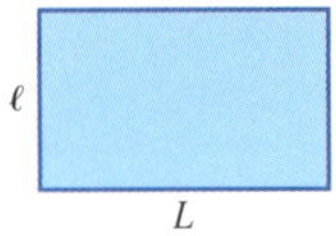

Aire : $L \times \ell$

Trapèze

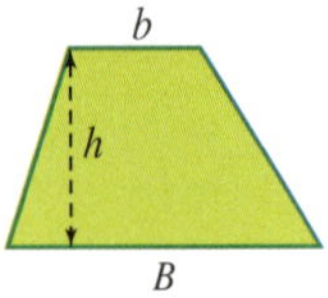

Aire : $\dfrac{B + b}{2} \times h$

Parallélogramme

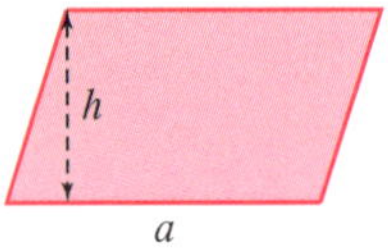

Aire : $a \times h$

Losange

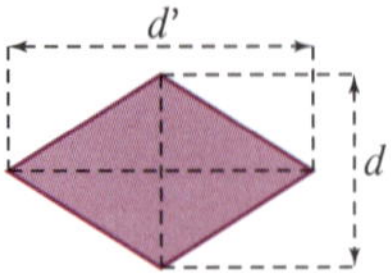

Aire : $\dfrac{d \times d'}{2}$

Triangles

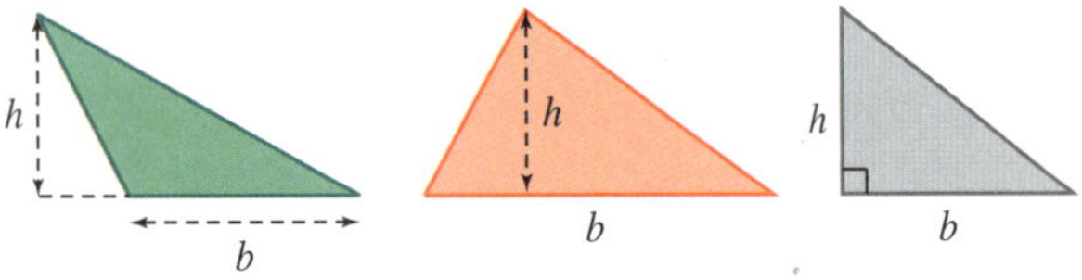

Aire : $\dfrac{b \times h}{2}$

Cercle et disque

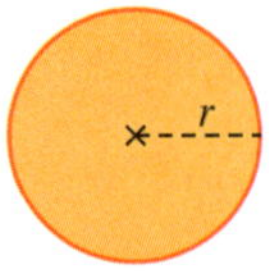

Aire du disque : $\pi \times r^2$

Périmètre du cercle : $\pi \times 2r$

Sphère

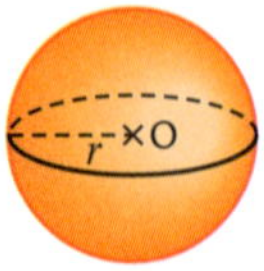

Aire de la sphère : $4\pi r^2$

Volumes

Cube

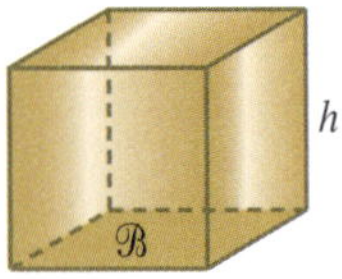

Volume : h^3

Parallélépipède rectangle

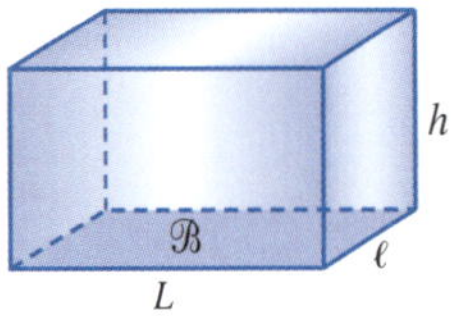

Volume : $L \times \ell \times h$

Cylindre

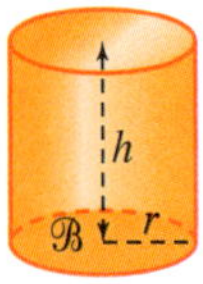

Volume : $\pi \times r^2 \times h$

Prisme droit

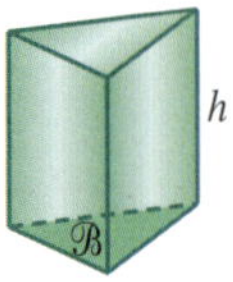

Volume : $\mathcal{B} \times h$

Volume : $\mathcal{B} \times h$; $\mathcal{B}$: aire de la base ; h : hauteur du solide

Cône

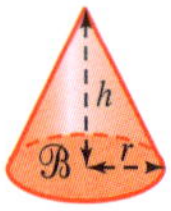

Volume : $\dfrac{\pi \times r^2 \times h}{3}$

Pyramide

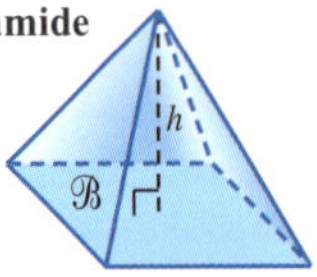

Volume : $\dfrac{\mathcal{B} \times h}{3}$

Volume : $\dfrac{\mathcal{B} \times h}{3}$

$\mathcal{B}$: aire de la base ; h : hauteur du solide

Boule

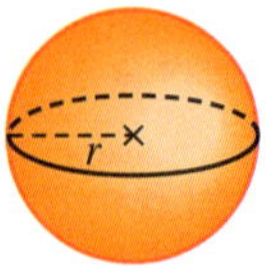

Volume : $\dfrac{4}{3}\pi r^3$

Dans un triangle rectangle

Cosinus d'un angle = $\dfrac{\text{longueur du côté adjacent à cet angle}}{\text{longueur de l'hypoténuse}}$

Sinus d'un angle aigu = $\dfrac{\text{longueur du côté opposé à cet angle}}{\text{longueur de l'hypoténuse}}$

Tangente d'un angle aigu = $\dfrac{\text{longueur du côté opposé à cet angle}}{\text{longueur du côté adjacent à cet angle}}$

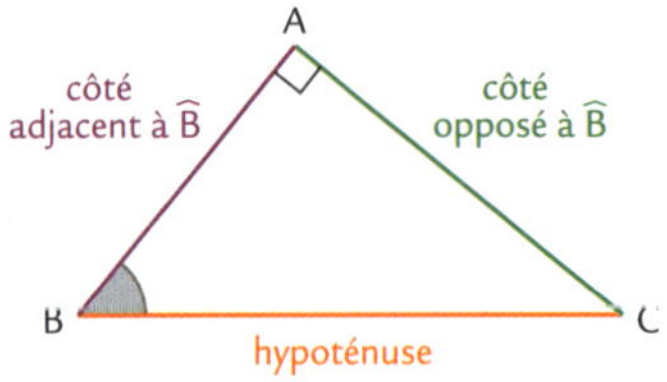

$\cos \widehat{B} = \dfrac{BA}{BC}$

$\sin \widehat{B} = \dfrac{AC}{BC}$

$\tan \widehat{B} = \dfrac{AC}{AB}$